Lange Jahre hat Herr Majes durch die Leitung des Debothots Patientenverwaltung dem Universitäts Klinikum geholfen, seine Aufgaben in Lehre, Forschung und Krankenversorgung zu erfüllen.

Nun bitte ich Herrn Majes um Unterstützung, die traditionelle Verbundenheit von Diakonie Krankenhaus und Klinikum (s. 160) weiter zu vertiefen.

Es grüßt und sagt herzlich Dank

Torsten von Podewils 22.6.9?

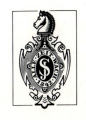

Eduard Seidler

Die
MEDIZINISCHE FAKULTÄT
der Albert-Ludwigs-Universität
Freiburg im Breisgau

Grundlagen und Entwicklungen

Springer-Verlag
Berlin Heidelberg New York
London Paris Tokyo
Hong Kong Barcelona
Budapest

Professor Dr. med. Eduard Seidler
Institut für Geschichte der Medizin der Albert-Ludwigs-Universität
Stefan-Meier-Straße 26, W-7800 Freiburg im Breisgau
Bundesrepublik Deutschland

Vorderes Vorsatzblatt:
Gregorius Sickinger: Der Statt Freyburg im Breyßguw Abcontrafehtung 1589 (sog. »Großer Sickinger«). Vogelschau von Westen.
Im linken Bildteil die nördliche Vorstadt Neuburg, darin u. a. Findelhaus, Elendenherberge, Armenspital, Blatternhaus. In der Planmitte westlich des Münsters das Heilig-Geist-Spital.
Am äußersten Bildrand rechts die Leproserie (Gutleuthaus).

Hinteres Vorsatzblatt:
Lagepläne der Institute und Kliniken, jetziger Zustand.

Mit 98 Abbildungen

ISBN 3-540-53978-6 Springer-Verlag Berlin Heidelberg New York

Die Deutsche Bibliothek – CIP-Einheitsaufnahme
Seidler, Eduard: Die Medizinische Fakultät der Albert-Ludwigs-Universität Freiburg im Breisgau : Grundlagen und Entwicklungen / Eduard Seidler. – Berlin ; Heidelberg ; New York ; London ; Paris ; Tokyo ; Hong Kong ; Barcelona ; Budapest : Springer, 1991
ISBN 3-540-53978-6

Dieses Werk ist urheberrechtlich geschützt. Die dadurch begründeten Rechte, insbesondere die der Übersetzung, des Nachdrucks, des Vortrags, der Entnahme von Abbildungen und Tabellen, der Funksendung, der Mikroverfilmung oder der Vervielfältigung auf anderen Wegen und der Speicherung in Datenverarbeitungsanlagen, bleiben, auch bei nur auszugsweiser Verwertung, vorbehalten. Eine Vervielfältigung dieses Werkes oder von Teilen dieses Werkes ist auch im Einzelfall nur in den Grenzen der gesetzlichen Bestimmungen des Urheberrechtsgesetzes der Bundesrepublik Deutschland vom 9. September 1965 in der Fassung vom 24. Juni 1985 zulässig. Sie ist grundsätzlich vergütungspflichtig. Zuwiderhandlungen unterliegen den Strafbestimmungen des Urheberrechtsgesetzes.

© Springer-Verlag Berlin · Heidelberg 1991
Printed in Germany

Die Wiedergabe von Gebrauchsnamen, Warenbezeichnungen usw. in diesem Werk berechtigt auch ohne besondere Kennzeichnung nicht zu der Annahme, daß solche Namen im Sinne der Warenzeichen- und Markenschutz-Gesetzgebung als frei zu betrachten wären und daher von jedermann benutzt werden dürften.

Satz: Fotosatz-Service KÖHLER, Würzburg
19/3130-543210 – Gedruckt auf säurefreiem Papier

INGENIO ET UNITATI
FACULTATIS MEDICINAE
STUDII FRIBURGENSIS

Vorwort

In der Fakultätssitzung vom 29. Mai 1914 hat der Pathologe Ludwig Aschoff als Dekan den offiziellen Wunsch geäußert, dem damaligen Privatdozenten für Geschichte der Medizin Paul Diepgen die Abfassung einer Fakultätsgeschichte zu übertragen. Zu einer Gesamtdarstellung ist es bis zu Diepgens Berufung nach Berlin (1929) nicht gekommen, jedoch haben er selbst und von ihm angeregte Bearbeiter für erste weiterführende Einzelstudien gesorgt.

Aschoff hat die Idee eines solchen Projektes immer wachgehalten und nach seiner Emeritierung (1936) – fünf Jahre lang seinerseits Direktor des »Medico-historischen Institutes« – eine Monographienreihe »Freiburger Forschungen zur Medizingeschichte« ins Leben gerufen, um neuen Raum für entsprechende Untersuchungen zu schaffen. In dieser Reihe erschien bis Aschoffs Tod als einziger Band die Geschichte der Freiburger Anatomie.

Im Vorfeld der Fünfhundertjahrfeier der Albert-Ludwigs-Universität (1957) beschloß die Medizinische Fakultät am 28.6.1951, die Vorarbeiten zu einer »Geschichte der Freiburger Medizinischen Fakultät« auswerten und weiterführen zu lassen. Sie beauftragte wiederum den inzwischen emeritierten und von ihr zum Ehrendoktor ernannten Paul Diepgen, den ursprünglichen Plan zu Ende zu führen. Auf ausdrücklichen Wunsch von Diepgen wurde Ernst Theodor Nauck als Mitarbeiter hinzugezogen. Auch dieses Mal konnten die Autoren nur einen Teil der Gesamtentwicklung erarbeiten und verwiesen zu Recht auf die noch nicht ausreichend erschlossene Quellenlage. Joseph Schumacher, damaliger Fachvertreter für Geschichte der Medizin, beschränkte sich aus dem gleichen Grunde auf einige kurze Essays.

Inzwischen sind jedoch sowohl zur Freiburger Universitäts- und Wissenschaftsgeschichte, als auch zur engeren Fakultätsgeschichte zahlreiche Einzeluntersuchungen, Magisterarbeiten und Dissertationen erarbeitet worden. Diese zur Übersicht und in einen Zusammenhang zu bringen, ist ein erstes Anliegen der vorliegenden Darstellung.

Ein zweites Motiv ist der Versuch, das schwer faßbare Gebilde »Fakultät« im Zentrum der Untersuchung zu sehen und zu seinen Umfeldern, Aufgaben und Herausforderungen in einen Bezug zu bringen. Nur wenige Jahrzehnte hielt sich an den frühen Universitäten des Hochmittelalters die Bezeichnung »facultas« im Sinne einer gemeinsamen Wissenschaft; seit der Mitte des 13. Jahrhunderts findet sich der Begriff in der geläufigen Bedeutung eines »consortium doctorum eiusdem artis«, das sich zusammenfand, um die Angelegenheiten des Fachgebietes gemeinsam zu statuieren und nach außen abzugrenzen. »Fakultät« ist daher von Anfang an als eigenständige Genossenschaft konzipiert, mit Statuten, Sitz und Siegel, und dem Bewußtsein, konstitutives, aber unabhängiges Element einer Gesamtuniversität zu sein.

Diese schwergewichtige Tradition hat – rational und irrational – die Jahrhunderte und alle Reformen überdauert und alle Spielarten menschlicher Zulänglichkeiten und Unzulänglichkeiten hervorgebracht. Da »Fakultät« folgerichtig immer den konkreten Umgang von Menschen – meist Männern – untereinander voraussetzt, ist ihr Erscheinungsbild von den handelnden Personen nicht ablösbar. Jede Darstellung einer Fakultätsgeschichte muß daher den Versuch unternehmen, die »facultas« in Abhängigkeit von der Fähigkeit ihrer Mitglieder zu untersuchen, eine solche zu gestalten.

Dies erfordert eine gleichermaßen strukturelle wie personenbezogene Analyse; daß dies nicht über den ganzen Zeitraum befriedigend durchgehalten werden kann, liegt in der Natur der Sache und macht Inkongruenzen, Brüche und Lücken unvermeidlich. Nach Möglichkeit wurden frühere Untersuchungen nachgearbeitet, für viele Bereiche ist die Quellensituation unzulänglich. Die Art der Darstellung konnte auch nicht die lokalen Ausfaltungen der zahlreichen medizinischen Spezialdisziplinen in den Vordergrund stellen; sie sind jedoch über das Register und den Anhang zu erschließen.

Die Untersuchung bezieht bewußt die Freiburger Gesundheits- und Medizinalverhältnisse vor der Gründung der Fakultät mit ein. Eine Institution, deren Aufgabe es sein soll, Erkenntnisse und Fertigkeiten für das Wohl ihrer Mitmenschen zu vermitteln, kann von dem sozialen Umfeld, das sie vorfindet, nicht abgetrennt werden. Dies gilt für das autonome Auftreten der Fakultät im Freiburg des 15. Jahrhunderts wie noch für ihr gegenwärtiges, zunehmend fremdbestimmtes Erscheinungsbild. Daher stößt die Darstellung am Ende bis in jene Bereiche vor, von denen die aktuelle Situation geprägt ist.

Die Arbeit hätte nicht geleistet werden können ohne die kritische Verwertung vorausgegangener Quellenanalysen und Sekundärdarstellungen zu einzelnen Aspekten der Fakultätsgeschichte; sie sind in die Anmerkungen und den Literaturapparat eingegangen. Eine besondere Nachdenklichkeit erfordern dabei die wichtigen und unverzichtbaren Einzelstudien von Ernst Theodor Nauck, Ordinarius für Anatomie in der Zeit des Nationalsozialismus und während des Krieges dem Regime zum Nachteil der Fakultät dienstbar. Er hat sich nach seiner Entlassung 1945 mit der Akribie des Anatomen auf die quellenmäßige Erschließung umfangreicher Details zur Fakultätsgeschichte konzentriert, unübersehbar in dem Wunsch, seiner Fakultät auf diese Weise einen konstruktiven Dienst zu erweisen.

Eine faktenreiche Untersuchung ist ihrer Natur nach mit sachlichen und interpretatorischen Fehlern und Lücken behaftet. Hierfür um

Nachsicht zu bitten, beinhaltet den Wunsch nach allfälligen Hinweisen zur Korrektur. Ebenso liegt die Gefahr nahe, Gesprächspartner, Ratgeber und Mitarbeiter zu übersehen, die zu der Arbeit beigetragen haben und denen Dank gebührt.

In Dissertationen am Institut für Geschichte der Medizin haben sich seit meinem Amstantritt mit Einzelthemen der Fakultätsgeschichte beschäftigt: Sabine Ameskamp, Dorothea Birlinger-Nagel, Martina Birlinger-Tögel, Ulrike Brunnmüller, Dorothea Buscher, Eva-Maria Frost, Hermann-Josef Hellmich, Leo Hermle, Ariane Hesse, Bärbel Keffer, Hildburg Kindt, Bettine Kircher, Fritz Kraemer, Christoph Kronschnabl, Hans-Ulrich Kürmann, Gerlind Leininger, Jürgen Mäder, Gerhard Miltenberger, Alfred Obes, Bertil Oser, Gundi Wegner, Gabriele Weiers, Klaus Weiers, Franz Wettke. Hinzu kommen einige historisch orientierte Doktorarbeiten aus anderen Instituten und Kliniken, die während ihrer Abfassung zum großen Teil mitbetreut wurden.

Eigens hervorzuheben sind Zeitzeugen, ohne die eine Darstellung der Fakultätsereignisse vor allem in der Zeit des Nationalsozialismus und in der Nachkriegszeit nicht hätte gewagt werden können. Einige von ihnen sind bereits in der grundlegenden Dissertation von Hermann-Josef Hellmich aufgeführt; besonders engagierte Gesprächspartner waren Franz Büchner†, Franz Hermann Franken, Konrad Hummel, Karl-Heinz Jaeger, Hans-Adolf Kühn, Günter Mackensen, Rudolf Pfister, Hans J. Sarre, Hansjürgen Staudinger†, Josef Ströder, Friedrich Ernst Struwe. Sie wurden ergänzt durch spontane oder erfragte Äußerungen von u. a. Jürgen Aschoff, Heiner Berthold, Ulrich Barkowski, H.J. Eversheim, Friedrich Kluge, Klara Haager, Peter D. Klein, Kurt Lekisch, Christine Maaß-Großpietsch, Veronika Mertens, Eva Opitz, Ute Otten, Renate Schacht und Herbert Trautermann. Die vielen kleinen Details, die mir aus ebenso vielen Begegnungen am Rande zugeflossen sind oder erbeten wurden, können nur generell erwähnt werden. Ein eigener Dank geht an den Wirtschafts- und Sozialhistoriker unserer Universität Hugo Ott, dessen Hilfsbereitschaft viele gedankliche und sachliche Schwierigkeiten überwinden half. Günter Mackensen, Hans Sarre und Hansjürgen Staudinger† haben mit großer Sorgfalt Teile des Manuskriptes gelesen und aus eigenem Erleben wertvolle Korrekturen angebracht.

Die im Anhang genannten Archive, insbesondere das Universitätsarchiv, stellten nach Maßgabe ihrer Möglichkeiten bereitwillig ihre Bestände zur Verfügung. Mitarbeiterinnen und Mitarbeiter der Universitätsbibliothek und des Medizinischen Dekanates haben für außergewöhnlich gute Arbeitsmöglichkeiten gesorgt. Gleiches gilt für die Bibliothek der Universität Basel und die Bibliothèque Nationale Strasbourg. Bei der Zusammenstellung der zum Teil bisher unveröffentlichten Abbildungen zeigten sich der Direktor der Allgemeinen Stiftungsverwaltung, Wolfgang Bock, sowie Peter Kalchthaler vom Denkmälerarchiv des Augustinermuseums und Manfred Rothe vom Universitätsbauamt besonders hilfreich und großzügig. Frieder Kaut und Liselotte

Goerke fertigten mit großer Einsatzfreude die endgültigen Bildvorlagen an.

Die wissenschaftlichen und studentischen Mitarbeiterinnen und Mitarbeiter des Institutes für Geschichte der Medizin haben von Anfang an vielfache Hilfestellung geleistet. Mit eigenem Dank müssen hervorgehoben werden die sorgsame Hilfe beim Bibliographieren und Korrigieren durch Micaela Brunner, Barbara Schäuble und Christine Schossig, die kluge Mitarbeit von Morna Braach in der Endredaktion, die Ausführung von Foto- und Computerarbeiten durch Markus Greß sowie vor allem die Übersicht und unendliche Geduld von Gabriele Demmler bei der Herstellung aller Manuskriptvarianten.

Die Medizinische Fakultät der Universität Freiburg ist mit dem Unternehmen Gödecke AG durch zahlreiche wissenschaftliche Kontakte und gemeinsame Forschungsvorhaben seit Jahren eng verbunden. Es ist daher besonders dankenswert, daß die Gödecke AG auch den Druck des vorliegenden Werkes durch eine großzügige Unterstützung ermöglicht hat. Sie wurde ergänzt durch ebenso hilfreiche Zuwendungen durch den Verwaltungsdirektor des Klinikums, Torsten Hünke von Podewils, sowie durch das Kuratorium der Wissenschaftlichen Gesellschaft in Freiburg i. Br.

Ihnen allen bleibe ich fortdauernd verpflichtet; endlich glaube ich auch, mit der vorgelegten Arbeit der Fakultät, der ich seit über zwanzig Jahren zugehöre, einen Dank zu bekunden.

Freiburg im Breisgau, April 1991   EDUARD SEIDLER

Inhaltsverzeichnis

Erster Teil

1 Heilkunde im mittelalterlichen Freiburg 3

Die Entwicklung der Stadt und ihrer sozialen Versorgung 3

Die Hospitäler 7

Kloster- und Ordenspflege 9

Das Gutleuthaus 11

Elendenherberge und Findelhaus, Frauenhaus und Badestuben 13

Die Heilberufe 14

2 Die Gründung der Universität Freiburg und ihrer Medizinischen Fakultät 21

Die Privilegierung des »studium generale« 21

Matthaeus Hummel 23

Fakultätsstruktur und Lehrplan 25

3 Die Fakultät bis zur Reform des Jahres 1748 33

Die drei Professuren 33

Kriege und Notzeiten 34

Impulse der Renaissance-Medizin 36

Freiburger Autoren des 16. und 17. Jahrhunderts 41

4 Die Freiburger Medizin im Zeitalter der Aufklärung 50

Die Wiener Medizinalreform 1748 50

Das »Nosocomium practicum« in der Gerberau 53

Unterrichtsstruktur und Lehrangebot 60

Die Josephinischen Reformen und das Spital in der Sapienz 64

Das Ende der österreichischen Zeit 73

Zweiter Teil

1 Die Fakultät in den Zeitströmungen des frühen 19. Jahrhunderts 77

Der Übergang an das Großherzogtum Baden 77

Johann Matthias Alexander Ecker 78

Medizinstudium und Universitätsreform 84

Naturphilosophie und spekulative Heilkunde 87

Lorenz Oken und die Freiburger Medizinische Fakultät 89

2 Das Klinische Hospital (1826–1829) 93

Krankenversorgung und klinische Ausbildung 93

Die Krankenhausplanung 96

Raumstruktur und Ausstattung 98

Verwaltung und Organisation 104

3 Das Poliklinikum 109

4 Die Fakultät im Übergang zur naturwissenschaftlichen Medizin 114

Liberalismus und Revolution 114

Vereinsgründungen und Standeskampf 116

Lehrer der Übergangszeit 119

Dritter Teil

1 Die Konsolidierung der Fakultätsstruktur 143

Veränderungen der Stadt und des Umfeldes 143

Naturwissenschaften und Positivismus in der Medizin 145

Die Instituts- und Klinikviertel 147

Poliklinikum und Kinderheilkunde 166

Psychiatrie und »Irrenpflege« 174

Die Entfaltung der Einzeldisziplinen 182

2 Lehrer an der Fakultät vor dem Ersten Weltkrieg 196

3 **Studienreformen, Öffentlichkeitsarbeit und Zukunftsplanung** 230

    Die Vereinheitlichung der medizinischen Ausbildung 230

    Das Frauenstudium 233

    Medizinische Gesellschaft und Ärzteverein 235

    Der Beginn der Neubauplanung des Klinikums 239

Vierter Teil

1 **Die Fakultät im Ersten Weltkrieg (1914–1918)** 245

    Zeitgeist und Kriegsstimmung 245

    Berufungen und Strukturprobleme 248

    Kriegsende und Depression 252

2 **Fortschritt und Restauration in der Weimarer Republik** 256

    Die Erneuerung der Forschungssituation 256

    Lehrer der frühen zwanziger Jahre 257

    Die Fakultät und die Weimarer Republik 273

    Strukturverbesserungen und Klinikneubau 276

    Berufungen nach 1926 285

3 **Die Fakultät im Dritten Reich** 293

    Vorbemerkung 293

    Das Wintersemester 1932/33 293

    Das Rektorat v. Möllendorff 299

    Die Entlassung der jüdischen Fakultätsmitglieder 305

    Die Schicksale der Betroffenen 313

    Aspekte der »Gleichschaltung« der Fakultät 323

    Berufungen 335

    Krankenversorgung, Forschung und Lehre 344

    Sterilisation, Euthanasie und Widerstand 359

    Krieg und Zerstörung 370

Fünfter Teil

1 Die Nachkriegszeit 387

Die Rekonstituierung der Universität 387

Die Épuration 389

Die Sicherung der klinischen Versorgung 396

Der Wiederbeginn des Unterrichtes 398

Die Fakultätsgutachten zur Ernährungslage 401

Die Fakultät und die Nürnberger Ärzteprozesse 404

Berufungen bis 1949 409

2 Wiederaufbau und Zukunftsplanung 420

Die Erneuerung der Institute und Kliniken 420

Die Expansion der Disziplinen 428

Wissenschaftsplanung und Ausbildungsnotstand 441

Berufungen bis 1968 452

3 Die verwaltete Fakultät 469

Hochschulgesetze und Studentenunruhen 469

Die zwei Medizinischen Fakultäten (1970–1974) 474

Die Neuordnung der medizinischen Ausbildung 477

Die Fakultät und das Klinikum 481

Anhang

I. Die ordentlichen Lehrer der Medizin von der Eröffnung der Fakultät bis zur Unterrichtsreform 1748 487

II. Errichtung von fachgebundenen Lehrstühlen zwischen 1748 und 1805 489

III. Die Entwicklung der Einzelfächer 490

IV. Dekane der Medizinischen Fakultät (1460) 1558–1991 518

V. Rektoren der Albert-Ludwigs-Universität aus der Medizinischen Fakultät 1460–1991 522

VI. Ehrenpromotionen 525

VII. Ehrenbürger der Stadt Freiburg i. Br.
aus der Medizinischen Fakultät 529

ANMERKUNGEN 530

BILDNACHWEIS 561

ABKÜRZUNGEN 563

QUELLEN UND LITERATUR 564

PERSONENREGISTER 598

SACHREGISTER 609

ERSTER TEIL

1 Heilkunde im mittelalterlichen Freiburg

Die Entwicklung der Stadt
und ihrer sozialen Versorgung

Die Forschungen zum Ursprung von Freiburg im Breisgau sind in neuester Zeit sowohl quellenkundlich als auch archäologisch zu neuen und überzeugenden Ergebnissen gekommen[1]. Während lange angenommen wurde, Freiburg sei keine gewachsene, sondern eine offensichtlich planmäßig gegründete Ansiedlung des Hohen Mittelalters, sprechen neuere Befunde für eine längere Siedlungstradition, die sich ab dem frühen 11. Jahrhundert in mehreren Phasen entwickelte.

1079 eroberten die Gaugrafen der Baar, frühere alemannische Stammesherzöge, weite Teile des Breisgaues und bewohnten zunächst die Burg Zähringen, die als Reichslehen vergeben war. *Bertold II.* († 1111), für den aus dem Jahre 1100 erstmalig der Titel eines Herzogs von Zähringen nachgewiesen ist, erstrebte eine Ansiedlung auf eigenem Grund und ließ auf der letzten Anhöhe des Dreisamtales, dem heutigen Schloßberg, eine Burg erbauen. Für Burgleute (Ministerialen) und das Gesinde entstanden Behausungen um einen Wirtschaftshof und eine Mühle am Fuße des Berges, in der Nähe der damaligen Dreisamfurt an der Oberen Au. Diese Anlagen gewannen Anschluß an ältere Siedlungsteile, die sich teils im Bereich einer alten und wichtigen Wegegabelung bei Oberlinden befanden, teils in lockerer Bebauung entlang der Dreisam hinzogen. Urkundlich bezeugt sind u.a. ein Herrenhof, eine Kirche sowie die Siedlung Wiehre, deren Namen auf die Existenz mehrerer Wehre und damit auf eine gewerbliche Orientierung hinweist.

Bertold II. begann wahrscheinlich im Jahre 1091 ein zusammenhängendes Bebauungsgebiet zu errichten, einen »burgus«, der möglicherweise bereits Freiburg hieß, und sich – nach der heutigen Topographie – etwa vom Schwabentor über die Salzstraße zur Bertoldstraße und von der Herrenstraße über die Schusterstraße zur Eisenbahnstraße ausbreitete. Die jüngsten Untersuchungen, gestützt vor allem auf baugeschichtliche Forschungen im Bereich Oberlinden, sehen darin einen »gelenkten Siedlungsvorgang auf dem Boden Freiburgs« bereits im ausgehenden 11. Jahrhundert[2].

Diesem »locus Friburg« hat Bertolds Bruder *Konrad von Zähringen* († 1152) einen Markt zugefügt, für den zwischen den beiden Straßenläufen eine verbindende Marktgasse, die heutige Kaiser-Joseph-Straße, abgesteckt wurde. Konrad warb hierzu von außerhalb angesehene Kaufleute an und wies ihnen zu einem festen Zins Hofstätten im Umfang von 50 auf 100 Fuß (16 auf 32 m) zu, auf denen sie eigene Häuser bauen sollten. Das Marktprivileg, das er 1120 den Ansiedlern erteilte, wird nicht mehr als Gründungsdatum von Freiburg, jedoch als rechtspolitischer »Auftakt zur Stadtwerdung« interpretiert[3].

Eine eigentliche Privilegierungsakte liegt nicht vor; die Rekonstruktion der Freiburger Stadtrechte zeigt aber, daß nicht nur den Kaufleuten, sondern der ganzen Siedlungsgemeinschaft Vergünstigungen gewährt wurden, die alle wesentlichen Elemente einer städtischen Verfassung enthielten bzw. vorbereiteten. Die Einrichtung des Marktortes Freiburg wird in der Rückschau »nicht einfach als hoheitlicher Akt eines Fürsten« gedeutet, sondern aufgrund des eidlichen Vereinbarungscharakters (coniuratio) zwischen Konrad und den »Marktgeschworenen« als Beginn einer besonders freiheitlichen »städtisch-bürgerlichen Selbständigkeit«[4].

Die Zahl der Bewohner vergrößerte sich rasch, »die stat Friburg« gehörte bald zu den geschäftigen, wohlhabenden und vergleichsweise großen Ansiedlungen der Zeit (Abb. 1). Der frühe Wohlstand gründete u.a. auf einer Beteiligung der Bürger am Schwarzwälder Silberbergbau, der zwischen dem 10. und 15. Jahrhundert weithin berühmt war, sowie auf überregional anerkannten Aktivitäten im Bereich der Edelstein- und Kristallschleiferei. Für das Ende des 14. Jahrhunderts hat Schuler aus den vorhandenen Steuerlisten eine Einwohnerschaft von ca. 7000 Menschen errechnet; damit gehörte Freiburg zu den größeren Mittelstädten, wurde aber durch Krieg, Hunger und Seuchen späterer Jahrhunderte vielfach dezimiert[5].

Eine solche rasch wachsende Agglomeration von Menschen schafft nicht nur neue soziale und wirtschaftliche Bezugssysteme. Mit der Entstehung von Familien und Nachbarschaften, von Interessengruppen und Abhängigkeiten, mit der Herausbildung eines Alltags im menschlichen Zusammenleben, stellen sich gleichermaßen elementare Notwendigkeiten ein, die von der Befriedigung der Grundbedürfnisse bestimmt werden. Stadtherr und Bürgerschaft hatten somit nicht nur den Ausbau der Marktstraßen und der handwerklichen Versorgungsbetriebe, die Anlage von Befestigungen, die Gebäude zur Lagerung und zum Verkauf von Waren und den Standort von Kirche und Kirchhof zu bedenken, sondern sie waren auch – von Anfang an – mit den sozialen Hinfälligkeiten konfrontiert: der Armut, der Krankheit, dem Alter, der Schwäche und der Einsamkeit.

Die schriftlichen Quellen liefern für die Anfangszeit kein Zeugnis einer planvollen Bewältigung dieser Probleme, jedoch verfügten die mittelalterlichen Städte über einige typische Versorgungselemente für den Umgang mit physischer, psychischer und sozialer Hilflosigkeit[6]. Sie sind zum Teil pragmatische Bestandteile des Städtebaues, wie auch Gegenstand schon länger wirksamer Verfügungen vor allem der Kirche, die sich mit der Caritas- und der Hospitalidee im abendländischen Westen den Problemen der menschlichen Hinfälligkeit früh angenommen hat.

Die Frühkirche hatte mit dem *Xenodocheion* (lat. Hospitalium) erste Institutionen im Sinne von Sozialasylen geschaffen, welche alle Angehörigen hilfsbedürftiger Gruppen (Arme, Alte, Kranke, Waise, Findelkinder usw.) unter einem Dache vereinigten und gemeinsam versorgten. Das erste ökumenische Konzil in Nikaea (325), das noch von Konstantin dem Großen einberufen

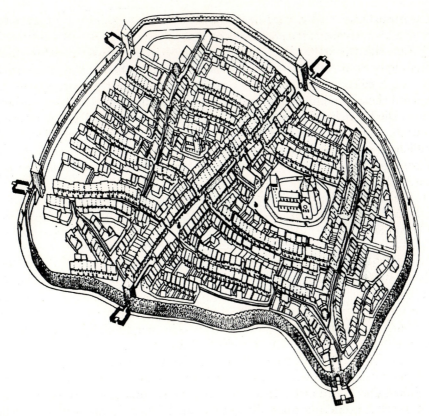

1 Freiburg um 1220. Rekonstruktionsversuch von Karl Gruber (1944)

war, hatte jedem Bischof die Errichtung eines *Hospitals* in seiner Diözese zur Pflicht gemacht. Die Verbindung der caritativen Betreuung der Hilfsbedürftigen mit einer Tradierung heilkundlichen Wissens wurde weiterhin und in zunehmendem Maße von den christlichen *Ordensgründungen* übernommen; zwischen dem 6. und dem 12. Jahrhundert war im christlichen Westen das Mönchtum der nahezu alleinige Träger der Gelehrsamkeit und der praktischen Sozialhilfe. Kloster und Hospital wuchsen noch enger zusammen, als das Aachener Konzil von 817 die Ausübung von Heilkunde und Krankenpflege fast ausschließlich in die Hände von »religiosi« legte[7].

Mit den aus diesen Traditionen erwachsenen Möglichkeiten zur Versorgung der Bevölkerung konnten die frühen Stadtplaner von Freiburg rechnen, keinesfalls jedoch schon mit der Etablierung eines heilkundlichen Standes. Den graduierten *Arzt* auf der Basis eines Studiums konnte es im Abendland noch nicht geben; zur Zeit der Stadtentstehung trug lediglich die Medizinschule von Salerno in Süditalien Universitätscharakter und erst im späten 12. Jahrhundert beginnen Montpellier, Bologna, Paris und Oxford hervorzutreten[8]. Die Vielfalt menschlicher Nöte in der Stadt führte andererseits zum Auftreten einer ebenso typischen Vielfalt von traditionellen Heilpersonen wie *Hebammen, empirischen Heilkundigen* beiderlei Geschlechtes, *Chirurgen, Badern* und *Scherern*; sie sind es, die für lange Jahrhunderte die eigentlichen Therapeuten der mittelalterlichen Bevölkerung geblieben sind, weit über das Auftreten gelehrter Ärzte und über die Entstehung der Fakultät hinaus[9].

Das mittelalterliche Stadtbild von Freiburg, das sich im Norden, Westen und Süden schnell durch die notwendige Anlage von Vorstädten erweiterte, blieb bis 1677, d.h. bis zum Ausbau der Stadt als Festung durch die Franzosen, erhalten. Wir können daher auf den vorher angefertigten Stadtplänen, z.B. dem sog. großen Sickingerplan von 1589 oder dem Plan von Merian aus dem Jahre 1644 die typischen *Elemente der frühen sozialen und gesundheitlichen Versorgung* der Freiburger Bevölkerung noch erkennen:

- das zentrale, große *Hospital*, das Heilig-Geist-Spital, auch das »reiche Spital« genannt, zwischen Münster und der großen Marktgasse gelegen,
- das *Armenspital* mit wechselnden Standorten, aber lange Zeit in der Neuburger Vorstadt, vor dem Ledergerbertor, eine Gegend, die der jetzigen Albertstraße naheliegt,
- die *Elendenherberge*, eine Unterkunftsstätte für eine Nacht und ebenfalls in der Neuburg gelgen,
- das *Findelhaus* für die elternlosen Kinder
- das *Gutleuthaus*, für die »Siechen vor dem Felde«, die Aussätzigen, tausend Schritte vor der Stadt, an der Landstraße nach Basel,
- das *Blatternhaus* für die Syphilitiker,
- *Badestuben* und *Frauenhaus*,
- eine Vielzahl von Klöstern und Konventen, die für die *konfessionelle Pflege- und Hilfetätigkeit* zur Verfügung standen.

Alle diese Einrichtungen entstanden selbstverständlich nicht auf einmal, jedoch – entsprechend dem expansiven Wachstum der Stadt – in relativ kurzer Zeit und unter aktiver Förderung der Stadtherrschaft.

Die Zähringer Herzöge starben mit *Bertold V.* 1218 aus; der rechtsrheinische Teil ihres Territoriums fiel den *Grafen von Urach* zu. Unter diesen Stadtherren, die sich dann Grafen von Freiburg nannten, erlebte Freiburg zunächst einen großen wirtschaftlichen Aufschwung, mit einer Vielzahl von Klostergründungen und Ordensniederlassungen. Später waren die Grafen zunehmend verschuldet; nach einer kriegerischen Auseinandersetzung mit dem verschwenderischen Egeno IV. unterstellte sich die Stadt im Jahre 1368 dem Hause *Habsburg* und kaufte sich mit dessen Hilfe von den Urachern los. Damit begann die Zugehörigkeit Freiburgs zu Österreich, die – mit einer zwanzigjährigen Unterbrechung (1677–1697) nach der Eroberung durch die Franzosen unter Louis XIV – bis 1805 andauerte.

Auf einige der genannten mittelalterlichen Einrichtungen zur Pflege Hilfsbedürftiger muß gerade im Rahmen einer Geschichte der Freiburger Medizinischen Fakultät eingegangen werden: noch lange nach der Universitätsgründung war auch die offizielle, gelehrte Heilkunde für ihre praktische Tätigkeit auf sie angewiesen.

Die Hospitäler

Wenn auch in der Gründungsphase Freiburgs nicht ausdrücklich erwähnt, so muß es für die Stadtplaner im Rahmen der Zeitsignatur eine Selbstverständlichkeit gewesen sein, die Errichtung eines Hospitals für in Not geratene Bürger von Anfang an mitzubedenken. Indizien für die Existenz einer solchen Institution sind daher sehr früh nachweisbar; von den im Mittelalter bevorzugten Hospitalstandorten (am Stadttor, am Pilgerweg, an der Hauptkirche) entschied sich Freiburg für die zentrale Lage zwischen Münster und Marktgasse (dem Areal des heutigen Kaufhauses Schneider).

Der *hl. Bernhard von Clairvaux* (1091–1153) hat zwischen dem 2.12. und dem 4.12.1146 in Freiburg den Kreuzzug gepredigt; seine tagebuchführenden Begleiter konstatierten bereits 26 Jahre nach der Marktprivilegierung eine deutliche soziale Schichtung der Freiburger Bevölkerung in Wohlhabende (divites, ditissimi) und Arme (pauperes, pessimi)[10]. Während seines Aufenthaltes bewirkte Bernhard – meist durch »impositio manus« oder das »signaculum«, die Bezeichnung mit dem Kreuze – in der Stadt zwölf Wunderheilungen: sie betrafen zwei blinde Knaben, eine blinde Frau, acht Gelähmte und ein »contractes« Mädchen[11]. Von einer der Heilungen wird berichtet, daß dem Abt der blinde Knabe »in hospitio« präsentiert worden sei; ob damit bereits das eigentliche Hospital in der Münstergasse gemeint ist[12], oder eines von den neuerdings diskutierten frühen romanischen Arkadenhäusern im Oberlindenbereich[13], muß noch offen bleiben.

Erwähnungen des Hospitals am endgültigen Standort finden sich im Stadtrodel 1220, in einer Urkunde der Franziskaner von 1246 und in der ersten eigenen Urkunde aus dem Jahre 1255; schließlich hat Fritz Geiges 1884 aus romanischen Architekturfragmenten ebenfalls auf eine frühe Erbauung des Hospitals geschlossen[14] (Abb. 2).

Bereits 1255 trägt das Hospital den Namen *Heilig-Geist-Spital*. Spitäler dieses Namens hat es in großer Zahl im ganzen westlichen Abendland gegeben, ohne daß damit eine unmittelbare Abhängigkeit zur Pflegegemeinschaft der Brüder vom Orden des Heiligen Geistes angenommen werden muß. Vielmehr nahmen die Spitäler diese Bezeichnung im Hinblick auf das Vorbild der Ordenstätigkeit an und glichen sich hinsichtlich des Zieles und der Art ihrer Verwaltung[15].

Das Freiburger Heilig-Geist-Spital stand unter der Oberhoheit des Rates der Stadt, der – nach der Spitalordnung von 1318 – vier Pfleger aus den eigenen Reihen bestimmte, die ihrerseits den Spitalmeister wählten[16]. Im übrigen hatte das Spital eine eigene Rechtsstruktur auf der Basis seines Vermögens an Spitalgebäuden, Wirtschaftshöfen und Grundbesitz, mit denen es in eigener Verantwortung verfahren konnte.

Der Alltag im Spital wird in den ersten Jahrhunderten von seiner Funktion als Asyl für Arme und Kranke, Pilger, Reisende und zunächst auch Findel- und Waisenkinder bestimmt, die durch eine grobe Raumaufteilung voneinander geschieden wurden. Kranke wurden nach ihrer Aufnahme gebadet und mit den Sakramenten versehen, bevor sie – vielfach zu mehreren – zu Bett gebracht

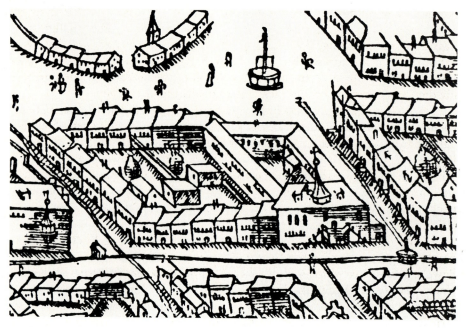

2 Das Heilig-Geist-Spital, zwischen Münsterplatz und Großer Marktgasse. Ausschnitt aus dem sog. »Großen Sickingerplan« 1589 (vgl. vorderes Vorsatzblatt)

wurden. Die Pflege orientierte sich an den Grundbedürfnissen der Leidenden; einen Arzt gab es im Spital nicht bzw. nur im Ausnahmefall als hinzugezogenen Berater[17].

Im Verlauf des 14. Jahrhunderts nahm die Zahl der Spitalinsassen erheblich zu und veränderte den Charakter der Institution durch ein Überwiegen der Pfründner: immer mehr vermögende Bürgerinnen und Bürger kauften sich für die Pflege ihres Alters oder ihrer Gebrechen ein. Für die armen Kranken und für die Fremden entstanden andere caritative Einrichtungen, die das Netz der sozialen Fürsorge für die Einwohner Freiburgs erweiterten.

Ein Testament des Freiburger Bürgers *Johannes Snewlin* von 1347 weist aus, daß es inzwischen in Freiburg zwei Spitäler gegeben haben muß; er vermachte je eine Pfründe an das Münster, an das »rechte Spital« und an das »armen-spital«[18]. Damit ist weniger die Trennung zwischen reich und arm bzw. krank und gesund angesprochen, sondern die in den deutschen Städten des Mittelalters übliche Trennung der verfassungsmäßig bevorrechteten Bürgerschaft von den im stadtrechtlichen Sinne rechtlosen Nichtbürgern, Hintersassen, Handwerksgesellen und zugereisten Fremden. Während sich die Stadtbürger im Heilig-Geist-Spital mit mindestens 100 Pfund Silbers einkaufen mußten[19], erscheint ab dem 14. Jahrhundert das *mindere Spital* als Zufluchtsort für die Bedürftigen. Als ein solcher »galt jeder, der aus dem Schutzverband der bäuerlichen Großfamilie oder der handwerklichen Zunft herausgelöst war, sei es zeitweilig, z.B. als Pilger oder Reisender, sei es auf Dauer als Nichtprivilegierter, nicht in einem Solidarverband Integrierter«[20]. Das Armenspital, zunächst in der Vorstadt Neuburg gelegen, unterstand wie das Heilig-Geist-Spital der Verwaltung der Stadt und deren Spitalmeistern und Pflegern; zahlreiche Vermächtnisse für den Notbedarf der Armen zeugen von der Fähigkeit des Gemeinwesens, in der Tradition der christlichen Armenfürsorge für die materielle Sicherung auch dieser Institution zu sorgen.

Dieses »mindere Spital« beherbergte zunächst die gleiche Vielfalt Hilfesuchender wie alle Hospitäler, und betreute offenbar in einer eigenen »Siechenkammer« die akut Kranken gesondert[21]. Seine weitere Geschichte ist für die Entwicklung der Heilkunde in Freiburg insofern bedeutsam, als das Armenspital zum Ausgangspunkt für die medizinische Lehre an der Freiburger Fakultät, wie auch für die Krankenhausentwicklung werden sollte. Es wird uns daher noch mehrfach beschäftigen müssen; lediglich die äußeren Daten seien vorerst erwähnt[22].

Im Zuge der Fortifikation Freiburgs durch den französischen Festungsbaumeister Vauban ab 1677 wurden die Vorstädte niedergerissen und die Bewohner des Armenspitals in das Heilig-Geist-Spital am Münster überführt. Nach der Rückkehr der Österreicher begann man einen Neubau zu planen, der ab 1709 vor der Stadt, im damaligen Adelhausen, der heutigen Wiehre errichtet wurde. Der Festungskommandant, Feldmarschall-Leutnant Freiherr von Harrsch, verordnete aus Verteidigungsgründen erhebliche Bauauflagen; so durfte das Spital keinen dritten Stock bekommen, mußte ein niedriges Dach haben und Minenkammern im Mauerwerk vorsehen. Bereits ein Jahr nach der Fertigstellung ließ Harrsch bei der erneuten französischen Belagerung von 1713 das Terrain wieder einebnen; die Spitalinsassen wurden zum zweiten Mal in das große Spital umgesiedelt. Erst 1716 konnte, wie noch zu zeigen sein wird, ein Haus in der Gerberau Nr. 34 als Armenspital eröffnet werden, das der Ratsherr *Johann Baptist Brunner* bereits 1709 gestiftet hatte.

KLOSTER- UND ORDENSPFLEGE

Unter der Herrschaft der Grafen von Urach entstand vom 13. Jahrhundert an eine für Freiburg relativ große Zahl von Ordensniederlassungen und Klostergründungen. Bereits in den frühen Formen des Klosterwesens waren deren Angehörige durch die Päpste und Konzile zur *Krankenbetreuung* aufgefordert worden; nach dem Vorbild der Benediktinerregel war die Sorge für den Kranken in den meisten Statuten dieser Gemeinschaften besonders betont. In der Zeit der Kreuzzüge bildete sich eine Reihe von neuen Ordensbewegungen, die ihre Tätigkeit zum Teil sogar in erster Linie der Krankenfürsorge widmeten und nicht zuletzt dadurch einen großen organisatorischen Aufschwung nahmen. Sie wurden im Mittelalter wegen des Schwerpunktes ihrer Tätigkeit insgesamt *Hospitaliter* genannt und gehörten zu den geistlichen Orden, den Ritterorden und den sogenannten weltlichen Orden[23].

In Freiburg gab es bis zum Ende des Mittelalters über 20 Ordensniederlassungen, deren Tätigkeit für die Sozialfürsorge in der Stadt nicht wegzudenken ist. Nicht alle Orden waren vorrangig als Pflegeorden ausgewiesen; so dominierte bei den Franziskanern, den Augustinern und vor allem den Dominikanern – letztere mit der größten Freiburger Klosteranlage im Bereich Unterlinden – bis zur Gründung der Universität die Pflege der Wissenschaften. Die Ordensgeistlichen gehörten zu den wenigen Zeitgenossen, die lesen und schreiben konnten und verfügten nachweislich auch über Grundkenntnisse in den literarischen medizinischen Überlieferungen.

Ein Kloster war jedoch immer auch verpflichtet, sich in Barmherzigkeit der Notleidenden anzunehmen und Zufluchtsort für die Armen zu sein; wir können überdies nach den Ordensregeln in jedem Kloster zumindest ein *Infirmarium* für die Insassen, oft sicher auch eine Siechenstube oder ein *hospitale pauperum* in der Nähe der Klosterpforte für hilfesuchende Kranke annehmen – für die Dominikanerinnen des Adelhauser Klosters scheint dies bezeugt[24].

Freiburg besaß bereits im 13. Jahrhundert fünf *Frauenklöster*; die Dominikanerinnen der Klöster Adelhausen, St. Maria Magdalena (»Reuerinnen«), St. Agnes, St. Katharina, sowie die Franziskanerinnen des St. Clara-Klosters. Roecken und Brauckmann berichten von zusammen mindestens 200 Ordensfrauen, denen im 14. Jahrhundert noch einmal schätzungsweise 300 Schwestern zuzuzählen sind, die in mindestens zehn sog. »Regelhäusern« lebten. Während die Frauen der geistlichen Orden außerhalb der Klausur kaum caritativ tätig waren, konzentrierten sich die *»Regelschwestern«* – Beginen, Tertiarinnen, »willige arme Schwestern« – auf die Armen- und Hauspflege, die Handarbeit, die Sterbebegleitung, die Leichenbesorgung und den Mädchenunterricht. Diese Bewegung, die sich am Ende des 12. Jahrhunderts im südlichen Brabant gebildet hatte, beachtete eine festgelegte Ordnung im Zusammenleben, war jedoch eher eine Art sozialhelferische Gemeinschaft vor allem alleinstehender, unverheirateter oder verwitweter Frauen. Ihre soziale und pflegerische Hilfeleistung gehört elementar zur Bewältigung des Alltags in einer spätmittelalterlichen Stadt[25].

Zwei dieser Pflegegemeinschaften seien besonders erwähnt, da von ihnen eine aktive heilkundliche und pflegerische Betreuung der Freiburger Bevölkerung angenommen werden muß[26]. Die Brüder des Hospitals vom heiligen Johannes in Jerusalem, die *Johanniter*, hatten sich nach ihrer Gründung im 11./12. Jahrhundert rasch über den Kontinent ausgebreitet und werden bereits 1207 bzw. 1240 in Freiburg erwähnt; ihre in den Statuten festgelegten Maßnahmen für die Betreuung von Kranken sind für weitere Pflegeorden maßgebend geworden. In Freiburg besaßen sie eine Niederlassung mit Kirche im Nordosten der Vorstadt Neuburg, in der Gegend des heutigen alten Friedhofes. Sie unterhielten wahrscheinlich einen offenen Spitalbetrieb und pflegten Hilfsbedürftige in der Stadt. Ihre Tätigkeit endete erst 1678 mit der Zerstörung der Neuburg; nachdem sie durch Kaiser Karl V. die Souveränität über die Insel Malta erhalten und den Namen *Malteser* angenommen hatten, verlegte der Orden unter dieser Bezeichnung seinen regionalen Hauptsitz nach Heitersheim.

Die Antoniusbrüder oder *Antoniter* verdanken ihre Gründung der Dankbarkeit eines französischen Edelmannes Gaston über die Heilung seines Sohnes vom »Antoniusfeuer«, dem Ergotismus. Der Orden widmete sich daher vornehmlich der Pflege dieser Erkrankung, die im Mittelalter durch die Vermahlung mutterkornverseuchten Getreides weit verbreitet war und zu schmerzhaften Krämpfen und zu Gliederbrand führte[27]. Der Generalpriorei in Isenheim unterstellt, ließen sich die Antoniter offenbar schon vor 1290 in Freiburg nieder; Spital und Kirche befanden sich im Bereich der oberen Linde zwischen Herren- und Salzstraße und sind noch heute am Glockentürmchen der Kapelle erkennbar.

Das Gutleuthaus

Trotz der Tragfähigkeit des Caritasgedankens und der Hospitalidee vermochte die christlich bestimmte mittelalterliche Stadt Krankheit und Armut nicht voll in ihr soziales System zu integrieren. Auch die Glaubensregel von der verpflichtenden Nächstenliebe konnte nicht verhindern, daß die in der Menschheitsgeschichte offenbar elementar verankerte Tendenz erhalten blieb, jene Kranken und Elenden aus dem sozialen Leben auszuschalten, die durch Unheilbarkeit oder ekelerregendes Aussehen Angst erzeugten.

Schon die Konzile von Orléans 549 und Lyon 583 trafen Regelungen, um die seit dem 4. Jahrhundert im westfränkischen Raum bezeugte Lepra unter Kontrolle zu bringen. Als besondere Isolieranlage entstand seit dem 7. Jahrhundert das *Leprosorium* (Sondersiechenhaus, Gutleuthof), meist windabgewandt und weit vor der Stadt am Verkehrs- und Pilgerweg. Die Erkrankten waren dort in einer Art Bruderschaft zusammengeschlossen; sie hatten Bettelrecht, mußten aber kennzeichnende Kleidung tragen und vor ihrem Erscheinen mit einer Klapper warnen. Der doppeldeutige Begriff *Aussatz* war jedoch über das ganze Mittelalter mit einer größeren Anzahl von Krankheiten verbunden, wozu Lepra, Schuppenflechte, Pemphigus, Pellagra, Augenkrankheiten, Krätze und andere Hauterscheinungen gehörten. Sie alle wurden als »ansteckend« erklärt; dies meint jedoch keine medizinisch begründete Abwehr, sondern den Ausdruck sozial störenden physischen Elends. Die Bezeichnung »gute Leute« für diese Erkrankten und »Gutleuthaus« für eine Leproserie weist ebenfalls auf den Doppelcharakter der Krankheit hin, indem die Aussätzigen nicht nur als Kranke, sondern auch als Gezeichnete galten[28].

Für Freiburg soll es offenbar früh ein Gutleuthaus in der Ebene in Richtung zum Dorf Zähringen gegeben haben, das jedoch nur undeutlich bezeugt ist[29]. Die Belege ab 1251, die besonders ausführlichen Einblick in die Struktur und Funktion der Freiburger Aussätzigenpflege geben, betreffen ein Haus vor der Stadt, an der Straße nach Basel, am Abzweig des Weges zum Hexental, beim heutigen Gasthaus »Zur Sonne«[30]. Typisch für diesen Standort ist die Lage an einer Wegegabelung, an der neben der Nord-Südverbindung auch einer der Äste des Pilgerweges nach Santiago de Compostella, dem Hauptwallfahrtsziel des Mittelalters vorbeiführte. Untypisch ist die Lage im Westen der Stadt, was jedoch möglicherweise mit der Dominanz des Höllentäler Fallwindes bzw. der Fließrichtung des Dreisamwassers erklärt werden kann.

Das Gutleuthaus erfüllte seine Doppelfunktion des Schutzes der Stadtbevölkerung vor Seuchen, wie auch der Schaffung einer Gemeinschaft für die Erkrankten bis zum Jahre 1632, als es von den Schweden niedergebrannt wurde. Inzwischen hatten andere und noch furchtbarere Seuchen das Land durchzogen, von denen sowohl die Pest als auch die Syphilis das Gutleuthaus betrafen.

Die *Pest* hat bald nach ihrem ersten furchtbaren Ausbruch im Jahre 1348, dem »Schwarzen Tod«, in immer wiederkehrenden »Sterbentsläufen« die Stadt Freiburg heimgesucht und die Bevölkerung vielfach erheblich dezimiert bzw. fortgetrieben. Krämer hat 1987 nach den städtischen Medizinalakten und Ratsprotokollen die alten Befunde von Hermann Mayer[31] ergänzt und 37 sichere Pestjahre für die Zeit zwischen 1349 und 1634 angegeben. Darüber hinaus wurden für Freiburg und den Breisgau im bis 1756 zu erweiternden Zeitraum 42 weitere, unsicher zu bestimmende Seuchenjahre angegeben, worunter nicht nur die Pest, sondern auch Fleckfieber, Rote Ruhr, Pocken, der seltsame »Englische Schweiß« (1529/30) und andere Epidemien gerechnet werden müssen[32].

Die Reaktionen auf die Pest und andere epidemische Krankheiten in der Stadt hat Krämer sorgfältig analysiert. Anordnungen zur Abwehr und Bekämpfung oblagen den Behörden der Stadt; sie betrafen wie andernorts Verhaltensregeln für die Bewohner, Sauberkeitsanordnungen, Warenkontrollen bzw. die Bandisierung, d.h. die vollständige Sperrung des Handels und Verkehrs mit anderen infektionsverdächtigen Städten oder Territorien. Als besonders schwere Pestjahre galten »der große sterbendt« 1564 und der letzte Pestzug von 1633; die »epidemica lues incredibili grassationis saevitia«[33] von 1564 soll den vierten Teil der Bürger hinweggerafft haben.

Unmittelbar bevor die Pest zum ersten Mal Freiburg heimsuchte, beschuldigte man im Januar 1349 auch hier, wie andernorts, die *Juden* aus dem Ghetto in der Trumlosgasse (später Kothgässel, heute Wasserstraße), aus Haß gegen die Christen die Brunnenstube im Möslewald vergiftet zu haben; viele von ihnen wurden gefoltert und verbrannt. 1401 erfolgte aus gleichem Grunde ein zweiter »Judenschlag«; unter der zusätzlichen Anklage des Kindermordes und der Hostienschändung wies man alle im Stadtgebiet wohnenden Juden aus. 1424 bestätigte König Sigmund die endgültige Austreibung; von diesem Zeitpunkt an gab es bis zum 19. Jahrhundert keine Juden mehr in Freiburg[34].

Die Studenten und Professoren der 1457 gegründeten Universität flohen bereits 1473 zum ersten Mal, im Laufe des 16. Jahrhunderts zehnmal vor der Pest aus der Stadt; meist nach Villingen, aber auch nach Lindau, Konstanz, Radolfzell und Mengen. Derartige seuchenbedingte Verlegungen waren seinerzeit auch in den Statuten anderer Institutionen, wie Gerichte und Regierungsbehörden, vorgesehen[35].

Ein Pesthaus im eigentlichen Sinne ist in Freiburg nicht errichtet worden; bei der Plötzlichkeit und Unvorhersehbarkeit der Seuchenzüge hätte es sich um einen Präventivbau handeln müssen. Die meisten Erkrankten wurden zu Hause gepflegt und isoliert; die Armen, »welche nit sauber Haushalten«[36], wurden ins Armenspital in der Neuburg gebracht, möglicherweise in eine eigene Erweiterung oder einen Anbau. Eine Stiftung des Theologen Ludwig Bär, Mitglied des Basler Domkapitels, sollte nach 1554 die Errichtung eines eigenen »Pestilenzhauses« ermöglichen; der Bau wurde begonnen, jedoch offenbar nie vollendet. Krämer vermutet, daß es sich bei den wechselnden Angaben über das »ArmenSpittal oder Pestilentzhus« wohl um das gleiche Haus gehandelt haben muß [37].

Nach dem epidemischen Ausbruch der *Syphilis*, der noch in einem anderen Zusammenhang genannt werden muß, wurde im Oktober 1496 ebenfalls in der Neuburg ein eigenes *Blatternhaus* errichtet, in das mehrfach – wie auch im Gutleuthaus – Pestkranke aufgenommen wurden [38]. Andererseits fielen die Syphilitiker vielfach bei der Aussätzigenschau einer diagnostischen Verwechslung anheim und fanden sich auch unter den Leprösen wieder.

Elendenherberge und Findelhaus, Frauenhaus und Badestuben

Das Bild der mittelalterlichen Gesundheitsversorgung Freiburgs wäre unvollständig, wenn nicht einige weitere Einrichtungen mit einbezogen würden, mit denen das Gemeinwesen elementaren Alltagsproblemen zu begegnen suchte. Auf den Stadtplänen sind einige dieser Institutionen in der Nähe der romanischen St. Nikolauskirche in der Vorstadt Neuburg zu finden, im Bereich des heutigen Karlsplatzes und der Karlstraße.

Hierzu gehört die *Elendenherberge*, wo in der Regel ankommende arme Reisende eine Nacht übernachten mußten, bevor sie in die Stadt eingelassen wurden. Sie nahm aber offenbar auch Kranke für längere Zeit auf und wurde durch entsprechende Stiftungen finanziert. Der ebenfalls für die Institution gebräuchliche Name »Seelhaus« bedeutete allgemein in dieser Zeit, daß die Insassen angehalten wurden, für die Seelen der Stifter zu beten [39].

In unmittelbarer Nähe, etwa dort, wo in der Karlstraße heute das Kolpinghaus steht, befand sich auch das *Findelhaus* für ausgesetzte Kinder, für das ab 1376 regelmäßige Stiftungen und ab 1378 die Bestellung eines Pflegers durch den Rat bezeugt sind, sonst aber keine Einzelheiten vorliegen. Findelhäuser finden sich – im Gegensatz zu den romanischen Ländern – im deutschsprachigen Bereich relativ spät; das Haus in Freiburg gehört zu den frühesten. Bei der Häufigkeit der Kindesaussetzung in diesen Jahrhunderten war die Versorgung der »funden Kindlin« ein Problem, das nicht nur durch eine solche Institution gelöst werden konnte. Kinderstuben gibt es daher in den Spitälern (laut Spitalverfassung von 1318 auch im Freiburger Heilig-Geist-Spital); auch Ordensgemeinschaften und Familien nahmen sich der Kinder an [40]. Ein eigenes Waisenhaus wird in Freiburg erst am Ende des 18. Jahrhunderts eingerichtet [41].

Während die zu jedem Gemeinwesen gehörenden *Dirnen* zu den »unehrlichen Leuten« gehörten, dem Henker unterstellt waren und im Haus »Zur kurzen Freud« in der Neuburg an der Stadtmauer wohnen mußten [42], war das *Badewesen* traditionsgemäß eine Einrichtung öffentlicher und in Freiburg zunftmäßig strukturierter Geselligkeit. Das Badehaus war neben der Schenke ein weiterer Ort der Erholung und Entspannung, wo beide Geschlechter oft gemeinsam Wannen- oder Schwitzbäder nahmen, sich massieren, schröpfen oder zur Ader lassen konnten und neben Essen, Trinken und Musik alle Arten menschlicher Kommunikationsmöglichkeiten vorfanden. Spitäler, Klöster und reiche Bürger hatten ihre eigenen Badestuben; der Besuch des Bades gehörte zu der im Mittelalter noch ungebrochenen Tradition der Pflege der physischen und psychischen Grundbedürfnisse des Menschen. Erst mit der Ausbreitung der Syphilis im 16. Jahrhundert und der damit verbundenen Tabuierung freizügiger Körperlichkeit verlor das Badewesen seine eminente soziale Bedeutung[43].

Die Freiburger *Bäder* lagen naturgemäß am fließenden Wasser; genannt werden, am Lauf des heutigen Gewerbebaches an der Oberau und der Fischerau, die Roten Badestuben, das Schwabsbad, das Spitalbad, das Paradiesbad, die »Büttene« und das Cyligenbad, sowie zahlreiche kleinere Bäder an anderen Stellen der Stadt[44].

Eine Besonderheit Freiburgs sind die seit den frühesten Zeiten bestehenden Einrichtungen zur *Wasserversorgung* und zur *Ableitung der Abwässer*. Während das Trink- und Badewasser zur Hauptsache aus einer hölzernen Wasserleitung bezogen wurde, die vom Möslewald über die beiden Dreisambrücken die öffentlichen und privaten Brunnen speiste, hatten offenbar schon die Stadtgründer das System der »*Bächle*« erdacht, das als Abwassersystem die Straßen durchfloß. Hierzu wurde die Dreisam in der Nähe des Kartäuserklosters mit einer Ableitung versehen, dem sogenannten Alten Runz, der sich beim Eintritt in das Stadtgebiet bei Oberlinden mehrfach verzweigte, in die einzelnen Bächle aufgegliedert und im Nordwesten der Stadt wieder gesammelt wurde. Viele sogenannte Runzordnungen der Stadt suchten die Verschmutzungen und Verstopfungen der Bächle zu verhindern, die anders als heute in der Mitte der Straße flossen und in die bei Strafe kein grober Unrat geschüttet werden durfte[45].

Die Heilberufe

Überblickt man das bisher geschilderte Netz sozialer Einrichtungen, so wird deutlich, daß die gesundheitliche Versorgung im wesentlichen eine Leistung der Stadt und der caritativ tätigen kirchlichen Einrichtungen war. Das Zusammenleben von Menschen erforderte darüber hinaus das Vorhandensein einiger sachkundiger Helfer zur Behebung oder Linderung von Mißbefinden und Krankheit, denen sich die mittelalterliche Bevölkerung anvertrauen konnte. Es wäre eine Fehldeutung, wolle man hierfür – wie dies gelegentlich geschehen ist[46] – das frühe Auftreten einzelner Ärzte im Stadtgebiet in den Vordergrund stellen. Vielmehr sind in jener Zeit alle diejenigen Berufe wesentlich gewichtiger einzuschätzen, die später seitens einer professionellen Medizin als »niedere Heilberufe« beschrieben werden: die Bader, die Scherer, die Wundärzte, die Hebammen, die Apotheker. Sie alle arbeiteten nahe an den Nöten des Volkes; sie sprachen seine Sprache und haben über viele Jahrhunderte die Gesundheit der Bevölkerung verantwortet[47].

Die Freiburger *Bader* waren – zusammen mit den *Scherern* – der Malerzunft angeschlossen, gehörten also zu den geachteten Bürgern. Viele bezeugte Kompetenzstreitigkeiten zwischen diesen beiden Berufen, insbesondere im Hinblick auf die Genehmigung zu körperlichen Eingriffen, spiegeln den beginnenden allgemeinen Standeskampf innerhalb der Heilgewerbe und gegenüber dem Kurpfuschertum. Als Voraussetzung zur Ausübung ihres Handwerks galten für Bader und Scherer die allgemeinen zunftmäßigen Vorbedingungen: eheliche Geburt, ehrbares Wesen, abgeleistete Lehrzeit und bestandene Prüfung vor den Meistern. Während den Badern neben ihren Verrichtungen beim Baden im wesentlichen das Rasieren, Kopfwaschen, Haareschneiden, Zahnziehen, Schröpfen und die Behandlung geschlossener Wunden vorbehalten war, übernahmen die Scherer – in Freiburg meist synonym mit dem Begriff *Wundarzt* bezeichnet – das Verbinden und Nähen der Wunden, die Frakturenbehandlung, Amputationen, Aderlässe sowie den Schnitt der Blasensteine und Hernien [48]. Besonders um das Aderlassen, das Zähne »brechen« und das Haareschneiden wurde vielfach zwischen Scherern und Badern gestritten; die deutlicher chirurgische Ausrichtung und die Bezeichnung der Tätigkeit der Scherer als »wundarzny« gaben diesem Beruf zwangsläufig ein besonderes und höheres Prestige.

Das Wundarzneiwesen stand unter Aufsicht der Stadt; seit 1407 ist bezeugt, daß die Wundärzte vom Rat zu Gutachtern bestellt wurden und in Totschlagsverfahren »by iren eiden« über die Kausalität von Wunde und Tod vor Gericht aussagen mußten [49]. Auch an der Besichtigung Kranker, der Siechen- bzw. *Aussätzigenschau* nahmen – neben dem Stadtarzt, der seit dem 14. Jahrhundert nachweisbar ist – geschworene Personen teil, die als Scherer nachgewiesen sind. Seit 1509 wurden aus der Gesamtheit aller Scherermeister vier »Geschworene Meister« gewählt, die zu jeder Erstversorgung eines schwierigen Falles, für die Besichtigung bei Wund- und Totschlag und als Beigeordnete des Stadtarztes bei der Aussätzigenschau herangezogen werden mußten [50]. Diese Praxis ist erst am Ende des 18. Jahrhunderts, mit der Gleichstellung des medizinischen und des chirurgischen Studiums, aufgegeben worden.

Die natürlichen Nöte der Frauen bei der Geburt lassen die Geburtshilfe – ähnlich der Unfallhilfe – zu den elementaren Hilfestellungen rechnen, die sich Menschen untereinander leisten. Bis in die Neuzeit hinein gaben die Frauen ihre hierbei gewonnenen Erfahrungen vor allem untereinander weiter; die *Hebamme* gehört zur Betreuung von Schwangerschaft, Geburt, Wochenbett und Neugeborenen zu den ursprünglichen Heilberufen. Innerhalb geordneter Gemeinwesen wird ihre Tätigkeit zunehmend Gegenstand ausführlicher Verordnungen über ihre Rechte und Pflichten. In der ältesten Freiburger Hebammenordnung, deren letzte Abschnitte um 1510 niedergeschrieben sind, stellte die Stadt drei (später fünf) geschworene Hebammen gegen Bezahlung an [51]. Sie mußten sich einer Prüfung unterziehen und u.a. beschwören, Tag und Nacht bereit zu sein, keine Gebärende zu verlassen, keine Geburt zu beschleunigen, bei Komplikationen Hilfe zu holen und im Wochenbett Mutter und Kind zu betreuen. In späteren Ordnungen wurden sie darüber hinaus zur amtlichen Mitwirkung bei der Untersuchung von Kindesaussetzungen und

-mißhandlungen, Sittlichkeitsdelikten und vorgetäuschten Schwangerschaften herangezogen[52].

Dies hing mit der seit 1532 in Kraft getretenen »Constitutio Criminalis Carolina«, der »Peinlichen Halsgerichtsordnung« Kaiser Karls V. zusammen, die als erstes deutsches Strafgesetzbuch Abtreibung und Kindstötung unter die Todesstrafe stellten. Roecken und Brauckmann haben darauf hingewiesen, daß daneben auch in Freiburg »heimliche, unbefugte« Hebammen arbeiteten, die Gefahr liefen, der Hexerei oder der »Kindsverderbnis« angeklagt zu werden[53].

Aus der Gesundheitsversorgung der Stadt sind schließlich die *Apotheker* nicht wegzudenken, die zu den vornehmen Handwerkern zählten und der Krämerzunft zugehörten. Seit der endgültigen Ausgrenzung des Apothekers aus dem Arztberuf durch die Medizinalordnung Friedrichs II. von Hohenstaufen (1194-1250) im Jahre 1240 waren überall Apothekenordnungen entstanden. Für Freiburg maßgebend wurden der Basler und Straßburger Apothekereid vom Ende des 13. Jahrhunderts, denen wie überall zugrunde liegt, daß Arzt und Apotheker keine gemeinsame Sache zum Schaden des Patienten machen sollen und daß die Ärzte berechtigt sind, die Apotheken zu kontrollieren. Seit dieser Zeit wird es auch Apotheken in Freiburg gegeben haben, wenngleich bisher keine Dokumente für die Frühzeit aufgefunden wurden. Eine »Neue Apothekerordnung« von 1559 legt die Ausbildung und die Prüfungsbedingungen fest und schreibt Einzelheiten für ein lauteres, überprüfbares Geschäftsgebaren vor[54].

Die Erörterung der Tätigkeit einzelner *Ärzte* in Freiburg vor der Errichtung der Medizinischen Fakultät steht aus zwei Gründen am Ende dieser kurzen Übersicht über die mittelalterlichen Gesundheitsverhältnisse. Zum einen sei bewußt wiederholt, daß die Gesundheitsversorgung von Freiburg in den ersten drei Jahrhunderten nach der Gründung keine medizinische, sondern eine kommunale und kirchliche Leistung war. Zum anderen sind die wenigen aus den Urkunden nachweisbaren Personen, die unter der Bezeichnung »arzat« oder »arzet« auftreten, nur schwer im Hinblick auf Ausbildung und Stand zu identifizieren; da viele von ihnen auch den Titel »Meister« führen, kann es sich oft auch um zünftige Wundärzte oder andere Laienheiler gehandelt haben.

Noch schwieriger ist die Einordnung gelegentlich in den Quellen auftauchender heilkundiger Frauen. Roecken und Brauckmann wiesen in der Steuerliste von 1390 eine »artzatin« nach und zitieren Ratsverordnungen, in denen mehrfach von »Weibern, so Arznei treiben« gesprochen wird[55]. Auch im Stiftungsbrief der Universität von 1457 ist, wie wir noch sehen werden, vom »lib artzat, frow oder man« die Rede, die ab jetzt von der Fakultät zu »bewehren« seien. All dies betraf jene heilkundigen »empiricos«, die es immer gegeben hat und die der verfaßten Obrigkeit und Standesgelehrsamkeit zunehmend unbequemer wurden.

Seit den Nachforschungen von Karl Baas gilt *Meister Heinrich* (Löwe?) »us der wiery, ein arzat« als der erste, möglicherweise seit 1300 in Freiburg urkundlich belegte Arzt; unter dem 2.5.1303 gibt ihm Graf Egeno III. von Freiburg 14 Mark Silbers, »die su ime umbe sinen dienst schuldig« war[56].

Ein *Meister Walther*, ebenfalls als »arzet« ausgewiesen, ist für 1309 bezeugt; ein *Wernher von Buochheim* mag um 1320 aus der Umgebung gekommen sein, von einem *Meister Azzo*, »der arzat, der zu friburg da gesessen ist«, weiß man, daß er in der Mitte des 14. Jahrhunderts in Freiburg starb. Unter den von Baas erarbeiteten, von Nauck aufgelisteten und neuerdings von Knefelkamp wie auch von Hils nach den Quellen überprüften »Ärzte-Listen«[57] tritt uns in *Johannes Swederus* in einer Trudperter Urkunde des Jahres 1370 erstmals ein »magister in artibus et baccalaureus in medicina«, also offenbar der Absolvent einer Universitätsausbildung entgegen, ohne daß wir über seine Tätigkeit in Freiburg Näheres erfahren. Wir wissen nur, daß er als Arzt des Bischofs von Konstanz gewirkt hat, in Freiburg größeren Besitz erwarb und daß man ihm als »wisen, bescheiden und wolgelarten man« große Achtung entgegenbrachte.

Vergleicht man diesen Hinweis mit den zeitgegebenen Möglichkeiten eines gelehrten Medizinstudiums, so kann Swederus seinen akademischen Grad am Anfang des 14. Jahrhunderts nur an den wenigen genannten Studienorten erworben haben und mag durch Zufall nach Freiburg geraten sein. Außerdem hatte er nur ein Teilstudium hinter sich gebracht, indem er die vorgeschriebenen zwei Jahre an der Artistenfakultät – dem allgemeinbildenden Vorstudium – und nur drei von den bereits üblichen sechs Jahren Medizin studiert hatte. Das volle Medizinstudium wurde mit dem Licentiat, d.h. der Befugnis zu lehren abgeschlossen, die Erlaubnis zum Praktizieren und die endgültige Aufnahme in das medizinische Magisterium konnte nach Pariser Vorbild erst nach weiteren zwei Jahren praktischer Tätigkeit »cum magistro« erworben werden[58].

Ein solcher »magister in medicina« bzw. »meister in arznie« tritt uns in *Conrad Münzmeister* entgegen, von dem man jedoch ebenfalls nur weiß, daß er sich – von Straßburg kommend – 1395 in Freiburg niedergelassen hat[59].

Vermutlich Freiburger Abstammung und möglicherweise Arzt war der Kleriker *Heinrich Laufenberg* (um 1390–1460), zeitweise Kaplan und später Dekan an der Freiburger Pfarrkirche[60]. Von ihm stammt eine wahrscheinlich 1429 in Freiburg verfaßte »Versehung des Leibs«, eine astrologisch-diätetische Gesundheitslehre in ca. 6000 Reimpaarversen, mit Anweisungen zur richtigen Lebensweise, Bade- und Aderlaßregeln, Schwangerschafts- und Kinderpflegeanweisungen, Richtlinien zum Verhalten in Seuchenzeiten und eine Belehrung »warumb ettlich sterbend ettlich genesend« (Abb. 3). Teile dieses Regimens waren bis Ende des 17. Jahrhunderts verbreitet; Laufenberg ist darüber hinaus als Verfasser vieler geistlicher Lieder und zweier Übersetzungswerke in die mittelalterliche Literaturgeschichte eingegangen[61]. Er hat zeitweise in Zofingen (Aargau) gelebt und seinen Lebensabend in Straßburg verbracht; ob er die Medizin ordentlich studiert oder gar ausgeübt hat, muß offen bleiben.

Grundsätzlich muß daher bemerkt werden, daß wir bis zur Gründung der Medizinischen Fakultät in Freiburg nicht von einem Ärztestand sprechen können, der sich etwa auf einen gemeinsamen Ausbildungsstandard hätte gründen und berufen können. Vielmehr müssen wir von den bis zum 15. Jahrhundert genannten, im übrigen nicht wenigen »artzeten« annehmen,

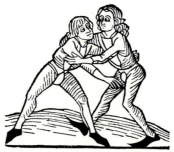

```
Nun vahe ich an dē erſten an
    der ſechs dingē die ich hā
Erzelet vor die man ſoll halten
    wer in geſuntheit welle alten
Und ſolt auch wiſſen hie darumb
    es heiſſet exercitium
Und iſt übunge die du ſolt treiben
    vor der ſpeiſe wiltu beleiben
Geſund vñ merck wie man die thů
    alle tage am morgen frů
So du von ſchlaffe biſt erwecket
    vnd ſich die glid hand erſtrecket
So ſoltu voran als ich meinen
    von überflüſſigkeit dich reinen
So die ſpeiſe vertöwet ſey
    mit hüſten kraczen vnd dabey
Mit ſtůlgang vnd mit harnen
    damitte will ich dich warnen
Weſch dein hend müde auge antlit
    vergiſſe des haubts zeſtrelen nit
Uerſůne dich mit dē ſchöpffer dein
    vnd laſſe das nymmer tage ſein
Darnach vahe an vnd übe dich
    in etwas wercke ſunderlich
Meſſigklich vnd nit zeuil
```

3 Heinrich Laufenberg: Verſehung des leibs. Augsburg 1491. Fünftes Kapitel, erstes Stück: »Wie man sich halten soll in der übung…«

daß sie unterschiedlichen Heilberufen, meist wohl den zunftmäßig organisierten Scherern bzw. Wundärzten entstammten. Gleichwohl scheinen sich viele eines guten Rufes erfreut und häufig erheblichen Besitz erworben zu haben[62]. Im Jahre 1373 wird übrigens *Peter Guotleben* als Jude und Arzt genannt, woraus Lewin geschlossen hat, daß sich nach der Judenverfolgung des ersten Pestzuges von 1349 noch einmal eine kleine jüdische Gemeinde in Freiburg befunden haben muß[63].

Wichtiger als die Einzelanalyse der Personen erscheint indessen die Tatsache, daß sich die Stadt sicher schon im 14. Jahrhundert, wenn nicht nach dem Vorbild anderer Städte schon früher, um die offizielle Anstellung eines *Stadtarztes* bemühte. Hierzu wurden allgemein Ärzte bevorzugt, die an den vorhandenen Universitäten ausgebildet waren; für Freiburg müssen wir allerdings annehmen, daß es sich um 1368 bei *Peter Gilie*, sicher aber 1401 bei Meister *Heinrich von Hachberg* um einen Wundarzt gehandelt hat, der dieses verantwortungsvolle Amt versah[64]. Der Stadtarzt wurde vom Rat fest angestellt und besoldet, war von Steuern befreit und hatte die Aufsicht über alle Gesundheitsprobleme des Gemeinwesens. Zusammen mit zwei Scherern waren von ihm die Siechen- und Aussätzigenschau durchzuführen, die Apotheken zu visitieren und die Hebammen zu prüfen; außerdem hatte er für Ernstfälle im Stadtgebiet und in den Spitälern zur Verfügung zu stehen. Er durfte die Stadt – vor allem in Seuchenzeiten – nur mit Genehmigung des Rates verlassen, wurde aber vielfach auch für andere Städte besonders in der Aussätzigenschau gutachterlich tätig[65].

Aus der hierfür vorhandenen Urkundenlage ist anzunehmen, daß Freiburg am Anfang des 15. Jahrhunderts zur gleichen Zeit drei Stadtärzte gehabt haben muß – Meister *Peter Hemmerlin*, Meister *Paulus Gloterer* und Meister *Heinrich von Hachberg* –, eine ungewöhnlich hohe Zahl, die für die besondere Sorge des Freiburger Rates in Gesundheitsdingen sprechen könnte[66]. Hierzu gehören auch die städtischen Verordnungen zur Reinhaltung des Wassers, zur Regelung der Herstellung des Verkaufs von Nahrungsmitteln durch die Bäcker, Metzger und Krämer, sowie schließlich die Bemühungen, allen Arten der Kurpfuscherei zu wehren, für die Karl Baas aufgezählt hat: »verdorbene Apotheker, verlorene Pfaffen, dolle Juden, Kürsimuskrämer, Schneider, Thorwarte, Schuhplätzer, Wurtzenträger, Zenbrecher, alte Einoeggen, zahnlose Vetteln, alte heubärgische beschorne Weiber, Badeknechte, Wasenmeister und andere Idioten, Henker und Schinder«[67].

Von einem planmäßig geordneten Gesundheitswesen der Stadt Freiburg in den ersten drei Jahrhunderten zu sprechen, würde der Realität nicht ganz gerecht, zumal wir für diese Zeit keine eigene Medizinalordnung besitzen. Andererseits zeigen die vielen genannten Elemente der Bewältigung physischer, psychischer und sozialer Hilflosigkeit, wie sich eine Gemeinschaft eng zusammenlebender Menschen bemüht, ihre Grundbedürfnisse und Nöte zu meistern. Nicht nur für Nahrung, Kleidung und Behausung mußte gesorgt werden, sondern es mußten auch Kinder geboren, hilflose Kranke und hinfällige Alte beherbergt, Wunden behandelt und Seuchen bekämpft werden. Für alle diese Erfordernisse hatten zwar auch die heilkundlichen Traditionen, viel mehr aber die empirische Erfahrung im Volke selbst Modelle der Bewältigung bereitgestellt, die gerade in der offenbar sehr durchdachten Freiburger Stadtentwicklung ihre typischen Ausdrucksformen fanden. Bürgerspital und Armenspital, Leproserie und Findelhaus, Bader, Wundärzte, Hebammen, heilkundige Frauen und Stadtärzte, sowie die zahlreichen Einrichtungen der christlichen Caritas schufen zusammen ein Versorgungssystem, das offensichtlich funktionierte und die gesundheitlichen Probleme einer Stadt von nahe 10000 Einwohnern auffangen konnte. Es ist nochmals festzuhalten, daß es in Freiburg die Bürger, die Zünfte und der Rat der Stadt waren, die sich dieser Aufgabe annahmen; weder die Landesherrschaft noch die Amtskirche konnten wesentlich hineinreden.

Für unser eigentliches Thema, die Geschichte der Medizinischen Fakultät der Universität Freiburg ist diese Feststellung von besonderer Bedeutung, da nicht erst mit ihr die Tradierung medizinischen Wissens oder gar die medizinische Versorgung der Stadt beginnt. Da sich andererseits Medizin nie im luftleeren Raum abspielt und die Wechselwirkungen mit Stadt und Bevölkerung mitbedacht werden müssen, war auch die Etablierung der gelehrten Heilkunde lange Zeit an die vorgegebene Struktur dieses Umfeldes gebunden.

2 Die Gründung der Universität Freiburg und ihrer Medizinischen Fakultät

DIE PRIVILEGIERUNG DES »STUDIUM GENERALE«

Die Errichtung der Freiburger Hochschule gehört zu einer Welle obrigkeitlicher Universitätsgründungen, die in der zweiten Hälfte des 15. Jahrhunderts in dichter Folge mindestens zehn Hohe Schulen im deutschsprachigen Raume entstehen ließ. Während die frühen Universitäten Europas, wie Bologna (1158), Oxford (1167), Paris (1200) genossenschaftliche Zusammenschlüsse von Lehrern und Schülern – communitates magistrorum et scholarium – darstellten bzw. durch deren Wanderung entstanden (1209 Cambridge, 1222 Padua), war die Motivation zur Gründung einer solchen Einrichtung inzwischen von wirtschaftlichen und regionalen Interessen der Landesherren oder Stadtherrschaften bestimmt[1]. Die Initiative für Freiburg lag bei Erzherzog *Albrecht VI. von Österreich* (1418–1463), der von 1444–1458 über die habsburgischen Vorlande regierte; Freiburg gehörte – wie schon berichtet – seit 1368 dem Hause Habsburg an und wurde jeweils von den österreichischen Erzherzögen der Tiroler Linie verwaltet.

1455 erbat Albrecht bei Papst Callixtus III. die Zustimmung zur Errichtung eines »studium generale« in Freiburg, das mit allen *Fakultäten* (Artes liberales, Theologie, Jurisprudenz, Medizin) ausgestattet werden sollte[2]. Nach der Zustimmung des Papstes und der Dotierung der zu errichtenden Hochschule mit umfangreichen, im wesentlichen kirchlichen Pfründen gewährte Albrecht am 21.9.1457 der künftigen Universität rechtliche Selbständigkeit mit »schirm und fryheiten und nit mit regieren, mechtigkeit und einicherley gewaltsamy«[3]. Daß diese, vom Anfang der Universitätsgründungen herrührende Verbriefung akademischer Freiheit inzwischen bereits schwer zu realisieren war, lag an der engen rechtlichen und finanziellen Verzahnung mit der landesherrlichen und städtischen Obrigkeit. Gleiches gilt für die komplexen Gründungsmotive, die von den politischen Verhältnissen in Gesamtösterreich, dem territorialen Bedarf wissenschaftlich ausgebildeten Nachwuchses bis zu Spannungen zwischen Kaiserhaus und der Metropolenuniversität Wien beeinflußt wurden.

Der *Stiftungsbrief* Erzherzog Albrechts regelte daher auch das Verhältnis zwischen Universität und Stadt, weswegen diese die Urkunde mitsiegelte. Dies war schon deshalb geboten, weil sich die Freiburger Bürgerschaft, die bisher relativ ungestört in ihrem eigenen Rechtssystem gelebt hatte, auf das Zusammenleben mit einer autonomen, hoch privilegierten Körperschaft einstellen mußte; die Universität erhielt mit der Gründungsakte das Recht der Statutensetzung und der Selbstregierung sowie der eigenen Gerichtsbarkeit, und ihre

Angehörigen waren von Zoll, Steuer, Ungeld und sonstigen Abgaben befreit[4].

Es ist auffällig, daß im Stiftungsbrief als einzige der zu gründenden Fakultäten die *Medizinische Fakultät* eine ausführliche Erwähnung erfährt. Der Grund muß in der Tatsache gesehen werden, daß nunmehr im Rahmen des geschilderten Gesundheitswesens der Stadt Freiburg ein neuer Stand auftritt, der gelehrte Arzt, dessen Position und Befugnisse vor allem im Hinblick auf den Umgang mit Kollegen, Wundärzten, Barbieren, Apothekern und sonstigen Heilpersonen, aber auch mit den Patienten umschrieben werden mußte:

> Item vnd das menglich wol versorgt vnd keinerley vnere vnser vniuersitet oder Iren facultäten zugezogen werde Gebieten wir, das die Amtlut vnser Stat Fryburg keinen lib artzat frow oder man, der von der facultet der artznie nit bewert oder zugelassen sy lassen eincherley artznie zu Fryburg triben oder vben, als lieb In vnser hulde sey, es sy mit wasser besehen, reynigung geben, oder in welche weg sich das fuegt Deßgleich wellen wir mit den Appenteckern, wildwurtzelern vnd mit den die man nempt empericos gehalten werden. WIr setzen auch vnd wellen das kein wundartzat scherer oder ander in was stats der sy lib artzny triben. Er sy dann bewert von der facultet der artznie vnd zugelassen von den meister derselben facultet Noch vber kein wunden daran etwas sorg vnd schadens gelegen, oder die in houpt, hals, brust, buch, gemecht, oder sust mißlich zu heilen ist, vber das erst verbinden on Rat vnd willen eines bewerten meisters in der artznie als verre er den mag haben gange die salbe verbinde, oder heile in vnser Stat Fryburg by verlierung dryssig guldin, vns halb, vnd halb vnser stat fryburg, darzu alles lones der Im von der wunden solt zu heilen werden, Da by sol auch von derselben facultet der artznye bestelt werden, das niemans versumpt, oder durch Ir abwesen verkurtzet, noch sust mit lon vnzimlich beschetzt Sunder diß alles redlich vnd on geuerde vffrecht gehalten werd.[5]

In diesem Passus spiegeln sich die seit der Gründung der abendländischen Universitäten, seit dem ebenso raschen wie bis heute noch ungeklärten Aufstieg der Medizin vom Handwerk zur Gelehrsamkeit aufgebrochenen Spannungen zwischen der akademischen Medizin und den anderen Heilberufen[6]. Durch den Stiftungsbrief mußte der Rat der Stadt hinnehmen, daß sich kein die innere Heilkunde ausübender Arzt (lib artzat), sei er »frow oder man« in der Stadt ohne Zustimmung der Fakultät niederlassen dürfe. Gleiches gilt für die Apotheker, die Kräuterhändler (wildwurtzeler) und für diejenigen, die man Empiriker (empericos) nennt; mit letzteren ist die große Gruppe der »practicantes illicite medicinam« angesprochen, gegen die sich die gelehrte Medizin überall von Anfang an mit Vehemenz zur Wehr setzte. Daß auch die Wundärzte und Scherer durch die Fakultät »bewert« werden sollen, hat erste Probleme geschaffen, da traditionellerweise die Stadtbehörden für die Zulassung der zünftigen Handwerker zuständig waren. Insgesamt scheint man sich aber zumindest zunächst zwischen Fakultät und Stadt in Einzelfällen auf pragmatische Weise geeinigt zu haben. So gibt es Beispiele für die Wahl von Stadtärzten aus den Reihen der Professoren, wie für den Aufstieg von Praktikern aus der Stadt zum Lehrer an der Fakultät[7].

Matthaeus Hummel

Die Betonung der medizinischen Belange im Stiftungsbrief der Universität trägt unzweifelhaft die Handschrift des erzherzoglichen Beraters und Bevollmächtigten für die Universitätsgründung, *Matthaeus Hummel* (1425–1477), des nachmaligen ersten Rektors der Freiburger Hochschule. In den vielen Würdigungen, die Hummel erfuhr, wird immer wieder hervorgehoben, daß der Organisator der Gründung und erste Rektor ein Mediziner gewesen sei und somit auch eine »Zierde der medizinischen Fakultät« und ihrer Geschichte[8]. Dem muß – bei allen Verdiensten dieses Mannes – bereits aus seiner Biographie heraus vorsichtig widersprochen werden[9].

Hummel (geb. 21. September 1425) stammte aus Villingen, erhielt an den dortigen Schulen die ersten Bildungsgrundlagen und wurde mit 16 Jahren an der Universität Heidelberg immatrikuliert. Nach dem Grundstudium der Artes liberales wurde er nach zwei Jahren zum Baccalaureus und nach fünf Jahren zum Magister dieser Fakultät promoviert. Anschließend studierte er Kirchenrecht und offenbar parallel dazu Medizin, was jedoch seinerzeit in Heidelberg lediglich bei einem Professor möglich war[10]. Im Alter von 26 Jahren (1451) bestand Hummel die juristische Fachprüfung; eine beabsichtigte Promotion scheiterte an einem Zwist über Kleiderfragen mit der Fakultät. 1454 bezog er die oberitalienische Universität Pavia und wurde dort noch im gleichen Jahr zum Doktor des kanonischen Rechts und zum Doktor der Medizin promoviert; in dieser Zeit bedeutete dies den Erwerb der Anwartschaft auf eine akademische Unterrichtstätigkeit und war nicht mit einer wissenschaftlichen Arbeit, jedoch mit dem erfolgreichen Bestehen einer öffentlichen Disputation verbunden.

Als »artium, medicinae et canonum doctor« kehrt Matthaeus Hummel 1455 nach Deutschland zurück und trifft in seiner Heimatstadt Villingen mit Erzherzog Albrecht zusammen, der den Dreißigjährigen zu seinem Rat ernennt und ihm, zusammen mit dem Hauptmann der österreichischen Vorlande, dem Marschall Türing von Hallwil, die Vorbereitungen zur Gründung einer Hohen Schule in Freiburg überträgt. Besonderen Anteil an der Idee hatte offenbar Albrechts Gemahlin Mathilde von der Pfalz (1419–1482), die an den Wissenschaften stark interessiert war[11].

Für die Ausfertigung des oben genannten Stiftungsbriefes vom 21. September 1457 hatte Hummel die finanziellen und administrativen Voraussetzungen geschaffen; er selbst wurde damit für ein Jahr vom Erzherzog zum Rektor ernannt. Bis zur Eröffnung des Vorlesungsbetriebes am 26. April 1460 hatte Hummel Professoren für die Lehrkanzeln anzuwerben und hierfür weite Reisen, vor allem nach Wien zu unternehmen. Am Beginn seiner akademischen Aktivität versammelte sich der neue Lehrkörper vor dem Johannes-Altar im Münster und wählte nunmehr seinerseits, in autonomer Wahl und in Gegenwart der Freiburger Bevölkerung (coram multitudine populi) Matthaeus Hummel zum Rektor der neuen Hochschule.

In der Eröffnungsrede, die er bei dieser Gelegenheit hielt, glaubten frühere Autoren ein großangelegtes Wissenschaftsprogramm für Freiburg zu erkennen[12]; Nelson hat indessen nachgewiesen, daß Hummel hierfür ausgiebig das hundert Jahre früher entstandene »Philobiblon« des bibliophilen englischen Bischofs von Durham, Richard Aungervyle (Richard de Bury 1287–1345) zur Vorlage genommen hat[13]. Wichtiger als das Plagiat erscheint dabei die damit erwiesene Einbindung des neuen Freiburger Studium generale in die Tradition der Wissenschaftsvermittlung; als Thema für seine Eröffnungsrede wählt Hummel den Liber Proverbiorum Salomonis 9,1: »Sapientia aedificavit sibi domum excidit columnas septem«. Er führt auf, daß mit den sieben Säulen, auf die sich die neue Universität gründen soll, die neuen Professoren gemeint seien, vier für die Freien Künste (artes liberales quatuor), sowie je einer für die Heilkunst (medicina), das Kirchenrecht (ius canonicum) und die Theologie (sacra pagina). Dies ist der Strukturplan aller frühen Universitäten, die – seit der Gründung der Pariser Hochschule um 1200 – mit den klassischen vier Fakultäten die ganze Breite der Wissensvermittlung anboten: die untere »facultas« der sieben Artes liberales (mit dem Trivium Grammatik, Rhetorik, Dialektik und dem Quadrivium Arithmetik, Astrologie, Geometrie und Musik), und die drei oberen Fakultäten der Medizin, der Rechtswissenschaft und der Theologie. Als Vorbereitung für alle anderen Studiengänge (ceterarum facultatum utique venerabilium pia nutrix) begann in Freiburg die Artistenfakultät gleich mit mehreren Magistern den Lehrbetrieb.

Am 28.4. eröffnete die Theologische Fakultät mit zunächst erst einem Professor die Vorlesungen, am 29.4. die Rechtswissenschaft und am 30.4. hielt Rektor Hummel eine erste medizinische Vorlesung über die Aphorismen des Hippokrates (Incepit aphorismos Hippocratis ordinarie tricesima die Aprilis)[14].

Den einzigen Lehrstuhl für Medizin hatte in den ersten fünfzehn Jahren nach der Gründung von Universität und Fakultät Matthaeus Hummel selbst inne; er repräsentierte somit die ganze Medizin als *Professor primarius*. Erst 1475 tritt neben ihn ein zweiter Ordinarius als *Professor secundarius* und erst 1569 wird ein dritter Lehrstuhl für einen *Professor tertiarius* errichtet. Es gehört jedoch zum Wesen der spätmittelalterlichen Wissensvermittlung, daß neben dem Ordinarius auch Baccalaurei, Magister, Lizentiaten und promovierte Doktoren in freier Weise mitdozieren, auch wenn sie offiziell dem Lehrkörper nicht angehören.

Matthaeus Hummel hatte eine Universitätsstruktur geschaffen, die sich in allen Details an die großen Vorbilder Paris und Wien anlehnte. In ihm selbst muß man vor diesem Hintergrund weniger den Gelehrten, als den breit gebildeten, hochtalentierten Organisator sehen, der sowohl dem zeitgenössischen Bildungsideal entsprach, als auch mit seinen diplomatischen Fähigkeiten den Landesfürsten überzeugte. Auf dem Reichstag in Regensburg 1471 wurde er durch Kaiser Friedrich III. unter dem Namen »Matthaeus Hummel im Bach« geadelt. Es fällt indessen schwer, in ihm den zeittypischen Vertreter einer der von ihm selbst betriebenen Wissenschaften zu sehen; dies gilt auch für die Medizin, obwohl er als erster Ordinarius und damit auch Dekan am Anfang der akademischen Medizingeschichte Freiburgs steht. Die Struktur der Freiburger Medizinischen Fakultät und ihre Statuten sind von ihm – wie für die anderen Fakultäten – als Organisator der Gesamtuniversität und weniger als Doctor medicinae entworfen worden, auch ist dies möglicherweise erst ein Jahrzehnt nach der Universitätseröffnung geschehen.

Der Forschungsstand zu diesem Problem ist dürftig. Es scheint, daß Hummel als vielbeschäftigter und mehrfach wiedergewählter Rektor nur ganz selten Vorlesungen gehalten hat, so daß sich selbst die Stadt bei der Universität mit der vielzitierten Klage über ihn beschweren mußte: »Do hand wir viel und dick an ihn gevordert, daß er lesen sölt«[15]. Auch in einer Kontroverse »in causa Hummelium« zwischen dem Freiburger Schultheiß Hanns Rot und der Universität im Jahre 1470 ist die Rede, daß man »wol wiss, daß Doctor Mattheus in sechs oder sieben Jahren nit gelesen hab«[16]. Rechtsstreitigkeiten in Besoldungsfragen, weite Reisen in Angelegenheiten der Hochschule, Anfangsschwierigkeiten auch in den anderen Fakultäten – bei einer vergleichsweise hohen Studentenzahl (214 Immatrikulierte im Jahre 1460/61) – mögen Hummel zeitweise auch überfordert haben: »An Georgi 1460 habe ich die Universität und das Studium generale in Freiburg eröffnet. Ich habe einen Weinberg gepflanzt, der mir zur Bitternis geworden ist. Der Name des Herrn sei gelobt (Plantavi vineam quae mihi conversam in amaritudinem. Sit nomen Domini benedictum)«, so notiert er am Ende des ersten Jahrzehnts der Hochschule[17].

Erzherzog Sigmund hat 1470 entschieden, daß Hummel von nun an volle hundert Gulden erhalten solle, »damit er ain gut bleyblich Wesen... haben möcht«; bald danach verzeichnet das Senatsprotokoll: »Dominus Doctor Matthaeus Hummel incepit legere in Medicinis, admissus ab Universitate in crastino Beati Martini 1471«[18]. Ob mit Hummels Hippokrates-Vorlesung am 30.4.1460, oder erst mit diesem Morgen nach dem Martinstage, also dem 12. November 1471, der eigentliche Beginn der kontinuierlichen Aktivitäten der Freiburger Medizinischen Fakultät gegeben ist, muß offen bleiben. Immerhin wird berichtet, daß Hummel von nun an bis zu seinem Tode gelesen habe und daß er »zugleich die Satzungen für seine Fakultät entwarf, die sofort genehmigt wurden«[19].

Fakultätsstruktur und Lehrplan

Nauck hat auf der Basis der genannten Daten die ältesten erhaltenen, im Manuskript undatierten *Statuten der Medizinischen Fakultät*[20] auf 1471 festgesetzt, den Zeitpunkt allerdings wohl mit Recht mit einem Fragezeichen versehen (Abb. 4). Die Statuten der übrigen drei Fakultäten sind, mit Ausnahme der unmittelbar bei der Gründung der Universität ebenfalls von Hummel verfaßten Statuten der Artisten-Fakultät[21] erst nach und nach entstanden, sicherlich weil auch diese vorerst nur mit einem Professor vertreten waren. Es ist jedoch schwer vorstellbar, daß zwischen 1460 und 1470 überhaupt kein medizinisches Lehrangebot in Freiburg möglich gewesen sei und daß die Fakultät nur auf dem Papier des Stiftungsbriefes existiert habe. Hummel – oder eventuell ältere graduierte Baccalaurei bzw. Licentiaten – müssen zumindest

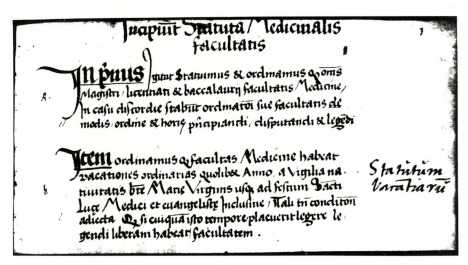

4 Erste Statuten der Medizinischen Fakultät ca. 1460 (1471?), fol. 2ʳ: »Incipiunt Statuta Medicinalis facultatis. In primis igitur statuimus et ordinamus...«

von Zeit zu Zeit ein entsprechendes Bedürfnis von Studierenden befriedigt haben; darauf deutet auch die Aufzeichnung zweier Lehrpläne, eines »älteren« und eines »neueren« in den Statuten. Sollte deren Manuskript, das von einer Hand und in einem Zuge geschrieben ist, wirklich auf 1471 zu datieren sein, dann dürften unter Berücksichtigung der Person und der Karriere Hummels sowohl Rückschlüsse auf das Konzept der sechziger Jahre als auch für die Zeit nach 1471 möglich sein (Abb. 5).

Die Statuten der »facultas medica seu Hippocratica« sehen wie in allen mittelalterlichen medizinischen Fakultäten vor, daß vom Studenten der Medizin ein vorheriges Studium der *Artes liberales* zumindest erwartet wird. Wer dort ein *Baccalaureat* erworben hat, braucht in Freiburg 2 1/2 Jahre, wer *Magister in artibus* ist zwei Jahre, der »simplex scolaris« aber drei Jahre bis zum medizinischen Baccalaureat. Weitere zwei Jahre (bzw. drei für den Nicht-Artisten) wurden bis zum *Lizentiat* der Medizin benötigt, so daß die Gesamtstudiendauer – wie heute – sechs Jahre betrug. Da die meisten Studenten jedoch zumindest ein Baccalaureat in der Artistenfakultät erworben hatten, betrug die eigentliche medizinische Ausbildungszeit im Mittel vier Jahre; hierfür ist auch der *Freiburger Lehrplan* ausgelegt.

Dieser tritt, wie schon bemerkt, in den Statuten in einer älteren (de modo legendi antiquitus servato) und einer neueren (de modo et ordine legendi noviter instituto) Form auf, die jedoch beide den gleichen Unterrichtsstoff variieren. Der Freiburger Medizinstudent mußte während seines Studiums folgende Basisliteratur gehört, gelesen und verarbeitet haben:

Hippokrates:	Aphorismen, Prognostikon
Johannitius:	Isagoge in artem parvam Galeni
Galen:	Ars parva (»Tegni«)
Avicenna:	Kanon
Rhazes:	Liber ad Almansorem

5 Erste Statuten der Medizinischen Fakultät ca. 1460 (1471?), Vorsatzblatt: Juramentum Hippocratis (Eid des Hippokrates)

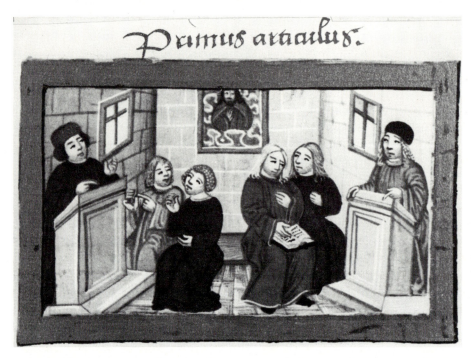

6 Statuta Collegii Sapientiae. Freiburg i. Br. 1497. fol. 41ʳ: Primus articulus. »... soll jedem Scholaren ... die Möglichkeit gegeben sein, alle gewöhnlichen Vorlesungen zu hören, ebenso alle Übungen, so nach Anordnung der Statuten seiner Fakultät zur Promotion nötig sind ...«

Nauck hat Mutmaßungen darüber angestellt, welchen der im 15. Jahrhundert gängigen Lehrpläne Hummel sich zum Vorbild genommen habe[22]; die Wiener Statuten von 1389, die er nahezu wörtlich für die Fakultätsorganisation übernommen hat, enthalten ihrerseits keinen »modus legendi«. Es ist jedoch leicht ersichtlich, daß es sich um die wesentlichen Teile des klassischen Kompendiums der mittelalterlichen Schulmedizin handelt, wie es als *Ars medicinae* oder *Articella* der Lehre an nahezu allen frühen Universitäten zugrundelag. Es entstammt zum großen Teil noch dem frühen Überlieferungskreis antiker Schriften, der im 11. Jahrhundert in Salerno durch die Übersetzungen des *Constantinus Africanus* (1020–1087) in die abendländische Tradition Eingang gefunden hat[23].

Hierzu gehört die »Isagoge in artem parvam« des *Galen*, deren Übersetzer, der syrische Christ Ḥunain b. Isḥāq (809–873) unter dem Namen *Johannitius* zur Autorität der mittelalterlichen Schulliteratur geworden ist. Mit dem berühmten Incipit: »Medicina dividitur in duas partes, id est in theoricam et practicam« war die Isagoge für viele Jahrhunderte die grundlegende Einführung in die Medizin. Ebenso früh in die Lehre inkorporiert waren die berühmten Aphorismen und das Buch der Prognosen des *Hippokrates* (460–377 v. Chr.) sowie die Megatechne des Galen (129–199), die von Constantinus

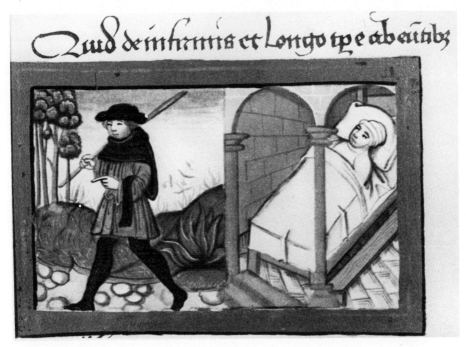

7 Statuta Collegii Sapientiae Freiburg i.Br. 1497 fol. 48ᵛ: Quid de infirmis et longo tempore abeuntibus. ».... Wenn nämlich einer an einer nicht ansteckenden Krankheit erkrankt, soll er in der Krankenstube, so von uns im Hinterhaus eingerichtet, – oder wenn an einer ansteckenden, außerhalb des Hauses – aus den Pfründen des Hauses drei Monate lang und nicht länger ernährt werden...«

nach praktischen Gesichtspunkten als »ars parva« für den Schulgebrauch geschaffen worden war.

Dem zweiten großen Überlieferungsweg der Medizin, dem sogenannten *Corpus Toletanum* entstammen die Werke der beiden persisch-arabischen Autoritäten. *Avicenna* (980–1037) gilt als der strenge Logiker und Systematiker der arabischen Medizin; sein »Qānūn fi'ṭ ṭibb«, der Kanon der Heilkunde, war das große, abrundende Handbuch der griechischen und arabischen Welt, mit einer systematischen Darstellung der gesamten theoretischen und praktischen Medizin samt allen ihren Spezialzweigen. *Rhazes* (850–923) war dagegen der erfahrene Kliniker; sein in Freiburg gelehrter »Liber ad Almansorem« war als praktisches Therapiebuch das beliebteste Unterrichtswerk des gesamten Mittelalters.

Mit den genannten Werken, die z.T. nur auszugsweise studiert wurden, bot Freiburg einen nach pragmatischen Gesichtspunkten orientierten Lehrplan an. Damit wurde ein Überblick über Bedeutung und Arbeitsfeld der Heilkunde gegeben, Natur und Zeichen der Krankheiten spezifiziert, Fieber-, Urinlehre und Wundheilung behandelt sowie eine Übersicht über Heilmethoden und Heilmittel geliefert. Der systematische Aufbau des über das ganze Studium verteilten Planes läßt sich ausschließlich aus den praktischen Belangen der

Medizin ableiten, unter augenfälligem Verzicht auf eine wissenschaftliche Konzeption. Die Notierung beider Lehrplanvarianten in den Statuten ließ überdies vielleicht wechselnde Gewichtungen zu, je nachdem ob ein oder zwei Lehrer an der Lehre beteiligt waren.

Für die *äußere Organisation* des Studiums schreiben die Statuten vor, daß die Lehrer ohne zeitliche Unterbrechung zu lesen haben und sich nicht länger als eine Woche von Freiburg entfernen dürfen. Der Hauptbestandteil der Wissensvermittlung war der theoretische Unterricht, der nach der scholastischen Methode in die *lectio* und die *disputatio* eingeteilt wurde; die lectio fand in Freiburg im Sommer von 7–8, im Winter von 8–9 Uhr statt. Disputationen und Prüfungen wurden nachmittags oder abends abgehalten, wobei die Ars disputandi, eine geistige Übung und Methode, Einwände hervorzubringen und in der Diskussion aufzulösen, als »exercitium« eine hohe Bedeutung in der scholastischen Lehrform besaß (Abb. 6, 7).

Über dem Schwerpunkt der literarischen Traditionen und der dominierenden Buchgelehrsamkeit des Mediziners wird gerne vergessen, daß die Herausforderung an die Heilkunde immer eine praktische war; auch der Freiburger Medizinstudent mußte bei der Prüfung nachweisen, daß er mindestens ein Jahr in Begleitung eines Doktors der Fakultät Kranke besucht hat (Item ordinamus, quod promovendus ad gradum licencie vel doctoratus medicine ad minus visitare debe[a]t infirmos in practica medicine ad spacium unius anni cum doctore facultatis eiusdem[24]). Dieser Passus befand sich seit dem 14. Jahrhundert in den meisten Statuten der Medizinischen Fakultäten des Abendlandes und verweist auf die durchaus lebendige Stellung der praktischen Tätigkeit innerhalb der mittelalterlichen Schulmedizin[25]. Bei dem engen Lehrer-Schüler-Verhältnis in allen Unterrichtsformen ist schließlich anzunehmen, daß von der lectio über die disputatio und quaestio bis zum *consilium* der Austausch praktischer Erfahrungen das Studium der antiken Autoritäten zwangsläufig komplettiert hat.

Aus den Statuten von 1471 bleibt noch nachzutragen, daß der Student bei jeder Vorlesung die Bücher anständig (solenniter) vor sich aufschlagen und sich jeden ungebührlichen Geräusches enthalten soll, daß er sich – pro honore facultatis et titulo doctoratus – angemessen aufzuführen hat und daß er bei der Prüfung zum Lizentiaten das sechsundzwanzigste Lebensjahr erreicht haben muß.

Zur Doktorprüfung, die ein halbes Jahr danach stattfinden konnte, wurde der Doktorand von allen Mitgliedern der Fakultät in das Münster geleitet; dort hatte er wiederum über ein medizinisches Problem zu disputieren, worauf der Pedell den *Doktoreid der Fakultät* verlas:

Juramentum ad gradum Doctoris medicinae promovendi. Jurabis, Domine Candidate:
    Te Prorectori universitatis reverentiam obsequiumque ex debito, et quod leges academicae postulant, habiturum, praestiturum;
    Decanum facultatis et singulos ordinis tui collegas, quo par est, honore, studio prosecuturum;
    Donec membrum universitatis eris, omnibus, quae ab eadem rite et in commune statuta sunt, statuenture, obtemperaturum, jura et privilegia universitatis pro virili semper curaturum, promoturum;

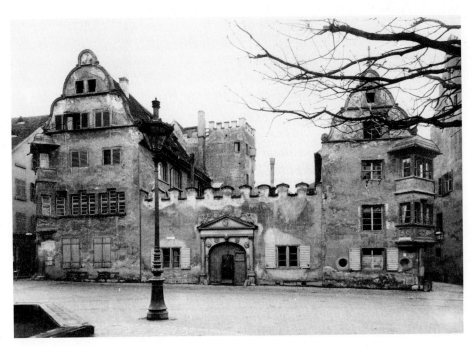

8 Haus »Zum Rechen« (links) und Haus »Zum Phönix«, von 1578–1774 Hauptgebäude der Universität, danach bis Ende des 19. Jhdts. vornehmlich von der Medizinischen Fakultät genutzt. 1896–1901 Umbau zum »Neuen Rathaus«. Photographie vor 1896

> Artem salutarem, quam adeptus es, in aegrorum solamen honeste, solerter exerciturum quantumque in te erit aucturum, eadem sollicitudine ac animi aequitate pauperi atque diviti operam medicam laturum;
> Denique secreta aegrorum, nisi a legitimo judice ex officio interpellatum, nemini revelaturum. [26]

Damit verpflichtete sich der Doktorand nicht nur auf bestimmte Verhaltensweisen gegenüber der Universität und Fakultät, sondern auch – entsprechend der Tradition des Hippokratischen Eides[27] – zur ehrlichen Ausübung des Arztberufes und Wahrung des ärztlichen Geheimnisses, sofern er nicht von der Behörde um Auskunft ersucht wird. Der Schwur bedeutete überdies die Verpflichtung, nunmehr seinerseits auch ein Jahr lang in Freiburg Vorlesungen zu halten. Als *Unterrichtsraum* war den Medizinern – zusammen mit den Juristen, Senat und Verwaltung – ein Bürgerhaus in der Franziskanergasse (Ecke Merianstraße), später »Collegium« genannt, zugewiesen. Nach 1578 wurden die Häuser »Zum Rechen« und »Zum Phönix« am Franziskanerplatz von der Universität erworben (Abb. 8).

Der *Dekan* der Fakultät wurde von den Professoren und Doktoren nur für ein halbes Jahr gewählt, konnte aber wiedergewählt werden; diese Regelung sollte bis ins 18. Jahrhundert bestehen bleiben. Er war der Vorgesetzte seiner Collegen, »habeat primum locum« bei allen »consiliis, disputationibus et aliis solemnitatibus universitatis et facultatis nostre«, und konnte Geldstrafen bis zu einem halben Gulden verhängen, wenn ein Fakultätsmitglied nicht zur Sitzung erschien.

Überblickt man die bisher mitgeteilten Einzelheiten aus der Gründungszeit von Universität und Medizinischer Fakultät in Freiburg, so muß man bei nüchterner Betrachtung folgendes festhalten. Die Tatsache, daß der Gründungsbeauftragte und erste Rektor, Matthaeus Hummel, auch als Mediziner promoviert war, verlieh weder der Fakultät noch seiner eigenen Tätigkeit einen besonderen Akzent. Die von ihm entworfene Organisation des Freiburger Studium generale mußte – wollte sie im zeitgenössischen Sinne vollwertig und konkurrenzfähig sein – unter den Fakultäten auch die Heilkunde beinhalten. Als einziger Lehrer während des ersten Jahrzehnts hat Hummel, möglicherweise von externen Lektoren unterstützt, offenkundig nur selten selbst gelesen; der angebotene Lehrplan entsprach indessen dem gängigen Schema der frühen Universitäten und stellte nach Inhalt und Studienzeit das eben noch als notwendig erachtete Minimum dar. Ob es in irgendeiner Weise einen kontinuierlichen Unterricht gegeben hat, läßt sich auch nicht aus der Matrikel ableiten; da die Immatrikulation ein einmaliger Akt war und sich der Student der freien Künste beim Übergang in die Medizinische Fakultät nicht umschreiben mußte, können Medizinstudenten nicht als solche einwandfrei erkannt werden. Es ist jedoch Nauck zuzustimmen, wenn er »einen, wenn auch nur geringen ständigen Bestand an Medizinstudenten in Freiburg«[28] annimmt; er hat dafür die Vermehrung der Professoren, das Auftreten von Lizentiaten und Doktoren sowie die seit 1500 nachweisbaren Promotionen herangezogen. Man kann sicher hinzufügen, daß es sich weder der Erzherzog noch Matthaeus Hummel in der damaligen Situation hätten leisten können, eine der Fakultäten der jungen Freiburger Universität vakant zu lassen. Gleiches gilt schließlich für den Rat der Stadt Freiburg, der ja laut Stiftungsbrief der Universität zur Kooperation verpflichtet war; so haben noch im 15. Jahrhundert die Professoren Knoll und Widmann den Stadtarzteid geschworen[29].

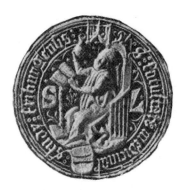 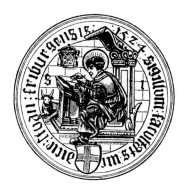

9 Die alten Siegel der Medizinischen Fakultät.
  Links: der hl. Lukas (S.L.) bei der Harnschau. S(igillum) Facultatis medicinae study Friburgensis. Vermutlich 15. Jhdt. Originalstempel verschollen.
  Rechts: Der hl. Lukas (s.l.) am Schreibpult. 1574. Sigillum facultatis medicie (sic!) studii friburgensis

3 Die Fakultät bis zur Reform des Jahres 1748

DIE DREI PROFESSUREN

Es gehört zur elementaren Struktur aller frühen medizinischen Fakultäten, daß mindestens drei Professuren vorzusehen waren: eine für die *Einführung in die Medizin* und die *Lehre vom gesunden Menschen*, eine für die *Krankheitslehre* und eine für den Bereich der *Therapie*. In Freiburg war jeweils dem dienstältesten Professor primarius das Gebiet der Therapie, dem Professor secundarius die Pathologie und dem Professor tertiarius die »Institutiones medicorum«, die Lehre von den Anfangsgründen zugewiesen[1]. Dabei mußte jeder Lehrer das gesamte Gebiet der Heilkunde beherrschen, da es üblich war, von einer Professur zur anderen aufzurücken. Dieses waren die »Ordinarien«, da sie den ordentlichen, nach der Regel vorgeschriebenen Lehrstoff »ordinarie« vorzutragen hatten; die »lectiones inordinariae« bzw. »extraordinariae«, d.h. die Kommentare, Quaestiones und wohl auch die Practica wurden vielfach auch von den nichtplanmäßigen Lizentiaten oder »Doctores legentes« übernommen.

Aus einer Liste, die im Statutenbuch der Freiburger Medizinischen Fakultät die Namen wahrscheinlich aller ordentlichen und außerplanmäßigen Lehrkräfte der Medizin bis zum Jahre 1669 aufführt, kann die Lehraktivität der Fakultät im wesentlichen erschlossen werden. Danach wurde noch zu Lebzeiten Matthaeus Hummels im Jahre 1475 ein Professor secundarius, *Leopold Johannes Mölfeld*, eingestellt, der gegenüber dem Senat erklärt hatte, daß er gerne von der Artistenfakultät zur medizinischen wechseln möchte; er sei auch zum Doctor medicinae promoviert und es stehe unter den gegebenen Umständen zu befürchten, daß die Fakultät eingehe[2]. Nach dem Tode Hummels 1477 rückte Mölfeld zum Primarius auf, auf ihn folgte 1488 *Konrad Knoll* (ca. 1450–1494), wobei jedoch die Stelle des Secundarius vorläufig nicht wiederbesetzt wurde. Einen solchen gab es mit einer gewissen Regelmäßigkeit erst ab 1503; Krämer sieht diese Tatsache im Zusammenhang mit der Hungersnot und dem Pestzug 1501/02[3]. Der erste Professor tertiarius taucht erst im Jahre 1569 auf, allerdings werden mit wachsender Häufigkeit die Namen zusätzlicher Lehrkräfte genannt, so daß mit einem zwar nach wie vor bescheidenen, aber kontinuierlichen Lehrbetrieb gerechnet werden kann. Das Statutenbuch verzeichnet bis 1669 die Namen von 32 überplanmäßigen Lehrkräften.

Die ordentlichen Professoren der Medizin waren bis zur Unterrichtsreform der Jahres 1748 auf die drei genannten Positionen verteilt. Ihre Namensliste haben Neuland und Nauck publiziert[4]; sie wird im Anhang wiedergegeben, wobei biographische Einzelheiten noch vielfach fehlen bzw. in den verschiedenen Quellen differieren. Im Zusammenhang der vorliegenden Übersicht soll hierauf nicht eingegangen werden; wichtiger erscheint uns, auf die Knotenpunkte in der weiteren Entwicklung der Gesamtfakultät aufmerksam zu machen.

Kriege und Notzeiten

Hier muß indessen ein erster Einschub vorgenommen werden, der zunächst die äußeren Verhältnisse Freiburgs und seiner Universität bis zum Jahre 1748 andeuten soll.

Gegen Ende des 14. Jahrhunderts, also noch vor Gründung der Universität, war die anfängliche Prosperität der Stadt ins Stocken geraten. Der Silberbergbau und der Warenumschlag begannen ihre Bedeutung zu verlieren, die Zahl der Einwohner – durch Kriege und Seuchenzüge ohnehin geschwächt – nahm kontinuierlich ab. Erst in der Zeit Kaiser *Maximilians I.* (1459–1519) begann eine neue Zeit des wirtschaftlichen und kulturellen Aufstiegs; der Kaiser hat sich als Landesherr mehrfach in Freiburg aufgehalten und aus persönlichem Interesse an der Stadt zahlreiche Verbesserungen der rechtlichen, wirtschaftlichen und kulturellen Situation befohlen bzw. angeregt[5]. Gleichwohl mußten Freiburgs Bürger an Maximilians Kriegen gegen die Schweizer Eidgenossenschaft teilnehmen und wurden auch in den großen Bauernkrieg hineingezogen. 1525 wurde Freiburg von 12 000 aufständischen Bauern belagert und für zwei Monate – nicht ohne Sympathie der Einwohner – besetzt.

Bereits 1524 hatte Erzherzog *Ferdinand I.* (1503–1564) auf dem Münsterplatz die lutherischen Schriften öffentlich verbrennen lassen; unter dem Eindruck der Bauernunruhen verfolgte dann auch der Rat der Stadt eine unbedingte Politik der Kirchentreue: Freiburg blieb ein Zentrum des Katholizismus am Oberrhein. Dies wurde von größter Bedeutung auch für die Universität: rings umgeben von den protestantischen Hochschulen Basel, Straßburg, Heidelberg und Tübingen blieb sie die einzige katholische Universität im deutschsprachigen Südwesten[6]. Freilich wurden dadurch auch die alten kulturellen Beziehungen innerhalb der Region gelockert, zumal sich in den großen Kriegen des 17. Jahrhunderts die Schweizer Eidgenossenschaft endgültig vom Reich löste und das Elsaß französisch wurde.

Während des Dreißigjährigen Krieges (1618–1648) war Freiburg mehrfach von schwedischen bzw. kaiserlichen Truppen besetzt, wurde von der Pest und von Hungersnot heimgesucht und immer wieder geplündert und gebrandschatzt. In der erbitterten *Schlacht um Freiburg* 1644 zwischen den Kaiserlichen unter Franz von Mercy und den Franzosen unter dem Marschall Turenne wurden erhebliche Teile der Stadt, insbesondere die Vorstädte, zerstört[7]. Der Westfälische Friede beließ Freiburg zwar noch bei Österreich, jedoch wurde es 1677 – im zweiten Krieg Louis' XIV gegen das Reich – erneut von den Franzosen besetzt und blieb für zwanzig Jahre unter französischer Verwaltung (Abb. 10).

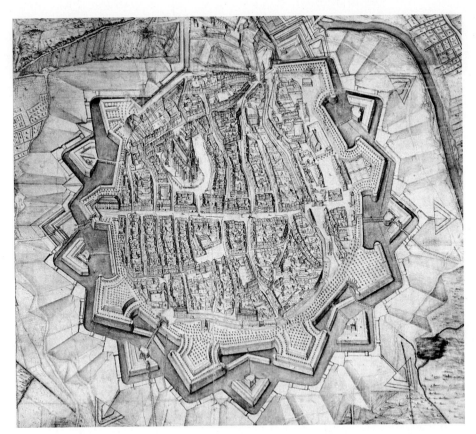

10 Freiburg i.Br. nach dem Ausbau zur französischen Festung durch Vauban nach 1677. Federzeichnung auf Pergament (sog. »Pergamentplan«). J. G. Fischer (?) um 1713

Bei der sofort begonnenen Befestigung der Stadt durch den Festungsbaumeister *Vauban* erlitt Freiburg den bisher schwersten Verlust an Land und Bausubstanz: es verschwanden praktisch alle Vorstädte unter dem Festungsstern und mit ihnen eine Vielzahl an Klöstern und Spitälern, die wir bei der Beschreibung des mittelalterlichen Gesundheitswesens der Stadt kennengelernt haben. Nach dem Friedensschluß von Ruyswick 1697 gab Louis XIV die Stadt an Österreich zurück, jedoch mußte sie nochmals während des spanischen Erbfolgekrieges (1701–1714) im Jahre 1713, sowie während des österreichischen Erbfolgekrieges (1740–1748) schwere französische Belagerungen hinnehmen. Nach der Kapitulation der Stadt im Jahre 1744 sprengten die französischen Truppen selbst die Festungswerke; bei der endgültigen Rückgabe an Österreich 1745 war die Stadt ein Trümmerhaufen und die Bevölkerung auf unter 4000 zurückgegangen.

Für die Freiburger Universität war all dies kein Hintergrund für ein ruhiges Gedeihen. Wenn auch ihr Aufbau und Ausbau – so Hugo Ott – mit dem Beginn des 16. Jahrhunderts als abgeschlossen gelten kann[8], so war selbst die

Konsolidierung des Bestehenden »propter iniuriam temporum« andauernd in Frage gestellt. Professoren und Studenten beteiligten sich mehrfach an der Verteidigung der Stadt, verließen aber auch oft ihre Mauern, um den Kriegswirren oder den Seuchenzügen zu entgehen. So war die Universität während der französischen Herrschaft in einen österreichischen und einen französischen Teil gespalten; während sich der erstere nach der Flucht der Universitätsangehörigen in Konstanz einrichtete, wurde in Freiburg ein »studium gallicum« gegründet. Konstanz war schon vorher kurzzeitiger Zufluchtsort vor der Pest gewesen; auch nach Villingen, Mengen, Rheinfelden und Radolfzell wich man während Seuchenzeiten aus.

Im Ganzen gesehen waren diese unruhigen Zeiten der ohnehin ausgeprägten Tendenz der Universität zur Beharrung auf den einmal festgelegten Strukturen eher förderlich. Freiburg macht keine Ausnahme in der Reihe jener Hochschulen, an denen von den geistigen und wissenschaftlichen Errungenschaften des 16. und 17. Jahrhunderts nichts bzw. nicht viel zu bemerken ist. Die Tatsache, daß sich katholische Universitäten gegenüber dem Zeitgeist immer schwerer taten als die protestantischen, wurde in Freiburg noch durch die Lehrtätigkeit mehrerer *jesuitischer Professoren* untermauert, die nach der tridentinischen Reform seit 1620 drei theologische und alle Lehrstühle der Artistenfakultät innehatten. Da die meisten Studierenden, auch die Mediziner, vor ihrem Fachstudium diese Fakultät durchliefen, erhielten sie dort ein im wesentlichen konfessionell geprägtes Propädeutikum.

An der Artistenfakultät lehrte als Professor für Mathematik und Hebräisch der Jesuitenpater, Astronom und Optiker *Christoph Scheiner* (1575-1650); er gilt als Erstbeschreiber der Sonnenflecken und der Rotationsdauer der Sonne und ließ 1621 in Freiburg die zweite Auflage eines Werkes über das Auge: »Oculus, hoc est: fundamentum opticum« erscheinen. Er gab darin die Brechungsindices für die wichtigsten Medien des Auges an und beschrieb als Akkomodationsversuch die Fixierung einer Nadelspitze durch ein doppelt durchstochenes Kartenblatt. Ein Zusammenhang Scheiners mit den Aktivitäten der Medizinischen Fakultät ist nicht nachweisbar[8a].

Im übrigen »war die Universität Freiburg bis in die theresianische Zeit hinein unbedeutend, provinziell und eifersüchtig darauf bedacht, ihre Privilegien zu hüten«[9]; diese bestanden nach wie vor in ausgedehntem Besitz, eigener Gerichtsbarkeit und Immunität als Korporation, was indessen vielfach zum drohenden Zusammenbruch führte. So konnten nach der Eroberung Freiburgs durch die Franzosen 1713 die Mittel für die Wiedereröffnung der Universität 1715 nur dadurch aufgebracht werden, daß die Stadt und die Landstände des Breisgaues eine Sondersteuer erhoben[10].

Impulse der Renaissance-Medizin

In seinem Essay zur Geschichte der Medizinischen Fakultät hat Joseph Schumacher beklagt, wie wenig vom Aufbruch des naturwissenschaftlichen Denkens des 15. und 16. Jahrhunderts in den Lehrplänen unmittelbar zu spüren gewesen sei[11]. Hierzu ist zu sagen, daß in der Tat – nach der geschlossenen Welt des Mittelalters – auf nahezu allen Gebieten des Geistes und des Wissens Neues geschah. Die grundlegend veränderte Schau der Welt und der Dinge verhalf auch der Heilkunde zu wachsenden Einsichten in die reale Struktur des gesunden und kranken Körpers; die Erkenntnisse und Methoden der rechnenden und wägenden Naturwissenschaften gaben Hilfestellung und Anreiz. Noch lange standen indessen Altes und Neues nebeneinander, haben sich gegenseitig bekämpft und befruchtet, jedoch vorläufig mehr aus diesem Zusammenprall, als aus dem Fortschritt Impulse bezogen.

Es gehört offenbar zu den Gesetzlichkeiten der Wissensvermittlung, daß in Zeiten des geistigen Umbruches vor allem die Lehrpläne der Schulen und Hochschulen eine besondere Beharrungskraft zeigen und daß Neues eher durch die Initiative einzelner Persönlichkeiten erkennbar wird. Beides läßt sich deutlich an den theoretischen und praktischen Bewegungen und Stagnationen der Freiburger Heilkunde ablesen.

Den Anfang macht als überraschender Vorstoß der drei amtierenden Ordinarien *Gallus Streitstaimer* (ca. 1524–1595), *Georg Meyer* (ca. 1530–1609) und *Jakob Mock* (ca. 1540–1616) die »Consultatio habita a collegio Facultatis medicae archigymnasii Friburgensis super institutionem in posterum observandam«, vom 1.11.1573[12]. Das Dokument steht möglicherweise in Zusammenhang mit einer Anhörung, die der regierende Erzherzog *Ferdinand II.* am 20.5. des gleichen Jahres in Freiburg mit Vertretern der Medizinischen Fakultät abgehalten hatte. Der Entwurf der drei medizinischen Professoren ist insofern bemerkenswert, als jeder von ihnen für sein Gebiet der Pathologie, der Therapie und der Institutionen einen neuen *Lehrplan* entwirft und mit Nennung des eigenen Namens bekundet, daß er persönlich dahinter steht. Einerseits wird aus den Schriften der alten Autoritäten ein weit größerer Anteil als bisher angeboten, wohl unter dem Einfluß der seit dem Humanismus neu erschlossenen originalen griechischen Quellen, wie Nauck zu Recht vermutet. Andererseits nennen alle drei eine jeweils klug durchdachte Reihe auch aktueller Literatur, in der die beiden wichtigsten neuen Denkanstöße in der Medizin erkennbar sind: die systematische *Anatomie* und die kritische Überprüfung der *Therapie*.

Unter den zahlreichen zeitgenössischen Autoren, die von den drei Professoren für einen künftigen Lehrplan vorgesehen waren, stehen hierfür u. a. *Andreas Vesal* (1514–1564) und *Charles Estienne* (1504–1564) als Anatomen, sowie *Leonhart Fuchs* (1501–1566), *Hieronymus Bock* (1498–1566) und *Petro Andrea Mattioli* (1500–1578) für die systematische Botanik. Nimmt man hinzu, daß »quod si etiam occasio se obtulerit« anatomische Lehrsektionen an der Leiche durchgeführt werden sollten, daß der Dekan Georg Meyer Heilpflanzenexkursionen »ultro in propinquaribus montibus eorumque elegantissimis vallibus« anbot, und daß schließlich alle drei Kollegen von ihren Studiengängen her (u.a. in Tübingen, Pavia, Padua, Montpellier) mit den neuen Bewegungen in der Medizin voll vertraut waren, so hätte Freiburg die Chance gehabt, einen der progressiven zeitgenössischen Ausbildungspläne vorweisen zu können.

Die Umstände und die Obrigkeit entschieden jedoch anders. Wegen seiner Neuartigkeit ließ der Erzherzog den Plan zunächst durch den Freiburger Stadtarzt *Johann Schenck von Grafenberg* (1531–1598) begutachten, der als Gelehrter und Praktiker einen großen Ruf genoß, jedoch mit der Fakultät offensichtlich im Streit lag. Sein Votum ging daher weniger gegen die Sache als gegen die Professoren, denen er Unfähigkeit bescheinigte, einen ordentlichen Lehrplan überhaupt durchzuhalten; im übrigen bot er sich selbst für eine Professur an. Daß ihm diese nicht gewährt wurde, ist im Hinblick auf den wissenschaftlichen Ruhm der Fakultät mehrfach als entscheidendes Versäumnis bezeichnet worden[13].

Der Erzherzog sandte das ihn unbefriedigende Gutachten an die Medizinische Fakultät der ihm nahestehenden Universität Ingolstadt zur erneuten Prüfung; von dort kam jedoch nur der Hinweis auf das eigene, seit 1555 bewährte und von den Traditionen geprägte Lehrstatut sowie eine Ablehnung der Position Schencks[14]. Schließlich holte sich der Erzherzog unter Vorlage aller Gutachten bei seinen drei Leibärzten Rat, die für die prinzipielle Beibehaltung der antiken Autoren plädierten, unter vorsichtiger Hinzuziehung neuerer Werke – »si qui privatim docere volunt«.

Damit mußte Freiburg offiziell auf seine Reformideen vorläufig verzichten, jedoch haben die medizinischen Professoren offensichtlich daran weitergearbeitet. Nach wie vor darf angenommen werden, daß der Unterrichtsstil sowie insbesondere die Praxis der Krankenbesuche Raum für die inoffizielle Diskussion neuerer Erkenntnisse ließ. So schreibt z.B. am 18. Februar 1607 der Medizinstudent Ernst Henrich aus Bamberg nach Hause, die Freiburger würden die alten Autoren in frivoler Weise schlecht machen und sie mit bissiger Kritik zitieren, jedoch den *Paracelsus* (1493–1541) als Begründer einer neuen Medizin wie einen Gott verehren[15].

Gleiches galt offenbar auch für die anatomische Lehrsektion, die von den italienischen Hochschulen her seit der ersten Hälfte des 16. Jahrhunderts unübersehbar in den medizinischen Lehrplan drängte. Aktenkundig erwähnt ist das 1545 von den »Studiosi und auditores der Arznei« an den Rat der Stadt Freiburg gerichtete Gesuch um Überlassung der Leiche eines hinzurichtenden Verbrechers, das allerdings von den zwei amtierenden Ordinarien abgelehnt worden sei. Die erwähnte »Consultatio« von 1573 schreibt dem Professor tertiarius Jakob Mock die Aufgabe zu, die anatomischen Tafeln des Andreas Vesal (1543) und des Charles Estienne (1545), »vel alterius in cuprum sculptis« heranzuziehen, sowie bei Gelegenheit an der Leiche zu demonstrieren. Der Secundarius *Johann Caspar Helbling* (1582–1643) liest zwischen 1611 und 1624 die Anatomie wieder nach Galen, seziert aber – »si fieri potest« – offensichtlich auch im Unterricht und publiziert über anatomische Themen; ihn deshalb als ersten Freiburger »Professor der Anatomie und Physiologie« ansehen zu wollen, wie dies Schreiber vorschlug, ist jedoch sicher unzutreffend.

Daß die beiden Lehrgegenstände in seinem Aufgabenkatalog ausdrücklich genannt sind, liegt vermutlich an Helblings persönlichem Interesse an der Chirurgie; die Statuten von 1624 erwähnen, daß er »si ex usu erit« auch über »äußere Krankheiten und Chirurgie« gelesen habe[16]. Eine anatomisch-physiologische Lehrtradition im Sinne einer eigenständigen Professur war damit noch nicht begründet. Vielmehr wurde die Anatomie als Lehrfach bis 1749 meist dem Secundarius oder Tertiarius zugeteilt. Immerhin soll in Helblings Amtszeit im Jahre 1620 »in der nördlichen Vorstadt gegen den Schloßberg hin«, zusammen mit einem botanischen Garten und einem Haus für seuchenkranke Universitätsangehörige, ein erstes *Theatrum anatomicum* eingerichtet worden sein [17].

All dies sind freilich nur Bruchstücke, die sicher nur auf das Engagement einzelner Dozenten und Studenten hinweisen, das darüber hinaus in den unsicheren Zeiten kaum kontinuierlich durchgehalten werden konnte.

Es ist jedoch unübersehbar, daß die Lehrpläne von 1604 und 1609, eine straffere Studienordnung von 1624 (nach dem Einzug der Jesuiten), vor allem aber der knappe »Methodus docendi« aus dem Jahre 1671 mit den wissenschaftlichen Entwicklungen Schritt halten und ihnen im Unterricht Rechnung tragen wollten:

Methodus docendi medicinam in Facultate medica Universitatis Friburgensis Brisgoiorum.

1 mo: Traduntur institutiones medicae duobus annis, et cum vulgaris philosophia potius in ordine ad theologiam tractetur, exponuntur in physiologia, quae necessaria sunt pro cognitione elementorum, temperamentorum, mixtorum atque aliorum naturalium, et hoc tam quoad sententiam veterum, quam recentiorum.

2 do: Demonstrantur quoque ab ipso tempore hyemali sectiones anatomicae non tantum cadaverum, sed etiam animalium viventium, secundum observationes et autopsiam veterum et recentiorum anatomicorum.

3 tio: Per professorem pathologicum secundarium docetur pathologia specialis intra quatuor annos, tradendo omnium morborum a capite ad calcem nomen, essentiam, definitionem, partem affectam, differentias, signa, causas, prognostica, indicationes et curationem in genere nec non cum caeteris botanicam.

4 to: professor primarius quatuor annis tractat therapeuticam, in qua 1. methodus medendi tam generalis, quam specialis exponitur, 2. explanatur doctrina aphoristica, 3. huc spectat chirurgia, 4. pharmacopoeia, 5. chymia, 6. huic etiam professori incumbunt lectiones botanicae, quae instituuntur tempore verno et aestivo ruri; verum cum difficillimum sit omnes herbarum et plantarum species hinc inde dispersim reperire, ideo hortus botanicus olim Facultati medicae fuit traditus, ut ibidem plantarentur, quae in hunc finem erant necessaria, in quo domus quoque sive potius theatrum anatomicum erat extructum, nunc vero bellorum injuria cuncta sunt dirruta et sumptibus deficientibus hortus hic amplissimus in usum culinarium cedit.

Franciscus Preiss manu propria
pro tempore Facultatis medicae Decanus.[18]

Dieser Plan stellt in mehrfacher Hinsicht ein Novum dar. Zunächst ist er der erste, der keine namentliche Aufzählung der zu lesenden Autoren mehr gibt, sondern die Auswahl »alten« und »neuen« Lehrstoffes offen läßt. Weiterhin sollen die »Institutiones«, die Grundlagen der Medizin, nicht mehr aus der landläufigen Philosophie, sondern aus der *Physiologie* heraus entwickelt werden. Nicht nur am menschlichen Leichnam soll *Anatomie* demonstriert werden, sondern auch am lebenden Tier; praktische Übungen sind auf den Gebieten der *Pharmakologie*, der *Chemie* und der *Chirurgie* vorgesehen. Hierzu hatten schon die umfangreicheren Lehrpläne von 1609 und 1624 präzisiert (de variis exercitiis medicis), daß Instrumentenkunde, Anlegen von Pflastern und Verbänden,

Einrichtung von Frakturen, sowie Aderlaß, Skarifikation und Blutegelapplikation dem »elegans diligensque studiosus« geboten werden solle. Dies geschah immerhin zu einer Zeit, wo sich an anderen Universitäten der Standeskampf zwischen Chirurgen und Universitätsmedizinern noch viel hemmender auf die Lehrpläne auswirkte [19].

Daß man die Arzneipflanzen nicht nur wildwachsend, sondern auch an der Bestimmung von Kulturpflanzen erlernen solle, war schon 1620 der Anlaß zur Anlage des erwähnten ersten *botanischen Gartens*, im »fladerischen Garten« in der Vorstadt Neuburg, in der Gegend des heutigen Karlsplatzes; er fiel, wie das dort befindliche Anatomische Theater den Zerstörungen des Dreißigjährigen Krieges zum Opfer [20]. Der Lehrplan von 1671 beklagt beides bitter.

Nicht mehr gesondert aufgeführt werden darin die seit 1609 in Freiburg offenbar selbstverständlichen *Krankenbesuche* durch Studenten, mit eigenen Puls- und Urinuntersuchungen (et caetera ad aegricuram morbique causa spectantia examinare ipsis), weiterhin die *Lehrvisitationen* in den Freiburger Apotheken und die Übungen zur Zubereitung chemischer Medikamente (praeparationem medicamentorum chymicorum). Hierfür war 1620 ein eigenes *chemisches Laboratorium* gegründet worden; der iatrochemische Unterricht sollte in deutlicher Differenzierung von den sonstigen Lehrgegenständen der Materia Medica bzw. der Pharmazeutik betrieben werden [21].

Daß inzwischen längst nicht mehr nur das Buchwissen, sondern die Realität der zeitgenössischen Seuchen und Epidemien dem Studenten nahezubringen seien, über die oben bereits berichtet wurde, hatten bereits die Statuten von 1624 verlangt und die erforderlichen Kenntnisse gefordert »de peste, morbo gallico, scorbuto, febri ungarica, dysenteria, phrenitide, angina, petechiis, variolis«. Hierbei ist insbesondere der *morbus gallicus* erwähnenswert, die *Syphilis*, die seit 1495 rasch und vehement in Europa um sich gegriffen hatte, da sie in bisher unbekannter Weise »die Liebe vergiftete«. Sie brachte – zusätzlich tabuiert durch das Stigma eines selbstverschuldeten Leidens – nachhaltige Änderungen des menschlichen Verhaltens und Zusammenlebens mit sich; so brach vielerorts die alte Tradition des freien Umganges in öffentlichen Badestuben ab, sobald man den Modus ihrer Ansteckung erkannt hatte.

Auch in Freiburg wurde sofort reagiert: »...von denen wegen, so ein gebrästen haben der blatern, und ist angesehen, dasz man heiss die frömbden hinweg ziehen, die es haben; den armen heimbschen soll man aber ein hus ordnen und inen das almusen geben und sollen under den leuten nütz mehr wandeln... sy söllen ouch weder in die badstuben, in würtzhüser noch schärerhüser mer gan...«, verfügt ein Ratsbeschluß von Mittwoch vor Martini 1496 [22]. Ein eigenes *Blatternhaus* wurde in der Klygergasse in der Neuburg nahe der Michaelskapelle eingerichtet und der Scherer Bernhard Huber beauftragt, dort »die blaternlüt zu artzneyen« [23].

Von den anderen genannten Seuchen hat, wie bereits berichtet, in dieser Zeit immer noch die Pest die Stadt vielfach bedroht oder direkt heimgesucht und die Fakultät in die bessere Luft der Schwarzwaldhöhen getrieben.

Der Überlick über die Bemühungen der Freiburger Medizinischen Fakultät, im 16. und 17. Jahrhundert mit den allgemeinen Entwicklungen Schritt zu halten, darf nicht darüber hinwegtäuschen, daß daraus keine großen äußeren Aktivitäten abgeleitet werden dürfen. Die drei Professoren mit ihren minimalen Studentenzahlen – Eulenburg errechnet im Mittel etwa 2 % der selten über 100 Personen hinausgehenden Gesamtstudentenschaft, Nauck nennt Minimalfrequenzen bis zu höchstens 12 Medizinstudenten[24] – stellen keine herausragende, jedoch eine bemühte Gruppe dar, die zudem durch die vielen Kriegswirren und andere Außeneinflüsse immer wieder in ihrer Arbeit unterbrochen wurde.

Man hat vor allem den Professoren Trägheit und Laschheit vorgeworfen und ihre mangelnden wissenschaftlichen Leistungen beklagt, andererseits ihnen aber auch bescheinigt, daß sie ihre akademischen und ärztlichen Aufgaben erfüllten und ihr im Rahmen der Zeit gerecht wurden[25]. Richtig dabei ist, daß sie durch ihr minimales Gehalt alle gezwungen waren, entweder noch andere Fächer in anderen Fakultäten zu vertreten, oder ihre Verhältnisse durch Praxiseinkünfte oder sonstige Nebentätigkeit aufzubessern. Als Hochschullehrer sind die meisten von ihnen keinesfalls als starre Traditionalisten anzusehen; im Vergleich mit anderen, auch großen Universitäten, zeigen die genannten Lehrplanvarianten mehr geistige Auseinandersetzung mit den zeitgenössischen wissenschaftlichen Bewegungen in der Medizin als andernorts. Dies darf durchaus betont werden, zumal bis 1671 alle derartigen Pläne eigene, von keiner Behörde vorgegebene Überlegungen darstellen. Diepgen und Nauck sind daher über diesen Zeitraum zu Recht der Meinung: »wer in Freiburg Medizin studiert hatte, war für die Praxis sicher nicht schlechter ausgerüstet, als der Schüler anderer, damals berühmterer Universitäten«[26].

Freiburger Autoren des 16. und 17. Jahrhunderts

Mißt man die Leistungen der Freiburger Renaissance- und Barockmedizin an eigenständigen und originellen schriftstellerischen Beiträgen, so können allerdings nur wenige Namen genannt werden, die zudem nicht alle der Fakultät angehörten (Abb. 11).

Noch ganz in den spätscholastischen Traditionen der »via antiqua« steht die enzyklopädische »Margarita philosophica« des Freiburger Magisters der Artes liberales und Karthäuserpriors *Gregorius Reisch* (um 1470–1525). 1503 in Freiburg bei Johannes Schott erschienen, gehören deren bildliche Darstellungen, vor allem der »Typus corporis humani« und der »Typus organorum sensitivorum« zu den meistabgebildeten Zeugnissen der spekulativen Anatomie, unmittelbar vor dem Beginn der kritischen Arbeit an der menschlichen Leiche durch Leonardo da Vinci (1452–1519) und Andreas Vesal (1514–1564)[27].

Joachim Schiller (ca. 1506–1556), Sohn des Professor primarius Bernhard Schiller und seinerseits ein »Clarissimus medicinae«, Eigentümer des »freundlichen Lustschlosses zum Weier« im nördlich gelegenen Dorfe Herdern, ließ 1531

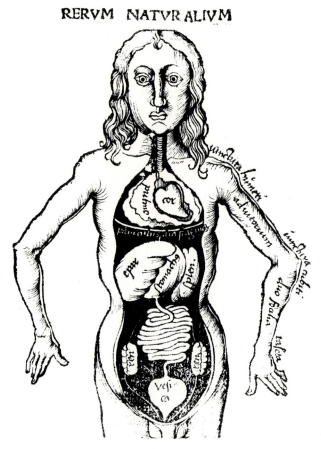

11 Gregorius Reisch: Margarita Philosophica. Freiburg i.Br. 1503. Typus corporis humani

einen »Commentariolus« über den Englischen Schweiß erscheinen. Dieser »sudor britanicus« war ein aktuelles Problem; die weder vorher noch nachher bekannte Epidemie trat in 5 Seuchenzügen zwischen 1486 und 1551 auf, von denen vier auf den britischen Inseln und einer 1529 auf dem Kontinent auftrat (Abb. 12). Mit heftigem Fieber, profuser Schweißsekretion, cerebralen Erscheinungen und rapidem Verfall einhergehend, versetzte diese bis heute ungeklärte Krankheit die Menschheit in Schrecken und die Medizin in Hilflosigkeit. Schillers Schrift, bei Heinrich Peter in Basel ansprechend gedruckt, versuchte, die seinerzeit möglichen Argumentationen zur Erhellung des Problems gegeneinander abzuwägen. Schiller gehörte übrigens auch zu den Besitzern des Hauses »Zum Rechen«, jenes Eckhauses mit Erker am früheren Franziskanerplatz (jetzt Rathausplatz), das später Teil des alten Kollegiengebäudes geworden ist. Schiller ließ es von 1539–1543 von Grund auf umbauen und am Erker die berühmte Einhornjagd anbringen[28].

Gegenüber Schillers aktuellem Beitrag erweisen sich die zwei vielgelesenen Werke des Professor secundarius (1545) *Sebastian Östricher* (aus Rouffach im

> DD·IOA-
> CHIMI SCHILLERI AB HER/
> DEREN, PHYSICI, DE PESTE
> BRITTANNICA COM/
> MENTARIOLVS VE/
> RE AVREVS.
>
> AD HAEC
> ALEXANDRI BENEDICTI
> Veronenſis, recentiorum medicorum fa/
> cile principis, de obſeruatione in pe/
> ſtilentia libellus, plus in receſſu
> certe quam fronte promit/
> tens, a mendis innu/
> meris tandem
> uindicatus.
>
> BASILEAE EXCVDEBAT
> HENRICVS PETRVS,
> MENSE AVGVSTO,
> ANNO
> M. D. XXXI

12

Elsaß, immatrikuliert in Freiburg 1520, von 1536–1545 praktizierender Arzt in Colmar, gestorben 1550) als gelehrte Schulwerke. Unter dem Humanistennamen *Sebastianus Austrius* ließ er 1538 unter dem Titel »De secunda valetudine tuenda« eine Bearbeitung der Werke des byzantinischen Arztes Paulos von Aigina (7. Jahrhundert) und seiner Kommentatoren erscheinen, wobei er betonte, selbst nichts Neues dazu erdacht zu haben (non nova excogitando)[29].

1540 veröffentlichte Austrius eine weitere Bearbeitung, diesmal eines zeitgenössischen Autors, über dessen schlechte Verarbeitung der antiken Autoren er sich geärgert hatte: Cornelius Roelans von Mecheln (1450–1525) gehört zu den frühen kinderheilkundlichen Autoren und hatte in den achtziger Jahren des 15. Jahrhunderts einen »Libellus aegritudinum infantum« herausgebracht[30]. Austrius hat den Text unter dem Titel »De infantium sive puerorum morborum« neu gegliedert, mit vielen Zusätzen, diesmal auch eigenen Erfahrungen und Kommentaren versehen und daraus ein praktikables, weitverbreitetes Kompendium gemacht (Abb. 13). Daß ihm offenbar weniger an eigener Originalität als an der Verbreitung von kinderheilkundlichem Wissen gelegen war, zeigt eine nochmalige Bearbeitung des Stoffes unter dem neuen Titel »De puerorum morbis« ein Jahr vor seinem Tode 1549.

Nur für ein Jahr (1504) war *Dietrich Ulsen* (Theodoricus Ulsenius) Professor primarius an der Freiburger Fakultät, bevor man sich – offenbar in Unfrieden – trennte. Der Friese beansprucht indessen einen festen Platz in der Medizinge-

> **DE INFANTIVM**
> SIVE PVERORVM, MORBO=
> rum, & fymptomatum, dignotio-
> ne, tum curatione Liber: ex Græco
> rum, Latinorum & Arabum placi
> tis, atq; fcitis diligenter erutus, con/
> cinnatus, & in publicam utilitatem
> editus, à Sebaftiano Auftrio
> Rubeaquenfi, apud Ar-
> gentuariorum Col-
> mariam Me-
> dico.
>
> ADIECTI SVNT IN FRONTISPI
> cio Hippocratis, Aphorifmi, nouiter natorum ad=
> fectus enumerantes. In calce uerò huius libri,
> Aphoriftici fenfus alij, ex autoribus hinc=
> inde citati. Eorundem de bona
> ualetudine tuenda, præ=
> fcribentes præ=
> cepta.
>
> BASILEAE, ANNO M. D.
> XL. MENSE AVGVSTO.

13

schichte, da er als Stadtarzt von Nürnberg am 1. August 1496 das älteste fest datierte Flugblatt gegen die Syphilis hatte erscheinen lassen, in Versform und farbig illustriert nach einer Vorlage von Albrecht Dürer[31]. Ulsen neigte der astrologischen Medizin zu und beschrieb die Krankheit und ihre seinerzeit furchtbaren Auswirkungen aus dem Einfluß stellarer Veränderungen auf Erde und Mensch.

Immer noch ungeklärt ist das Verhältnis des Apothekers, Kaufhausschreibers und Arztes *Eucharius Rösslin* (gest. 1526?) zur Fakultät. Er wird in den Zunftregistern und Ratsprotokollen zwischen 1483 und 1504 mehrfach erwähnt und als Besitzer des Hauses »Zum Schnabelkönig« im Kirchgäßlein bei den Lugstühlen, der heutigen Münsterstraße, ausgewiesen. Möglicherweise hat er in Freiburg seine ärztlichen Studien vollendet, auch ist ein »Gerichtshandel« mit ihm bekannt. Nach 1506 war er zweimal Stadtarzt in Frankfurt, ebenso in Worms und stand vorübergehend in Diensten der Herzogin Katharina von Braunschweig und Lüneburg. Ihr ist sein berühmtes Buch »Der swangeren frawen und Hebammen Rosengarten« (Straßburg 1513) gewidmet, das als ältestes gedrucktes Hebammenlehrbuch in die Geschichte der Geburtshilfe eingegangen ist. Mit über 100 Ausgaben hat es seinen Verfasser zum »Hebammenlehrer Europas« gemacht; in Freiburg hat er sich offenbar später nicht mehr aufgehalten[32].

Diepgen und Nauck waren der Auffassung, daß der bereits genannte, über 40 Jahre als Freiburger Stadtarzt amtierende *Johann Schenck von Grafenberg* (1531–1598) in seinem Werk am ehesten den »neuen Geist der sich anbahnenden anatomisch-pathologischen Kontrolle der klinischen Erfahrung, der kritischen Beobachtung am Krankenbett, der Selbständigkeit der Diagnose und der individualisierenden Therapie« repräsentiert. Hätte er sein Buch als Freiburger Universitätsprofessor geschrieben, so meinen diese Autoren, »wäre der klare Beweis erbracht, daß der neue Geist... im fortschreitenden 16. Jahrhundert auch in der Fakultät Fuß gefaßt hatte«. Andere Untersuchungen haben ebenfalls bestätigt, daß seine 1584–1597 in Basel und Freiburg erschienenen sieben Bücher der »Seltenen, neuen, staunenswerten und abenteuerlichen medizinischen Beobachtungen« (Observationum medicorum, rararum, novarum, admirabilium et monstrosarum lib. VII) als seinerzeit aktuellstes Handbuch der gesamten Medizin zu gelten haben. Es verarbeitete nicht nur die meisten zeitgenössischen anatomischen, physiologischen und klinischen Autoren, sondern bringt eine Fülle von casuistischen Beispielen und Sektionsbefunden. Schenck versuchte deutlich von den Traditionen loszukommen und steht auch auf Grund seines hohen Ansehens – trotz seines schlechten Verhältnisses zur Fakultät und mehreren vergeblichen Versuchen, deren Mitglied zu werden – insgesamt wohl stellvertretend für den Zeitgeist und die Atmosphäre der Freiburger Heilkunde im ausgehenden 16. Jahrhundert (Abb. 14).

Dies belegt auch die vorzügliche Darstellung von Leben, Werk und Zeit des Johannes Schenck, die der erste Freiburger Ordinarius für Pathologie Rudolf Maier (1824–1888) verfaßte und als Rektor der Universität 1878 erscheinen ließ. Sie ist in ihrer Ausführlichkeit noch nicht überholt und zeigt, daß Schenk für seine »Casuistik im großartigen Maßstabe« Kontakt zu den führenden Gelehrten seiner Zeit aufgenommen hat, die ihm eigene Beobachtungen für sein Werk zur Verfügung stellten. Es ist unübersehbar, daß Schencks »Observationes« nach Anlage und Umfang vom Muster der »Bibliotheca universalis« (1545) des Schweizers Conrad Gesner (1516–1565) angeregt sind[33].

In diese Umbruchzeit gehörte auch *Johann Wolfgang von Dienheim* (1587–1635), der von 1609–1611 als Tertiarius an der Fakultät wirkte und sich dem alten Ideal der Herstellung einer Universalmedizin gewidmet hatte. In seiner »Medicina universalis« (Straßburg 1610) entwirft er eine solche »Chimische Fackel«, die als Zusatzarznei die Fähigkeit haben soll, die Wirkung jedes Arzneimittels in höchstem Maße zu verstärken. Dienheim stand noch ganz der alten Humoral- und Qualitätenlehre, wie auch der Alchemie nahe, repräsentiert aber auch das zeittypische und vorwärtsweisende Problem des Verhältnisses der Chemie zur Medizin[34] (Abb. 15).

Das *17. Jahrhundert* setzt diese von Tradition und Fortschritt gleichermaßen geprägte Tendenz fort, wenngleich – sicher bedingt durch die fortgesetzten äußeren Unruhen – keine ähnlich herausragenden Autoren in Freiburg zu verzeichnen sind. Das Niveau und das Spektrum der wissenschaftlichen Diskussion in der Freiburger Fakultät läßt sich jedoch durchaus auch an den *Dissertationen* ablesen; eine solche bedeutete bis zum Ende des 18. Jahrhunderts

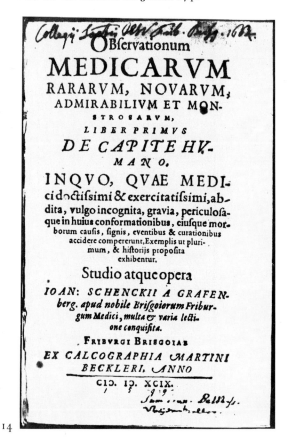

14

nicht nur die Vorlage einer schriftlichen Arbeit, sondern vor allem deren öffentliche Verteidigung in einer oder zwei Disputationen. Wir müssen auch annehmen, daß üblicherweise die Texte der Dissertationen gemeinsam mit den Professoren oder von diesen allein verfaßt worden sind, da die Disputation als die wichtigere Leistung des Doktoranden angesehen wurde. Zur Doktorprüfung kam offenbar noch im 17. Jahrhundert ein »casus practicus«, über den sich der Kandidat schriftlich zu äußern hatte[35].

Die Freiburger medizinischen Dissertationen seit 1500 sind nach den Archivunterlagen von Nauck quantitativ analysiert worden; danach werden summarisch für das 16. Jahrhundert 42 und für das 17. Jahrhundert 46 Promotionen angegeben[36]. Ihre genauere Erfassung und vor allem inhaltliche Bearbeitung steht noch aus; jedoch lassen Thematik und Bearbeitung erkennen, wie intensiv noch die alten Überlieferungen tradiert, aber auch die wesentlichen Elemente der zeitgenössischen Wissenschaftsdiskussionen reflektiert wurden. Es gab unter den Lehrern und Schülern überzeugte Galenisten, Paracelsisten, sowie Anhänger der neueren Richtungen der Iatrophysik und der Iatrochemie, die sich mit den Ergebnissen des messenden und rechnenden Experimentes auseinanderzusetzen begannen[37].

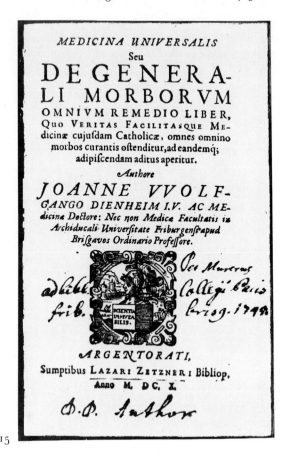

15

So verteidigt am 23.7.1610 der Student *Johann Christian Gabler* die Thesen seines Lehrers Johannes Fautsch († 1651) über die Apoplexie noch ganz aus den Traditionen der klassischen Autoren. Auch die »Disputatio anatomica« von 1650 des *Georg Ulrich Helmling* unter dem Professor tertiarius Johann Christoph Brunck († 1668) verrät noch keine Auseinandersetzung mit der neuen Anatomie und Physiologie. Dagegen zeigt 1673 die »Disquisitio physico-medica de Spiritibus« des *Honoratus Helbling*, Schüler des Primarius Johann Heinrich Köfferlin (†)1692) eine aktuelle Auseinandersetzung mit den Vorstellungen des Iatrochemikers und Paracelsisten Johann Baptist van Helmont (1578–1644). Diskussionsgegenstand war dessen Vorstellung von einer »Idea morbosa« als übergeordnete Krankheitsursache, die im Sinne einer Fermentwirkung auf den Stoffwechsel einwirkt. Vom gleichen Ansatzpunkt aus analysiert Köfferlins Doktorand *Oswald Colin* 1672 die »causa morbifica« der Hypochondrie und postuliert im Sinne des van Helmont'schen Lokalismus, daß die Krankheit undenkbar sei ohne eine Schädigung der Organe, in denen sich normalerweise die Funktionen vollziehen, welche bei der Hypochondrie ausfallen; nach Colins Vorstellungen Magen und Milz. Schließlich promoviert *Johann Ignaz Egermaier* aus München († 1705), späterer Professor tertiarius in Freiburg mit »Theses

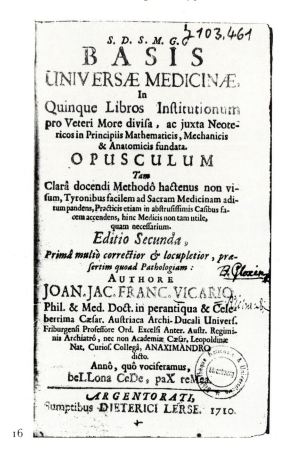

16

medicae de malignitate morborum« im Jahre 1673, worin er zum immer noch aktuellen Streit um die Lehre vom Blutkreislauf des William Harvey (De motu cordis 1628) eine eindeutig positive Stellung bezieht. Zum gleichen Thema bemerkt *Georg Heinrich Bisinger*, Promovend des Primarius Matthäus Blau (†1710) in seiner »Dissertatio philosophico-medica de motu cordis et circulatione sanguinis« (1692), daß gerade der Streit um den Blutkreislauf die Notwendigkeit der »demonstratio clara« des physiologisch-anatomischen Experimentes in der Medizin bewiesen habe.

Damit ist in Freiburg die Diskussion der neuen medizinischen Grundlagenwissenschaften des 17. Jahrhunderts in allen ihren Spielarten, ihrem Fortschreiten und ihren Widersprüchlichkeiten auch an den kleinen literarischen Leistungen der Dissertationen durchaus erkennbar. Noch einmal wird dies deutlich an dem Versuch des *Johann Jacob Franz Vicari* (†1716), langjähriger Professor secundarius während der Konstanzer Zeit der Fakultät und danach wieder in Freiburg, eine »Basis universae medicinae«, eine grundlegende Einführung in die gesamte Medizin zu schreiben – »pro veteri more divisa, ac juxta neotericos in principiis mathematicis, mechanicis et anatomicis« (Abb. 16). Diepgen und Nauck haben dieses fünfbändige Werk erstmals ausführlich vorgestellt und dem Verfasser bescheinigt, daß er im Grunde der vielseitigste unter den damaligen Freiburger Professoren gewesen sei. Die »Basis universae medicinae« zeugt von imponierender Literaturkenntnis und gründlicher philosophischer, naturwissenschaftlicher und medizinischer Allgemeinbildung. Ihr deutlicher Praxisbezug macht sie zu einem herausragenden Dokument seiner Art, das in der Medizingeschichte bis heute zu Unrecht vergessen ist [38].

Mit Vicari sind wir bereits in die Anfänge des 18. Jahrhunderts eingetreten. Es sei daran erinnert, daß die politischen Außenbedingungen seit Jahrzehnten alles andere als wissenschaftsfördernd gewesen waren; 1677 wurde Freiburg französisch und die Universität für viele Jahre geschlossen. 1684 wurde sie als »Studium gallicum« wiedereröffnet, als Professoren der Medizin amtierten die Stadtphysici *Johann Franz Preiß* († 1692) und für zwei Jahre sein Sohn *Johann Paul*, sowie von 1692–1698 als einziger Ordinarius der französische Garnisonsarzt *Claude de l'Escaille*, über den nichts weiter bekannt geworden ist; ob in dieser Zeit überhaupt gelesen wurde, ist nicht nachweisbar. Dagegen war ein Teil der Universität nach *Konstanz* geflohen und hatte dort von 1686 bis 1698 eine dürftige Lehrtätigkeit mit den schon genannten Professoren *Köfferlin*, *Blau* und *Vicari* aufrecht erhalten. Auch der Beginn des 18. Jahrhunderts mit den Konsequenzen der Erbfolgekriege, erneuten Ortswechseln der Universität, unzureichenden Besetzungen der Lehrkanzeln und zerrütteten Universitätsfinanzen war nicht dazu angetan, die Lage der Hochschule und ihrer Fakultäten zu verbessern. Es nahte zwangsläufig der Zeitpunkt, wo nicht mehr die Universität allein ihre Struktur entwerfen und ihre Aufgabe durchhalten konnte, sondern wo die Staatsraison von außen neue Anforderungen an die Wissensvermittlung zu stellen begann.

4 Die Freiburger Medizin im Zeitalter der Aufklärung

Die nun folgende Periode der Entwicklung der Freiburger Medizinischen Fakultät ist einerseits intensiv politisch bestimmt, da sie mit dem Ende der österreichischen Herrschaft über Freiburg und dem Übergang an Baden durch den Frieden von Pressburg (26.12.1805) einer auf allen Gebieten bedeutsamen Zäsur entgegengeht. Für die theoretische und praktische Heilkunde, für die Lehre, die beginnende Forschung und für die Versorgung der Stadt muß jedoch andererseits der intensive Einfluß der *Wiener Medizin* sowie die Kontinuität der Bemühungen nachgezeichnet werden, den wachsenden Anforderungen trotz schwieriger Außenbedingungen gerecht zu werden.

Die Wiener Medizinalreform 1748

Die nunmehr vergleichsweise rasch aufeinanderfolgenden Ereignisse sind gerade in der Medizin nicht vom Zeitgeist abzulösen[1]. Was die zweite Hälfte des 18. Jahrhunderts selbst als »Aufklärung« benannte, war der Versuch, die philosophischen, politischen und wissenschaftlichen Denkansätze der Zeit zur allgemeinen Weltanschauung zu erweitern und auf alle Lebensgebiete anzuwenden. Vernunft, Kritik, geistige Freiheit und Toleranz sollten traditionsverhaftete Strukturen überwinden sowie moralische und gesellschaftliche Vorurteile brechen. Probleme des gesellschaftlichen Alltags begannen zunehmend Gegenstand des allgemeinen Nachdenkens zu werden; es wuchs die Tendenz, die Welt zu verbessern und das notwendige Wissen jedem zugänglich zu machen. Das Bewußtsein der Machbarkeit, der zielgerichteten Beeinflussung der Realität, verbreitete sich rapide; man begann, hinter sozialen und persönlichen Verhältnissen beherrschbare Mechanismen zu vermuten. Während die Denker der Zeit dem Menschen durch vernünftige Bildung und Erziehung das eigene Glück und die Wohlfahrt aller verhießen, schufen die aufgeklärt-absolutistischen Staaten aus ökonomischen und politischen Interessen den Wohlfahrts- und Obrigkeitsstaat mit einer gelenkten Bürokratie. Kaiserin *Maria Theresia von Österreich* (1717–1780), als regierende Fürstin der österreichischen Erb- und Kronlande auch die Landesherrin von Freiburg, entwarf mit ihren Beratern einschneidende Reformen, um ihr gesamtes Staatswesen zu rationalisieren; Ausgangspunkt und Zentrum ihrer Hochschulreform war bezeichnenderweise die Medizin.

Die Aufklärung lehrte, daß der Mensch, sofern er ein natürliches Leben führe, im Grunde stark und gesund, damit auch gut, glücklich und für den Staat nützlich sei. Daß er dies in Wirklichkeit nicht ist, sei eine Folge der

Kultur, die den Menschen verweichlicht, unglücklich und krankheitsanfällig gemacht habe. Es gehöre daher zur Aufgabe der Medizin, nicht nur um Heilung von Krankheiten bemüht zu sein, sondern den Menschen darüber aufzuklären, wie man allen Schädigungen körperlicher, seelischer und sozialer Art vorzubeugen habe. Der Herrscher soll von seinen Ärzten beraten werden und verbieten, was der Gesundheit abträglich ist, sowie befehlen, was ihr förderlich sei; das erste Augenmerk habe sich auf die Verbesserung der Verhältnisse im Gesundheitswesen, nicht zuletzt in den Medizinischen Fakultäten zu richten.

Der ganz dem Geist der Aufklärung verhaftete Ausdruck für diese Bemühungen lautete »Medizinische Polizei«, ein vielfach mißverstandener Begriff, da mit Polizei eher das praediktiv gesundheitspolitische, als das nur aufsichtführende gesundheitspolizeiliche Moment gemeint war. Sein wichtigster Vertreter *Johann Peter Frank* (1745–1821), gebürtig aus Rodalben in der Pfalz, war einem Rufe Kaiser *Joseph II.* gefolgt, seine Ideen in der Praxis zu erproben – erst als Generaldirektor des Medizinalwesens in der Lombardei, dann als Direktor des Allgemeinen Krankenhauses in Wien, später in Wilna und Petersburg. Er reorganisierte Fakultäten, Krankenanstalten und Apotheken, bemühte sich um Verbesserung der sanitären Verhältnisse, der Ernährung, der Wohnung und Kleidung und wurde nicht müde, den Herrschern die Sorgfaltspflicht für alle diese Dinge klarzumachen. Sein sechsbändiges »System einer vollständigen Medizinischen Polizey«, dessen erster Band 1779 in Mannheim erschien, wurde zum wichtigsten Dokument des bis heute problematischen Versuches, Gesundheit von oben verordnen zu wollen [2].

Den fünften Band wollte Johann Peter Frank, inzwischen ein »respectabler Greis«, in Freiburg vollenden und den Rest seines Lebens hier verbringen. Er übersiedelte 1809, genoß allseitige Achtung und wurde von der Stadt zum Ehrenbürger ernannt. Der Eklampsietod einer Tochter im Wochenbett verleidete ihm jedoch den Freiburger Aufenthalt und trieb ihn 1811 nach Wien zurück [3].

Maria Theresia hatte 1745 den holländischen Arzt *Gerard van Swieten* (1700–1772) als Leibarzt berufen, einen Schüler des großen klinischen Lehrers *Herman Boerhaave* (1668–1738) aus Leiden. Er war der Berufung nur widerwillig gefolgt und gehörte als Protomedicus und Präfekt der Hofbibliothek nie der Wiener Medizinischen Fakultät als Professor an.

Erna Lesky hat hervorgehoben, daß van Swieten alle Funktionen, die ihm seit 1749 als Praeses der Medizinischen Fakultät, als oberstem zivilen und militärischen Sanitätschef der Erblande sowie als Präsident der Zensur- und der Studienhofkommission zugewachsen sind, freiwillig auf sich genommen und ehrenamtlich ausgeübt hat. In diesen Funktionen hat er durch die medizingeschichtlich einmalige Kombination von Gesundheits- und Bildungspolitik eine in Einzelheiten bis heute nachzuvollziehende Wirkung entfaltet [4].

Nachdem van Swieten mit einer Reihe von privaten Modellvorlesungen in der Hofbibliothek gezeigt hatte, wie eine zeitgenössische medizinische Ausbildung aussehen könnte, beauftrage ihn die Kaiserin mit einer Überprüfung des notorisch laschen Lehrbetriebes der alten Wiener Medizinischen Fakultät. Er stellte fest, daß die Ursachen letztlich in der festgefahrenen traditionellen Privilegienstruktur der Hochschule lagen und empfahl der Kaiserin eine allgemeine und durchgreifende Neuordnung. Im Januar 1749 überreichte van Swieten eine Denkschrift, die bereits drei Wochen später zum Gesetz erhoben wird; mit ihm endet die alte Autonomie der Communitas magistrorum et discipulorum und es begann die Anbindung – bzw. Unterordnung – der Hochschule an die Bürokratie der Staatsgewalt.

Der Grundzug der *van Swieten'schen Medizinalreform*, aus der dann kurz darauf die gesamte Theresianische Hochschulreform hervorging, entsprach der zeitgemäßen Tendenz, dem Staate brauchbare Ärzte zu erziehen und diesen Bildungsgang selbst zu kontrollieren. Nicht mehr die Fakultät, sondern die Kaiserin sollte von nun an die Professoren ernennen, sie aber auch besolden. Der Dekan muß von der Regierung bestätigt werden, er untersteht einem staatlich eingesetzten *Regierungsvertreter*, der den Vorsitz bei den Examina, den Promotionen, den Apothekervisitationen und allen sonstigen akademischen Handlungen führt. Die Graduierung zum Baccalaureus und Magister fällt weg, an ihre Stelle tritt eine Art *Staatsexamen*, bei dem die Prüfungsleistung zählt; die Studiendauer ist hierbei unerheblich. Das Promotionsrecht geht auf die Gesamtuniversität über, die Lizenzerteilung zur Ausübung der Medizin an den Staat. Wer auf dem Boden der Monarchie praktizieren will, muß seine Prüfungen an einer einheimischen Fakultät bestanden haben; hierbei berechtigen die Wiener Examina zur Praxis in allen Erbländern, diejenigen einer Provinzuniversität nur in der betreffenden Provinz. Schließlich sollte sich die Methode des Unterrichts nicht mehr vornehmlich auf die Autorität eines einzelnen Autors gründen, sondern auf nachprüfbare Zusammenhänge, experimentell zu belegende Erkenntnisse und praktische Dinge. Für die Medizin und ihre Lehrweise heißt dies: »Zurücktreten des Buches, Hervortreten des vorzeigbaren Objekts, sei es der menschlichen Leiche im Anatomischen Theater, der Pflanze im Botanischen Garten, der chemischen Substanz im Laboratorium oder des kranken Menschen am Krankenbett«[5]. Hierzu seien die entsprechenden Institutionen zu schaffen.

Säger, Zeeden und andere Historiographen der Freiburger Universität haben hervorgehoben, daß diese einschneidende und die traditionellen Strukturen auf den Kopf stellende Hochschulreform von der weit entfernten Freiburger Hochschule zunächst längere Zeit kaum beachtet bzw. offen boykottiert wurde[6]. Für die Medizinische Fakultät gilt dies nur bedingt; allerdings wehrten sich auch ihre Professoren gegen staatliche Bevormundung und Zensur, vor allem in ihrer Verschärfung durch den Sohn Maria Theresias, *Joseph II.* (1741–1790), der die Universitäten im wesentlichen als zweckgebundene Fachhochschulen betrachtete.

So berichtet Kopf von einer Beschwerde der Freiburger Medizinprofessoren Bader, Gebhard und Lipp bei van Swieten im Jahre 1769 über mannigfache Einmischungen des »MittelsRathes« *Hermann von Greiffenegg* (1737–1807) in die Belange der Medizinischen Fakultät. Greiffenegg war im Zuge der Theresianischen Hochschulreform zum landesherrlichen Kommissar der Universität bestellt worden und rangierte vor den Dekanen als Vertreter der Staatsgewalt[7].

Andererseits entsprach die Pragmatik der van Swieten'schen Ideen nicht nur der in Gang gekommenen und immer rascher voranschreitenden wissenschaftlichen Erkenntnis, sondern auch den praktischen Bedürfnissen einer aufgeklärten Gesundheitspolitik. Der positive Impuls der Reformen ist daher an den rasch einsetzenden und keineswegs nur verordneten Aktivitäten der Freiburger Fakultät deutlich ablesbar.

Das »Nosocomium practicum« in der Gerberau

Eine Schilderung der Situation zum Zeitpunkt dieser Reformen muß erneut die städtischen Verhältnisse mit einbeziehen, da die weiteren Entwicklungen Fakultät und Stadt, d. h. medizinische Ausbildung und Krankenversorgung in engsten Zusammenhang brachten. 1744 war Freiburg zum vorläufig letzten Male zerstört und seine Festungsanlagen geschleift worden. Seither begann die Zahl der Einwohner langsam wieder zuzunehmen, mit einem entsprechenden Wachstum von Gewerbe und Handwerk und einer Zunahme der Bedeutung als regionaler Handelsplatz[8]. Die gesundheitliche Versorgung entsprach noch weitgehend den eingangs erläuterten Strukturen, wie sie im späten Mittelalter entstanden waren; die gegenüber dieser Zeit drastisch gesunkene Bevölkerungszahl hatte keine Neuentwicklungen erfordert. Die Zahl der Stadtärzte, Wundärzte, Bader und Hebammen blieb lange im gleichen Rahmen, ihre Belange sollten jedoch im Zuge der Theresianischen und Josephinischen Reformen ebenfalls auf drastische Weise neu geregelt werden. Von den sozialen und caritativen Versorgungseinrichtungen waren viele durch die Zerstörung der Vorstädte verschwunden; für unser Thema wichtig ist die Tatsache, daß sich nunmehr sowohl die Fakultätseinrichtungen als auch die Elemente der Kranken- und Armenpflege im Altstadtkern zusammenfanden.

Bedeutsam ist das weitere Schicksal des »minderen«, des *Armenspitals*. Wie schon berichtet, hatte der Rat der Stadt nach der Einebnung durch die Fortifikation (1677) die Insassen in das »mehrere« Spital am Münster verlegt. Ein Neubau außerhalb der Stadt 1709 fiel einer erneuten Belagerung zum Opfer; ab 1713 diente wiederum das Heilig-Geist-Spital der Unterkunft sowohl von Bürgern als auch von nicht eingebürgerten Armen. Auf Ratsbeschluß vom 28. August 1716 konnten letztere das Haus »Zum unteren Pflug«, heute Gerberau Nr. 34, »vor dem Gerbertörlein« beziehen, wo sie bis zum Jahre 1780 blieben (Abb. 17).

Das Haus in der Gerberau hatte bereits im Jahre 1709 der Ratsherr *Johann Baptist Brunner* der öffentlichen Hand gestiftet »sammt einer Scheuer in der Wolfshöhle zu ewiger Einkehr und Nachtherberg der armen, verlassenen, vertriebenen Leute«[9]. 1730 wurden die Räume des Armenspitals aus dem Erlös der Scheuer besser ausgebaut und »für die Nothdurft ausmeubliret« sowie ein Hausverwalter eingestellt. Mit den »Meisterschaften« der Schreiner, der Zimmerleute und der Müller, sicher auch mit anderen Zünften, wurden Kapitaleinlagen vereinbart für die eventuelle Aufnahme kranker Knechte und

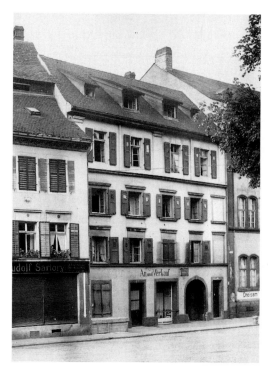

17 Haus »Zum unteren Pflug« (Gerberau 34). 1716 Armenspital, 1767–1780 »Nosocomium practicum« der Medizinischen Fakultät

Gesellen, die ihrerseits nach der Genesung »bei dem Austritte aus dem Spital« 50 Kreuzer bzw. 1 Gulden bezahlen mußten. Es war also vorläufig, wie Heinrich Sautier am Jahrhundertende bemerkt, »jeder einzelne Gesell oder Knecht, der die Wohltätigkeit ausübet«[10].

Auf das Haus in der Gerberau konzentrierte sich in der Folge ein erheblicher Teil der Freiburger Aktivitäten zur Verbesserung der *Krankenversorgung* und des *medizinischen Unterrichtes*. Es ist dabei unübersehbar, daß die Reformen in Wien hierzu den äußeren und inneren Anlaß gaben; dies betraf sowohl die Stadt als auch die Fakultät.

Es gehörte zur Aufgabe der Stadtärzte, zu unentgeltlichen Krankenbesuchen im Armenspital zur Verfügung zu stehen. Bei der häufigen Personalunion von Stadtarzt und Universitätsprofessor darf man annehmen, daß letztere zu ihren Krankenvisiten auch Studenten mitgenommen haben; verbürgt scheint dies für das Haus in der Gerberau seit etwa 1735 durch den Professor *Philipp Josef Strobel* († 1769)[11]. Dieser hat seinen Schüler *Franz Josef Lambert Bader* (auch: Baader) (1723–1773), einen in Freiburg geborenen Kaufmannssohn, zur Vertiefung seiner Ausbildung von 1743–1750 nach Innsbruck und Wien geschickt[12], wo er offensichtlich die ersten konkreten Auswirkungen der van Swieten'schen Reformen miterlebt hat (Abb. 18). Mit Bader beginnt die Reihe der Freiburger Professoren des 18. Jahrhunderts, die nahezu alle ihre Ausbil-

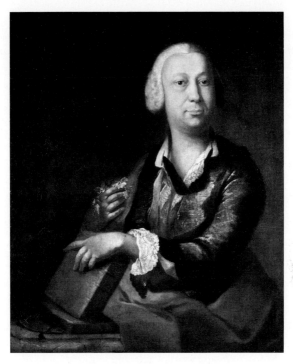

18 Joseph Lambert Bader (1723-1773). Ölbildnis von Friedrich Wocher, Freiburg 1755

dung in Wien genossen haben, welches nach der Reform »mit einem Schlage zum Mittelpunkt klinischer Ausbildung im Europa des 18. Jahrhunderts«[13] geworden war. Bader war der erste, der Ideen der neuen Wiener Gesundheitspolitik nach Freiburg mitbrachte und den lokalen Verhältnissen anzupassen suchte[14].

Kurz nach seiner Rückkehr aus Wien (1750) machte die Freiburger Fakultät der vorderösterreichischen Regierung 1751 den Vorschlag, die kranken Armen in den Spitälern der Stadt – also nicht nur im Armenspital – gratis und durch die Professoren selbst zu behandeln[15]. Dies entsprach ganz der Ausbildungsplanung van Swietens in Wien; jedoch waren dort wie in Freiburg zunächst erhebliche Schwierigkeiten zu überwinden. Bedeutete dies doch, daß – nach dem Vorbild Boerhaaves in Leiden – die alte, vorwiegend pflegende Aufgabe des Hospitals zugunsten der ärztlichen Intervention in Diagnostik und Therapie, sowie der Verstärkung der Lehre am Krankenbett grundlegend verändert werden sollte. Strukturell stellte dies die Position des Stadtphysikats als bisherige ärztliche Betreuungsinstanz in Frage und betraf somit auch die öffentliche Hand als Spitalträger. Das Freiburger Spitalvermögen wurde – einschließlich des Fonds des großen Heilig-Geist-Spitals – vom Stadtrat verwaltet; dieser hatte u.a. die Pfleger zu ernennen, wichtige Verwaltungshandlungen und die Rechnungen zu genehmigen sowie den Verkauf von spitaleigenen Liegenschaften vorzunehmen[16].

Gerard van Swieten brauchte in Wien fünf Jahre, bis 1754 im Bürgerspital in zwei Räumen mit je sechs Betten der Unterricht am Krankenbett unter seinem Leidener Mitstudenten *Anton de Haen* (1704-1776) beginnen konnte [17]. In Freiburg erfolgte auf die genannte Intervention von 1751 offenbar keine Reaktion der Regierung; erst 14 Jahre später, am 2.6.1765, legte die Fakultät einen neuen Vorschlag vor, »wie das Studium Medicum allhier verbessert und vorgebracht werden könnte«. [18].

Kern dieses Antrags ist der dringende Wunsch der Fakultät, daß »ein allgemeines krancken spithal oder Nosocomium practicum allhier errichtet würde«. Die Fakultätsmitglieder waren sich einig, daß es nicht mehr den Unterrichtsanforderungen genügen könne, wenn sie wie bisher nur ausnahmsweise und geduldet in der Krankenstube des Spitals lehren durften. Eine neu zu errichtende *Krankenanstalt* solle durch die Zusammenlegung der Stiftungsmittel des Blatternhauses, des Gutleuthauses und des Armenspitals finanziert werden; außerdem solle man auch die Kranken des reichen Spitals dort aufnehmen, um die Finanzsituation aufzubessern, »weilen das reiche Spital allhier auch eine Krankenstube hat und schon öfters ihre Kranken in das arme Spital überschicket«. Die Vorteile seien offenkundig: dem Professor praxeos fehle es niemals an Kranken, die Studenten könnten »immer schöne Beobachtungen machen und die ächte Heilart erlernen«, die Kranken würden »besser verpfleget, geschwinder und sicherer geheilet, viele unnötige Kosten vermieden«, und dem Staat würden »junge taugliche Leute« herangezogen, »welche aus dem nosocomio practico gantz andere ideas practicas als bis dato aus der bloßen Schule« davontragen können; schließlich würden – im »allerhöchsten Interesse« – die »Soldaten geschwinder curieret« und »dem Staat mehrere Bürger erhalten«.

Man hat aus diesem Antrag die deutliche Handschrift Lambert Baders herausgelesen und damit den direkten Einfluß der Wiener Schule. Er zeigt jedoch darüber hinaus in allen Einzelheiten die allgemeine Zeitsignatur; die Medizin des Aufklärungszeitalters will das traditionelle Sozialasyl des Hospitals in eine Krankenanstalt verwandeln, mit dem Ziel, fortan nur noch Kranke mit dem Ziel ihrer Heilung und Entlassung aufzunehmen. Die Institution soll – in dieser Reihenfolge – der *Erkenntnisgewinnung*, der *Lehre* und der *Krankenversorgung* dienen und nach den Grundsätzen der medizinischen Wissenschaft und Praxis strukturiert und verwaltet werden. Damit wird die Medizin zum eigenständigen Sachwalter der öffentlichen Interessen des Staates bzw. des Landesherrn; sie versteht ihre Tätigkeit als Teil der praktischen Vernunft und der praktizierbaren Erfahrung.

Das Ansinnen der Freiburger Fakultät in dem genannten Antrag von 1765 traf zwar genau den Reformwillen der Wiener Regierung, jedoch fehlten dieser – kurz nach dem Siebenjährigen Krieg und mit ehrgeizigen Plänen in der Metropole – die Mittel zu Spitalbauten in der Provinz [19]. Der Fakultät wurde daher seitens der Regierung empfohlen, die bestehende Anstalt unter Leitung eines der Professoren in die Verfügung der Universität zu übernehmen und den klinischen Unterricht einzuführen: »das Burger-Spital [!] dem dermaligen Professori Institutionem medicarum ... auf beständig zu überlassen. Und weilen die studiosi medicinae in dem Spital zur Praxin auf das beste eingeführt werden können, so wäre ein Student als assistens dahin anzustellen, an bey aber zu trachten, daß in dem Spital mehrere Kranke, wie es die Einkünfte erlauben, aufgenommen werden«[20]. Mit dieser Antwort war der Fakultät in keiner Weise gedient, da – abgesehen von den schlechten wohnlichen Verhältnissen in der Gerberau – das Haus gar nicht der Universität, sondern dem Magistrat und der Stiftungsverwaltung unterstand, die sich gegen jede Einmischung in ihre Rechte heftig wehrten.

Zwei Jahre lang blieb das Problem ungelöst; im Juli 1767 griff der Senat der Universität die Frage auf und wünschte von der Fakultät einen erneuten Bericht über die Möglichkeiten der Studienverbesserungen in der Medizin, worauf diese die alten Forderungen wiederholte. Im Oktober erließ die Kaiserin ein Reskript, in dem sie – vielfach wörtlich aus den Fakultätsanträgen übernommen – den Begehren der Freiburger Professoren Rechnung trug:

Da auch die Zuhörer von denen Lehrern des professoris praxcos nicht allmöglichen Nutzen schöpfen können, wenn nicht ein Nosocomium vorhanden ist, in welchem der Lehrer seinen Schülern jenes, was er ihnen mündlich vorgetragen, in der That, und der Natur selbsten, darzeigen kann; Als ist unsere weitere allergnädigste Willensmeinung, daß Ihr in den Personen Eurer Mittels Räthen des Frhr. von Wittenbach und des von Greiffenegg, derer professorum Strobel und Bader, des Schultheißen Klmapp, Canzleyverwalters Carneri, mit weiterer Zuziehung noch ein- oder anderen Rathmanns und eines geschichtlichen Buchhalters, eine Commission niedersetzen sollet, welche zu überlegen hätte, ob nicht die in Freyburg vorfindliche – für arme Kranke gewidmete Stiftungen, als benanntlich das Blatterhaus, das Gutleuthaus, und das arme Spittal, in eine Fundation zusammengezogen, und ein förmliches Nosocomium oder allgemeines Kranken-Spital daraus errichtet werden könne; wornach solche den erhobenen Befund euch vorlegen, ihr aber solchen mit eurem Superarbitrio an uns allergehorsamst einzubegleiten haben würdet[21].

Ein weiteres, für die gesamte Entwicklung des Freiburger Klinikums wesentliches Ereignis fällt in das gleiche Jahr 1767. *Katharina Egg* (1734–1767, auch: Eck), die »fromme Tochter und reiche Erbin des Bürgermeisters Egg, die um der Armen willen unvermählt blieb«[22], setzte laut Stiftungsbrief vom 3.1.1767 das »arme allhiesige Spital« zum »Universal-Erben aller meiner Habschaften, liegend und fahrenden Kapitalien und ganzen Vermögen« ein – insgesamt 40 392 fl. 8 kr. Sie verfügte, hieraus einerseits das bestehende Haus in der Gerberau »mit Bettern und Geräthschaften«, anständiger Nahrung und Arzneien zu versehen, andererseits aber baldmöglichst für die Erstellung eines neuen, »gesunden Gebäus« zu sorgen (Abb. 19).

Von weittragender Bedeutung war folgender Passus des Testamentes: »Gleichwie aber an der sorgsamen Aufsicht alles gelegen, so ersuche die jetzige sowohl als zukünftige sammentliche H.H. Professores der Medizinischen Fakultät allhier, wie nicht minder einen jeweiligen dahiesigen Herrn Burgermeister, die Besorgung dieser meiner Stiftung zu übernehmen, welche dann auch als Executores sowohl meines Testaments, als der Fundation selbsten dergestalt benenne, daß durch dieser Herren Einverständigung und ersprießlichen Rath alles aus meinen hinterlassenen Mittel dem armen Spittel angeschaffet und verfertiget werde, was selbe selbsten erleuchtend und best [bass] einsehend erachten werden«[23]. Mit dieser Verfügung hat Katharina Egg –

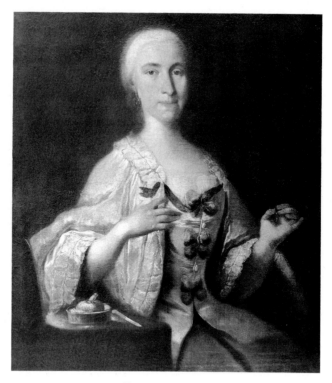

19 Anna Katharina Egg (1734-1767). Ölbildnis von Friedrich Wocher (?) um 1755

sicher wohlberaten – Stadt und Fakultät in die Pflicht genommen, für die Errichtung einer Krankenanstalt in Freiburg *gemeinsam* zu sorgen, eine Bestimmung, die bis zu den Klinikbauten des 20. Jahrhunderts Wirkung zeigte. Schließlich wollte Katharina Egg auch die alte Trennung zwischen bürgerlichem und Armenspital aufgehoben wissen, indem sie bestimmte, daß »alle die allhier sich ergebende arme Kranke beiderlei Geschlechts, sowohl von der Burgerschaft, als übrigen hiesigen Innwohnern, und derselben Dienstboten, wie nicht minder die allenfalls und ohn' Versehens allhier krank fallende arme Fremde, mit Vorwissen und auf Verordnung sammentlicher H. H. Executoren in diese Stiftung des Spitals auf- und eingenommen, und hieraus verpflegt werden sollen«.

Es sei hier gleich angefügt, daß durch das Testament des Stadtbaumeisters, Malers und Bildhauers *Johann Christian Wentzinger* (1710-1797) vom 3.9.1773 eine weitere erhebliche Summe der Egg'schen Spitalstiftung zufloß (Abb. 20). Hierzu gehört die alte Freiburger Überlieferung, daß Wentzinger mehrfach vergeblich um die Hand der Katharina Egg anhielt. Sie habe, so meinte sie jedoch, alle »Armen und Kranken der Stadt zu ihren Kindern angenommen«; er möge ihr freundschaftlich helfen, diese zu versorgen. Auch Wentzinger blieb unverehelicht; Sautier berichtet, er habe schon 1764 mit der Jungfer Eggin

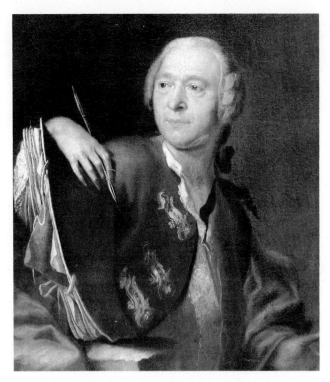

20 Johann Christian Wentzinger (1710–1797). Selbstportrait (Öl auf Leinwand) um 1750

gemeinschaftlich den großen Entschluß einer Spitalstiftung vereinbart. Katharina Egg starb am 21.1.1767 im Alter von nur 33 Jahren »post exantlatus acerbissimis dolores«, möglicherweise an einem Brustleiden[24]; Wentzinger starb erst 1797, hat aber dem Spital bereits vor Inkrafttreten seines Testamentes mehrere Schenkungen gemacht[25]. Nach seinem Tod wurden erneut 71604 fl. 45 kr. für den Spitalfonds verfügbar, womit durch beide Stifter über 100000 Gulden in die Freiburger Krankenversorgung eingebracht waren[26] (Abb. 21).

Kehren wir zur Situation des ereignisreichen Jahres 1767 zurück, so fühlte sich Lambert Bader, inzwischen Professor praxeos, durch den zitierten Erlaß der Kaiserin ermächtigt, im Spital in der Gerberau den praktischen medizinischen Unterricht zu organisieren. Gleichzeitig übernahm er die Krankenbehandlung und verdrängte den bisher dort amtierenden Stadtphysikus aus seiner Tätigkeit. Damit vollzog sich auf kleinstem Raume auch in Freiburg, was zur gleichen Zeit vielerorts den *Wandel des Hospitals zum Krankenhaus* wie auch die Entwicklung der Krankenhausmedizin mit dem Schwerpunkt auf Lehre und Forschung kennzeichnet[27]. Es blieb eine Freiburger Besonderheit, daß sich die Stadt vorbehielt, in allem »so nit in das Lehrfach einschlägt«, das Sagen im Spital zu behalten, nicht zuletzt »in Absicht auf die Eggische Stiftung zugleich quoad agenda executionis«[28].

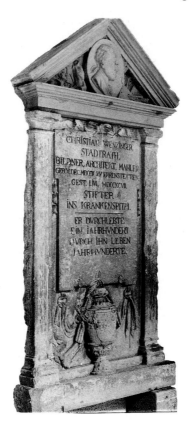

21 Grabmal Johann Christian Wentzinger auf dem Freiburger Alten Friedhof (F. A. X. Hauser, Freiburg 1797/98)

Unterrichtsstruktur und Lehrangebot

Bis zum Juni 1780, also über zwölf Jahre lang, wurde in der *Gerberau*, der Keimzelle des Freiburger Klinikums, regelmäßig klinischer Unterricht gehalten. Die übrigen Veranstaltungen verteilten sich nach wie vor auf das erste *Collegienhaus* am Franziskanerplatz, sowie – seitdem der anatomische Unterricht an Bedeutung gewonnen hatte – auf die *alte Universität*, das heutige Neue Rathaus. Nach der Übersiedlung der Theologen und Artisten in das Collegium der Jesuiten an der Bertholdstraße war den Medizinern 1775 der nördliche Trakt der alten Universität zugewiesen; dort befand sich ab 1781 auch ein neues, durch *Caspar Zengerle* errichtetes Auditorium anatomicum [29]. 1776 wurde überdies vor dem Breisacher Tor am linken Dreisamufer ein neuer botanischer Garten angekauft.

Im Zuge der Wiener Reform hatte sich das Lehrangebot in der Freiburger Medizinischen Fakultät deutlich differenziert. Bereits 1749 war ihr durch die vorderösterreichischen Landstände eine vierte, zunächst noch außerordentliche Professur für den Unterricht in Anatomie zugesprochen worden. Damit

> **In der Medicinischen Facultät.**
>
> **Monntag, Mittwoch Freytag, und Samstag**
> "Von 8. bis 9. Uhr frühe über die Sätze Boërhavii de cognoscendis, & curandis Morbis nach dem Comentario des Freyherrn Gerard von Svvieten.
> "Von 9. bis 10. Uhr über die Historiam Remediorum nach dem Systemate Nat. Caroli Linæi, wie auch über die methodum concinnandi formulas.
> "Nachmittag von 1. bis 2. über die Institutiones medicas Boërhavij.
> "Von 3. bis 4. Uhr ex Anatomia noch Ordnung des Herrn Winslovv.
> "Solten aber einige Liebhaber annoch auß denen übrigen Theilen der Artzney-Wissenschaft Collegia privata verlangen; so erbiethen sich die Herren Professores, und zwar Herr Doctor Strobel (welcher ohnehin wochentlich zwey mahl mit seinen Auditoribus exercitia consultoria ex Medicina practica halten wird) Medicinam legalem, seu forensem, Herr Doctor Baader, die Chemiam, Herr Doctor Robecker die Botaniam, und Hr. Dr. von Mayrn die artem obstetriciam gegen einer billichen Erkantlichkeit zu docjren.

22

betraut wurde der Stadtphysikus *Franz Ferdinand Mayer von Mayern* (1716–1758), der schon seit 1741 private anatomische Vorlesungen gehalten hatte und nun begann, Chirurgie und Geburtshilfe zu lehren [30]. Mit dieser Maßnahme entfielen die alten numerischen Bezeichnungen der Professoren; ihre Lehraufträge orientierten sich jetzt an den Sachgebieten und erweiterten sich rasch. In Joseph Anton von Bandels Wochenblatt »Stummer Advocat auf das Jahr 1755« – noch gab es keine gedruckten Vorlesungsverzeichnisse – findet sich ein Lektionskatalog aller Freiburger Fakultäten, der für die Aktivitäten der Medizinischen Fakultät in mancher Hinsicht aufschlußreich ist (Abb. 22) [31].

Schon dieser Minimalkatalog zeigt – falls er vollständig ist – den überraschenden, weil totalen Bruch mit einer über zweihundertjährigen Lehrtradition. Kein einziger antiker Autor wird mehr namentlich angezeigt, stattdessen dominieren *Herman Boerhaave*, van Swietens großer Lehrer und klinischer Systematiker, *Carl Linné* (1707–1778) als Grundlage der Arznei- und Rezeptkunde, sowie *Jakob Winslow* (1669–1760), ein in der Lehre damals weit verbreiteter dänischer Anatom. Wenig später kamen weitere neue Lehrbücher hinzu, so die anatomischen und chirurgischen Schriften von *Lorenz Heister* (1683–1758) und die anatomischen Tabellen des *Johann Adam Kulm* (1689–1745).

Auch in Wien ist die nahezu gleiche Bücherliste nachweisbar [32]; man darf daher annehmen, daß es sich um einen zwar noch nicht obrigkeitlich vorgeschriebenen, jedoch stark an den Wiener Verhältnissen orientierten Lektionenkatalog gehandelt hat. Da inzwischen die dortige Schule in Europa in führende Position gegangen war, hat Freiburg in bescheidenem Rahmen, aber durchaus aktiv daran teilgenommen. Dies wurde auch öffentlich diskutiert; als 1754 *Franz Carl Anton Rodecker* (1716-1791) den früheren Lehrstuhl der Institutionen erhielt, stellte er sich mit einer »sehr eruditen« Antrittsvorlesung vor, »was die Artzney-Wissenschaft erstlichen denen Erfindungen derer alten, sodann und anderstens der neuen Lehreren zu dancken habe?«[33]. Mit Rodecker endet auch die Aufgabenbeschreibung dieser Professur als »Institutiones medicorum«; sie wird bei seinem Rücktritt 1774 in »Pathologie und klinische Praxis« umgewandelt.

Weiterhin boten die Professoren – über den vorgeschriebenen Lehrstoff hinaus – in privaten Spezialvorlesungen »nach eigenen Heften« praktische Ergänzungen in Chemie, Botanik, Gerichtsmedizin und Geburtshilfe an. Damit konnten die nach wie vor wenigen Studenten in Freiburg eine zeitgemäße Ausbildung bekommen, die wahrscheinlich besser war als an vergleichbaren benachbarten Universitäten, wie z.B. Heidelberg. Für 1757/58 hat Nauck eine Frequenz an Medizinstudenten, einschließlich höherer Chirurgen, von 24 errechnet; letztere nahmen am anatomischen und chirurgischen Unterricht teil[34].

Noch aber entsprach die Zahl der Professoren nicht den Intentionen der Reformideen, auch wechselten unter ihnen die vorzutragenden Disziplinen. In den folgenden Jahrzehnten wurden daher relativ zügig neue Professuren geschaffen und umschriebene Gebiete zu Hauptlehrfächern erklärt. Zur Unterstützung des *Anatomen* war schon 1755 mit dem Wundarzt *Johann Michael Haarstrick* (1719-1808) erstmalig ein »nichtakademischer« Prosektor eingestellt worden; er brachte den Studenten neben den anatomischen Übungen auch das Verbinden und die kleinen chirurgischen Eingriffe bei. Im Zuge der wachsenden, von der Regierung geförderten Bedeutung der Wundarznei, erhielt die Fakultät 1767 ein neues Ordinariat für *Chirurgie und Hebammenkunst*, das mit *Franz Karl Anton Gebhard* (1733-1811) besetzt wurde; er hatte nach Studien in Straßburg und Wien eine Reihe von Jahren als kaiserlicher Feldarzt gedient. 1773 gab er diese Fächer an den später näher zu erwähnenden *Matthaeus Mederer* (1739-1805) wieder ab und vertrat bis zu seinem Ruhestand 1797 die »höhere (vergleichende) Anatomie und Physiologie«[35].

Eine ebenfalls neu geschaffene Professur war das Ordinariat für *Botanik und Chemie*, welches 1768 *Franz Joseph Anton Lipp* (1734-1775), ein gebürtiger Freiburger, als Nachfolger Baders übernahm. Während Bader die beiden Gebiete noch nebenbei vertreten hatte, trat mit Lipp ein neuer Typus des wissenschaftlichen Naturforschers in die Fakultät ein; er hatte sich seit seiner Wiener Studentenzeit vornehmlich auf botanische Studien konzentriert. Auf »mühsamen und gefährlichen Reisen« in den Karpathen legte er den Grund für eine große Naturaliensammlung, die er in den Freiburger Unterricht einbrachte. Er gilt als der eigentliche Begründer des bereits genannten botanischen Gartens am Dreisamufer, den er bereits 1770 mit über 800 Pflanzen bestückt hatte und große Pläne für den weiteren Ausbau entwarf[36]. Mit den Studenten sammelte er auf Exkursionen für eine »Flora Brisgoica«; das nach ihm benannte Pflanzengeschlecht der »Herba Lippiana«, sowie sein »Enchiridion botanicum« von 1765 machte ihn weiteren Kreisen bekannt. Da Lipp neben seiner Botanik im medizinischen Unterricht noch die Fächer Chemie, Materia medica und Naturgeschichte zu lesen hatte, kann man zu dieser Zeit noch nicht von einer Spezialisierung in Einzelfächer sprechen; im Falle Lipp deutet sich jedoch ein gerichtetes wissenschaftliches Interesse an.

Ebenso deutlich zeigt sich dies bei *Franz Ignaz Menzinger* (1745–1830), der 1775 nach Lipps frühem Tod seine Stelle übernahm. Auch er hatte sich während seiner medizinischen Studien in Straßburg und Wien auf chemische und botanische Studien konzentriert und kämpfte in Freiburg insbesondere für die Einrichtung eines neuen *chemischen Laboratoriums*, das er 1779 eröffnen konnte. In seiner langen Lehrtätigkeit – er gehörte der Fakultät über ein halbes Jahrhundert an – führte Menzinger den Unterricht in pharmazeutischer Chemie ein und band die *Pharmazie* dadurch (bis 1921) an die Medizinische Fakultät[37].

In diesen zeitlichen und strukturellen Zusammenhang gehört auch die Einführung der *Zoologie* in den medizinischen Unterricht. Bereits 1752 war von der österreichischen Regierung eine Bestimmung ergangen, wonach in den philosophischen Fakultäten Lehrkanzeln für Naturgeschichte errichtet werden sollten, um »jene Dinge« zu lehren, »deren Gebrauch in der Wirthschaft gemein, der Verkauf bei denen Kaufleuten täglich, der Genuß in dem menschlichen Leben unentbehrlich, und die in dem Vaterlande in Ueberfluß vorhandenen, mithin zum Commercio am tauglichsten wären«. Dieses aufklärerische wirtschaftspolitische Motiv sollte durch einen Unterricht in »Historia naturalis« unterstrichen werden, der sich »auf das dreifache Reich der Natur, d.i. auf Stein, Pflanzen und Thier« erstreckt, »und in die Mineralogiam, Botanicam und Zoologiam eingetheilt« wird[38]. In Freiburg wurde erst 1775 in der Philosophischen Fakultät ein Extraordinariat der Naturgeschichte und der ökonomischen Wissenschaften errichtet und mit dem Freiburger Stadtphysikus *Joseph Benedikt Wülberz* († 1794) besetzt. Er verwaltete gleichzeitig das inzwischen erheblich angewachsene, von Bader und Lipp begründete Naturalienkabinett, wogegen die Medizinische Fakultät, der die Sammlung als Erbe zugefallen war, mehrfach Einspruch erhob. Wülberz wurde daraufhin schon 1776 zur Medizinischen Fakultät versetzt, wo zu seinen Verpflichtungen u.a. der Vortrag über Zoologie gehörte, die damit dem Programm der medizinischen Ausbildung eingegliedert war. Wülberz erhielt 1780 ein Ordinariat für *Naturgeschichte* in der Medizinischen Fakultät, das allerdings nach seinem Tod zunächst wieder aufgehoben wurde; den Zoologieunterricht übernahm provisorisch der Professor für Botanik und Chemie[39].

Zur Vervollständigung des medizinischen Unterrichtes waren 1768 *Joseph Markus Schill* (1736–1784) für die *medizinische Praxis* und 1774 *Georg Karl Staravasnig* (1748–1792) als Professor für *Physiologie und Arzneimittellehre* berufen worden. Von beiden wird noch gesondert die Rede sein; nimmt man schließlich den 1783 gegründeten, mit dem außergewöhnlich tüchtigen *Joseph Ignaz Schmiderer* (1755–1830) besetzten Lehrstuhl für *Tierarzneikunde*, die »Viehkanzel«, hinzu[40], so bestand das Collegium der Freiburger Medizinischen Fakultät in den achtziger Jahren des 18. Jahrhunderts aus sieben Professoren und einem Prosektor, bei einer Studentenzahl, die sich gegen 50 bewegte.

Die Josephinischen Reformen und das Spital in der Sapienz

Ein drastischer struktureller Einschnitt erfolgte für die Freiburger Medizinische Fakultät durch drei rasch aufeinanderfolgende Neuerungen und Reformen nach der Regierungsübernahme durch Kaiser Joseph II.: 1780 wurde ein neues *Spital* bezogen, 1783 stellte der Kaiser das *chirurgische Studium* der Medizinerausbildung gleich und 1786 verfügte er einschneidende Änderungen in der *medizinischen Ausbildung*.

Wie oben berichtet, hatten die Resolution der Kaiserin 1767, die großzügige Stiftung der Katharina Egg im gleichen Jahre sowie die gleichsinnige Aktivität des Stadtrates und Baudirektors Christian Wentzinger der Errichtung eines »allgemeinen Kranken-Spitals« den Weg gebahnt. Vor allem Wentzinger war äußerst bemüht, entsprechend dem Wunsche der Katharina Egg ein geeignetes »Gebäu« für das neue Spital zu finden. Erst 1775 ergab sich eine ernsthafte Möglichkeit, als die Universität das Haus des seit 1497 bestehenden *Collegium sapientiae* zum Verkauf anbot[41] (Abb. 23). Das am äußersten nordöstlichen Winkel der Stadt gelegene Anwesen (heute Ecke Herrenstraße-Nußmannstraße; bis auf die spätgotische Umrandung der Eingangstür 1944 zerstört) hatte zu den bedeutendsten Studentenwohnheimen und Lehrstätten der frühen Universität gehört. Sein 1497 geschriebenes Statutenbuch erlaubt einen detaillierten Einblick in das Freiburger Studentenleben des späten Mittelalters. Nunmehr sollten die Studentenwohnungen in ein seit längerer Zeit leerstehendes Gebäude in der Brunnengasse verlegt werden, und der Magistrat der Stadt erwarb die »Sapienz« auf Stiftungskosten. Wie vorgesehen, wurden die Mittel aus Erträgen der Egg'schen Stiftung, des Armenspitals, des Blatternhauses, des Gutleuthofs und des Seelhauses zusammengetragen – insgesamt 11 186 fl. und 2 1/2 kr.[42].

Wentzinger entwarf und leitete selbst den Umbau, der in seiner Konzeption deutlich von den Strukturen des Hospitals alter Prägung abwich und den Bedürfnissen eines reinen *Krankenhauses* sehr nahekam[43]. Der Stifterwille schrieb ihm dennoch vor, daß noch einige Plätze für arme Durchreisende zur Herberge bereitgehalten werden sollten; hierfür errichtete Wentzinger einen Anbau nach Norden, um im Hauptgebäude ausschließlich Platz für Kranke zu erhalten. Georg Karl Staravasnig, seit 1784 mit der ärztlichen Leitung betraut, beschreibt in der Medicinisch-Chirurgischen Zeitung von 1790 die Raumaufteilung:

Es besteht aus drey Stockwerken, in deren unterstem die Oekonomie, und eine Badstube, in dem mittlern die kranken Mannspersonen, und in dem obersten die kranken Weibsleute, beyde wieder in drey abgesonderten Zimmern in medicinische und chirurgische Kranke abgetheilt, sammt ihren Abwärtern sich befinden. Es hat einen sehr geräumigen Hof, auf einer Seite desselben ein kleines Küchengärtchen, auf der andern eine Todtenkammer, in der die Leichen der im Spital Verstorbenen auch eröffnet werden können; im Hintergrunde steht noch ein besonderes kleines Gebäude, dessen oberer Stock für Krätzige und Venerische, der untere aber für arme Durchreisende, um allda übernachten zu können, bestimmt ist. Sowohl durch die Todtenkammer, als auch unterm Krankenhause selbst, durch die Badstube, fließt ein kleiner Bach, dergleichen man in hiesiger Stadt, zu ihrer größeren Reinlich- und Bequemlichkeit, in jeder Gasse sehen kann. Die Krankenzimmer sind zwar nicht so hoch, als sie geworden wären, wenn man das Krankenhaus neu aufgebaut hätte; indessen sind sie doch

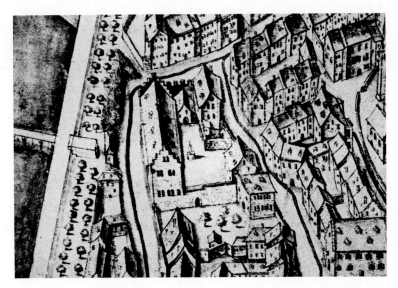

23 Collegium Sapientiae (»Sapienz«, Herrenstraße – Nußmannstraße), studentisches Wohn- und Unterrichtsheim seit 1501. Zwischen 1775 und 1780 zum »Allgemeinen Kranken-Spital« umgebaut. Zustand um 1713. Vgl. Abb. 10

lang und breit, und über dieß an ihrer Decke mit Luftzüglöchern, und an allen Fenstern und Thüren mit Ventilatoren ant versehen! Die Kirche dabey ist schön, und hat die Lage, daß die Kranken aus allen ihren Zimmern des Hauptgebäudes in dieselbe sehen, und dem Gottesdienste beywohnen können.[44]

Auffallend, für Freiburg neu und deutlich den medizinischen Zeitgeist widerspiegelnd, sind die Trennung in medizinische und chirurgische Kranke, die Einrichtung einer Totenkammer für die pathologisch-anatomische Sektion und die Installierung einer Lüftungseinrichtung. Insgesamt 30 Betten standen für Kranke zur Verfügung, zu deren Aufnahme das Attest eines ordentlichen Arztes erforderlich war, das sowohl Krankheit als auch Armut ausweisen mußte. Der bemittelte Bürger blieb daher diesem, in der Öffentlichkeit immer noch Armenspital bzw. auch »Wentzingerspital« genannten Nosocomium fern. Überdies mußte der Stiftungsfonds aufgrund der allgemeinen Notlage an den Patienten sparen, indem nur 14 Betten von der Stiftung besetzt wurden; alle anderen mußten aus eigenen oder erbettelten Geldern »des Tags 12, oder, bey besserer Bedienung, mehrere Kreutzer bezahlen«[45]. Mit den »Venerischen und Krätzigen«, die im oberen Stock des Anbaues untergebracht wurden, waren offensichtlich die früheren Insassen des Gutleuthauses an der Basler Straße gemeint, die 1787 in die Sapienz verlegt wurden (Abb. 24).

Im Hinblick auf die Belange der Fakultät muß nachgetragen werden, daß sich aufgrund vieler äußerer Umstände der Umbau Wentzingers lange verzögerte und erst im Januar 1780 fertiggestellt war. Als die Freigabe durch die Stadt auf sich warten ließ, ereignete sich der vielzitierte Handstreich des Dekans der Medizinischen Fakultät Joseph Markus Schill, der am 8. Juni 1780, morgens um 7 Uhr, mit zwei bestellten Soldaten die Kranken samt Betten und

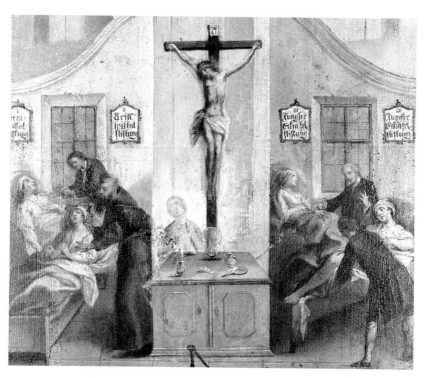

24 Krankensaal, wahrscheinlich im Spital in der Sapienz.
Rechts Versorgung durch Ärzte (»Jungfer Eckin sel. Stiftung«), links Krankenwartung durch Pflegepersonal (»Armspittalstiftung«). Ölmalerei auf Holz von Simon Göser, Freiburg nach 1780. (Ausschnitt, Mittelteil später übermalt)

Küchengerät von der alten Gerberau in die neue Sapienz überführen ließ und ihnen dort bereits um 11 Uhr die Mittagsmahlzeit servieren konnte. Auf die empörte Beschwerde des Magistrats erklärte Schill, daß er sich als einer der Exekutoren der Egg'schen Stiftung hierzu befugt wußte; nach Ansicht von Emil Thoma war dies »der eigentliche Beginn des Streits zwischen Stadt und Medizinischer Fakultät über die Befugnis zur Verwaltung der Spitalstiftungen«[46]. Die Regierung entschied salomonisch: sie rügte Schill, warf aber dem Magistrat vor, den Einzug entschieden zu lange verzögert zu haben.

Um das Konzept dieser Krankenanstalt würdigen zu können, muß auf die zweite genannte Neuerung der josephinischen Reformen eingegangen werden: die *Gleichstellung der Chirurgie mit der übrigen Heilkunde*. Bereits 1740 war zur Verbesserung der Ausbildung zwischen den Meistern der Chirurgen und der medizinischen Fakultät eine »Transactio inter facultatem Med. et D.d. chyrurgos friburgenses« geschlossen worden, worin u. a. gebeten wurde, »daß eine löbliche Facultät uns als academische Chyrurgos in ihren Schutz nehme« und daß »die Herren Chyrurgos versprechen der Albertina die examina hinfihro auff der Universität coram decano facultatis Medicae vorzunehmen«[47].

Die österreichische Regierung, wie überhaupt die Regenten kriegführender Nationen, suchte nach weiteren Wegen, tüchtige Chirurgen heranzubilden. Unter Maria Theresia war vor allem für die Landbezirke eine neue Klasse von Heilkundigen geschaffen worden, die einen gewissen Ersatz für den Ärzte- und Chirurgenmangel auf dem Lande bedeuten sollte. Diese »Civil- und Landwundärzte« wurden entweder in besonderen Schulen, sog. Lyzeen, ausgebildet oder ihr Kurs wurde bestehenden Universitäten angegliedert, so auch in Freiburg.

Die Ausbildung der eigentlichen Chirurgen sollte durch eine Verordnung Kaiser Josephs II. vom 21.10.1783 der medizinischen gleichgestellt werden, indem er »das chirurgische Studium, gleich dem medizinischen, als ein freies anzusehen« befahl und anordnete, »daß niemand davon abzuhalten sey, wenn er auch die bisher gewöhnlichen Lehrjahre nicht ausgestanden habe«.

Während Joseph in Wien diese Vereinigung von Chirurgie und Medizin 1785 durch die Errichtung der k.u.k. medizinisch-chirurgischen Josephs-Akademie, dem sog. Josephinum, durchsetzen konnte[48], verlief die Entwicklung in der Provinz langsamer und problematischer; in klassischer Weise verdeutlicht sich dies am Beispiel des Freiburger Fachvertreters der Chirurgie im ausgehenden 18. Jahrhundert.

Matthaeus Mederer (1739-1805), aus Lichtenthal bei Wien, hatte die handwerkliche Chirurgenausbildung absolviert, lange Jahre bei der Armee gedient und war in Wien – dies war dort bereits möglich – im Juni 1773 zum Doktor der Chirurgie promoviert worden (Abb. 25). Einen Monat später wurde er von der Kaiserin, d.h. durch die Gunst van Swietens, zum Professor der Chirurgie und Geburtshilfe an der vorderösterreichischen Hochschule in Freiburg ernannt und hielt am 9. November eine berühmt gewordene Antrittsvorlesung, die – zusammen mit einer Promotionsrede von 1782 – unter dem Titel: »Zwo Reden von der Nothwendigkeit, beide Medicinen, die Chirurgische und die Cliniksche wieder zu vereinigen« 1782 in Freiburg veröffentlicht wurde[49]. Diese Vorlesung war Programm und Provokation zugleich; nachdem Mederer die Notwendigkeit der Vereinigung mit der Chirurgie aus der Sache heraus begründet hatte, rief er aus: »Auf diese Art würde Teutschland in kurzer Zeit Chirurgos erhalten; es würden keine Gesetze zur Erhaltung des Friedens zwischen den Medicis und Chirurgis nothwendig seyn; beide Theile würden in dem Schooss ihrer Mutter, der medizinischen Facultät als friedsame Zwillinge ruhen, und mit der ganzen Universität, der Großmutter aller Wissenschaften verbunden, in stäter Ruhe erhalten werden können; allein solang giftige Schlangen, die scheusliche Brut des niederträchtigen Stolzes den Antritt verlegen, so lang bleiben die Höhen der möglichen Vollkommenheit den Wissenschaften unübersteiglich. Möchte doch dieses Ungeziefer die Chirurgie ungekränket laßen! Dieß ist mein Wunsch. Er werde wahr«[50] (Abb. 26).

Gegen diese Rede des »durch allgemeine Bildung, medizinische Kenntnisse und Erfahrung, hellen Verstand und zielbewußte Energie gleich ausgezeichneten Mannes«[51], opponierten erstaunlicherweise die Studenten, die gerade in Freiburg eifersüchtig auf ihre Privilegien gegenüber den handwerklichen Chirurgen achteten. Auch blieb Mederer die volle akademische Anerkennung

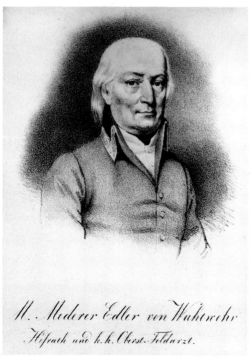
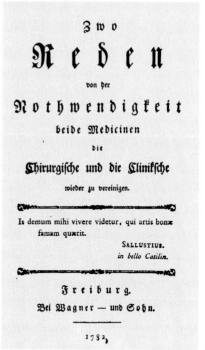

trotz hohen wissenschaftlichen und praktischen Ansehens weiterhin verwehrt; so wurde ihm 1782 vom Senat der Bescheid zuteil, er könne wohl Rektor, nicht aber Dekan werden, da ihm das medizinische Doktorat fehle. Die genannte Verordnung von 1783, daß auch die Chirurgie »eine freie Kunst sei« wurde am Freiburger schwarzen Brett »mit Nägeln ausgekrazt«; bei der nächsten Fronleichnams-Prozession wurden die Chirurgen von den Medizinern zurückgewiesen und Mederer selbst mit Mißhandlungen bedroht [52]. Es bedurfte eines Hofdekrets von 1785, um Mederers Rechte in der Fakultät zu bestätigen, woraufhin er im gleichen Studienjahr Dekan, und im folgenden Jahr Rektor werden konnte. Wegen seiner Verdienste um die Erkennung und die Bekämpfung verschiedener Infektionskrankheiten, insbesondere der »Hundswut« (Rabies canina) wurde er 1789 mit dem Prädikat »von Mederer und Wuthwehr« in den Adelstand erhoben. Als er 1796 als Oberstfeldarzt sämtlicher Armeen nach Wien zurückbeordert wurde, verlieh ihm die Freiburger Medizinische Fakultät, der er 23 Jahre lang angehört hatte, nachträglich und nahezu verschämt den Doktor der Medizin ehrenhalber in einer silbernen Kapsel. Im übrigen hatte sie sich erst 1790 dazu entschließen können, überhaupt »höhere Chirurgen« anzuerkennen.

Dennoch war es Mederer, der die chirurgischen Betten des Nosocomiums in der Sapienz betreute, das im übrigen seit 1788 nach Wiener Muster zum *Allgemeinen Krankenhaus* erklärt wurde »und zwar vorzüglich als ein solches, in dem sich junge Ärzte bilden, und zu den Stadt- und Landschafts-Physikaten fähig machen können« [53]. Im Gegensatz zum Professor der medizinischen

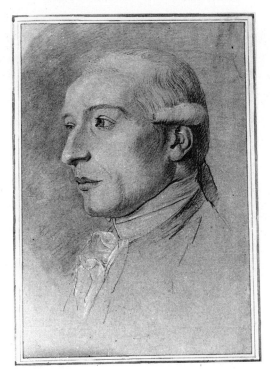

27 Georg Karl Staravasnig (1748–1792). Kreidezeichnung, unbekannter Künstler, unsigniert. Posthum (1799) beschriftet, Verweis auf Todesursache »pourpre« (Purpura bzw. Fleckfieber)

Praxis hatte der Chirurg dort einen eigenen »Adjunkten« in Gestalt eines von der Stadt Freiburg in das Krankenspital abgeordneten Wundarztes. Von diesen ist *Veit Karle* (1752–1822) hervorzuheben, zunächst »niederer Chirurg« und Inhaber einer Baderstube im Haus zur blauen Sau, in der (seit 1777 so genannten) Kaiserstraße[54]. Später wurde er von der Fakultät als »Repetent aus der Anatomie, Handärztlichen Kunst und Hebarzney« anerkannt und zum Magister chirurgiae et artis obstetricae promoviert. Karle ist 1790 auf Vorschlag Mederers zum »Gehilfen beim Lehrstuhl der Wund- und Hebarzney« ernannt worden und erfreute sich allenthalben eines solchen Ansehens, daß er beim Weggang Mederers die Vertretung des vakanten Lehrstuhls übernahm. Seine technische Begabung ließ ihn u.a. eine Geburtszange erfinden, über die er seine einzige Publikation verfaßt hat[55].

Professor der medizinischen Praxis im neuen Spital wurde nach dem plötzlichen Tode von Markus Schill der schon erwähnte *Georg Karl Staravasnig* (1748–1792), ebenfalls einer der beliebtesten, wissenschaftlich aber umstrittensten Ärzte Freiburgs in dieser Zeit. Staravasnig, eigentlich Neuhofer und aus Stein im slowenischen Herzogtum Krain gebürtig, entstammte – wie inzwischen nahezu alle Freiburger Professoren – der Wiener Schule und war 1774 zunächst für Materia medica und Physiologie berufen worden; für letztere gilt er als erster Freiburger Fachprofessor, obwohl die Physiologie 1786 unter

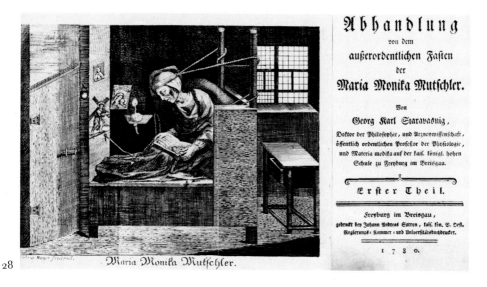

28

Gebhard zunächst wieder mit der Anatomie vereinigt wurde. Staravasnig hat sich indessen sowohl in den Vorlesungen als auch ab 1784 als ärztlicher Leiter des Nosocomiums vornehmlich auf die medizinisch-klinische Praxis konzentriert. 1786 übertrug man ihm das sogenannte doppelte klinische Lehramt, d.h. den Unterricht von Medizin- und Chirurgiestudenten in der inneren Medizin[56] (Abb. 27).

Staravasnig als internistischer und Mederer als chirurgischer Lehrer haben dem kleinen »Allgemeinen Krankenhaus« in der Sapienz zum ersten Mal den Charakter eines *Universitätsklinikums* gegeben; dies ist in der Krankenhausgeschichte vergleichsweise frühe Entwicklung[57]. Persönlich haben sich beide wohl nicht sehr gut verstanden; während Mederer als pragmatischer Chirurg den vielfältigen medizinischen Theorien seiner Zeit skeptisch gegenüber stand und sich öffentlich gegen alles wandte, was nicht durch »experientia« und »ratio« zu belegen sei, geriet Staravasnig durch ein berühmt gewordenes Gutachten über eine bäuerliche Hysterica in eine öffentliche Kontroverse.

Maria Monika Mutschler aus Dunningen bei Rottweil habe – so wurde der Fakultät 1774 berichtet – seit vier Jahren weder gegessen, getrunken noch geschlafen. Staravasnig, der 1775 zusammen mit Gebhard die Mutschlerin in ihrer Wohnung untersuchte, bestätigte diese Tatsache und entschied sich dafür, daß kein Wunder, sondern ein natürlicher, wenn auch vorerst nicht erklärbarer Zustand vorliege. Nachdem im Spital zu Rottweil 1781 die Frau als Betrügerin entlarvt worden war (»indem die verstellte Fasterin trank, aß, schlief und Nothdurft verrichtete, wie andre gesunde Menschen«[58]), versuchte Staravasnig eine mühsame Rechtfertigung, die ihn allerdings noch mehr ins Gerede brachte[59] (Abb. 28). Vor allem sein College Mederer höhnte in einem Bericht an einen Freund: »Prof. Staravasnig bleibt ewig schuldig, sich als Arzt und

Die Josephinischen Reformen und das Spital in der Sapienz 71

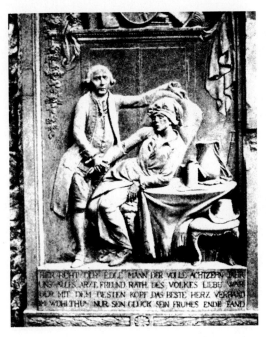

29 Grabmal Georg Karl Staravasnig im ursprünglichen Zustand. Heute verwittert (AM), Kopien auf dem Alten Friedhof und in der Medizinischen Klinik

Prof. Physiolog., in welches Fach die Erkenntniß der Sache vorzugsweise einschlägt, von einer Unmöglichkeit selbst haben bethören zu lassen. Laien in der Arzneikunst, die auf seine Wissenschaft bauen, auch zu bethören ist unverzeihliche Unwissenheit oder Bosheit... Staravasnig ist der Liebling unseres Adels, weil er sich mit ihnen so beträgt, wie zu Zeiten Galeni die Ärzte sich zu Rom betragen haben...«[60]. Staravasnigs früher Tod »an einer pestartigen Krankheit« – vermutlich Purpura bzw. Fleckfieber – wurde dennoch allgemein betrauert; sein Grabmal mit einer ärztlichen Consultationsszene auf dem alten Friedhof (Kopie, Original im Augustinermuseum) gehört zu den kunst- und medizinhistorisch wichtigsten Zeugnissen seiner Art (Abb. 29).

Noch einige letzte einschneidende Reformen Josephs II. müssen zum Verständnis dieser ereignisreichen achtziger Jahre des 18. Jahrhunderts erwähnt werden. Sie betrafen zwar Äußerlichkeiten und wurden teilweise später wieder rückgängig gemacht, haben aber den Stil und den Alltag der Medizinischen Fakultät erheblich mitbestimmt. Hierzu gehörte die 1785 verfügte Abschaffung der öffentlichen Disputation bei der *Doktorprüfung* und ihr Ersatz durch eine praktische Prüfung am Krankenbett sowie die Ablieferung einer Krankengeschichte; von letzteren sind einige erhalten und geben einen Einblick in die Lehrmeinungen der Fakultät[61]. Außerdem mußte nicht mehr um die Erteilung der Lizenz zur Ausübung des Berufes beim Kanzler der Universität, dem Bischof von Basel, nachgesucht werden; durch den nunmehr *staatlichen Charakter der Prüfung* erhielt man Doktorat und Berufslizenz zugleich. Schließlich wurde 1786 auf das philosophische Magisterium als Voraussetzung für die *Zulassung* zum Medizinstudium verzichtet, das Aufrücken der Professoren auf einen nächsthöheren Posten endgültig verboten und – wie schon berichtet – die Studenten der Medizin mit den Studierenden der »höheren« Chirurgie gleichgestellt. Nimmt man hinzu, daß Joseph gleichzeitig die eigene akademische Gerichtsbarkeit aufhob und die Amtstracht der Professoren abschaffte, so waren die ganzen staatlichen Eingriffe dazu angetan, erstmals aus der autonomen Universität eine funktionierende Behörde machen zu wollen.

Man hat dies oft beklagt und der josephinischen Reform vorgeworfen, sie habe in ihrer Nüchternheit und ihrem Bürokratismus die Hochschule »in ihrem innersten Wesen verneint«[62]; andererseits ist seit Anbeginn der Universitätsgeschichte, und besonders seit der Aufklärung die Frage nie verstummt, ob die Hochschule für die Bildung der Staatsdiener oder für die Erziehung von Gelehrten bestimmt sei. Für die Freiburger Medizinische Fakultät kann sicher gesagt werden, daß sie gerade angesichts der Flut der Verordnungen, trotz erheblicher Kontrollen und Einschränkungen, die Bewahrung eines geschlossenen eigenen Stils immer versucht und im Prinzip auch gefunden hat. Dies weisen die Protokollbücher deutlich aus, insbesondere im Bereich der gemeinsamen negativen Stellungnahmen, die z.B. zu den damals um sich greifenden Phänomenen der Homöopathie, des Mesmerismus und des Brownianismus abgegeben wurden[63].

Dem letzten gedruckten *Lektionskatalog* der österreichischen Zeit von 1795/96 entnehmen wir, daß im ersten Jahre Anatomie, Chemie, Botanik und Chirurgie gehört werden sollen, außerdem wird ein eigener »Theoretischmedizinischer Unterricht für Civil- und Landwundärzte« angeboten. Im zweiten Jahre kommen neu hinzu Spezielle Naturgeschichte, Geburtshilfe, Operations-, Instrumenten- und Bandagenlehre, im dritten Jahr dominiert »Physiologie vereint mit der höheren (vergleichenden) Anatomie«, schließlich die Krankheitslehre und die »Hilfsmittellehre«, worunter die Pharmakologie verstanden wurde. Das ganze vierte Jahr verbrachte der Student mit »medizinisch-praktischem« und »chirurgisch-praktischem« Unterricht am »Krankenbette«, an Vorlesungen hörte er nur noch »Thierarzney«. Wiederum erhalten die Civil- und Landwundärzte einen eigenen praktischen Kurs am Krankenbett[64].

Die *Zahl der Studierenden* war erneut gestiegen; Mediziner, höhere und niedere Chirurgen ergaben zusammen eine Frequenz von durchschnittlich 100 Studenten pro Studienjahr in den neunziger Jahren[65]. Hierzu berichtet die Medicinisch-chirurgische Zeitung, daß wegen »der eingerissenen Wuth, per terras austriacas, Alles nach einer Norm einzurichten«, vor allem viele Ausländer nach Freiburg strömen, um insbesondere die Vorteile »in der praktischen Schule« zu genießen[66].

Der theoretische Unterricht wurde nach wie vor im Gebäude der *alten Universität* am Franziskanerplatz gehalten. Nach dem Auszug der Jesuiten aus dem Kolleg in der Bertoldstraße waren die Philosophen, Theologen und Juristen dorthin übergesiedelt und hatten ab 1774 den Medizinern den ganzen nördlichen und Teile des südlichen Traktes, des sog. Philosophen-Flügels, überlassen. 1779 wurden durch den Baumeister Zengerle erste Pläne für den Einbau eines Theatrum anatomicum vorgelegt und 1781 die Räumlichkeiten eröffnet[67]. Darüber hinaus hatte Staravasnig dafür gesorgt, daß im Sapienzgebäude, dem Spital, ein eigenes Auditorium eingerichtet wurde.

Die offensichtliche Betonung von Lehre und Praxis mag es zwangsläufig mit sich gebracht haben, daß wir in der genannten Zeit nur wenig *wissenschaftliche Publikationen* der Freiburger medizinischen Hochschullehrer verzeichnen können. Ihre Arbeiten betrafen entweder Tagesfragen oder casuistische Mitteilungen und trugen kaum systematischen Charakter. Ausnahmen bildeten etwa die »Observationes medicae, incisionibus cadaverum anatomicis illustratae« von Lambert Bader 1762, das schon genannte »Enchiridion botanicum« von Franz Joseph Lipp 1765, oder Mederers Arbeiten zur Lyssa. Aufschlußreich sind wiederum die Themen der *Dissertationen*, die nach wie vor sowohl von den Professoren als auch von den Promovenden verfaßt wurden. Hier beginnen, entsprechend den allgemeinen medizinhistorischen Entwicklungen, die Beschreibungen umgrenzter Krankheitsbilder zu dominieren (De arthritide, De rheumatismo, De sterilitate humanos, De epilepsia infantum). Außerdem finden sich, ebenfalls zeitgemäß, epidemiologische Studien (De aere, locis et aquis Brisgoiae; Constitutio anni 1782 totius et anni 1783 ad solstitudinem aestivum usque) und eher grundsätzliche Themenstellungen (Schill 1774: De erroribus, fraudibus ac inertia medicamentorum; Gebhard 1775: Abhandlung von dem Vorzug eines Arztes)[68].

Insgesamt muß man aber die für Freiburg so bedeutsame van Swietensche Reform, wie jede Dominanz der Bürokratie über den freien Geist, als eher wissenschaftsfeindlich bezeichnen. Neuere Erkenntnisse, wie z.B. die Einführung der Kuhpocken-Impfung in Freiburg durch den 1797 berufenen Chirurgen und Geburtshelfer *Johann Matthias Alexander Ecker* (1766–1829) im Jahre 1801, gehören zwar zeitlich noch in die österreichische Zeit, eröffnen jedoch eine neue wissenschaftliche Eigenständigkeit, die mit ihrem – seit dem Tode Josephs II. 1790 ohnehin versiegenden – Bürokratismus im Prinzip nichts mehr zu tun hat.

Das Ende der österreichischen Zeit

Inzwischen waren auch die äußeren Zeitumstände nicht mehr dazu angetan, eine ruhige Weiterentwicklung zu fördern. Im Gefolge der Französischen Revolution erklärte 1792 Frankreich den Krieg gegen Österreich und Preußen und am 17. Juli 1796 rückten wieder einmal die Franzosen in Freiburg ein. Im Frieden von Campo Formio 1797 sollten die Stadt und der Breisgau dem Herzog von Modena, *Ercole III. Rinaldo* (1727–1802) als Ersatz für sein verlorenes Herzogtum zugeteilt werden. Er verweigerte jedoch zunächst die Zustimmung; erst als die napoleonischen Generale Jourdan und Moreau ab 1800 wiederum Freiburg besetzt hielten und dem Herzog nach dem Frieden von Lunéville 1802 auch noch die Ortenau zugesprochen wurde, griff er zu und Freiburg wurde für drei Jahre »modenesisch«[69].

Die medizinischen Einrichtungen in Freiburg waren während der Kriegszüge durch die Umwandlung des Krankenspitals in ein Lazarett betroffen. Dort lagen dichtgedrängt die Kriegsopfer und wurden seit 1798 erstmals von drei *Barmherzigen Schwestern* gepflegt, die aus dem Straßburger Mutterhaus von der Revolution vertrieben waren [70].

Die Stimmung in Freiburg war nicht sehr begeistert, man fühlte sich, nach dem vielzitierten Ausspruch des später berühmten liberalen Juristen *Carl von Rotteck* (1775–1840) – einem Sohn des 1789 als »Rodecker von Rotteck« geadelten Mediziners – »wie eine Schafherde verhandelt«.

Der Herzog von Modena bestellte seinen Schwiegersohn, den habsburgischen Erzherzog Ferdinand (1754–1806), als Landes-Administrator, der wiederum den bereits genannten, seit langem im Dienst Österreichs stehenden *Hermann von Greiffenegg* (1737–1807) zum Regierungspräsidenten ernannte. Diesem war schon einmal 1767 die staatliche Aufsicht über die Universität übertragen worden, um die Regularien der Theresianischen Hochschulreform durchzusetzen; er hatte dieses Amt mit Ehrgeiz und Selbstherrlichkeit über zwei Jahrzehnte ausgeübt [71].

Formal war in der modenesischen Zeit (1802–1805) die Freiburger Hochschule keine österreichische Universität mehr, sondern eine ausländische. Für die Medizin bedeutete dies, daß – nach einem Dekret der Wiener Behörden – »die Hohe Schule in Freiburg bei den medizinischen Studien als auswärtige Hohe Schule angesehen werden müsse« und daß daher Mediziner, die in Österreich praktizieren wollen, die Universität Freiburg nicht mehr besuchen konnten. Greiffenegg hielt ohnehin nicht viel von ihr; er fragt, »was so viele Lehrkanzeln nur möchten – ein römisches Recht, ein katholischer Katechismus, eine Logik und eine Pathologie könnten die Stelle aller Fakultäten vertreten« [72]. Dahinter stand sicher sowohl die Sparsamkeit – Freiburg war durch die erneuten kriegerischen Ereignisse am Rand seiner Existenzfähigkeit – als auch die Furcht vor potentiellen Unruhen. Die Studentenzahlen nahmen rasch bis zur Hälfte ab und auch mehrere Professorenstellen blieben unbesetzt; mit einem Personalbestand von nur fünf Professoren, einem Prosektor und einem chirurgischen Gehilfen, dennoch mit einem relativ guten Ruf als Ausbildungsstätte erlebte die Medizinische Fakultät das Ende der österreichischen Zeit, der sie mit der Universität ihre Existenz verdankte. Nach der verlorenen Schlacht bei Austerlitz gingen die vorderösterreichischen Lande am Oberrhein im Frieden zu Pressburg am 26. Dezember 1805 in den Besitz des Kurfürsten *Karl Friedrich von Baden* (1728–1811) über. Im Juli 1806 trat dieser mit seinem neugeschaffenen Badischen Staat dem von Napoléon I eingerichteten Rheinbund bei und erhielt den Titel Großherzog.

# Zweiter Teil

1 Die Fakultät in den Zeitströmungen des frühen 19. Jahrhunderts

Der Übergang an das Grossherzogtum Baden

Der Beginn der badischen Herrschaft traf die Universität Freiburg zunächst schwer. Die neue Regierung, insbesondere der mit der inneren Organisation betraute Freiherr *Sigismund von Reitzenstein* (1766–1847) entwarf erneut ein streng bürokratisch-zentralistisches System mit dem Ziel, die auftauchenden Probleme möglichst zweckrational und von oben zu lösen [1]. Dazu gehörte auch die ernsthafte Erwägung, ob für das kleine Großherzogtum die beiden ihm zugefallenen Universitäten, Freiburg und Heidelberg, nicht zuviel und zu teuer seien. Es schien von vornherein ausgemacht, »daß Freiburg es sei, welches der an Alter, Frequenz und litterarischer Berühmtheit bevorzugten Nebenbuhlerin werde weichen müssen«. Für Heidelberg sprach aus der Sicht der Regierung weiterhin, daß die dortige Universität erst vor kurzem mit hohen Kosten neu eingerichtet worden war und daß man eine wesentlich höhere Gesamtstudentenzahl vorweisen konnte [2].

Dies galt jedoch nicht für die Medizinische Fakultät; sie war in Heidelberg nach den Worten ihres gewichtigsten Fakultätsmitgliedes, des Geburtshelfers *Franz Anton Mai* (1742–1814) »eine Schaubühne des Mangels und der Armut« und verfügte vor allem außer einer Anatomie und einem botanischen Garten über keine Unterrichtsanstalten [3]. Die Zahl der Medizinstudenten war in Freiburg mit etwa 80 Studenten mehr als doppelt so hoch. Auch die Lehreinrichtungen mit dem städtischen Stiftungsfonds im Hintergrund präsentierten sich wesentlich großzügiger.

Auf eine Anfrage vom 2.1.1805, also noch in österreichischer Zeit, was über die Einrichtungen der Fakultät »allenfalls Vorzügliches... angemerkt werden könnte«, hatte die Fakultät stolz geantwortet, daß »sie mit so vielen gelehrten Hülfsmitteln zur Bildung brauchbarer Heilkünstler versehen sey, daß sie nur wenigen ihrer Schwestern [in] Deutschland nachstehen wird, und daß manche ihrer Anstalten noch solcher Vervollkommnungen fähig sind, daß sie dann auch mit diesen wenigen einem rühmlichen Wettstreit begegnen« könne [4]. Noch vor der formellen Übergabe des Breisgaus an Baden, am 16.1.1806, reiste eine Universitätsdelegation nach Karlsruhe; ihr gehörten an der Prorektor und Professor für Weltgeschichte Johann Maria Weissegger, der Professor der schönen Wissenschaften Johann Georg Jacobi und der Dekan der Medizinischen Fakultät, der Chirurg und Geburtshelfer J. M. Alexander Ecker. In der viertelstündigen Audienz beim Kurfürsten wurde im Hinblick auf den Fortbestand der Freiburger Universität immerhin Aufmerksamkeit erreicht: »bei dieser Gelegenheit wurde der Spital, die Anatomie und andere Einrichtungen der medicinischen Fakultät in das gehörige Licht gesetzt, welches einen sehr guten Eindruck zu machen schien«[5].

Es ist medizinhistorisch und politisch nicht ohne Reiz, daß das »Allgemeine oder Wochenblatt für das Land Breisgau und die Ortenau« am 8. August 1807 hierzu die Stimme eines Mannes abdruckte, der zu diesem Zeitpunkt in Badens Öffentlichkeit erhebliche Aufmerksamkeit erregte: *Franz Joseph Gall* (1758–1828), der Erfinder der neuen »Schädellehre«, Kranioskopie bzw. später Phrenologie genannt. Gall hatte 1805 nach erregten Auseinandersetzungen über seine Schädel-Hirn-Lokalisationstheorie Wien verlassen; Kaiser Franz II. hatte ihm dort ein öffentliches Wirken untersagt, da »diese Lehre auch auf Materialismus zu führen, mithin gegen die ersten Grundsätze der Moral und Religion zu streiten scheint«[6].

Gall war im Begriff, Wien mit Paris zu vertauschen, wo er bis an sein Lebensende blieb und erneut lebhafte und ernsthafte wissenschaftliche Diskussionen hervorrief. In den zwei Jahren zwischen Wien und Paris war er auf Reisen und hielt sich Anfang 1807 offenbar auch kurz in Freiburg auf; daß er hier, wie immer wieder tradiert wird, Privatvorlesungen gehalten habe, ist nicht nachweisbar und von seinem Reiseplan her unwahrscheinlich[7]. Galls öffentliches Eintreten für das eben noch vorderösterreichische Freiburg als jetzt badische medizinische Ausbildungsstätte muß daher auch politisch als nachträglicher Hieb gegen Wien interpretiert werden:

»Heidelberg«, sagt er, »wird schwerlich jemals zu einer vollkommenen medizinischen Studienanstalt gedeihen. Bedeutende Vorzüge scheinen mir für Freyburg zu entscheiden. Es wird gar nicht schwer seyn, dort ein ganz anpassendes Lokale zu finden, weil es an Gebäuden, die sogar mit Gärten umgeben sind, nicht fehlte. Freyburg hat außerordentlich reiche Stiftungen, die nicht weggenommen werden können, und nur noch einen sehr geringen Zuschuß von Seiten des Staates erfordern würden, um alle Auslagen für die ganze Universität zu bestreiten. Die Zuchthäuser und Spitäler befördern den klinischen, anatomischen und physiologischen Unterricht, was in Heidelberg so äußerst mangelhaft ist. Die Zahl der Mediziner ist schon gegenwärtig in Freyburg weit beträchtlicher als in Heidelberg, wo deren nur 18–20 sind. Es läßt sich auch nichts gegen die Biederkeit der Bewohner und gegen die unvergleichlich schöne und gesunde Lage, gegen die Wohlfeilheit der Lebensmittel usw. sagen. Freiburg scheint daher geeignet zu sein, der wahre Sitz der Musen und der Kultur, und vielleicht eine der vorzüglichsten Universitäten in Deutschland zu werden, besonders wenn man bedenkt, wie reichlich der Staat verdienstvolle Lehrer zu belohnen, und wie liberal seine Gesinnungen gegen das Fortwirken des Geistes zu sein pflegen«[8].

Johann Matthias Alexander Ecker

Diesem Fortwirken des Geistes und nicht mehr der erstarrenden Staatsraison österreichischer Prägung zugewandt war auch der schon mehrfach genannte *Johann Matthias Alexander Ecker* (1766–1829), das in vieler Hinsicht

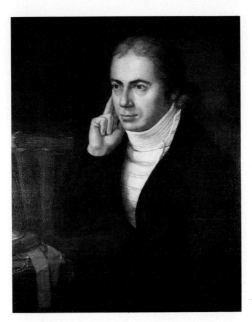

30 Johann Matthias Alexander Ecker (1766–1829). Ölbildnis um 1800, Künstler unbekannt

bedeutendste Fakultätsmitglied der Wende zum 19. Jahrhundert. Ecker muß in besonderer Weise hervorgehoben werden, weil sein Werdegang, seine Tätigkeit, sein wissenschaftlicher und sein geistiger Standort die Zeitstruktur an einem Knotenpunkt der Fakultätsgeschichte besonders verdeutlichen (Abb. 30). Sein Sohn, der später auf andere Weise für Freiburg wichtig gewordene Anatom und Anthropologe *Alexander Ecker* (1816–1887), hat in der Rückschau die »zwei Dezennien um die Wende des Jahrhunderts zu den interessantesten in der Geschichte unserer Universität« gerechnet [9]; sie erhielten gerade wegen der unsicheren äußeren Verhältnisse Kontur und Kontinuität durch seinen Vater.

Die Karriere des älteren Ecker gehört nach Plan und Stil noch ganz in die österreichische Zeit. Geboren am 26.2.1766 in Bischofteinitz (Tynhersow) in Böhmen und als Waise bei seiner Schwester in Mies bei Pilsen aufgewachsen, bezog er zunächst das Gymnasium in Prag, erwarb sich erste chirurgische Fähigkeiten beim Stadtchirurgen von Mies und ging dann erneut nach Prag zum Studium der Philosophie, Naturgeschichte und Medizin. Nach der Teilnahme an den Türkenkriegen 1788/89 als Unterarzt trat er in das Wiener Josephinum ein, die von Kaiser Joseph II. gestiftete Bildungsanstalt für Militärärzte. Die Erfahrungen weiterer Feldzüge, mehrfache Dienstleistungen in Kriegsspitälern, längere Aufenthalte in Gießen, Paris und anderen Orten Europas, sowie eine glänzende Promotion am Josephinum zum »artis medico-chirurgicae Doctor« (1792) machten früh auf ihn aufmerksam.

Drei seiner Frühschriften charakterisieren die Spannweite seiner Interessen und Begabungen: die Preisschrift über die »Ursachen, welche bei einer blutigen, durch scharfe und stumpfe Werkzeuge verursachten Wunde gefährliche oder tödtliche Folgen hervorzubringen im Stande sind« (1794), Erörterungen über die Verbesserung des Apothekenwesens und der Studieneinrichtung am Josephinum (ungedruckt), sowie der »Geist Hippokrat's, nach dem Lateinischen des Burnet aus dem griechischen Urtexte von J. Alexander Ecker, Wien 1791, 8°«. Der Chirurg, der Organisator und der gebildete Arzt – auf allen drei Gebieten hat Ecker in Freiburg der Medizinischen Fakultät in schwieriger Zeit wirkungsmächtige Impulse gegeben, nachdem er am 3. April 1797 zum Professor der Chirurgie und Geburtshilfe ernannt worden war. Am 20. Juli hielt er seine Antrittsrede, heiratete im gleichen Jahr eine der Töchter seines Amtsvorgängers Mederer und blieb 32 Jahre lang der Freiburger Fakultät verbunden. Der ebenfalls von Mederer übernommene Familiensitz, das Haus Ecke Schiffstraße und Unterlinden, wurde für das ganze 19. Jahrhundert zu einem Zentrum des Freiburger Geisteslebens.

Um Matthias Alexander Ecker, aber auch um die zeitgenössische Diskussion in der Freiburger Fakultät richtig einordnen zu können, muß man sich die allgemeine medizinhistorische Situation um die Wende zum 19. Jahrhundert vergegenwärtigen. Noch standen nebeneinander die zahlreichen Versuche des 18. Jahrhunderts, einheitliche Systeme zur Erfassung des Krankheitsgeschehens zu schaffen; außerdem liefen die entsprechenden Entwicklungen in den einzelnen Ländern unterschiedlich ab.

Wien hielt im wesentlichen noch am »humoral-gläubigen Grund seines Lehrsystems« fest [10], d. h. es orientierte sich an den traditionellen Vorstellungen von Krankheit als einer Störung des Säftegleichgewichtes. In *Paris* schuf die Revolution eine gänzlich neue Ausgangssituation für alle Formen von Forschung und Lehre; sie hob die alten Institutionen auf und ersetzte sie durch eine militärisch durchorganisierte Ecole de Santé, wo nunmehr die anatomisch-klinische Forschung einen großen Aufschwung erlebte. Dort wurde zunächst am deutlichsten die Vereinigung von klinischer Beobachtung und pathologisch-anatomischer Kontrolle durchgesetzt, die in *Italien* durch den Paduaner Anatom *Giovanni Battista Morgagni* (1682–1771) systematisiert worden war. Aus *England* kam mit der Lehre des Schotten *John Brown* (1735–1788) die weite Kreise faszinierende Idee, den ganzen Schwerpunkt des lebendigen Geschehens im Nervensystem zu sehen, dessen Kraft durch Reize gesteigert (Spasmus) oder herabgesetzt (Atonie) werden kann. Das ganze Leben sei ein durch Reize erzwungener und nur durch Reize erhaltener Zustand; auch gebe es eigentlich nur zwei Grundkrankheiten, die Sthenie (Überreizung) und die Asthenie (Schwäche), folglich auch nur eine entweder anregende oder dämpfende Therapie. In *Deutschland* begann schließlich die Entwicklung vielerorts ganz andere Wege zu gehen, indem als Reaktion auf den französischen Einfluß der Aufklärung auch in der Medizin eine neue, philosophisch begründete Naturschau in Erscheinung trat: die Naturphilosophie der deutschen Romantik. Hier wurde postuliert, daß die Erscheinungen der Natur weniger durch die Beobachtung, sondern durch die Erkennung allgemeiner Prinzipien erklärt werden müßten. Im Vordergrund stand dabei die Vorstellung von den drei Grundkräften des Organismus, der Irritabilität, der Sensibilität und dem

Streben nach Reproduktion; ihnen standen drei Grundkräfte im anorganischen Bereich entgegen: die chemische, die elektrische und die magnetische Kraft. Aus der Verallgemeinerung dieser Prinzipien entstand die Idee, Gesundheit und Krankheit als polar entgegengesetzte Erscheinungen eines einzigen lebendigen Prinzips zu definieren.

Einem Chirurgen wie Ecker wäre es sicher leicht gefallen, in diesem die Lehre, die Forschung und vor allem die Praxis gleichermaßen verwirrenden Gespinst von Theorien, eine einfache, pragmatische Position zu beziehen und sich damit zu bescheiden. Er tat dies auch auf seinem eigensten Gebiet, indem er z.B. 1798 für seine chirurgischen Vorlesungen einen eminent praktischen Leitfaden herausgab[11] und sich insbesondere der Heranbildung tüchtiger und wissenschaftlich gebildeter Chirurgen widmete. Er hat jedoch ebenso intensiv an der theoretischen Diskussion teilgenommen und sich in mehreren Schriften gegen den um sich greifenden Brownianismus ausgesprochen, wie überhaupt gegen alle, die den kranken Menschen »unter das Joch ihrer Systeme beugen, auch chemisch oder metaphysisch zergliedern« wollen. Ecker übersetzt 1799 die »Nosographie philosophique, ou la méthode de l'analyse appliquée à la médecine« des französischen Arztes *Philippe Pinel* (1755–1826), ein Jahr nach ihrem Erscheinen, und sieht in ihr den einzig zeitgemäßen Versuch, die Medizin aus ihrer Unsicherheit herauszureißen. Wie Pinel lag es Ecker am Herzen, zunächst unbeeinflußt von Theorien im alten hippokratischen Geiste die Krankheit zu beobachten, ihre Erscheinungen zu analysieren, zu ordnen und zu allgemeinen Begriffen zusammenzufügen. Im übrigen lehre nur eine lange und gründliche Beobachtung, wann wir die Heilung der Natur überlassen können und wo wir sie unterstützen müssen: summa ars est, multum scire et parum agere[12].

Man hat in der Beurteilung Eckers seine Hinwendung zur griechischen Antike, sowohl in der Medizin als auch in Literatur und Kunst, als Ausdruck des philosophischen Zeitgeistes gedeutet[13]. In der Tat kann man bei diesem Chirurgen alle Züge des aufbrechenden deutschen Idealismus, der Antikenverehrung im Geiste Winckelmanns, »die Einwirkung des Frühlings-Wehens der jungen deutschen Literatur«[14] und nicht zuletzt die humanen Bestrebungen seines Freimaurertums erkennen. Ecker sprach außer Latein und Griechisch sechs lebende Sprachen und verkehrte in einem Freundeskreis, der seine innere Nähe zur Naturphilosophie und Romantik nicht verbarg: dazu gehörten der Kapitelskanzler der Malteser, *Joseph Albrecht von Ittner*, der Dichter und Professor der Ästhetik *Johann Georg Jacobi*, der Theologieprofessor und Orientalist *Leonhard Hug* und der Staatsrat *Freiherr von Baden*. Man traf sich im Großpriorat der Malteser in Heitersheim, richtete dort nach englischem Vorbild einen »poets corner« ein, und publizierte in Jacobis Taschenbuch »Iris« philosophisch-ästhetische Aufsätze. Auch Ecker hat sich hieran beteiligt und über Apoll, Aeskulap, Hippokrates, über den Tod, das hohe Alter der Dichter und über die Frage geschrieben, ob dem weiblichen Geschlecht der Name des Schönen gebühre[15].

Aus medizinischer Sicht muß man in der Hinwendung zu den antiken Quellen noch ein zusätzliches Moment erkennen. Ecker hatte schon durch die genannte umfangreiche Übertragung des »Hippocrates contractus« erreichen wollen, seine »Mitbrüder, die Feldchirurgen« auf diesen »großen, unerreichbaren Mann« aufmerksam zu machen. Hippokrates, so meinte Ecker, verdiene es nach wie vor, »von allen Ärzten und zu allen Zeiten gelesen zu werden« und sein Beispiel als »fleißiger und forschender Beobachter am Krankenbett« sei zeitlos und wegleitend. Ecker reihte sich damit in die nicht kleine Zahl von medizinischen Hochschullehrern ein, die angesichts der Wirrnis der Theorien bewußt wieder die einfachsten Grundsätze medizinischen Erkennens und Handelns hervorheben wollten und hierzu die Beispiele aus der Geschichte holten. Die Geschichte der Medizin war zu dieser Zeit noch lange keine abgelebte Historie, vielmehr lieferte die Beschäftigung mit der Vergangenheit nicht nur grundsätzliche Beispiele, sondern gab auch das Maß für den Fortschritt ab. Ecker hielt daher regelmäßig eine Vorlesung über »Medicinische Encyklopädie, Methodologie und medicinische Litterargeschichte« als Grundlage der praktischen medizinischen Tätigkeit[16].

1798 hatte der englische Arzt *Edward Jenner* (1749-1823) die *Kuhpockenimpfung* bekanntgemacht, eine Neuerung, die in der ganzen Öffentlichkeit heftigste Kontroversen auslöste. Es charakterisiert wiederum den auf die praktische Erfahrung vertrauenden Ecker, daß er angesichts einer »mörderischen Pockenepidemie« in Freiburg 1801 »alle bis zu jener Zeit bekannten Thatsachen über diese wohlthätige Erfindung kalt geprüft« hat und sich entschloß, »auch meine Mitbürger davon zu überzeugen« (Abb. 31). Offenbar noch vor dem ersten öffentlichen Impfversuch in der Hauptstadt Wien[17] impfte Ecker in Freiburg die Kinder einiger »edler, helldenkender Bürger«, an herausragender Stelle die der Gräfin Kageneck, schrieb eine kleine Aufklärungsschrift, verteilte sie über den Magistrat[18] und berichtete ein Jahr später in einem Nachtrag über den Erfolg der Aktion[19]. Die dort mitgeteilten Einzelheiten über die mehr als 1000 Impfungen innerhalb von 6 Monaten im Breisgau, über die Art und Intensität der Mitarbeit von Ärzten und Wundärzten in den Orten der Umgebung, über Komplikationen und Reaktionen von »Feinden, Spöttern und Frömmlern« geben einen seltenen Einblick in den medizinischen Alltag der Zeit. Gleiches gilt für seine aufklärenden Beiträge über »Gesundheits-Polizey« im »Allgemeinen Intelligenzblatt« oder in Einzelschriften über jeweils vorherrschende Erkrankungen, wie z.B. den Typhus 1814 im Gefolge des Durchzugs der großen Heere nach den Napoleonischen Kriegen[20].

Zu diesem Zeitpunkt erweist sich Ecker inzwischen innerlich und äußerlich weit entfernt von seiner österreichischen Herkunft. Mitgerissen von der Befreiungsbewegung wird er zum deutschen Patrioten: »nie mehr sey, wenn es sich um Deutschlands Wohl und Wehe, um Deutschlands Ehre und Freyheit handelt, nie mehr von Nord- und Süddeutschen, von Österreichern, Preussen, Sachsen, Bayern, Württembergern, Badnern und Hessen die Rede«, ruft er bei einem öffentlichen Festmahl am 19.10.1814 zur Feier des Jahrestages der Völkerschlacht von Leipzig aus[21]. Als sich nach dem berühmten Aufruf von neun deutschen Prinzessinnen für ein weibliches soziales Wirken auch in Freiburg ein »Verein deutscher Frauen« bildet, wurde Sophie von Andlau zur Vorsteherin und Ecker zum »Geheimschreiber« gewählt[22].

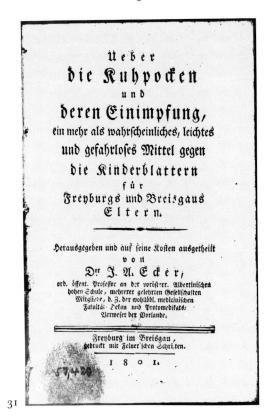

31

Auf die unermüdliche und erfolgreiche Tätigkeit Eckers im Zusammenhang mit der Errichtung des neuen Klinikums wird später noch einzugehen sein; die bewußt ausführliche Schilderung seiner Persönlichkeit sollte jedoch verdeutlichen, wie sehr sich gerade in ihm alle Züge seiner bewegten Zeit widerspiegeln. Es unterliegt keinem Zweifel, daß an seiner Überzeugungskraft, seiner Gewandtheit und seinem Prestige als Arzt alle Verhandlungen gemessen werden müssen, die 1806/07 um den Erhalt der Freiburger Universität im Rahmen des neuen Großherzogtums Baden gelaufen sind. Als der Erhalt der Hochschule gesichert war, wurde Ecker zum Prorektor und sein Freund, der frühere Malteserordenskanzler v. Ittner zum Kurator benannt.

Sein Nachfolger Carl Joseph Beck bestätigt in einer Gedächtnisrede noch 1830, daß durch Eckers »im Spätjahr 1806 begonnene, bis Ostern 1808 verlängerte Führung des Prorectorats eine geistige Wiedergeburt unserer Lehranstalt stattfand«[23]. Das Prorektorat, also die eigentliche akademische Leitung der Universität (Rector magnificentissimus war der Großherzog) wurde Ecker insgesamt dreimal übertragen; außerdem leitete er jahrelang die Wirtschafts-Deputation, die Kommission für die wirtschaftlichen Angelegenheiten der Universität und wurde 1825 und 1828 zum Abgeordneten der Hochschule in der ersten Kammer der badischen Landstände ernannt.

Die Fakultät in den Zeitströmungen des frühen 19. Jahrhunderts

Als er am Abend des 5. August 1829 »während einer Fakultätssitzung kurz vor 7 Uhr abends von einer Ohnmacht befallen und trotz aller schnell angewandten Mittel tot nach Hause getragen« wurde, trauerten Stadt und Land. Seine literarischen Freunde widmeten ihm lateinische Elegien [24].

Medizinstudium und Universitätsreform

Kehren wir zurück zu den äußeren Umständen des Wechsels in der Landesherrschaft, so waren die ersten Maßnahmen der neuen Badischen Regierung teilweise einschneidender als die vorherigen österreichischen Regelungen [25]. Im Juli 1807 wurde anstelle des bisher üblichen Schuljahres die Einteilung in zwei Semester verfügt und Professoren und Studenten ein freier »dies academicus« pro Woche zugestanden. Eine besonders drastische Neuerung war die *Prüfungs-Verordnung* von 1808, wonach die Medizinstudenten fortan nicht mehr an der eigenen Fakultät von ihren Professoren, sondern in Karlsruhe von Mitgliedern der General-Sanitäts-Commission geprüft werden sollten [26]. Gegen diese Maßnahme erhoben die Professoren schärfsten Protest, nicht nur weil ihnen durch den Verlust der Prüfungsgelder ein wesentlicher Teil ihrer Besoldung abging, sondern weil damit ein erheblicher Eingriff in das traditionelle Recht eines Hochschullehrers, Lehrer und Prüfer zu sein, gegeben war. Die medizinische *Staatsprüfung* war nunmehr zentralisiert, die Professoren waren aus den Examina, deren Bestehen den Kandidaten zur Ausübung des ärztlichen Berufes berechtigte, ausgeschaltet. Der Protest der Fakultät blieb ohne Erfolg; es sollte bis zur Neuregelung des ärztlichen Prüfungswesens in den Jahren zwischen 1869 und 1871 dauern, bis die Fakultät selbst wieder einen Prüfungsausschuß am Hochschulort bilden durfte. Neu war auch die 1812 erlassene Verfügung, daß der Student eine »Staats-Erlaubniß« benötigte, um zum Studium zugelassen zu werden. Hiermit wollte man offensichtlich einer Überfüllung der Berufe vorbeugen, nicht etwa das Niveau der Aspiranten heben; die obligatorische Reifeprüfung an den Gymnasien ist in Baden erst 1839 in Kraft getreten.

Wieder eingesetzt wurde das Fakultätsprivileg der *Promotion*, das seit Joseph II. abgeschafft war. In einem langjährigen Entwicklungsprozeß wurden zunächst die promotionsbezogenen öffentlichen Disputierübungen (1807), erst viel später die rigorose Einzelprüfung (1820) und schließlich die Vorlage einer schriftlichen Inaugural-Dissertation (1827) wieder eingeführt. Der Erwerb der Doktorwürde setzte indessen in jedem Fall den Besitz des ärztlichen Lizenzscheins, also die Prüfung vor der Sanitäts-Commission in Karlsruhe voraus, auch berechtigte die Promotion nicht mehr wie früher zur Lehrtätigkeit als »Doctor legens«. Für die außerplanmäßigen Lehrer und ihre Lehrbefugnis war inzwischen vom Ministerium unter dem 14.4.1818 die »Norm über die Habilitierung der Privatlehrer, deren Pflichte und Rechte« erlassen worden [27].

Erneut war es die Medizinische Fakultät, die den Anstoß zu dieser bedeutenden Neuerung in Freiburg gegeben hatte. Der Gymnasialprofessor und Naturforscher *Karl Julius Perleb* (1794–1845), der den medizinischen

Doktorgrad besaß, erbat 1818 beim Konsistorium der Universität die Lehrbefugnis. Die Fakultät, in deren Zuständigkeit das Ansuchen fiel, nahm den Vorgang zum Anlaß, Überlegungen anzuregen, »wodurch Jeder, der als Privat-Docent öffentlich Vorlesungen abzuhalten ansucht, sich also als einen Lehrer präsentiren will, doch auch zwar ein Specimen seiner wissenschaftlichen Ausbildung, und seines Vortrages abzulegen verbunden würde«[28]. Eine ähnliche Verfügung existierte in Heidelberg bereits seit 1803, über die nunmehr J. M. Alexander Ecker ein Gutachten anfertigte und empfahl, in ähnlicher Weise eine für alle Fakultäten gültige, allgemeine *Habilitationsordnung* auszuarbeiten.

Sein Vorschlag sah die Probevorlesung mit anschließendem Kolloquium vor dem engeren Konsistorium und der Fakultät vor, wobei letztere das Thema für den Probevortrag (3 Stunden vor dem Vortrage) auszuwählen hatte, das Konsistorium (der spätere Senat) jedoch über die Annahme oder Ablehnung der Habilitationsleistung entschied. Für das Verfahren hatte der Habilitand ein gedrucktes wissenschaftliches »Programm« vorzulegen, aus dem sich später die Habilitationsschrift entwickelte; es konnte lateinisch oder deutsch geschrieben sein, jedoch mußte die Vorlesung in der jeweils anderen Sprache gehalten werden. Die *venia legendi* wurde – sofern sich der Kandidat nicht »durch Mangel an Sprachkenntnis oder Unfähigkeit, seine Sätze zu vertheidigen, offenbar lächerlich gemacht« hatte – mit dem Prädikat Privatlehrer bzw. Privat-Docent »in der Fakultät« erteilt. Durch diese Formel waren die Dozenten bis gegen Ende des 19. Jahrhunderts berechtigt, in verschiedenen Disziplinen der Medizin Unterricht zu erteilen. Diese vom Staat lange Zeit beharrlich verteidigte umfassende Lehrerlaubnis brach sich im weiteren Verlauf naturgemäß mit der Ausdifferenzierung der medizinischen Spezialdisziplinen und war Gegenstand vieler Novellierungen der Habilitationsordnung während des ganzen Jahrhunderts. Vorläufig aber wurde der Entwurf des Chirurgen Ecker mit dem Erlaß von 1818 für alle Fakultäten bindend[29].

Es gereicht der Freiburger Medizinischen Fakultät zur Ehre, daß sie den Karlsruher ministeriellen Verordnungen im Prinzip skeptisch gegenüberstand und mehr als einmal zumindest versuchte, ihre akademische Erfahrung dagegenzusetzen. So legte sie im Jahre 1814 von sich aus einen revidierten Studienplan vor[30], der jedoch in Karlsruhe zu den Akten gelegt wurde; dagegen wurde von dort verfügt, daß ab 1816 nur diejenigen Medizinstudenten zum Staatsexamen zugelassen würden, die in Heidelberg die (1805 neu eingerichtete) Gebäranstalt besucht hätten. Ecker beantwortete diese Verordnung umgehend mit einem Antrag zur Errichtung einer besonderen Entbindungsanstalt in Freiburg[31] und wiederholte damit einen Wunsch, den er schon mehrfach öffentlich geäußert hatte[32]. 1821 übermittelte das Kuratorium zwei ministerielle Entwürfe zur Studienplangestaltung; sie waren von Beamten der Karlsruher Sanitäts-Commission verfaßt und gaben der Fakultät offenbar Anlaß, grundsätzlich zur Frage eines von oben verordneten Unterrichtsplanes Überlegungen anzustellen.

Dieses Problem stand zu jenem Zeitpunkt ohnehin an den deutschen Universitäten zur Debatte. Der preussische Innenminister Massow hatte schon

1803 im Zuge einer grundlegenden, von Preussen aus später maßgebenden Universitätsreform über die Medizinerausbildung durch den Hallenser Pathologen *Johann Christian Reil* (1759–1813) und den ebenso berühmten Berliner Kliniker *Christoph Wilhelm Hufeland* (1762–1836) ein Gutachten anfertigen lassen. Darin stand, daß im Prinzip sowohl der Medizinstudent als auch das »Collegium« einer »Veredelung« bedürfe, im Sinne der durch *Wilhelm von Humboldt* (1767–1835) neu konzipierten humanistischen Bildungs-Universität. Grundsätzlich unterschieden sich jedoch – so Reil und Hufeland – Medizin und Geisteswissenschaften durch die unumgänglichen und ganz praktischen Erfordernisse der klinischen Medizin, wie sie sich gerade in Frankreich, England und Österreich zu entfalten begannen. Um eine solche Entwicklung auch in Deutschland zu verwirklichen, bedürfe es vor allem einer Erweiterung der Kompetenzen von Fakultät und Universität sowie einer freien Koordinierung mit dem Staat, ohne in dessen Abhängigkeit zu stehen.

Die Reaktionen der Freiburger Medizinischen Fakultät auf die Studienplanentwürfe des Karlsruher Ministeriums zielen genau auf diesen Punkt, indem sie die grundsätzliche, im Prinzip bis heute noch nicht beantwortete Frage aufwerfen, welche Art der Wissensvermittlung für den angehenden Arzt die richtige sei und auf welchen Typus von Studenten der Unterricht zugeschnitten werden müsse. Auf eine schriftliche Umfrage des Dekans Ecker antwortete Schaffroth, der Ordinarius für spezielle Pathologie und Therapie: »Der gute Kopf braucht weder ein Zeitmaß für seine Universitätsstudien, noch die Angabe der Aufeinanderfolge derselben, und dem mittelmäßigen frommen alle Vorschriften und Normen nichts«. Carl Joseph Beck, Chirurg und späterer Nachfolger Eckers, erklärte noch präziser »jeden Studienzwang, jede Beschränke der akademischen Lehr- und Lernfreyheit als dem wissenschaftlichen Geiste schädlich«. Auch die offenbar wieder vorgesehenen Semestralprüfungen seien letztlich nur für »mittelmäßige Köpfe und gemeine Naturen« berechnet und würden die Studenten dazu erziehen »nur das Vorgetragene« wiederzukäuen[33].

Das Ministerium ging auf derlei Versuche, die Lehrautonomie an die Fakultät zurückzuholen, naturgemäß nicht ein und verlangte erneut die Vorlage eines *Studienplanes* zur Genehmigung. Die Fakultät beschloß daraufhin eine Variation ihres alten Vorschlags von 1814 und erhielt hierfür am 28.8.1822 die ministerielle Erlaubnis. Der Plan sah eine vierjährige Ausbildung vor, die strukturell bis zur reichseinheitlichen Regelung 1873 kaum mehr Änderungen erfahren sollte:

1. Semester: mediz. Encyclopädie; Anatomie des Menschen im ganzen Umfange; vergleichende Anatomie; tierische Chemie.
2. Semester: Physiologie; Botanik und botanische Arzneiwarenkunde; pharmazeutische Chemie und chem. Arzneiwarenkunde; Pflanzenanalysen.
3. Semester: allgemeine Pathologie und Therapie; Arzneimittellehre und Receptierkunst; Verband- und Instrumentenlehre; Übungen im Seciren und Präparieren.
4. Semester: spezielle chirurgische Krankheitslehre; Geburtshilfe; spezielle innere Pathologie mit Semiotik und Therapie.
5. Semester: chirurgische Klinik und Operationslehre; praktische Geburtshilfe; Tierarzneikunde.

6. Semester: medizinische Hospital-Klinik; ambulatorische Klinik; gerichtliche Arzneikunde; medizinische Polizei.
7. Semester: pathologische Anatomie; Augenheilkunde; psychische Krankheiten.
8. Semester: Geschichte der Medizin; Geschichte der Tierseuchen; »Wiederholung derjenigen Fächer, in denen der Schüler noch nicht genug unterrichtet ist«.[34]

»In dem seit etwa sieben Jahrzehnten um die Einschränkung der Lern- und Lehrfreiheit geführten Kampf erst der österreichischen, dann der badischen Regierung«, so kommentiert Nauck, »war nun der Sieg über die den wissenschaftlichen Geist verteidigenden Vertreter der Medizinischen Fakultät den Beamten zugefallen«[35].

NATURPHILOSOPHIE UND SPEKULATIVE HEILKUNDE

Der erste medizinische Ordinarius, der nach dem Übergange an Baden nach Freiburg berufen wurde, war *Johann August Gottlieb Schaffroth* (1770–1824); mit ihm begann die kurze, aber für die damalige Situation der Medizin in Deutschland typische inhaltliche Auseinandersetzung der Fakultät mit den geistigen Zeitströmungen, insbesondere der Naturphilosophie[36]. Dabei handelte es sich, wie schon angedeutet, um eine spezifisch deutsche Erscheinung; ihr geistiger Ausgangspunkt war die Naturphilosophie von *Friedrich Wilhelm Schelling* (1775–1854), dessen Ideen 1797 erstmalig erschienen waren. Für ihn und seine kurzzeitig auch in der Medizin zahlreichen Anhänger waren Natur und Geist ein und dasselbe; die Erscheinungen der Naturgesetze sollten nicht durch Beobachtung, sondern durch die Erkennung allgemeiner geistiger Prinzipien erklärbar sein.

Schaffroth, gebürtig aus Baden-Baden und Amtsphysikus von Ettlingen, war ohne Vorschlag der Fakultät zum Professor der speziellen Pathologie und Therapie, also der inneren Medizin ernannt worden[37]. Er hatte sich als Physikus in Baden-Baden Verdienste erworben, indem er sich 1801 jenen Kollegen anschloß, die dem Aufruf des Markgrafen Folge leisteten, Versuche mit der Einimpfung von Kuhpocken anzustellen und darüber halbjährlich zu berichten. Schaffroth impfte seine beiden eigenen Kinder und legte über das Gesamtproblem zwei Schriften vor, die seiner Berufung nach Freiburg günstig waren. Sie erfüllten formal eine neue Anweisung des Kuratoriums der Universität, es mögen bei Neubesetzungen in erster Linie Bewerber berücksichtigt werden, »die sich außer der praktischen für ihr Fach nötigen Kenntnis einen literarischen Ruhm erworben haben«[38]. Seine Berufung war dennoch nicht unwidersprochen, da Kuratorium und Fakultät offenbar lieber den aufsteigenden Stern am deutschen Gelehrtenhimmel *Lorenz Oken* berufen hätten[39].

Schaffroth entwickelte sich in kurzer Zeit an der Freiburger Fakultät zum offenen Verfechter der Schelling'schen Naturphilosophie und der daraus abgeleiteten spekulativen Medizin. Er erfreute sich dabei offenbar auch großer Beliebtheit bei den Studenten; seine 1809 erschienenen »Grundzüge seiner Lehrvorträge über spezielle Pathologie und Therapie« erlebten drei Auflagen und scheinen in Freiburg viele Jahre als Lehrbuch gedient zu haben. »Das Leben«, so umreißt Schaffroth darin seinen theoretischen Ausgangspunkt, »ist eine Kraft, die sich als Ausdehnung oder Zusammenziehung oder Anneigung zu beiden (Gleichgewicht, Übergewicht, Indifferenz) zeigt. Hieraus entsteht der Begriff der Polaritäten, die sich durch magnetisch-galvanische Elektrizität und chemische Versuche anschaulich machen lassen. Der Grund der Krankheit ist eine Abweichung vom Irritabilitäts-, das ist Elektrizitäts-Verhältnis. Die Entzündung ist die Urkrankheit...«.

Kürz hat darauf hingewiesen, daß dies nicht etwa nur die theoretischen Spekulationen des klinischen Ordinarius gewesen seien, sondern daß auch über 15 Jahre lang in den Examensarbeiten der Doktoranden »die Trias der Irritabilität, Sensibilität und Reproduktion heimisch« wurde[40]. Schaffroth war dabei durchaus praktisch veranlagt und scheint seine Aufgabe als Direktor der inneren Abteilung des Krankenhauses in der Sapienz zur Zufriedenheit erfüllt zu haben. Als praktischer Vorschlag war auch seine Idee gedacht, den Priesterstand mit dem Ärztestand zu vereinigen; früher hätte der Arztberuf mit dem des Priesters in einer würdigen Verbindung gestanden – »sollte er nicht wieder durch ein solches Band mit demselben vereinigt werden können?«[41]. Die Heilkunst vereint mit den Pfarrgeschäften auszuüben, einschließlich Geburtshilfe und Chirurgie, würde beiden Berufen dazu verhelfen, »die Trägheit und Aufgeblasenheit auf der einen und die Scharlatanerie und den Brotneid auf der anderen Seite« aufzugeben.

Schaffroth scheint es verstanden zu haben, sich trotz seines wissenschaftlichen Standpunktes in der Fakultät Geltung zu verschaffen. Die Skepsis der älteren Kollegen war teilweise sogar mit interessierter Neugier durchmischt; so wissen wir von Ecker, daß er der Naturphilosophie nicht grundsätzlich ablehnend gegenüberstand. Vom Physiologen *Anton Laumayer* (1765–1824), vom Anatomen *Aloys Nueffer* (ca. 1757–1822) und vom bereits betagten Tiermediziner Schmiderer sind keine Stellungnahmen bekannt. Dagegen vermochte Schaffroth die jüngeren Kollegen, die »Doctores legentes« und später den neuen Stand der Privatdozenten anzusprechen[42]. *Ignaz Braun* (gest. 1825), der ab 1808 über Botanik, Semiotik und Pharmakologie las, war von 1817–1820 auch vertretungsweise mit dem Physiologieunterricht betraut und kündigte diesen »mit vorzüglicher Richtung auf die neuere Naturphilosophie« an. Gleiches gilt für *Georg Jacob Pfost* (1787–1840), der ebenfalls Physiologie auf der Basis des Naturphilosophen Karl Friedrich Burdach (1776–1847) gelesen hat. *Karl Augustin Moser* (1770–1821) las Pathologie und Physiologie vorzugsweise nach den naturphilosophischen Schriften von Röschlaub, Burdach und Wilbrand; außerdem kündigte er in der Philosophischen Fakultät Veranstaltungen über Ovid, Tacitus und Ästhetik an. Andererseits war er in Freiburg der erste, der vom Sommersemester 1810 bis zum Sommersemester 1812 eine Vorlesung über Krankheiten der Kinder ankündigte. Schließlich gehörte noch *Franz von Ittner* (1787–1821) in diesen Kreis, der Sohn des oben genannten Malteser-Kanzlers, »eine faustische Natur, Tag und Nacht in Bereicherung seines Wissens sich verzehrend, ein biederer, deutscher Charakter«[43].

Ittner hatte in Landshut und Würzburg die naturphilosophische Medizin kennengelernt, war in der Schweiz offenbar mit *Franz Anton Mesmer* (1734–1825), dem Begründer des tierischen Magnetismus, in Kontakt gekommen, beherrschte aber andererseits den exakten wissenschaftlichen Hintergrund seiner Fächer Chemie, Mineralogie, Geognosie und Botanik. Er war zweifellos der gebildetste und geistvollste unter den Freiburger Gelehrten der naturphilosophischen Zeit, wobei ihn die Chemiegeschichte insbesondere wegen seiner Arbeiten zur Blausäure und ihren Salzen als ersten markanten Fachvertreter in Freiburg hervorhebt. Ittner gehörte als Inhaber des Lehrstuhls für allgemeine und spezielle Naturgeschichte seit 1813 zur Philosophischen Fakultät; nach dem Rücktritt von Franz Ignaz Menzinger wurde ihm dessen »Laboratorium pharmazeutico-chemicum samt den im inventario bemerkten Effecten« übergeben und ein Lehrstuhl für allgemeine und pharmazeutische Chemie eingerichtet. Seine akademische Rede: »Übersicht der Hauptmomente des gegenwärtigen Zustandes der Chemie«, erschienen in der kurzlebigen, aber interessanten »Eleutheria oder Freiburger literarische Blätter«, vereinigt in origineller Weise spekulatives und induktives Denken; sein früher Tod an einer Meningitis wurde als Verlust für die gesamte Universität empfunden[44].

Lorenz Oken und die Freiburger Medizinische Fakultät

Unter dem Einfluß der genannten Fakultätsmitglieder hat die naturphilosophische Richtung in Freiburg eine weit höhere Bedeutung erlangt, als etwa an der anderen Landesuniversität Heidelberg, wo sich inmitten der dortigen literarischen romantischen Bewegung die Medizin betont nüchtern verhielt[45]. Es ist daher auffällig, daß Regierung und Konsistorium 1819 bei der Neuausschreibung des Lehrstuhls für Physiologie und Pharmakologie in Freiburg einen praktischen Anatomen wünschten, »der sich mit den neuen zootomischen Entdeckungen bekannt gemacht hat, dem die neueren naturphilosophischen Arbeiten nicht fremd sind, der zugleich Physiker ist und sich schon Celebrität erworben hat«[46]. Dieser von Ecker formulierte Anspruch zielt erneut darauf ab, jenen Mann zu gewinnen, der inzwischen ebenso berühmt, wie mit Freiburg verbunden war: Lorenz Oken, inzwischen a.o. Prof. der Medizin in Jena. Von Oken, auf den alle diese Anforderungen zutrafen, erhoffte sich die Fakultät sichtlich einen harmonisierenden Einfluß vor allem auf den einseitig spekulativ gewordenen Physiologieunterricht.

Lorenz Oken (1779–1851) (eigentlich Okenfuss) aus Bohlsbach bei Offenburg stand trotz seines nationalen Ansehens zeitlebens in einem besonderen Verhältnis zu Freiburg (Abb. 32). Er hatte von 1800–1804 hier studiert und zum Dr. med. promoviert; seine 1803 erschienene »Übersicht des Grundrisses des Systems der Naturphilosophie« sicherte ihm bereits als Freiburger Student die Aufmerksamkeit der führenden Naturforscher. Während eines Studiensemesters in Göttingen 1806 begann er seine Schrift über die Bedeutung der Schädelknochen, deren Theorie der Wirbelmetamorphose einen tiefen Konflikt mit Goethe zur Folge hatte. Damals schon wollte, wie bereits erwähnt, die

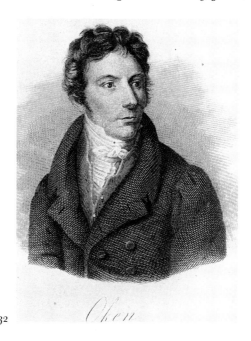

32

Freiburger Fakultät ihren Schüler zurückholen, zumal er mit der Tochter des Kurators Ittner verlobt war; 1807 erhielt der Achtundzwanzigjährige jedoch eine medizinische Professur in Jena. Sein dortiger Aufstieg zu einem der bedeutsamsten Naturforscher der Goethezeit ist bekannt; wichtig für unser Thema ist seine 1819 von der Universität Jena verfügte Entlassung wegen politischer Aufsätze in der von ihm seit 1817 herausgegebenen Zeitschrift »Isis«[47]. Die Freiburger Medizinische Fakultät erbot sich, den nach Mosers Emeritierung freigewordenen Lehrstuhl für Physiologie und Pharmakologie zu trennen, um Oken für die Vertretung der Physiologie zu gewinnen.

Die Verhandlungen mit Oken sind ein eindrückliches Zeugnis der Diskrepanz zwischen einem temperamentvollen freien Geist, einer obrigkeitsbestimmten Universität und einer um akademisches und wissenschaftliches Niveau bemühten Fakultät[48]. Der Entschluß, Oken berufen zu wollen, bewies überdies politischen Mut, denn dieser hatte 1817 in seiner »Isis« einen aggressiven Artikel »Vertheidigung der Universität Freiburg gegen ihre Regierung« erscheinen lassen. Darin hatte er die Universitätspolitik Badens kritisiert, da wieder einmal – aus finanziellen und staatspolitischen Gründen – die Schließung der Freiburger Hochschule diskutiert wurde[49]. Die Universität hatte sich offiziell vom Ton dieses Aufsatzes distanziert; die Anfrage der Fakultät hob daher den bedeutenden Forscher hervor und betonte das Interesse der Wissenschaft.

Oken lehnte den Ruf in zwei ausführlichen Schreiben an die Fakultät ab, die nach der ersten Absage noch einmal insistiert hatte, später aber ihrerseits zurückgeschreckt war. Okens Antworten beweisen eine Einstellung, die ganz dem aufbrechenden freiheitlichen Geist seiner Zeit verpflichtet war und mit

Forderungen nach Zensurfreiheit der »Isis«, nach erheblichen Mitteln für sich und seine Tätigkeit, sowie nach einem grundsätzlichen Ausbau von Fakultät und Hochschule weit über die badischen und lokalen Verhältnisse hinausging: »Es ist nicht genug, daß eine Universität überhaupt existiert, und sich kärglich und still forthülft; sie muß gemäß ihrer Bestimmung... auf die Welt wirken. Das kann sie aber nur, wenn sie Aufmerksamkeit erregt, und dieses kann sie nur durch eine Art Glanz, der nebst der Tüchtigkeit der Lehrer auch von der vollständigen Besetzung der Fächer und von der nöthigen Sammlungen abhängt... Wozu also an einen Ort gehen, wo kein vollständiges Zusammenwirken möglich ist? Jetzt wären unser zu wenig, um uns in die Hände arbeiten zu können, um wechselseitig die Ideen auszutauschen, ja nur um zu erfahren, was in der wissenschaftlichen Welt vorgeht«. Schließlich äußerte Oken einen Gedanken, der einem ängstlich auf eigene Autorität bedachten Kollegium wenig gelegen kommen konnte: »Es ist gut und einer Universität zuträglich, wenn mehrere über ein Fach lesen. Jeder behandelt den Gegenstand anders, und eine Art sagt diesen Studenten, eine andere den andern zu«[50].

Form und Inhalt von Okens Absage gehören zu der kritischen Situation, in der sich die Universität Freiburg ohnehin in diesem Augenblick befand. Die Angst vor einer Schließung wurde immer größer, da die notorische Geldnot der Hochschule, unverhohlen geäußerte Anhänglichkeit an das Haus Österreich und erneute Erwägungen zugunsten Heidelbergs die großherzogliche Regierung auf den Gedanken brachten, Freiburg mit einem Bischof und einem Regiment Soldaten zu entschädigen. Ein »Promemoria« des Freiburger Ordinarius für Staatswissenschaften und Naturrecht, *Carl von Rotteck* (1775–1840), sowie direkte Interventionen von Universität und Bürgerschaft bewogen jedoch Großherzog *Karl* (1786–1818), kurz vor seinem Tode zu versprechen, die Hochschule zu erhalten. Nachdem sein Nachfolger *Ludwig* (1763–1830) diese Zusage bestätigt und einen ständigen jährlichen Zuschuß von 15000 Gulden zugesichert hatte, pries man ihn als den zweiten Gründer der Universität und benannte sie fortan als »Alberto-Ludoviciana«.

Es wäre müßig zu spekulieren, welchen Einfluß Lorenz Oken auf die Entwicklung in Freiburg genommen hätte, oder ob seine Entscheidung anders ausgefallen wäre, wenn er die kurz nach seiner Absage erfolgte Entlassung aus Jena bereits geahnt hätte. Es ist ihm danach ein unstetes Leben beschieden gewesen, bis er 1828 nach München berufen wurde. Mehrmals taucht im Briefwechsel mit seinem Lehrer Ecker das Bekenntnis auf, daß er allen anderen Berufungen Freiburg dennoch vorzöge. Noch ein weiteres Mal, bei einer erneuten Vakanz des Physiologie-Lehrstuhles 1831, erwog die Freiburger Medizinische Fakultät, Lorenz Oken – inzwischen der gefeierte Begründer der Versammlung der Deutschen Naturforscher und Ärzte (1822) – an sich zu ziehen. Unstimmigkeiten in seiner Beurteilung zwischen Fakultät und Senat bewogen indessen das Ministerium, keine Berufung ergehen zu lassen; Oken ging 1833 an die neue Universität Zürich und wurde deren erster Rektor.

Für das Schicksal der Naturphilosophie in Freiburg mag bedeutsam sein, daß nach der ersten gescheiterten Berufung Okens *Johann Lukas Schönlein* (1793–1864) für Freiburg bereits gewonnen war, aber kurzfristig absagte, da ihm in Würzburg die Leitung des Julius-Spitals übertragen worden war. Ebenso trat 1831 die Fakultät mit *Johannes Müller* (1801–1858) in Bonn in Verhandlungen, die jedoch ebenfalls zu keinem Ergebnis führten[51]. Beide gehören zu den großen Männern der Übergangszeit, die in Deutschland für den Weg der Medizin von der Philosophie zur Naturwissenschaft wegleitend geworden sind: Schönlein, der den Grundsätzen einer exakten klinischen Diagnostik zum Durchbruch verhalf, und Müller als Lehrmeister einer neuen Physiologie, die mit den verfeinerten Methoden chemischer und physikalischer Analysen die Ära exakter Detailuntersuchungen eröffnete[52]. Es spricht in beiden Fällen für das wissenschaftliche Gespür der Freiburger Medizinischen Fakultät, wenigstens in ihren Bemühungen den Zeitströmungen angemessen Rechnung getragen zu haben.

Inzwischen war mit dem Physiologen *Carl August Sigismund Schultze*, dem Chirurgen *Carl Joseph Beck*, dem Chemiker *Carl Fromherz*, dem Kliniker *Karl Heinrich Baumgärtner* und dem Geburtshelfer *Ignaz Schwörer* eine neue Generation von Wissenschaftlern berufen worden, denen eine betonte Abwehr gegen den Einfluß der Naturphilosophie gemeinsam war und mit denen eine weitere Entwicklungsphase der Freiburger Medizinischen Fakultät beginnt. Sie wird in ihrer äußeren und inneren Struktur zunächst vorrangig bestimmt durch die Konzeption und Verwirklichung eines neuen klinischen Hospitals.

2 Das Klinische Hospital (1826–1829)

Krankenversorgung und klinische Ausbildung

Während der ganzen geschilderten Umbruchzeit der Universität hatte die Medizinische Fakultät nie die Notwendigkeit aus den Augen verloren, die Verhältnisse in der Krankenversorgung und damit auch ihre Möglichkeiten in Lehre und Forschung zu verbessern. Planung und Errichtung einer geeigneten Institution markieren daher weniger einen Neuanfang, als die konsequente Vollendung des strukturellen Wandels vom Hospital zum Krankenhaus. Dieser war in Freiburg mit der geschilderten Einrichtung des Spitals in der alten Sapienz im Prinzip bereits begonnen worden.

J. M. Alexander Ecker hatte 1808 in seiner »Nachricht von der Einrichtung und Gesetzen des klinischen Hospitals an der hohen Schule zu Freyburg« klargelegt, daß sein eigentlicher *Zweck* nicht mehr nur darin bestehen könne, »arme verlassene Kranke zu pflegen und zu heilen«, sondern »junge Aerzte zum praktischen Heilgeschäfte zu bilden (und) die Heilkunst durch genauere Beobachtungen und Versuche zu vervollkommen«[1]. Dementsprechend war schon im Sapienzhospital eine Krankenstatistik eingeführt worden sowie »länglichte Krankentabellen«, auf denen »der Namen, das Alter, das Vaterland und die Krankheit jedes Aufgenommenen ... der Tag seines Austritts oder Todes ... sowie täglich die sowohl innerlich als äußerlich angewendeten Mittel, die Diät und die vorzüglichsten Zufälle der Krankheit aufgezeichnet werden«. Da es der Zweck einer klinischen Schule sei, Krankheiten »zu erkennen, zu bestimmen und zu heben«, wird kein Schüler »als wirkliches Mitglied des Klinikum aufgenommen, der sich nicht ausweisen kann, daß er die theoretischen Theile der Arzneykunde gehört habe«. Auscultando zugelassen sind ferner »jene, die das, was sie vom Katheder über die allgemeine Krankheitslehre hören, in der Anschauung am Krankenbette sich vergegenwärtigen wollen«[2].

Die von Ecker revidierten »Gesetze für die Mitglieder des Klinikums« machen klar, wie streng und intensiv patientenorientiert die klinische Ausbildung in Freiburg gehandhabt wurde; der Medizinhistoriker erkennt darin sowohl inhaltlich als auch organisatorisch das Wiener und Pariser Vorbild. Bei einem Bestand von 26 Betten und einer Frequenz (1808) von 28 Studierenden der Medizin und der höheren Chirurgie (zu denen noch 26 niedere Chirurgen, 6 Pharmazeuten und 6 Veterinäre hinzukamen)[3] wären die Ausbildungsverhältnisse als ideal zu bezeichnen gewesen, wenn nicht für die Ausbildung in praktischer Geburtshilfe noch eine Anstalt »für arme Gebährende« gefehlt hätte. Ecker hatte zwar schon 1798 durchgesetzt, daß im Spitalgebäude gelegentlich auch Schwangere aufgenommen werden sollen; dies fiel jedoch weder für die Versorgung noch für die Lehre ins Gewicht.

Die oben bereits genannte Ministerialverordnung im Regierungsblatt vom 4.7.1816, wonach die Freiburger Kandidaten der Medizin und der Chirurgie vor der Prüfung »wenigstens ein halbes Jahr die Entbindungsanstalt zu Heidelberg oder eine andere ebenso vollkommene Gebäranstalt« besuchen mußten[4], wurde als »höchst nachtheiliger Vorzug« empfunden. Ecker als Prorektor und der Stadtdirektor Schnetzler legten daraufhin dem Ministerium einen Plan vor, wie man durch Abtretung eines städtischen oder Erwerb eines kirchlichen Gebäudes aus Stiftungsmitteln – ohne Kosten für den Staat – auch in Freiburg eine Entbindungsanstalt errichten könne. Auch eine große Lösung, die Errichtung eines völlig neuen Gebäudes mit eingegliederter Gebäranstalt wurde in dieser Phase bereits konkret erwogen, zumal das Ministerium Interesse signalisiert hatte und zu dem Bericht Eckers Einzelheiten über Einrichtungen, Risse, Bauüberschläge, Personal, Gehälter und Apparaturen erbat.

Der nunmehr beginnende, extensive Schriftwechsel zwischen allen beteiligten Stellen belegt, daß zunächst der Verwalter der Stiftungsgelder, der Spitalschaffner Huber, die Pläne den Freiburger Realitäten anzupassen versuchte. Die Stadt hatte sich nach den Kriegsjahren 1814/15 noch kaum erholt. Die nach Napoléons Sturz zurückflutenden österreichischen und russischen Soldaten – über 640000 waren von November 1813 bis Juli 1814 bei ca. 9000 Einwohnern in der Stadt einquartiert – hatten die Ruhr und den Typhus eingeschleppt; schlechte Weinjahre und Mißernten 1813–1817 führten zu erheblichen Teuerungen[5]. In dieser Situation konnte der Spitalschaffner lediglich vorschlagen, bei dem »dermaligen Brod- und Geldmangel« das Projekt eines neuen Klinikums »auf schicklichere Zeiten« zu vertagen und inzwischen dem alten Spital ein besonderes Hintergebäude als Gebäranstalt anzufügen. Auch die von Ecker angebrachte Idee, die »klinischen Anstalten in eines der beiden noch disponiblen Klöster, deren Bewohner ohnehin bald aussterben« umzusiedeln, mußte von der Stadt zurückgewiesen werden, da die Stiftungen das Kapital zum Erwerb des hierfür vorgesehenen Kapuzinerklosters nicht aufbringen konnte. Dieses wurde kurz danach als Priesterseminar eingerichtet.

Nach der finanziellen Aufbesserung der Universität wurde ab 1820 der reguläre Staatszuschuß zunächst für die Ausstattung der Institute verwandt. Der *Universitätshaushalt* wies eine Gewichtung auf, die sich seither im Prinzip nicht verändert hat: von 3000 Gulden im Jahre 1828 wurden 500 zu gleichen Teilen den Juristen und Theologen für Bücher zugewiesen, der gesamte Rest ging an die Medizin und die Naturwissenschaften. Darüber hinaus wurden in diesem Bereich erhebliche Sondermittel investiert, die für anatomisches, physiologisches, chemisches und physikalisches »Armarium«, sowie für den botanischen Garten und das Naturalienkabinett ausgegeben wurden. Allein der Neubau der Anatomie im Nordflügel des alten Universitätsgebäudes – ein Hörsaal mit Kuppel und Glasdach, Seziersaal und Küche – im Jahre 1822 verschlang 6000 Gulden. Im gleichen Gebäude, das nach wie vor »Altes

Collegium« genannt wurde, waren das anatomisch-pathologische Museum, die chirurgische »Instrumenten-, Bandagen- und Fantomen-Sammlung«, das chemische Laboratorium, die medizinischen Hörsäle und seit 1821 eine »physiologische Experimentieranstalt« untergebracht[6].

Noch 1825 wurde die Idee der Anlegung eines neuen klinischen Hospitales teilweise in den Bereich der »pia desideria« verwiesen[7]; inzwischen war aber nicht nur auf Grund wiederholter Anträge der Fakultät, sondern vor allem durch eine expansive Stadtentwicklung die Notwendigkeit nicht mehr abzuweisen. Die Regierungsperiode Großherzog Ludwigs von 1818–1830 erwies sich – trotz seines bürokratischen und antiliberalen Regierungsstils – als Zeit wieder wachsenden Wohlstandes der Stadt: »die Bevölkerung stieg mit jedem Jahr und allenthalben sah man nach und nach Gebäude und ganze Straßen entstehen«[8]. Seit 1819 hatte Freiburg wieder eine Garnison mit 2000 Soldaten, Offizieren, Beamten und ihren Familien, außerdem wurde die Stadt 1821 zum Sitz des Erzbischofs für die neu zu errichtende katholische Oberrheinische Kirchenprovinz bestimmt. Die Not der armen Bevölkerung begann sich durch die Tätigkeit des Armenvaters *Ferdinand Weiß* (1754–1822) zu lindern; sie hatte am meisten in der Kriegs- und Teuerungsnot gelitten und viele von Freiburgs Armen waren in Scharen nach Amerika ausgewandert[9].

Nicht zuletzt aus Gründen der Einwohnergesundheit mußte sich der Magistrat in dieser Situation entschließen, das Stadtgebiet zu vergrößern. Das Neubaugelände wurde im Bereich der früheren Vorstadt Neuburg ausgewiesen, nördlich des Zähringer Tores, etwas außerhalb vom heutigen Siegesdenkmal. In diesem Gelände befanden sich – in einem weiten Gebiet von Reb-, Obst- und Gemüsegärten – einige wenige Anwesen, die Zichorien-, Kaffee- und Runkelrübenzuckerfabrik des Stadtrates *Michael Kuenzer*, sowie – noch weiter nördlich an der Straße nach Zähringen – das 1740 erbaute Gasthaus »Zur Stadt Wien«. Um das Gebiet einheitlich zu bebauen, wurde der Kreisbaumeister *Christoph Arnold* (1779–1839), ein Neffe des berühmten Karlsruher klassizistischen Architekten Friedrich Weinbrenner, mit einem »Situationsplan« beauftragt[10]. Als am 6. März 1826 den Bürgern offiziell bekannt gemacht wurde, daß vor dem Zähringer Tor gebaut werden dürfe, war auf dem Plan bereits ein neues Krankenhaus eingetragen, sowie bestimmt, daß die vorbeiführende Straße »Hospitalstraße« heißen sollte.

Der Versuch eines Teiles der Baukommission, das Krankenhaus in die Nähe des Exerzierplatzes (Karlsplatz) zu verlegen, scheiterte an der Vorstellung, die Kranken würden »durch das beinahe täglich stattfindende Exerzieren und Trommeln des Großherzoglichen Militärs in der Art beunruhigt, daß manche nervenschwache Kranke bei jedem ihr Innerstes erschütternden Trommelschläge denjenigen fluchen würden, die eine so unruhige Stelle zum Krankenhaus ausgewählt; und rechts würden sie durch die von Zeit zu Zeit ertönende Totenglocke und die Aussicht nach dem ganz nahe gelegenen Kirchhofe zur Traurigkeit gestimmt, die ebenfalls nicht selten die Heilung der Kranken stören dürfte, ja sogar eher die Mördergrube für die zu Heilenden werden könnte statt der Tempel der Heilkunst«[11]. Außerdem sprachen noch der wesentlich teurere Grunderwerb und die Schwierigkeit der Wasserversorgung dagegen.

Die Krankenhausplanung

Die Vorüberlegungen zu dem Baubeschluß und die Einzelheiten der Ausführung sind es wert, ausführlich dargestellt zu werden, da hier in einer bisher ungekannten Art der Zusammenarbeit zwischen Stadt und Universität ein frühes und beispielhaftes Modell einer gemeinsamen Krankenhausplanung erarbeitet wurde. In den Details des von Arnold und den Professoren Ecker und Baumgärtner entworfenen Neubaus sind alle Elemente des Krankenhausbaus bis ins 20. Jahrhundert vorgegeben; zur Zeit der Planungsphase läßt sich unter dem Aspekt der Krankenhausgeschichte weithin nichts Gleichwertiges erkennen [12].

Stadtrat und Bürgerausschuß versammelten sich am 10.6.1825 im Ratssaale, der sich seinerzeit noch in der oberen Stube der Gerichtslaube in der Turmstraße befand, und beschlossen einstimmig folgendes Vorgehen:

1) Oberbürgermeister André wird zum städtischen Commissair für die Anschaffung und Erbauung eines neuen Gebäudes für das Krankenspital ernannt und bevollmächtigt, sich über die Art und Weise, wie dies geschehen solle, mit den vom akademischen Consistorium zu gleichem Zwecke ernannten Herren Ecker und Baumgärtner zu beraten und den höheren Orts verlangten Plan wie dies geschehen könne, mit diesen zu verabreden und an die Behörde vorzulegen.
2) Dieses neue Spitalgebäude solle außerhalb der Stadt an der Nordseite erbaut werden, wo die Stadt nach einem aufgenommenen Plan erweitert werden solle. Im Namen der Stadt werde das Anerbieten gemacht, das nöthige Bauholz unentgeltlich auf den Bauplatz zu liefern.
3) Das Gebäude solle sowohl als Krankenspital als auch für das Klinikum so geräumig als möglich eingerichtet werden.
4) Von diesem Beschluß sei das Stadtamt in Kenntnis zu setzen und dasselbe um Bestätigung zu bitten und wenn dieses geschehen, dem Oberbürgermeister André das Commissarium auszufertigen und zuzustellen.

Bereits wenige Wochen später – am 20. Juli 1825 – trat die geforderte Kommission aus den Professoren Ecker und Baumgärtner und dem Oberbürgermeister André zur Beratung zusammen, an deren Ende das Projekt schon konkrete Formen angenommen hatte. Man war übereingekommen,

einen Platz vor dem Christophstor in dem für die neuen Stadtanlagen bestimmten Umfange zu wählen, der groß genug ist, um ein Gebäude mit 2 Flügeln und einer Front für 60 Kranke, 20 Schwangere und des nöthigen Verwaltungs-, Wartungs- und Aufsichtspersonals unterzubringen, in soweit das weiter unten zu bestimmende Baukapital dazu hinreicht. Hinter dem Gebäude muß ein Garten sein, und ein Theil eines Stadtbächleins muß durch das Gebäude geleitet werden können.

Bei der Ermittlung des Baufonds stellten die Sitzungsteilnehmer folgende Rechnung auf:

Das von Wenzinger vermachte Baukapital wird inclusive der Zinsen vom 19. Sept. 1797 bis 19. Sept. 1825 angenommen oder beträgt	27 000 fl
Dei Stadt erbietet sich, das benöthigte Bauholz unentgeltlich auf den Platz zu liefern, was bei einem solchen Gebäude sicher angenommen werden darf um	5 000 fl
Die Spitalstiftungen insgesamt tragen pro rate ihres Vermögens dazu bei	12 000 fl
Erlös aus dem Verkauf des dermaligen alten Spitalgebäudes	7 000 fl
Summa	51 000 fl

Da für den Grundstückskauf ein Betrag von ca. 4000 fl veranschlagt worden war, standen zum eigentlichen Bau noch 47 000 zur Verfügung.

Nicht gesichert waren die *laufenden Kosten* des zu erwartenden Krankenhausbetriebes, da von den Stiftungen nach der Baufinanzierung nicht mehr viel zu erwarten war. Man einigte sich auf einen Finanzierungsplan, der im Hinblick auf spätere Entwicklungen Beachtung verdient:

I

... Freie unentgeltliche Aufnahme in dem Krankenhaus hat niemand anzusprechen, als wer in der Gemeinde Freiburg Heimatrecht hat.

II

Alle fremde Gewerbsgehülfen und Dienstboten müssen künftighin diese freie Aufnahme durch eine jährliche Abgabe von einem Gulden erwerben.

III

Diese Abgabe wird halbjährig, unter der Leitung des Großherzogl. Stadtamtes als Polizeibehörde, von der Hospital-Verwaltung bei der Dienstherrschaft erhoben.

IV

Sie beginnt vom 1. Januar 1826 an.

V

Für männliche und weibliche Dienstboten ist der Dienstherr schuldig, diesen Betrag mit 30 Kr. halbjährig ohne Ersatz zu zahlen.
Bei allen Lehrjungen, Gesellen, Commis, überhaupt allen Gewerbsgehülfen, sie mögen Namen haben, wie sie wollen, zahlt gleichfalls der Dienstherr, jedoch ist er berechtigt, diesen gemachten Vorschuß aus dem Vermögen des Lehrlings sich zurückzahlen zu lassen und dem Gehülfen an dem Lohne abzuziehen.

VI

Alle Sammlungen der Gewerbsinnungen für das Hospital müssen demnach aufhören.

VII

Jeder, der nicht in Folge seiner Heimatansprüche oder dieser Abgabe unentgeltliche Verpflegung im Krankenhaus fordern kann, darf nur gegen Ersatz der Kosten aufgenommen werden, jedoch ist es ihm unbenommen, sich vor dem Ausbruch der Krankheit, gegen eine halbjährige Abgabe von gleichfalls 30 kr. das Recht hierzu zu erwerben.

VIII

Wer im Falle einer Krankheit keinen Gebrauch von der ihm zustehenden freien Hospitalaufnahme macht, erhält hierfür keine Entschädigung.

IX

Wegen den auf der Durchreise hier erkrankten unbemittelten Individuen aller Stände, wird von Polizei wegen die nöthige Sorge getroffen werden ...[13]

Diese, am 15. Mai 1826 mit Handzetteln bekanntgemachte »Einführung einer Abgabe auf die Gewerbsgehülfen und Dienstboten zum Krankenhause« bedeutete nichts anderes als ein frühes Modell einer Versicherungspflicht für eine umschriebene Bevölkerungsgruppe. Da die in Freiburg beheimateten Arbeitnehmer – wie schon immer – kostenlos im Hospital versorgt werden sollten, mußten auswärtige Bedienstete gleichgestellt werden; auffällig dabei ist der Aufruf an die Arbeitgeber, den Beitrag ganz oder teilweise zu übernehmen.

Der Universität wurde auferlegt, 400 Gulden jährlich oder einen entsprechenden Gegenwert in Naturalien beizusteuern, da sie ja ebenfalls von der neuen Anstalt profitieren würde. Sie hatte auch bisher zum Spital in der Sapienz jährlich 100 Gulden und zur Heizung der Hörsäle 2 Klafter Scheitholz beigetragen.

Die Medizinische Fakultät hatte grundsätzliche Erwägungen eingebracht, wonach das Krankenhaus folgenden Ansprüchen genügen sollte:

1) Das Hospital sollte zugleich als eine dreifache Lehranstalt dienen, nemlich für die spezielle Pathologie und Nosologie, für die Chirurgie und für die Geburtshilfe, also auch mit einem Gebärhaus versehen sein.
2) Es sollen wenigstens 60 Kranke untergebracht und 20 Schwangere und Entbundene darinnen aufgenommen werden können.
3) In dem unteren Stockwerke soll eine geräumige Wohnung für den Verwalter und eine zweite für den Assistenzarzt eingerichtet und außer den zwei erforderlichen Hörsälen, die Küche, Speis- und Vorratskammern, sowie auch die nöthigen Bäder angebracht werden.[14]

Überdies war entscheidend, daß am vorgesehenen Standort vor dem Zähringer Tor das Gebäude nach allen Seiten frei und in der Nähe eines fließenden Wassers stehen würde; möglicherweise erinnerte man sich auch an die Tatsache, daß schon einmal, vor der Zerstörung der Vorstädte, die meisten Einrichtungen der sozialen Fürsorge im Norden der Stadt konzentriert waren.

Die Medizinische Fakultät war bei den meisten städtischen Stiftungen, insbesondere bei der Egg'schen Stiftung, im Kuratorium vertreten; somit waren Stiftungs- und Klinikumsverwaltung personell weitgehend identisch. Stadt und Universität konnten daher nicht nur relativ schnell und großzügig, sondern auch von der Obrigkeit weitestgehend ungehindert dieses gemeinsame Bauprojekt entwickeln. Noch bevor die formale Bestätigung des Großherzogs vorlag, wurde am 28. Januar 1826 der insgesamt »20 Haufen, 8 Ruthen und 47 Schuh« große Bauplatz von dem Gärtnermeister Michael Haller um 4257 Gulden und 12 Kreuzer erworben, wovon die Spitalbaukasse rund 3500 Gulden und die Stadt den Rest übernahm[15]. Der Magistrat war von dem Gesamtvorhaben so sehr begeistert, daß er neben dem Bauholz auch noch sämtliches Schnittholz auf seine Kosten zu liefern versprach.

Raumstruktur und Ausstattung

Der Architekt Christoph Arnold hat seine Ideen zum Krankenhausbau im Jahre 1832 in einer »Practischen Anleitung zur bürgerlichen Baukunst« im Detail ausgeführt. Es ist mehrfach überlegt worden, woher er selbst seine

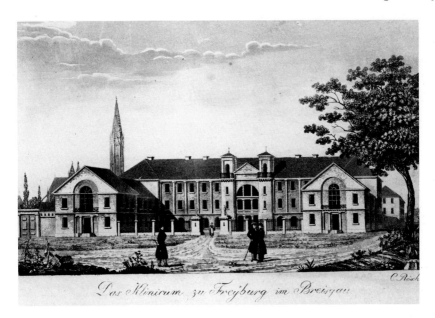

33 Das klinische Hospital. Aquatinta von C. Rösch, nach 1829

Anregungen bezogen hat, zumal viele Einzelheiten sorgsam durchdachte Neuerungen in der Krankenhausbaugeschichte darstellen. Auch mögen Reiseerfahrungen J. M. A. Eckers in die Planung eingeflossen sein, der bereits 1818 zum Studium der Krankenhausmedizin eine zweimonatige Reise nach Frankreich und England unternommen hatte, jedoch keinen eigentlichen Reisebericht hinterließ. Kürmann glaubt deutliche strukturelle Ähnlichkeiten zwischen englischen Krankenhäusern, insbesondere der Royal Infirmary zu Edinbourgh und dem Arnold'schen Plan zu erkennen; Jetter sieht Analogien in der Disposition mit dem Johannes-Hospital in Salzburg und den Neubauten in Bamberg und München[16]. Andererseits waren aber auch schon beim Umbau der alten Sapienz gewisse Einzelheiten berücksichtigt worden, die sich in der neuen Planung wiederfinden (Abb. 33).

Im Herbst des Jahres 1826 begann man – ohne förmliche Grundsteinlegung – zu bauen und im November des folgenden Jahres stand der Rohbau; daß das Gebäude schließlich erst 1829 bezogen werden konnte, lag vornehmlich an Problemen der Wasserversorgung, da außer der Brunnenleitung eines der »Bächle« durch das Gebäude gelegt werden sollte und sich Schwierigkeiten mit der Trassierung ergaben[17]. Nach der Eröffnung des Gebäudes – laut Freiburger Adreßkalender für das Jahr 1830 am 12. Oktober 1829 – wurde es bald »von berühmten und vielgereisten Ärzten für eines der schönsten in ganz Europa erklärt«[18].

Erbaut war das Krankenhaus als sog. Dreiflügelanlage mit dreistöckigem Mittelteil und zweistöckigen Seitenflügeln; der Mittelbau war in Ost-West-Lage ausgerichtet, d. h. die Längsseiten zeigten nach Norden bzw. nach Süden. Dadurch konnten die in der Mehrzahl im Mittelteil liegenden Krankenzimmer in der Rückfront dieses Gebäudes untergebracht werden. Diese Seite lag nach Süden, d. h. in Richtung zur Stadt und bot damit Aussicht auf deren Häuser, deren Bewohner und nicht zuletzt auf den geräumigen Spitalgarten, ein weitaus »vergnüglicherer« Anblick als nach Norden auf die noch unbewohnte Umgebung. Diese Konzeption gehörte in den Rahmen Arnold'scher Bauprinzipien: Pflege hatte sich ihm »nicht nur auf eine ärztliche, sondern auch auf diätetische und moralische Behandlung« zu erstrecken. Durch die südliche Lage der Krankenzimmer sollte eine größtmögliche Ausnutzung der Sonnenwärme gewährleistet sein sowie eine Belüftung der Räume durch die milden Süd- und Südwestwinde.

Die Vorderfront als Hauptfront lag dagegen stadtabgekehrt nach Norden und umschloß einen Innenhof mit zwei laufenden Brunnen. Gegen die nördlich vorbeiziehende Straße, damals Spital-, später Ludwig-, heute Albertstraße, war dieser Hof durch eine niedrige Mauer mit Eisengitter abgetrennt. Die Pforte, durch die man den Hof betrat, war von zwei steinernen, im Grundriß quadratischen, mehr als mannshohen Postamenten begrenzt, die obenauf Steinfiguren trugen. Den nördlichen Haupteingang, der nur über den Hof erreicht werden konnte, flankierten zwei turmartige Vorbauten, die bis über das Dach hinaus ragten. Die zwei Sandstein-Säulen des Einganges zur Vorhalle stehen heute als letzter Gebäuderest beziehungslos am Rand des ursprünglichen Geländes an der Albertstraße.

Ein wichtiges Element der alten Hospitaltradition wurde auch noch in diesen Neubau einbezogen. Wie in den frühen Langhäusern oder den späteren Großspitälern in Kreuzbauweise[19], so wurde auch in den Dreiflügelanlagen Wert darauf gelegt, daß zentral ein Altarraum gelegen war, der zum Trost der Kranken vom ganzen Haus leicht erreicht werden konnte. Betrat man die Vorhalle des neuen Krankenhauses, so stand man vor der monumentalen Türe der Spitalkirche, die durch zwei Stockwerke ragte und Anschluß an die Hauptkorridore besaß[20].

Kürmann hat aus den Arnold'schen Aufrissen eine Raumbilanz erarbeitet, bei der zu beachten ist, daß man sich unter dem »1. Stock« nach badischer Gepflogenheit das Parterre vorzustellen hat (Abb. 34):

1. Stock

Mittelteil:
zentral: 1 Kirchenraum mit 2 × 6 Sitzreihen
                          (zwei Stockwerke hoch)
links vom Eingang: 5 Zimmer für die Kanzlei und die Wohnung
                          des Verwalters
rechts vom Eingang: 2 Hörsäle
                        3 Zimmer für die Wohnung des Assistenzarztes

Seitenflügel:
links: 3 weitere Zimmer für den Verwalter
                        1 Waschküche
                        4 Bäder
                        2 Abtritte

rechts:	2 Speisekammern
	1 Küche
	1 Back-Küche
	4 Bäder
	2 Abtritte

2. Stock

Mittelteil:	1 Kirchenraum mit 2 Logen für kranke Zuhörer
	6 Krankenzimmer mit insgesamt 34 Betten
	4 Wärterzimmer
	2 kleine Küchen
	2 Vorzimmer für die Nachtstühle

Seitenflügel:	
links:	2 Zimmer für Operierte mit insgesamt 8 Betten
	1 Wärterzimmer
	1 Operationssaal
	4 Kammern für Präparate und Instrumente
	2 Abtritte
rechts:	2 Zimmer für Schwangere mit insgesamt 8 Betten
	1 Wärterzimmer
	1 Entbindungssaal
	4 Zimmer für Gebärende
	2 Zimmer für Hebammen
	2 Abtritte

3. Stock

Mittelteil:	6 Zimmer für Kranke mit insgesamt 34 Betten
	4 Wärterzimmer
	2 Küchen
	2 Zimmer für Nachtstühle

Hinzugefügt werden muß die Aufteilung nach Geschlechtern: der mittlere Stock beherbergte zur linken die männlich-chirurgischen, zur rechten die weiblich-chirurgischen und die Patientinnen der Frauenabteilung. Im oberen Stock waren »der größeren Ruhe wegen« die Betten der Inneren Klinik sowie ein »eigener Krankensaal für die Kinderklinik« untergebracht[21]. Der Operationssaal im linken Seitenflügel war mit Emporen für die Studenten versehen (Abb. 35).

Größten Wert hatte Arnold auf kurze Verbindungswege gelegt, einerseits um den Kranken auf schnellstem Wege Hilfe bringen zu können, andererseits aber auch, um dem Pflegepersonal unnötige Wegstrecken zu ersparen. Hinsichtlich der Größe der Krankenzimmer war man sich seinerzeit bereits uneinig: die meisten Einwände fanden sich gegen große Zentralsäle, da »das Beisammenwohnen mehrerer Kranker in einem Zimmer ihrer Gesundheit nicht sehr zuträglich sei«[22]. Andererseits schien ein begrenztes Zusammenlegen sowohl ökonomisch unvermeidlich, als auch für den Gemütszustand der Patienten als durchaus geboten, da sie ihre Leiden in Gesellschaft besser

102 Das Klinische Hospital (1826–1829)

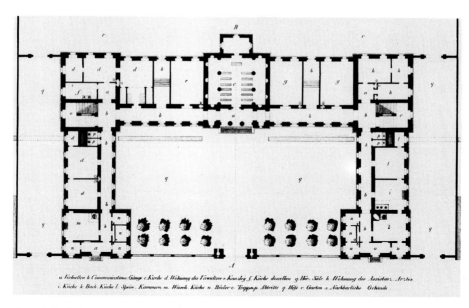

34 Grundrißzeichnung des Erdgeschosses von Christoph Arnold 1832

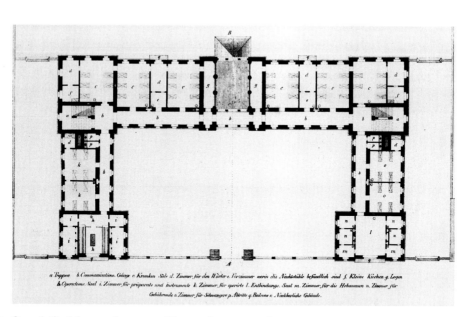

35 Grundrißzeichnung des ersten Obergeschosses von Christoph Arnold 1832

ertragen könnten. Arnold, der eine Zahl von 8 Patienten in einem Saal als »wohl nicht zu viel« betrachtete, realisierte im neuen Krankenhaus schließlich folgende Bettenkapazität:

	zu Anfang	ca. 1838
Bettenzahl in 8 großen Sälen	48	64
in 4 mittleren Sälen	20	24
in 4 Sälen der Seitenflügel	16	20
in später hinzugekommenen Zimmern		6
Gesamtkapazität der Betten	84	114

Daraus ergibt sich, daß der ursprüngliche Belegungsplan auf Grund des rasch einsetzenden Anstieges der Patientenfrequenz nur kurze Zeit aufrecht zu erhalten war. Statt 6 Patienten gab es bald 8 in den Sälen und von den ursprünglich vorgesehenen Wärterzimmern wurden einige zur Absonderung einzelner Kranker umgestaltet. Für die Chirurgie und Geburtshilfe standen ursprünglich 10, später 14 Krankenzimmer zur Verfügung, für die medizinische Klinik 6, später 8[23].

Jedes Zimmer besaß außer den Betten einen großen Tisch, mehrere Stühle und größere Armsessel sowie einen Nachttisch für jeden Kranken. Schreiber berichtet von »einigen Nachtstühlen« für jeden Saal; da jedoch Wert darauf gelegt war, daß sich »Kranke, die nicht immer im Bett liegen müssen« von den übrigen getrennt aufhalten können, kann eine Mitbenutzung der Aborte an den Gängen durch die Patienten angenommen werden. Jedes Zimmer hatte ein besonderes Thermometer, da auf die Beheizung der Räume – durch erwärmte Luft aus einem Schachtsystem – großen Wert gelegt wurde. An der Decke waren längs der Bettstellen zwei Ringe angebracht, »von welchen mit Handhaben versehene Gurten als Krankenheber heruntergehen, wenn die Not es erfordert«. Die Betten waren 2,5 Fuß breit, 6,5 Fuß lang und 2 Fuß hoch; auf elastischen Ledergurten als Rost lag ein Strohsack und eine Pferdehaarmatratze. Von den zwei leinenbezogenen Kopfkissen war das untere ebenfalls mit Stroh gefüllt, das obere zur Hälfte mit Pferdehaar, zur Hälfte mit Federn, eine Anordnung, die verhinderte, daß die Kranken direkt auf dem Stroh zu liegen kamen. Gefüllte Deckbetten gab es nicht; stattdessen wurden große wollene Decken über den Kranken ausgebreitet. Bei unruhigen Fieberkranken war es üblich, diese Decken durch Gurte an die Bettstangen festzuspannen. Über jedem Bett hing »eine größere Tafel, welche den Namen des Kranken, seine Diät, den Aufnahmetag und Namen des Praktikanden enthält«, also jenes Medizinstudenten, dem der Kranke zur Betreuung übergeben war. Schließlich verfügte jede Abteilung über einen »leichten, tragbaren Pult (aus einem Brettchen bestehend, das am Ende eines 4 Fuß hohen Stockes in schiefer Lage befestigt ist), welcher dazu dient, um auf demselben sogleich an jedem Bette die Krankengeschichte niederzuschreiben«. Über jeden Kranken wurde ein besonderes Journal geführt.

Diese Einzelheiten wurden nicht vorgestellt, um aus heutiger Sicht die Idylle eines alten Provinzkrankenhauses zu beschreiben. Für die damalige Zeit bedeutete die Konzeption bis in die Einzelheiten hinein eine Zusammenfassung der wichtigsten bis anhin verfügbaren Erfahrungen im Krankenhausbau. Der Baumeister Arnold hatte sich selbst die Forderung gestellt, daß »bei der Errichtung eines Krankenhauses nebst der Berücksichtigung auf Lokalität und Ökonomie im ganzen Umfange das medizinische Erfordernis mit dem architektonischen so vereinigt und so in Betracht gezogen [werde], daß daraus ein durch alle Theile harmonisches Ganzes hervorgehe«[24]; alle Beteiligten und bewundernde Besucher waren sich einig, daß diese Prinzipien beispielhaft erfüllt waren. Allerdings war der ursprüngliche Kostenvoranschlag von 51 000 fl weit überschritten worden; die Endabrechnung ergab:

Gesamtbetrag der Baukosten	80 180 fl 17 kr
Gesamtbetrag der Einrichtungskosten	8 143 fl 28 kr
Bau- und Einrichtungskosten insgesamt	88 321 fl 45 kr[25].

Verwaltung und Organisation

So uneingeschränkt man der Verbesserung der medizinischen Versorgung zustimmen konnte, so uneins waren sich Medizinische Fakultät und Stadt im Hinblick auf Verwaltung und Organisation des »*Klinischen Hospitals*«, wie es nun offiziell hieß. Die Abhängigkeit des Freiburger Spitalwesens von den *Stiftungsgeldern* führte dazu, daß in Spitalangelegenheiten der jeweilige Stiftungsvorstand die weitestgehenden Befugnisse besaß. Über die Gelder der sog. »Ursprünglichen Stiftung«, dem angewachsenen Vermögen aus den frühen Jahren des Stifterwesens, verfügte der Magistrat; »Executoren« der Egg'schen, der Wentzingerschen und der Bader-Stiftung waren dagegen die Medizinische Fakultät und der Bürgermeister. Sowohl der Magistrat als auch die Egg'schen Executoren hatten das Recht, einen »Spitalschaffner« als Stiftungsverwalter einzusetzen; zusätzliche Verwirrung entstand durch die Verfügung der Katharina Egg, das Schaffneramt der gleichen Person zu übertragen, die bereits vom Magistrat zur Verwaltung des bestehenden Hospitals eingesetzt war. Damit entstand das Problem, daß dieser Mann sowohl gegenüber dem Magistrat als auch dem Egg'schen Stiftungsvorstand – mehrheitlich Mitglieder der Medizinischen Fakultät – Verantwortlichkeit zu zeigen hatte[26].

Die Fakultät verstand es, ihre Verwaltungsrechte auch auf die »Ursprüngliche Stiftung« auszudehnen und sich in den Statuten des Hospitals vom 18. Oktober 1836 einen überwiegenden Einfluß zu verschaffen[27]:

§ 4

»Für das Hospital besteht unter dem Namen: Hospital-Commission ein Verwaltungsrath, welcher gebildet wird, aus
a) dem Decan der medicinischen Fakultät,
b) sämmtlichen Mitgliedern derselben,

c) dem Bürgermeister der Stadt,
d) dem ältesten Gemeinderath derselben, und
e) einem weiteren Mitglied des Gemeinderaths *⁾

---

*⁾ Dieses Mitglied ist Behufs der Berathung in öconomischen Angelegenheiten eingeführt«

Der Gemeinderat, der hier nur mit 3 Stimmen vertreten war – die Fakultät dagegen durch 7 Professoren – hat diese Statuten niemals anerkannt, obwohl auch die Regierung dieses Verhältnis als gerechtfertigt ansah, weil das Hospital nicht nur als lokales, sondern auch als akademisches Krankenhaus zu gelten habe und überdies Staatszuschüsse erhalte. Erst 1846 wurde ein Kompromiß ausgehandelt, wonach der Verwaltungsrat nunmehr aus den drei Direktoren der klinischen Abteilungen, dem Bürgermeister und zwei Mitgliedern des Gemeinderats bestand; bei Stimmengleichheit der beiden Parteien mußte die Großherzogliche Regierung angerufen werden.

Erst viel spätere Statuten zeigen eine Tendenz in Richtung auf zunehmenden behördlichen Einfluß: Am 1. Mai 1895 wurde der Verwaltungsrat um ein weiteres, aus der Mitte des Gemeinderates zu wählendes Mitglied erweitert und in den folgenden Jahren nochmals um zwei Nichtmediziner vermehrt, einen Angehörigen des Stadtrates und einen Beauftragten des Unterrichtsministeriums. Der Oberbürgermeister Winterer, der für die Initiative zur Neufassung der Statuten von 1895 verantwortlich zeichnete, faßte die Absicht seiner Änderungsvorschläge knapp zusammen: »Übergabe der Stiftungen an die Stadtverwaltung und Verstaatlichung des Krankenhausbetriebes« [28].

Heinrich Schreiber hat 1838 zur 16. Zusammenkunft der von Lorenz Oken gegründeten »Versammlung Deutscher Naturforscher und Ärzte« in Freiburg seine »historische, topographische und statistische« Stadtbeschreibung von 1825 neu aufgelegt und darin auch das neue klinische Hospital ausführlich beschrieben [29]. Danach war das Klinikum in den ersten Jahren seines Bestehens in folgender Weise personell ausgestattet:

Inneres Klinikum:
1 Professor als Direktor
1 Assistenzarzt [lizenzierter praktischer Arzt; da er in der Klinik wohnte, war er wohl für das ganze Haus zuständig]
1 Krankenwärter
1 Wärterin
1 Kinderwärterin

Chirurgische und ophthalmologische Klinik:
1 Professor als Direktor
1 Spitalchirurg
1 Wärter
1 Wärterin
[in der angeschlossenen ambulatorischen Klinik – besonders für ophthalmologische Fälle – waren außerdem Studenten anwesend und – im Rahmen ihres Unterrichtes – wahrscheinlich auch tätig.]

Geburtshilfliche Klinik [seit 1832 *Großherzoglich akademisches Entbindungs- und Hebammeninstitut* genannt]:
1 Professor als Direktor
1 Hebamme
[seit 1830 beteiligten sich außerdem die Hebammenschülerinnen des Seekreises, des Oberrheinkreises und zweier Ämter des Mittelrheinkreises innerhalb ihres Unterrichtes an den praktischen Durchführungen.]

Ökonomie:
1 Verwalter
1 Barmherzige Schwester [verantwortlich für Küche, Kostverteilung, Kellerei, Weißzeug usw.[30]].

Das Haus genoß von der Eröffnung an ein unübersehbares und für die Zeit erstaunliches Vertrauen in der Bevölkerung. Es hatte damit das Ziel des Wandels vom Hospital zum Krankenhaus erreicht, wonach in dieser Institution nunmehr die besten Ärzte mit den besten Hilfsmitteln zur Versorgung der Kranken konzentriert sein sollten. Da Freiburg bis heute kein zusätzliches Städtisches Krankenhaus errichtet hat, blieb dieser umfassende Versorgungsauftrag dem Klinikum erhalten und hat – mit allen Vor- und Nachteilen – den Typus des Akademischen Krankenhauses mitbestimmt.

Nach den Berechnungen von Kürmann hatte die Klinik über viele Jahrzehnte einen kontinuierlichen Zuwachs verpflegter Patienten zu verzeichnen:

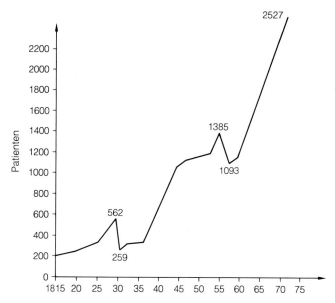

Patientenzahlen im Freiburger Klinikum[31]

Die Kranken, die aufgenommen werden konnten, wurden nach dem Finanzierungsmodus für die Aufenthaltskosten in verschiedene Klassen unterteilt; für jede dieser Klassen wurden auf geeigneten Formularen Register angelegt:

a) aufnahmeberechtigte,
b) zahlende Kranke,
c) auf das Aversum der medizinischen Klinik aufgenommene,
d) auf das Aversum der chirurgischen Klinik aufgenommene und
e) polizeilich zugewiesene Kranke.

Für die Gruppe der aufnahmeberechtigten Kranken galt nach wie vor, daß der Betreffende Heimatrecht in der Stadt haben sollte, außerdem mußte er sowohl arm als auch krank sein und für beides ein behördliches bzw. ein ärztliches Zeugnis vorweisen. Zu den aufnahmeberechtigten gehörten auch jene Patienten, die sich Verpflegung und Behandlung durch eine regelmäßige Abgabe sichern mußten.

Wir hatten oben erwähnt, daß bereits während des Baus des neuen Krankenspitals eine *Abgabeordnung* für ortsfremde Gewerbsgehilfen und Dienstboten erlassen wurde, die entweder von dem Betreffenden selbst oder von seinem Dienstherrn zu entrichten war. Die Abgaben waren keineswegs freiwillig und stellten somit eine Pflichtversicherung für den Krankheitsfall dar; sie konnten durch das »Dienstboten- und Geselleninstitut« der Stadt zwangsweise beigetrieben werden und waren überdies eine der Voraussetzungen für eine Aufenthaltserlaubnis in der Stadt. Diese Gruppe hatte für sehr lange Zeit einen Anteil von ca. 75% an der Gesamtbelegungszahl der Klinik; mit der Industrialisierung, der Anbindung an das Schienennetz der Eisenbahn und der Gewerbefreiheit vergrößerte sich nicht nur der Einzugsbereich, sondern auch der Prozentsatz behandelter Arbeitnehmer erheblich.

Zum vollen Kostenersatz verpflichtet – zwischen 33 und 38 Kreuzern pro Tag – waren diejenigen Bürger, die aufgrund ihres Einkommens oder Besitzstandes von der Behörde kein »Armuthszeugnis« erhalten konnten, sowie Sonderfälle, die von den Direktoren im Interesse des klinischen Unterrichtes aufgenommen wurden; hier mußte das Aversum der Klinik einspringen. Die Aufnahme konnte »bei selbstverschuldeter Körperverletzung, die polizeilicher oder crimineller Kompetenz unterliegt« verweigert werden; chronische und unheilbare Patienten wurden an die Gutleuthofstiftung, die Blatternhausstiftung oder die Seelhausstiftung verwiesen, d.h. der »Armen-Instituts-Administration« übergeben.

Der diesbezügliche, bereits 1820 in einer Verwaltungsvorschrift für das alte Spital in der Sapienz nachweisbare kleine Passus[32], markiert das eigentliche *Ende des Hospitals* alter Prägung. Es muß noch einmal daran erinnert werden, daß ein solches im Sinne eines Sozialasyles alle Arten von Hinfälligkeit beherbergt hatte; auch in den Freiburger Hospitälern fanden sich Kranke, Gesunde, Behinderte, Alte und Einsame jeden Alters unter einem Dach. Mit der Herausnahme der Kranken und dem Wandel der Pflegeidee zum Konzept der Heilbarkeit war ein drastischer Umbruch in der Einstellung zu sozialer Hilflosigkeit verbunden: das alte Hospital löste sich auf in das Krankenhaus einerseits und in das ganze System von Alten- und Pflegeheimen, Waisenhäusern, Bewahranstalten und Armenasylen andererseits (Abb. 36).

In Freiburg hatte man noch in der österreichischen Zeit 1782 erwogen, im Heilig-Geist-Spital »die mehr als sechshundertjährige Bewirtung der Herren-

Das Klinische Hospital (1826–1829)

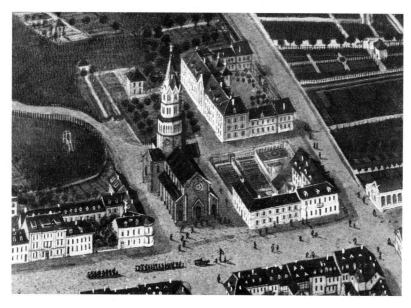

36 Situationsplan des Klinikums um 1850. Ausschnitt aus dem Vogelschauplan von Lersch 1852. Rechts neben der Ludwigskirche das evangelische Pfarrhaus und das Haus des Cichorienfabrikanten Kuenzer, beide später vielfach für klinische Einrichtungen genutzt

oder eingekauften Pfründner aufzugeben [und] nur die Hilflosesten, Blödsinnigen, Unheilbaren zu verpflegen«[33]. Erst 1800 beschloß man jedoch eine neue Organisation des Armen- und Stiftungswesens und konstituierte eine eigene Armenkommission unter dem Vorsitz des früheren Archivars und Stadtrates *Ferdinand Weiß* (1754–1822). Weiß nahm eine völlige Umgestaltung des Armenwesens durch die Vereinigung aller in Freiburg dafür vorhandenen Mittel vor, konstituierte eine ganze Reihe von Unterstützungseinrichtungen der offenen Armenpflege und der Anstaltspflege und errichtete 1803 durch Ankauf des ehemaligen St.-Clara-Klosters in der Bermenter-, späteren Gauchgasse ein »neues, wohleingerichtetes Armenhaus... Es ersetzte nunmehr alle früheren Einrichtungen, die schon längst eingegangenen Gutleut-, Seel-, Blattern- und St. Antoniushäuser und erfüllte deren Zwecke«[34]. Das Motto am Portal der Hauskapelle des neuen Heilig-Geist-Spitals lautete: »Der Armut, Arbeit und der Wohltätigkeit aller geweiht, 1803«[35]. Die alten Gebäude des Heilig-Geist-Spitals an der Münsterstraße wurden an verschiedene Käufer versteigert und im Jahre 1823 abgebrochen.

Es bleibt nachzutragen, daß aus dem alten Armenspital in der Gerberau im Jahre der Eröffnung des klinischen Hospitals 1829 längst ein Bürgerhaus geworden war; auch das »Nosocomium« in der alten Sapienz wurde am 20. Oktober 1829 verkauft und in zwei Privathäuser umgewandelt[36].

3 Das Poliklinikum

Wenn im Anschluß an die Schilderung des Klinikneubaues an der jetzigen Albertstraße den gleichzeitigen Bemühungen um eine Poliklinik ein gesonderter Abschnitt gewidmet wird, dann soll damit an den problematischen Verlust eines wesentlichen Elementes der Fakultätsgeschichte erinnert werden: Durch die Einverleibung der über 150 Jahre eigenständigen Poliklinik als Abteilung Innere Medizin IV in das Klinikum (1.4.1975) und den Auszug aus dem stadteigenen Gebäude Hermann-Herder-Straße im Jahre 1982 verlor die Medizinische Fakultät ihre traditionelle Nahtstelle zwischen der wissenschaftlichen Heilkunde und dem bedürftigen Bevölkerungsanteil der Stadt.

Die Errichtung von Polikliniken – der gelegentlich übliche Terminus »*Krankenbesuchsanstalt*« umreißt am besten die ursprüngliche Aufgabenstellung – reicht bis ans Ende des 18. Jahrhunderts zurück. Viel älter ist jedoch das zugrundeliegende Prinzip der Armenbehandlung durch Hausbesuche des Arztes mit seinen Schülern, bzw. durch die Einrichtung von ambulanten Armensprechstunden in Hospitälern oder privaten Behandlungsräumen. Die Medizin zog daraus seit der Antike den doppelten Nutzen, den Kranken in seiner häuslichen Umgebung sehen, behandeln und diese Erfahrungen ihren Schülern vermitteln zu können. Auch in Freiburg war es, wie wir gesehen haben, seit dem Beginn der medizinischen Lehre üblich, am häuslichen Krankenbett ein »*Collegium clinicum*« abzuhalten; in der Verkürzung »*Clinicum*« übertrug man später diesen Begriff auf die ersten akademischen Krankenhäuser.

Die Medizingeschichte ist sich inzwischen sicher, daß diesen *Armensprechstunden*, sei es zu Hause oder in besonderen Beratungsstätten, eine hervorragende Rolle als Schrittmacher der Krankenhausentwicklung zukommt. Das Collegium clinicum ist entweder im akademischen Krankenhaus aufgegangen oder bestand als konkurrierende selbständige Poliklinik weiter. Letztere entstanden meist aus der Initiative einzelner Professoren, die mit ihren Studenten Armensprechstunden abhielten; Modelle hierfür finden sich im ausgehenden 18. Jahrhundert in allen europäischen Ländern. In Deutschland ist insbesondere *Christoph Wilhelm Hufeland* (1762–1836) in Jena und Berlin diesen Weg gegangen, von dem auch der Begriff »Poliklinik« im Sinne von »Stadtklinik« stammen soll[1].

Freiburg ist mit seiner Konzentration auf die Einrichtung eines eigenen Krankenspitals, sowie dank seiner besonderen Stiftungssituation diesen Weg zunächst nicht gegangen. Die Fakultät hat daher auch sehr zurückhaltend reagiert, als der 1818 zum Professor der Physiologie und Pharmakologie ernannte *August Jakob Schütz* (1766–1824) das Ansinnen vorbrachte, eine

Poliklinik insbesondere für arme Kinder einzurichten. Die ablehnende Haltung lag nicht nur in der Sache, sondern auch in der Person von Schütz begründet; er war als Amtsarzt von Bühl für die Physiologie gar nicht ausgewiesen, sondern hatte sich – als Schüler von Johann Peter Frank in Pavia – vornehmlich für staatsarzneikundliche Probleme interessiert. Seine Berufung war ein ministerieller Akt ohne Befragung der Fakultät, jedoch ließ man dieser die Freiheit, dem Kollegen das Lehrgebiet zuzuweisen. Nach einer thematisch entsprechenden Antrittsrede überließ man daher Schütz die Staatsarzneikunde und die Heilmittellehre; die Pharmakologie war damit erstmals von der Physiologie abgekoppelt[2].

Der Wunsch von Schütz, eine »Ambulatorische Kinder-Klinik oder praktische Lehranstalt für Kinderkrankheiten« einzurichten[3], ist vielfach als Beginn einer umschriebenen Kinderheilkunde in Freiburg gesehen worden. Dies ist sicher nicht richtig, da das Interesse an den kranken Kindern der Armen im Sinne der zeitgenössischen Staatsarzneikunde anders interpretiert werden muß.

In London hatte *Georges Armstrong* (1719–1789) schon 1769 ein »Dispensary« für kranke Kinder eröffnet und formuliert, daß weniger die Vermehrung des medizinischen Wissens, sondern die Erhaltung des Lebens »vieler, dem Staat einst nützlicher Glieder« der Hauptgegenstand solcher Krankenbesuchsanstalten sei[4]. Für Schütz, der hierzu keine eigene Stellungnahme hinterlassen hat, wird diese aufklärerische Einstellung ebenfalls selbstverständlich gewesen sein; das Interesse am kranken Kind, als schwächstem Glied der Gemeinschaft, war ein bestimmendes Element der poliklinischen Idee. Später sind viele pädiatrische Lehrstühle und Kinderkliniken aus den allgemeinen Polikliniken entstanden, denen auf diese Weise die Armen- und Kinderfürsorge zugefallen war. Auch Schütz, der in Freiburg zunächst das Wohl der Kinder in den Vordergrund geschoben hatte, spricht wenig später vom Erfolg seiner »ambulatorischen Poliklinik für Kinder und Erwachsene«[5].

Erbitterter Gegner der Schütz'schen Idee war sein Fakultätskollege Schaffroth, der diese Zusammenhänge nicht durchschaute und auf eigene »Lehrvorträge über die dem kindlichen Organismus eigenthümlichen Krankheitsformen« hinwies, sowie betonte, daß er schon lange den Antrag gestellt habe, mit seinen Hörern »in ärztlicher Hinsicht« ins Waisenhaus gehen zu dürfen. Auch die meisten übrigen Fakultätsmitglieder schlossen sich dem Fazit von Schaffroth an, daß »Herr Prof. Schütz aber auch ganz für sich ein Ambulatorium veranstalten [könnte] u. dann ginge das Ding die Wohllöbliche Fakultät weiter gar nichts an...«[6]. Lediglich J. M. A. Ecker erkannte offensichtlich die eigentliche Absicht des Projektes; als Dekan wandte er sich ohne weitere Diskussion in der Fakultät an die städtische Armenkommission und fand bei dem Armenvater Ferdinand Weiß wärmste Unterstützung. Ecker erbat für Schütz am 27. Juni 1818 von der Armenkommission die Erlaubnis, »die kranken Kinder im Waisenhaus und reichen Spitale, sowie alle anderen armen Kinder, die Arzneien oder Kost, oder beides aus der Armen-Anstalt erhalten, in ihren Krankheiten zu behandeln...«[7]. Weiß teilte wenige Tage später der Fakultät das Einverständnis des Magistrates mit und empfahl für die

Einzelheiten der Durchführung die Zusammenarbeit mit dem Stadtphysikus Anton von Wänker.

Damit war Ecker und Schütz zum Mißvergnügen der Fakultät die Etablierung einer Poliklinik mit Unterstützung des städtischen Armenfonds gelungen. Dies erstaunt umso mehr, als die Armenkasse zur gleichen Zeit nach Kriegsnot, schlechter Ernte und großer Kälte außerordentlich belastet war; es gab »Hilfesuchende ohne Zahl von allen Gegenden, die bald noch von durchreisenden Fremdlingen nach Amerika, und später noch mehr durch ihr elenderes Zurückkehren, so vermehrt wurden, daß manchen Tag mit eigenen zu verpflegenden Armen 800–1000 Dürftige von unserer Wohltatsanstalt genährt werden mußten«[8]. Schütz hat dennoch unmittelbar mit der Arbeit beginnen können und dies am 8.7.1818 im Großherzoglich Badischen privilegierten Freiburger Wochenblatt der Bevölkerung mitgeteilt.

Ungeachtet der auch weiterhin bestehenden Reserve der Fakultät, insbesondere Schaffroths[9], hat die Arbeit des Poliklinikums ein hervorragendes Echo bei der Bevölkerung gefunden. Sie hat unbestreitbar eine Lücke geschlossen, da nicht jeder Arme im Krankheitsfall in das Spital eingewiesen werden wollte und aus finanziellen Gründen auch keinen der laut Adreßbuch von 1818 fünf niedergelassenen Ärzte in der Stadt aufsuchen konnte. Der Bericht von Schütz über die ersten vier Monate seiner Tätigkeit zeigt insbesondere auf, daß der ursprünglichen Bezeichnung der Anstalt als »ambulatorische Kinder-Klinik« nur eine strategische Vehikelfunktion zugesprochen werden kann; nach kurzer Zeit war hieraus »endlich eine allgemeine ambulatorische Policlinik« geworden, mit Patienten »von dem Kindbetterkinde an, bis in das selbstthätige hohe Alter«. Der doppelte Zweck »sowohl in Hinsicht des akademisch policlinischen Unterrichts« als auch für die bestmögliche Behandlung jener »Leute, die theils für das akademische Hospital nicht geeignet, theils sich desselben zu bedienen nicht nothgezwungen waren«, war in Kürze erfüllt. Nach vier Monaten wies Schütz folgende Statistik vor, die freilich mit Vorbehalt zu lesen ist, da sie nur die zum Unterricht herangezogenen Fälle aufführt:

1. In der Hauptsumme der vom 16. Juli bis den 16. Oct. l.J. zum praktischen Unterricht behandelten Kranken — 152
2. darunter befinden sich Erwachsene — 83
   darunter befinden sich Kinder — 69
3. Unter den Erwachsenen wurden geheilt — 46
4. Unter den Erwachsenen blieben in der Kur — 21
5. Unter den Erwachsenen wurden mit Linderung entlassen — 16
6. unter den Kindern wurden geheilt — 50
7. unter den Kindern starben — 3
8. unter den Kindern blieben in der Kur — 14
9. unter den Kindern wurden mit Linderung entlassen — 2

Freiburg den 25. October 1818.

A. J. Schütz, Med. Dr.
Medizinalrath und ordentl. Professor.[10].

Wo und in welcher Weise Schütz die Poliklinik betrieben hat, ist nicht überliefert. Aus seiner Bemerkung, daß er »die sehr beschwerlichen Hindernisse und Beschränkungen, die bei ambulatorischen Policliniken vorkommen... mit den uns zu Gebote stehenden arzneylichen und diätetischen Mitteln aus hiesigem reichlich fondierten Bürger-Hospitale... zu besiegen gewußt« hat, muß man zumindest auf einen Zusammenhang mit dem Spital in der alten Sapienz schließen. Daß er möglicherweise dort seinen Standort gehabt hat, ergibt sich auch aus der Anweisung an seine studentischen Praktikanten, sich morgens um 7 Uhr zum Krankenrapport und zur »Audienz«, und nachmittags um 4 Uhr zum Beginn der Krankenbesuche einzufinden[11]. Es ist auch die Vermutung geäußert worden, daß die poliklinischen Sprechstunden im neuen Armenhaus in der Gauchgasse, also im alten Klarissenkloster stattgefunden hätten, evtl. auch noch – entsprechend dem Ecker'schen Vorschlag – im alten Heilig-Geist-Hospital, das – wie berichtet – kurz vor dem Abriß stand[12]. Ein kleines Waisenhaus bestand zu dieser Zeit im Haus zum Hechtkopf Löwengasse 11[13].

Die erfolgreiche Tätigkeit dieser ersten Freiburger Poliklinik dauerte dennoch nicht lange; sie »zerfiel nach einer kurzen Dauer, weil der Armenfonds dazu zu schwach war«[14]. Wann dies gewesen ist, läßt sich nicht nachweisen; Schütz, wie übrigens auch sein Gegner Schaffroth, starb im Jahre 1824. Auffällig ist jedoch, daß Schaffroths Nachfolger in der Professur für Nosologie und Therapie, *Karl Heinrich Baumgärtner*, wie selbstverständlich der Fakultät einen Antrag zur erneuten Einrichtung eines medizinischen Poliklinikums vorlegt.

Dies ist besonders bemerkenswert, da Baumgärtner gleichzeitig der Planungskommission für das neue Krankenspital angehörte. Die Idee eines Poliklinikums muß daher davon getrennt gesehen werden, weniger im Sinne einer eigenständigen Institution als einer besonderen Art der ärztlichen Betreuung der bedürftigen Bevölkerung, mit unabhängiger Organisation und Finanzierung. Baumgärtner hat sich in der Folge intensiv um städtische Zuschüsse bemüht, die ihm jedoch erst ab dem 14.1.1828 »für vermögenslose Kranke, die nicht in das Hospital aufgenommen werden wollen oder können« zugestanden wurden; diesmal nicht mehr von der Armenkommission, sondern direkt vom Magistrat. Vergleicht man damit die oben zitierten Aufnahmebestimmungen für das zu diesem Zeitpunkt in Bau befindliche Krankenspital, so handelte es sich dabei um eine Personengruppe, die darin nicht vorgesehen war, darunter auch weiterhin die Kinder. Baumgärtner hat damit die Idee der poliklinischen Eigenständigkeit aufgegriffen, wie sie von Schütz in die Freiburger Situation eingebracht worden war.

Es überrascht daher nicht, daß in der Beschreibung des neuen Krankenhauses durch Heinrich Schreiber (1838) die Bezeichnung »Poliklinische Anstalt« auftaucht, »verbunden« mit dem »inneren Klinikum (gegenwärtig unter der Direction von Hofrath und Prof. Dr. Baumgärtner)... in welcher im Durchschnitt 900 und selbst zuweilen gegen 1200 arme Kranke der Stadt von den älteren Praktikanden, unter Aufsicht und Leitung des Directors und Assistenzarztes behandelt, und mit Arznei unterstützt werden«[15]. Mit der chirurgischen und ophthalmologischen Klinik war ebenfalls eine »ambulatorische Klinik« verbunden, »welche von Kranken aus einem weiten Umkreise der

Stadt besucht wird und die Gelegenheit zum Unterrichte, besonders in ophthalmologischer Beziehung, sehr vermehrt«. Dies bedeutet, daß sich auch die Direktoren des neuen Klinikums den Nutzen einer Poliklinik für Lehre, Forschung und Krankenversorgung zu eigen gemacht hatten. Andererseits war auch die Stadt zufrieden, daß durch die »poliklinische Anstalt... nicht blos der Werth unserer Hochschule bedeutend erhöht, sondern... insbesondere der zahlreichen Klasse unserer Armen Tag für Tag so vielfach Trost und Hülfe gespendet wird«[16].

Die spätere Verselbständigung der Poliklinik und ihre wechselvollen Schicksale werden uns noch beschäftigen müssen. Inzwischen muß festgehalten werden, daß in Freiburg parallel zur Konzeption eines akademischen Krankenhauses die Idee der Poliklinik Eingang gefunden hat, mit der ein Schritt hin zu einer allgemeinen ärztlichen Versorgung und zu einer praxisnahen Ausbildung der Medizinstudenten im neuen Klinikum verwirklicht war[17].

4 Die Fakultät im Übergang zur naturwissenschaftlichen Medizin

Kein Ereignis markiert deutlicher den bisher folgenreichsten Entwicklungsschritt in der neueren Geistesgeschichte der Medizin, als das kurz hintereinander erfolgte Erscheinen zweier wissenschaftlicher Werke von Weltrang: 1858 veröffentlichte *Rudolf Virchow* (1821–1902) seine »Cellularpathologie«, 1859 *Charles Darwin* (1809–1882) seinen »Origin of Species«. Kaum eine Tatsache spiegelt eindringlicher die Konsequenzen dieser neuen Ansätze, als der durch Studenten und die meisten Fakultätsmitglieder im Jahre 1862 erzwungene Rückstritt des 64jährigen Freiburger Internisten und Pathologen Karl Heinrich Baumgärtner mit der Begründung, »man bedürfe eines Klinikers der neuen Richtung«. Die Einzelheiten dieses zwar lokalen, aber für den Zeitgeist typischen Ereignisses bezeichnen einen Umschwung im Selbstverständnis der Fakultät, wie er sich klarer nicht ausdrücken konnte. Auf dem Weg dahin – so die gängige Meinung – sei es der Fakultät allerdings schwer gefallen, den Anschluß an die zwischen 1830 und 1860 stürmische Wissenschaftsentwicklung zu finden bzw. Wesentliches zu ihr beizutragen[1].

Dies ist in dieser Verallgemeinerung sicher nicht richtig, vor allem dann, wenn man nicht die konkreten Beiträge zum realen Fortschritt, sondern die Art der Auseinandersetzung mit dem allgemeinen und wissenschaftlichen Zeitgeist ins Auge faßt. In der zu besprechenden Umbruchzeit sind die Entwicklungen an der Freiburger Fakultät sicher nicht mit den Verhältnissen in Wien, Berlin, Prag und Paris zu vergleichen. Sie zeigen auch lange keine faßbare wissenschaftliche Gesamthaltung der Fakultät. Wie schon einmal in ähnlicher Situation, zur Zeit der Umorientierung im 16. und 17. Jahrhundert, kann jedoch an dem Bemühen einzelner Fakultätsmitglieder die allgemeine Entwicklung abgelesen werden.

Liberalismus und Revolution

Es ist zum Verständnis der Einzelheiten notwendig, zunächst wiederum die äußeren Zeitumstände Freiburgs und seiner Universität zu skizzieren. Sie wurden vorrangig durch die Tatsache geprägt, daß sich hier im Zeichen des sogenannten *Vormärz* ein Zentrum des politischen Liberalismus entwickelte, an dem Stadt und Hochschule lebhaften Anteil nahmen und dadurch vielfach in Gegensatz zur Regierung gerieten. Der ab 1830 regierende Großherzog *Leopold* (1790–1852), »der Bürgerfreund«, versuchte 1832 eine liberale Gesetzesänderung mit Zensur- und Pressefreiheit, mußte sie jedoch unmittelbar danach aus politischen Rücksichten wieder aufheben. Die in den Landtag entsandten liberalen Freiburger Professoren *Carl von Rotteck* (1775–1840) und *Carl Theodor Welcker* (1790–1869), die maßgeblich zur »allgemeinen Reformeuphorie« beigetragen hatten, wurden zwangsweise in den Ruhestand versetzt; in Freiburg entlud sich der Unmut in »argen Ausschreitungen vor der Hauptwachen... unter Absingen der Hambacher Lieder«[2].

Am 12. September 1832 beschloß die Karlsruher Regierung die Schließung der Universität wegen der »verderblichen Richtung, welche die Universität Freiburg seit längerer Zeit in politischer und sittlicher Hinsicht dem größeren Teil nach sich genommen hat...«[3]. Verbunden war diese Maßnahme mit der Ankündigung einer *Reorganisation der Universitätsstruktur*, sowie mit der gleichzeitigen Versicherung, daß diese sehr schnell betrieben werden solle, damit »weder Lehrer noch Studierende, noch die Bürgerschaft... einen Nachteil erleiden würden«. Wichtigste Elemente der Umstrukturierung waren die Auflösung des alten, noch in der österreichischen Zeit eingesetzten Konsistoriums und sein Ersatz durch die Wiedereinrichtung des akademischen Senats, sowie einer Plenarversammlung. Rektor und Senat wurden nunmehr durch die Regierung ernannt, außerdem wurde durch das zuständige Ministerium ein Kurator als »Universitätswirtschaftsbeamter« eingesetzt. Damit war die Universität erneut zur Staatsanstalt geworden und befand sich unumkehrbar auf dem Weg in ihre noch heute gültige Struktur[4].

Waren diese Ereignisse noch Ausdruck einer Gesamt-Freiburger Kontroverse mit der Regierung, die von Studenten, Professoren und Bürgern gemeinsam getragen wurde, so entzündeten sich in der *Badischen Revolution* von 1848/49 gerade in Freiburg die inzwischen entstandenen politischen Gegensätze. Zur Verwirklichung der Grundforderungen – Pressefreiheit, Schwurgericht, Volksbewaffnung im Sinne einer Bürgerwehr und Errichtung eines gesamtdeutschen Parlamentes – hatten sich zwei Gruppen gebildet. Die eine, die konstitutionell-liberale, unter Führung des genannten Freiburger Professors *Carl Theodor Welcker* und des Mannheimer Buchhändlers *Friedrich Bassermann*, versuchte die notwendigen Änderungen politisch zu erreichen; die andere, mit den beiden Rechtsanwälten *Friedrich Hecker* und *Gustav Struve* an der Spitze, plante den Umsturz der bestehenden Staatsordnung. Hecker und Struve riefen am 19. März 1848 in Offenburg zur Gründung einer Badischen Republik auf und wollten mit ihren Freischaren zunächst das als gemäßigt liberal geltende Freiburg und dann die Landeshauptstadt Karlsruhe besetzen. Sie wurden bei Kandern geschlagen; eine andere Gruppe von etwa 1000 Mann versuchte jedoch, nach Freiburg vorzudringen. Während diese am Sternwaldeck und in Günterstal von den regierungstreuen Truppen zurückgeworfen wurden, hatte sich in der Stadt selbst eine Schar von etwa 1500 entschlossenen Revolutionären zusammengefunden und auf dem Karlsplatz zum Kampf aufgerufen.

Anführer der Freischaren war der 26jährige Medizinstudent *Georg Viktor von Langsdorff* (1822–1921), der zum »Generalissimus« gewählt wurde, Barrikaden errichten ließ und seine Truppe aus Studenten, Turnern und Arbeitern mit Sensen, Gewehren und den vier städtischen Kanonen bewaffnete[5]. Langsdorff war seit seinem 10. Lebensjahr in Freiburg aufgewachsen und hatte aus den freiheitlichen Turneridealen seiner Zeit heraus Ende 1846 die heute noch bestehende – später irrtümlich vordatierte – »Freiburger Turnerschaft von 1844« mitbegründet. »Und wahrlich«, so beschrieb er später die Situation, »die Turner Freiburgs haben damals wacker mit in die Speichen des Fortschrittsrades eingegriffen und begeisterten sich am idealen Traum einer deutschen Einheit und Größe«[6]. Anstatt zu turnen, übten sie sich auf dem Karlsplatz militärisch ein und machten unter Führung des Turnwartes Langsdorff bewaffnete »Turnfahrten« ins Höllental und – als Nachtmärsche – nach Opfingen. In den hektischen Apriltagen schloß sich die zumeist aus Studenten und jungen Akademikern bestehende Turnerschaft mit Arbeitern und Handwerkern zusammen, um den Einzug der Freischaren von Hecker und Struve vorzubereiten.

Langsdorff beobachtete vom Münsterturm aus am Ostermontag, dem 24. April 1848, das Eindringen der Bundestruppen (»beim Spitale«) in die Stadt und befehligte von dort seine sich nur kurz wehrenden Aufständischen durch ein Sprachrohr. *Louis Stromeyer*, Direktor der Chirurgischen Klinik, der in seinen Erinnerungen eine dramatische Schilderung der Ereignisse hinterlassen hat, sah »kurz vor 10,00 Uhr, ehe ich in meine Klinik ging, einen hellen Haufen Freischärler über dem Karlsplatz in das Gebirge fliehen, unter ihnen Langsdorff...«. Auch der spätere Anatom *Alexander Ecker*, der Sohn des oben genannten Chirurgen J. M. A. Ecker, hat Erinnerungen an diese Tage notiert und von einer Versammlung der unentschlossenen und schwankenden Bürgerschaft im Kornhaus berichtet, auf der beschlossen wurde, »in den bevorstehenden Wirren neutral zu bleiben – neutral zwischen Gesetz und Empörung!« Nach dem Zusammenbruch floh der Anführer Langsdorff in Frauenkleidern ins Elsaß und wanderte nach Amerika aus; nach der Amnestie 1862 kehrte er zurück und praktizierte als Arzt und Zahnarzt zunächst in Mannheim und später in Freiburg. In einem kleinen zahnärztlichen Privatinstitut am Fahnenbergplatz unterrichtete er, offenbar mit Billigung der Fakultät, Studenten in der Zahnheilkunde und gilt in Freiburg als deren Begründer. Er starb fast hundertjährig, nachdem er sich mehr und mehr dem Spiritismus zugewandt hatte.

Vereinsgründungen und Standeskampf

Hinter den geschilderten Ereignissen verbirgt sich die Tatsache, daß die Grundideen der Revolution von 1848 weitgehend vom akademischen Bildungsbürgertum getragen wurden und in ihrer liberalen Form insbesondere in Baden propagiert worden waren. Ein für diese Zeit typischer äußerer Ausdruck des erstarkenden Selbstbewußtseins der Bürger waren die Vereinsgründungen, jene »umfassende Assoziationsbewegung«, die in den Jahrzehnten nach 1800 nahezu alle Bereiche menschlicher Tätigkeiten umfaßte[7]. Nicht nur Volks- und Arbeitervereine, Bürgerwehr, Turnervereine und die studentischen Verbindungen verkörperten den Wunsch nach eigener Meinungsbildung und politischem Einfluß; die zahlreichen wissenschaftlichen, naturwissenschaftlichen und medizinischen Vereine versuchten ihrerseits, neue Formen des Zusammenlebens der akademischen Berufe zu schaffen.

Auch in Freiburg bildet diese Bewegung den Hintergrund des zu besprechenden Zeitabschnittes und erhält durch die aktive Teilnahme zahlreicher Mitglieder der Medizinischen Fakultät ihr besonderes Gewicht. Bereits 1807 hatte sich die *Freiburger Lesegesellschaft »Museum«* etabliert, als »Vereinigung solcher Männer, die in gleicher Weise durchdrungen waren von dem Werte innigster Berührung mit den Kulturinteressen ihrer Zeit«[8]. Herausragende Gründungsmitglieder waren J. M. Alexander Ecker mit seinen oben genannten literarischen Freunden, sowie der liberale Kreis um Carl von Rotteck und Carl Theodor Wetzel. Mit der Veranstaltung von Vorträgen und allen Formen bürgerlicher Geselligkeit war das »Museum« ein Zentrum des geistigen Lebens der Freiburger Honoratioren im 19. Jahrhundert, insbesondere nach dem Bezug eines repräsentativen eigenen Gebäudes an der Kaiserstraße, auf dem Grundstück des früheren Heilig-Geist-Spitals.

Als politisches Gegenstück gründete Rotteck 1835 in der Grünwäldergasse im Haus Nr. 475 die *»Bürgerliche Lesegesellschaft Harmonie«*, wo sich Handwerker, Handelsleute und Beamte zum gleichen Zwecke zusammenfanden – »lauter Männer von offenem und warmem Herzen und hellem Geiste«[9]. Während der Unruhen 1848 war die »Harmonie« von den Aufständischen besetzt und zum Hauptquartier erwählt; sie wurde 1852 – erneut aus politischen Gründen – geschlossen und 1854 neu konstituiert. In der Harmonie-Gesellschaft waren viele niedergelassene Ärzte als Mitglieder zu finden.

Besonders tätigen Anteil hatten die Mediziner und vor allem die Fakultätsangehörigen an der 1821 gegründeten *»Gesellschaft zur Beförderung der Naturwissenschaften«*. Sie wurde eingerichtet zur Pflege »der Naturwissenschaften sowohl an und für sich als in Beziehung auf Künste und Gewerbe, durch wechselseitige Mitteilung und Anlegung einer Bücher- und Naturaliensammlung« (§ 1 der Satzung von 1821). Unter den 16 Gründungsmitgliedern waren nahezu die Hälfte Mediziner, zum Sekretär der ersten Jahre wurde der eben berufene Physiologe *C. A. S. Schultze* bestellt. Da jeder Naturforscher – so der erste Jahresbericht – die Vorteile gemeinsamer Beobachtung, wechselseitiger Mitteilung und Beratung »auf diesem an Ab- und Irrwegen so reichen Felde« nur zu gut kenne, wolle man sich der allgemeinen Verbreitung naturwissenschaftlicher Bildung widmen. Die geplanten Vorträge, Zusammenkünfte und gemeinsamen Exkursionen in die nächste Umgebung kamen nach einem vielversprechenden Anfange allerdings nur zögernd in Gang und erloschen auch zwischenzeitlich. Erst nach einer Neukonstitution 1846 begann die Aktivität kontinuierlich anzusteigen[10].

Waren diese Zusammenschlüsse – zu denen auch die Gesellschaft zur Beförderung der Geschichtskunde (1826) und der Freiburger Kunstverein (1828) gehörten – eher Ausdruck eines bürgerlich-liberalen Bildungsbewußtseins, so spiegeln die Gründungsmotive der engeren *Ärztevereine* die standespolitische Unzufriedenheit des Berufsstandes in dieser Zeit[11]. Wichtige Impulse für den Zusammenschluß der Ärzte waren neben der allgemeinen politischen Bewegung die Klagen über den schlechten Zustand der ärmeren Bevölkerungsteile, deren unzureichende medizinische Versorgung, sowie die Reglementierung der unabhängigen Ärzte durch die staatliche Sanitätskommission in Karlsruhe.

1844 bildete sich in Durlach der »*Aerztliche Verein des Großherzogthums Baden*« unter der Führung des dort lebenden Arztes *Robert Volz*; er unterteilte sich in Bezirksvereine, die zu vier Kreisvereinen zusammengefaßt waren. Dem Kreisverein des Oberrheinkreises gehörte der *Freiburger Bezirksverein* an, der 1847 von *Carl Friedrich Hecker* (1812–1878), dem Bruder des badischen Revolutionärs und Professors an der chirurgischen Klinik, und von *Julius von Rotteck* (1812–1890), dem Neffen des liberalen Staatsrechtlers und Assistenten an der Medizinischen Klinik, gegründet wurde[12].

Der Zweck dieses Vereins wurde knapp umschrieben: »Förderung der Heilkunde, Prüfung und Ordnung der Verhältnisse des Arztes«; da die »Bestrebungen des Einzelnen bodenlos sind«, versuchte man durch den Zusammenschluß »die staatlichen, kollegialen und persönlichen Verhältnisse der Standesglieder« zu bessern. In der ersten politisch und standespolitisch bewegten Zeit beriet man vornehmlich die Stellung der Ärzte zum Staat, ein altes Thema, das durch den jungen Rudolf Virchow und seinen Versuch einer »Medicinischen Reform« (1848/49) von Berlin her erneut in die Diskussion gekommen war. Mitglieder des Freiburger Bezirksvereins waren in erster Linie die niedergelassenen Ärzte, aber auch die Fakultät war mit den Professoren Baumgärtner, Schwörer und Werber bereits unter den Gründungsmitgliedern vertreten. Der Freiburger Adreßkalender für das Jahr 1847 verzeichnet (»außer den medizinischen Herren Professoren an der Hochschule«) 12 praktische Ärzte, 5 Wund- und Hebärzte, 4 Wundarzneidiener, 6 Tierärzte und 8 Hebammen, bei einer Bevölkerungszahl von 16315 im Dezember 1846. Nach schwungvollen ersten Jahren des Versuchs einer übergreifenden Standespolitik erlosch jedoch »das Interesse an den ärztlichen Reformbestrebungen im Lande und wurde doch nur von Wenigen gepflegt. Die Vereine führten ein Stilleben und gingen nach und nach ein«[13]. Über diesen ersten Freiburger Ärzteverein gibt es seit dem Ende der fünfziger Jahre keine Nachricht mehr; die erneute Gründung des »*Vereins Freiburger Ärzte*« am 27. Dezember 1872 fand unter völlig neuen Voraussetzungen statt.

Noch ein letztes äußeres Ereignis in dieser Zeit muß hervorgehoben werden, das mit dieser neuen Art des wissenschaftlichen, politischen und geselligen Austausches in Zusammenhang steht. Vom 18.–25. September 1838 fand in Freiburg die *16. Versammlung deutscher Naturforscher und Ärzte* statt, jenes von Lorenz Oken begründete und inzwischen maßgebend gewordene Forum der Wissenschaften in den deutschen Staaten. Unter großer Anteilnahme der gesamten Bürgerschaft und aller Fakultäten erfreute sich die Versammlung »eines Besuchs von mehr als 500 Mitgliedern, worunter sich aus dem Inlande 198, aus der Schweiz 75, aus Frankreich 63, Würtemberg 29, Baiern 16, Oestreich 15, Preussen 29 u. s. w., sowie auch einige aus England, Rußland und Amerika eingefunden hatten«[14]. Zum ersten Mal war Freiburg Schauplatz eines Kongresses von internationalem Zuschnitt und höchstem wissenschaftlichen Niveau; unter den Besuchern sah man »Carus aus Leipzig, Gmelin aus Heidelberg, Liebig aus Gießen, Wöhler aus Göttingen, Treviranus aus Bonn«, und vor allem »Hofrath Oken aus Zürich«. Trotz aller vorausgegangenen Probleme versicherte dieser »mit sichtbarer Rührung«, wie lieb ihm diese Stadt sei und wie viel er ihr verdanke. Unter der Geschäftsführung des Zoologen Leuckart und des Physikers Wucherer entfaltete sich wissenschaftlich und gesellschaftlich »eine wahre Festwoche«, wobei in der medizinischen Sektion unter dem Präsidium von Baumgärtner vornehmlich kasuistische Mitteilungen besprochen wurden. Baumgärtner selbst stellte seinen später noch zu besprechenden Atlas der Kranken-Physiognomik vor[15].

Lehrer der Übergangszeit

Die Medizinische Fakultät der Universität Freiburg durchlebte diese bewegte Zeit mit einem relativ konstanten Bestand an Lehrkräften, jedoch in vielfacher äußerer und innerer Irritation. Bei der Eröffnung des Klinikums 1829 lebte keiner der Professoren mehr, die den Beginn der Planung mitgetragen hatten. In den zwanziger Jahren war dagegen eine Reihe bedeutsamer Neuberufungen erfolgt, an denen – wie schon erwähnt – alle Spielarten der damaligen wissenschaftlichen Umbruchzeit abgelesen werden können.

Dies muß noch einmal betont werden; die Suche nach klangvollen Namen des Fortschrittes verstellt die notwendigen Alltagsbemühungen der Mitglieder einer Provinzfakultät, mit den großen bewegenden Ideen Schritt zu halten und ihren eigenen Beitrag dazu zu leisten. Noch war nicht die Zeit eines einheitlichen, alle Lehrer und Forscher verpflichtenden wissenschaftlichen Weltbildes; auch ein Ausbildungsplan, den eine Fakultät als Ganzes zu vertreten hat und der ihre Bemühungen mit denen anderer Universitäten verbindet, wird erst am Ende dieser Übergangszeit zu erkennen sein. Wahrscheinlich zu keinem anderen Zeitpunkt ihrer Geschichte zeigte die Medizinische Fakultät so wenig erkennbare Gemeinsamkeit; umso bedeutsamer ist die persönliche und wissenschaftliche Typologie der einzelnen Fakultätsmitglieder, deren Aktivitäten keinesfalls jenes extravagante Chaos repräsentieren, von dem eine frühere Medizingeschichtsschreibung gesprochen hat[16].

Man kann sie vielmehr zwanglos in *drei Gruppen* einteilen, von denen die erste den wachsenden Einfluß der exakten Wissenschaften zu reflektieren begann, die zweite sich mit dem pragmatischen Alltag von Lehre und Krankenversorgung beschied und die dritte sich letztmals bemüht, zwischen Tradition und Fortschritt einen eigenen wissenschaftstheoretischen Standort zu finden.

Zur ersten Gruppe gehört *Carl August Sigmund Schultze* (1795–1877), der im Alter von 26 Jahren im Jahre 1821 den Lehrstuhl für *Physiologie und höhere Anatomie* übernahm; mit ihm zog bereits ein neuer wissenschaftlicher Geist in die Fakultät ein. Durch seinen Lehrer, den Hallenser Anatomen *Johann Friedrich Meckel der Jüngere* (1781–1833), war er geschult, wissenschaftliche Fragestellungen mit Hilfe der Analyse und des Experimentes nachzugehen; seine erste Maßnahme in Freiburg war daher die Errichtung einer »physiologischen Experimentieranstalt« zu Forschungs- und Lehrzwecken. Diese Neuerung bedeutete einen Umbruch innerhalb des bisher rein theoretisch gelehrten Faches Physiologie und dürfte zumindest in Deutschland das erste *physiologische Laboratorium* überhaupt gewesen sein [17]. Schultze wollte damit mehr als nur die Befriedigung seiner eigenen wissenschaftlichen Interessen; er versuchte vielmehr, die drei Disziplinen vergleichende Anatomie, experimentelle Physiologie und pathologische Anatomie in eine für Forschung und Lehre fruchtbringende Verbindung zu bringen. Bei Schultze lesen wir auch bereits deutlich den wachsenden Anspruch der experimentellen Methode für das Gesamtgebiet der Medizin: »Gründlichstes Studium der Vorbereitungswissenschaften ist mit dem wahren Vorteil bei Ausübung der Heilkunst unzertrennlich verbunden« [18].

Für die Einrichtung seines Laboratoriums, die Durchführung seiner Versuche und die Errichtung einer Sammlung hat er vielfach außerordentliche Zuschüsse verlangt, die lebhafte Kontroversen auslösten, ihm aber schließlich – wie auch ein Assistent – bewilligt wurden. Neu war auch ein im Sinne seines Lehrers Meckel eingeführter vergleichend-anatomischer Unterricht, der besonders zahlreiche Hörer anzog. Wenige Monate nach seinem Eintritt konnte er schließlich, wie er 1856 berichtete und wie oben schon ausgeführt, »durch die aufgeklärte und die wissenschaftlichen Interessen wetteifernd fördernde Gesinnung der akademischen und städtischen Behörden... den Grundstein zu einem neuen anatomischen Theater... legen, das schon im Laufe des Jahres 1822 vollendet wurde. Ungeachtet seiner Lage zwischen hohen Gebäuden (es steht neben dem Rathause) bietet dasselbe einen durch Glas-Dach und großes Seiten-Fenster vollkommen erhellten und in jeder Beziehung zweckmäßigen Raum für die anatomischen und physiologischen Vorlesungen« [19] (Abb. 37).

Schultze, »ein Anatom aus Meckels Schule, mit burschenschaftlichen Erinnerungen und nordteutschem Zuschnitt« [20], hatte es indessen mit vielen seiner Fakultätskollegen nicht leicht; auch war seine Zugehörigkeit zur Burschenschaft Anlaß, ihn seitens der Obrigkeit politischer Umtriebe zu bezichtigen. Ludwig Aschoff, der ihm im Hinblick auf die Geschichte der Burschenschaft eine monographische Darstellung gewidmet hat, hielt Schultze für einen selbstbewußten und schroffen Mann »von vorbildlicher Überzeugungstreue« [21]; andere beklagten, daß er zu denen gehörte, die sich in unnötiger Weise »mit dem Berserkerschwerte des Fakultätshasses gegenseitig verwundeten« [22].

Vieles mag daher zusammengewirkt haben, daß Schultze 1831 einem Ruf an die Universität Greifswald folgte, freilich nicht ohne zwei Jahre später zuzugeben, »wie oft ich den Schwabenstreich, von Freiburg nach Greifswald zu ziehen, bereut habe« [23]. Auch dort verbesserte er die physiologischen und anatomischen Lehrbedingungen, blieb aber wissenschaftlich vorzugsweise vergleichend-anatomisch tätig.

Das wissenschaftliche Umdenken in der Medizin spiegelt auch der geistige Standort des Chirurgen und Geburtshelfers *Carl Joseph Beck* (1794–1838). Er war ein Landeskind aus Gengenbach und zunächst Militärarzt, trat aber nach ausgedehnten Reisen als chirurgischer Assistent bei J. M. A. Ecker ein und wurde rasch neben diesem zum chirurgischen Extraordinarius (1818) und bald

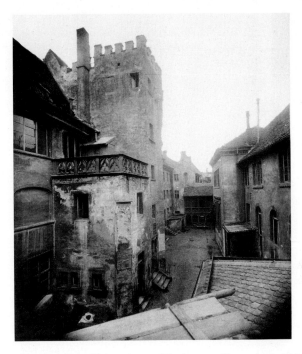

7 Blick in den Innenhof des alten Universitätsgebäudes von Osten (vgl. Abb. 9).
Rechts der Neubau der Anatomie im Nordflügel von 1822. Photographie vor 1896

darauf – wohl zur Entlastung Eckers – zum zweiten Ordinarius (1821) ernannt. Nach Eckers plötzlichem Tode 1829 konnte Beck die Geburtshilfe an *Ignaz Schwörer* (1800–1860) abgeben und wurde der erste *Leiter der chirurgischen Abteilung* im neuen Klinikum. Beck hatte ein spezielles Interesse für die *Augenheilkunde* und die *Ohrenheilkunde* und leitete mit zwei Handbüchern zu diesen Disziplinen 1824 bzw. 1827 ihre wissenschaftliche Differenzierung in Freiburg ein (Abb. 38). Dennoch vertrat er die gesamte Chirurgie und war nach dem Urteil seiner Zeitgenossen »gleich ausgezeichnet als Gelehrter, Chirurg und Geburtshelfer, Lehrer, Redner, Gemeinde- und Staatsbürger wie als Mensch«[24]. Beck starb bereits im Alter von 44 Jahren an einem Schlaganfall.

In einer akademischen Rede zum 50jährigen Amtsjubiläum von Schmiderer (1829) sprach Beck über »die Leistungen und Pflichten des ausübenden Arztes und des Arztes als Staatsdiener« und knüpfte an seine oben bereits genannten Überlegungen zum Verhältnis von akademischer Bildung und fachlicher Ausbildung an. Es war dies – neben dem Übergang der Universität von der autonomen Institution zur Staatseinrichtung – ein zentrales Thema dieser Jahre; für die Mediziner konzentrierte sich das Problem um die Durchführung des »philosophischen Kurses« am Beginn des Studiums[25]. Beck, selbst an Kant und Schelling geschult, vertrit die Auffassung: »Zur gründlichen Vorbildung (des Mediziners) gehört die Kenntnis der alten Sprachen der

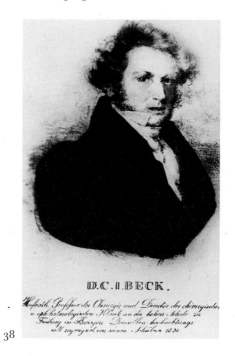

38

gebildeten Völker des Alterthums ... die klassische Bildung von Jugend auf ... läutert die Begriffe, sie schärft die Kraft zu urtheilen«. Auf ihrer Basis ruhe die gelehrte Vorbildung zum ärztlichen Studium; der Mensch, »um dessen Leben sich die Heilkunst dreht«, müsse im Zusammenhange mit dem großen Weltorganismus erkannt werden: »Philosophie und Naturwissenschaft sind daher für den Arzt unentbehrlich«.

Allerdings dürfe der Arzt die Ergebnisse der Metaphysik niemals auf die Heilkunde als eine empirische Wissenschaft übertragen: »Nur die auf unsere sinnliche Wahrnehmung sich stützende, auf Induction und Erfahrung gegründete philosophische Ansicht vermag Nutzen zu gewähren. Die gültigen Sätze der Heilkunde haben ihre Begründung durch Thatsachen, auf dem Wege der Beobachtung und des Versuches zu erhalten; ein aprioristisches Construiren ist ohne Haltung und fördert die Wissenschaft nicht«[26]. Bemerkenswert an dieser Äußerung ist die Selbstverständlichkeit der Zusammenschau von Naturforschung und Philosophie, mit der sich Beck in die Reihe bedeutender Zeitgenossen wie *Johann Lukas Schönlein*, *Johannes Müller* und *Carl Gustav Carus* stellt, für die Naturerkenntnis gleichermaßen ein geistiger und ein wissenschaftlicher Akt darstellt. Dies ist nicht mehr die Spekulation der Naturphilosophie, sondern die eher pragmatisch-philosophische Denkart der sog. *naturhistorischen Schule*, die in Deutschland ein Zwischenglied zwischen der Romantik und der naturwissenschaftlichen Medizin der Jahrhundertmitte darstellt[27].

Ob der Freiburger Chirurg Beck und seine Arbeiten »als der Punkt betrachtet werden (können), an welchem die Facultät ernstlich anfing, nach einer allgemeineren Geltung zu ringen«, wie ihm Baumgärtner in seiner

Gedächtnisrede bescheinigen wollte, muß dahingestellt bleiben[28]; unzweifelhaft hatte Beck jedoch in dieser Fakultätsperiode der widerstreitenden Meinungen das ausgewogenste Urteil über seine Zeit und die Probleme seines Berufes: »Der Arzt hat die Vorurtheile und die Krankheiten zu besiegen«[29].

Auch der wissenschaftliche Standort des 1828 zum Ordinarius für *Chemie* in der medizinischen Fakultät ernannten *Carl Fromherz* (1797–1854) ist bestimmt von dem Bemühen, einen umschreibbaren theoretischen Ansatz für seine Arbeit zu gewinnen; die »glänzende Sucht zu erklären« dürfe nicht dazu führen, das ganze Gebiet einer Wissenschaft auf eine Hypothese zu stützen[30]. Fromherz sei, so wiederum Baumgärtner über seinen Kollegen, entschieden »der exakten Methode zugethan« und habe sich scharf gegen die naturphilosophische Schule gewendet, »deren Herrschaft in seine Jugendzeit fiel. Das Überschwengliche jener Philosophie, die kühn in die Naturwissenschaften eingriff, hatte aber einen Umschlag zum entgegengesetzten Verfahren herbeigeführt, so daß manche Naturforscher beinahe nur noch das unmittelbar durch die Sinne erkannte als wissenschaftliche Wahrheiten angesehen wissen wollten. Auch von den Einflüssen dieser zweiten extremen Richtung ließ sich sein klar denkender Geist nicht beherrschen, und er gewährte der inductiven Untersuchungsweise die ihr gebührende Geltung...«[31].

Auch Fromherz ist somit typisch für diese Zeit des wissenschaftlichen und geistigen Übergangs; als Chemiker vertrat er vielleicht in Freiburg am eindeutigsten den wachsenden Einfluß der Naturwissenschaften auf die medizinische Erkenntnis und beobachtete scharf deren Entwicklung. Während er bereits als junger Wissenschaftler durch seine Publikationen zur Übermangansäure und den Mangansalzen aufgefallen war, faßte er in den dreißiger Jahren seine Erfahrungen in pharmazeutischer, physiologischer, pathologischer und gerichtlicher Chemie in einem zweibändigen Lehrbuch der medizinischen Chemie zusammen, und publizierte zahlreiche geognostische Untersuchungen zu den Bodenformationen des Breisgaues[32].

Nachdem bereits seit 1822 über »Tierische Chemie« vorgetragen wurde, führte Fromherz 1835 eine Vorlesung über »Physiologische Chemie« ein. 1846 stellte er den Antrag, nach dem Muster des vorbildlichen Laboratoriums von *Justus von Liebig* in Gießen eine Anstalt für praktische Chemie und insbesondere für chemisch-physiologische und chemisch-pathologische Untersuchungen einzurichten. Mit Hilfe seines freiwilligen Assistenten und späteren Nachfolgers *Lambert von Babo* (1818–1899), der eine Zeitlang bei Liebig gewesen war, baute er die alten Räumlichkeiten zu einem Laboratorium mit 14 Praktikantenplätzen um. Nachdem in Freiburg 1850 die Gasbeleutung eingeführt wurde, konnte auch – als einem der ersten in Deutschland – dem chemischen Laboratorium eine Gasleitung zugeführt werden[33].

Versucht man eine Zwischenbilanz, so gehören Schultze, Beck und Fromherz unzweifelhaft zu den ersten dezidierten Vertretern einer exaktwissenschaftlichen Richtung in Freiburg, nicht ohne jedoch an der philosophischen Durchdringung der Naturforschung interessiert zu bleiben. Es ist dies jene ungemein interessante und im Detail noch kaum untersuchte Generation in der deutschen Medizingeschichte, für deren Anfang etwa die berühmte

Bonner Habilitationsrede des Physiologen Johannes Müller von 1824 (»Von dem Bedürfnis der Physiologie nach einer philosophischen Naturbetrachtung«) mit seiner beginnenden Abkehr von der Romantik steht, und an deren Ende das Diktum seines Schülers Rudolf Virchow hervorzuheben ist, daß jeder medizinische Fortschritt nur an den Methoden von Chemie und Physik gemessen werden könne.

Die wissenschaftstheoretische Diskussion dieser Zwischenzeit war so lebhaft wie selten in der Medizingeschichte. Sie versuchte, nach den als Spekulation empfundenen Gedankengebäuden der Schelling'schen Naturphilosophie zu einer neuen, umfassend begründeten Naturforschung zu finden: »Wir bestimmen also Naturphilosophie als das Denken über die Natur, ihre Wirkungen, das Forschen nach den Ursachen, Gesetzen und Zwecken derselben, das Bemühen, das Einzelne zu einem Ganzen zu vereinigen und auf die Prinzipien zurückzuführen – die rationelle Erkenntnis einer Einheit der Natur, gestützt auf Beobachtung und Erfahrung«[34]. Diese Charakterisierung der damaligen geistigen Bemühungen in der Medizin stammt von dem Physiologen und Zoologen *Friedrich Sigismund Leuckart* (1794–1843), der – nach dem schon genannten vergeblichen Versuch, Oken oder Johannes Müller zu berufen – als Nachfolger Schultzes 1832 von Heidelberg nach Freiburg kam. Er las *Zoologie, Vergleichende Anatomie, Physiologie und Veterinärkunde*; die von Schultze begonnene vergleichend-anatomische Sammlung hat er mit dem Naturalienkabinett vereinigt und aus beiden den Grundstock zur später berühmten Sammlung der Anatomie gelegt. Geschult an den Denk- und Arbeitsweisen seiner Lehrer Blumenbach, Cuvier und Meckel war er in Freiburg der erste, der im Wintersemester 1837/38 ein Kolleg über die »Entwicklungsgeschichte der Tiere und Menschen« ankündigte, und mit diesem Begriff den gebräuchlichen Terminus »Naturgeschichte« ablöste. In den Augen seiner Zeitgenossen vertrat er vielleicht am konsequentesten dieses so charakteristische »natura doceri« seiner Generation, das er seinen Schriften als Motto voranzusetzen liebte[35].

Im Gegensatz zu den langdienenden Fakultätsmitgliedern dieser Gruppe haben in den vierziger Jahren drei medizin-historisch bedeutsame Persönlichkeiten nur für kurze Zeit der Fakultät angehört, ehe sie andernorts zu fortdauernder Geltung gelangten.

Nach dem Tode von Leuckart wurden die Fächer Anatomie, Physiologie und vergleichende Anatomie vorübergehend wieder vereinigt und *Friedrich Arnold* (1803–1890) anvertraut, der seit 1840 in Freiburg als Anatom tätig war. Arnold ging bereits 1845 nach Tübingen und von dort 1852 nach Heidelberg, wo er sich endgültig niederließ. Arnolds Studien standen im Zentrum der beginnenden histologischen Diskussionen um die Zelle; während seiner Freiburger Zeit begann er die Arbeit an seinem großen »Handbuch der Anatomie des Menschen, mit besonderer Rücksicht auf Physiologie und praktische Medizin«. Auch die seinerzeit viel benutzten »Tabulae anatomicae«, mit hervorragenden Abbildungen versehen, gehören zu seinen Freiburger Aktivitäten[36] (Abb. 39).

Sein Nachfolger wurde, ebenfalls nur für fünf Jahre, *Carl Theodor Ernst von Siebold* (1804–1885); bei seiner Berufung hatte die Fakultät eine Prominentenli-

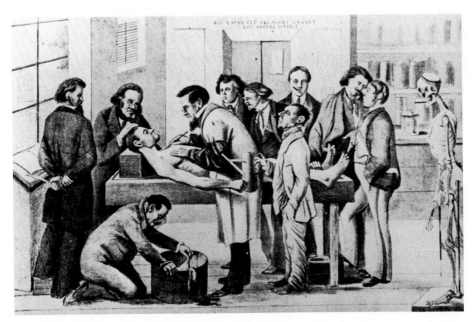

39 Seziersaal der Anatomie im alten Universitätsgebäude. Nach einem Gemälde von Th. Hecker. Vor 1867

ste zusammengestellt: auf ihr standen noch *Carl Ernst von Baer* (1792–1876), der Entdecker des Säugetiereies und *Theodor Schwann* (1809–1885), einer der Begründer der Zellenlehre. Siebold gab die »normale« Anatomie wieder ab; diese übernahm für drei Jahre *Georg Ludwig Kobelt* (1804–1857). Siebold gehörte der berühmten bayrischen Gelehrtenfamilie an[37] und war eigentlich Zoologe und vergleichender Anatom aus der Schule Blumenbachs und Alexander von Humboldts[38]. In Freiburg vertrat er neben der Physiologie auch die Zoologie und die vergleichende Anatomie; sein wohl wichtigstes Werk, das Lehrbuch der vergleichenden Anatomie der wirbellosen Tiere, erschien 1848 während seiner Freiburger Tätigkeit. Von hier aus ging Siebold ebenfalls kurzfristig nach Breslau, um dann in München noch einmal für ein Jahr die Anatomie, dann aber endgültig nur noch die Zoologie zu vertreten. Siebold war einer der ersten Zoologen, die sich nach 1849 positiv mit den Darwinschen Thesen auseinandersetzten.

Auch *Georg Friedrich Louis Stromeyer* (1804–1876) war Sproß einer bedeutsamen Göttingisch-Hannoveraner Ärztefamilie. Er hatte 1829 in Hannover ein orthopädisches Institut gegründet, wurde 1838 nach Erlangen und 1842 von München nach Freiburg berufen; hier vertrat er letztmals *Chirurgie und Augenheilkunde* gemeinsam. Bereits 1848 ging er als Nachfolger von Bernhard von Langenbeck nach Kiel und wurde gleichzeitig Generalstabsarzt der Schleswig-Holsteinischen Armee. Damit begann Stromeyers herausragende Karriere als Kriegschirurg, die ihn in der Folge auf alle Kriegsschauplätze der Mitte des 19. Jahrhunderts führte. Die Chirurgen erkennen in ihm den wohl wichtigsten Vervollkommner der Muskel- und Sehnenoperationen; seine subkutane Tenotomie (1831) galt – wenngleich bald überholt – als entscheidend für die Entwicklung der modernen Orthopädie[39].

Stromeyer begann in Freiburg den ersten Band seines »Handbuches der Chirurgie« und führte 1846, im »wundervollen Weinjahr«, die ersten Versuche der im gleichen Jahre von William Morton neu eingeführten Aethernarkose an sich selbst durch[40]. Nach eigener Aussage hat er sich in Freiburg sehr glücklich gefühlt und vielfach über das Problem meditiert, wo sich ein Hochschullehrer niederlassen solle: »Man wird die großen Universitäten nicht eingehen lassen, weil man in den Residenzen der Männer bedarf, welche nur an Universitäten zu finden sind, aber man wird die kleineren heben, um nicht diejenigen zu verscheuchen, welche nur der Wissenschaft zu dienen wünschen und gar kein Verlangen fühlen, in der Residenz eine Rolle zu spielen«[41].

Da er allerdings füchtete, daß Deutschland jetzt einer kriegerischen Zeit entgegen gehe, verließ er Freiburg in der Überzeugung, »das Vaterland bedürfe meiner vielleicht in einer anderen Eigenschaft als der eines Professors an einer kleinen Universität«[42].

Hier kündigte sich neben dem stürmisch in Gang kommenden wissenschaftlichen Umbruch ein neuer politischer Zeitgeist an, der bald danach auch die Universitäten ergreifen sollte. Vorläufig dominierte aber noch die Buntheit der Charaktere, vereinigt lediglich durch das biedere Bestreben, allwöchentlich einmal gemeinsam, im Gasthaus zum Pfauen, »bei einem mäßigen Abendessen und einem Schoppen Wein... die Universität durch Einigkeit und guten Ton zu heben«[43].

In eine *zweite Gruppe* der Freiburger medizinischen Hochschullehrer dieser Zeit kann man jene Mitglieder einordnen, die mit praktischem Fleiß und Umsicht den Lehralltag der Fakultät und den klinischen Versorgungsauftrag garantierten, jedoch kaum weiterreichende eigene Stellungnahmen zu ihrem Fach oder zur Situation der Zeit hinterlassen haben.

Zu ihnen gehörte *Franz Anton Buchegger* (1794–1839), ein Schwarzwälder aus St. Peter, diente sich vom studentischen Anatomiegehilfen in Freiburg zum Extraordinarius (1822) und Ordinarius (1828) der *Anatomie* hoch; er soll als Ergebnis jahrelangen Sammelns ein ungedrucktes Manuskript für ein Handbuch der Anatomie angefertigt haben, im übrigen aber ein »unermüdlicher Lehrer und Gelehrter... bescheiden und ohne Ehrgeiz« gewesen sein[44].

»Um nicht unbeschäftigt zu sein« habilitierte sich 1833 *Johann Carl Ruppius* (1786–1866), ein im wesentlichen auf Reisen befindlicher Gothaischer Leibarzt und Hofrat, mit einer Schrift über die Knorpelkörperchen der Gelenke. Er veröffentlichte kleinere casuistische Beiträge, u.a. eine nicht sehr substanzreiche Beschreibung der Freiburger Medizinischen Fakultät jener Zeit; er las 4 Semester lang über verschiedene Gegenstände, um dann wieder aus dem Lehrkörper auszuscheiden[45].

Ein früher Tod hinderte *Aloys Herr* (1800–1836), Sohn eines Küfers aus Kirchhofen, am wissenschaftlichen Ausbau der *Arzneimittellehre, Toxikologie und Rezeptierkunst*, wofür er 1835 zum Extraordinarius ernannt worden war. Seine 1836 erschienene »Theorie der Arzneiwirkung« versuchte, die stofflichen

Eigenschaften von Arzneien in ihrem Wirkungszusammenhang mit dem lebenden Organismus zu interpretieren[46].

Der Versuch des aus Waldkirch gebürtigen Privatdozenten *Karl Augustin Diez* (1802–1872), die *Psychiatrie* in Freiburg zu verselbständigen, ist aus vielerlei Gründen gescheitert. Seine Habilitationsschrift »De mentis alienationum sede et causa proxima« mußte auf Anweisung des Ministeriums im Kapitel »de anima« umgeändert werden, weil dieser Gegenstand unter diejenigen gehört, »deren wahre Natur die Vorsehung uns geheimzuhalten für gut befunden« habe. Diez war Assistent beim Physiologischen Institut unter Schultze und bewarb sich bei dessen Weggang ebenso erfolglos um die Nachfolge, wie 1830 um die Lehrstelle für allgemeine Pathologie und Therapie. Aufgrund einer Monographie über die theoretische Begründung der Physiognomik (1830) sowie eigenen Vorlesungen »Über psychische Krankheiten« bat Diez schließlich 1832 um eine außerordentliche Professur für psychische Medizin. Er wurde mit der Begründung abgewiesen, daß dieses Fach in der Vorlesung über Pathologie Berücksichtigung fände und überdies speziell noch von einem anderen Dozenten (Weber) gelesen würde. Nach seinem dreimaligen Scheitern gab Diez verärgert seine venia legendi wieder ab und zog sich in eine Praxis nach Waldkirch zurück. 1838 publizierte er in einem Tübinger Verlag, »vom Standpunkt der Psychologie und der Erfahrung dargestellt«, ein Buch über den Selbstmord[47].

Zu den Vorgängen um Diez muß eingeschoben werden, daß die Psychiatrie zu dieser Zeit noch als Teil der speziellen Pathologie und Therapie, also der Inneren Medizin galt und daher dort mehr oder weniger offiziell vertreten wurde. In Freiburg geschah dies zu jenem Zeitpunkt durch den später ausführlicher zu besprechenden Karl Heinrich Baumgärtner; von seiner Vorlesung des Sommersemesters 1832 existiert eine studentische Nachschrift, die einen interessanten Einblick in die von Baumgärtner vorgetragene zeitgenössische Diskussion um die Seelenstörungen – mit ihren Synonyma Seelenkrankheiten, Gemüts-, Geisteskrankheiten, Verrücktheit, Alienatio mentis – erlaubt[48].

Der Freiburger Medizinstudent konnte demnach in theoretischer Weise bei drei Lehrern an den Interpretationsversuchen der psychischen Krankheiten teilnehmen; sie kreisten zwischen 1820 und 1840 gerade in Deutschland besonders heftig um die Überlegung, wie Seelenstörungen von den rein organischen Krankheiten zu trennen seien, bzw. – so Baumgärtner – wie »die menschliche Seele darin der organischen Natur gegenüberstehe, daß sie sich als ein moralisches, freies Wesen zeige, während jene einer gesetzlichen Notwendigkeit folge«[49].

Praktische Anschauung scheint es aber für die Studenten wenig gegeben zu haben; im klinischen Hospital in der Albertstraße wurden wohl kaum psychisch Kranke aufgenommen. Lediglich Ruppius berichtet, daß in einem kleinen Hofgebäude neben Blatternkranken auch »unreinliche Irre« untergebracht waren[50].

Ebenfalls zu den Kärrnern des Fakultätsalltags zu rechnen, dabei als Angehörige berühmter Namensträger nicht ohne äußere Benachteiligung geblieben, sind die beiden Freunde *Carl Friedrich Franz Hecker* (1812–1878) und *Julius von Rotteck* (1812–1890). Über ihre gemeinsamen Aktivitäten in der ärztlichen Standespolitik wurde schon berichtet. Hecker, der Bruder des badischen Revolutionärs – zur Unterscheidung der »schwarze Hecker« genannt – habilitierte sich 1836 für Chirurgie, publizierte u. a. über den Gebrauch des Stethoskopes in der Chirurgie und gab 1838 ein Handbuch der Materia chirurgica heraus. Weber sieht in ihm einen wichtigen Wegbereiter der chirurgischen Orthopädie in Freiburg, da er 1839 erstmals über »Plastische Chirurgie und operative Orthopädik« gelesen hat; den raschen Aufschwung seines Faches hat er allerdings nicht mitvollzogen. Bis zu seiner Emeritierung 1871 operierte er ohne Desinfizientien und ohne Chloroform, da er als Asthmatiker dessen Geruch nicht ertragen konnte. Hecker wurde zwar 1845 als chirurgischer Assistent am Klinikum zum ordentlichen Professor ernannt und hat nach dem Weggang Stromeyers 1848 die Klinik geführt; er erhielt jedoch offensichtlich wegen seines Namens Hecker »Fakultätsrechte« erst im Jahre 1855[51].

Ähnlich erging es Julius von Rotteck, dem Sohn des liberalen Staatsrechtlers; auch er war zeitlebens ein tüchtiger Mitarbeiter an der Medizinischen Klinik und an der Poliklinik, aber mit deutlichen Verzögerungen in seiner Karriere: 1839 Privatdozent geworden, wurde er erst 1860 zum a. o. Professor ernannt. Rotteck war insbesondere an kranken Kindern interessiert und hielt bereits seine Habilitations-Probevorlesung über das Thema: »Die Krankheitsanlagen, welche durch das Kindesalter gesetzt werden, und der Charakter, welchen die Krankheiten durch das Kindesalter erhalten«[52].

Ein Kuriosum in dieser Gruppe war schließlich *Johann Baptist Fritschi* (Fritsche) (1810–1894), der sich im gleichen Jahr wie Hecker 1836 habilitierte und zeitlebens Privatdozent blieb. Zahllose Gesuche um einen »beliebigen Lehrstuhl« wurden immer wieder zurückgewiesen, da sich offenbar seine teils skurrile, teils zynische Persönlichkeit an allen Instanzen brach. Man hat ihm nachgerechnet, im Laufe seines Lebens über 80 verschiedene Themen Vorlesungen gehalten zu haben; es gibt in der Tat kaum ein Spezialgebiet, in dessen Entfaltung in Freiburg während des 19. Jahrhunderts der Name Fritschi nicht auftaucht. Gerne las er über Psychiatrie, wobei er – wie Schüle berichtet – seine Ausführungen dadurch »besonders pikant gestaltete, daß er alle renommierten Tagespersönlichkeiten, hohe wie niedere, nach Art ›menschlicher Tragikomödie‹ vor uns psychiatrische Revue passieren ließ[53].

Die ganze Vieldeutigkeit dieser drei Jahrzehnte zwischen Naturphilosophie und Naturwissenschaft, zwischen Idealismus und Materialismus, zeigt sich schließlich an einer *dritten Gruppe* von Fakultätsmitgliedern. Ihre wissenschaftliche Aussage ist für das Bemühen der damaligen Heilkunde typisch, in einer Zeit des Umbruchs noch einmal einen eigenen Standort zwischen Theorie und Praxis finden zu wollen; hierzu gehören in Freiburg Ignaz Schwörer, Wilhelm Werber und Karl Heinrich Baumgärtner.

Mehr Aufmerksamkeit, als ihm bisher zuteil wurde, kann *Ignaz Schwörer* (1800–1860) beanspruchen; er wurde nach dem Tode Eckers zunächst provisorisch, ab 1833 endgültig mit dem ersten Freiburger Ordinariat für

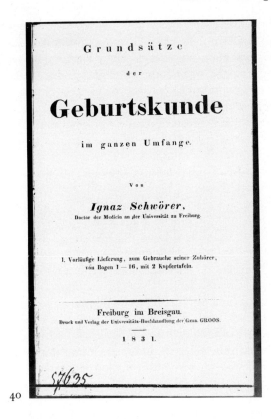

40

Geburtskunde betraut (Abb. 40). Mit ihm wurden in Freiburg Chirurgie und Geburtshilfe endgültig getrennt und verselbständigt, auch beginnt durch ihn seit 1832 der systematische Unterricht der Hebammen des gesamten Oberrheinkreises und eines Teils des Mittelrheinkreises am neuen Freiburger Klinikum[54]. Schwörer war der Halbbruder des Chirurgen Beck; seine Mutter hatte in zweiter Ehe den Eigentümer des im 19. Jahrhundert beliebtesten Freiburger Kaffeehauses »Kopf« in der Engelgasse 5 geheiratet. Mit Beck verband ihn ein inniges Verhältnis – »nachdem wir die Knabenjahre zurückgelegt hatten, war ich 10 Jahre sein Schüler und zehn Jahre sein Kollege, an der gleichen Anstalt«[55]. Es ist in der Tat unübersehbar, daß der frühe Erfolg des Freiburger Klinikums auf der congenialen Zusammenarbeit und dem hohen wissenschaftlichen Niveau der beiden Halbbrüder beruhte.

Schwörer hätte sicher die Chance gehabt, als wichtiger Mann in die Geschichte der Gynäkologie und der Geburtshilfe einzugehen. Darauf deuten die unvollendet gebliebenen »Grundsätze der Geburtskunde im ganzen Umfange«, als »Geschichte des weiblichen Bildungslebens« gedachte Überlegungen zu einer »Gynaikologia«, einer »Lehre vom Weibe in allen seinen specifischen, die Erhaltung und Fortbildung des Geschlechtes der Menschen bezweckenden Zuständen«. Erschienen ist davon lediglich die erste Lieferung mit 16 Bögen im Jahre 1831, kurz vor der endgültigen Übernahme des

Ordinariates. Die Anlage des Werkes, das sowohl den neuesten Stand der wissenschaftlichen Erkenntnisse, als auch eine philosophische, die »bestehende Aequivalenz der physischen und psychischen Kräfte der weiblichen Natur« begründende »Physiologisch-psychologische Skizze des Weibes« enthält, läßt die Spannweite der geistigen Fähigkeiten Schwörers ahnen.

Er ist jener ersten männlichen Gynäkologengeneration zuzurechnen, die sich noch bemüht, die »Natur« der Frau, die »Bedeutung und Totalität des Weibes« in die ärztliche Beobachtung mit einzubeziehen. Schwörers Versuch einer *Frauenkunde* »im ganzen Umfange« gehört daher zu den relativ unbekannten Versuchen der frühen deutschen Gynäkologie, auf der Basis postrevolutionärer Gleichheitsbestrebungen in Verbindung mit der romantischen Naturphilosophie ein gerechtes Frauenbild zu entwerfen [56].

Die Gedächtnisrede Carl Heckers zeigt jedoch deutlich auf, daß Schwörer in seiner Tätigkeit als Kliniker, Lehrer, Operateur, Direktor des von ihm geschaffenen Großherzoglichen Hebammen-Lehrinstitutes, Kreisoberhebarzt und – nach dem Tode Becks – zusätzlich als Professor der Staatsarzneikunde und Medicinalreferent beim Hofgericht so sehr aufging, daß er ein besonderes Beispiel für die grundsätzliche Schwierigkeit des medizinischen Hochschullehrers abgibt, gleichzeitig praktisch und wissenschaftlich tätig zu sein. Seine bleibenden Verdienste sind daher pragmatischer Natur: die Sorge um die *Hebammen* (»diesen mühbelasteten und gemeinhin mit Undank belohnten Dienerinnen der Lucina«) sowie die Einführung der systematischen *Krankenstatistik* in Freiburg. Schwörer erfaßt und spezifiziert u.a. bei 21 804 Geburten in den Jahren 1843/44 aus seinen Amtsbezirken als Kreisoberhebarzt die Inzidenz der atypischen Geburtsverläufe (6–7%) und der notwendigen geburtshilflichen Operationen (2–3%) [57]. Gleichsinnige Erhebungen publiziert er mehrfach, da er überzeugt ist, »daß in allen Dingen von öffentlichem Interesse, wo es darauf ankommt, dieselben auf thatsächliche Grundlagen zu setzen und bei ihrer practischen Behandlung sich auf Grundsätze zu stützen, die der Natur der Sache angemessen sind, vor allem von richtiggestellten Zahlenverhältnissen ausgegangen werden müsse, und daß diesen an sich schon der Werth constatirter Erfahrungen zukomme« [58].

Über *Wilhelm Joseph Anton Werber* (1798–1873), seit 1835 »Ordinarius für allgemeine Pathologie und Therapie, Medicinische Encyclopädie und Methodologie und Geschichte der Medicin« haben bereits die Zeitgenossen gespöttelt; eine spätere Geschichtsschreibung bescheinigte ihm: »er sollte in der Fakultät die mehr und mehr sich siegreich behauptende, mehr nahr- als schmackhafte Richtung der exakten Forschung über ein halbes Jahrhundert lang mit dem milden Satz seiner Naturphilosophie durchdringen und würzen« [59]. In der Tat umspannen Werbers Tätigkeit und sein wissenschaftliches Leben den Bogen von der Naturphilosophie seiner Lehrer Oken, Troxler, Kieser u.a. bis zur Auseinandersetzung seiner späten Jahre mit Darwin und dem naturwissenschaftlichen Materialismus. Es ist jedoch weder richtig, ihn als lebenslangen Naturphilosophen zu bezeichnen, noch ihn als eher künstlerische Natur zur wissenschaftlichen Randfigur machen zu wollen. Keiner, weder die Zeitgenossen, noch seine wenigen Biographen [60] konnten ihm bisher gerecht werden;

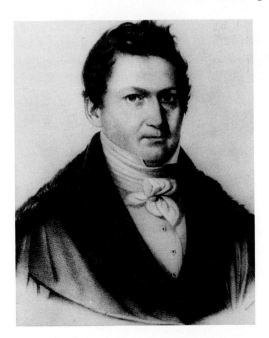

41 Wilhelm Werber (1798–1873). Ölbildnis um 1830, Künstler unbekannt

auch hier kann nur angedeutet werden, wie exemplarisch Werbers bemerkenswerte Persönlichkeit nahezu alle Facetten des wissenschaftlichen Zeitgeistes widerspiegelt.

Werber, aus Ettenheim gebürtig, studierte erst umfänglich Philosophie und habilitierte sich 1823 mit einer »Philosophischen Darstellung und Erklärung der Sinne« bei der Freiburger Philosophischen Fakultät (Abb. 41). Als Privatdozent las er neben philosophischen Einführungsvorlesungen auch über Pastoralmedizin und Anthropologie, ohne daß inhaltlich Näheres dazu bekannt ist. Immerhin studierte er neben seiner philosophischen Lehrtätigkeit noch Medizin und legte 1826 das medizinische Staatsexamen vor der Karlsruher Prüfungskommission mit einer Auszeichnung ab, »wie sie noch nie ertheilt worden ist; Werber kann zur baldigen Anstellung als Professor nur empfohlen werden«[61]. 1828 erhält er die vorläufige Erlaubnis zu Vorlesungen in der Medizinischen Fakultät mit Dispensierung von den sonst üblichen Habilitationsformalitäten. Gesuche um eine Ernennung zum a.o. Professor und später zum Ordinarius wurden indessen mehrfach und nach heftigsten Auseinandersetzungen von der Fakultät abgelehnt; Werber hatte die Unvorsichtigkeit begangen, sich in Wort und Schrift nicht nur mit der Naturphilosophie, sondern auch mit der Homöopathie und der Lehre vom thierischen Magnetismus des Franz Anton Mesmer auseinanderzusetzen. Dennoch ernannte ihn der Großherzog 1835 zum Ordinarius, wobei ihm aber die Fakultät in einem Fakultätsbeschluß vom 13. Mai 1835 Sitz und Stimme verweigern wollte, »was ihr das Ministerium aber verwies«[62].

Die sich anschließenden Diskussionen sind in den erhaltenen Akten nachzulesen; sie sind geprägt von einem Wechsel von Unversöhnlichkeiten und Widerrufen, der im Grunde bis Werbers Tod anhielt und seine Gesundheit schwer angriff. Es muß jedoch der Fakultät zugutegehalten werden, daß sie offensichtlich auch zur Kenntnis nahm, wie sehr Werber zeitlebens bemüht war, zu einer neuen Medizin zu finden: »Wir finden alle Farben bei den Praktikern; wir finden Gastriker, Antiphlogistiker, Brownianer, Erregungstheoretiker, Magnetisten, Contrastimulisten, Wasserdoctoren, Solidar- und Humoralpathologen, Naturphilosophen, Homöopathen etc.... Dieser Zerfall und Zwiespalt in der Medicin, diese allgemeine Unruhe und Unbehaglichkeit gleicht einer perturbatio critica, die ebenso sehr auf Untergang des Alten, als auf Aufgang und Erstehung eines neuen Lebens hindeutet...«[63].

Mehreren dieser Richtungen hat sich Werber in aller Unbefangenheit gestellt und sich Feinde von allen Seiten zugezogen. Seine vielfältigen, und beide Seiten äußerst kritisch beleuchtenden Versuche zur »Vermittlung der Extremen, besonders der Allopathie und Homöopathie«, sind frühe Zeugnisse eines bis heute andauernden gegenseitigen Mißverstehens: »man muß wahre Seelenstärke besitzen und von einer unverwüstlichen Liebe zur Wahrheit und ihrer wissenschaftlichen Erkenntnis beseelt seyn, wenn man nicht abgeschreckt oder müde werden soll...«[64].

Werbers Bemühungen um eine philosophische Grundlegung der Medizin, sein Streben nach Einheit in allen Dingen und Erscheinungen, die nach seiner Ansicht allein das Gegengewicht bilden kann gegenüber der Vielheit der Betrachtungen, war unzweifelhaft im Ansatz naturphilosophisch geprägt. Dieses Streben hat ihn auch dann nicht verlassen, als ein Wissenschaftsgeist diese Einheit in anderer Weise zu postulieren begann; auch dem naturwissenschaftlichen Umbruch in der Medizin hat sich Werber wieder gestellt. Eine nähere Analyse seiner nicht sehr zahlreichen, aber eindrücklichen Werke würde ihn in gedankliche Nähe zu seinen großen Zeitgenossen Johannes Müller, Carl Gustav Carus und Ernst v. Feuchtersleben rücken; auch sie strebten im Chaos der Meinungen nach einer – wie es Werber nannte – »vermittelnden Medizin«[65].

Die Fakultät honorierte spät, aber dann voller Einsicht den offenkundig anregenden Stil und die praktische Begabung ihres Kollegen. Sie übertrug ihm sogar 1836 den Lehrstuhl für Arzneimittellehre, Receptierkunst und Giftlehre, sowie 1845 die Leitung der Poliklinischen Anstalt, wovon noch die Rede sein wird. Eine offenbar kränkliche Konstitution führte ihn auf vielfache Bäderreisen und Molkenkuren, aus denen überdies jeweils balneologische und klimatologische Studien resultierten[66].

Mehrfach versah er das Amt des Dekans und las während seiner fast fünfzigjährigen Lehrtätigkeit stets auch in der Philosophischen Fakultät; sein medizinisches Programm umspannte Psychologie und Anatomie (mit Versuchen an lebenden Tieren), Veterinärkunde, Arzneimittellehre, allgemeine Pathologie und Therapie, Frauen- und Kinderkrankheiten, Anthropologie, Psychiatrie, und stets auch Geschichte der Medizin, wofür er 1835 den ersten besonderen Lehrauftrag in Freiburg erhalten hatte[67]. Seine Studenten bescheinigten ihm eine reiche Begabung als Lehrer, die sich »mit dem Arzt, dem Philosophen, auch dem Dichter vereinigte«. Sie mochten seine überzeugende Lehrweise, die »durch Einflechten reicher Casuistik aus seiner Erfahrung belebt« war [68].

Zweifellos der wichtigste, wissenschaftlich originellste und menschlich weit über die Fakultät hinaus geachtete Kliniker der Umbruchzeit war *Karl Heinrich Baumgärtner* (1798–1886), mit dessen tragischem Scheitern diese Epoche in Freiburg auch zu Ende war. Auch ihn hat man mit gegensätzlichen Charakterisierungen versehen: »er war eben Romantiker!« sagen von ihm die einen, als »Wegbereiter der neuen Medizin« in Freiburg bezeichnen ihn die anderen [69]; Baumgärtner wird in besonderer Weise beiden Ansichten gerecht.

Auch er war ein Landeskind, in Pforzheim geboren und in Karlsruhe aufgewachsen. Nach einem Studium der Medizin in Tübingen und Heidelberg unterzog er sich früh den Abschlußprüfungen, die er vorzüglich bestand. Mehrere wissenschaftliche Reisen führten ihn, nach den Gepflogenheiten der Zeit, nach Wien, Berlin, Paris und London, seinerzeit die wichtigsten medizinischen Bildungsstätten; romantische Begeisterung trieb ihn andererseits – in bewußter »Nahahmung von Seume's Spaziergang nach Syrakus« [70] – zu einer Wanderung durch Italien von Südfrankreich nach Sizilien. Die Reisen waren durch regimentsärztliche Tätigkeiten unterbrochen, die offenbar das Wohlwollen der Regierung hervorriefen. Die Medizinische Fakultät war sehr überrascht, als nach dem Tode des Internisten Schaffroth im Jahre 1824 das Ministerium – ohne Rücksicht auf ihren Listenvorschlag – den bisher unbekannten sechsundzwanzigjährigen Regimentsarzt K. H. Baumgärtner zum ordentlichen Professor der Nosologie und Therapie ernannte (Abb. 42).

Die Fakultät versuchte zunächst, dem jungen Kollegen nur die theoretischen Vorlesungen seines Faches zu übertragen und die Klinik von dem erfahrenen J. M. A. Ecker leiten zu lassen; der Kurator der Universität lehnte das Ansinnen jedoch – wohl aus finanziellen Gründen – ab. Baumgärtner kündigte daher am 17.10.1824 den Beginn seiner Vorlesungen über spezielle Pathologie und Therapie und die Eröffnung seiner Tätigkeit am klinischen Hospital an. Wie eifrig und umsichtig er sein Amt begann und vor allem in die laufende Planung des neuen Klinikums einstieg, wurde oben bereits berichtet.

Wissenschaftlich ausgewiesen war Baumgärtner bei seinem Amtsantritt praktisch noch nicht; erst zwei Jahre später beginnt er zu publizieren, zunächst kasuistisch gewonnene Ergebnisse aus seiner Kliniktätigkeit. Aus ihnen wird ersichtlich, daß er von seinen Studienreisen das 1819 von *René Th. L. Laënnec* (1781–1826) angegebene Verfahren der Auskultation nach Freiburg mitgebracht hat, und daß er von der Wiener und Pariser Schule das Prinzip der damit verbundenen systematischen Leichenöffnung als Erkenntnisquelle übernahm. Nauck, der für seine Monographie über Baumgärtner reichliches Dokumentationsmaterial zusammengetragen hat, erkennt darin, wie auch in den umsichtigen Gedanken Baumgärtners zu Unterricht und Krankenversorgung, ausgesprochen zielsichere Planungen, die bald die allgemeine Wertschätzung des jungen Internisten nach sich zogen. Mit noch nicht dreißig Jahren war er neben seinen klinischen Funktionen Dekan, Medizinalreferent des

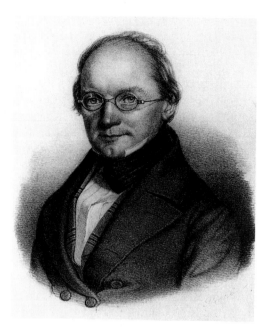

42 Karl Heinrich Baumgärtner (1798–1886). Lithographie auf Papier von A. Straub

Dreisamkreises und Hofrath. 1832 – er versah in diesem Jahr das Amt des Prorektors – entsandten ihn Fakultät und Stadt zum Studium der damals grassierenden Cholera nach Paris, worüber er in einer kleinen, populären Schrift »für Nichtärzte« berichtete[71]. Die Stadt Freiburg erkannte den Wert der Ergebnisse dieser Studienreise besonders an, indem sie Baumgärtner am 19.6.1834 ehrenhalber die Bürgerrechte verlieh[72].

Baumgärtner, dessen wissenschaftliche Interessen und Anregungen mit der Zeit immer systematischer wurden und nicht nur in Freiburg als überragend galten, ist vielleicht das erste Freiburger Fakultätsmitglied, dessen theoretische und praktische Leistung im Rahmen des allgemeinen wissenschaftlichen Fortschritts des 19. Jahrhunderts gesehen werden kann: sie betrifft die Gebiete der *Zellforschung*, der *Embryologie*, der allgemeinen *Krankheits- und Heilungslehren* und der *Krankenphysiognomik*.

Seit Robert Hooke (1635–1703), der 1665 die Pflanzenzelle beobachtet und so benannt hatte, war das Interesse der Naturforscher immer mehr auf die letzten nachweisbaren Bausteine des Lebendigen gelenkt worden. Der Erkenntnisweg bis zur ausgereiften Zellentheorie ist mit großen Namen verbunden (Leeuwenhoek, Leibniz, Haller, Wolff, Purkinje, Baer, Schleiden, Schwann u.a.), aber auch die weniger bekannt gewordene Alltagsforschung hat die Arbeit an dem Problem weitergetrieben. Von den mit Freiburg verbundenen Forschern haben Lorenz Oken und C. A. S. Schultze über die »kugligen Bläschen als gemeinsames Aufbauelement für Pflanze und Tier« nachgedacht[73]; Baumgärtner seinerseits kam – wie *C. F. Wolff* (1733–1794) und die Schüler von *Joh. Ev. Purkinje* (1787-1869) und *Johannes Müller* (1801-1851) - über die Embryologie an diese Fragestellung.

In seinen 1830 erschienenen »Beobachtungen über die Nerven und das Blut« beschreibt er beim Forellenembryo »kleine Kugeln« als Gewebsgrundlage, die er 1835 in Müllers Archiv als »secundäre Bildungskugeln« bezeichnet, um sie von der Dottermasse abzugrenzen[74]. Er ist der Ansicht, daß sie die »materielle Grundlage sind, aus welcher alle festen und flüssigen Theile des Körpers entstehen«, lenkt das Augenmerk auf das Innere und die Wand dieser Gebilde, und erarbeitet gemeinsam mit dem Anatomen Arnold Überlegungen zur Aneinanderreihung der Zellen zu Gewebsstrukturen[75]. Seine Beobachtung, daß »jede Bildungskugel ... sich in zwei Kugeln theilen ... und jedes Kügelchen durch Stoffanziehung wieder groß« werden könne, hat er nicht weitergedacht; ebenso war ihm die Funktion des Zellkernes noch nicht klar. Daher konnte er auch der Bausteintheorie von Schleiden und Schwann, wie auch der Lehre vom Zellenstaat (Henry Milne-Edwards 1800-1885) nicht mehr folgen, sondern mahnte zu der Überlegung, »von welchen Gesetzen diese vielen Billionen Individuen beherrscht werden, damit die Harmonie des Ganzen zu Stande kommt«[76]. Später war ihm allerdings klar, daß er »schon 9 Jahre, bevor Schwann die Zellentheorie gründete, die Hauptentdeckungen zur Grundlage meiner Theorie gemacht habe«; es blieb ihm zeitlebens ein Schmerz, nicht selbst bis zum vollen Ziele der Erkenntnis von der tierischen Zelle und ihren Gesetzmäßigkeiten vorgedrungen zu sein[77].

Auch auf dem Gebiet der Embryologie beobachtete Baumgärtner - 1830 klar beschrieben, aber ebenfalls nicht zu Ende gedacht - die Gastrulation und die Entstehung des Urmundes 30-40 Jahre, bevor sie von Haeckel und Kowalewski eingehend dargestellt wurden. Er beschrieb ferner die Lokalisation der embryonalen Blutbildung in der Dotterblase und beschäftigte sich intensiv mit embryonalen Mißbildungen, deren Ursache er in nicht erfolgter Keimspaltung sah; hierzu führte er den Begriff »Hemmungsmißbildung« ein[78].

Vier Auflagen erlebte Baumgärtner's »Handbuch der speciellen Krankheits- und Heilungslehre« zwischen 1835 und 1847, im Jahre 1837 kamen die »Grundzüge zur Physiologie« hinzu[79]; beide sind subsummiert unter die Vorstellung einer »steten, vorsichtigen Anwendung der von der Physiologie erkannten Wahrheiten auf die Krankheitslehre. Der Patholog muß Physiolog sein -«[80]. Der Obertitel seiner Krankheitslehre: »Dualistisches System der Medicin oder Lehre von den Gegensätzen in den Kräften im lebenden thierischen Körper« hat Baumgärtners bisherige Biographen veranlaßt, gerade hierin den späten Romantiker erkennen zu wollen. Dem widersprechen seine oben genannten empirischen Beobachtungen ebenso wie der Entschluß, diesen Oberbegriff ab der dritten Auflage des Handbuches 1841 wegzulassen, weil »leicht Vieles für hypothetisch gehalten werden (könnte), was, aus sehr exacten Untersuchungen hervorgehend, als erwiesene Thatsache angesehen zu werden den Anspruch macht«[81].

Die vielleicht bemerkenswerteste Leistung Baumgärtners ist seine »*Krankenphysiognomik*«, 1839 in erster und 1842 in zweiter Auflage erschienen[82]. Mit diesem Werk endet vorläufig nicht nur eine große wissenschaftliche, sondern

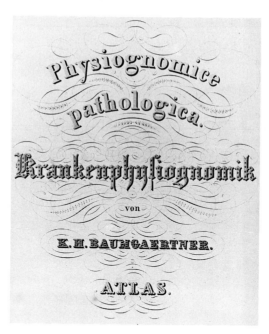

43 K. H. Baumgärtner: Krankenphysiognomik. 1. Aufl. 1839

auch eine didaktische Tradition in der Unterweisung am Krankenbett (Abb. 43).

Die Bewertung des Äußeren eines Menschen für die Erkenntnis von leibseelischen Zusammenhängen durchzieht seit den hippokratischen Ärzten und der aristotelischen Philosophie die gesamte Kulturgeschichte des Abendlandes. Sie hatte an der Wende zum 19. Jahrhundert mit der Phrenologie *Franz Joseph Galls* (1758–1828) und den »Physiognomischen Fragmenten« von *Johann Caspar Lavater* (1741–1801) einen Höhepunkt erlebt, der in der Ausdeutung durch Goethe und Carus zum zentralen Diskussionsgegenstand der Zeit des Idealismus und der Romantik geworden war. Es ist bemerkenswert, wie scharf Baumgärtner seinen Versuch einer Krankenphysiognomik davon unterscheiden will; für das praktische Wirken müsse man sich von dem »Unsicheren und Unwissenschaftlichen« entfernt halten, so sehr man etwa Lavater und Gall »für das weniger mit sicheren Gründen Unterstützte« Dank schulde: »Wir müssen suchen, eine auf die Physiologie gestützte Physiognomik uns eigen zu machen, das heißt eine solche, in welcher wir den Zusammenhang zwischen Erscheinung und Ursache klar einsehen, damit dieselbe uns am Krankenbette als eine Führerin dienen kann...«[83].

Baumgärtner läßt durch den Maler *Carl Sandhaas* (1801–1859)[84] aus Haslach im Kinzigtal 67 Krankenportraits anfertigen, vornehmlich von Patienten der Freiburger Klinik, aber auch aus anderen Anstalten in Straßburg, Brumath, Karlsruhe, Heidelberg, Stuttgart und Pforzheim. Die – im Besitz des Freiburger Instituts für Geschichte der Medizin befindlichen und

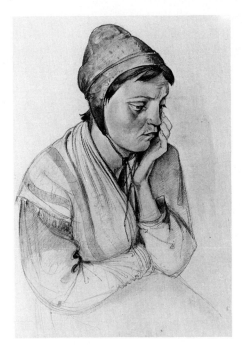

44 Carl Sandhaas: Schwermuth (Melancholia). Aquarellierte Bleistiftzeichnung als Vorlage zur Lithographie Blatt 64 der 1. Auflage der »Krankenphysiognomik« von K. H. Baumgärtner. Undatiert, vor 1839

bisher unveröffentlichten – Aquarelle für die erste Auflage zeichnen sich auf Grund der hohen künstlerischen Begabung von Sandhaas durch eine ungeheure Lebendigkeit des Ausdrucks aus; diese wird weder von den Lithographien der gedruckten Ausgaben, noch von den Um- und Neuzeichnungen durch andere Hände für die zweite Auflage erreicht. Fünf der insgesamt 72 Abbildungen waren von Baumgärtner aus bereits vorhandenen Werken hinzugefügt worden[85] (Abb. 44, 45).

Baumgärtner pflegte im Unterricht den Praktikanten zunächst ohne Kenntnis von Anamnese und Krankenblatt an den Kranken zu führen und gebot ihm, ohne Fragen den Patienten nach seiner äußeren Erscheinung und seinem Verhalten zu studieren. Danach »traten [wir] in das Auditorium zurück und nun wurde der große Atlas vom Maler Sandhaas hervorgeholt... Aus diesem hatte nunmehr der Praktikant stets das Bild, das in Farbe, Ausdruck, Spezifizität ihm als das ähnlichste mit dem soeben betrachteten Patienten erschien, auszusuchen. Dann kamen etwaige Nuancen oder Inkongruenzen kritisch an die Reihe, und nach deren Besprechung wurde die Vordiagnose aufgestellt. Jetzt kehrte man wieder an das Krankenbett zurück, wo die Detailuntersuchung in sachgemäßer klinischer Methode nachfolgte. Die Absicht unseres Lehrers war, uns an den wichtigen ›ärztlichen Blick‹ zu gewöhnen«[86]. Baumgärtner hat im Hinblick auf die praktische Umsetzbarkeit

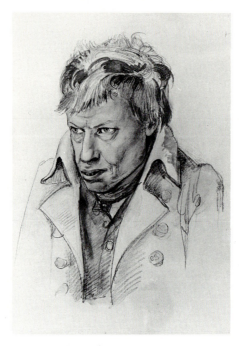

45 Carl Sandhaas: Asthma. Aquarellierte Bleistiftzeichnung als Vorlage zur Lithographie Blatt 45 der 1. Auflage der »Krankenphysiognomik« von K. H. Baumgärtner. Undatiert, vor 1839

der Krankenphysiognomik sicher auch den Privat-Dozenten Karl Augustin Diez zu dessen genannten physiognomischen Aktivitäten angeregt.

Baumgärtner, der selbst weit davon entfernt war, damit »fixe Normalbilder« aufzustellen, und allen übrigen Hilfsmitteln der Diagnostik einen ebenso wichtigen Platz einräumte, hat sich mit der geschilderten Art der Handhabung seiner »Krankenphysiognomik« weniger in die Reihe der Ausdruckspsychologen eingereiht, als in die wichtige Tradition der medizinischen Semiotik: an die »Lehrer der Semiotik« wendet er sich auch explizit in der Vorrede[87]. Die Semiotik war, wie Eich nachgewiesen hat, zwischen 1780 und 1850 letztmals zu theoretischer und praktischer Bedeutung in der Medizin gelangt und hatte die beobachtbaren und als krankhaft erkennbaren Zeichen am menschlichen Körper zum Gegenstand. Als »Centralpunkt der Medizin« sollte sie den Arzt befähigen, in den sinnlich wahrnehmbaren Phänomenen Hinweise auf die Art der Erkrankung zu finden[88].

Als eng zusammenhängend mit seinem Interesse an der Krankenbeobachtung muß schließlich Baumgärtners Vorliebe für das Studium psychiatrischer Krankheitsbilder gesehen werden. Er las, wie schon berichtet, parallel mit Werber und Diez über Seelenstörungen und hat somit diese junge Disziplin innerhalb der Freiburger Ausbildung mit ins Leben gerufen. Im Rahmen der Beratungen zur Errichtung einer neuen Irrenanstalt im Großherzogtum Baden im Jahre 1837 hat er an den Überlegungen teilgenommen, ob es zweckdienlicher sei, die Versorgung der psychisch Kranken den Universitäten Heidelberg und Freiburg zu übertragen, oder eine zentrale Heil- und Pflegeanstalt auf der Illenau bei Achern zu errichten[89].

Noch einmal begab sich Baumgärtner in das Zentrum der zeitgenössischen wissenschaftlichen Diskussion, als er 1856 seine »Schöpfungsgedanken. Physiologische Studien für Gebildete« erscheinen ließ, denen 1859 ein zweiter Teil folgte. Hier geht es ihm um das »Gesetz der emporsteigenden Keim-Metamorphosen« und er folgert aus logischen Schlüssen – im Jahr des Erscheinens von Darwins »Origin of Species« – »daß die höheren Thiere aus Keimen, welche von niederen Thieren abstammten, entstanden sind«[90].

Es wäre müßig, Baumgärtner sowohl mit seinen genannten experimentellen oder auch theoretischen Leistungen in irgendeine wissenschaftliche Prioritätendiskussion einzubinden. Vielmehr gehört er in besonders typischer Weise zu einer Naturforschergeneration, die im Einzelnen noch einmal das Ganze zu sehen suchte.

Diese Idee verdichtete sich gerade bei Baumgärtner immer mehr und führte ihn zu den übergreifenden, nur noch schwer nachvollziehbaren Entwürfen seiner späteren Jahre. Man hat besonders auch darin den ungebrochenen Romantiker zu erkennen geglaubt, der sich an der »höheren Frage« nach den letzten Ursachen des Lebens festgeklammert habe und nicht mehr wahrnehmen konnte, wie sehr sich um ihn herum die Wissenschaft versachlichte und verzweigte. Sein Aufruf in der Prorektoratsrede zum 400jährigen Jubiläum der Freiburger Universität 1857 ging daher erkennbar an der inzwischen eingetretenen Realität vorbei: »Möge das Unglück ferne bleiben, daß je die Universitäten in Spezialschulen gespalten werden, und es möge vielmehr gelingen, unsere Arbeiten so zu vereinen, daß wir nicht allein offenstehende Wände errichten, sondern auch die Kuppel über das Ganze wölben«[91].

Die Fakultät und auch Baumgärtners Studenten vermochten dem nicht mehr zu folgen. Am 16.1.1862 teilt er selbst der Regierung mit, »daß nicht mehr die alte glückliche Beziehung zu meinen Schülern durchweg bestehe, und ich vernahm selbst Urtheile von Collegen, nach welchen meine Thätigkeit nicht mehr dieselbe Anerkennung fand, wie früher«; Baumgärtner bittet um Versetzung in den Ruhestand[92]. Vorausgegangen war offensichtlich ein Vorlesungsboykott durch die Studenten – »man glaubt, ich vergeude viel Zeit zur Geltendmachung meiner physiologischen Ansichten« –, man schob ihm die Schuld für die drastisch absinkende Studentenfrequenz in Freiburg zu, und die Fakultätskollegen vertraten unverblümt (Schreiben an das Ministerium des Inneren vom 5.2.1862) die Auffassung, »daß der einzig sichere Weg zu einer gründlichen Beseitigung der genannten Mißstände der sei, die Leitung der medicinischen Klinik einem neu zu berufenden jüngeren Collegen zu übertragen«.

Der um diese Ereignisse geführte, umständliche und bittere Briefwechsel zwischen Fakultät, Senat und Regierung endete mit der zwar äußerlich ehrenvollen, aber nicht mehr zu verhindernden Pensionierung Baumgärtners am 17. Juli 1862. Die Einzelheiten zeigen, daß damit in Freiburg weit mehr als eine Fakultätskabale zu Ende gegangen war. In den Diskussionen um

Baumgärtner wurde vielfach und sehr emotional die »neue Richtung« beschworen; es wird seitens der Fakultät auf *Conradi* in Göttingen, *Schönlein* in Berlin, *Carus* in Leipzig und *Vogel* in Halle hingewiesen, die aus eigenem Antrieb die Klinik an Jüngere abgegeben hätten. Schließlich wird bereits eine Woche nach Baumgärtners Abgang eine neue Berufungsliste vorgelegt, an deren erster Stelle *Adolf Kußmaul* stand.

Es bleibt nachzutragen, daß Baumgärtner noch vier Jahre in Freiburg blieb, jedoch mehr und mehr den Kontakt mit der Medizin und den Menschen verlor und 1866 nach Baden-Baden übersiedelte. Er gab noch seine »Vermächtnisse eines Klinikers« heraus, ordnete frühe dramatische und belletristische Versuche, darunter das Drama »Der letzte Hohenstaufen«, das am 4. 2. 1847 im Freiburger Stadttheater in der Augustinerkirche aufgeführt worden war. Er beschäftigte sich zunehmend mit Fragen einer »Naturreligion«, in der die Hauptlehren eines »rationellen Christentums«, die Lehre von der höheren Bestimmung des Menschen und der Gottesbegriff, durch die naturwissenschaftliche Forschung bestätigt werden sollten.

Als Baumgärtner 1886 starb, wurde dies weder in den Fakultäts-, noch in Senatsprotokollen vermerkt, lediglich der Jahresbericht des Prorektors verzeichnet das Ereignis, jedoch mit einem falschen Datum. Baumgärtners Zeit, und damit eine ganze, letztmals von so vielen heterogenen, aber ungemein anregenden Persönlichkeiten bestimmte Epoche der Freiburger Medizinischen Fakultät, war schon 24 Jahre vorher mit seinem Rücktritt zu Ende gewesen.

Im Rückblick muß man gerechterweise konstatieren, daß die Freiburger Medizin in der ersten Hälfte des 19. Jahrhunderts in typischer und keineswegs provinzieller Weise den allgemeinen Verhältnissen an den deutschen Universitäten entsprach. Vor dem Hintergrund »bescheidenster kleinster Lebensverhältnisse, speziell der medizinischen Fakultät«[93], waren ihre Vertreter – »alle fleißige und beliebte Lehrer«[94] – bemüht, mit den Entwicklungen Schritt zu halten, neue Methoden zu adaptieren und auszubauen, und im Rahmen ihrer Möglichkeiten und Fähigkeiten eigene Beiträge zu leisten. Nahezu jeder der Professoren schrieb ein individuell gestaltetes Lehr- oder Handbuch seines Faches, keiner entzog sich mit seinen wenigen Schülern der damals ebenso lebhaften wie schwierigen Diskussion um die Grundlegung einer verbindlichen Methode in der Medizin. Als hierfür die Zeit reif war, ahnte indessen kaum jemand, wie umfassend sich in den Jahrzehnten der zweiten Jahrhunderthälfte das Erscheinungsbild der Heilkunde auch in Freiburg verändern sollte.

DRITTER TEIL

1 Die Konsolidierung der Fakultätsstruktur

Die Bemerkung aus den Erinnerungen des Illenauer Psychiaters Wilhelm Schüle, daß es der Nachfolger Baumgärtners, der Internist Adolf Kußmaul (1822–1902) gewesen sei, »dessen Wirken an unserer Universität wesentlich die glänzende medizinische Epoche heraufführen half«[1], wurde vielfach tradiert. Ohne die Leistung Kußmauls zu schmälern, muß indessen bedacht werden, daß viele Elemente zusammenwirken mußten, um die nun folgende, in der Tat neue und stürmische Entwicklung der Fakultät in Gang zu setzen und zu halten. Kußmaul wäre sicher nicht von seinem Erlanger Ordinariat weggegangen, wenn in Freiburg nicht bereits strukturelle und personelle Voraussetzungen für eine gedeihliche Entwicklung sichtbar gewesen wären. Hierbei werden später vor allem der Anatom Alexander Ecker, der Physiologe Otto Funke und der Pathologe Rudolf Maier zu nennen sein, die unzweifelhaft bereits einen neuen Stil in die Fakultät gebracht hatten. Wiederum war es aber die besondere Einbindung der Universität in die soziale und wirtschaftliche Entwicklung der Stadt, die auch die institutionelle und wissenschaftliche Expansion der Medizinischen Fakultät mitbestimmte.

Veränderungen der Stadt und des Umfeldes

Die erste Hälfte des 19. Jahrhunderts hatte eine stetige Steigerung der *Einwohnerzahl* mit sich gebracht und damit auch die Zahl der von der Medizinischen Fakultät und ihren Einrichtungen mitzuversorgenden Bürger erhöht[2]. Um 1800 zählte die Stadt ungefähr 9000 Einwohner, 1864 waren es 10000, 1912 wurden 85000 Bürger registriert. Diesem rapiden Wachstum entsprach die sich nach allen Richtungen ausdehnende Stadtstruktur; beiderseits der Ausfallstraßen entstanden neue Wohnviertel und – wie z.B. der »Stühlinger« im Westen – ganze Stadtteile.

1845 hatte von Norden her die Eisenbahnlinie Freiburg erreicht und war kurz darauf nach Süden weitergeführt worden; sie wurde mitverantwortlich für die Umwandlung der vielfach noch agrarischen Stadtstruktur in eine gewerbliche und, wenn auch vergleichsweise bescheidene, industrielle. Die Gewerbegesetzgebung in den sechziger Jahren und die damit verbundene *Gewerbefreiheit* ließen die alte Zunftstruktur verschwinden und gaben Raum für neue Formen der wirtschaftlichen Entwicklung, aber auch des menschlichen Zusammenlebens. Freiburg verwandelte sich nach außen hin – vor allem durch die Anlage von Alleen und Straßenfluchten anstelle der alten Festungswälle – in eine der schönsten Städte des Landes. Die rasche Zunahme der Bevölkerung veranlaßte den Gesetzgeber zu einer Reihe lenkender Maßnahmen, die – wie z.B. die Schulgesetzgebung und die Armengesetze – letztlich auch die Universität und ihre Medizinische Fakultät betrafen.

Während der von den Zeitgenossen besonders positiv empfundenen Regierungszeit des badischen Großherzogs *Friedrich I.* (1826–1907) und seiner Gemahlin *Luise*, der Tochter König Wilhelms I. von Preußen, wurde Baden zu jenem liberalen »Musterländle«, als welches es in Deutschland bis ins 20. Jahrhundert hinein bekannt war. Nach der Reichsgründung 1871 mußte es zwar die meisten seiner politischen Hoheitsrechte an Preußen abgeben, behielt aber seinen besonderen sozialen und kulturellen Stil bei. Dieser zog zunehmend Menschen aus nördlicheren Gegenden an; während sich die landsmannschaftliche Struktur der Studenten schon nach der Anbindung an das Eisenbahnnetz verändert hatte, begann Freiburg gegen Ende des Jahrhunderts seine Anziehungskraft auch auf andere Bevölkerungsgruppen auszuüben.

Einen ungewöhnlichen Schub vor allem reicher Familien aus den norddeutschen Hafenstädten hatte die dort ausgebrochene *Cholera* der neunziger Jahre mit sich gebracht. Freiburg gewährte den Choleraflüchtlingen »ohne unnötige Belästigung gastlich Asyl«; der Oberbürgermeister *Otto Winterer* (1846–1915) hatte »das unbedingte Vertrauen in die wissenschaftliche Befähigung unserer Medizinischen Fakultät, daß sie beim Auftreten eines Einzelfalles mit den besten Hilfsmitteln der Kunst die Ausbreitung der Seuche verhüten wird«[3]. Er konnte im übrigen darauf verweisen, daß seit 1850 die Gasbeleuchtung bestand, seit 1875 jedes Haus an eine neue Wasserleitung angeschlossen und 1892 die Zentralkanalisation für das Stadtgebiet vollendet war. Ab 1901 versorgte ein städtisches Elektrizitätswerk die Stadt mit Strom.

Es darf nicht übersehen werden, daß die gesundheitliche Versorgung der Stadt inzwischen nicht mehr nur von den Einrichtungen der Medizinischen Fakultät und den – immer zahlreicheren – niedergelassenen Ärzten wahrgenommen wurde, sondern daß sich zusätzlich ein öffentliches, *städtisches Medizinalwesen* entwickelte. Eine eigene staatsärztliche Prüfung wurde hierfür im Jahre 1873 eingeführt; durch die Gründung einer Kommission für öffentliche Gesundheitspflege bildete sich 1876 ein Ortsgesundheitsrat. Seine Aufgaben waren zunächst mehr gesundheitspolitischer, später fürsorglicher Natur; dazu zählten die gerichtsärztliche Tätigkeit, die Organisation der Versorgung psychisch Kranker, die Überwachung der Krankenhäuser, die Durchführung der Pockenimpfung, die Aufsicht über das »Sanitätsdienerverzeichnis« sowie die Überwachung der Prostitution. Einzelnen Bevölkerungsgruppen – Kinder, Schwangere, Tuberkulosekranke, Alkoholkranke oder sozial Hilfsbedürftige – wurde eine besondere Fürsorge zuteil; als Armenärzte fungierten weiterhin der Direktor der Medizinischen Poliklinik und seine Assistenten.

Durch die Gründung des *Medizinaluntersuchungsamtes* (1903) und des *»Stadtarztamtes der Hauptstadt Freiburg«* (1905) wurden die vielfältig verteilten Aufgaben im Gesundheitswesen weiter konzentriert. 1911 wurde dem Stadtarztamt ein Schularzt und ein Schulzahnarzt zugeordnet und die Behörde als *»Städtisches Gesundheitsamt«* bezeichnet[3a].

Winterer hat 25 Jahre lang (1888-1913) die Stadt regiert und dafür gesorgt, daß sie in reichem Maße Anteil an jener atemberaubenden Prosperität bekam, die in den 43 Friedensjahren nach 1871 vor allem den Städten des Reiches zugute kam. Laubenberger hat zu Recht konstatiert, daß es »nahezu unmöglich ist, alles anzuführen... was in Freiburg neu entstand, eröffnet oder eingeweiht wurde und was sich alles an bürgerlichen, gesellschaftlichen, wissenschaftlichen, kulturellen und auch sportlichen Vereinen in Freiburg gebildet hat«[4]. In Winterers Amtszeit ist Freiburg zu jenem Stadtbild angewachsen, wie es bis zum großen Bombenangriff 1944 erhalten war.

Am Ende des Jahrhunderts waren auch die Strukturen des Gesundheitswesens der Stadt und der Medizinischen Fakultät so sehr verändert, daß die Bemerkung des Oberbürgermeisters während der norddeutschen Choleraepidemie mehr als nur Höflichkeit oder Strategie ausdrückte. Winterer konnte während seiner Amtszeit erleben, daß nahezu 20 medizinische und naturwissenschaftliche Anstalten der Universität erbaut oder eröffnet wurden. Die Bevorzugung dieser Institutionen entsprach dem wissenschaftlichen Zeitgeist des Jahrhundertendes, der – in einer bemerkenswerten Parallele zu heute – der Beherrschung der Naturkräfte den Vorzug gab gegenüber den Wissenschaften des Geistes.

NATURWISSENSCHAFTEN UND POSITIVISMUS IN DER MEDIZIN

Zum besseren Verständnis des Zeitgeistes muß daher zumindest angedeutet werden, wie sehr die sich überstürzenden Ereignisse in wenigen Jahrzehnten ein neues medizinisches Weltbild schufen. In der Mitte des Jahrhunderts hatte sich durchgesetzt, die Anwendung der Methoden von Physik und Chemie auf die experimentelle Medizin voranzutreiben. Damit wurden zunächst die Grundlagenfächer, wie Anatomie, Physiologie und Pathologie, zum Feld quantitativ messender Untersuchungsverfahren. Ein vor allem in Deutschland entscheidendes, die gesamte Theorie und Praxis umprägendes Ereignis war die Entwicklung der Zellularpathologie durch den Pathologen *Rudolf Virchow* (1821-1902), die an die Stelle aller noch durcheinanderlaufenden Krankheitsauffassungen eine biologisch und pathologisch allgemeine verbindliche Grundtheorie des Lebendigen setzte.

Die Erkenntnis, daß die Zelle das letzte Formelement aller lebendigen Erscheinungen darstellt, sowie das daraus abgeleitete Postulat, daß Krankheit nichts anderes sei als Zellentätigkeit unter abnormalen Umständen, wurde weltweit zur Grundlage aller medizinischen Basiswissenschaften. Sie bestimmt im Prinzip bis heute auch noch die Pathologie der Ultrastrukturen und der Mikrochemie. Nicht mehr nur die Grundlagenfächer, sondern alle medizinischen Disziplinen konzentrierten in der Folge ihre Forschungen auf die physikalisch-chemischen Veränderungen der Zelle oder des Zellverbandes und verstanden sich als Vertreter eines *naturwissenschaftlichen Krankheitsbegriffes* in der Medizin. Als eine der vielen herausragenden, schnell aufeinanderfolgenden Bestätigungen dieses Weges gestattete die schlagartige Entfaltung der Bakteriologie den Beweis der spezifischen Infektion; Asepsis und Antisepsis, die hierauf aufbauenden ungeahnten Möglichkeiten der Chirurgie, die nun mögliche Erklärung der großen alten Volksseuchen veränderten ebenso das Bild der medizinischen Praxis, wie die Zellenlehre die theoretische Medizin geprägt hatte.

Waren es diese und zahllose andere, fast täglich die wissenschaftliche Welt bewegende Entdeckungen, die der Medizin ein kaum mehr nachvollziehbares Selbstwertgefühl vermittelten, so war sie durch die *sozialen Probleme* der wachsenden Industriegesellschaft in anderer Weise gefordert. Seit die ersten Statistiker am Anfang des 19. Jahrhunderts den Beweis dafür angetreten hatten, daß arm und reich eine unterschiedliche Sterblichkeit und mittlere Lebensdauer aufweisen, seit man von »künstlichen Seuchen« zu sprechen begann, deren Voraussetzungen in Mängeln zu suchen sind, »welche durch staatliche und gesellschaftliche Gestaltung erzeugt werden « (Virchow), war die Medizin zwangsläufig in die Politik einbezogen. Im Ganzen als »soziale Wissenschaft« von Virchow und Leubuscher 1848 entworfen, konkretisierte sich die öffentlich wirksame Tätigkeit der Medizin im besonderen Fachgebiet *Hygiene*, das als zunehmend selbständige Wissenschaft die meisten Probleme der alten »Medizinischen Polizei« bzw. Staatsarzneikunde in sich aufnahm. Mit ihren Untergruppen der Wohnungs-, Kleidungs-, Nahrungsmittel-, Gewerbe-, Schul- und Umwelthygiene, mit dem Reichsimpfgesetz von 1874 und ähnlichen Verordnungen war die Medizin im Kleinen wie im Großen aufgerufen, in das öffentliche Leben einzugreifen und verstand sich in diesem Sinne nicht nur als Natur-, sondern zunehmend auch als Kulturwissenschaft. Zwangsläufig stand sie am Ende dieser Epoche auch einem anderen Patienten gegenüber, der sich seit 1884 durch die Einführung der *Kranken-, Unfall- und Invalidenversicherung* seiner Krankheit nicht mehr als unabwendbarem Schicksal gegenübersah, sondern von der Medizin zunehmend Überlebensgarantien erhoffte [5]. Die sog. »Soziale Frage« wurde schließlich verschärft durch die Lehre von *Charles Darwin* (1809–1882), in deren Folge die Entstehung des Zweckmäßigen und Gesunden als Folge der natürlichen Auswahl des Kampfes ums Dasein gedeutet wurde.

Diese wenigen Andeutungen müssen genügen, um das Zeitgefühl der Angehörigen einer Medizinischen Fakultät in diesen offenbar rauschhaft erlebten Jahrzehnten zu charakterisieren. Der Arzt der Kaiserzeit, ob in Berlin oder in Freiburg, fühlte sich eingebunden in das – wie es Alfred Weber beschrieben hat – jetzt evolutiv erlebte Dasein. Der wissenschaftliche Positivismus und Naturalismus, im äußeren Dasein siegreich, formt auch das Innere, das im Gegensatz zur vorangegangenen Epoche nicht mehr allzu sehr in die dunkle Welt der eigenen Problematik eintaucht. Die realistische Erziehung und Bildung – vor allem für die praktischen Berufe einschließlich der naturwissenschaftlichen Medizin – stellt sich neben und über die humanistische; das ganze Lebensgefühl wird getragen von einer wachsenden Sicherheit im materiellen Leben und einer »gepflegten kulturellen Sphäre« [6].

Der stürmische Aufschwung des *Spezialismus* in der Medizin wurde von den wissenschaftlich tätigen Medizinern als Königsweg erlebt, auf dem sie mit nahezu traumwandlerischer Sicherheit der Natur ein Geheimnis nach dem anderen zu entreißen vermochten. Der Preis war allerdings hoch: das Gesamtgebiet der Heilkunde ging rasch in der Dissoziation der Fragestellungen auf, und man begann sich trotz der methodischen Einigung um Zuordnungen und Begriffe zu streiten. Geeint blieb man allerdings durch die triumphale Selbsteinschätzung auf der Basis des realen Erfolges; hier entstand unübersehbar auch *Ideologie*, indem formuliert wurde, daß sich die Medizin berufen fühlen dürfe, »Führerin der Menschheit« zu sein. Sie sah sich hierin überdies von staatlicher Seite bestätigt, mit der sie sich im gemeinsamen Ziel der sogenannten Volksgesundheit traf: Gesundheit galt nunmehr auf neue Weise als derjenige Zustand, auf den die Ordnung des Staates berechnet ist und der die Bedingung seines Funktionierens darstellt.

In einem auf Arbeit und Leistung eingestellten Industriestaat wurde folglich die Krankheit eines Bürgers zunehmend als bloße Ausfallserscheinung empfunden; erst seine Gesundung, d. h. die Wiederherstellung seiner Leistungsfähigkeit führt ihn wieder in die Gesellschaft zurück. Dies war der Ansatzpunkt für eine neue Form der Interaktion zwischen Staat und medizinischer Wissenschaft am Ende des 19. Jahrhunderts: beide bewerteten die äußeren Krankheitsursachen und -bedingungen weit höher als die im Menschen selbst liegenden. Daß sie damit im Keim begannen, wesentliche Dimensionen des individuellen Lebens methodisch auszublenden, wurde zunächst nur wenigen Kritikern des schrankenlosen Positivismus bewußt; ihnen wurde vorläufig eine Fülle gefeierter gesundheitspolitischer Errungenschaften des Kaiserreiches vorgehalten [7].

DIE INSTITUTS- UND KLINIKVIERTEL

Vor dem eben geschilderten Hintergrund muß auch der die Zeitgenossen überwältigende *Aufschwung* der Freiburger Medizinischen Fakultät gesehen werden. Auch hier stand der Drang zur Verselbständigung einzelner Disziplinen im Vordergrund und wurde begleitet von wachsenden Anforderungen an die Kapazität und die Leistung vor allem der Klinik. Die äußere Folge war eine in den drei letzten Jahrzehnten des 19. Jahrhunderts nahezu permanent andauernde Bautätigkeit, als deren Ergebnis die Klinik- und Institutsviertel an der Albertstraße und an der Hauptstraße in Herdern entstanden, und an deren Ende bereits erste Erweiterungspläne das Gebiet an der Hugstetterstraße in Betracht zogen.

Zu Beginn der sechziger Jahre war die Medizinische Fakultät für Lehre, Forschung und Krankenversorgung noch auf folgende Gebäude verteilt: im alten Kollegiengebäude am Franziskanerplatz befanden sich – trotz zahlreicher Umbauten in trostloser Enge – das »vergleichend-anatomisch-physiologische Institut«, das Chemische Laboratorium, das Physikalische Institut sowie große Anteile der medizinischen und naturwissenschaftlichen Sammlungen, die im übrigen in der Neuen Universität in der Bertoldstraße untergebracht waren [8]. Die Anatomie war 1856/57 im Südflügel des alten Gebäudes noch

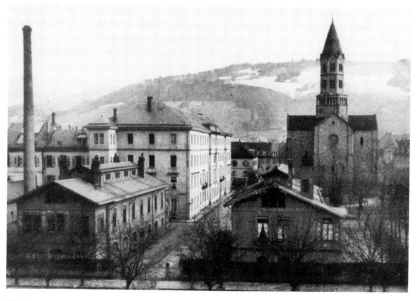

46 Das Klinikum an der Albertstraße von Westen. Im Hospitalgarten links die Seuchenbaracke, rechts die chirurgische Männer- und Kinderbaracke. Aufnahme vor 1888

einmal erweitert worden, allerdings so, daß die geschaffenen Räumlichkeiten »mit den Neubauten, wie sie jetzt die Mehrzahl der deutschen Universitäten besitzt, in keiner Weise concurriren können, jedoch Raum und Mittel genug zu einer erfolgreichen Thätigkeit gewähren«[9]. Auch muß bemerkt werden, daß der Aufschwung der Studentenzahlen in Freiburg noch nicht eingesetzt hatte; »die Frequenzzahl der Zuhörer in der Anatomie mag 20–25 betragen haben inkl. der hospitierenden »Chirurgen« (1858/60); in der Physiologie waren wir etwa zu 8, im chemischen Laboratorium mit Einschluß der Pharmazeuten vielleicht 10–15«. Schüle schildert eindrücklich die »bedrängten, engen, fast düsteren Unterrichtsräume im alten Gebäude auf dem Franziskanerplatz«, mit dem »besonders mittelalterlichen Aspekt« des anatomischen Präpariersaales [10].

Auch im Klinikum an der Alberstraße hatte man lediglich im Rahmen der bestehenden Bausubstanz Veränderungen vorgenommen: 1853 einen Umbau des Entbindungssaales, 1856 die Erneuerung von Dachrinnen, Gräben und Brunnenleitungen, 1858 eine Erweiterung des Ökonomiegebäudes, 1860 den Ersatz der Schindeldeckung des Daches durch Blechplatten und schließlich 1863 eine Erweiterung der Badeanstalt, vor allem wegen der Syphilitiker und Krätzekranken [11]. All dies war Flickwerk und wurde auch als solches erkannt; die Grenzen der Aufnahmefähigkeit der Klinik und ihrer Einrichtungen waren offenkundig und drängten auf eine grundlegende Änderung (Abb. 46).

Auch der Hospitalgarten, der ursprünglich mit viel Liebe angelegt worden war, war mehr und mehr verbaut worden. Dort waren im Laufe der Zeit eine Seuchenbaracke, eine Männer- und eine Kinderbaracke sowie ein Frauengebäude entstanden, in das später die Verwaltung und das Gesundheitsamt verlegt wurden, ferner das Kesselhaus und die Küche[12].

Sowohl die theoretischen als auch die klinischen Einrichtungen waren Anfang der sechziger Jahre an einem Punkt angelangt, wo sie im Grunde weder ihrer Versorgungsaufgabe, noch vor allem den wissenschaftlichen Ansprüchen der aufkeimenden Spezialdisziplinen gerecht werden konnten. Nachdem sich Verwaltungsrat und Regierung zunächst außerstande sahen, der Lage Rechnung zu tragen, griff 1864 die Klinikdirektion mit der massiven Drohung ein, daß bei einer etwaigen Epidemie die übelsten Folgen zu erwarten seien[13]. Das Argument der Seuchenfurcht war offensichtlich das zeitgemäß wirksamste; im selben Jahr wurde die Aufstockung der Seitenflügel des Klinikums genehmigt, deren Fertigstellung 1866 gemeldet wurde. In dieses Jahr fiel auch die Erneuerung des Blattern- und des Absonderungshauses; die Arbeiten dazu wurden jedoch erst 1867 abgeschlossen[14]. Mit diesen Maßnahmen waren allerdings auch die Umbaumöglichkeiten des alten Hauses erschöpft; so eng man bisher Verbesserungen auf kleinstem Raume versucht hatte, so großzügig faßte man nunmehr die Erschließung des um das Klinikum liegenden Garten- und Feldgebietes, der »Spitalmatten«, für Neubauten ins Auge.

Den Anfang machte 1867 die *Anatomie*[15], wobei zu bemerken ist, daß hierfür der Staat jeglichen Zuschuß verweigerte und die Universität ihrerseits Ende 1864 den Entschluß zur Eigenfinanzierung fassen mußte. Einen Teilbetrag verschaffte sich die Hochschule schweren Herzens durch den Verkauf eines universitätseigenen Rebgutes an die Stadt, nicht ohne Murren der Professoren vornehmlich anderer Fakultäten. Immer noch erhielten die Ordinarien einen Teil ihrer Besoldung in einer sogenannten Naturalkompetenz, d.h. in einer Naturallieferung von jährlich 6 Ohm Weisswein und 1 Ohm Rotwein (1 Ohm = ca. 150 Ltr.), wovon nicht wenige einen Teil weiterverkauften. »Trotz alledem«, so berichtet der Anatom Ecker, »erhob sich keine einzige Stimme gegen den Verkauf, derselbe wurde abgeschlossen und nun nahm die Sache einen raschen Verlauf«[16].

Von 1866 bis 1867 wurde nach den Plänen des Oberbaudirektors Fischer ein zweistöckiger, »bescheidener Neubau in der schlichten Formensprache der damaligen Zeit« erbaut[17]. Er enthielt im Erdgeschoß einen »Secir-Saal« und einen »Sections-Saal« sowie Arbeitsräume der Professoren, im Obergeschoß die umfangreichen Sammlungen zur »normalen Anatomie, Anthropologie, pathologischen Anatomie und vergleichenden Anatomie«; im Keller war ein kleines »pathologisch-chemisches« Laboratorium untergebracht. Dieses sowie der Sektionssaal im Erdgeschoß weisen auf die Tatsache hin, daß inzwischen das Fachgebiet der *Pathologischen Anatomie* begonnen hatte, selbständig zu werden und seit 1859 mit einer außerordentlichen, seit 1864 mit einer ordentlichen Professur in der Fakultät vertreten war.

Der Inhaber dieses Lehrstuhls war *Rudolf Maier* (1824–1888), ein Freiburger, der hier auch studiert hatte, und nach der Staatsprüfung und der üblichen Studienreise ab 1850 zunächst Prosektor in der Anatomie unter Kobelt gewesen war. Er hatte diese Stelle von *Theodor Bilharz* (1825–1862) übernommen, der 1849 noch unter v. Siebold als vergleichender Anatom begonnen hatte, jetzt aber seinem früheren Tübinger Lehrer Wilhelm Griesinger nach Kairo folgte; dort blieb er bis zu seinem Tode und wurde zum weltberühmten Erforscher der Schistosomen (Bilharzia).

Nach einer Habilitation über die Anatomie der Tonsillen (1853) begann sich Rudolf Maier zunehmend auf die pathologische Anatomie zu konzentrieren; er kündigte erstmals 1857 umschriebene Vorlesungen zu diesem Thema an, das bisher wie andernorts von den Klinikern bzw. den Prosektoren der Anatomie mitvertreten wurde. Die Fachprofessur für Maier gehört zu den frühen im Bereich der deutschen Universitäten und hängt unzweifelhaft mit dem Aufstieg Virchows in Berlin zusammen[18]. Dort hatte sich Maier 1864, wie auch in Leipzig und Prag, zusätzliche Kenntnisse erworben und zog als erster unabhängiger Fachvertreter zusammen mit der Anatomie 1867 in deren Neubau ein. Der ihm dort eingeräumte »Secirsaal« diente auch der *Gerichtlichen Medizin*, die Maier – neben der Staatsarzneikunde, der Medizingeschichte und der Enzyklopädie und Methodologie – mitvertrat[19].

Der Anatomieneubau entstand noch in der Zeit eher sinkender Studentenzahlen. Waren im Sommersemester 1867 insgesamt 51 Mediziner immatrikuliert, so fanden sich im Kriegssemester 1870/71 nur noch 37 Studierende ein. Dies war jedoch die endgültig niedrigste Zahl: »die Einigung der sämtlichen deutschen Staaten in einem fest geschlossenen Reichsverbande, das in der gemeinsamen Kriegsarbeit erstarkte Bewußtsein der nationalen Zugehörigkeit hat wesentlich auch bestimmend auf den Wanderzug der akademischen Jugend eingewirkt...« Freiburg schien dabei bisher »zufolge schwer überwindbarer Vorurtheile für die norddeutsche Jugend unter einem Banne« gestanden zu haben. Diese wandte sich nach der Reichsgründung zunehmend auch den süddeutschen Universitäten zu; ab 1873 begann ihre Zahl die der badischen »Inländer« zu überflügeln. Im Sommersemester 1881 hatte sich die Zahl der Medizinstudenten mit insgesamt 300 innerhalb eines Jahrzehnts nahezu verzehnfacht[20] (Abb. 47).

»Vor hundert Jahren nichts, jetzt diese reiche Anstalt! Ist nicht auch dieses ein Bild des ungeheuren Fortschrittes, der unser Jahrhundert in jedweder Beziehung kennzeichnet, und der es zu einem der merkwürdigsten aller Zeiten stempelt?« – so jubelte der Institutsleiter Alexander Ecker beim Einzug in die neue Anatomie[21]. Er ließ im südlichen Giebelfeld des Gebäudes ein Terracotta-Basrelief des *Andreas Vesal* (1514–1564), von L. Reich in Hüfingen gefertigt, anbringen und darunter die Worte: »Mortui vivos docent« einmeisseln[22]; möglicherweise war diese Formulierung ein Senatsbeschluß, denn Ecker hatte seinerseits in seinem Antrag vorgeschlagen: »Ex morte vita pernoscitur«[23]. Mit einer festlichen Einweihungsfeier übergab er am 11. November 1867 das Haus seiner Bestimmung; bald aber zwang ihn die »in kaum je gehofften Grade« gestiegene Studentenfrequenz zu erneuten Klagen über Raumnot auch im neuen Gebäude.

Die weitere Entwicklung des Anatomiegebäudes und der anderen Institutsneubauten konnte sich dann aber rasch in den allgemeinen Bauaufschwung einfügen, der nach der Reichseinigung auch die Universitäten erfaßte. Einen

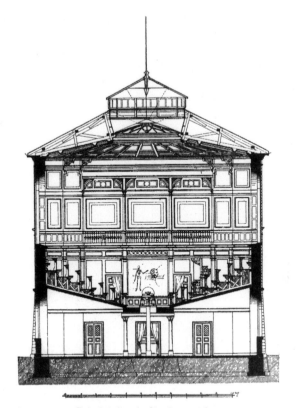

Schnitt durch die Anatomie.

7 Anatomisches Institut. Errichtet 1865–1867, zerstört 1944. Wiederaufbau an gleicher Stelle. Schnitt durch den 1886 hinzugefügten Hörsaal für 170 Personen

Augenblick lang sah es so aus, als könne die neue deutsche »*Reichsuniversität*« *Straßburg*, die nach der Annexion Elsass-Lothringens wieder eröffnet wurde, der Freiburger Hochschule den Rang ablaufen. Nicht nur die Universität, sondern auch die Freiburger Bürger erhoben dagegen ihre Stimmen; wiederum war es – wie 1806 sein Vater – der Anatom Alexander Ecker, der unter dem 15.4.1872 mit dem Rufe »Für unsere Universität« ein öffentliches »Mahnwort eines Freiburger Bürgers an seine Mitbürger« verfaßte. Als gewichtigsten Grund gegen die Bevorzugung Straßburgs führte er – auch hier die Analogie zu 1806 – die »Bedeutung der medizinischen und naturwissenschaftlichen Fächer« an, durch die Freiburg – bei einem Einzugsgebiet von mindestens 600000 Einwohnern – die natürliche medizinische Hauptstadt einer »großen, reichen und blühenden Provinz« repräsentiere. Mit großem Eifer, aber auch dem ganzen zeitgenössischen Pathos gründete Ecker mit einer »Anzahl patriotischer Männer ... eine sog. freiwillige akademische Gesellschaft ... die sich verbindlich machte, zur Deckung der Verluste beizutragen und die Universität und ihre Institute zu erhalten«. Nichts habe man gegen die »unter mächtigem

Schutz einer reichen Blüthe entgegengehende Schwesteruniversität«, man wolle daneben aber zumindest »mit Ehren« weiterbestehen [24].

Es würde zu weit führen, die Auseinandersetzungen um Freiburg und Straßburg – in die auch die Universität Basel verwickelt war und die damit zu einem Regioproblem wurden – in diesem Zusammenhang näher zu beleuchten. Der Aufschwung blieb jedoch auf Dauer auch für Freiburg nicht aus; die siebziger Jahre lassen eine rege Planungs- und Bautätigkeit erkennen, zu der die ins Reich fließenden Milliarden an französischen Reparationskosten sicher nicht unerheblich beigetragen haben. Die Entwicklungen greifen daher jetzt ineinander und hängen zum Teil auch voneinander ab.

Noch Ignaz Schwörer und sein kurzfristig amtierender Nachfolger *Otto Spiegelberg* (1830–1881) hatten seit 1862 darauf gedrungen, ein besonderes Gebäude für die *geburtshilfliche und gynäkologische Klinik* zu errichten. Zwei Gründe waren dafür maßgebend. Zum einen die »bedeutende Steigerung der Erkrankungen und Todesfälle durch infectiöse Prozesse, dem sog. Puerperalfieber, und den veränderten Anschauungen über die Genese dieses Leidens« [25] – der Gebärsaal im Klinikum war vom Operationssaal nur durch eine nicht ganz durchlaufende, dünne Bretterwand getrennt. Zum anderen hatte »eine bis jetzt wenig cultivirte Disciplin, die Gynäkologie, einen bedeutenden Aufschwung genommen«. Mehrfach wurde der Antrag abgelehnt, genehmigt und wieder verzögert, so daß die Klinikdirektoren, unter der Federführung des Internisten Adolf Kußmaul, am 31.5.1866 erneut die Furcht vor Seuchen ins Feld führten: »seit einigen Monaten herrschen die Blattern ... die Wöchnerinnen werden bei der Überfüllung aller Hospitalräume fortwährend vom Kindbettfieber heimgesucht... sollte der Krieg 1866 in unser Land sich ziehen, sollten Seuchen ausbrechen, wie sie im Gefolge von Kriegen so gewöhnlich auftreten, so würde die Verlegenheit unserer Kliniken sich noch mehr steigern« [26].

Wie zwei Jahre zuvor bewährte sich dieser Hinweis: Gegenüber der neuen Anatomie, auf dem Eckgrundstück der Sautier- und der Albertstraße, wurde daraufhin noch 1866 mit dem Bau der Frauenklinik begonnen (Abb. 48), die im Laufe eines Jahrzehnts, verteilt auf drei Häuser, eine völlig neue Struktur erhielt: 1866–1868 wurde eine Geburtshilfliche Klinik, 1873 eine Geburtshilfliche Poliklinik und 1878/79 der Neubau einer Gynäkologischen Klinik mit 45 Betten sowie einem Hörsaal und zwei Operationssälen errichtet. Von der Notwendigkeit einer speziellen gynäkologischen Klinik war vor 1866 noch nicht die Rede gewesen; durch die neuen Möglichkeiten der Asepsis und der Narkose hatten sich jedoch Indikationen und Zahl der Laparotomien erheblich vermehrt. Insbesondere die »geburtshülfliche Poliklinik« deckte ein großes Bedürfnis, da nunmehr »unbemittelten Frauen in ihrer Wohnung die nöthige Hülfe und Pflege während der Geburt unentgeldlich geboten ist«. Die Zahl dieser Fälle lag jährlich bei über 100 Niederkünften und war der Zahl der stationär entbundenen Frauen nahezu gleich [27].

Durch den Auszug der Geburtshilfe aus dem alten Haus wurde Platz geschaffen für die Verselbständigung eines seit langem mit der Chirurgie offiziell verbundenen Faches: Mit Beschluß des Innenministeriums vom 4.10.1867 wurde die Eröffnung einer *ophthalmologischen Klinik* mit 15 Betten und

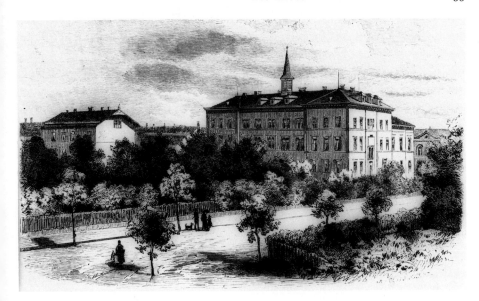

8 Die Entbindungsanstalt der Frauenklinik. Errichtet 1866–1868, zerstört 1944

einem Aversum von 700 Gulden unter *Wilhelm Manz* (1833–1911) genehmigt. Manz, Sohn eines Freiburger Oberamtmannes, hatte sich wie viele junge Wissenschaftler seiner Zeit bereits während des Studiums auf sein späteres Fach ausgerichtet und dieses Interesse während der obligaten Fortbildungsreise insbesondere bei *Albrecht von Graefe* (1828–1870) in Berlin vertieft. Seine Dissertation (1858) »Accomodation des Fischauges« war von *Albert Schinzinger* (1827–1911) angeregt, der als Chirurg seinerseits seit 1853 Kurse und Vorlesungen über Augenkrankheiten – »mit Zuhilfenahme des eben in Gebrauch kommenden Augenspiegels« – abhielt. Systematische Vorträge über Augenheilkunde »auf modernem Standpunkte« wurden 1861 durch Manz aufgenommen; »ohne eine besondere Räumlichkeit im Hospital und ohne klinisches Krankenmaterial, das der junge, bei Graefe gebildete, in Physiologie, Anatomie und Histologie gründlich bewanderte Dozent, soweit möglich, durch seine Privat-Klienten ersetzte, hielt Manz seinen Kurs, der uns wie eine neue Offenbarung erschien und hochbefriedigte, in seiner Privatwohnung ab«[28].

Für diese »Privataugenheilanstalt« im Haus Nr. 874 (Kaiserstraße) erbat Manz staatliche Zuschüsse, wurde aber – möglicherweise stattdessen – mit der Leitung der genannten Augenabteilung im Klinikum betraut, sowie zum a.o. (1864) und zum ersten Ordinarius seines Faches in Freiburg (1872) ernannt (Abb. 49).

Eine besondere Vereinbarung mit den fünf Kreisverbänden des Oberlandes (Freiburg, Lörrach, Waldshut, Villingen und Offenburg) über die Betreuung ihrer »armen Augenkranken ... gegen eine gewisse Vergütung« verschaffte der Augenabteilung eine solche Frequenzsteigerung, daß nach kurzer Zeit eigene Neubaupläne entworfen wurden. 1870/71 wurde gegenüber dem Klinikum – wegen einer vorgesehenen, später jedoch nicht verwirklichten wirtschaftlichen

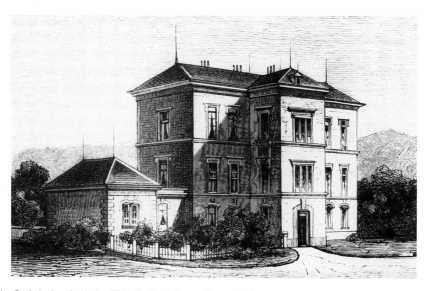

49 Die Ophthalmologische Klinik. Errichtet 1874–1876, zerstört 1944

Verbindung – der Garten des verstorbenen praktischen Arztes Bosch angekauft und ab Sommer 1874 mit dem Neubau begonnen. Nach dem Einzug 1876 verfügte Manz über 54 Betten, einen Hörsaal, der zugleich als Operationssaal diente und Raum für 90 Hörer bot, sowie einen gesonderten Raum für Augenspiegelungen. Neben »Arbeitszimmern für Studierende« und – in einem besonderen Anbau – Wohnungen für Assistenten war eine eigene »Abtheilung für Kinder« bemerkenswert. Bereits im ersten Jahr wurden 451 Kranke stationär und 3–4 mal soviele ambulant behandelt [29].

Bereits jetzt ist ersichtlich, daß die beginnende Neubautätigkeit rings um das alte Klinikum relativ zwanglos und ohne besonderen städtebaulichen Gestaltungsplan vorgenommen wurde. Hirsch hat beklagt, man habe gebaut, »wie das Bedürfnis auftrat und wie der Augenblick es den Architekten eingab. Räumliche und städtebauliche Beziehungen zwischen den Gebäuden wurden nicht gesucht« [30]. Dem ist entgegenzuhalten, daß in Freiburg seit der Niederlegung und Bebauung der alten Festungs- und Glacisbezirke die sog. offene Bauweise vorgeschrieben war und z.B. in großem Umfange Vorgärten zur Verschönerung der Straßenanlagen verlangt wurden [31]. Für den entstehenden Neubaubezirk der Institute und Kliniken wurde es daher ein die Gesamtanlage bestimmendes Element, daß 1872 nördlich und westlich der neuen Anatomie erneut ein großes Terrain für Universitätsbauten angekauft wurde und im Anschluß daran der Plan entstand, den *Botanischen Garten* an diese Stelle zu verlegen. Dieser befand sich, wie oben berichtet, seit 1766 südlich der Stadt an der Dreisam, war aber jetzt durch das Projekt einer Fahrstraße gefährdet.

Hierzu muß daran erinnert werden, daß die Professoren der *Botanik* zu dieser Zeit noch Mitglieder der Medizinischen Fakultät waren [32]. Nach dem Tode Perlebs waren in diesem Fache jeweils nur kurzzeitige Lehrstuhlbesetzungen zu verzeichnen; nur *Heinrich Anton de Bary* (1831 – 1888), der als erster einen mikroskopischen Kurs in den botanischen Unterricht einführte, blieb 12 Jahre in Freiburg. Der später in Würzburg berühmt gewordene *Julius Sachs* (1832 – 1897) war dagegen in Freiburg nicht länger zu halten; erst mit der Berufung *Friedrich Hermann Hildebrands* (1835 – 1916) im Jahre 1868 war das Fach dauerhaft besetzt. Hildebrand, ein bescheidener Wissenschaftler, der während der kriegsbedingten Abwesenheit des Gärtners 1870/71 seinen Botanischen Garten selbst bestellte, ist erst 1907 aus dem Amt geschieden und war der letzte Professor der Botanik in der Freiburger Medizinischen Fakultät.

Bereits ab 1873 wurden Teile des Botanischen Gartens in das neue Terrain an der Merianstraße verlegt; 1879 konnte dann, nach den auf einer Studienreise gesammelten Anregungen Hildebrands, mit der planmäßigen Anlage des Gartens und dem Neubau eines eigenen Institutsgebäudes begonnen werden. Auf dem Gelände des heutigen Physikalischen und Pharmakologischen Instituts war 1882 eine harmonische Anlage vollendet, die – wie heute vom Gewerbebach durchflossen – den aufgelockerten und baumbestandenen Charakter des ganzen Viertels zu bestimmen begann[33].

1883 erhielt die *Pathologische Anatomie* ein eigenes Gebäude im Westen unmittelbar anschließend an das Anatomische Institut. Dieser Gedanke war bereits 1864 nach der erwähnten Ernennung von Rudolf Maier zum Ordinarius geäußert worden, ist jedoch durch den zunächst erfolgten gemeinsamen Neubau mit der Anatomie nicht weiter verfolgt worden. Vielmehr hatte Maier in einem jahrelangen »Spiel von Beantragung einer Erhöhung der jährlichen Zuwendungen und deren Ablehnung mit anschließender Bewilligung eines einmaligen Zuschlags«[34] immer nur die größten Finanzlücken schließen können. Es waren dann wie bei allen laufenden Maßnahmen die Studentenzahlen, die schließlich eine Änderung erzwangen. Maier bezog 1883 einen nach den Plänen des Baudirektors Helbling ausgeführten Bau, der alle Arbeitselemente aufwies, die inzwischen für Lehre und Forschung an dem jungen Fache wichtig geworden waren: einen Saal für histologische Kurse mit 60 Arbeitsplätzen, einen Hörsaal für 70 Personen, chemische und bakteriologische Laboratorien, Sammlungssäle und vor allem einen großen, in einem eigenen Anbau befindlichen Seziersaal mit 100 Sitzplätzen[35]. Damit war das später so bedeutende Pathologische Institut zwar nicht, wie Ludwig Aschoff einmal formulierte, »wie eine Minerva aus dem Haupte des Zeus Anatomos entsprungen«[36], hatte jedoch eine seiner wachsenden Bedeutung entsprechende Struktur erhalten. Es bleibt anzufügen, daß Robert Maier auch die Vertretung und die tägliche Praxis der *Gerichtlichen Medizin* mit in das neue Haus herübernahm.

Die Bautätigkeit im Instituts- und Klinikviertel blieb bis zum Jahrhundertende außerordentlich rege und die Initiativen wie auch die Mittel hierzu zumindest zeitweise anscheinend unerschöpflich. Zeitlich kurz vor der Pathologie wurde das umfängliche neue *Chemische Laboratorium* bezogen, das jedoch bei der wachsenden Bedeutung des Faches mit 100 Praktikantenplätzen schon bei der Eröffnung zu klein war. Hinzu kamen strukturelle Schwierigkeiten, da es seit 1871 zwei Lehrstühle für Chemie an der Universität gab, von denen der eine (der bisherige) der Medizinischen Fakultät, der andere der Philosophischen Fakultät zugeordnet war[37].

1867 hatte die Chemie die durch den Wegzug der Anatomie freigewordenen Räume am Franziskanerplatz bezogen. Der schon erwähnte, seit 1859 zum Ordinarius ernannte Lambert von Babo machte alle Anstrengungen, die rapid ansteigende Zahl der Praktikanten unterzubringen, zumal es ab 1872 auch möglich war, in Freiburg ausschließlich Chemie zu studieren. Babos Mitarbeiter *Adolf Claus* (1840-1900) hatte darüber hinaus begonnen, »eine Reihe von Fabrikanten und älteren Pharmaceuten zum Doktorexamen heranzubilden«, wobei man sich vornehmlich dem Studium »der für die Technik und die Entwicklung der chemischen Theorien so wichtig gewordenen aromatischen Verbindungen« widmete[38]. Für Claus wurde 1875 ein eigener Lehrstuhl für Chemie an der Philosophischen Fakultät geschaffen; gleichzeitig wurde ihm die Leitung des Technologischen Institutes übertragen, das zum Physikalischen Kabinett gehörte.

Beide Professoren bemühten sich in der Folge um die Errichtung eines gemeinsamen Gebäudes und unternahmen nach dessen Genehmigung vom 5.-25. Mai 1878 eine größere Studienreise an elf deutsche Universitäten und polytechnische Anstalten. Der Neubau lag an der gleichen Stelle wie das heutige Chemiehochhaus, damals Ecke Albert- und Katharinenstraße, von denen letztere das Institutsviertel in nördlicher Richtung noch ganz durchzog. Schwierig war die Raumverteilung, mindestens ebenso schwierig die Verteilung des Aversums, der Chemikalien und der Apparate zwischen dem philosophischen und dem medizinischen Lehrstuhl; Lüttringhaus und Baumfelder haben die hieraus resultierenden, teilweise grotesken Kontroversen geschildert. Sie sollten längere Zeiten überdauern: bei Bezug des Neubaus 1882 wurde die Chemie entsprechend den beiden Lehrstühlen in eine medizinische und eine philosophische Abteilung unterteilt; 1898, bei der vorläufigen Aufgliederung der Philosophischen Fakultät in eine philologisch-historische und eine naturwissenschaftlich-mathematische Abteilung, gehörte die Chemie der letzteren an. 1910 verselbständigte sich die *Naturwissenschaftliche Fakultät*, der die entsprechende Abteilung des Chemischen Institutes nun endgültig zugeordnet wurde. Erst 1920 wurde der Lehrstuhl für Medizinische Chemie in ein Ordinariat für Physiologische Chemie umgewandelt und als eigenständiges medizinisches Fach von der Chemie abgetrennt.

Ein zeittypischer und für die Freiburger Entwicklung der Disziplin *Physiologische Chemie* wichtiger, wenn auch problematischer Vorgang hatte sich noch in den siebziger Jahren ereignet. Der Privatdozent der Medizin und Assistent am Physiologischen Institut *Johann Latschenberger* (1847-1905) wünschte in erster Linie chemisch zu arbeiten und kündigte – als Physiologe – ab dem Wintersemester 1874/75 Vorlesungen über »Physiologische Chemie« an, eine seit Justus von Liebigs »Chemischen Briefen« von 1844 als für die Physiologie unverzichtbar erklärte Denk- und Arbeitsrichtung. Latschenberger benötigte hierzu noch im alten Laboratorium Arbeitsplätze sowohl für Forschungen als auch für seinen Kurs. Dies führte zu unerquicklichen Auseinandersetzungen vor allem mit Lambert von Babo, die sich verschärften, als Latschenberger 1880 einen offiziellen Lehrauftrag für Physiologische Chemie, Toxikologie und den physikalisch-chemischen Teil der Hygiene erhielt. Fortdauernde Differenzen zwischen den beiden Professoren kulminierten in der Zeit des Neubaubezuges und alarmierten die Fakultät. Sie stellte sich auf die Seite der Physiologen, da man für die Ausbildung einen Lehrer brauche, der nicht »reiner Chemiker« sei. Die Bedingungen Latschenbergers, Errichtung eines Lehrstuhles für Physiologische Chemie und arbeitsmäßige Eigenständigkeit, konnten jedoch vom Ministerium nicht erfüllt werden, worauf er 1883 aus dem Freiburger Lehrkörper ausschied[39].

Eulner hat mit Recht darauf hingewiesen, daß Freiburg die Chance gehabt hätte, aus dem bis 1920 ununterbrochen an der Medizinischen Fakultät bestehenden Lehrstuhl der Chemie frühzeitig einen der Physiologischen Chemie zu machen; es hätte nur der Namensänderung bedurft[40].

Ähnliche Geburtswehen bei der Entstehung der vorklinischen Spezialfächer im 19. Jahrhundert lassen sich in Freiburg auch an der *Zoologie* verdeutlichen, die sich während der Neubauphase ebenfalls im gleichen Areal etablierte[41]. Noch 1850, bei der Berufung von Alexander Ecker, gab es eine ordentliche Professur für Physiologie, Zoologie und vergleichende Anatomie. 1857 wurden die Fächer neu verteilt, wobei nunmehr Anatomie und vergleichende Anatomie zusammengefügt wurden, während die Zoologie bei der Physiologie verblieb. Die Zoologie begann sich dann 1863 mit der Habilitation des später so bedeutenden *August Weismann* (1834–1914) zu verselbständigen, der sich ausschließlich diesem Fache widmete und zunächst 1867 zum Extraordinarius für Zoologie und Direktor des Zoologischen Institutes in der Medizinischen Fakultät avancierte[42]. Dieses Institut bestand aus zwei Nordzimmern im dritten Stock des Universitätsgebäudes in der Bertoldstraße.

Im Dezember 1872 richtete die Philosophische Fakultät an die Medizinische die Mitteilung, sie beabsichtige die Ernennung des planmäßigen a.o. Professors in der Medizinischen Fakultät Dr. Weismann zum ordentlichen Professor in der Philosophischen Fakultät zu beantragen[43]. Die Mediziner zögerten, diesem Übertritt zuzustimmen und haben sich erst dem entsprechenden Dekret des Ministeriums gefügt. Damit war 1873 erstmals ein »vorklinisches« Fach durch seine Verselbständigung aus der Medizinischen Fakultät ausgeschieden; Weismann blieb jedoch als Fachvertreter Mitglied der ärztlichen Vorprüfungskommission.

Otto Koehler, der diesen Vorgang fälschlich bereits auf 1867 datiert hat, unterstrich die Rührigkeit, mit der Weismann trotz eines progredienten Augenleidens den Ausbau der Zoologie betrieb. Den Bauplatz für einen Institutsneubau, an der heutigen Stelle hinter dem Chemischen Institut, habe er nicht zuletzt wegen der Nachbarschaft des Botanischen Gartens ausgesucht. Auch beauftragte er privat den Architekten Ploch mit den Bauplänen und Kostenvoranschlägen, die er »an ganz Freiburg vorbei« unmittelbar dem Ministerium einreichte und auch die notwendigen Genehmigungen erhielt[44]. In sechseinhalb Monaten stand im Oktober 1886 das zweistöckige Institutsgebäude mit unterkellertem Souterrain, drei Jahre später ein einstöckiges Sammlungsgebäude westlich davon und ein Tierstall im Garten. Die Bauausführung überwachte Weismann selbst; kaum daß er dem Bauamt gestattete, seinerseits den Privatarchitekten zu beaufsichtigen.

Dieses war gleichzeitig damit beschäftigt, den bisher umfangreichsten Institutsneubau im Gebäude zu errichten, das 1888-1890 erbaute Haus für das *Physikalische und das Physiologische Institut*. Diese Kombination war lediglich eine bautechnische; gemeinsam war ihnen nur der Haupteingang mit Treppenhaus, dessen Längsachse das Gebäude in zwei symmetrische Teile schied. Das Physiologische Institut lag im nördlichen, das Physikalische im südlichen Flügel; beide schlossen nach Osten mit eigenen Hörsälen zu je 136 Sitzplätzen ab.

Die *Physik* hat, im Gegensatz zur Chemie, nie zur Medizinischen Fakultät gehört, wenngleich sie bis zum 18. Jahrhundert gelegentlich von einem Professor tertiarius der Medizin vorgetragen wurde[45]. Seit altersher war sie Gegenstand der Artistenfakultät, wo die »Libri physicorum« des Aristoteles im Zentrum des Lehrplanes standen. Für den Medizinstudenten gehörte sie daher noch lange in den oben beschriebenen einjährigen »Philosophischen Kurs«, der vor Beginn des eigentlichen Fachstudiums zu absolvieren war. Nach dessen Übergang in die gymnasiale Vorbildung – in Baden endgültig 1859 – verblieb die Physik bei jenen Fächern, für die seitens der Mediziner eine universitäre Weiterbildung für nötig gehalten wurde. Hierzu gehörten nach einer Auflistung der Freiburger Fakultät von 1849: Physik, anorganische Chemie und organische Chemie, Mineralogie, Geologie (Geognosie), allgemeine und spezielle Botanik, medizinische Botanik und Zoologie.

»Da die Physik in der nächsten Beziehung zu allen in der medizinischen Fakultät vertretenen Disziplinen stehe«, fühlte sie sich auch räumlich mit ihr stark verbunden. Nach dem Auszug des Chemischen Institutes aus dem alten Kollegiengebäude 1882 erhielt die Physik zunächst dort bessere Arbeitsmöglichkeiten; man begann jedoch 1888 mit dem großzügig veranschlagten Neubau, in dem jetzt auch erstmals eigene Praktika für jene Disziplinen geschaffen werden konnten, zu deren Fachstudium physikalische Grundkenntnisse erforderlich sind (Mediziner, Chemiker, Pharmazeuten etc.).

Den Neubau des *Physiologischen Institutes* plante als Lehrstuhlinhaber der 1880 berufene, später noch ausführlich zu besprechende Johannes von Kries. Seine Arbeitsräume in der alten Universität konnten kaum mehr den »erheblichen Besitzstand« an Apparaturen fassen, die durch die »feinere Entwicklung der experimentellen Methoden« unumgänglich geworden waren[46]. Nunmehr erhielt die Physiologie Arbeits- und Kursräume mit insgesamt 40 Arbeitsplätzen; einige außergewöhnliche Vorkehrungen wie Fensterkonsolen, Abdampfnischen und verschließbare »Lichtblitze« bei einer Anzahl von Fenstern dienten bestimmten Experimentiersituationen. Es entspricht der schnellen Entwicklung gerade des Faches, daß v. Kries bereits 1906 einen Antrag auf Vermehrung der Arbeitsplätze durch einen dritten Stockaufbau beantragen mußte, sowie 1912 einen Ausbau des Hörsaales; er hatte inzwischen 250 Hörer und 127 Praktikanden[47].

Zu den *klinischen Großprojekten* der baulichen Spezialisierung im Instituts- und Klinikviertel an der Albertstraße gehörte eine neue *Chirurgische Klinik*, die am 5. November 1888 gegenüber dem alten Klinikum an der Ecke Albert-

und Merianstraße eröffnet wurde. Auch dieser Neubau hatte eine längere Vorgeschichte, die in den deutsch-französischen Krieg 1870/71 zurückreicht[48].

Damals war zur vorübergehenden Verwendung als Kriegslazarett eine leichte Fachwerkbaracke im Hof des Klinikums, zur Merianstraße hin, errichtet worden. Sie sollte nach dem Krieg wieder abgebrochen werden, jedoch konnte mit der Zunahme der Stadtbevölkerung auf die 30-36 Betten nicht mehr verzichtet werden. Nach der Emeritierung von Hecker (1871) bemühten sich die beiden Nachfolger *Vinzenz Czerny* (1842-1916) und *Hermann Maas* (1842-1886) um eine Besserung der Verhältnisse; beide blieben nur jeweils sechs Jahre in Freiburg, sicher nicht unerheblich bedingt durch die problematischen äußeren Umstände der Arbeitsmöglichkeiten.

Czerny, als Schüler von Theodor Billroth gleich nach seiner Habilitation 1871 nach Freiburg berufen, ging nach Heidelberg, wo er eine bedeutsame Schule der Abdominal- und Tumorchirurgie begründete; Maas folgte einem Ruf nach Würzburg, starb jedoch bald darauf. Beiden ist es während zwölf Jahren lediglich gelungen, den Bau einer zusätzlichen chirurgischen Kinderbaracke 1880 zu verwirklichen.

Im gleichen Zeitraum veränderte indessen die Chirurgie ihre Arbeitsweisen rasch und dramatisch, wodurch der alte Klinikbau und die alte Baracke einen wachsenden Zustrom an Kranken und Studenten verkraften mußten. Die Einführung der Chloroforminhalationsnarkose durch James Young Simpson 1847 ermöglichte zahlreiche neue Operationsmethoden, deren Möglichkeiten und Chancen nach der Begründung der Antisepsis durch Joseph Lister nach 1867 erheblich erweitert wurden. An der Diskussion und Erprobung der neuen Disinfektionsmethoden nahm, wie noch zu zeigen sein wird, der 1883 neu berufene *Paul Kraske* (1851-1930) lebhaften Anteil[49].

Kraske waren bei seiner Berufung die Prinzipien der antiseptischen Wundbehandlung bereits so sehr in Fleisch und Blut übergegangen, daß er von Anfang an darauf drang, die Baracken zu beseitigen und einen Neubau zu erstellen. Diesen versuchte man zunächst an der gleichen Stelle bzw. in der Rheinstraße nahe der evangelischen Ludwigskirche zu planen. Schließlich wurde vom Mutterhaus der Barmherzigen Schwestern ein Grundstück erworben, dessen Ausdehnung eine großzügige Konzeption ermöglichte.

Zunächst wurde 1887/88 ein dreistöckiger Mittelbau mit einem westlich anschließenden Flügel errichtet, ein gleichsinniger östlicher Flügelbau wurde 1891 bezogen (Abb. 50). Während sich im Mittelbau Hör- und Operationssaal sowie im Erdgeschoß ein Poliklinikum befanden, umfaßten die Flügel die Krankensäle und Krankenzimmer. Die Konzeption wiederholte damit das klassische Prinzip der Dreiflügelanlage, das schon 1829 beim Bau des alten Klinikums in Anwendung gekommen war; nur war inzwischen die Säkularisierung soweit fortgeschritten, daß nicht mehr die Klinikkirche, sondern der Operationssaal im architektonischen Mittelpunkt stand. Besonders stolz war Kraske über die von ihm vorgeschlagenen Maßnahmen zur Antisepsis: glatte, mit Ölfarbe gestrichene, abwaschbare Wände, keinerlei Staubfänger, Glasplatten und Eisengestelle für das Instrumentarium, Terrazzoboden mit Abfluß in der Mitte, eine Wasserleitung zum Abspritzen aller Ecken und Winkel mittels

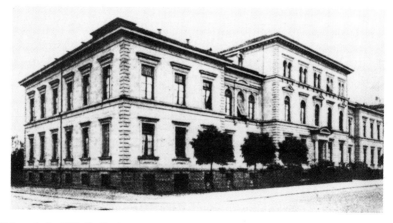

50 Die Chirurgische Klinik. Errichtet 1887–1888, zerstört 1944

eines Schlauches, sowie schließlich eine Dampfleitung, um »nach jeder klinischen Stunde den ganzen Raum mit Dampf zu füllen, der im Niederfallen die Luft von ihren körperlichen Verunreinigungen befreit«[50]. Durch einen verschließbaren Zementschacht konnten gebrauchte Materialien direkt in einen mit einer desinfizierenden Flüssigkeit gefüllten Kasten im Keller geworfen werden. Im Operationssaal, der über zwei Stockwerke ging, fanden 76 Studenten in Bankreihen und 60 auf einer Galerie Platz.

Mit der Fertigstellung der Chirurgischen Klinik war der verfügbare Baugrund an der Albertstraße ausgeschöpft. In zwei Jahrzehnten war nicht nur ein Zentrum der medizinischen und der Naturwissenschaften entstanden, sondern auch ein geschlossener Bezirk klinischer Versorgung der Bevölkerung. Es sei daran erinnert, daß sich in der gleichen Zeit die Einwohnerzahl Freiburgs mehr als verdoppelt hatte, daß die Studentenzahl in stetem Anstieg war, und daß das gesamte Baugebiet längst nicht mehr am Rande der Stadt, sondern inmitten baulich zusammenwachsender Vorstädte lag.

Es war kein Zufall, daß sich der erste Krankenhausneubau Freiburgs, der von einer anderen Trägerschaft als Universität oder Stadt verwirklicht wurde, 1884–1886 von Norden her in das gleiche Areal einfügte: das katholische St. Josefskrankenhaus des Ordens der Barmherzigen Schwestern vom Hl. Vinzenz von Paul[51]. Freiburg hat bis heute nie – wie andere Universitätsstädte – neben seinen Universitätskliniken eigene städtische Krankenanstalten entwickelt. Seine drei großen *konfessionellen Krankenhäuser*, das *St. Josefshaus*, das *Diakonissenkrankenhaus* und das *Lorettokrankenhaus*, sind jedoch stets in enger Beziehung zur Medizinischen Fakultät gestanden und haben sich mit dem Klinikum in die Versorgung der Freiburger Einwohner geteilt.

Wie oben schon erwähnt, hatten bereits im alten Klinikum, in der Sapienz, einige *Barmherzige Schwestern*, die im Zuge der französischen Revolution aus Straßburg vertrieben worden waren, die Krankenpflege ausgeübt. 1805 wurde eine kleine Freiburger Ordensniederlassung gegründet, die mit der Fakultät und der Stadt einen Pflegevertrag abschlossen. Besondere Verdienste erwarben sich die wenigen Schwestern während der massiven Einquartierungen in den Kriegs- und Seuchenzeiten 1809 und 1813-1815. Unstimmigkeiten zwischen der Verwaltung, den Ärzten und den »welschen Schwestern«, die nach der Besiegung Napoléons I. zu feindlichen Ausländern wurden, führten zur Auflösung dieser ersten Freiburger Niederlassung.

Der zweite Freiburger Erzbischof *Ignatius Demeter* (1773-1842) und sein Nachfolger *Hermann von Vicari* (1773-1868) verfolgten jedoch mit Intensität den Plan, die Barmherzigen Schwestern wieder in Freiburg ansässig zu machen, zumal sich ihre Ausbreitung als Pflegeorden in Bayern als erfolgreich erwies. Unterstützt wurde das Vorhaben seitens der Fakultät von dem Geburtshelfer *Ignaz Schwörer*, der sich jedoch bei seinen vorwiegend protestantischen Kollegen und bei der liberalen Karlsruher Regierung damit schwer tat. Das Gesetz über die Zulassung der Schwestern in Baden wurde letztlich durch den konservativen Freiburger Rechtslehrer und Sozialpolitiker *Franz Joseph Buß* (1803-1878) durchgesetzt, der als Abgeordneter der 2. Kammer in Karlsruhe seinen Einfluß geltend machen konnte[52].

Buß hatte – neben Philosophie und Jurisprudenz – ursprünglich in Freiburg und Basel Medizin studiert und eine Dissertation vorgelegt über »Die Idee der anthropologischen Medizin, dogmatisch und geschichtlich dargestellt«. Eine zweite Schrift: »Die Systeme der Medizin in ihrer geschichtlichen Entwicklung und das Verhältnis ihrer neuesten Entwicklung zur Medicinalpolizei« von 1839 rückt auch seine medizinischen Interessen in die Nähe der Sozialpolitik, seinem eigentlichen Thema, das er vor allem in seiner berühmten »Fabrikrede« auf die Situation der Arbeiterschaft zum Ausdruck brachte[53]. Er war ein unbequemer Mann, der sich offen mit den Protestanten anlegte, welche – nach den Erinnerungen von Stromeyer – »an der medizinischen Fakultät zahlreich waren. Er betrieb die Einführung der Barmherzigen Schwestern im Krankenhause hinter dem Rücken der klinischen Lehrer mit unverhelter Schadenfreude und war dann sehr verblüfft, als Baumgärtner und ich damit sehr zufrieden waren«[54]. So waren offensichtlich alle Seiten befriedigt, als 1845 der Vertrag mit dem Straßburger Mutterhaus geschlossen wurde; die Medizinische Fakultät war dabei durch Schwörer vertreten und sie empfing auch die ersten sechs Schwestern in feierlicher Form, nachdem sie in einer Prozession vom Münster zum Klinikum in der Albertstraße geleitet worden waren.

Der Orden erwarb nördlich des Klinikums den Garten des Wundarzneidieners Lahif und erbaute von 1851-1853 ein Mutterhaus an der Zähringer (heute Habsburger) Straße. Über 40 in Straßburg ausgebildete Schwestern versahen nicht nur den Pflegedienst in den Kliniken, sondern begannen auch Kranke im Mutterhaus aufzunehmen. Später wurde das Noviziat nach Freiburg verlegt und 1863 ein erster Erweiterungsbau in den Garten hinein errichtet. Ab 1.1.1872 richtete der schon erwähnte Chirurg *Albert Schinzinger* eine Privatklinik in den unteren Räumen des Mutterhauses ein; er hatte lange Zeit als erster Assistent an der Chirurgischen Klinik gearbeitet, konzentrierte aber jetzt seine Tätigkeit zusätzlich auf die kleine Abteilung im Mutterhaus der Barmherzigen Schwestern[55]. Sie nahm um 1875 bereits zwei Stockwerke ein, hatte eine Filiale in der Starkenstraße 1 und verfügte auch über »gehobene Einzelzimmer«, in denen freie Arztwahl bestand. Dadurch kamen »täglich verschiedene Ärzte, meist Professoren der Medizinischen Fakultät, ins Haus«. Zu ihnen gehörte auch der Gynäkologe *Alfred Hegar*, der Privatpatientinnen mit Vorliebe im Mutterhaus betreuen ließ [56].

Durch Zukauf von Gartengelände entstand bald der sicher von einigen Mitgliedern der Fakultät geförderte Plan der Kongregation, ein eigenes Krankenhaus zu errichten. Hinzu kamen offenbar Unstimmigkeiten des Ordens mit der Klinikverwaltung, sowie der zunehmende Platzmangel im alten Klinikum; diesen hatte man durch den Umbau der Klinikkapelle zu einem Krankensaal und Verwaltungsräumen zu verbessern versucht, was die Schwestern sehr beklagten. Von 1884–1886 wurde daher im eigenen Garten das St. Josefskrankenhaus errichtet, mit größeren und kleineren Krankenzimmern sowie Operationsräumen auf drei Stockwerken; hierin verlegte Schinzinger zunächst seine chirurgischen Patienten. Wahrscheinlich hat er dort auch die vielzitierte erste bilaterale Eierstocksentfernung zur Therapie des Brustkrebses durchgeführt [57]. Die gynäkologischen Betten wurden von seinem Dozenten Wilhelm Wiedow, später von Alfred Hegar selbst, danach von dessen Sohn Karl versorgt. Ab 1907 hatte das Haus einen eigenen Internisten und nahm auch stationäre HNO-Patienten auf.

Über die Zeit bis zur Zerstörung 1944 hat Bilger ausführlich berichtet; wichtig dabei ist, daß das Verhältnis zur Medizinischen Fakultät offenbar nie von Konkurrenzdenken, sondern von gegenseitiger Förderung geprägt war. Die räumliche Nähe des »Josefshauses«, die personelle und wissenschaftliche Bindung der meisten Chefärzte an die Fakultät und die Einbeziehung der Schwesternschaft in den Pflegedienst an den Universitätskliniken haben den besonderen Stil der Zusammenarbeit geprägt, vor allem, solange sich vor der Zerstörung der Kliniken im gleichen Gelände befanden.

Hygiene als medizinische Spezialdisziplin entwickelte sich in Freiburg vergleichsweise rasch, nachdem *Max von Pettenkofer* (1818–1901) in den sechziger Jahren von München aus das Arbeits- und Lehrgebiet gegenüber anderen medizinischen Disziplinen abgegrenzt hatte [58]. *Rudolf Maier*, der als Pathologe seit 1861 auch das Extraordinariat für Staatsarzneikunde innehatte, las diese in einem ersten Teil als »Medizinische Polizei« und in einem zweiten als Gerichtliche Medizin. Medizinische Polizei umfaßte seit *Johann Peter Frank* (1745–1821) alle Aspekte der individuellen und kollektiven Gesundheitspflege, unter der gemeinsamen Aufsicht der Medizin und des Staates. Die Industrialisierung, das rasche Wachstum der Städte, neue epidemiologische Probleme durch den Eisenbahnverkehr, Typhus und Cholera, und schließlich die neuen Erkenntnisse der Bakteriologie rückten den sinnfälligen Nutzen einer öffentlichen Hygiene in den Mittelpunkt des Interesses. 1869 beschloß der Bundesrat für Baden u.a. eine mündliche Hygieneprüfung im medizinischen Staatsexamen, für die Maier als Prüfer bestimmt wurde.

Da er neben der Pathologie nicht nur Hygiene las, sondern sich auch wissenschaftlich bakteriologisch engagierte, hielt er es für seine Pflicht, »um Staat und

Universität Kosten zu sparen, die aus den kleinen Anfängen der polizeilichen Medizin großgewordene Tochter dieser Disziplin, die zu einer selbständigen Wissenschaft gewordene Hygiene, an unserer Universität zu lesen, besonders da ein Zweig derselben, die Bacteriologie, in beide Lager, in Hygiene und allgemeine Pathologie schlägt«[59]. Damit konnten sich in Freiburg, im Gegensatz zu anderen Universitäten, Hygiene und Bakteriologie gemeinsam am Pathologischen Institut entwickeln.

1883 kam *Max Schottelius* (1849–1919) von Marburg als erster Assistent an das Pathologische Institut. Er war dort Schüler von *Friedrich Wilhelm Beneke* (1824–1882) gewesen, der zu den ersten Befürwortern einer experimentellen wissenschaftlichen Hygiene gehörte, und hat sich offenbar in Berlin, München und Paris bakteriologisch weitergebildet. Schottelius hielt 1884 die erste bakteriologische Vorlesung über die Lehre von den Spaltpilzen, führte 1885 beakteriologisch-hygienische Praktika für je 10 Teilnehmer ein und übernahm ab dem Wintersemester 1886/87 von Maier auch die Vorlesung über Hygiene. Die zunehmenden Erkenntnisse der parasitären und ansteckenden Krankheiten umfaßten auch die *Tierhygiene*, um die sich das Pathologische Institut ebenfalls bemühte. Der Medizinalreferent des Landes Baden für das Veterinärwesen, Medizinalrat Lydtin, förderte besonders von dieser Seite her die hygienischen Aktivitäten der Freiburger Pathologen, da gerade Fragen der Tierhygiene »auch den medizinischen Forschungen, den pathologisch-anatomischen Untersuchungen und der allgemeinen Gesundheitspflege in hohem Maße zu Gute kommen würde«.

Rudolf Maier starb am 6.11.1888; im Januar 1889 beantragte die Medizinische Fakultät die Loslösung des Unterrichtes in Hygiene vom Lehrstuhl der Pathologie und die Ernennung von Schottelius zum Ordinarius für Hygiene. Das *Hygiene-Institut* wurde nun offiziell in den oberen Räumen der Pathologie eingerichtet, wozu der Institutsdiener in eine Wohnung in der Stadt umquartiert wurde. In den fünf Räumen konnte Schottelius seinen inzwischen vielfältigen akademischen und öffentlichen Aufgaben jedoch kaum gerecht werden, weswegen sich die Fakultät früh um einen Neubau Gedanken zu machen begann; der Dekan sprach von einem »geradezu unhygienischen Zustand«[60]. Die Fakultät wandte sich am 28.11.1893 an die Stadt mit der Bitte, der Universität das an das Physiologische Institut angrenzende Terrain der Stadtgärtnerei als Bauplatz zu schenken oder zu einem geringen Kaufpreis anzubieten. Trotz der Zustimmung der Stadt erschien Schottelius der Bauplatz zu klein, weswegen er im Austausch das gegenüberliegende Grundstück erbat, seinerzeit noch an der das Gelände durchziehenden Hebelstraße und nördlich eines geplanten Neubaues für das Geologisch-Mineralogische Institut. Außerdem bat er, das anschließende Grundstück entlang der Bismarck-Straße, heute Stefan-Meier-Straße, für eine eventuelle Erweiterung zu reservieren.

Mit Front zur Hebelstraße wurde in den Jahren 1895–96 nach Plänen des Bezirksbauinspektors Freiherrn von Stengel ein zweigeschossiger Neubau errichtet, dessen Einrichtung, Laboratorien, Praktikantenräume und vor allem Beleuchtung, Heizung und Lüftung nach den neuesten hygienischen Erkenntnissen durchgeführt wurden und damit »den Studirenden zugleich zur Belehrung dienen« konnten[61]. Für Untersuchungen über Luft, Wasser, Boden und Klima dienten auf dem Gelände ein Weiher, ein Sumpfterrain, Bodenverwesungsfelder, sowie ein Tiefbrunnen zur Grundwasseranalyse. Ein eigenes Gebäude mit Stallungen, eine besondere zweistöckige tierhygienische Abteilung und ein quadratisches Pestlaboratorium vervollständigten den Hygiene-Neubau, der mit all den genannten Bauteilen 1901 vollendet war.

Die langjährige Zusammenarbeit zwischen dem badischen Veterinärwesen und dem Pathologischen Institut wurde auch nach der Verselbständigung der Hygiene fortgesetzt. Sie hätte möglicherweise dazu führen können, daß an der Universität Freiburg auch eine tierärztliche Fakultät entstanden wäre. Ohne auf Einzelheiten näher eingehen zu können[62] sei darauf hingewiesen, daß Schottelius 1897 den Tierarzt und früheren Assistenten der tierärztlichen Hochschule in Dresden *Matthias Schlegel* (1865–1940) mit der selbständigen wissenschaftlichen Leitung der tierhygienischen Abteilung betraute. Schlegel wurde 1900 aufgrund eines Rufes nach Stuttgart zum Extraordinarius ernannt und seine Abteilung als »*Tierhygienisches Institut*« 1901 verselbständigt. Von der Medizinischen Fakultät wurde Schlegel beauftragt, Vorlesungen über Parasiten des Menschen und der Tiere sowie über animalische Nahrungsmittelkunde zu halten; in den Semesterferien fanden Kurse zur Vorbereitung für den staatstierärztlichen Dienst statt.

Ebenfalls 1901 entwarf Schlegel für die Tierhygiene ein Bauprogramm, das zwischen 1903 und 1905 entlang der Bismarckstraße auf dem von Schottelius reservierten Gelände verwirklicht wurde. Als eines der wenigen erhaltenen Gebäude des Instituts- und Klinikviertels dient es in unveränderter Gestalt noch heute zur Unterbringung einiger medizinischer und naturwissenschaftlicher Institute. Im Jahre des Bezuges des Neubaues stellte Schlegel den Antrag auf Ernennung zum Ordinarius und zum Promotionsrecht zum Dr. med. vet., durchaus in der Absicht, ein volles tiermedizinisches Studium in Freiburg einzuführen. Fakultät und Ministerium beließen es jedoch bei dem Status der Tierhygiene als Institution der Medizinischen Fakultät.

1903 wurde schließlich das *Medizinaluntersuchungsamt für ansteckende Krankheiten* (MUA) gegründet und dem Hygieneinstitut angegliedert, wodurch zusätzlicher Raumbedarf entstand. Zuständigkeitsfragen zwischen dem Innenministerium und der Kultusverwaltung, die auch später die Zusammenarbeit der beiden Institute belasteten, verzögerten lange einen dringend notwendig gewordenen Erweiterungsbau des Hygieneinstitutes. Erst 1912, mit der Berufung von Schottelius' Nachfolger *Martin Hahn* (1865–1934) wurde für das Untersuchungsamt ein westlich anschließender eigener Bau errichtet, der 1914 bezogen werden konnte.

Bis zum Ausbruch des Ersten Weltkrieges hatten somit die wichtigsten neu entstandenen Spezialdisziplinen der Medizin auch ihre eigene räumliche Unterkunft gefunden; das Instituts- und Klinikviertel, nunmehr begrenzt von der Zähringerstraße (Habsburgerstraße) im Osten, der Bismarckstraße (Stefan-Meier-Straße) im Westen, der Rheinstraße im Süden und der Johanniterstraße (Hermann-Herder-Straße) im Norden, hatte seine endgültige

Die Instituts- und Klinikviertel 165

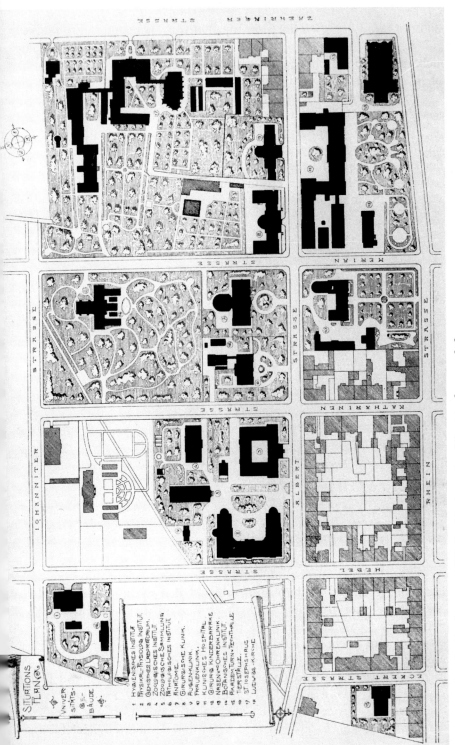

51 Situationsplan der Instituts- und Klinikgebäude an der Albertstraße von 1898

Ausdehnung erreicht. Über die *Medizinische Poliklinik*, für die am nördlichen Rand des Geländes im Jahre 1911 ein eigenes Gebäude eröffnet worden war, muß im Anschluß gesondert berichtet werden.

Nachzutragen bleibt, daß sich um die Jahrhundertwende innerhalb des Geländes an der Hebelstraße 40 die Geologie und Paläontologie mit ihren umfangreichen Sammlungen in einem ebenfalls großzügigen Neubau etabliert hatten[63]. Die »Academische Turn- und Fechthalle«, entstanden 1893 an der Stelle des heutigen Arbeitsamtes, sollte der gesamten »academischen Jugend ... den Fechtunterricht und turnerische Übungen« ermöglichen[64].

Neubauten bis zum ersten Weltkrieg
(Jahr der Eröffnung)

1829	Das Klinische Hospital (Innere Medizin, Chirurgie, Geburtshilfe)	1886	Zoologisches Institut
		(1886	St. Josefs-Krankenhaus)
1867	Anatomisches Institut	1888	Chirurgische Klinik
1868	Geburtshilfliche Klinik	1890	Physiologisches und Physikalisches Institut
1873	Geburtshilfliche Poliklinik		
1876	Augenklinik	1896	Hygiene-Institut
1879	Gynäkologische Klinik	(1899	Geologisch-Paläontologisches Institut)
1882	Botanisches Institut und Botanischer Garten	1905	Tierhygienisches Institut
		1911	Medizinische Poliklinik
1882	Chemisches Institut	1914	Medizinaluntersuchungsamt
1883	Pathologisches Institut		

POLIKLINIKUM UND KINDERHEILKUNDE

Es war schon aufgezeigt worden, wie Anfang des 19. Jahrhunderts parallel zur Entwicklung des Klinikums nicht nur ein eigenständiges Poliklinikum, sondern auch eine poliklinische Tätigkeit der einzelnen klinischen Abteilungen entstanden war[65]. Die Ursprünge der späteren »Ambulanz« eines Krankenhauses, also der Versorgung nicht-stationärer Kranker, liegen in jenen »Poliklinischen Anstalten«, die jedes Fach in zunehmend selbstverständlicher Weise in sein Konzept mit einbezog. Alle genannten neuen Freiburger Spezialkliniken weisen dieses wichtige Element der Krankenversorgung und der Ausbildung bereits in ihren Bauplänen auf, meist im Erdgeschoß und von außen leicht erreichbar.

Der Betrieb des eigentlichen »Poliklinikum« war nach 1828 teils mit Mitteln der Stadt, teils mit solchen der Universität von *Karl Heinrich Baumgärtner* im Rahmen der Medizinischen Klinik aufrechterhalten worden. Genauere Daten hierzu fehlen, jedoch zeigt sich der Freiburger Gemeinderat in seiner Diskussion vom 19.6.1834 über die Verleihung der Ehrenbürgerrechte an Baumgärtner »von den Gefühlen steter Verehrung und innigsten Dankes erfüllt, wenn wir auf jene... poliklinische Anstalt blicken, wodurch der Werth unserer Hochschule um vieles erhöht wurde, und wofür bereits tausende von hiesigen Armen Tag täglich dem Himmel danken«[66]. Baumgärtner scheint mit Hilfe von Praktikanten jährlich ca. 900–1200 arme Kranke behandelt zu haben[67]; einer dieser Studenten schreibt hierzu: »Hierbei hatten wir meist arme Leute in der Stadt zu besuchen und ärztlich ziemlich selbständig zu behandeln. Wir lernten dabei die Häuslichkeit, die Not und die Leiden, den Geist und die Sitten der Proletarier kennen, die damals in Deutschland keine politische Macht und Partei bildeten...«[68].

Vierzehn Jahre nach der Wiedereinrichtung des Poliklinikums durch Baumgärtner stellte dieser in der Fakultätssitzung vom 16.9.1842 den Antrag, von der Leitung entbunden zu werden und *Werber* als Direktor der Poliklinik zu bestellen. Damit endete der bereits angedeutete jahrelange Streit zweier Rivalen, die nebeneinander Allgemeine Pathologie und Therapie, also nach damaliger Auffassung Innere Medizin, gelesen hatten; jetzt behielt Baumgärtner nominell diesen Lehrauftrag, während Werber die medizinische Poliklinik verselbständigen sollte. Der Antrag sowie ein Wiederholungsantrag im folgenden Jahre wurden zunächst vom Ministerium mit dem Hinweis auf Mehrausgaben abgelehnt; erst ein dritter Anlauf führte zum Ziel, und am 14.11.1845 wurde Werber, der seit 1843 bereits die poliklinischen Sprechstunden abhielt, zum »Direktor der poliklinischen Anstalt« ernannt. Diese war damit zu einem selbständigen Institut geworden und aus ihrer Zugehörigkeit zur Medizinischen Klinik gelöst. Gleichzeitig wurde auch der entsprechende Lehrstuhl geschaffen, den Werber in den nächsten 27 Jahren innehatte[69].

Nicht verbunden war damit die Bereitstellung geeigneter Räumlichkeiten; noch über 20 Jahre blieb die Poliklinik im Gebäude des Klinischen Hospitals in der Albertstraße, möglicherweise komplettiert durch einen Raum im Armenspital in der Gauchstraße[70]. Die Art der poliklinischen Tätigkeit und des Unterrichtes kam bei Bevölkerung und Studenten offenbar sehr gut an und bezog auch die in der Stadt niedergelassenen Ärzte ein. Schüle erinnert sich: »Jeder von uns erhielt einige Patienten zugeteilt; in Diagnose und Behandlung waren wir auf uns selbst gestellt. Ein großer Reiz, aber nicht selten auch eine Quelle von Verlegenheit und Unbehagen, wenn der Anfänger in Zweifel und Gewissensbedenken geriet! Wir halfen uns durch gemeinsames Beraten unter uns, oder mit dem Assistenten der medizinischen Klinik. Viel mehr Gewinn zogen wir aus den Besuchen, zu denen uns ältere Kollegen aus der Stadt in liberaler Weise mitnahmen, worauf wir, genügend unterrichtet, nicht selten die Weiterbehandlung einzelner Patienten übernehmen durften«[71]. Werber konnte überdies über 1–2 eigene Assistentenstellen verfügen; zu diesen Mitarbeitern gehörten der bereits schon genannte *Julius von Rotteck, Bernhard Beck* (1821–1894), der Sohn des ersten Chirurgen am Klinikum, sowie der eigene Sohn *Anton Werber* (1840–1872), der – offenbar hoch begabt – noch vor seinem Vater starb.

Im Jahre 1868 beginnt eine jahrzehntelange Odyssee der Poliklinik mit der Verlegung in das Gebäude der alten Universität am Franziskanerplatz, wo durch den geschilderten Auszug der Anatomie freier Raum entstanden war. Diesen mußte die Poliklinik allerdings mit den Chemikern teilen, woraus sich in den nächsten Jahren unerfreuliche Streitigkeiten ergaben. Der alltägliche Kampf veranlaßte offenbar auch Werbers Nachfolger zu einem nur kurzfristigen Aufenthalt in Freiburg: *Carl Wilhelm Hermann Nothnagel* (1841–1905), der später in Wien als Internist und Neurologe zu hohem Ansehen gelangte, war

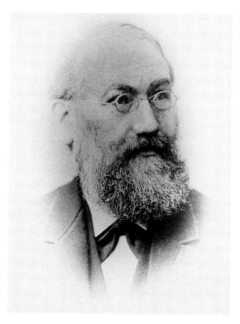

52 Ludwig Thomas (1838–1907). Photographie von C. Ruf ca. 1887

nur von 1872 bis 1874 als Professor der Heilmittellehre und der Poliklinik in Freiburg tätig. Er mußte erleben, daß die Philosophische Fakultät ab 1873 die Zimmer im alten Universitätsgebäude für die Chemie zurückverlangte, ohne daß die Poliklinik diesem Ansinnen entsprechen konnte. Aus Nothnagels Berufungsverhandlungen resultiert in Freiburg jedoch eine wichtige Fakultätsentscheidung; die alte Fachbezeichnung »Pathologie«, die bislang als »Krankheitslehre« noch umfassenden, klinischen Charakter trug, wurde bei seiner Berufung differenziert: dem pathologischen Anatomen Rudolf Maier wurde die Allgemeine Pathologie überlassen, während den Klinikern die sog. »Spezielle Pathologie und Spezielle Therapie« verblieb[72].

Als Nachfolger Nothnagels wurde auf Veranlassung von Adolf Kußmaul sein Erlanger Mitarbeiter *Christian Bäumler* (1836–1933) gewonnen, für den die Tätigkeit an der Poliklinik 1874–1876 ebenfalls nur ein Zwischenspiel war. Er wurde nach dem Weggang Kußmauls nach Straßburg zu dessen Nachfolger, also zum Direktor der Inneren Klinik ernannt, und die Fakultät mußte sich zum dritten Mal innerhalb von sechs Jahren nach einem Polikliniker umschauen, der dem Fach und seinen Aufgaben für längere Zeit Stabilität verleihen sollte.

Noch war mit dem Lehrstuhl die Heilmittellehre verbunden, auch gehörte es zu den zwar noch unausgesprochenen, aber inzwischen selbstverständlich gewordenen Pflichten des Poliklinikers, sich der kranken Kinder anzunehmen. Mit der am 25. 10. 1876 erfolgten Berufung von Georg Friedrich Louis Thomas (1838–1907), der sich später nur noch *Ludwig Thomas* nannte, war diesen Aufgaben Genüge getan. Thomas entstammte der Leipziger Medizinischen

Klinik unter dem damals führenden Internisten *Karl Reinhold August Wunderlich* (1815–1877) und hatte dort bereits selbst die eigenständige Distriktspoliklinik geleitet, ein Zentrum der großstädtisch organisierten Armenfürsorge, zugleich eine Wiege der deutschen Pädiatrie. Die Aufsicht über die ärztliche Versorgung der 20 Leipziger Armendistrikte, in denen 3/4 aller Patienten Kinder waren, aber auch wissenschaftliche Untersuchungen auf dem Gebiet der Temperaturmessung und der Infektionskrankheiten hatten aus Thomas früh einen Mann von großer ärztlicher Erfahrung gemacht[73] (Abb. 52).

Thomas blieb bis zu seinem Tode in Freiburg tätig und konnte erreichen, daß sich alle drei von ihm vertretenen Disziplinen, die *Pharmakologie*, die *Poliklinik* und die *Pädiatrie* in Freiburg zu verselbständigen begannen; alle drei jedoch unter den schwierigsten Bedingungen und zum Teil gegen erhebliche Widerstände.

Das Problem der Poliklinik war und blieb die Raumfrage. Bei seinem Amtsantritt sah sich Thomas nach wie vor den Forderungen der Chemiker nach mehr Raum im alten Kollegiengebäude gegenüber. Zwei Jahre später ergab sich, daß die alte, 1733 im barocken Stil errichtete Hauptwache auf dem Münsterplatz von der Garnison geräumt und an die Stadt zurückgegeben wurde. Dieses Gebäude – in dem sich heute eine öffentliche Bedürfnisanstalt befindet – erschien Thomas für die Zwecke der Poliklinik ausreichend. Nachdem der große Wachraum im Untergeschoß durch spanische Wände in Abteilungen für Männer, Frauen und Kinder unterteilt worden war, bezog die Poliklinik an Ostern 1879 dieses »Haus Nr. 38« am Münsterplatz.

Auch dieser Aufenthalt war jedoch nicht von Dauer; drei Jahre später zog das Chemische Laboratorium in seinen Neubau an der Albertstraße, und das Gebäude am Franziskanerplatz drohte leerzustehen. Thomas nahm das Angebot, dorthin wieder zurückzukehren, dankend an, da ihm jetzt sämtliche Parterre-Räume des langen Nordflügels sowie der Kniestock an der Seite des Franziskanerplatzes zur Verfügung standen. Hierher zog die Poliklinik im Frühjahr 1882 zurück und verblieb dort die nächsten 10 Jahre.

Am 1. Januar 1892 wurde das gesamte Gebäude der alten Universität für 140000 Mark an die Stadtgemeinde verkauft; sie hatte dies schon länger gewünscht, um mit entsprechenden großzügigen Umbauten den nördlich gelegenen alten Rathauskomplex erweitern zu können. Noch drei Jahre konnte Thomas mit seiner Poliklinik in den Räumen verbleiben, bekam dann jedoch den zweiten Stock im ehemaligen *Waisenhaus* zugewiesen, wiederum am Münsterplatz, dem Haus Nr. 25, der späteren Stadtbibliothek.

Auch dieses Gebäude hatte eine Geschichte, die mit der Versorgung der Armen in engem Zusammenhang stand. Sie reicht zurück bis in die Zeit des früher erwähnten Findelhauses, das in der nördlichen Vorstadt stand und 1677 den Vauban'schen Festungsbauten weichen mußte. Die mit dem Findelhaus verbundene und von den Bürgern der Stadt immer reich bedachte Stiftung wurde in »Waisenhausstiftung« umbenannt, da im 17. und 18. Jahrhundert das Aussetzen der Kinder immer weniger häufig wurde, dagegen die Zahl der Waisen anstieg[74]. 1775 stiftete die Freiburger Handelsfrau *Agatha Chaquin* den großen Betrag von 24000 fl. an das Waisenhaus, das nunmehr das »Haus zum

Hechtkopf« in der Löwengasse 11, nahe dem heutigen »Haus zur lieben Hand« beziehen konnte[75]. 1817 verkaufte die Witwe des Zunftmeisters Andreas Fendrich das sogenannte »Schneckenwirtshaus« am Münsterplatz für 16 000 fl. an die 10 Jahre zuvor gegründete Museumsgesellschaft; von dieser erwarb es 1825 der Stadtrat und Wohltäter *Philipp Merian* und bestimmte das Gebäude für eine »Waisenhausanstalt«. Dort hatten 100 Waisenkinder unter guten Bedingungen Platz; das Waisenhaus verblieb dort bis zur Verlegung in das Klostergebäude in Günterstal 1894[76].

Die Poliklinik bezog die neuen Räume am Münsterplatz im Jahre 1895; mit 3 Assistenten und 3–4 älteren Studenten als sog. Protokollanten führte Thomas seine Tätigkeit im Stil einer großen Allgemeinpraxis durch[77]. Er hatte jedoch bei der ständig steigenden Zahl der Einwohner Freiburgs (1900: 61 504) und damit der Stadtarmen immer mehr Arbeit zu bewältigen. Nach der kurzfristigen Unterbringung einer zahnärztlichen Poliklinik im gleichen Gebäude 1897–1901 wurden auch deren Räume der Poliklinik zugesprochen; es wundert dennoch nicht, daß das Problem der Raumnot bis zum Tode von Thomas 1907 an der Tagesordnung blieb. Die Frage nach einem Neubau war merkwürdigerweise selbst in der Zeit der größten klinischen Bauaktivitäten kaum gestellt worden. Vielmehr kam es unter Thomas' nur ein Jahr amtierendem Nachfolger *Carl Hirsch* (1870–1930) zu vielerlei Vorschlägen für eine erneute Umsiedlung: man sprach vom evangelischen Pfarrhaus Ecke Rhein-, Roederstraße, vom Haus des verstorbenen Ludwig Thomas in der Katharinenstraße 17, von der geräumigen Rheinhalle und vom Gebäude der Ganter-Brauerei Ecke Merian- und Rheinstraße. Die endgültige Lösung, der Neubau Ecke Johanniter- und Sautierstraße – »naechst dem ehemals Kuenzer'schen Anwesen« – ließ bis 1908 auf sich warten; die Errichtung war erst mit dem Einzug am 14. 10. 1911 vollendet[78].

Es mutet seltsam an, daß die Poliklinik nach ihrer frühen Verselbständigung 1842 und im Gegensatz zu allen anderen Kliniken nahezu 70 Jahre und 5 provisorische Domizile brauchte, um ein eigenes Gebäude zu erhalten. Dieses war im übrigen in städtischem Besitz und von der Universität nur angemietet; davon zeugt noch das Freiburger Stadtwappen über dem Eingangstor. In diesem Bau, der nach seiner Zerstörung 1944 wieder für die Poliklinik hergerichtet wurde, blieb sie bis zu ihrer administrativen Auflösung im Jahre 1982.

Von der Entwicklung der allgemeinen Polikliniken nicht zu trennen ist die Verselbständigung einer praktischen und theoretischen *Kinderheilkunde* und insbesondere die Einrichtung des *Kinderkrankenhauses*. Ihm voraus lief – noch im 18. Jahrhundert und vor allem in England und Österreich – das Konzept des Armen-Ambulatoriums: Das ambulant behandelt oder vom »Kinderkrankeninstitut« zu Hause betreute Kind war, wie schon erwähnt, der erste wesentliche Impuls zur Gründung kinderheilkundlicher Institutionen. Daher entstanden später die meisten pädiatrischen Lehrstühle und Kinderkliniken aus den Polikliniken, welche die Aufgaben der Armen- und Kinderfürsorge versahen. Das eigentliche Kinderkrankenhaus war jedoch – nach vielen Modellversuchen – erst realisierbar, als die Erkenntnisse der Bakteriologie und der Ernährungslehre einen auch öffentlichkeitswirksamen Durchbruch in der Behandlung von Kinderkrankheiten mit sich brachten [79].

Ludwig Thomas kannte schon von Leipzig her das Problem, in der Poliklinik oder zu Hause behandelte Kinder bei einer Verschlimmerung ihres Leidens nicht in stationäre Behandlung nehmen zu können. Ebenso vertraut war ihm das Sträuben der Fakultäten sowie der Internisten und Geburtshelfer, eine selbständige Pädiatrie überhaupt anzuerkennen. In Freiburg fand er vergleichsweise günstige Voraussetzungen vor; es sei daran erinnert, daß hier seit 1810 das Thema Kinderheilkunde lebendig war, indem Karl Augustin Moser erste Vorlesungen darüber anbot, August Jakob Schütz seine Poliklinik auf der Basis der Kinderbehandlung ins Leben rief und Karl Heinrich Baumgärtner pädiatrische Praxis und Unterricht in den poliklinischen Anteil seiner Tätigkeit einbezog. Nach der Verselbständigung der Poliklinik handelte Werber die Pädiatrie zunächst ebenfalls im Rahmen der poliklinischen Veranstaltungen ab, las aber ab 1865 spezielle Kollegs unter den Themen: »Krankheiten des frühesten Kindesalters«, »Ambulatorische Kinderklinik« oder »Kinderkrankheiten« [80].

Schließlich hatte 1870 der Privatdozent für Geburtshilfe und Gynäkologie *Rudolph Kaltenbach* (1842–1893) in einer kleinen Denkschrift die Lage der Säuglingsfürsorge in Freiburg geschildert und festgestellt, »daß sich in unseren Humanitätsanstalten eine das jüngste Kindesalter betreffende Lücke befindet«. Weder das Waisenhaus noch die Privatwohltätigkeit kümmere sich um diese Kinder, vor allem dann, wenn sie unehelich seien. In den meisten Fällen würden solche Neugeborene nach dem Entbindungsaufenthalt von ihren Müttern getrennt und zu gewerbsmäßigen Kostfrauen – im Volksmund »Himilismütter« genannt – oder in Armenanstalten gegeben.

Kaltenbach errechnete – nach einer Umfrage bei den Pfarrämtern des Kreises Freiburg – eine Sterblichkeit dieser Säuglinge von rund 40% in den Jahren 1866–1868, weswegen er vor allem für die ersten beiden Monate nach der Geburt eine Anstalt zur gemeinsamen Aufnahme für Mutter und Kind vorschlug; dies würde »die Geringschätzung des kindlichen Lebens« vermindern. Seine Darstellung gipfelt in dem Vorschlag, in Freiburg ein Säuglingsasyl als Keimzelle für eine Kinderklinik zu gründen, in dem zumindest nicht ansteckend erkrankte Säuglinge aufgenommen werden könnten: »Es wäre endlich auch die Gründung eines eigenen und ausschließlich Kinderspitals, das sich doch bald als unentbehrlich für die hiesige Stadt herausstellen wird, vorbereitet und erleichtert...«. Außerdem könnten dort »ordentliche Wärterinnen für gesunde und kranke Kinder« ausgebildet werden [81].

Als Ludwig Thomas 1876 sein Amt antrat, war von solchen Plänen keine Rede mehr. Ungeachtet dessen begann er, die drei wesentlichen strategischen Überlegungen der jungen Kinderheilkunde auch in Freiburg weiterzuverfolgen, wie sie 1868 bei der Gründung einer »*Section für Pädiatrik*« in der *Deutschen Naturforscherversammlung* formuliert worden waren: 1) das Studium der Physiologie und Pathologie des Kindesalters müsse sowohl für den wissenschaftlichen Theoretiker als auch für den praktischen Arzt »unentbehrlich« gemacht werden; 2) an den Universitäten seien geeignete Lehrkräfte heranzubilden;

3) universitäre Kinderkliniken seien zu errichten, um die Wissenschaft zu fördern, wobei poliklinische Institute »vorzuschalten« seien, um den Studenten die Möglichkeit zu geben, Kinderkrankheiten in den Familien behandeln zu lernen[82].

Vom 17. bis 28. September 1883 tagte die Naturforscherversammlung erneut in Freiburg; Thomas wußte mit Sicherheit von der Absicht, bei dieser Gelegenheit die »Section für Pädiatrik« in eine »*Deutsche Gesellschaft für Kinderheilkunde*« umzuwandeln. Dieser Vorgang fand am 18. September 1883 im Tagungsgebäude der Höheren Bürgerschule unter dem Vorsitz von *Otto Heubner* (1843–1926) statt, dem Nachfolger Thomas' an der Leipziger Distriktspoliklinik und späteren Berliner Pädiater[83].

Es war offensichtlich die Absicht von Thomas, hierzu auch einen lokalen Erfolg vorweisen zu können: am 20.3.1883 hatte er einen Antrag an die Fakultät gestellt, man möge ihm zwei Zimmer im klinischen Hospital als Keimzelle eines späteren Kinderhospitals zur Verfügung stellen und außerdem die Kinderheilkunde als selbständige Disziplin anerkennen. Die Fakultät verwies das Gesuch an den Internisten Christian Bäumler, der die Antwort bis weit über die Naturforscherversammlung hinaus verzögerte. Der Bescheid war für die damalige Lage der Pädiatrie ebenso charakteristisch wie angesichts der übrigen Freiburger Bauaktivitäten dieser Jahre unverständlich: wenn Thomas eine stationäre Kinderklinik wünsche, so wäre es nicht tunlich, eine solche von der Inneren Klinik abzuspalten; es entspräche vielmehr der Situation auch in anderen Universitätsstädten, »ein solches Institut unter den Auspicien der Poliklinik durch die Privatwohltätigkeit entstehen und sich almählich entwickeln zu lassen...«. Mit diesem Verweis in den außeruniversitären Bereich war die Fakultät der Notwendigkeit enthoben, zur akademischen Verselbständigung der Pädiatrie Stellung zu nehmen[84].

Thomas war mithin – wie übrigens auch sein badischer Kollege, der Polikliniker *Theodor v. Dusch* (1824–1890) in Heidelberg[85] – auf die Wohltätigkeit der Freiburger Bürger und die private Gunst des Großherzoglichen Hauses angewiesen. Beides hat er mit großem Geschick auszunutzen gewußt und sich hierzu zunächst einen Freundeskreis aus vermögenden Familien der damaligen Freiburger Gesellschaft geschaffen[86]. Vom 5.–7.5.1885 fand »ein großer Bazar in der Schwarzwaldhalle des Gasthofs zum Pfauen zum Besten eines zu gründenden Kinderhospitals« statt, an dem die Kaiserin *Augusta*, ihre Tochter *Luise* mit Gemahl, dem Großherzog *Friedrich I.* von Baden, sowie das Erbgroßherzogenpaar, *Friedrich* und *Hilda*, teilnahmen. Die Landesmütter dieser Zeit ließen es sich besonders angelegen sein, die Kinderheilkunde zu fördern; in Baden entstanden auf diese Weise die »Luisenheilanstalt« in Heidelberg und das »*Hilda-Kinderhospital*« in Freiburg (Abb. 53).

Der Ertrag des Bazars belief sich auf 8877,76 Mk., hinzu kamen noch größere Geldspenden sowie die Zuweisung des von Kaltenbach ins Leben gerufenen »Säuglingsfonds«. Anfang 1886 bildete sich aus dem Thomas'schen Freundeskreis ein offizielles Komitee, welches sich schnell entschloß, westlich des Eisenbahndammes im Gewann Balkenmatten ein Grundstück zu erstehen, die südöstliche Ecke des heutigen Kinderklinikareals. Im Februar wurde der

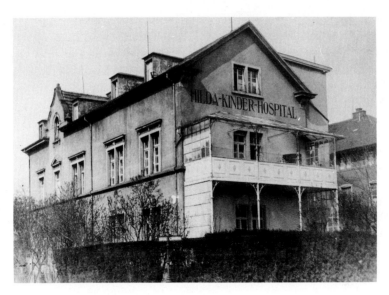

3 Das Stammhaus der Kinderklinik, errichtet 1887, zerstört 1944

Neubau eines Kinderhospitals beschlossen und sofort der Grundstein gelegt; bereits ein Jahr später, am 8.11.1887 erfolgte die Einweihung. Private Wohltätigkeit hatte hierzu 23806,61 Mk. aufgebracht, zur weiteren Unterstützung des Betriebes gründete Thomas aus dem Komitee heraus einen »Hilda-Kinderhospital-Verein«.

Das Haus war relativ klein und konnte höchsten 20 nicht ansteckende, innerlich erkrankte Kinder aufnehmen. Eine Isolierbaracke, das sog. »Gartenhaus«, kam erst nach 1902 hinzu; vorher waren noch eine eigene Waschküche (1888), der Anschluß an die Kanalisation (1891) und eine Freiluft-Liegehalle (1893) errichtet worden. Die nordwestlich unmittelbar angrenzende geräumige Fachwerkbaracke des Not-Blatternspitals aus den siebziger Jahren wurde 1908 zum provisorischen Hörsaal, 1920 zu Hörsaal und Ambulanz umgestaltet.

Für die Fakultät, die Universität und im öffentlichen Sinne auch die Stadt blieb das Hilda-Kinderhospital vorläufig eine private Unternehmung des Poliklinikers Thomas. So wird es z.B. weder unter den Universitätsgebäuden noch unter den städtischen Wohltätigkeitsanstalten geführt[87]; erst zum Jahresende 1910 übernahm die Stadt, erst 1923 der Staat das Haus als Universitäts-Kinderklinik, das es de facto seit seiner Einweihung war.

Ähnlich langsam ging es mit der Etablierung der *Pädiatrie* als akademischem Fach voran. Das Großherzogtum Baden hatte zwar 1901 – 17 Jahre vor der entsprechenden reichseinheitlichen Regelung – die Pädiatrie zum offiziellen Lehr- und Prüfungsfach erhoben, jedoch erhielten weder Thomas, noch sein Nachfolger *Oskar de la Camp* (1871–1925) die Fachbezeichnung Pädiatrie innerhalb ihrer Professur. Auch der Versuch des später so bedeutenden Düsseldorfer Pädiaters *Arthur Schloßmann* (1867–1932), sich 1896 von Dresden aus extern in Freiburg zu habilitieren, wurde einstimmig von der Fakultät abgelehnt, da »die Kinderheilkunde kein Spezialfach ist und für Innere Medizin bereits drei Privatdozenten hier wirken«[88]. Erst *Bruno Salge* (1872-1924) wurde 1909 zum a.o. Professor der Kinderheilkunde ernannt. Das Ordinariat konnte 1919 für *Carl T. Noeggerath* eingerichtet werden.

Bis zu seinem Tode 1907 bekleidete Ludwig Thomas die Professur für Medizinische Poliklinik und Heilmittellehre, war also gleichzeitig auch Direktor eines gelegentlich in Anschreiben genannten, jedoch real nicht existierenden *Pharmakologischen Institutes*. Im Januar 1887 kam es in der Fakultät zu einer prinzipiellen Diskussion, ob der bisher vom Polikliniker erteilte pharmakologische Unterricht in Zukunft von einem eigenen Pharmakologen in einem pharmakologischen Institut gegeben werden solle. Das Problem wurde zu dieser Zeit allgemein kontrovers diskutiert; so hatte sich z.B. Theodor Billroth in Wien absolut negativ über die Notwendigkeit einer eigenständigen Pharmakologie ausgesprochen. Wortführer in Freiburg war der Gynäkologe *Alfred Hegar*, der ohnehin dem sich ausbreitenden Spezialismus in der Medizin abgeneigt war: Pharmakologie könne ein Kliniker besser lehren als ein »Experimentator«[89]. Die Mehrheit der Fakultät schloß sich dieser Meinung an; erst bei den Beratungen über die Nachfolge von Thomas beschloß sie, die Pharmakologie zu verselbständigen und einen eigenen Fachvertreter zu berufen. Dem neuen Pharmakologen *Walther Straub* (1874-1944) wurde, wie später noch zu besprechen, zunächst das Institutsgebäude der Botanik zugewiesen und während des ersten Weltkrieges ein eigener Neubau errichtet.

Psychiatrie und »Irrenpflege«

Die Entfaltung der Psychiatrie als Spezialdisziplin in Freiburg hatte zwei Aufgabenfelder zu beachten: die öffentliche Aufgabe der sog. »Irrenpflege« und das akademische Selbstverständnis der Psychiatrie als Wissenschaft und Lehre. Die Betreuung der psychisch Kranken hat im Großherzogtum Baden eine besondere Geschichte, die sie von der Entwicklung in anderen Teilen Deutschlands deutlich abhebt[90].

Am Anfang steht das 1714 gegründete »Waisen-, Toll-, Kranken-, Zucht- und Arbeitshaus« in Pforzheim, das ab 1804 unter der Direktion von *Johann Christian Roller* (1773-1814) zum reinen »Irren- und Siechenhaus« geworden war. 1827 beabsichtigte die Regierung eine Verlegung des Irrenhauses, da die Zahl der Insassen und die Verhältnisse in Pforzheim untragbar geworden waren; dies hatte u.a. auch der bereits genannte, nunmehr in Paris lebende Phrenologe *Franz Josef Gall* in einem Gutachten vorgeschlagen und eine neue »Anstalt bei Freiburg« befürwortet[91]. Die Regierung entschied sich für Heidelberg, wohin 1826 die Pforzheimer Anstaltsinsassen verlegt wurden. Dort, im ehemaligen Jesuitenkollegium, wirkte ab 1827 der Sohn des Pforzheimer Anstaltsleiters *Christian Friedrich Roller* (1802-1878) als Assistenzarzt und später als Leiter. Er veröffentlichte aus den dortigen Erfahrungen, angeregt durch eine Aufforderung des psychisch kranken Großherzogs *Ludwig II.* (1824-1858), im Jahre 1831 seine berühmt gewordene Schrift »Die Irrenanstalt in allen ihren Beziehungen«.

Aus ihr entstand die für das ganze 19. Jahrhundert bestimmende Konzeption der »Relativ verbundenen Heil- und Pflegeanstalt«, d. h. die gemeinsame, aber nach Geschlechtern und Heilbarkeit getrennte Aufnahme von akuten und chronisch Kranken. Die Überfüllung von Heidelberg zwang dazu, das Projekt schnell zu konkretisieren, wobei die Roller'sche Grundidee, Anstalten in der Einsamkeit zu bauen und die Isolierung in der ländlichen Idylle als Therapeutikum zu benutzen, eine stadt- und damit hochschulferne Standortsuche zur Folge hatte. 1842 wurde in der Nähe von Achern die Anstalt *Illenau* bezogen; sie war großzügig und weiträumig angelegt und wurde weit über Baden hinaus zur Musteranstalt. Ihr milieutherapeutischer, jedoch auf einem streng patriarchalisch-pädagogischen Behandlungsmuster beruhender Ansatz wurde viel kopiert; die wichtigsten Psychiater dieser Zeit waren Mitarbeiter in der Anstalt, die darüber hinaus von Ärzten aus aller Welt besucht wurde: »nie mehr stand eine psychiatrische Schule Deutschlands derart im Mittelpunkt der Weltöffentlichkeit«[92].

Mit dem Aufkommen der wissenschaftlichen Universitätspsychiatrie verflog der Ruhm jedoch rasch. Nicht nur, daß die Illenau mit bis zu 500 Insassen zunehmend überfüllt war und es der alten Siechenanstalt in Pforzheim bedurfte, um die Unheilbaren dorthin zurückzuschicken; auch das Problem der allgemeinen Irrenversorgung des Landes war damit keineswegs gelöst. Rollers universitätsfeindliche Haltung rief die Fakultäten von Heidelberg und Freiburg auf den Plan, die ab 1860 – unterstützt von der Naturforscherversammlung – psychiatrische Lehrstühle und Kliniken an den Universitäten zu fordern begannen. Freiburg beantragte bereits 1861 beim Ministerium, das Interesse der Fakultät an einem klinischen psychiatrischen Unterricht bei allen weiteren Plänen zu wahren; Roller jedoch beharrte auf einer zweiten Illenau, nicht aber bei den Universitäten, sondern nach wie vor in der Isolation – hier kam als Standort erstmals *Emmendingen* mit in die Diskussion[93].

Roller wollte keine Studenten bei seinen Kranken sehen und Demonstrationsfälle in der Anstalt bestenfalls für die Weiterbildung von Dozenten vorsehen. 1868 lenkte er etwas ein und regte an, »es möchte den jungen Ärzten der Besuch dieser Anstalt während sechs Wochen zur Bedingung der Lizenzertheilung gemacht werden«, woraufhin die Freiburger Fakultät durch die Feder ihres Dekans Adolf Kußmaul mitteilte, daß ein solches Zeugnis keine Garantie dafür sei, daß sich »der Mediciner mit dem Studium geisteskranker Menschen wirklich mit Erfolg befaßt habe. Nach unserer festen Ansicht läßt sich nur durch die Einrichtung psychiatrischer Kliniken an unseren beiden Universitäten und die Abnahme eines Staatsexamens in der Psychiatrie der Zweck erreichen, den die Direktion der Heil- und Pflegeanstalt Illenau mit ihrem Antrage beabsichtigt«. Das Ministerium gab dieser Meinung statt und teilte mit, daß man sowieso »damit beschäftigt sei, die Prüfungsordnung für die Candidaten der Heilkunde neu zu regulieren«[94].

Die Meinung der Freiburger Fakultät stützte sich nicht zuletzt auf die eigene Situation. Einerseits war man immer wieder in den eigenen Kliniken und unter den schwierigsten Umständen mit psychisch Kranken konfrontiert, andererseits hatten theoretische und praktische Probleme der Psychiatrie inzwischen einen festen Platz im Ausbildungs- und Prüfungsprogramm. Wir hatten oben bereits gesehen, daß in den dreißiger Jahren Diez, Werber und Baumgärtner gleichzeitig psychiatrische Themen vortrugen. Zur Zeit von Baumgärtners Nachfolger Adolf Kußmaul gewann die Disziplin einen neuen wissenschaftlichen Hintergrund, indem zunehmend naturwissenschaftliche, im engeren Sinne neuropathologische Aspekte das Fach bestimmten.

Wilhelm Griesinger (1817–1868) in Tübingen hatte nicht nur das Interesse der Psychiater auf die pathologisch-anatomischen Grundlagen des Seelenlebens gelenkt, sondern auch 1868/69 umfassende Reformvorschläge für die konservative Anstaltspsychiatrie veröffentlicht[95]. Der Internist Kußmaul, selbst ein Schüler der Illenau, beschäftigte sich seinerseits mit neuroanatomischen und -pathologischen Problemen u. a. des Neugeborenen, der Sprach- und Denkstörungen, des Tetanus und der »spastischen Neurosen«, trug aber im Unterricht offenbar darüber nur wenig vor[96]. Umso aktiver trat er im Namen der Fakultät in einen eindringlichen Briefwechsel mit dem damaligen Innenminister Jolly, um die Psychiatrie an die Universität zu holen. 1873 traf er auf Veranlassung der Regierung mit seinem alten Lehrer Roller in der Illenau zusammen, der auf der Meinung beharrte, daß nur die isolierten Anstalten den Ansprüchen der Heilung und Pflege, mithin auch des Unterrichtes, genügen könnten. Kußmaul leitete dagegen aus dem neuen wissenschaftlichen Ansatz der Psychiatrie ab, daß sie nur an der Universität und in Verbindung mit der gesamten übrigen Medizin entwicklungsfähig sei[97].

Heinrich Schüle (1840–1916), damals noch Hilfsarzt an der Illenau, später (ab 1890) ihr Direktor, wurde in der folgenden Zeit vom Ministerium beauftragt, in der Nähe der beiden Landesuniversitäten Bauplätze auszusuchen, welche höchstens eine halbe Stunde von den klinischen Anstalten entfernt seien; dort sollten Einrichtungen entstehen, die gleichzeitig Unterrichtszwecken dienen und den spezifischen Bedingungen einer Anstalt genügen könnten[98]. Schüle unterzog sich eingehenden Studien an den meisten deutschen Anstalten; sein Ergebnis lief auf den Griesinger'schen Vorschlag hinaus, ein Stadt- bzw. Universitätsasyl zu errichten, gemeinsam mit einer in der Nähe befindlichen »agricolen Colonie« zur Versorgung vor allem der Unheilbaren. Kußmauls Idee, in den Städten selbst Irrenanstalten zu etwa 300 Betten zu errichten, konnte sich nicht durchsetzen, ebensowenig der hieraus resultierende und in einem Immediatantrag 1874 vorgestellte Plan, in Freiburg eine solche Großinstitution in Herdern, »zwischen dem Bahndamm und den Ausläufern des sogenannten Roßkopfes«, also dem heutigen Rötebuck, zu errichten. Der Vorschlag Schüles erhielt die Zustimmung aller Beteiligten; ihre Durchführung wurde mit dem Bau der Heidelberger Klinik begonnen, die 1878 ihren Betrieb aufnehmen konnte.

In Freiburg trat das Projekt für einige Jahre in den Hintergrund, zumal in dieser Zeit (ab 1876) für einen Teil der Betroffenen eine *Kreispflegeanstalt* errichtet wurde, die als gemeinnütziges Unternehmen von den Ämtern Breisach, Emmendingen, Ettenheim, Freiburg, Neustadt, Staufen und Waldkirch getragen wurde[99]. Sie sollte vorwiegend der Pflege der Armen aus den Gemeinden des Kreises dienen, nahm aber auch unheilbare Geisteskranke auf,

»sofern sie ruhig sind, keiner besonderen Wartung bedürfen und der Lokalversorgung zugewiesen wurden: Idioten, Kretinen, Blödsinnige höheren Grades... Personen mit Epilepsie, Veitstanz, Hysterie, Katalepsie...«. Zwei Pavillons, Küche und Kesselhaus wurden bis 1877, zwei weitere 1885–1888 für insgesamt 600 Personen erbaut; das von Gemüsegärten und Rebfeldern umgebene, großzügig dimensionierte Areal lag am damaligen Ende der Stühlingerstraße im Eschholz und war in Betrieb bis zum Abtransport der Insassen während der – später zu schildernden – Euthanasieaktion im November 1940. Danach diente es zunächst als Luftwaffenlazarett, nach dem Kriege der Medizinischen Universitätsklinik, der Verwaltung der klinischen Anstalten und anderen klinischen Abteilungen als Ausweichquartier (1945–1950), und bis heute den französischen Streitkräften als Militärhospital[100].

Zusammenhänge zwischen der Errichtung der Kreispflegeanstalt und den Plänen für eine Psychiatrie können nur vermutet werden, sind aber wahrscheinlich. Es fällt auf, daß es bis 1884 dauerte, bis der Landtag – nahezu gleichzeitig – die Bausummen für eine »*Irrenklinik*« *in Freiburg* und eine »*Irrenkolonie*« *in Emmendingen* genehmigte; inzwischen waren es nur noch die Medizinischen Fakultäten von Freiburg, Königsberg und Gießen, die keine psychiatrische Institution für Unterrichtszwecke besaßen. Emmendingen war seit dem Rat Rollers und Schüles immer als Standort für eine Heil- und Pflegeanstalt in der Diskussion geblieben und begrüßte die Entscheidung im Hinblick auf ökonomische Vorteile mit Böllerschüssen[101].

In Freiburg hatte die Fakultät noch einmal im Januar 1884 den Vorschlag abwenden müssen, in Emmendingen auch den psychiatrischen Unterricht abhalten zu sollen. Dies könne man »nicht für eine ernsthafte Idee ansehen«, da kein Student zu den Vorlesungen dort hinaus fahren wolle, da vor allem der Charakter des Projektes als Pflegeanstalt für Unheilbare keine frischen Fälle vorsehe. Diese müßten dann wieder wie bisher »zu Demonstrationszwecken ins klinische Hospital in Freiburg aufgenommen werden... eine Einrichtung, wie sie leider hier zur unausstehlichen Qual aller Insassen und Nachbarn derselben, seit einer Reihe von Jahren besteht«[102].

Hier muß eingeschoben werden, daß die Freiburger Medizinische Fakultät inzwischen nicht nur durch eine neue Examensordnung genötigt war, Psychiatrie zu lehren und zu prüfen, sondern auch die erste ausschließliche Venia legendi für das Fach Psychiatrie erteilt hatte. 1878 legte *Ludwig Kirn* (1839–1899) aus Mannheim der Fakultät sein Habilitationsgesuch vor und hielt eine Antrittsvorlesung über Reflexneurosen und Psychosen. Auch er war Schüler von Roller an der Illenau gewesen und hatte sich anschließend als Amtsarzt in Freiburg betätigt. Er las »psychiatrische Klinik« mit der ausdrücklichen Vorstellung von Kranken, die er offensichtlich den Patienten der Medizinischen Klinik entnahm, sowie über zahlreiche spezielle und – als Gefängnisarzt – über psychiatrisch-forensische Themen. Die Fakultät schätzte offenbar seine Tätigkeit sehr und befürwortete auch die Ernennung zum a. o. Professor 1883; aus den Überlegungen für die erste Besetzung des vorgesehenen Lehrstuhles schloß sie ihn jedoch ausdrücklich aus[103].

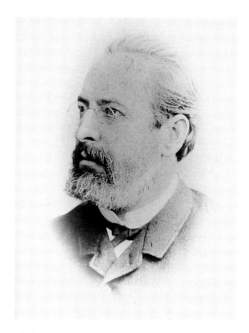

54 Hermann Emminghaus (1845-1904). Photographie von C. Ruf ca. 1887

Diese wurde im Dezember 1883 in Gang gesetzt; man wollte offensichtlich einen Psychiater, der sich bereits in der Leitung einer psychiatrischen Klinik bewährt hatte. Es wurden diskutiert v. Krafft-Ebing aus Graz, Forel aus Zürich, Wille und Binswanger aus Jena, sowie *Hermann Emminghaus* (1845-1904), zu diesem Zeitpunkt Direktor der Psychiatrischen Klinik in Dorpat (Abb. 54). Dort verstand er nach Auffassung der Fakultät »... nicht nur einen großen Kreis von Zuhörern zu fesseln... sondern (hat) auch als gewissenhafter und selbst tätiger Administrator... allgemeine Anerkennung erworben«. Die Wahl fiel auf ihn, da er eine gründliche internistische und psychiatrische Ausbildung, vor allem in Leipzig und Würzburg, vorweisen konnte und 1878 sein Hauptwerk, die lange Zeit gültige »Allgemeine Psychopathologie« vorgelegt hatte. Seit 1880 lehrte er in Dorpat als dort ebenfalls erster Ordinarius des Faches und hatte sich intensiv um die Gestaltung des Unterrichts bemüht. Zum Zeitpunkt der Berufung nach Freiburg war gerade sein zweites Hauptwerk im Erscheinen begriffen, »Die psychischen Störungen im Kindesalter«, die erste deutschsprachige Monographie zu diesem Thema [104].

Emminghaus, zum 4. Mai 1886 berufen, traf in Freiburg noch vor der Fertigstellung der *Psychiatrischen Klinik* ein. Für diese war im Bewilligungsjahr 1884 von der Heiliggeisthospital-Stiftung für 44819 Mk ein Grundstück an der Hauptstraße des Vorortes Herdern erworben worden. Die Wahl dieses Standortes hatte möglicherweise drei Gründe: zum einen galt nach wie vor das therapeutische Prinzip, psychisch Kranke in einer ruhigen Umgebung unterzubringen, zum anderen aber auch die eingefleischte Scheu vor dem Geisteskranken, den man tunlichst von der übrigen Gesellschaft zu isolieren trachtete. Noch lange nach der Eröffnung der Klinik pilgerten die Freiburger eigens nach Herdern, um einen Blick auf diese »Klasse der Thiermenschen« zu werfen, wie sie 1864 in der Badischen Landeszeitung genannt worden waren [105]. Noch 1906 schlug der Lokalverein Herdern vor, die Klinik doch wieder zu verlegen, in den Wald um Zähringen oder in Richtung Ebnet in den Bereich des alten Kartäuserklosters. Der dritte Grund für die Wahl Herderns mag die Tatsache gewesen sein, daß sich unmittelbar östlich des Grundstückes das 1874-1876 aus französischen Reparationsgeldern neu erbaute *»Garnison-Lazareth«* des in Freiburg stationierten 5. Badischen Infanterie-Regimentes No. 113 und des Feldartillerie-Regimentes No. 76 befand. Mit einem Hauptgebäude für 83 Kranke, einem Verwaltungsgebäude und einem »Leichenhaus mit Secirzimmer« stellte es eine eigenständige Krankenanstalt dar [106]; es wurde 1922 in die Universitäts-Hautklinik umgewandelt.

Der Bau der Psychiatrischen Klinik wurde als dreistöckiges Hauptgebäude mit einem Mittelbau und zwei Seitenflügeln errichtet, an die sich im rechten Winkel einstöckige Gebäude für die unruhigen Kranken anschlossen (Abb. 55). Der linke Teil war für die Frauen, der rechte für die Männer bestimmt; im Gegensatz zur heutigen Situation wurden – nach dem französischen Vorbild der »carrés isolés« – die Unruhigenabteilungen mit Wandelgängen an den Mittelbau angebunden, wodurch zwei mit einer hohen Mauer eingeschlossene »Tobhöfe« entstanden. Am Kopfende der Unruhigenabteilung befand sich jeweils ein »Tobhaus mit drei Einzelzellen, welche innen in den Wänden mit Vermeidung aller Kanten und Ecken ganz glatt mit wasserdichtem Boden und Kanalanschluß hergestellt sind« [107]. Die übrigen Abteilungen für »halbruhige« und »ruhige« Patienten hatten einen »abgeschlossenen Garten mit Anlagen« zur Verfügung. Für eine seinerzeit als wichtig erachtete Therapieform besaß jede Flügelseite ein sog. »Dauerbad«, fest eingelassene Wannen, in die man mittels einer Mischbatterie kontinuierlich warmes Wasser einlassen konnte. Es wurde angewandt bei allen mit Erregung einhergehenden Störungen, bei allen Formen der Delirien und zur Dekubitusprophylaxe [108].

Der Bau, der am 18. Mai 1887 eingeweiht wurde und rund 700000 Mk. gekostet hatte, bot Platz für 108 Kranke, war aber den Krankenzahlen sofort nicht mehr gewachsen, als die Regierung im Juli 1887 die Aufnahmebezirke für die drei Irrenanstalten des Landes in Heidelberg, Illenau und Freiburg neu festlegte.

Dabei erhielt Freiburg – zwar als »Psychiatrische Klinik« bezeichnet, aber als Anstalt behandelt – die Amtsbezirke Freiburg, Lörrach, Waldshut und Radolfzell zugewiesen [109]. Der Zustrom verminderte sich etwas, als die *Heil- und Pflegeanstalt Emmendingen* am 19. August 1889 eröffnet werden konnte und zunächst dazu bestimmt war, die Aufnahmeanstalten Heidelberg, Illenau und Freiburg durch Übernahme chronischer Patienten auf direktem Wege zu entlasten [110]. Dennoch mußten 1901 in Freiburg Vergrößerungen der Aufenthaltsräume und der Baderäume vorgenommen sowie zusätzliche Tobzellen eingerichtet werden.

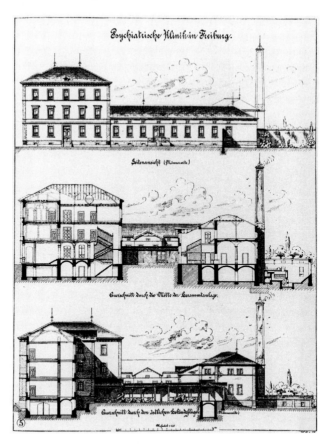

55 Die Psychiatrische Klinik (Hauptstraße 5, Herdern), errichtet 1884–1887. Der untere Querschnitt geht durch die Wandelgänge im »Tobhof« der Männerseite

Dies war die letzte Maßnahme, die während des Direktorates von Hermann Emminghaus getroffen wurde. Er selbst war schon einige Zeit an einem »cerebralasthenischen Zustand« erkrankt und auf eigenen Wunsch seit dem WS 1900/01 von seinen Pflichten entbunden worden. Unter seinem Nachfolger *Alfred Erich Hoche* (1865–1943) wurden bis zum Ersten Weltkrieg keine größeren Baumaßnahmen am Hauptgebäude mehr durchgeführt, jedoch ab 1903 eine poliklinische Sprechstunde eingerichtet und am 1. Oktober 1904 der Psychiatrischen Klinik eine *Nervenabteilung* angegliedert.

Hoche – auf den später noch eingegangen wird – benutzte einen Ruf nach Halle, um zu versuchen, durch »Aufnahmemöglichkeiten für Nervöse in Psychiatrischen Instituten... den aus Vorurteilen errichteten Zaun, der alle der Pflege Geisteskranker dienenden Anstalten heute noch umgibt... wenigstens an einer Stelle zu durchbrechen«. Es sei ein großer Vorteil, wenn sich das Publikum daran gewöhnen könne, auch in leichten Erkrankungsfällen und bei nervösen Störungen sich Rat in einer Psychiatrischen Klinik holen zu können und dabei zu bemerken, »daß eine solche Anstalt keine derjenigen Schrecken darbietet, die die Laienmeinung gewöhnlich dort sucht«[111].

Die neue Nervenabteilung wurde zunächst in ehemaligen Dienstwohnungen der Häuser Hauptstraße 6 und 8 eingerichtet und galt als offene Anstalt. Im März 1905 stellte die Medizinische Fakultät den Antrag, das »provisorisch gemietete Haus durch ein hygienisch einwandfreies« zu ersetzen, was jedoch erst 1909, an der westlichen Seite der Zufahrtsallee zur Psychiatrischen Klinik, realisiert werden konnte. Es entstand das noch heute neurologischen Zwecken dienende zweieinhalbstöckige Gebäude, für damals 34 Kranke, von Leopold Freiherr von Stengel im Stil des sog. »Dritten Barock«, dem Nachfolger des Jugendstiles, erbaut.

Neben dem Garnison-Lazarett und der Psychiatrischen Klinik wurde das Areal in Herdern noch durch zwei andere Institutionen zu einer Art »Außenklinikum«. Am nördlichen Ende der Karlstraße, bis in die neunziger Jahre noch »Steinweg« genannt, befand sich – wie noch heute – die *»Versorgungsanstalt für erwachsene Blinde«*. Sie war 1837 von Bruchsal nach Freiburg überführt und an der Stelle des uralten Dinghofes von Herdern errichtet worden, den im 16. Jahrhundert der früher genannte Freiburger Arzt Joachim Schiller bewohnt hatte.

Auf dem gegenüberliegenden Grundstück wurde am 1. November 1898 das *Freiburger Evangelische Diakonissenhaus* eingeweiht, konzipiert als »Mutterhaus, Stätte der Aus- und Weiterbildung und Einsatzort im Krankenhausdienst« der neu gegründeten Freiburger Diakonissenschwesternschaft[112]. Ein eigens gegründeter Diakonissenhausverein und ein Gründungskomitee unter den Freiburger Stadtpfarrern Hasenclever und Schmitthenner brachten durch öffentliche Sammlungen die Mittel auf, mit denen zunächst ein Hauptgebäude und ein Wirtschaftsgebäude errichtet wurden. Unter einem Dach als Mutterhaus für die Schwestern und als Krankenhaus mit einer chirurgischen und einer inneren Abteilung errichtet, war es bestimmt »zur Aufnahme von (75) Kranken ohne Unterschied der Confession und zur Ausbildung von Krankenschwestern«. An der Planung und der Leitung wirkten die Direktoren der medizinischen und der chirurgischen Universitätsklinik sowie der Poliklinik mit, womit – wie beim St. Josefs-Krankenhaus – ein enger sachlicher und technischer Kontakt zum Universitätsklinikum und zur Fakultät gegeben war[113].

Erster Direktor der chirurgischen Abteilung des Diakonissenhauses war *Edwin Allan Goldmann* (1862–1913), ein hochbegabter Schüler von Paul Kraske, der sich 1891 mit einer Arbeit über die Lehre von den Neuromen in Freiburg habilitiert und 1895 eine a. o. Professur erhalten hatte. Goldmann, in Südafrika geboren und englischer Staatsbürger, hat auch nach der Übernahme des Diakonissenkrankenhauses wesentliche wissenschaftliche Beiträge vorgelegt, insbesondere über die Verbreitungswege bösartiger Geschwülste. Für seine Untersuchungen zur Methodik der Vitalfärbung stellte ihm sein Freund, der Laryngologe Gustav Killian, ein Gärtnerhäuschen als Labor zur Verfügung. Goldmann starb an einem Sarkom; er hatte dem jungen Diakonissenhaus »unter seiner hervorragenden Aegide in kurzer Zeit Weltruf verschafft«[114].

Die Leitung der Inneren Abteilung übernahm *Adolf Schüle* (1866–1937), der Sohn des inzwischen als Nachfolger Rollers zum Direktor der Illenau avancierten Psychiaters Heinrich Schüle. Er war nach Studium und Weiterbildung in Heidelberg, Berlin und Wien 1895 an die Medizinische Klinik in Freiburg gekommen und hatte sich im gleichen Jahre auch habilitiert. Nach kurzfristiger Tätigkeit als Oberarzt in Karlsruhe trat er am 1. November 1898 seinen Dienst im Diakonissenkrankenhaus an. Schüle hat die Lehrtätigkeit an der Universität nicht aufgegeben und wurde 1907 zum ersten planmäßigen Extraordinarius für *Gerichtliche Medizin* ernannt; außerdem las er regelmäßig in jedem Wintersemester 12 Jahre lang *Geschichte der Medizin*[115].

DIE ENTFALTUNG DER EINZELDISZIPLINEN

Vergleicht man rückblickend die geschilderte Entwicklung zwischen dem Rücktritt Baumgärtners und dem Beginn des Ersten Weltkrieges, so ist bereits jetzt auffällig, wie sehr die *Spezialisierung* der Einzelfächer relativ unplanmäßig von der Initiative meist einzelner interessierter Privatdozenten abhing. Diese waren es, die nicht nur vielfach die Entwicklung in Gang gesetzt hatten, sondern teilweise auch noch längere Zeit die neuen Fächer repräsentierten. Dabei bildete es sich zur Gewohnheit aus, diese Fachvertreter nach einiger Zeit zu Extraordinarien zu erheben; allerdings konnten vorläufig den wenigsten entsprechende Arbeitsbedingungen geboten werden.

Aus der *Dermatologie* waren bis in die siebziger Jahre einzelne Themen, meist »Klinik der Hautkrankheiten und Syphilis«, in unregelmäßigen Abständen von den Chirurgen angeboten worden[116]. Traditionsgemäß gehörten seit den Zeiten der Wundärzte die Haut und ihre Affektionen sowie die Geschlechtskrankheiten in ihren Bereich. So hat z.B. der bereits genannte Chirurg und Ophthalmologe *Albert Schinzinger* seit 1853/54 auch einen dermatologischen Unterricht angeboten; nach 1873 gelangte die Vorlesung auch kurzfristig in die Hände des Poliklinikers.

1879 wurde erstmals ein Privatdozent für die damals nicht unübliche Fächerkombination Dermatologie und Laryngologie habilitiert: *Wilhelm Hack* (1851–1887), von dem später noch die Rede sein wird, konzentrierte sich wissenschaftlich auf die Hals-Nasen-Heilkunde, las aber regelmäßig Hautkrankheiten bis zu seinem Infarkttod bei einer Dreiradfahrt im Markgräfler Land.

1890 habilitierte sich *Eduard Anton Jacobi* (1862–1915) für »Dermatologie und Syphilis« und vertrat das Fach in der Folge ausschließlich. 1897 veranstaltete die Freiburger Medizinische Fakultät im Zusammenhang mit der Einführung der Dermatologie in die Prüfungsordnung eine Umfrage an den deutschen Universitäten, wonach neben 6 bestehenden Lehrstühlen an 5 weiteren eine geordnete Lehre im Fachgebiet möglich war, darunter in Freiburg[117]. Am 23. Juli 1902 wurde Jacobi zum etatmäßigen außerordentlichen Professor ernannt und zum Direktor einer Dermatologischen Klinik und Poliklinik bestellt; damit war auch dieser Lehrstuhl errichtet. Ab 1894 ist im

ATLAS
DER
HAUTKRANKHEITEN

MIT EINSCHLUSS DER WICHTIGSTEN

VENERISCHEN ERKRANKUNGEN

FÜR

PRAKTISCHE AERZTE UND STUDIERENDE

VON

D<u>R</u>. E. JACOBI,
A. O. PROFESSOR UND DIREKTOR DER DERMATOLOGISCHEN UNIVERSITÄTS-KLINIK
IN FREIBURG I. BR.

ZWEITE AUFLAGE

159 FARBIGE UND 2 SCHWARZE ABBILDUNGEN AUF 86 TAFELN
UND 2 EINSCHALTETAFELN XVIa UND LXXVIIIa, NEBST ERLÄUTERNDEM TEXT.

URBAN & SCHWARZENBERG.
BERLIN   WIEN
N., FRIEDRICHSTR. 105 B.   I, MAXIMILIANSTR. 4.
1904

56

Freiburger Adreßbuch die Poliklinik für Hautkrankheiten des Dr. Jacobi in der Albertstraße 5 vermerkt, also (nach der alten Numerierung) im Klinischen Hospital; ab Sommersemester 1903 wird sie im Gebäude der Chirurgischen Klinik, teilweise auch offenbar wieder in der Medizinischen Klinik untergebracht. Die Arbeitsverhältnisse waren katastrophal; dennoch hat Jacobi mit der Errichtung eines kleinen bakteriologischen Labors, einer Anlage zur Röntgen- und Finsenbehandlung und der Grundlegung der Moulagensammlung das Fach auf den zeitgemäßen wissenschaftlichen Weg gebracht. Sein »Atlas der Hautkrankheiten«, in Freiburg erarbeitet und 1903 zum ersten Mal erschienen sowie seine »Ikonographia dermatologica« wurden internationale Standardwerke (Abb. 56). Die Schaffung einer eigenen Klinik für Haut- und Geschlechtskranke hat Jacobi nicht mehr erlebt. Jacobi hat indessen die Freiburger Dermatologie um eine der wenigen noch fast geschlossen erhaltenen Moulagensammlungen dermatologischer Krankheitsbilder bereichert. Er hatte als Assistent bei Albert Neisser (1855–1916) in Breslau selbst die Wachsbildnerei erlernt und begann in Freiburg mit seinem Moulageur Th. Johnson eine kleine Sammlung aufzubauen, die 1901 bereits 70 Stücke umfaßte. Er verwendete für seinen Atlas ausschließlich Moulagenbilder und erwarb für die Sammlung Originale, Kopien und Negativformen aus den seinerzeit führenden europäischen Moulagensammlungen. Für die heute noch fast 850 Stücke umfassende Freiburger Sammlung, »Kunstgeschichtliche Zeugnisse einer heute nicht mehr existierenden Fertigkeit«[117a], sind Bestrebungen im Gange, ihren Erhalt zu sichern.

Auch die *Zahnheilkunde* ist auf dem Wege der Spezialisierung eines Privatdozenten zum selbständigen Fach geworden[118]. Nachdem lange Jahrzehnte, wie oben berichtet, ein mehr oder weniger privater Unterricht durch den niedergelassenen Zahnarzt *Georg von Langsdorff* stattgefunden hatte, habilitierte sich 1892 *Carl Röse* (1864–1947) über das Thema »Über die Entwicklung der Zähne beim Menschen«. Er hatte sich in Straßburg sowie in einer Berliner Praxis zahnärztlich ausgebildet, war zum Dr. med. promoviert und imponierte der Fakultät auch durch die Technik der von ihm entwickelten Wachsplattenmodelle, die von der Freiburger Firma Ziegler weltweit in den Handel gebracht wurden. Dennoch entzündete sich in der Fakultätssitzung vom 2. Juni 1892 eine rege Diskussion über die Frage, ob der Kurpfuscherei in der Gesamtmedizin durch die Heranbildung akademisch gebildeter Zahnärzte nicht Vorschub geleistet würde; noch hatte die Zahnheilkunde keine Gleichstellung mit der Medizin erreicht[119]. Carl Röse wurde ein Raum in der Poliklinik am Franziskanerplatz zugewiesen und er zog auch mit dieser an den Münsterplatz um; seine »Zahnärztliche Poliklinik« erschien ihm jedoch so ungenügend, daß er auch in seinen Privaträumen unterrichtete, Freiburg 1896 unbefriedigt verließ und in Dresden und Erfurt als Zahn- und Rassenhygieniker eine zweite Karriere begann.

Für die Dozentur in Freiburg war kein Nachfolger zu finden, weswegen zunächst dem in der zahnärztlichen Poliklinik tätigen Assistenten *Franz Karl Bartels* (1860–1920) der Unterricht stellvertretend gestattet wurde. Er hat dies unter großen Schwierigkeiten und Mißhelligkeiten mit der Fakultät bis 1904 durchgeführt, wobei die »Zahnärztliche Poliklinik« nach 1902 vom Münsterplatz in das Hinterhaus von Bartels Wohnung Kaiserstraße 155 verlegt werden mußte.

Bartels hatte keine eigentliche zahnärztliche Ausbildung und konnte sich auch sonst nicht beliebt machen; die Fakultät trat daher ihrerseits an den niedergelassenen Zahnarzt *Wilhelm Herrenknecht* (1863–1941) mit der Frage heran, ob er geneigt sei, sich für das Fach Zahnheilkunde zu habilitieren und die Leitung der Poliklinik zu übernehmen. Herrenknecht galt als ausgewiesener Kollege, da er 1900 in Straßburg die zahnärztliche Prüfung an der Universität abgelegt hatte. Er zeigte sich zu einer Universitätslaufbahn bereit und legte schon 1903 unter der Betreuung des Chirurgen Kraske eine Habilitationsschrift über die Äthylchloridnarkose vor. Im Rahmen der beschriebenen Neustrukturierung der Poliklinik konnte in der Rheinstraße 18 von der Brauerei Ganter ein Stockwerk angemietet werden, das am 11. April 1904 als eigenes Zahnärztliches Universitätsinstitut eröffnet wurde. Mit fünf Zimmern war es bei steigenden Studentenzahlen in Kürze zu klein (1908/09: 20 Praktikanten, von denen immer nur 8 beschäftigt werden konnten), weswegen 1909 die darüber liegende Etage zusätzlich angemietet wurde; 1912 konnte Herrenknecht unter Einbeziehung seiner privaten Praxis das Institut in ein weiteres Stockwerk des Nachbarhauses ausdehnen. Bis zum Beginn des ersten Weltkrieges hatte er 34 Praktikanten zu versorgen, verfügte über drei Assistenten, zwei Techniker, einen Verwaltungsgehilfen, einen Diener und eine Krankenschwester.

Eine vergleichsweise frühe und interessante Teildifferenzierung erfuhren in Freiburg die *Rhino-Laryngologie* und die *Otologie*, die wie fast überall auch hier getrennte Ursprünge hatten und erst später zusammenfanden[120]. Der ältere Zweig war die *Ohrenheilkunde*, die in Freiburg schon nach 1823 erste Aufmerksamkeit gefunden hatte: der Chirurg Carl Joseph Beck entwickelte wie schon berichtet, ein spezielles Interesse für die Otiatrie und veröffentlichte 1827 ein Handbuch über die Krankheiten des Gehörorgans, zum Gebrauch bei seinen Vorlesungen. In späterer Zeit wird allerdings nur gelegentlich eine Vorlesung über das Thema angeboten, erst im Wintersemester 1879/80 taucht im Lektionskatalog eher nebenbei der Vermerk auf: »...im Anschluß an die chirurgische Klinik wird Dr. Thiry Ohrenklinik, sowie eine zweistündige Vorlesung über Ohrenheilkunde halten«.

Carl Rudolf Thiry (1831–1892), Sohn eines Freiburger Hofgerichtsadvokaten, nimmt insofern eine Sonderstellung ein, als er nicht habilitiert und zunächst auch nicht promoviert war[121]. Nach dem Studium in Freiburg und einigen Assistentenjahren hatte er sich 1859 in Freiburg niedergelassen; nach dem Deutsch-Französischen Krieg ging er nach Wien, um vor allem bei *Adam Politzer* (1835–1920) Ohrenheilkunde zu lernen. Wie lange er dort gearbeitet hat, ist nicht genau bekannt; nach seiner Rückkehr »eröffnete er eine Poliklinik für Ohrenkranke und unterrichtete an Hand seines Materiales Studierende«.

Dies muß der Fakultät willkommen gewesen sein, denn am 8.2.1878 stellte der Gynäkologe Hegar den Antrag, man möge den Arzt Thiry ehrenhalber zum Doktor der Medizin promovieren, da er sich durch seine Privatkurse über Ohrenheilkunde große Verdienste erworben habe. Dem Vorschlag wurde in der gleichen Sitzung entsprochen; Thirys Stellung in der Hochschule blieb dennoch bis an sein Lebensende die eines Gastdozenten. Fakultät und Aufsichtsbehörde erkannten ab 1879 seine Vorlesungen und Kurse an, die jedoch der Chirurgie zugeordnet blieben. Thiry wurde ein Ambulanzraum in der Medizinischen Klinik zugewiesen, deren Einrichtung er offensichtlich selbst finanzierte; sie fiel nach seinem Tode der Universitätsklinik zu. Vieles wird er überdies in seinem Hause Theaterplatz 5, dem heutigen Platz vor dem Augustinermuseum, durchgeführt haben, das auch gesellschaftlichen Ereignissen geöffnet war; dort tagte an Ostern 1889 die IX. Versammlung Süddeutscher und Schweizerischer Ohrenärzte unter der Anwesenheit Politzers, auch spielte dort Franz Liszt auf einer musikalischen Soirée. Am Ende des gleichen Jahres beantragte Thiry die Einrichung einer gesonderten Poliklinik für Ohrenheilkunde, blieb jedoch trotz Zustimmung der Fakultät weiterhin auf seinen Raum in der Medizinischen Klinik verwiesen.

Nach Thirys Tod 1892 erwog die Fakultät erstmals, die Ohrenpoliklinik und die Hals-Nasenpoliklinik räumlich zu vereinigen und unter eine Leitung zu stellen, ohne daß diese Idee jedoch zum Tragen kam. Dagegen wurde *Emil Bloch* (1847–1920), ein Schüler Thirys, im Dezember 1892 mit dem Thema: »Das binaurale Hören« für Ohrenheilkunde habilitiert und zum Leiter der Poliklinik bestellt. Eine räumliche Vergrößerung war unumgänglich; ab 1894 erscheint im Freiburger Adreßbuch in der Kaiserstraße 4, im Seitenbau des ehemaligen evangelischen Pfarrhauses, die »Poliklinik für Ohrenleidende von

Dr. Bloch«. Sie war somit räumlich, aber nicht administrativ verbunden mit der ebenfalls dorthin verlegten »Poliklinik für Nasen- und Halsleiden von Prof. Dr. Killian«[122] (die Kaiserstraße begann damals an der Albertstraße und war stadteinwärts numeriert). Da in das gleiche Gebäude im Laufe der nächsten Zeit noch die Klinikapotheke und die »Orthopädische Anstalt von Prof. Ritschl« verbracht wurden, kann für alle die Entlastung im Alltagsbetrieb nicht groß gewesen sein; 1897 hatte Bloch 800 Kranke mit 8000 Konsultationen zu betreuen. Im gleichen Jahre entsprach das Ministerium seinem Wunsch nach Unabhängigkeit von der Chirurgie, einem eigenen Aversum und einem Assistenten. Nachdem die Nordseite der Albertstraße mit dreistöckigen Reihenhäusern bebaut worden war, konnte 1899 eine endgültige Übersiedlung in das Haus Nr. 7 stattfinden, wo 20 Betten eingerichtet wurden und Emil Bloch am 26. Juli mit einer akademischen Antrittsrede die eigentliche »Universitäts-Ohrenklinik« eröffnete. Am 1.5.1900 wurde er zum planmäßigen Extraordinarius ernannt; damit war der Lehrstuhl für Ohrenheilkunde errichtet[123].

In dieser Zeit wurden in Deutschland heftige Kontroversen darüber ausgetragen, ob die Otologie und die *Rhino-Laryngologie* vereinigt oder getrennt im medizinischen Fächerkanon geführt werden sollten. Der Grund lag in der Tatsache, daß beide Fächer eine verschiedene Herkunft aufwiesen: die Ohrenheilkunde entstammte der Chirurgie, die Hals- und Nasenheilkunde der Inneren Medizin. Auch in Freiburg spiegelten sich diese Verhältnisse wieder, indem der erste Kehlkopf- und Nasenspiegelkurs im Wintersemester 1873/74 von dem nur kurz hier amtierenden Hermann Nothnagel als Polikliniker angezeigt wurde. Auch sein Nachfolger Christian Bäumler widmete sich dieser Aufgabe; nach zweijähriger Pause beginnt der bereits als Dermatologe genannte *Wilhelm Hack* regelmäßige Kurse über Laryngoskopie und Rhinoskopie sowie Vorlesungen abzuhalten. Damit war das Fach zwar von einem Dozenten vertreten, der sich im Rahmen der Chirurgie für Dermatologie und Laryngologie habilitiert hatte, jedoch blieb letztere herkunftsmäßig an die Medizinische Poliklinik angebunden.

Hacks früher Unfalltod hat wahrscheinlich eine interessante wissenschaftliche Karriere abgebrochen, da er sich intensiv mit den Zusammenhängen der oberen Luftwege und dem Nervensystem beschäftigte. Er war mit seinen Arbeiten über die nasalen Reflexneurosen, d.h. über die Zusammenhänge von Nasenleiden mit »Migräne, Asthma, Heufieber sowie zahlreichen verwandten Erscheinungen« auf ein seinerzeit wichtiges Arbeitsfeld gestoßen, das sowohl auf die Allergologie vorausweist, aber bekanntlich auch am Anfang der Arbeiten von Sigmund Freud und Wilhelm Fliess gestanden hat. Die von Hack vermuteten Störungen, die durch einen Reiz der Nasenschwellkörper ausgelöst werden können, reichten bis zu gastro-kardialen Symptomen, stenokardischen und epileptiformen Anfällen, Sehstörungen und psychopathischen Erscheinungen. Seine Arbeiten wurden rasch bekannt und zogen Patienten aus allen Kontinenten nach Freiburg, um sich von Hack mit dem Galvanokauter die Nasenschwellkörper beseitigen zu lassen. Diepgen rechnet ihn in seiner Reihe der »Unvollendeten« zu jenen früh verstorbenen Forschern, deren bedeutendes

Werk nicht beendet werden konnte; er schildert ihn nicht nur als »gedankenreichen Gelehrten und großen Techniker, sondern auch als ausgezeichneten Arzt von stärkstem suggestiven Einfluß«[124].

Für Hacks Dozentur gewann die Fakultät den in Mannheim als Arzt, besonders für Hals-Nasen-Ohrenheilkunde, niedergelassenen *Gustav Johann Killian* (1860–1921), der von Freiburg aus Weltruhm erlangen sollte. Killian, Sohn eines Gymnasiallehrers aus Mainz, hatte sich zunächst chirurgisch ausgebildet, konzentrierte sich dann aber in Berlin an den drei dortigen laryngologischen Polikliniken auf sein späteres Spezialgebiet. In Freiburg konnte er bereits 1888 eine Habilitationsschrift »Über die Bursa und Tonsilla pharyngea« vorlegen und vertrat fortan das Fach bis zu seinem Weggang nach Berlin 1911[125].

In der ersten Zeit seiner Freiburger Tätigkeit konnte sich Killian intensiv auf die wissenschaftliche Forschung konzentrieren, da er in der praktischen Ausübung noch eingeschränkt und abhängig war; die operativen Fälle mußte er an den Chirurgen Kraske überweisen. Killian arbeitete zusammen mit dem Anatomen Wiedersheim vergleichend-anatomisch und embryologisch u.a. über die Ohrmuskeln des Krokodiles, die Nase menschlicher Embryonen und über die Morphologie der Nebenhöhlen.

In diese Zeit fallen auch die ersten aufsehenerregenden Mitteilungen über die Untersuchung der hinteren Larynxwand, die Rhinoskopia media und vor allem seine 1898 mitgeteilte Erfindung der *direkten Bronchoskopie*[126]. Der Blick in die Bronchien mit geraden starren Rohren erlaubte nicht nur Rückschlüsse auf krankhafte Veränderungen, sondern auch die von Killian zunehmend virtuos gehandhabte Entfernung von Fremdkörpern mittels spezieller Instrumente (Abb. 57). Zunächst war hierzu das Setzen einer Tracheotomiewunde nötig, später (1909/10) gelang Killian aufgrund von Studien an Leichen die unblutige Fixierung des Kopfes zur sog. *Schwebelaryngoskopie*. Das Problem der Endoskopie und ihrer Entwicklung fesselte Killian grundsätzlich; 1899–1901 tritt er in einen Briefwechsel mit Adolf Kußmaul und dessen ehemaligen Mitarbeitern, um eine erste Geschichte der Ösophago- und Gastroskopie zu verfassen[127].

Killians ungemein reichhaltige und erfinderische wissenschaftliche Tätigkeit wurde durch die zunehmende Verselbständigung seiner Freiburger Position gefördert. 1892 wurde er zum außerordentlichen Professor ernannt und scheint, wie aus seinen Arbeiten ersichtlich, auch bald darauf eigenständig operiert zu haben. Zusammen mit der otologischen Abteilung von Bloch zog er ab 1894 in das Haus Kaiserstraße 4; dies bedeutete jedoch noch keine Vereinigung der Fächer, zumal 1899 auch für Killian eine eigene kleine Klinik in der Albertstraße 9, neben der neuen Ohrenklinik und mit einer Dependance für die Poliklinik in der Zähringerstraße 4a, eingerichtet wurde.

Ebenso auffällig wie die zumindest räumliche Nähe der Otologie und der Rhino-Laryngologie in Freiburg ist die fast gleichzeitige Erhebung beider Disziplinen zum Lehrstuhl und ihrer Fachvertreter zu etatmäßigen außerordentlichen Professoren: Bloch wurde am 1. Mai, Killian am 14. September 1900 ernannt.

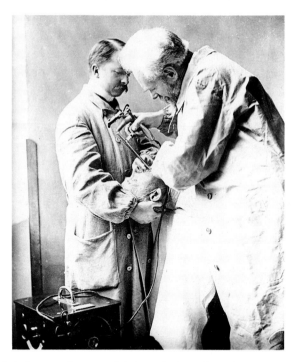

57 Gustav Killian bei der von ihm entwickelten direkten Bronchoskopie. Photographie vor 1911 (?)

Dies entsprach der klaren Einstellung der Freiburger Fakultät, die auf lange Sicht die Fächer vereinigt sehen wollte. Nach Killians Berufung auf den Berliner Lehrstuhl (1911–1921) schloß sie sich »entgegen den Ausführungen der Denkschrift des Vereins Deutscher Laryngologen, die dem Großh. Ministerium und auch der Fakultät zugegangen ist – vollständig der Ansicht der zahlreichen Fakultäten an, die eine Vereinigung oder Wiedervereinigung der drei Fächer der Nasen-, Kehlkopf- und Ohrenkrankheiten für zweckmäßig und wünschenswert halten, und hofft, daß es auch in Freiburg später zu einer solchen Wiedervereinigung kommt und daß der jetzt zu berufende Extraordinarius seiner Zeit, bei eintretender Vacanz, das Fach der Ohrenheilkunde mit übernehmen kann«[128]. Damit war eindeutig auf Jahre voraus festgelegt, was Killians Nachfolger *Otto Kahler* (1878–1946) allerdings erst 1919 realisieren konnte.

Weber hat dargestellt, wie sich die *Orthopädie* in Freiburg bereits früh als umschriebenes Aufgabenfeld des Chirurgen zu artikulieren begann. Unter den Chirurgen Beck, Hecker und Stromeyer waren schon im alten Klinikum »diejenigen Zustände« zur Aufnahme gelangt, »welche zu ihrer Beseitigung mechanischer Hilfsmittel, operativer Technik oder orthopädischer Behandlung bedürfen«[129]. Damit war in Freiburg seit den dreißiger Jahren des 19. Jahrhunderts, im Gegensatz zu zahlreichen privaten zeitgenössischen

Initiativen der »Krüppelbehandlung«[130], von Anfang an ein klinisches und akademisches Interesse an dieser Disziplin zu verzeichnen. Vinzenz Czerny war, wie berichtet, zu kurz in Freiburg, um sein spezifisches orthopädisches Interesse institutionalisieren zu können; dies erreicht er dann in Heidelberg, wo er »eine orthopädische Anstalt von barockem Ausmaß errichten konnte, als die Freiburger noch Mühe hatten, überhaupt eine neue Chirurgische Klinik aufzubauen«[131].

Hier war es Paul Kraske, der – geschult an den kriegschirurgischen Erfahrungen seines Lehrers Richard von Volkmann in Halle – die orthopädischen Interessen erneut zu fördern begann. Bei ihm habilitierte sich 1891 *Georg Wilhelm Alexander Ritschl* (1861–1945) mit einer Probevorlesung: »Über die nach spinaler Kinderlähmung auftretenden Deformitäten« und wurde mit dem systematischen Aufbau eines »orthopädisch-medico-mechanischen Institutes« betraut. Ritschl hatte 1887 in Göttingen promoviert und konnte sich bald nach dem Antritt einer Assistentenstelle bei Kraske mit seinen speziellen Interessen, insbesondere der Kinderorthopädie, beschäftigen[132].

Das Orthopädische Institut war von Anfang an außerhalb der Chirurgischen Klinik konzipiert; 1894/95 bezog Ritschl Räume im ev. Pfarrhaus Kaiserstraße 4, wechselte 1896 in das »Haus Kuenzer« Kaiserstraße 2, und wurde ab 1905 in einem der neuen Reihenhäuser Albertstraße 5 untergebracht. Dort standen 27 Betten zur Verfügung und Ritschl konnte – als a.o. Professor für Orthopädie seit 1896 – eine offenbar umfangreiche klinische Tätigkeit aufbauen. Er betreute auch auf Veranlassung des »Badischen Fürsorgevereins für bildungsfähige Krüppel« die Krüppelheime in der Marchstraße und in der Dreikönigsstraße. Ein Fakultätsantrag 1914 auf Verselbständigung der Orthopädie in Form eines planmäßigen Extraordinariates konnte erst 1917 verwirklicht werden; Ritschl hielt als bereits 56jähriger eine Antrittsvorlesung über »Die Bedeutung seiner Schwere für den menschlichen Körper«. Er verlor indessen seine Selbständigkeit wieder kurz danach, als mit dem Amtsantritt des Chirurgen Erich Lexer 1919 das Orthopädische Institut erneut der Chirurgischen Klinik eingegliedert wurde.

Zwei der ältesten Disziplinen der Medizin, die *Gerichtsmedizin* und die *Geschichte der Medizin*, verdanken ihre Verselbständigung in Freiburg vor dem Ersten Weltkrieg einem einzigen Dozenten, dem im Zusammenhang mit dem Diakonissenkrankenhaus bereits erwähnten *Adolf Schüle* (1866–1937). Die »Medicina forensis« war von alters her eigentlich weniger ein medizinisches Fach, sondern ein öffentlicher Auftrag, der die Begutachtung von Körperschäden, sowie von ärztlichen und wundärztlichen Leistungen vor Gericht durch heilkundige Sachverständige zum Gegenstand hatte. In der Frühzeit waren es die Stadtärzte bzw. geschworene Wundärzte, die bei schweren Verletzungen »gerichtlicher Natur«, aber auch zur Aufsicht über die Scherer, zur Aussatzbeschau und zur Apothekenvisitation herangezogen wurden. Gelegentlich wurden auch ortsansässige Professoren mit solchen Aufgaben betraut bzw. haben die Fakultäten »in corpore« Gutachten erstellt. Forensische Medizin als Lehrstoff wurde jedoch immer gepflegt, um möglichst alle Ärzte für eine eventuelle Gutachtertätigkeit vor Gericht mit Kenntnissen auszustatten.

Mit dem Aufkommen der »Staatsarzneikunde« als Unterrichtsfach im 18. Jahrhundert kam das Gebiet in die bleibende Zuständigkeit der Fakultäten; der damit beauftragte Vertreter erhielt meist vom Staat die Funktion eines Gerichtsphysikus. Meist war dies jedoch ein Vertreter einer anderen Disziplin; in Freiburg haben im 19. Jahrhundert nahezu alle Fachvertreter die Forensische Medizin mitvertreten: u. a. der Chirurg Beck, der Geburtshelfer Schwörer, der Pathologe Maier, der Psychiater Kirn[133]. Nachdem die Staatsarzneikunde als Fach von der modernen Hygiene abgelöst worden war, wurde Gerichtsmedizin endgültig zum Gegenstand von umschriebenen Lehraufträgen. Um einen solchen hatte sich 1903 Adolf Schüle bemüht, wohl um zu seiner Tätigkeit als Internist des Diakonissenkrankenhauses ein akademisches Gegengewicht zu erhalten. Er übernahm die Vorlesung von dem im gleichen Jahre verstorbenen *Clemens von Kahlden* (1859–1903), a.o. Professor für Allgemeine Pathologie und Pathologische Anatomie, der seit 1899 Medicina forensis vorgetragen hatte.

Schüle begann im Wintersemester 1903/04 mit gerichtsmedizinischen Vorlesungen und wurde 1907 zum planmäßigen Extraordinarius, also zum eigentlichen Fachvertreter ernannt. Damit entsprach die Fakultät den Anforderungen der Prüfungsordnung von 1901, die das Fach für obligatorisch erklärt hatte. Schüle vertrat offiziell die Gerichtsmedizin in Freiburg bis zu seiner Emeritierung am 13.12.1935, also 32 Jahre lang, ohne Institut und als Nebentätigkeit neben seiner eigentlichen internistischen Aufgabe. Die praktischen Aufgaben, vor allem die gerichtsärztlichen Sektionen und die Begutachtungen bei Gericht, wurden im Rahmen des Pathologischen Institutes durchgeführt.

Seit dem Wintersemester 1897/98 hatte Adolf Schüle auch eine Vorlesung »Ausgewählte Kapitel aus der *Geschichte der Medizin*« angekündigt und 12 Jahre lang jeden Winter gelesen. Er hatte damit eine Tradition wieder aufgenommen, die in Freiburg seit 1872 in Vergessenheit geraten war[134]. Bis dahin war »Medicinische Encyclopädie, Methodologie und medicinische Litterargeschichte« ein selbstverständlicher, von nahezu allen Fakultätsmitgliedern vorgetragener Lehrgegenstand gewesen. Die historischen und methodologischen Prämissen des Gegenstandes waren Teil der aktuellen Auseinandersetzung innerhalb eines jeden Faches; neue Erkenntnisse hatten sich an den Traditionen zu messen. Ein besonderer Höhepunkt war in Freiburg – wie berichtet – während der Auseinandersetzungen um die Naturphilosophie zu verzeichnen gewesen; Schaffroth, Leuckart, Schütz, Baumgärtner, Diez und zahlreiche Dozenten, insbesondere aber Werber pflegten die »Kultur des Studiums der Erfahrung«, um »die Heilungsgesetze positiv und historisch mit Rücksichtsnahme auf die herrschenden Heilsysteme« zu untersuchen. Man kann bis zur Mitte des 19. Jahrhunderts ein eigentümliches Bedürfnis fast aller Freiburger Dozenten konstatieren, sich in dieser Weise mit ihrer eigenen Tätigkeit auseinanderzusetzen. Darin kann man sicher die gedanklich und wissenschaftlich so bedeutsame Umbruchzeit in der Medizin erkennen, in der sich jeder lehrende und forschende Universitätslehrer, wie auch jeder praktisch tätige Arzt Rechenschaft über seinen Standort abzulegen hatte.

Mit der Entwicklung des neuen Wissenschaftsverständnisses in der Medizin erlosch dieses Interesse fast schlagartig. Die medizinischen Traditionen wurden Gegenstand der Geschichtswissenschaften, die akutele Medizin erlebte sich vorwärtsgewandt und erklärte die Vergangenheit zu einer Kette von Irrtümern. Zwischen 1872 und 1897 finden in Freiburg keine medizinhistorischen Vorlesungen mehr statt; erst Adolf Schüle greift den Faden wieder auf. Inhaltlich sind wir über die Art seiner Beschäftigung mit der Geschichte nicht orientiert, jedoch hatte der berechtigte Stolz auf die eigenen Leistungen inzwischen auch die experimentelle Medizin dazu gebracht, wieder Fühlung mit der Vergangenheit aufzunehmen. Lehraufträge für Geschichte der Medizin wurden vielerorts erteilt, die Einführung der Medizingeschichte als Pflichtfach erwogen, ein erstes Handbuch erstellt und 1905 in Leipzig mit *Karl Sudhoff* (1853–1938) der erste Lehrstuhl errichtet.

Auch in Freiburg waren inzwischen einige medizin-historisch interessierte Ärzte wissenschaftlich tätig geworden. Unter ihnen ragt insbesondere *Karl Baas* (1866–1944) hervor, der sich 1893 als Assistent der Augenklinik für das Fach Ophthalmologie habilitiert hatte und 1906 die Augenabteilung des Vincentius-Krankenhauses in Karlsruhe übernahm. Baas ist durch viele Untersuchungen zur Standesgeschichte und zur Geschichte des Gesundheitswesens besonders Südwestdeutschlands im Mittelalter hervorgetreten und hatte 1906 auch die Erlaubnis erhalten, über Geschichte der Medizin zu lesen. Wegen seiner Übersiedlung nach Karlsruhe kam es hierzu nicht, jedoch blieb Baas zeitlebens »ein sehr gründlicher Quellenforscher« und einer der »besten Bearbeiter der mittelalterlichen Medizin«[135].

Am 24. Januar 1910 erteilte das Ministerium auf Vorschlag der Medizinischen Fakultät und des Senates »die Genehmigung zur Habilitation des Dr. med. et. phil. *Paul Diepgen* aus Aachen in der Medizinischen Fakultät für Geschichte der Medizin«[136]. Diepgen (1878–1966) hatte in Tübingen, Leipzig, Bonn und Freiburg Medizin studiert und war von 1902–1904 unter Alfred Hegar Assistent der Frauenklinik. 1905 begann er Geschichte bei Heinrich Finke und Jörg Below zu studieren; nebenbei betrieb er eine kleine private geburtshilfliche Praxis. 1908 folgte die philosophische Promotion über »Arnald von Villanova als Politiker und Laientheologe«; ebenfalls mit Arnald beschäftigte sich die Habilitation, die durch den historisch ungemein interessierten Pathologen Ludwig Aschoff in der Fakultät vertreten wurde.

Diepgen blieb bis zu seiner Berufung auf einen ordentlichen Lehrstuhl für Medizingeschichte nach Berlin im Jahre 1929 in Freiburg. In dieser Zeit hat er den Unterricht des Faches systematisiert, am 24.11.1926 ein eigenständiges »Medizin-historisches Seminar« errichtet und eine kleine Schar später bedeutender Schüler herangezogen. Nach dem ersten Weltkrieg war er darüber hinaus zum Chefarzt der geburtshilflich-gynäkologischen Abteilung des neuen Loretto-Krankenhauses ernannt worden. Diese Doppelfunktion hat nicht nur Diepgens Freiburger Tätigkeit geprägt, sondern auch die Notwendigkeit der engen Verzahnung von Medizingeschichte und aktueller Medizin unterstrichen.

Als vorläufig letztes Element dieser ersten, bereits sehr komplexen Differenzierung der Medizin in Einzelfächer muß die *Radiologie* genannt werden, bei der man sich lange nicht einigen konnte, ob sie eine eigenständige Wissenschaft oder eine quer durch die Disziplinen zur Verfügung stehende Methode sei. Am 23. Januar 1896 demonstrierte *Wilhelm Conrad Röntgen* (1845-1923) in der physikalisch-medizinischen Gesellschaft zu Würzburg seine »X-Strahlen« zur Durchleuchtung menschlichen Gewebes; in kürzester Zeit entfaltete sich aus dieser Entdeckung eine Wissenschaft von hoher wissenschaftlicher, diagnostischer und therapeutischer Bedeutung für nahezu alle medizinischen Fächer.

Röntgen hatte im Jahre vor seiner Entdeckung einen Ruf nach Freiburg erhalten und ausgeschlagen[137]. Nachdem der Inhaber des Lehrstuhles für Physik, *Emil Warburg* (1846-1931), nach Berlin berufen worden war, verliefen erste Sondierungsgespräche mit Röntgen als Nachfolger durchaus erfolgreich. Er pries die schöne Lage Freiburgs, die Nähe zur Schweiz und zum Süden und erhoffte durch das milde Klima eine Linderung des Bronchialleidens seiner Frau. Die Verhandlungen mit der Badischen Regierung waren intensiv, aber vergleichsweise kurz; Röntgen mußte erkennen, daß man ihm zwar »sehr korrekt und in gewissem Maße auch sehr entgegenkommend« begegnet war, daß man jedoch seinem Wunsch nach ca. 11 000 Mark für physikalische Apparate sowie nach »Veränderungen am Experimentiertisch und seiner Umgebung« nicht entsprechen konnte. Er mußte daher den »schönen Traum«, nach Freiburg zu kommen, begraben; es läßt sich unschwer ausmalen, was geschehen wäre, wenn Röntgen in Freiburg seine Entdeckung gemacht hätte.

Die »neue Art von Strahlen« war auch in Freiburg Gegenstand sensationeller Meldungen in der Ortspresse[138] und der wissenschaftlichen Neugier. Röntgens ehemaliger Doktorand, *Ludwig Zehnder* (1854-1949), Privatdozent für Physik in Freiburg und mit Röntgen persönlich sehr verbunden, konnte bereits am 18.2.1896 im Hörsaal des Physikalischen Institutes vor der Naturforschenden Gesellschaft das neue Verfahren demonstrieren, da ihm Röntgen brieflich genaue Anweisungen für die Versuchsanordnung gegeben hatte. Das Aufsehen war ungeheuer groß und die Erwartungen hoch; der Weg zu weiterführender Arbeit wurde sofort beschritten[139].

Zehnder arbeitete zu Beginn des Jahres 1896 an der Herstellung von Röntgenröhren. Es gelang ihm Ende des Sommersemesters zusammen mit dem Photographen Kempke und dem damaligen Stabsarzt Sehrwald mit einer durch Kohle regulierten Röntgenröhre den ganzen Menschen in sechs Bildern zu »röntgenphotographieren«. Das Ergebnis befindet sich heute im Deutschen Museum in München. Sehrwald berichtet noch im gleichen Jahre in der Deutschen Medizinischen Wochenschrift über den Fall eines 13 1/2jährigen Knaben, dessen Rumpf 45 Minuten der Strahlenwirkung mit einem Hautabstand von 14 cm ausgesetzt war, und der daraufhin eine massive Dermatitis entwickelte. Diese Mitteilung gehört zweifelsohne zu den Erstbeschreibungen der Röntgendermatitis[140].

Es bedurfte nur weniger Monate, bis auch die Medizinische Fakultät die mit der neuen Methode angebotenen diagnostischen Möglichkeiten aufgriff. Gegen die sofort von allen medizinischen Institutionen geäußerten Wünsche nach einem eigenen Röntgenkabinett standen die realistischen Überlegungen, daß der diagnostische Schwerpunkt des Verfahrens – Skelettsystem, Fraktur,

Luxation, Anomalie, Fremdkörper – die Aufstellung eines Apparates am ehesten in der *Chirurgie* rechtfertigte. Am 1.12.1896 wird daher seitens der Fakultät »die Anschaffung eines Instrumentariums zur Durchleuchtung mit Röntgenstrahlen für die klinischen Institute der Universität« beantragt, am 3.12. vom Senat weitergegeben und bereits am 9.12. vom Ministerium genehmigt; diese beneidenswert rasche und unbürokratische Hilfe – der Kostenanschlag belief sich auf 1250 M. – entsprach dem dringlichen Wunsch nach sofortiger praktischer Anwendung und wissenschaftlicher Auswertung des als revolutionär erkannten neuen Verfahrens[141].

Das Röntgenkabinett in der Chirurgischen Klinik, für das die anderen klinischen Institute ein Mitbenutzungsrecht hatten, wurde bereits 1899 zu klein[142]. *Arthur Pertz* (geb. 1871), der sich als erster der chirurgischen Assistenten mit einem röntgenologischen Thema 1902 habilitierte, hatte das Verfahren zur Routinediagnostik entwickelt. Die Internisten sammelten indessen erste Erfahrungen nicht nur in der Diagnostik, sondern auch in der Therapie. *Gustav Liebermeister*, seinerzeit Assistent an der Medizinischen Klinik, berichtete 1904 vor dem Verein Freiburger Ärzte über die Strahlenbehandlung eines Lymphosarkoms. 1906 konnten die Internisten ein eigenes Röntgenzimmer einrichten, in dem insbesondere *Leopold Küpferle* (1877–1944) eine Fülle von Versuchen zur Verbesserung des Verfahrens unternahm (Serienaufnahmetechnik, Cholezystographie, Strahlentherapie der Augentumore). Küpferle wurde 1926 Leiter der Inneren Abteilung des St. Josephskrankenhauses und starb beim Fliegerangriff auf Freiburg 1944.

In der *Frauenklinik* begannen Untersuchungen und Versuche mit Röntgenstrahlen einige Jahre später; Alfred Hegar, der bis 1904 Inhaber des Lehrstuhles war, stand dem neuen Verfahren offenbar zunächst abwartend gegenüber. Besondere Bedeutung für die Radiologie in Freiburg gewann jedoch sein Nachfolger *Bernhard Krönig* (1863–1917), der zusammen mit seinem Assistenten *Carl Josef Gauß* (1875–1957) bald nach seiner Berufung 1904 ein »Röntgenzimmer« innerhalb der Frauenklinik eröffnete. Beide entwickelten zahlreiche, auch als »Freiburger Methode« bekanntgewordene Modifikationen der Bestrahlungstechnik von Uterusblutungen und Uterusmyomen, wozu sie nach 1913 auch Radium und Mesothorium einsetzten. Krönig postulierte die Notwendigkeit biophysikalischer Grundlagenuntersuchungen für die klinische Strahlentherapie und veranlaßte unter tätiger Mitwirkung der Fakultät und vieler Kollegen aus den naturwissenschaftlichen Disziplinen die Einrichtung eines eigenen röntgenphysikalischen Labors. Es wurde am 25. Juli 1914 direkt gegenüber der Frauenklinik in der Rheinstraße 20 eröffnet, in der ersten Etage des Hauses von Schlossermeister Heck. Krönig gewann für die Leitung des Labors den Physiker *Walter Friedrich* (1883–1968), einen Schüler Röntgens, der sich 1912 durch den Nachweis der Röntgenstrahlbeugung in Kristallgittern zusammen mit Knipping einen Namen gemacht hatte[143]. Dieses *»Radiologische Institut der Universität Freiburg«* wurde zum ersten und ältesten medizinischen Strahlenforschungsinstitut an einer deutschen Universität.

Es war dies die letzte Institution, die vor dem ersten Weltkriege in Freiburg Eigenständigkeit gewann; gleichzeitig aber auch die erste, die nicht mehr eine klinische Spezialisierung, sondern die Verselbständigung einer Methode repräsentierte. Damit war auch in Freiburg ein Prozeß an seinen vorläufigen Endpunkt gelangt, der innerhalb von fünf Jahrzehnten das Erscheinungsbild und das Weltbild der Medizin von Grund auf umgewendet hatte. Der Wechsel der Meinungen und Anschauungen hatte sich stabilisiert; schon seit Beginn des Jahrhunderts war Freiburg in die Reihe der großen, naturwissenschaftlich geprägten Lehr- und Forschungsstätten der Medizin eingetreten.

Analysiert man das Ergebnis im Vorlesungsverzeichnis des Wintersemesters 1913/14, so lassen sich einige Tendenzen erkennen, die sowohl für die geschilderten als auch für die folgenden Entwicklungen charakteristisch sind. Analysiert man zunächst den Lehrkörper, so fällt die bereits erwähnte Tatsache ins Auge, daß sich die Zahl der ordentlichen Lehrstühle nur geringfügig, die der außerordentlichen Professoren und Dozenten dagegen erheblich vermehrt hatten: sie waren die eigentlichen Träger der Spezialisierung im ausgehenden 19. Jahrhundert.

	1862	*1914*
o. Prof.	8	11
a.o. Prof. (etatmäßig)	3	7
a.o. Prof. (nicht etatmäßig)		19
Hon. Prof.		2
Priv. Doz.	2	12
Lehrbeauftr.		1
Emeriti		4
Studenten (SS)	54	1294

Dabei ist zu beachten, daß die »etatmäßigen«, also die planmäßigen außerordentlichen Professoren, in selbständiger Weise ein Fach, d.h. einen Lehrstuhl vertraten; ihre Institutionen waren auch eigens etatisiert.

Noch ohne offizielle Verankerung, jedoch im Vorlesungsverzeichnis bereits als Lehrveranstaltung ausgewiesen, kündigen sich zu diesem Zeitpunkt weitere *Differenzierungstendenzen* an. So wird im Rahmen der *Chirurgie* in Abständen das Gebiet »Unfallbegutachtung« angeboten; Dozent ist der a.o. Prof. *Henrik Reerink* (1864–1922), der auch über die Erkrankungen der Knochen und Gelenke liest[144]. Der frisch habilitierte Privatdozent *Georg Oehler* bietet erstmals einen Kursus der Cystoskopie an und widmet sich damit offenkundig der *Urologie*. Im chemischen Laboratorium bestand immer noch die Spaltung in eine chemische und medizinische Abteilung; letztere wurde von *Heinrich Kiliani* (1855–1945) von 1897–1920 geleitet, einem sehr anerkannten und beliebten Lehrer und Forscher, der das Fach als reiner Chemiker versah, jedoch durch kluge personelle Planungen weitere Differenzierungen vorbereitete. Für die *Physiologische Chemie* waren seit dem geschilderten ersten Anlauf Johann Latschenbergers keine Aktivitäten mehr erfolgt; erst *Georg Franz Knoop* (1875–1946), der spätere erste Freiburger Ordinarius für dieses Fach, wurde von der

Fakultät noch vor seiner Habilitation 1904 mit der Abhaltung physiologisch-chemischer Vorlesungen beauftragt[145]. Ebenso war durch die Habilitation *Wilhelm Autenrieths* (1863–1926) für *Pharmazeutische Chemie* im Jahre 1895 ein Weg für die allerdings viel später erfolgende Verselbständigung der Pharmazie gebahnt[146]. In der *Medizinischen Klinik* zeigten sich erste Ansätze zur organspezifischen Spezialisierung: es wurden eigene Vorlesungen angeboten zur Diagnostik und Therapie der Lungentuberkulose, der Herzkrankheiten und zur speziellen Pathologie der Leberkrankheiten. Im *Hygiene-Institut* konzentrierte sich der 1912 habilitierte *Alfred Nißle* (1874–1965) u.a. auf Tropenkrankheiten[147] und in den Herbstferien boten schließlich sieben klinische Fächer eigene Repetitionskurse an.

Angesichts dieser Aktivitäten sowie weiterhin wachsender Studenten- und Patientenzahlen empfand man inzwischen die zur Verfügung stehenden Institute und Kliniken im Gebiet der Albertstraße als längst nicht mehr ausreichend. Das Areal war nunmehr von Wohnvierteln umgeben; daher wurden schon bald an den vor relativ kurzer Zeit errichteten Gebäuden Anbauten und Aufstockungen vorgenommen. Es wird später zu schildern sein, wie intensiv man sich daher bereits seit der Jahrhundertwende um einen neuen Standort des gesamten Klinikums zu bemühen begann.

2 Lehrer an der Fakultät vor dem Ersten Weltkrieg

Der komplizierte Prozeß der Entwicklung der medizinischen Spezialfächer in Freiburg wurde bisher bewußt nur mit kursorischer Schilderung der Beteiligten dargestellt. Es muß daher jetzt daran erinnert werden, daß die Impulse dieser bewegten Zeit im Prinzip von jenen wenigen Männern umgesetzt wurden, die die Medizinische Fakultät nach außen repräsentierten. Zur *Fakultät* im eigentlichen Sinne gehörten zwar alle habilitierten Hochschullehrer, deren Zahl, wie wir gesehen haben, inzwischen erheblich angestiegen war. Entscheidungsgremium war über den ganzen Zeitraum jedoch nur die engere Fakultät, d.h. die Ordinarien, sowie der Verwaltungsrat der klinischen Krankenhäuser. Dieser bestand nach alter Tradition aus dem Oberbürgermeister der Stadt Freiburg, 2–3 Stadträten sowie den Direktoren der drei großen Kliniken.

Die *Ordinarien* entwickelten gerade in diesen »Gründerjahren« jenen ambivalenten wissenschaftlichen und gesellschaftlichen Korpsgeist, der nur aus der geschilderten, vom übermächtigen Erfolgserlebnis geprägten Selbsteinschätzung heraus interpretiert werden kann und der ihnen auch als Gruppe höchstes soziales Prestige zuwachsen ließ. Man konkurrierte im Binnenbereich hart und erbarmungslos, pflegte jedoch privat eine kultivierte Geselligkeit; man unterhielt einen eigenen Jagdclub und war – wie Noeggerath in seinen Erinnerungen beklagt – bereits für die Extraordinarien und deren Frauen gesellschaftlich kaum erreichbar. Damals festigte sich das Bild jener »Ordinarienfakultät«, deren Streben nach autonomer Selbstbehauptung noch ungebrochen war und sich im Kaiserlichen Deutschland auf Erfolg und öffentliche Zustimmung stützen konnte. Gerade deshalb finden sich unter ihnen Vertreter von ebenso hoher wissenschaftlicher Kompetenz wie persönlicher Durchsetzungskraft; aus diesem Geist heraus entstand endgültig »Fakultät« mit allen positiven und negativen Facetten ihres Erscheinungsbildes.

Untermauert wurde diese Entwicklung gerade bei den Medizinern durch den bereits beschriebenen, täglich erfahrbaren Fortschritt ihrer Wissenschaft und die neue Konturierung ihres Weltbildes durch Positivismus und Biologismus. Um dieses Erscheinungsbild der Freiburger Medizinischen Fakultät besser zu verstehen, müssen einige ihrer Mitglieder biographisch näher präzisiert werden.

Als Bindeglied zwischen der Umbruchzeit und dieser entschiedenen Hinwendung zu den Naturwissenschaften kann *Alexander Ecker* (1816–1887) gelten, dessen Beginn noch ganz der wissenschaftlichen Ambivalenz der dreißiger Jahre verhaftet war, der aber nach seiner Berufung nach Freiburg 1850 einen erheblichen Anteil am Aufschwung der Fakultät gewann.

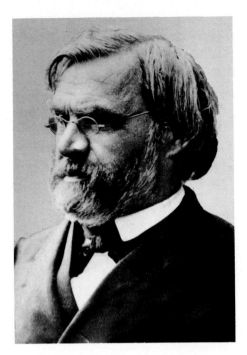

58 Alexander Ecker (1816–1887). Photographie C. Ruf um 1883

Ecker war der Sohn von Johann Matthias Alexander Ecker und der Enkel von Matthaeus von Mederer, beide Professoren an der Freiburger Medizinischen Fakultät, und auf die früher geschilderte Weise für die Fakultätsgeschichte bedeutsam geworden. Alexander Ecker war sich dieser Einbindung seiner eigenen Familiengeschichte an die Fakultät sehr bewußt und hat trotz wachsender eigener wissenschaftlicher Bedeutung seine gesamten Aktivitäten sein Leben lang auf Freiburg konzentriert[1] (Abb. 58).

Ecker hat in Freiburg und Heidelberg studiert, war dann auf die übliche Weiterbildungsreise nach Paris, England und Wien gegangen, wobei sein erstes Interesse dahin ging, nach englischem Vorbild die Anatomie als Wissenschaft mit dem Berufe des praktischen Arztes zu verbinden[2]. Bei Rokitansky in Wien vertiefte er sich in pathologisch-anatomische Studien und erarbeitete eine Abhandlung über »Einige Fälle von anomaler Communication der Herzvorhöfe«, die er 1839 der Freiburger Medizinischen Fakultät zur Habilitation vorlegte. Danach wurde er zum Prosektor am Anatomischen Institut ernannt, übernahm aber gleichzeitig eine Assistenz an der Medizinischen Klinik; die Belastung durch beide Tätigkeiten hielt er indessen nicht lange durch. Nach eigenem Bekunden war es *Lorenz Oken*, der in seinem Vaterhause verkehrte, und sich »gleich einem Hohen Priester der Wissenschaft« mit Bestimmtheit gegen »die Verbindung von academischer Lehrtätigkeit und medicinischer Praxis (die klinischen Fächer ausgenommen)« aussprach. Ecker wurde 1841 aufgrund einer Kontroverse des berühmten Heidelberger Anatomen *Friedrich Tiedemann*

(1781–1856) mit seinem Prosektor Georg Ludwig Kobelt an das Anatomische Institut in Heidelberg versetzt; das Ministerium tauschte die beiden Prosektoren einfach aus.

Einzelheiten dieser Zeit hat Ecker in seinen Erinnerungen mitgeteilt, auch den Widerstreit seiner Gefühle, als er 1844 einen Ruf auf den immer noch kombinierten Lehrstuhl für Physiologie und Anatomie in Basel erhielt. Seine dortige Antrittsvorlesung: »Heutiger Zustand der Physiologie«, markiert aber genau die Umschlagstelle seines wissenschaftlichen Weltbildes, das sich von da an konsequent um die vergleichende Betrachtung makroskopischer und mikroskopischer, histologischer und embryologischer Befunde bei Mensch und Tier zu drehen begann. Nicht nur morphologische, sondern auch funktionelle Probleme führten ihn in eine Phase vor allem zoologischer Studien an der Kleintierfauna der Altrheinarme und an Seetieren der Küste; Mentor hierbei wurde ihm *C. Th. Ernst von Siebold*, den er häufig von Basel aus in Freiburg aufsuchte.

Als v. Siebold, wie bereits beschrieben, nach Erlangen ging, wurde Eckers sehnlichster Wunsch erfüllt: er erhielt den Ruf auf den Lehrstuhl für Physiologie, Zoologie und vergleichende Anatomie seiner Vaterstadt Freiburg, den er sofort annahm.

In diesem Rahmen kann die große wissenschaftliche Bedeutung, die Eckers Tätigkeit in Freiburg gewann, nur angedeutet werden; sie entfaltet sich entsprechend einer zunehmenden Konzentration auf die *Morphologie* und die *Anthropologie*[3]. Bis 1857 war er gemäß seinem Lehrauftrag gleichermaßen tätig als Physiologe, Zoologe und vergleichender Anatom, was sich insbesondere in seinen vieldimensionalen »Icones physiologicae« niederschlug, ein 1859 erschienenes großes Tafelwerk von 31 »Erläuterungstafeln zur Physiologie und Entwicklungsgeschichte«. Sie wurden für Mikroskopie und Entwicklungsgeschichte von großer Bedeutung und wiesen Ecker – im Erscheinungsjahr von Darwins »Origin of species« und ein Jahr nach Virchows »Zellularpathologie« – als entschiedenen Vertreter der Zellentheorie und der naturwissenschaftlichen Biologie aus.

1857 starb Georg Ludwig Kobelt, der Direktor des Anatomischen Institutes; Ecker gelang es, Fakultät und Ministerium von einer Umwidmung der Disziplinen zu überzeugen: mit Ministerialerlaß vom 8.9.1857 wurde ihm ein *Lehrstuhl für menschliche Anatomie und vergleichende Anatomie* übertragen und eine besondere Professur für Physiologie und Zoologie eingerichtet. Ecker konnte sich nunmehr ausschließlich »seiner morphologischen Begabung nach, vergleichend-anatomischen, entwicklungsgeschichtlichen und vor allem anthropologischen Forschungen« zuwenden.

Die Vorliebe für letztere leitete er selbst aus früherer Lektüre in der Bibliothek seines Vaters ab, wo ihn vor allem *Johann Friedrich Blumenbachs* vergleichend-osteologische Abhandlungen faszinierten[4]. Als er 1850 nach Freiburg kam, fand er »in der vergleichend-anatomischen Sammlung etwa zwölf Schädel von Chinesen und Malaien, welche Prof. S. Leuckart s.Z. von Prof. Lukas Schönlein acquirirt hatte und in der anatomischen Sammlung ein Negerskelet«[5]. Ecker erwarb in den folgenden Jahren zielstrebig Skelette und vor allem Schädel verschiedener Menschenrassen und legte den Grundstock für die später weltberühmt gewordene anthropologische *Schädelsammlung*; 1865 erschien seine Beschreibung der Schädeltypen Südwestdeutschlands »Crania Germaniae meridionalis occidentalis«, 1878 ein ausführlicher »Katalog der anthropologischen Sammlungen der Universität Freiburg«. 1866 schuf Ecker die erste anthropologische Zeitschrift, das Archiv für Anthropologie, im April 1870 war er Mitbegründer der Deutschen Anthropologischen Gesellschaft.

Unermüdlich sammelte und tauschte Alexander Ecker Schädel und andere wissenschaftliche Stücke mit den berühmtesten Anthropologen und insbesondere Kraniologen seiner Zeit. Eine umfangreiche weitere Sammlung von Geräten aus Steinzeitgräbern und Pfahlbaufunden vermachte er der Universität als Grundstock der Sammlungen für Völkerkunde und Urgeschichte. Er beeinflußte grundlegend die Normierung der Schädelmessungen sowie der allgemeinen Anthropometrie, indem er sich wissenschaftlich nicht nur der Schädeltypologie, sondern auch der statistischen Erfassung von Körpermaßen widmete. Hierzu erhob er Befunde an badischen Wehrpflichtigen und regte die Virchow'schen Schulkinderuntersuchungen an. Wichtige anatomische Arbeiten der späteren Jahre betrafen die Frage nach der Entstehung der Hirnwindungen, die Behaarung der menschlichen Frucht und die Umbildungsvorgänge am hinteren Ende der Wirbelsäule, also die Schwanzlosigkeit des Menschen.

Zu allen diesen wissenschaftlichen Aktivitäten, die Ecker zum »hauptsächlichsten Träger und Gestalter der damals entstehenden Anthropologie«[6] werden ließen, muß hinzugerechnet werden, daß er in seiner Amtszeit den bereits beschriebenen Neubau der Anatomie zu leisten hatte, und daß er sich intensiv, als mehrfacher Dekan und Prorektor, um die Belange von Fakultät und Universität kümmerte. »Was eine Bürgerschaft für Wissenschaft und Kunst tun kann, wenn sie den richtigen Sinn dafür hat«, versuchte Ecker auf mehrfache Weise zu stimulieren, wobei er selbst die von ihm organisierte Feier zum 100jährigen Geburtstag des alemannischen Dichters *Johann Peter Hebel* (1760–1826) und sein schon genanntes Eintreten für die Erhaltung der Universität 1872 hervorhebt. Bei der Enthüllung des Siegesdenkmales am 3. Oktober 1876 hatte er vor dem Kaiser die Festrede zu halten, zum 100. Geburtstag von Lorenz Oken 1879 gedachte er seiner auf der Naturforscherversammlung. 1881 erlitt er nach seiner Vorlesung einen Schlaganfall und war danach nicht mehr in der Lage, seine akademische Tätigkeit fortzusetzen.

Bis zu seinem Tode 1887 widmete er sich vornehmlich der Niederschrift seiner Erinnerungen[7]; die Zeitgenossen empfanden ihn uneingeschränkt als »Mehrer der Kraft und Bedeutung der Freiburger Universität«[8]. Eine Bronzebüste, die vor der Anatomie aufgestellt wurde, fiel dem Fliegerangriff vom 14. April 1917 zum Opfer, ein Steinabguß steht heute vor der Medizinischen Klinik. Bei der gleichen Gelegenheit wurden zwei Drittel der anthropologischen Sammlung vernichtet; ihre später wieder komplettierten Bestände sind inzwischen, nach wechselvollen Schicksalen, durch Reinhard Putz im Anatomischen Institut neu aufgestellt worden.

In die Amtszeit Eckers gehört auch die früher bereits beschriebene Verselbständigung der Pathologischen Anatomie aus der Anatomie heraus

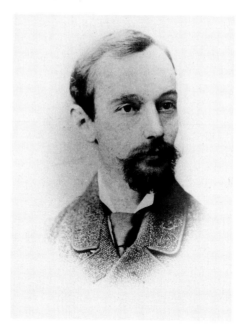

59 Paul Langerhans (1847–1888). Photographie von C. Ruf vor 1878 (?)

durch ein Extraordinariat 1853 für Rudolf Maier. In diesen Zusammenhang muß auch die kurze Freiburger Tätigkeit von *Paul Langerhans* (1847–1888) eingeordnet werden, der zum 1.10.1871 in das Ecker'sche Institut eintrat, jedoch eine Stelle als Prosektor für pathologische Anatomie anstrebte[9] (Abb. 59).

Er war im Laboratorium von Rudolf Virchow 1868 als Student mit seiner Entwicklung der Dendriten in der Epidermis (Langerhans-Zellen), und 1869 mit seiner Dissertation über die mikroskopische Anatomie der Bauchspeicheldrüse hervorgetreten, in der er die Inselzellen (Langerhans'sche Inseln) erstmals beschrieb. Virchow und der Leipziger Physiologe Carl Ludwig empfahlen ihn an Ecker; in Freiburg präsentierte er wenige Tage nach seiner Ankunft erfolgreich seine Habilitationsschrift: »Beitrag zur Anatomie der sympathischen Ganglienzellen«. 1874 zum Extraordinarius ernannt, konnte er seine Tätigkeit am Anatomischen Institut nur bedingt ausüben, da ihn eine im gleichen Jahre erworbene Tuberkulose zu zahlreichen Kuren und Aufenthalten im Süden zwang. In der Zoologischen Station in Neapel, auf Capri und Madeira betrieb er trotz seiner Krankheit anatomische und zoologische Studien der dortigen Fauna; 1878 nahm der Senat der Freiburger Universität sein Rücktrittsgesuch an.

Seit 1876 war *Robert Wiedersheim* (1848–1923) als Prosektor am Anatomischen Institut tätig; nach Eckers Abschied wurde ihm 1883 das Ordinariat für Anatomie und vergleichende Anatomie sowie die Direktion des inzwischen gleichnamigen Institutes übertragen[10]. Wiedersheim, ein Arztsohn aus dem schwäbischen Nürtingen, war als Student und junger Assistent bei *Albert von Koelliker* (1817–1905) in Würzburg mehr von der Zoologie und der vergleichenden Anatomie als von der praktischen Medizin begeistert worden und hat vor allem auf letzterem Gebiet große Bedeutung erlangt. Daß ihn Ecker als Prosektor zu sich geholt hat, beruhte möglicherweise auf seinen frühen Arbeiten zur Phylogenese des Schädels; sein 1872 für Studierende und Mitarbeiter bestimmtes »Lehrbuch der vergleichenden Anatomie der Wirbeltiere« wurde von seinem Nachfolger Eugen Fischer als »kecker Wurf für die noch in vollem Fluß begriffene junge Wissenschaft« bezeichnet. Intensiv beschäftigte er sich mit den nach *Darwin* in Gang gekommenen neuen Abstammungsvorstellungen und hat mit seinem ungemein populären Buch über den »Bau des Menschen als Zeugnis für seine Vergangenheit« dieses Problem auch für »Nichtfachleute« darzustellen gewußt.

Wiedersheim identifizierte sich voll mit dem seit Darwin »eingetretenen ungeheuren Umschwung in dem Geistesleben aller Kulturvölker«, mit der »Reformation unseres gesamten Wissens«, mit »einer neuen Weltauffassung«. Die engeren anthropologischen und paläontologischen Fragestellungen seines Lehrers Ecker erweiterte er unter strenger Beachtung der Deszendenzlehre in den Entwurf einer »einheitlichen physiologischen Wissenschaft« vom »innerlichen Zusammenhang der gesamten organischen Natur«; gleich seinen Vorbildern Thomas Huxley und Ernst Haeckel und vielfach zusammen mit seinem Schwager, dem Freiburger Zoologen August Weismann, vertrat er die Auffassung, daß nichts mehr den Menschen berechtige, für sich eine Sonderstellung, ein »Reservatrecht« in der Natur geltend zu machen. Es sei vor allem die Aufgabe der vergleichenden Anatomie, die »Übereinstimmung im Werden, Sein, Vergehen« des Organisationsplanes aller Wirbeltierkörper nachzuweisen[11]. Auf diesem Gebiet hat Wiedersheim noch vor dem ersten Weltkrieg mit seinen später noch zu besprechenden Schülern Eugen Fischer, Ernst Gaupp, Franz Keibel und Hans Böker eine in der Gesamtheit ihrer wissenschaftlichen und gesellschaftlich-politischen Wirkung noch zu untersuchende Schule begründet (Abb. 60).

Wiedersheim, der in seinen »Lebenserinnerungen« ein besonders plastisches Bild der Jahre vor dem Ersten Weltkrieg gezeichnet hat, wurde von vielen Seiten als außergewöhnlich hervorragender und beliebter Lehrer geschildert. Er blieb auch lange im Amt und mußte als 69jähriger die Zerstörung seines Institutes und vor allem seiner berühmten vergleichend-anatomischen Sammlung durch den Fliegerangriff 1917 erleben. Den ganzen Wiederaufbau zu leisten, fühlte er sich nicht mehr imstande und bat im Mai 1919 um seine Emeritierung.

Als es Alexander Ecker 1857 gelungen war, einen eigenständigen Lehrstuhl für Physiologie und Zoologie von der Anatomie abzutrennen, wurde dieser an *Georg Meissner* (1829–1905) übertragen, der als Anatom und Physiologe vorher in Basel wirkte. Der offenbar hoch begabte und sehr sensible Mann hatte 1852 die nach ihm benannten Tastkörperchen in der menschlichen Haut entdeckt, konzentrierte sich aber in Freiburg auf experimentalphysiologische Arbeiten zur Magen- und Pankreasverdauung. Noch vor seinem Weggang als Professor

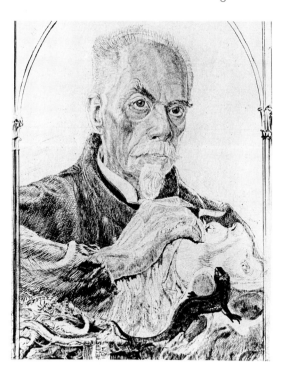

60 *Robert Wiedersheim* (1848–1923). Radierung von Hans Bühler 1918. Festgabe seiner Schüler zum 70. Geburtstag

der Physiologie nach Göttingen 1860 beschrieb er die Leber als Sitz der Harnstoffbildung[12].

Auch sein Nachfolger *Otto Funke* (1828–1879) war zunächst eher auf dem Gebiet der physiologischen Chemie ausgewiesen; 1853 hatte er in Leipzig als Schüler von Karl Gotthelf Lehmann (1812–1863) einen »Atlas der physiologischen Chemie« herausgebracht und nach dem Weggang seines Lehrers nach Jena von 1856–1860 als Extraordinarius dessen Lehrstuhl versehen. Ebenfalls noch in Leipzig erschien 1858 sein »Lehrbuch der Physiologie«, das in wenigen Jahren vier Auflagen erlebte und nicht unerheblich zu seiner Berufung nach Freiburg beigetragen hat. Hier widmete er sich vornehmlich nerven- und muskelphysiologischen Arbeiten, so dem Einfluß der Ermüdung auf den zeitlichen Verlauf der Muskelzuckung, den »Empfindungskreisen« der Netzhaut und der Lehre vom blinden Fleck[13]. Daß nicht er, sondern *Franz Christian Boll* 1877 den Sehpurpur entdeckte, hat ihn nach einer anekdotischen Mitteilung von Wiedersheim sehr betrübt; in Freiburg galt er indessen »damals unter allen Lehrern (als) wohl die populärste und beliebteste Persönlichkeit in studentischen Kreisen ... ein fast schwärmerisch verehrter Lehrer«, an den man sich in Vertrauensfragen zu wenden pflegte. Die damals viel gelesene, mit Funke befreundete Romanschriftstellerin *Wilhelmine von Hillern* (1836–1916), die Autorin der »Geyer-Wally«, ließ sich offenbar von ihm zu ihrem Unterhaltungsroman »Arzt der Seele« inspirieren[14].

Am Institut von Funke arbeitete im Wintersemester 1875/76 der spätere Nobelpreisträger *Paul Ehrlich* (1854–1915) als Student im achten Semester. Im Rahmen der von Funke angebotenen »Selbständigen Arbeiten für Geübtere« vertiefte er hier sein Interesse an der Gewebe- und Zellfärbung mit synthetischen Farbstoffen. Dabei entdeckte er die von ihm so benannten Mastzellen durch die basische Anfärbung ihrer Granula[15].

Mit Otto Funke, der 1873 zum Prorektor gewählt wurde, begann die Sitte der öffentlichen *Rektoratsreden* an der Freiburger Universität[16]. Funke benutzte die Gelegenheit, in seiner lesenswerten Rede den Standpunkt einer »sogenannten kleinen Universität« darzulegen und seinem Kollegen Ecker in der Verteidigung der Rechte Freiburgs gegenüber Straßburg und den übrigen großen Universitäten beizustehen. Für die damalige Situation sehr ungeschminkt, beklagt er »die erschreckende praktische Nüchternheit und einen nackten rücksichtslosen Materialismus auf allen Gebieten«, welcher Mittel und Kräfte im Übermaß absorbiere. Er appelliert an den Staat, nicht an der Autonomie der Universität als einer wesentlichen Bedingung ihrer Wohlfahrt zu rütteln; diese »unschätzbare concentrirte Einzelpflege« dürfe nicht durch administrative Zentralisationsbestrebungen gefährdet werden. Die Stadt bittet er – angesichts eines gewissen Interessenverlustes der Bürger an ihrer Universität – »fest genug den Satz im Auge zu behalten, daß keine Rechnung über Größe und Bedeutung Freiburgs stimmen kann, in welche nicht die Universität als einer der wichtigsten Faktoren eingeführt ist«. Die »Corporation« schließlich ermahnt er, sich »zu emancipiren von dem zerstreuenden verflachenden Treiben der sogenannten Gesellschaft, welches toller als je um uns fluthet und schäumt«; im übrigen solle der Theologe lernen, sich für das Gedeihen des Mediziners, der Mediziner sich für das des Juristen usw. zu interessieren, um den Horizont des eigenen Arbeitsgebietes zu überschreiten.

Diese erste Rektoratsrede der neueren Universitätsgeschichte trug noch keinen Titel und war nicht, wie später, der Darstellung des eigenen Forschungsgebietes gewidmet; Otto Funke empfand sie als »Katechismus« seiner Überzeugung, dem er feierlich gelobte, treu zu bleiben. Es war ihm jedoch nicht vergönnt, seine gewichtige wissenschaftliche und öffentliche Stellung in Freiburg zu Ende zu leben; er erlag 51jährig einem Krebsleiden.

Zweifellos eine der markantesten Persönlichkeiten des ausgehenden 19. Jahrhunderts an der Freiburger Medizinischen Fakultät war Funkes Nachfolger *Johannes von Kries* (1853–1928)[17]. Er gehörte bereits zu jenen Fachwissenschaftlern, die ihre Ausbildung bei den führenden Vertretern der ersten Physiologengeneration erhalten hatten: Kries war nach seinem Staatsexamen in Leipzig 1874 zunächst ein Jahr Assistent bei *Hermann von Helmholtz* (1821–1894) in Berlin, danach arbeitete er drei Jahre am damals berühmtesten deutschen physiologischen Laboratorium unter *Carl Ludwig* (1826–1895) in Leipzig. Ludwigs Institut war, nach der Formulierung von Rothschuh, »in den Jahren 1865–1895 der Treffpunkt und Ausbildungsort der jungen Physiologengeneration aus aller Welt«. Es gehörte seinerzeit zur Ausbildung eines jungen, wissenschaftlich ambitionierten Physiologen, mindestens ein Jahr bei Ludwig gelernt zu haben; von seinen über 200 Schülern sind Pawlow, Holmgren,

Luciani, Welch, Fick, v. Frey und viele andere zu internationalem Ansehen gelangt[18].

Johannes von Kries beschreibt noch viele Jahre später in seiner Selbstdarstellung den »tiefen Eindruck, hier erstmals eine Wissenschaft nicht als Überlieferung eines festen Lehrgebäudes behandelt zu sehen, sondern als eine Summe von Problemen, die noch Gegenstand lebendigster und eifrigster Forschung waren«[19].

v. Kries gibt selbst als Forschungsschwerpunkte an: Mechanik der Muskelzuckung, Herzmuskel, Physiologie der Sinne, sowie philosophische, namentlich erkenntnistheoretisch-logische Aufgaben. Hinter diesem knappen Programm verbirgt sich der die ganze Lebensarbeit durchziehende Versuch, am Beispiel der Sinnesphysiologie ein grundsätzliches Modell für die Erkenntnisse der Wirklichkeit zu bearbeiten. Geschult an Immanuel Kant, Arthur Schopenhauer und Otto Liebmann postuliert er eine zwar formale Trennung von Philosophie und Physiologie, jedoch ebenso ihren zwingenden inneren Zusammenhang: Sinnesphysiologie wird zur Zentralfrage wissenschaftlicher Philosophie und Erkenntniskritik zur Voraussetzung sinnesphysiologischer Forschung. Mit Kant akzeptiert v. Kries die Unerkennbarkeit des den Dingen an sich zukommenden Wesens; das »ganze Weltbild« sei folglich nur philosophisch zu bestimmen. Es müsse jedoch durch die sinnesphysiologische Erforschung z.B. der Reizaufnahme, der Reizleitung und Verarbeitung zur Wahrnehmung mit positivem Wissen ausgefüllt werden können (Abb. 61).

Dieser Grundgedanke war im Prinzip schon ausgereift, als v. Kries 26jährig nach Freiburg kam, er hat ihn nie wieder verlassen. Vor dem Hintergrund der problematischen Dimension dieser »Doppelwelt, die doch Eine sein sollte« – wie sein Schüler Viktor v. Weizsäcker beschrieb[20] – müssen alle seine Einzelbeiträge gesehen werden. Sie betreffen wichtige Arbeiten zum phsychophysischen Grundgesetz, zur Theorie der Muskelzuckung, zur Pulslehre, Rhythmik und Hämodynamik des Herzens, zur Zeitdauer einfacher psychischer Vorgänge, vor allem aber zur Physiologie des Wahrnehmens, insbesondere des Sehens. Hier, wie auf allen seinen Gebieten, hat er sich intensiv mit den methodischen und kategorialen Voraussetzungen seiner Arbeit beschäftigt und hierfür wurde die streng disziplinierende Schulung der eigenen Sinnesorgane – als »subjektive Methode« – vorausgesetzt: »nichts solle behauptet werden, was nicht unmittelbar erlebbar ist oder in strengster Logik darauf aufgebaut«[21].

v. Kries gilt u.a. als Mitbegründer der Duplizitätstheorie, d.h. der morphologischen und funktionellen Zweiheit der Neuroepithelien der Netzhaut (1894) und hat wesentliche Beiträge zur Theorie des Farbensehens geleistet; jedoch dienen alle seine Ergebnisse dem übergeordneten Ziel, die Erscheinungen in eine strenge und lückenlose Gesetzmäßigkeit des Ganzen einzuordnen.

Spätere Interpretationen haben in Johannes v. Kries den bedeutenden Physiologen gesehen, der sich »besonders in den letzten Lebensjahrzehnten ganz allgemeinen und philosophischen Grundfragen zugewandt« habe[22]. Dies ist nicht richtig, als bereits mit den »Prinzipien der Wahrscheinlichkeitsrechnung« 1866 eine nie wieder abreißende Folge philosophischer Untersuchungen beginnt bzw. in seine physiologischen Arbeiten eingewoben ist; 1916 – vor

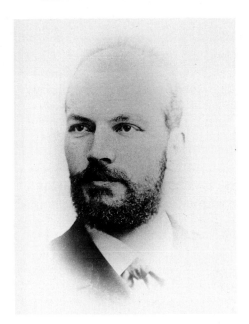

1 Johannes von Kries. Photographie von C. Ruf ca. 1887

seiner »Allgemeinen Sinnesphysiologie« (1923) – erscheint seine große »Logik«. Sie enthält Grundzüge einer kritischen und formalen Urteilslehre, ohne die sich auch »die allgemeinste Frage: wie können wir wahrnehmen« nicht angehen läßt. Mit diesem Problem ist die »sittliche Bindung der Philosophie an die Naturwissenschaft« auf den kleinsten gemeinsamen Nenner gebracht; v. Kries' Lieblingsschüler v. Weizsäcker hat dies besonders deutlich erkannt und nachvollzogen: »Dies ist nun wirklich die Bedeutung von Kries: Noch einmal gezeigt oder vielmehr gelebt zu haben, worauf es denn eigentlich ankam bei dem Unternehmen neuzeitlicher Naturwissenschaft und erkenntniskritischer Philosophie: auf ein unteilbares Ganzes, das in Teile zerrissen ein Nichts würde und das schon in der Arbeitsteilung oft Spielerei wird, sei es als Tatsachenherbarium, sei es als Selbstbewegung des Denkens«[23].

  v. Kries hat in Freiburg von 1880 an gelehrt und ist trotz zahlreicher Rufe – u. a. als Nachfolger Ludwigs nach Leipzig und für Du Bois-Reymond nach Berlin – hier geblieben; er zog die Arbeitsatmosphäre einer kleineren Universität den Ansprüchen einer großen Hochschule vor. Er plante und leitete den geschilderten Neubau des mit der Physik kombinierten Institutes in der Hebelstraße, das am 14.5.1891 eingeweiht werden konnte, und blieb auf Wunsch der Fakultät über den üblichen Zeitpunkt der Emeritierung hinaus bis 1924 tätig. Von seinen Schülern war *Viktor von Weizsäcker* (1886–1957) der bedeutendste, dessen »Gestaltkreis« viele der Kries'schen physiologischen und philosophischen Grundideen korrigierend weiterentwickelt. Die von Kries an v. Weizsäcker herangetragene Idee einer Nachfolge zerschlug sich im Vorfeld, da Weizsäckers Bedingung einer »Personalunion von theoretischem Lehrstuhl und ärztlicher Praxis« nicht realisierbar war[24]. *Willibald A. Nagel* (1870–1911) habilitierte sich bei Kries 1895 und wurde durch die Herausgabe eines fünfbändigen Handbuches der Physiologie früh bekannt. Er starb, erst 40jährig, als Ordinarius in Rostock. Unter den weiteren engeren Mitarbeitern, denen Rothschuh den Charakter einer v. Kries'schen Schule beimißt, ist schließlich *Wilhelm Trendelenburg* (1877–1946) zu nennen, der später auf den Lehrstühlen in Innsbruck, Gießen, Tübingen und zuletzt in Berlin gewirkt hat[25].

Unter Rudolf Maier hatte sich, wie bereits berichtet, die *Pathologische Anatomie* verselbständigt und war 1883 in ein eigenes Gebäude gezogen. Eine Konzentration auf die Spezielle Pathologie im Dienste der Klinik hatte die Arbeit des Institutes eng an die Klinik herangeführt; dem entsprachen die »klassischen Abteilungen«[26] Obduktionsabteilung, bakteriologisches Laboratorium, Abteilung für lichtmikroskopische pathologisch-histologische Diagnostik. Die seit Virchow ungeheuer angestiegene Bedeutung der Pathologischen Anatomie für die klinische Medizin suchte Maier durch intensive Zusammenarbeit vor allem mit dem Internisten Adolf Kußmaul zu festigen; als eine der ersten geglückten interdisziplinären Arbeiten zwischen Innerer Medizin und Pathologie nach ihrer Trennung kann die 1866 erfolgte Erstbeschreibung der Periarteriitis nodosa von Kußmaul und Maier gelten[27].

Nach dem Tode Rudolf Maiers 1888 wurde der Berner *Ernst Ziegler* (1849–1905) berufen, der schon 1878–1881 Assistent bei Maier gewesen war. Er hatte diese Stelle nach vorbereitenden Assistentenjahren an dem durch Virchow berühmt gewordenen Würzburger Pathologischen Institut angetreten und von dort sein zentrales wissenschaftliches Thema – die Entzündungslehre – mitgebracht. 1881, am Ende seiner Freiburger Assistentenzeit, erschien sein Lehrbuch der Allgemeinen und Speziellen Pathologie, ein Werk, das bis zu seinem Tode 11 Auflagen erreichen sollte und das ihn unmittelbar in die erste Reihe der deutschen Pathologen stellte[28]. Im gleichen Jahre erhielt er das Ordinariat seines Faches in Zürich und siedelte ein Jahr später in der gleichen Eigenschaft nach Tübingen über; Ziegler zögerte jedoch nicht, nach dem Tode von Rudolf Maier nach Freiburg zurückzukehren.

Ernst Ziegler legte nach der Auffassung Franz Büchners den Grund für den internationalen Ruf des Freiburger Lehrstuhles für Allgemeine Pathologie und Pathologische Anatomie. Er fügte dem Institut eine Abteilung Experimentelle Pathologie hinzu und gab seiner Arbeit eine dreifache Aufgabenstellung: die Ursachen krankhafter Lebensäußerungen festzustellen (Aetiologie und Pathogenese der Krankheiten), die Erforschung der anatomischen Veränderungen im Krankheitsfalle (Pathologische Anatomie), sowie die Feststellung und Bewertung der am Krankenbett zur Beobachtung kommenden krankhaften Symptome (Pathologische Physiologie)[29]. Damit war die *Pathologie*, als »gesamte Lehre vom kranken Leben«, über die reine Morphologie hinaus zur Dynamik eines funktionellen Denkens gelangt.

Ziegler verstand diesen Ansatz in den 16 Jahren seiner Amtszeit systematisch auszubauen; neben der Entzündungslehre waren die Tuberkulose, die Heredität der Mißbildungen und die Pathologie des Herzens seine Hauptarbeitsgebiete. Durch seine experimentierende Ausrichtung mit dem Ziel einer Allgemeinen Pathologie bekam das Freiburger Institut eine besonders intensive Außenwirkung; sie wurde unterstützt durch Zieglers bereits in Tübingen 1886 begründeten »Beiträge zur Pathologischen Anatomie und Allgemeinen Pathologie« und das 1890 eingeführte »Centralblatt für Allgemeine Pathologie und Pathologische Anatomie«.

Der Ruf der Freiburger Pathologie zog in den neunziger Jahren Schüler aus dem Ausland, vor allem aus Rußland und Japan an; damit begann die bis heute andauernde Attraktivität und Hochschätzung dieses Instituts in den Ländern des Ostens. Aus dieser ersten Zeit sind hervorzuheben: Nikolai Fedorovich Melnikow-Raswedenkow, der nachmalige Ordinarius in Charkow, Alexander Maximow, der in Freiburg seine berühmten Experimente an Bindegewebszellen im Entzündungsfeld durchführte und später nach Chicago ging, sowie die Japaner Sata und Funjinami, zwei führende Begründer der Pathologie in ihrem Lande [30].

Die äußeren Umstände im Pathologischen Institut wurden durch den Zustrom an Mitarbeitern zunehmend beengt. Ziegler hatte zwei Assistentenstellen zur Verfügung, von denen die erste lange Jahre mit *Clemens von Kahlden* (1859–1903) besetzt war, der bis zu seinem Tode die – von Maier übernommene – gerichtliche Medizin mitvertrat. Eine wachsende Zahl von freien Mitarbeitern und eine sich rasch vergrößernde pathologisch-anatomische Sammlung zwangen Ziegler zur Beantragung einer bedeutenden Vergrößerung seines Hauses, deren Verwirklichung sich jedoch lange Jahre hinzog. Kurz bevor der Anbau für einen neuen Hörsaal und Sammlungsräume bezogen werden konnte, starb Ziegler am 30.11.1905; der Obduktionsbefund ergab einen Zustand nach Herzinfarkt, eine »Myomalycia cordis«, wie sie Ziegler selbst 1882 benannt und beschrieben hatte [31].

Die große Zeit der Freiburger Pathologie in den 29 Amtsjahren von *Ludwig Aschoff* (1866–1942) ist Gegenstand zahlreicher Würdigungen gewesen und wird vielfach als einer der historischen Höhepunkte der allgemeinen Freiburger Fakultätsgeschichte eingeschätzt. Im Rahmen dieser Darstellung können zwangsläufig auch hierzu nur wegleitende Hinweise gegeben werden; sie sollen sich an den von Franz Büchner vorgeschlagenen drei Epochen der Aschoff'schen Entwicklung orientieren und zunächst nur die Zeit bis zum ersten Weltkrieg umfassen [32] (Abb. 62).

Aschoffs Weg in die wissenschaftliche Selbständigkeit ist vergleichsweise langsam angelaufen. Auch er war noch Angehöriger der ersten Schülergeneration, die bei ausgewiesenen Meistern neu verselbständigter Fächer lernen konnte. Geboren am 10. Januar 1866 als Sohn eines praktischen Arztes in Berlin und dort auch aufgewachsen, studierte Aschoff in Straßburg und Bonn, wo er bei dem Pathologen *Hugo Ribbert* (1855–1920) promovierte. Die Ausbildung zum Pathologen begann bei *Friedrich von Recklinghausen* (1833–1910) in Straßburg, dem bedeutendsten Schüler Virchows; »nirgends, selbst nicht mehr an Virchows eigenem Berliner Institut, wurden damals die Methoden und Prinzipien der Cellularpathologie so fruchtbar gepflegt«, wie dort [33]. Auch hat v. Recklinghausen die Weiterentwicklung der Strukturpatho-

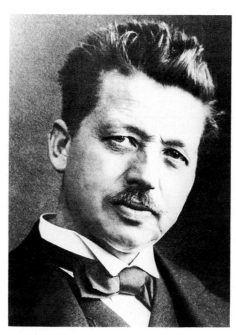

62 Ludwig Aschoff (1866-1942). Photographie aus dem Jahre 1908

logie zur Pathologischen Physiologie wesentlich intensiver vorangetrieben als sein Lehrer und damit »den starken Einschlag des Ärztlichen« in Aschoffs späterer eigener Pathologie gefördert. Franz Büchner, der mit großer Einfühlung seinen Lehrer Aschoff mehrfach geschildert hat, ist der Auffassung, daß die – für die damalige Zeit ungewöhnlich langen – 12 Assistentenjahre bei v. Recklinghausen und *Johannes Orth* (1847-1923) in Göttingen noch wenig von Aschoffs späterem Eigengepräge ahnen lassen; hier bleibt er der analytische Morphologe, der sich mit großer Strenge Einzelbefunde zur Pyelonephritis, zur Thrombose, zur Appendicitis erarbeitet[34]. Eine intensive Auseinandersetzung mit der Bakteriologie führt ihn nach Paris zu dem Nachfolger Pasteurs und späteren Nobelpreisträger *Elie Metschnikoff* (1845-1916), der ihn auf die Spur der geweblichen und humoralen Phänomene in der Krankheitsabwehr setzte.

1903 erhielt Aschoff einen Ruf auf den Lehrstuhl seines Faches in Marburg; nunmehr folgte in kurzer Zeit eine Reihe seiner wesentlichsten Arbeiten: die Entdeckung der rheumatischen Granulome des Herzmuskels 1904; die Beschreibung des Reizleitungssystems im Herzen zusammen mit seinem japanischen Mitarbeiter *S. Tawara* 1906, und im gleichen Jahre mit *Adami* die Herausarbeitung der Bedeutung der Cholesterinester für die Arteriosklerose[35]. Damit waren sowohl die methodischen, als auch die inhaltlichen Landmarken für die spätere Arbeit abgesteckt: methodisch die Auseinandersetzung der Pathologie mit Biophysik und Biochemie, inhaltlich die Erforschung der

Beziehungen von Struktur und Funktion vor allem des menschlichen Herzens, der Gefäßwände und des Nierengewebes.

Nach dem Tode von Ernst Ziegler berief die Medizinische Fakultät Ludwig Aschoff 1906 nach Freiburg. Bei den Berufungsverhandlungen verstand er es, verschiedene bauliche Sanierungen und Neueinrichtungen von Räumen in Höhe von 20000 RM zu erwirken, außerdem wurde ihm eine dritte Assistentenstelle zugesagt. Daneben fand sich aber eine wachsende Zahl freier, d. h. freiwilliger wissenschaftlicher Mitarbeiter ein, deren Zahl meist zwischen 10 und 15, im Jahre 1914 21 betrug[36]. Darunter waren sehr viele ausländische Kollegen, vor allem aus Japan; Mitamura hat ausgerechnet, daß bereits bis zum Jahre 1922 ungefähr die Hälfte aller führenden japanischen Pathologen (11 von 25) ihre Weiterbildung im Aschoff'schen Institut erworben hatte. Außerdem haben hier auch japanische Mediziner anderer Fachgebiete gearbeitet, »deren Zahl sicher das vier- bis fünffache der Zahl der Pathologen beträgt. Wie sehr auf diese Weise die japanische Medizin von Freiburg aus angeregt und zur Entwicklung gebracht worden ist, bedarf wohl keiner weiteren Ausführung«[37].

Aschoff verstand es, durch einen intensiven Arbeitskontakt und persönliche Förderung alle diese Mitarbeiter an sich zu binden. Die Publikationen aus dem Institut wurden von ihm gewissenhaft überwacht und gewannen schnell den Charakter einer Schule. Die wissenschaftliche Arbeit umspannte nahezu alle Gebiete der Pathologie: »der starke Einschlag des Ärztlichen in seinem Denken machte es ihm unmöglich, sich auf einige wenige Grundprobleme der allgemeinen Pathologie zu konzentrieren und drängte ihn, überall da Hand anzulegen, wo er offene Fragen vorfand, die den Kliniker bedrängten. Ein Mann geringeren Ausmaßes wäre so zweifellos in Gefahr gewesen, sich in der Fülle der Probleme zu verlieren...«[38]. Es gelang Aschoff, seine Befunde vom Morphologischen her in den funktionellen Bereich weiterzudenken, womit er im Urteil seiner Zeitgenossen am folgerichtigsten die Idee Virchows weitergeführt hat, die Pathologie zu einer pathologischen Physiologie, »oder sagen wir besser, zu einer funktionellen Pathologie«[39], fortzuentwickeln. Wichtigstes Ergebnis dieser Arbeitsrichtung waren bereits vor dem Weltkrieg erste Überlegungen, bestimmte Zellenelemente der Blut- und Lymphgefäße in Milz, Knochenmark und Leber zusammen zu denken und diesem »*Reticulo-endothelialen System*« eine gemeinsame Funktion zuzuerkennen.

Dorothea Buscher hat 1980 jene Arbeiten Ludwig Aschoffs analysiert, die sich über seine engere wissenschaftliche Tätigkeit hinaus mit *wissenschaftstheoretischen, medizinhistorischen* und *sozialen* Problemen beschäftigen[40]. Es ließ sich zeigen, daß in den Jahren bis 1914 Überlegungen zum Wesen der Krankheit, zum Krankheitsbegriff und verwandte Begriffe den »biologisch denkenden Pathologen«[41] zu formen begannen. Auf der Basis eigener historischer Untersuchungen, im Weiterdenken der Virchow'schen Vorgaben und in der Auseinandersetzung mit seinem Lehrer und Marburger Vorgänger Hugo Ribbert gewann er sein eigenes Krankheitsverständnis und seine nicht unangefochtene Auffassung von der Aufgabe der Pathologie im Rahmen der Medizin. In der Gegenüberstellung der beiden traditionellen Begriffe »Pathos«

und »Nosos« versuchte er den krankhaften Zustand des Organismus vom aktiven Krankheitsprozeß zu trennen; in der Wechselbeziehung beider sah Aschoff die Gefährdung der Fähigkeit des Organismus, seine biologische Existenz zu sichern[42]. Diesem teleologischen Krankheitsbegriff entsprach auch sein Anspruch an die Pathologie, gleichrangig und gleichgewichtig die kausal-analytische Arbeitsmethode der Naturwissenschaft, die organisch-synthetische Betrachtungsweise der Biologie und die teleologische Denkart der Klinik in sich zu vereinen. Damit war bereits der Grund gelegt für seine wissenschaftstheoretischen Auseinandersetzungen der zwanziger Jahre mit dem Marburger Pathologen *Gustav Ricker* (1870–1948), der die konsequente Beschränkung der Pathologie auf das Kausalitätsprinzip postulierte.

Solche Überlegungen entsprachen der äußerlich ungestörten Arbeitsatmosphäre vor dem ersten Weltkrieg; es wird später zu zeigen sein, wie sehr dieser auch bei Aschoff eine Zäsur setzen und seine grundsätzlichen Stellungnahmen bestimmen sollte.

Betrachten wir nunmehr die wesentlichen Vertreter der *klinischen Fächer* bis zu dieser Zeit, so müssen wir mit *Adolf Kußmaul* (1822–1902) nochmals an den Anfang dieser wichtigen Epoche in der Freiburger Fakultätsgeschichte zurück. Kußmaul war der unmittelbare Nachfolger von Baumgärtner 1863; er erwies sich in der Tat als jener Wunschkandidat »der neuen Richtung«, mit dem die Fakultät eine Wende in der klinischen Lehre und Forschung einzuleiten hoffte. Er selbst hat sich in einer so uneingeschränkten Weise in Übereinstimmung mit seinem Jahrhundert gefühlt, daß seine berühmt gewordenen, 1899 erschienenen »Jugenderinnerungen eines alten Arztes« bereits von den Zeitgenossen als Bilanz der Epoche empfunden wurden: kein Jahrhundert ist ihm »vergleichbar an Mut und Geschick, in die tiefsten Geheimnisse der Natur einzudringen, keines hat mit gleich erfinderischem Geiste und gleichen Erfolgen die allgemeine Wohlfahrt gefördert und das Leben verschönert und veredelt...«[43] (Abb. 63).

Kußmauls Leben zeigt zwei deutlich voneinander geschiedene biographische Abschnitte[44]. Als Kind und Enkelkind von Dorfärzten hat er zunächst in Heidelberg studiert und 1846 das Badische Staatsexamen abgelegt, d.h. die Lizenz zur praktischen Tätigkeit erworben; auf eine Promotion verzichtete er, um seinem Vater die dafür nötigen Ausgaben zu ersparen. Er nahm intensiv Anteil an den Bemühungen der Heidelberger Fakultät um die Einführung objektiv prüfender Methoden in die Medizin. Die Art der Bearbeitung einer Preisfrage 1844 über »Die Farberscheinungen im Grunde des menschlichen Auges« läßt bei dem Zweiundzwanzigjährigen einen charakteristischen Zug seiner gesamten wissenschaftlichen Arbeit bereits deutlich erkennen: es sind weniger die großen bzw. grundsätzlichen theoretischen Fragestellungen, die ihn reizen, sondern die wissenschaftliche und praktische Erhellung einer einfachen Beobachtung. So fiel ihm auf, daß noch niemand danach gefragt habe, warum die Pupille trotz des eindringenden Lichtes schwarz sei, und er bemühte sich, mit einer plankonkaven Linse den Augenhintergrund zu sehen; es fehlte bei seiner Konstruktion lediglich das Loch in der Mitte des Spiegels, mit dem dann 1851 Helmholtz das Gerät praktikabel machen konnte.

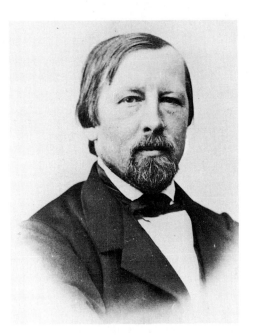

3 Adolf Kußmaul (1822–1902). Photographie aus seiner Freiburger Zeit, um 1868

Eine wissenschaftliche Studienreise führte ihn mit geliehenem Geld nach Wien und Prag; den sehnlichen Wunsch, nach Berlin zu dem als geistesverwandt empfundenen Virchow weiterzuziehen, vereitelten fehlende finanzielle Mittel und die Ereignisse des Jahres 1848/49. Auf Wunsch des Vaters meldete sich Kußmaul zum Eintritt in das Badische Heer und nahm am Schleswig-Holsteinischen Feldzug teil.

Im Winter 1849 lag Kußmaul mit seinem Bataillonsstab in Lörrach und Kandern im Quartier, wo es ihm so gut gefiel, daß er sich nach der Entlassung aus dem Militärdienst im Frühjahr 1850 als praktischer Arzt in Kandern niederließ, heiratete, und drei Jahre zu Fuß und zu Pferd eine ausgedehnte Praxis im Schwarzwald ausübte. Eine schwere Erkrankung an einer »Meningitis lumbaris« mit Lähmungen an den Beinen brachte das Ende dieser Tätigkeit und des ersten Lebensabschnittes von Adolf Kußmaul.

Nach seiner Genesung entschloß er sich, erneut zu studieren und zu promovieren. Er ging 1853 nach Würzburg, wo Virchow inzwischen als Pathologe wirkte und seine »Cellularpathologie« vorbereitete, und nach seiner Promotion 1854 für drei Monate zu Roller an die Illenau, um im Hinblick auf psychische Störungen »eine schmerzlich empfundene Lücke meines ärztlichen Wissens auszufüllen«. 1855 habilitiert er sich in Heidelberg, wo er zwei Jahre bleibt und eine intensive Vorlesungstätigkeit entfaltet. Von 1857 bis 1863 versah er den Lehrstuhl für Innere Klinik in Erlangen, wo er eine offensichtlich stark von der Virchowschen Pathologie und Sozialmedizin beeinflußte Tätigkeit ausübte. So beschäftigte er sich und seinen Assistenten und späteren Freiburger Nachfolger Christian Bäumler mit den häufigen Quecksilbervergif-

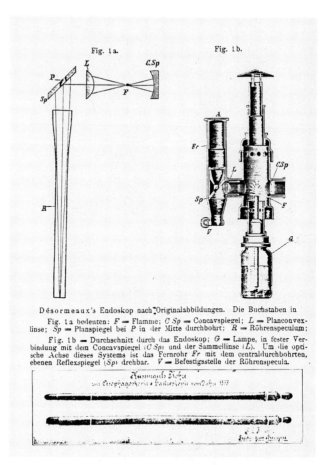

64 Kußmauls Instrumente zur Ösophago- und Gastroskopie. Im unteren Bildteil die 1868 vom Freiburger Instrumentenmacher Fischer angefertigten geraden gastroskopischen Röhren (47 cm lang, 13 mm Durchmesser). Nach Kluge (1985), 16

tungen, die bei den Spiegelfabriken und deren Heimarbeitern in Franken und im böhmischen Wald auftraten.

In Freiburg las Kußmaul zwar noch wie sein Vorgänger Baumgärtner Spezielle Pathologie und Therapie, legte jedoch größten Wert darauf, diese als klinische Krankheitslehre, d.h. fortan als eigenständige Disziplin »Innere Medizin« zu verstehen. Dies wurde in Freiburg durch die bereits berichtete Tatsache gefördert, daß sich mit Rudolf Maier die Pathologie zu verselbständigen begonnen hatte. In die 13 Jahre von Kußmauls Freiburger Tätigkeit fallen die wichtigsten seiner Arbeiten, die mit seinem Namen verbunden blieben: die Therapie der Magenerweiterung durch die *Magenpumpe* und die ersten Versuche zur *Oesophago- und Gastroskopie* 1867/68, die Beschreibung der sichtbaren und fühlbaren Phänomene an den peripheren Gefäßen bei Pericarditis constrictiva 1873 (*Kußmaul'scher Puls*), die eigentümliche Atmung bei der diabetischen Stoffwechselentgleisung 1874 (*Kußmaul'sche Atmung*) und sein

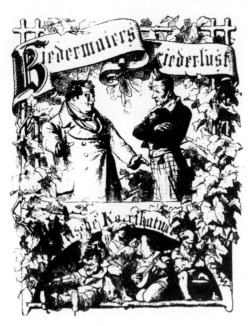

5 Ludwig Eichrodt: Titelblatt der »Lyrischen Karrikaturen« (1869), mit den Biedermaier-Gedichten von Adolf Kußmaul

umfangreicher »Versuch einer Pathologie der Sprache«, erschienen 1877 nach seinem Weggang nach Straßburg, aber noch in Freiburg erarbeitet (Abb. 64). Die näheren Umstände und die fortwirkende Bedeutung dieser im besten Sinne klinischen Beobachtungen für die gesamte Innere Medizin und die Neurologie sind neuerdings von Kluge analysiert worden[45]; gemeinsam ist ihnen allen eine seltene Fähigkeit zur einfachen klinischen Analyse und zur pragmatischen Schlußfolgerung. Kußmaul ließ sich dadurch zu einer Fülle von Untersuchungen und Experimenten anregen, die von der Entwicklung der Sinne, der Muskelgefühle und der Intelligenz des Neugeborenen bis zum Versuch einer umfassenden Darstellung der Phänomenologie der Sprache reicht.

Unzweifelhaft hat Kußmaul in Freiburg seinen wissenschaftlichen und persönlichen Höhepunkt erlebt; als er 1876 als Nachfolger Leydens nach Straßburg ging, begann eine Zeit ausgedehnter Konsultationsreisen des gesuchten und geschätzten Klinikers. Seine wissenschaftlichen Publikationen beschränkten sich nunmehr auf Erweiterungen des Bisherigen und auf kasuistische Mitteilungen. Im Jahre 1888 ließ er sich emeritieren und verbrachte den Lebensabend in Heidelberg.

Mehr oder weniger ungewollt hat Adolf Kußmaul auch eine bleibende Markierung in der Kulturgeschichte gesetzt. Im Mai 1853 fand er bei einem Besuch in Karlsruhe in der Bibliothek eines Freundes einen Band spießbürgerlicher Gedichte des Flehinger Dorfschulmeisters Samuel Friedrich Sauter, die er gemeinsam mit seinem Freunde, dem Dichter und Juristen *Ludwig Eichrodt*, in

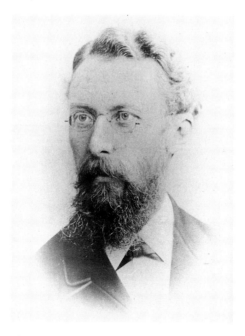

66 Christian Bäumler (1836–1933). Photographie von C. Ruf um 1887

satirische Verse umformte. Diese erschienen in den Fliegenden Blättern unter dem Pseudonym »*Gottlieb Biedermaier*«, ein Name, der Ende der neunziger Jahre als Epochenbezeichnung für die Zeit zwischen 1815 und 1828 in die deutsche Kulturgeschichte Eingang fand[46] (Abb. 65).

Weit länger als sein Lehrer Kußmaul, aber mit deutlich geringerer Ausstrahlung amtierte der Nachfolger *Christian Bäumler* (1836–1933) als Ordinarius für Innere Medizin in Freiburg[47]. Er versah dieses Amt von 1876–1909 mit Gründlichkeit und Gewissenhaftigkeit, mit einer vorrangigen Betonung der klinischen Praxis, der Verbesserung des Unterrichtes und der Umsetzung klinischer Erkenntnisse in die öffentliche Gesundheitspflege. Der fränkische Pfarrerssohn hatte bereits als junger Assistenzarzt von 1860–1863 unter Kußmaul in Erlangen gearbeitet und war dann für neun Jahre als »Assistant physician« an das deutsche Hospital nach London gegangen. Im Anschluß an eine kurzfristige Rückkehr nach Erlangen wurde Bäumler im Sommer 1874 nach Freiburg berufen und zwar zunächst, wie bereits berichtet, als Direktor der medizinischen Poliklinik und Professor der Arzneimittellehre in der Nachfolge Nothnagels. Nach der Berufung Kußmauls nach Straßburg ernannte ihn die Fakultät zu dessen Nachfolger (Abb. 66).

Unter Bäumlers Aegide fanden die meisten der besprochenen Verselbständigungen von Einzelfächern aus dem Bereich der Inneren Medizin statt, ohne daß man den Eindruck gewinnt, daß er aktiv die eine oder andere Entwicklung besonders gefördert hätte. Er selbst konzentrierte sich wissenschaftlich und vor allem in seiner praktischen Arbeit auf die Tuberkulose, die Erkrankungen des

Herz-Kreislaufsystems und den Typhus abdominalis, den er als Mitglied des Bürgerausschusses besonders ins Auge faßte: »Freiburg war damals eine kleine Stadt, hatte 1876 nur 24 668 Einwohner und war keine gesunde Stadt«[48]. Er forcierte den Ausbau der Wasserversorgung, der Kanalisation und der Abwasserverwertung auf Rieselfeldern, wofür ihn die Stadt nach seiner Emeritierung zum Ehrenbürger ernannte. Eine solche Arbeit war ihm offensichtlich bedeutsamer als die Publikation vieler wissenschaftlicher Ergebnisse; diese gehen über einige Handbucharktikel und zahlreiche kleine kasuistische Mitteilungen nicht hinaus. Von seinen Schülern ist nur der spätere Breslauer Internist *Alfred Kast* (1856-1903) auf einen Lehrstuhl gelangt; es ist jedoch charakteristisch, daß Bäumler durch seine praktisch-klinische Arbeitsweise eine ganze Reihe Direktoren der zu dieser Zeit in rascher Folge entstehenden städtischen Krankenhäuser herangezogen hat. Seinem umständlich genauen und nüchternen Lebensstil entspricht die Selbstdarstellung aus dem Jahre 1928, seinem 93. Lebensjahr[49]. Sie gibt einen guten Einblick in die damaligen Freiburger Verhältnisse.

Die Regelung der Nachfolge Bäumlers, nach 33 Amtsjahren und in einer völlig veränderten Situation, bezog wichtige Entwicklungen mit ein, die zwei Jahre zuvor mit dem Tode von Ludwig Thomas eingesetzt hatten. Es sei daran erinnert, daß Thomas drei Lehraufträge in seinem Ordinariat vereinigte: die Medizinische Poliklinik, die Arzneimittellehre und die Kinderheilkunde. In der Fakultätssitzung am 12. März 1907 wurde die Aufhebung dieser Personalunion beschlossen und zunächst die Heilmittellehre unter der neuen Bezeichnung *Pharmakologie* verselbständigt. Das zweite Ordinariat verblieb in der Kombination *Poliklinik und Pädiatrie* und wurde – nach einem kurzen Kommissariat des a.o. Prof. und Assistenten der Poliklinik *Ernst Roos* (1866-1926) – zum 26.4.1907 mit *Carl Hirsch* (1870-1930) besetzt[50]. Dieser stammte, wie sein Vorgänger Thomas, aus der Leipziger Klinik und hatte vor seinem Ruf nach Freiburg kurzfristig die gleiche Position in Jena innegehabt. Auch in Freiburg blieb er nur sechs Monate; offensichtlich erschien ihm ein Ruf auf den Lehrstuhl für Innere Medizin nach Göttingen attraktiver als die immer noch schwierige Situation der Freiburger Poliklinik.

Auf der Berufungsliste für Hirsch hatte bereits primo et aequo loco *Oskar de la Camp* (1871-1925) gestanden, der nunmehr als einziger Kandidat präsentiert und vom Ministerium auch zum 1.11.1907 ernannt wurde[51]. Noch hatte man sich nicht zur Verwirklichung der schon öfter aufgetauchten Idee entschließen können, aus dem Ordinariat für Poliklinik und Kinderheilkunde zwei Extraordinariate zu machen; im Augenblick fand man es im Interesse der Fächer noch besser, einen Ordinarius mit ihrer gemeinsamen Vertretung zu betrauen. De la Camp war von 1900-1906 Assistent an der II. Medizinischen Klinik in Berlin gewesen und war von seinen Lehrern *Carl Gerhardt* (1833-1902) und *Friedrich Kraus* (1858-1936) maßgeblich beeinflußt worden. Gerhardt hatte zwischen 1860 und 1885 eine intensiv fördernde Rolle für die deutsche Kinderheilkunde übernommen und – als Internist – das erste deutschsprachige Handbuch dieser Disziplin herausgegeben; er mag de la Camp dieses Interesse weitervermittelt haben[52].

Die poliklinischen Lehrstühle verloren ganz allgemein zu dieser Zeit an Attraktion und wurden zunehmend als Vorstufe zur eigentlichen Medizinischen Klinik angesehen. Drei rasche Ortswechsel markieren diese Tendenz auch bei Oskar de la Camp; er geht 1906 als a. o. Polikliniker nach Marburg, 1907 als Ordinarius und Direktor des Poliklinisch-Pharmakologischen Institutes nach Erlangen und wechselt im gleichen Jahr nach Freiburg. Das Alter und die absehbare Emeritierung Christian Bäumlers ließen den Lehrstuhl für Innere Medizin in den Bereich des Erreichbaren treten.

Zunächst jedoch präsentierte sich de la Camp als Pädiater; seine Antrittsvorlesung »Die ärztliche und soziale Bekämpfung der Säuglingssterblichkeit« versuchte dem akademischen und dem städtischen Publikum dieses in diesen Jahren drängendste öffentliche Problem bewußt zu machen. Als Direktor der *Poliklinik* und des *Hilda-Kinderhospitals* hat er auch in den folgenden beiden Jahren dieser Aufgabe sehr viel Zeit und Kraft zugewendet; er hat die Betreuung der städtischen Säuglings- und Ziehkinderfürsorge übernommen, die Säuglings- und Mütterberatungsstelle intensiviert, vergeblich um den Erhalt des ambulanten Milchküchenbetriebes gekämpft und das oben beschriebene Not-Blatternspital der Stadt zum provisorischen Hörsaal umgestaltet [53].

De la Camp hat nochmals in traditioneller Weise die Aufgabe des Poliklinikers mit der des Kinderarztes eng verzahnt; als jedoch Christian Bäumler 1909 seinen Rücktritt anmeldete, wurde ihm von Fakultät und Ministerium der Lehrstuhl für *Innere Medizin* angeboten. De la Camp sagte ohne Zögern zu, nicht ohne jedoch vorher die Fakultät überzeugt zu haben, daß man Poliklinik und Pädiatrie jetzt endlich trennen solle. Am 23. Juli 1909 wurde daher dem Senat vorgeschlagen, den Lehrstuhl in zwei selbständige Extraordinariate aufzuteilen; es lag in der Tendenz der Zeit, die Kinderheilkunde auf- und die Poliklinik abzuwerten: für erstere wurde am 1. 10. 1909 eine etatmäßige, für letztere eine nichtetatmäßige a. o. Professor geschaffen. Damit hatte die Pädiatrie einen eigenständigen Lehrstuhl, während die Poliklinik bis zum 1. 10. 1912 darauf warten mußte [54].

Oskar de la Camp widmete sich als Internist erneut seinem alten Thema der Beziehungen der Inneren Medizin zu physikalischen Untersuchungs- und Behandlungsmethoden, insbesondere der Röntgendiagnostik und der Strahlentherapie. Hier hatte er als Dozent zu den ersten gehört, die am Beispiel der Herzleiden und der Tuberkulose die neuen Verfahren zu systematisieren versuchten. In späteren Jahren griff er wiederum eine neue Arbeitsrichtung auf, indem er sich mit sportärztlichen Fragen beschäftigte; seine Rektoratsrede von 1921: »Das Übungsbedürfnis des menschlichen Herzens« verwertet Ergebnisse einer sportärztlichen Sprechstunde in seiner Klinik [55]. De la Camp war schließlich die treibende Kraft für zahlreiche praktische Fragen, wie z.B. die Ausbildung in Krankenpflege [56] und die Tuberkulosefürsorge im Kriege, sowie vor allem die noch zu besprechende Konzeption eines Klinikneubaues am Rande der Stadt.

Zum Besten der Poliklinik hatte de la Camp auch den Neubau vorangetrieben, den die Stadt in der Johanniterstraße errichten ließ. Dessen Fertigstellung betreute *Paul Morawitz* (1879–1936), der als Schüler von Ludolf von Krehl zwei Jahre nach der Habilitation in Heidelberg seinen ersten Ruf 1909 nach Freiburg erhielt. Auch Morawitz strebte offensichtlich zur Inneren Medizin; vorläufig nahm er indessen die poliklinische Tätigkeit sehr ernst und betonte in der Eröffnungsrede des neuen Hauses am 14.10.1911 insbesondere deren traditionelle Bedeutung für die praktische Unterweisung des Studenten[57]. Für Morawitz wurde zwar, wie erwähnt, die poliklinische Stelle im Jahre 1912 wieder zum planmäßigen Extraordinariat erhoben, jedoch ging er schon 1913 als Ordinarius für Innere Medizin nach Greifswald. Sein wissenschaftliches Ansehen als klinischer Diagnostiker, pathologischer Physiologe und vor allem Hämatologe hat er sich im wesentlichen dort bzw. später in Würzburg und Leipzig erworben. Morawitz' besondere Begabung für klinisch-wissenschaftliche Zusammenhänge läßt sich aus seiner Freiburger Antrittsvorlesung als Extraordinarius 1912 erkennen, einer eindrucksvollen Übersicht über die seinerzeit offenen Fragen des Stoffwechselgeschehens[58].

Die Freiburger Medizinische Fakultät, die innerhalb von sechs Jahren zum vierten Mal einen Polikliniker zu suchen hatte, faßte nunmehr den Beschluß, diese Stelle in Zukunft als »Durchgangsstelle für aussichtsreiche Dozenten« anzusehen und daher keinesfalls nochmals zum Ordinariat zu machen[59]. Bereits der nächste Stelleninhaber, *Kurt Ziegler* (1877–1947), demonstrierte jedoch das Gegenteil: er wurde 1913 berufen und blieb Direktor der Poliklinik bis zu seinem Tode 1947.

Auch das Problem der *Kinderheilkunde* war, nach bewegten Jahren, bis zum Beginn des ersten Weltkrieges personell langfristig gelöst. Nach der Loslösung von der Poliklinik hatte die Fakultät zunächst daran gedacht, den bereits zu hohem Ansehen gelangten Münchener Extraordinarius *Meinhard von Pfaundler* (1872–1947) zu gewinnen. Man einigte sich jedoch auf *Bruno Salge* (1872–1924), der in gleicher Position in Göttingen tätig war[60]. Salge hatte sich an der Berliner Charité, der ältesten selbständigen Kinderabteilung in Deutschland, bei Otto Heubner habilitiert und war 1906 als Nachfolger Arthur Schloßmanns zum Leiter von dessen Säuglingsheim in Dresden bestellt worden. Ihm ging der Ruf eines kommenden wichtigen Kinderklinikers voraus; bereits ein Jahr später folgte er der Berufung nach Göttingen, zwei Jahre darauf (1909) ging er nach Freiburg.

Hier übernahm er die neugeschaffene etatmäßige Professur als Extraordinarius und setzte alles daran, seinem Fach wissenschaftliches und strukturelles Profil zu geben[61]. Das Hilda-Kinderhospital, nach wie vor vom privaten Hilda-Kinderhospital-Verein getragen, war einerseits mehr und mehr in die Rolle einer Universitäts-Kinderklinik hineingewachsen, konnte aber andererseits den finanziellen Anforderungen seines Betriebes nicht mehr gerecht werden. Nach intensiven Vorüberlegungen mit der Stadt und mit Billigung der Protektorin, der Großherzogin Hilda von Baden, wurden Grundstück, Gebäude und Inventar der Stadt mit dem Ziel angeboten, das Hilda-Kinderhospital als Universitäts-Kinderklinik unter städtischer Verantwortung weiterzuführen. Salge und de la Camp überzeugten den Oberbürgermeister Winterer, daß vor allem die Stadt dringend eine Kinderklinik benötige; am 18.5.1910 erfolgte die offizielle Übernahme des Hauses durch die städtischen Behörden in der Rechtsform einer Stiftung. Der Hilda-Verein blieb bestehen und widmete sich weiterhin der Sammlung von Geldern zur Unterstützung kranker Kinder und »verschämter Armer«, zur Finanzierung der Abgabe von Säuglingsnahrung und der Freibetten in der Kinderklinik.

Mit der Stadtverwaltung vereinbarte Salge weiterhin, daß ab 1911 künftig ein Arzt der Kinderklinik – nicht mehr die niedergelassenen Ärzte – die Betreuung der stillenden Mütter übernehmen solle. Die Fakultät billigte dieses Vorhaben, da neben dem allgemeinen Nutzen der Säuglingsfürsorge auch Demonstrationsmöglichkeiten für den klinischen Unterricht gewonnen würden. Die Stadt gewährte hierfür einen kleinen Zuschuß, nicht jedoch für den Neubau eines Hörsaales und von Laboratorien, an denen Salge dringend gelegen war. Die schon genannte Hörsaallösung in der Baracke des Notspitals konnte ihm auf Dauer nicht genügen; ebensowenig die lapidare Ablehnung der Fakultät in der Sitzung vom 12. Mai 1911, das Fach – gemäß einer Empfehlung der Deutschen Gesellschaft für Kinderheilkunde – zum gleichwertigen Prüfungsfach mit der Inneren Medizin zu erheben. Als daher Salge 1913 einen Ruf nach Straßburg erhielt, forderte er in den Bleibeverhandlungen in selbstverständlicher Weise ein Ordinariat und einen Klinikneubau. Eine Erkundigung bei der Regierung ergab rasch, daß keine Kinderklinik in der Neubauplanung vorgesehen sei; Salge ging nach Straßburg, nicht ahnend, daß er nach dem Zusammenbruch 1918 von dort nur mit Not und einem Handkoffer wieder ins Reich zurückkehren mußte. Noch einmal war er Ende 1918 für drei Monate in Freiburg, um seinen erkrankten Nachfolger Noeggerath zu vertreten; von 1920–1924 war er Ordinarius in Bonn und starb dort im Alter von erst 52 Jahren. Zum Pädiater in Freiburg wurde mit Wirkung vom 1.4.1913 der Berliner Privatdozent *Carl Temmerman Noeggerath* (1876–1952) ernannt; dieser hat Freiburg nicht mehr verlassen und in den 36 Jahren seiner Amtsführung die Kinderheilkunde endgültig zur anerkannten Disziplin aufgebaut.

Am 5. August 1914, in den Mobilmachungstagen des Ersten Weltkrieges, starb auf seinem Alterssitz in Oberried bei Freiburg *Alfred Hegar* (1830–1914), Wirklicher Geheimer Rat mit dem Prädikat Exzellenz und unbestrittene Leitfigur in der deutschen *Gynäkologie und Geburtshilfe*. Ebenso unzweifelhaft ist die Tatsache, daß Hegar auch für Freiburg und seine Medizinische Fakultät einen großen wissenschaftlichen und praktischen Prestigegewinn erarbeitet hat; in seiner langen Amtszeit von 1864–1904 wurde Freiburg zum Ausgangspunkt eines weltweiten Gestaltwandels der Frauenheilkunde[62].

Noch Hegars von 1861–1864 amtierender Vorgänger *Otto Spiegelberg* (1830–1881) hatte seine Tätigkeit ausschließlich auf die Geburtshilfe konzentriert; die oben beschriebenen Planungen für eine neue Frauenklinik sahen noch keine gynäkologische Abteilung vor. Alfred Hegar, Sohn eines Großherzoglich Hessen-Darmstädtischen Hof- und Leibarztes, hatte sich gleich nach dem Studium 1852 in seiner Heimatstadt Darmstadt als praktischer Arzt niedergelassen, wurde jedoch durch seinen Freund Gustav Simon (1824–1876), den späteren Heidelberger Ordinarius für Chirurgie, mit gynäkologisch-operativen Fragen bekannt gemacht. Eine Vorliebe für plastische und Fistel-

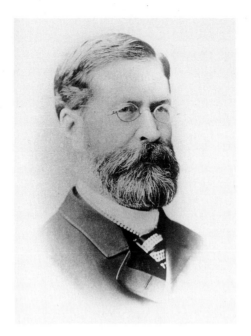

7 Alfred Hegar (1830–1914). Photographie von C. Ruf um 1887

operationen stellte den Anfang von Hegars operativer Tätigkeit dar, die zu dieser Zeit der beginnenden Antisepsis und Asepsis neu und gewagt war.
 Hegar, im wesentlichen also Autodidakt auf seinem Gebiet, wurde nach zwölf Jahren aus der Praxis heraus nach Freiburg berufen. Er begann im Wintersemester 1864/65 mit sieben Studierenden den klinischen Unterricht in den alten, von ihm als »jammervoll« charakterisierten Räumen des gemeinsamen Klinikbaues. In der laufenden, bereits beschriebenen Neubauplanung gelang es ihm, Möglichkeiten zur Aufnahme gynäkologisch erkrankter Frauen zu schaffen. In dem von 1866–1868 errichteten Gebäude konnten im ersten Jahre des Bezugs 83 solcher Patientinnen aufgenommen werden. Nach der Errichtung eines eigenen gynäkologischen Hauses 1878/79 stieg deren Zahl noch im gleichen Jahre auf 277 – es befanden sich darunter nach Aussage Hegars »Frauen aus allen Staaten Deutschlands, ferner aus der Schweiz, Österreich, Frankreich, Italien, Holland, Rußland, nordamerikanische Union, Columbia, Laplatastaaten«[63]. Dieser Patientenzustrom veranlaßte Hegar auch zu einer baulichen Erweiterung der Entbindungsabteilung, die unter Opferung des Rebgartens der Klinik 1899 durchgeführt wurde (Abb. 67).
 »Wir dürfen nie vergessen, daß erst mit Hegar die neue deutsche Gynäkologie beginnt«[64] – diese spätere Feststellung verweist auf die Tatsache, daß sich Hegar, nach 1867 zusammen mit seinem begabten Mitarbeiter *Rudolph Kaltenbach* (1842–1893), unter schwierigsten Verhältnissen auf die gynäkologische Untersuchungs- und Operationstechnik zu konzentrieren begann. »Hegar und Kaltenbach waren die ersten, die es wagen konnten, ein Lehrbuch für

operative Gynäkologie zu schaffen«[65]; 1874 erschien »Die operative Gynäkologie mit Einschluß der gynäkologischen Untersuchungsmethoden«, das erste Werk seiner Art und bis 1894 in vier Auflagen verbreitet.

Dieser Zeitraum wurde, von Hegar ausgehend, entscheidend für die Entwicklung der Gynäkologie. Hegar intensivierte neben dem Ausbau der Operationslehre insbesondere die gynäkologische Untersuchungstechnik sowie die Verfeinerung einer Vielzahl allgemeiner Fragen und Anweisungen für die Praxis des Alltags. Hegar hat aber auch für das Gebiet der Geburtshilfe Entscheidendes geleistet, indem sein energischer Kampf gegen das Kindbettfieber der Lehre von Semmelweis zum entscheidenden Durchbruch in Deutschland verhalf. Hegars Verfahren der Beckendiagnostik durch digitale Austastung führte zu klareren Vorstellungen von den Geburtswegen, die sein Schüler Hugo Sellheim zur Erklärung der »inneren Drehung« des Kindes am »Knie des Geburtskanales« ausbauen konnte.

Die Einzelheiten hierzu sind Gegenstand zahlreicher Würdigungen gewesen, die alle den großen klinischen Spürsinn hervorheben, mit dem sich Hegar dem Gebiet der Frauenleiden annahm. Mit seinem Namen verbunden blieben zahlreiche Details, wie die im gynäkologischen Instrumentarium unentbehrlichen *Hegar-Stifte* aus Metall zur Erweiterung des Zervikalkanales, der *Hegarsche Nadelhalter* und die *Hegarschen Zeichen* zur Erkennung der Schwangerschaft in den ersten Monaten. Andererseits haben seine Schüler immer wieder betont, daß er »wie kaum einer« vermeiden wollte, die Gynäkologie zum »öden Technikertum« werden zu lassen, sondern »von vornherein nach dem Zusammenhang gynäkologischer Leiden mit dem Gesamtorganismus und nach den Beziehungen und Auswirkungen der physiologischen und der gestörten Sexualfunktion auf den ganzen Körper der Frau« zu suchen begann[66]. Dies führte ihn in späteren Jahren zu Fragen der biologischen Rolle der Keimdrüsen, zur Auseinandersetzung mit der klinischen Konstitutionslehre, aber auch zu äußerst problematischen, sozialdarwinistisch beeinflußten Erwägungen zur Rassenverbesserung durch eugenische Maßnahmen[67]. Hier war Hegar eingebunden in das noch unkritisch rassenhygienische Denken seiner Zeitgenossen, ohne dessen menschenverachtenden Hintergrund mitzubedenken. Noch war Hegar Pionier in einem wissenschaftlichen Neuland; das sich unvermeidlich anschließende Spezialistentum – auch in seinem Fache – hat er jedoch nie verstanden und in seiner berühmten Prorektoratsrede »Spezialismus und allgemeine Bildung« von 1882 bloßgestellt.

Alfred Hegar hat sein Amt mit sprichwörtlich gewordener patriarchalischer Strenge und Unerbittlichkeit gegen sich, seine Mitarbeiter und seine Patienten ausgeübt; zahlreiche Anekdoten waren und sind noch darüber im Umlauf. Wie meist gerade in solchen Fällen, verstanden sich seine Mitarbeiter als eng zusammengehörige Schule; Lehrstühle erlangten von ihnen *Rudolph Kaltenbach* (Halle), *Hugo Sellheim* (1871–1936, Tübingen, Halle, Leipzig), *August Mayer* (1876–1968, Tübingen), sowie – als »Enkel« – zwei seiner Freiburger Nachfolger, *Willi Wolf* (1908–1953) und *Max Kneer* (1908–1957). Auch Paul Diepgen, der spätere Medizinhistoriker, ist als Gynäkologe und Geburtshelfer zur Hegar-Schule zu zählen.

Nach seiner Emeritierung gründete Hegar am 5. März 1905 zusammen mit Fehling die *Oberrheinische Gesellschaft für Geburtshilfe und Gynäkologie*; die Stadt Freiburg ernannte ihn als langjährigen Kreisoberhebarzt zum Ehrenbürger. Aus seiner Ehe mit Eva Merck, einer Urenkelin des Goethe-Freundes Johann Heinrich Merck, entstammten sechs Kinder; die ärztliche Familientradition hat sich in Freiburg bis heute fortgesetzt[68].

Hegar hatte 1904 um seine Emeritierung nachgesucht; im gleichen Jahr deutete er vorsichtig in einer Abhandlung über Theorie und Behandlung des Krebses eine neue Trendwende auf seinem ureigensten Gebiet an: »Man hat neuerdings mit Röntgenstrahlen und Radium Versuche gemacht. Vielleicht gelangt man durch geeignete Methoden zum Ziel...«[69]. Wie intensiv sich sein Nachfolger *Bernhard Krönig* (1863–1917) dieser Aufgabe zuwandte, haben wir schon bei der Besprechung der Radiologie gesehen. Krönig wollte ursprünglich Physiker werden und hatte sich seit der Entdeckung der Röntgenstrahlen mit deren Eigenschaften auseinandergesetzt. Als Assistent von *Paul Zweifel* (1848–1927) in Leipzig begründete er eine enge Zusammenarbeit mit seinem Kollegen Heinrich Albers-Schönberg, aus der heraus die späteren Konzepte einer gynäkologischen Strahlentherapie resultierten. Nach einem Jahr als Ordinarius in Jena kam er nach Freiburg und entwickelte hier mit *Carl Josef Gauß* (1875–1957) das oben beschriebene Freiburger Modell der Röntgentiefentherapie und führte die ersten Bestrahlungsversuche mit Radium und Mesothorium durch. Mit *Walter Friedrich* (1883–1968) gründete Krönig 1914 das Radiologische Institut.

Wie seinerzeit Hegar mit der Systematisierung der operativen Gynäkologie, so empfand Krönig seine strahlentherapeutischen Ergebnisse als weiteren Umbruch in der Frauenheilkunde. Gauß ging 1912 vor der Berliner Gynäkologischen Gesellschaft in einem Bericht über die Freiburger Erfolge so weit, zu sagen, Krönig habe »das Messer niedergelegt« und wolle nur noch bestrahlen[70]. Krönig selbst äußerte 1915 vor der Freiburger Medizinischen Gesellschaft, daß »in der Geburtshilfe und Gynäkologie eine Grenzverschiebung ganz zweifelsohne zugunsten der nicht-operativen Therapie stattgefunden hat; es steht auch nicht zu erwarten, daß es sich in Zukunft wieder in andere Richtung ändern wird«[71]. Schon 1908–1910 war zum Ausbau der gynäkologischen Behandlungen ein weiterer Anbau der Klinik angefügt und dabei der Haupteingang von der Merianstraße zur Albertstraße verlegt worden. Nachdem sich erwiesen hatte, daß die Strahlentherapie zum Routineverfahren werden konnte, hatte Krönig neben der Abteilung für Strahlenforschung in der Rheinstraße auch zwei Strahlenstationen im Klinikgebäude eingerichtet.

Krönig war auf seinem Gebiet rasch in die vorderste Linie der Fachgenossen gelangt. Einen Ruf nach Berlin lehnte er 1910 ab, 1913 trug er seine Ergebnisse in den USA vor. Über dem Strahlentherapeuten Krönig wird jedoch gerne vergessen, wie intensiv er sich mit anderen Gebieten der Frauenheilkunde befaßte, sich darin in vielem der pragmatischen Linie seines Vorgängers nahe erwies, und zahlreiche Einzelprobleme in großer wissenschaftlicher Unruhe weitertrieb. Ihn interessierten die nervösen Störungen in ihren Wechselbeziehungen zur weiblichen Genitalsphäre, die gynäkologische Narkose, die

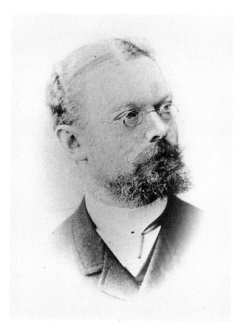

68 Paul Kraske (1851–1930). Photographie von C. Ruf um 1887

Schmerzlinderung unter der Geburt, das Frühaufstehen und der Dämmerschlaf, die Bakteriologie des weiblichen Genitalkanals und die Therapie des engen Beckens.

Sein Hauptwerk jedoch, die »Physikalischen und biologischen Grundlagen der Strahlentherapie« (1918) zusammen mit Walther Friedrich, erschien erst nach seinem Tode. Bernhard Krönig – »das Urbild der körperlichen und geistigen Frische« – erlag am 27. Oktober 1917 einem Herzversagen nach einer schweren septischen Pneumonie, die er sich 1915 im Kriegsdienst zugezogen und von der er sich nicht wieder erholt hatte. Selten eindringliche und ausführliche Nachrufe sprechen vom Verlust eines der bedeutsamsten Freiburger Fakultätsmitglieder des Jahrhundertanfangs[72].

Auch *Paul Kraske* (1851–1930), von 1883–1919 Ordinarius für *Chirurgie* in Freiburg, repräsentiert das sich mächtig entfaltende Selbstbewußtsein seiner Zeit und seines Fachgebietes. An ihm läßt sich – ähnlich Hegar – deutlich zeigen, wie dramatisch sich innerhalb einer Generation die Voraussetzungen seines Berufes geändert haben[73] (Abb. 68).

1874, als Kraske in Halle Staatsexamen machte, waren hohe Fieberschübe durch den »Hospitalbrand«, Pyämien und Erysipel an der Tagesordnung. Kraskes Lehrer, Richard von Volkmann, hatte sich mit dem Leipziger Karl Thiersch und dem Berliner Heinrich Bardeleben an die Spitze der deutschen Verfechter der Lister'schen Methode der Antisepsis gesetzt. Volkmann und seine Schüler führten das »Listern« als Methode ein; 1878 erkannte dann Robert Koch die bakterielle Spezifität der Wundinfektion, 1886 begann man die Instrumente auszukochen, 1890 erfand Halsted die Gummihandschuhe.

Schon von diesen einfachen Arbeitsvoraussetzungen her vollzog sich während Paul Kraskes Arbeitszeit soviel Umwälzendes, daß der Chirurg mit einem völlig neuen Arbeitsgefühl ins 20. Jahrhundert eintreten konnte: die Narkose erlaubte ihm, in Ruhe und mit Zeit zu operieren, die große Chirurgie der Leibeshöhlen war Allgemeingut geworden, die Ursachen der Wundheilungsstörungen waren geklärt und begannen im Prinzip beherrschbar zu werden. Nimmt man hinzu die Entdeckung Röntgens 1895, so kann man das Hochgefühl aller Chirurgen verstehen, das Ernst Küster 1901 auf dem Chirurgenkongreß bemerken ließ, die Hauptarbeit des Chirurgen sei getan, so daß für alle Nachfolger »nur noch eine kärgliche Nachlese« bliebe[74].

Kraske übernahm 1883 noch die alte Abteilung des ursprünglichen Klinikums, war jedoch mit dessen letzter, im Gang befindlicher Aufstockung und dem Einbau der Kanalisation vorläufig zufrieden. Drei Assistenten standen ihm zur Verfügung, mit denen 1883 3288 Kranke zu betreuen waren; die rund 90000 Verpflegungstage weisen auf eine einzelne Verweildauer von ca. 27 Tagen. Die Zahl der Studenten betrug rund 350, ein Neubau war zugesagt und wurde, wie berichtet, fünf Jahre später verwirklicht (1888).

Zwei Jahre danach, auf dem 14. Kongreß der Deutschen Gesellschaft für Chirurgie 1885 in Berlin, hielt Kraske einen Vortrag über die Exstirpation des hochsitzenden Mastdarmkrebses und gab den dann nach ihm benannten dorsalen, extraperitonealen Zugangsweg zum Rektum an. Damit war sein Ruf nicht nur in der Fachwelt begründet; auch die Freiburger Bevölkerung und ein weit ausgedehnter Kreis auswärtiger Patienten achteten Kraskes operative Fähigkeiten hoch. Kraske wuchs in einer langen Amtszeit zu einer weiteren Leitfigur der Fakultät heran und wird von seinen Schülern als patriarchalisch regierender Klinikleiter beschrieben. Dennoch förderte er sichtbar die oben bereits angedeutete Differenzierung bzw. Dissoziation seines Fachgebietes: am Ende seiner Amtszeit 1919 gab es in der Chirurgie vier eigenständige Extraordinariate, besetzt mit *Maximilian Oberst* (1849–1925), dem Begründer der Leitungsanästhesie (Allgemeine und Kriegschirurgie), *Hendrik Reerink* (Röntgendiagnostik), *Gerhard Hosemann* (Spezielle Chirurgie) und *Georg Oehler* (Urologie). Auch sei daran erinnert, daß die Dermatologie, die Ohrenheilkunde und die Orthopädie inzwischen ebenfalls aus der Chirurgie heraus verselbständigt waren.

Kraske ist damit im Rahmen der Freiburger Fakultät das vielleicht beste Beispiel für eine kluge Voraussicht angesichts unumkehrbarer Entwicklungen; sein Fach – und damit die anderen operativen Fächer – haben von seiner kritischen Fähigkeit profitiert, Neuerungen eigenständigen Raum zu geben und doch das Ganze zusammenzuhalten.

Darin ähnlich war ihm *Theodor Axenfeld* (1867–1930), der 1901 – unico loco berufen – die Nachfolge von Wilhelm Manz als *Ophthalmologe* antrat und Freiburg ebenfalls nicht mehr verließ[75]. Trotz ehrenvoller Rufe nach Heidelberg, Breslau und Berlin teilte er mit vielen Fakultätskollegen die Auffassung, daß die Freiburger Arbeitsbedingungen, vor allem die enge Zusammenarbeit mit anderen Fächern, inzwischen ideal geworden waren.

Axenfeld, von *Wilhelm Uhthoff* (1853-1957) in Marburg habilitiert und danach mit nach Breslau genommen, war schon seit 1897 Ordinarius in Rostock gewesen und hatte sich vornehmlich der bakteriologischen Forschung in der Augenheilkunde zugewandt. Seine »Bakteriologie in der Augenheilkunde« (1904) und sein »Lehrbuch und Atlas der Augenheilkunde« (1909) machten ihn weltweit bekannt. Die Freiburger Klinik wurde unter seiner Leitung zu einer gesuchten Ausbildungs- und Fortbildungsstätte; Mackensen hat errechnet, daß von den bis 1910 veröffentlichten Arbeiten etwa 40% von ausländischen Mitarbeitern verfaßt worden sind, vornehmlich – wie in der Pathologie bei Aschoff – von Kollegen aus östlichen Ländern und aus Japan.

Axenfeld beherrschte noch die ganze Breite seines Faches und hat zur Anatomie und Histologie der Augen, zu zahlreichen klinischen Problemen und neuen Operationstechniken Beiträge geleistet. Überzeugt, daß der Universitätslehrer gleichermaßen und ausgewogen der wissenschaftlichen Arbeit und den praktischen Belangen zu dienen habe, übernahm er seit 1900 die alleinige Schriftleitung der Klinischen Monatsblätter für Augenheilkunde mit dem Ziel, den Augenarzt »mit der Gedankenarbeit seines Faches in fortgesetzter Verbindung« zu halten. Er ließ darin auch Arbeiten von ausländischen Wissenschaftlern erscheinen; auf seiner großen Japanreise unmittelbar vor seinem Tode 1930 wurde ihm bestätigt, daß er gerade dadurch »befruchtend und fördernd auf die Gesamtentwicklung wie auf jeden einzelnen von uns gewirkt« habe [76].

Wir hatten oben schon gesehen, daß sich die Fakultät erst nach dem Tode von Ludwig Thomas 1907 zur Verselbständigung der *Pharmakologie* entschließen konnte. Inzwischen waren die für die Entwicklung zum eigenständigen Fach entscheidenden Jahre vorbeigegangen; es bestanden zu diesem Zeitpunkt bereits an 22 deutschen Universitäten Institute für experimentelle Pharmakologie. Insbesondere im benachbarten Straßburg war während der seit 1872 andauernden Amtszeit von *Oswald Schmiedeberg* (1838-1921) »die große Zentrale der Pharmakologie nicht nur für Deutschland« entstanden [77].

Die Freiburger Fakultät konnte daher nicht anders, als für das Fach nunmehr gleich ein Ordinariat einzurichten und die Voraussetzungen für einen experimentellen Institutsbetrieb zu schaffen. Back hat darauf hingewiesen, daß die Berufung von *Walther Straub* (1874-1944) im Jahre 1907 nicht nur das Ergebnis einer einfachen Aufteilung des alten pädiatrisch-poliklinisch-pharmakologischen Lehrstuhles von Ludwig Thomas gewesen ist, sondern daß noch zusätzliche Überlegungen von der Fakultät vorausgeschickt werden mußten [78].

»Im Interesse des schwer geschädigten medizinischen Unterrichtes in der *Botanik*« [79] wurden die bisher bestehenden zwei Professuren dieses Faches – in der Medizinischen und in der Philosophischen Fakultät – durch die mehr oder weniger zwangsweise Emeritierung des medizinischen Botanikers Friedrich Hildebrand vereinigt. *Johann Friedrich Oltmanns* (1860-1945), seit 1902 botanischer Fachvertreter in der Philosophischen Fakultät, übernahm als nunmehr einziger Ordinarius den Unterricht auch für die Mediziner, mußte aber die Unterweisung in Pharmakognosie an das neu zu errichtende Fach Pharmakologie abgeben. Dies bedeutete, daß nicht nur die Mediziner, sondern auch die

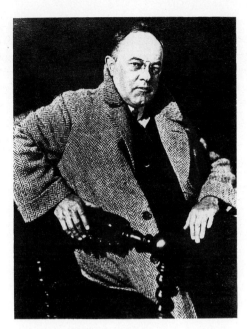

69 Walther Straub (1874–1944). Aufnahme vor 1923

Pharmaziestudenten die Heilpflanzenkunde beim Pharmakologen zu absolvieren hatten. Da mit einem Ministerialerlaß vom 22.6.1907 auch der Institutsbau im botanischen Garten der neuen Pharmakologie zugewiesen wurde, erlitt die Botanik eine herbe strukturelle Einbuße; sie mußte in die Gebäude der alten Universität zurück und erhielt erst 1913 ihren Neubau in der Schänzlestraße[80].

Die neue Professur für Pharmakologie wurde noch vor Beginn von Berufungsverhandlungen errichtet und der a. o. Professor und Polikliniker *Ernst Roos* (1866–1926) vorübergehend mit einem Lehrauftrag versehen. Als Kandidaten für das Ordinariat benannte die Fakultät Walther Straub in Würzburg und Arthur Heffter in Marburg, beides junge Lehrstuhlinhaber ihres Faches. Der Ruf erging an Straub, »weil er unter den Pharmakologen als ein auf physiologischem wie chemischem Gebiet vortrefflich durchgebildeter Forscher gilt«[81] (Abb. 69). In seiner Antrittsvorlesung »Gift und Organismus« am 27. Februar 1908 charakterisiert sich Straub selbst als Vertreter der »experimentellen Pharmakologie«, also genau jener methodischen Richtung, die – wie oben berichtet – noch kurz zuvor von der Medizinischen Fakultät mit Skepsis betrachtet worden war. Straubs Schüler und langjähriger Arzt *Gerhard Stroomann* (1887–1957) erkannte die Möglichkeit der Etablierung dieser Arbeitsrichtung in der »seit 1904 (!) ›modern‹ sich entwickelnden Fakultät, in die Aschoff, Hoche und Krönig als neue Motoren (in diesem Falle norddeutsche Motoren) eingetreten waren«[82].

Straub, der sich während seiner siebenjährigen Assistentenzeit bei *Rudolf Boehm* (1844–1926) in Leipzig mit physiologischen und toxikologischen Untersuchungen besonders am Herzmuskelgewebe hervorgetan hatte, schuf in

Freiburg aus dem Nichts heraus ein in kurzer Zeit wissenschaftlich hoch qualifiziertes und anerkanntes Institut: »es ist nicht abgeschmackt zu sagen«, so wiederum Stroomann, »daß jetzt ein genialer Mann in Freiburg erschienen war... Das neue Fach war das besuchteste. Krönig (immer Neues!) wurde sein begeisterter täglicher Hörer und weitete seinen von Aschoff geformten Standpunkt. Seine Assistenten Pankow, Gauß, Schlimpert waren versammelt, die Frauenklinik um diese Stunde verlassen, Hauptmann von der Psychiatrischen, später Rominger von der Kinderklinik waren im Auditorium und, von Joh. von Kries kommend, Viktor von Weizsäcker. Und viele andere...«[83]. Bis zu seinem Weggang nach München 1923 hat Straub in Freiburg 75 Assistenten in jeweils ein- bis mehrjähriger Zusammenarbeit in die experimentelle Pharmakologie eingeführt; auch bei ihm kam mehr als die Hälfte seiner Schüler aus verschiedenen europäischen Staaten, Japan und den USA.

Wissenschaftlich konzentrierte sich Straub u.a. auf die Entwicklung von Methoden zur Registrierung biologischer Vorgänge unter dem Einfluß bestimmter Pharmaka (*Straub'sches Froschherz, Straub'sches Mäuseschwanzphänomen*) sowie auf die pharmakologische Bestimmung auch kleinster Wirkstoffmengen, die Funktion der Zellmembran als Reaktionsort und auf die Potentialgifttheorie[84].

Im zunächst umgebauten alten botanischen Gebäude blieb die Pharmakologie über acht Jahre lang, obwohl Straub von seiner Berufung an auf einen Neubau gedrängt hatte. Auf dem von der Gefängnisdirektion abgetretenen Geländedreieck links des Gewerbebaches entstand zwischen 1914 und 1917 ein neues Institut, im wesentlichen in der noch heute bestehenden Gestalt, in welchem sich Straub nach »einem unzulänglichen Interimistikum« schließlich »sehr verwöhnt fühlte; er war im Rahmen der begrenzten Mittel (weder Wilhelminischer Glanz noch amerikanische Rekorde) ein intelligenter Bauherr«. Stroomann beschrieb das Leben im Institut Walther Straubs in den Jahren vor dem Ersten Weltkrieg: »Völlige Freiheit, Heiterkeit und tiefer Ernst, Spiel und schwere Arbeit – ich habe nie wieder etwas Ähnliches erlebt«[85].

Im Gegensatz zu seinem Vorgänger Max Schottelius, der noch über die Pathologie zur *Hygiene* gekommen war, konnte *Martin Hahn* (1865–1934) bereits eine fachspezifische Vorbildung nachweisen[86]. Er hatte sich am Münchner Hygiene-Institut unter Pettenkofers Nachfolger *Hans Buchner* (1850–1902) habilitiert und entsprach so den Wünschen der Freiburger Fakultät, die »auf die Pflege der reinen Hygiene im Sinne Pettenkofers« und die damit verbundene Beherrschung der exakten chemischen und physikalischen Methoden in ihrer Stellungnahme zur Neuberufung größten Wert legte. Daneben wurde aber hervorgehoben, daß Hahn Gelegenheit hatte, sich in München auf dem Gebiet der sozialen Hygiene und öffentlichen Gesundheitspflege hervorzutun und auf ausgedehnten Reisen tropen- bzw. »kolonialhygienische« Erfahrungen zu sammeln. Ab 1897 hatte er die venia legendi für Hygiene an der Technischen Hochschule München und wurde 1911 als Ordinarius nach Königsberg berufen; bereits ein Jahr später kam er nach Freiburg.

Hahn, der von sich sagte, daß er als erster in Deutschland 1895 Vorlesungen über *Sozialhygiene* gehalten habe, sprach auch in Freiburg in seiner Antrittsvorlesung über die seinerzeit sehr diskutierten Grenzen und Ziele dieser Arbeitsrichtung. Da kein anderes Gebiet so sehr in das praktische Leben eingreife wie die Hygiene, reiche ihr sozialer Aspekt weit über die Medizin hinaus und müsse als »Teil der kulturellen Bestrebungen überhaupt« angesehen werden. Diese könnten nur in der Mithilfe und Mitarbeit aller Disziplinen gedeihen, wobei die Sozialhygiene angetreten sei, integrativ nicht nur um die Krankheitsvorsorge, sondern um die Wahrung aller Errungenschaften eines Kulturstaates besorgt zu sein. Hahns Stellungnahme ist insofern nachlesenswert, als er offenbar zu den wenigen Sozialhygienikern gehörte, die den gleichlaufenden sozialdarwinistischen Bestrebungen zur Verbesserung der Menschheit skeptisch gegenüberstanden[87].

Bis zum Ausbruch des Krieges konnte Hahn nur noch wenig in größerem Umfange bewegen; er begann lediglich im Detail erste Schwerpunkte zu setzen. Hierzu gehören u. a. Untersuchungen über die Arbeits- und Gesundheitsverhältnisse der deutschen Krankenpflegerinnen und zur Desinfektionspraxis der Hebammen. Hahns Forschungen wurden durch eine nahezu vollständige Abwesenheit als Korpshygieniker von 1914–1918 unterbrochen; einen zwischenzeitlichen Ruf nach Kiel lehnte er ab. Von 1919–1922 leitete er nochmals persönlich das Institut und induzierte eine Reihe von Arbeiten auf den Gebieten der Klima- und Ernährungshygiene, der Immunologie und der Gewerbehygiene. Am 1.10.1922 verließ er Freiburg, um einem Ruf nach Berlin zu folgen; er übersandte der Fakultät seinen Talar sowie einen Scheck über 10000 RM zur Unterstützung von Staatsexaminanden, Medizinpraktikanten und Volontärärzten angesichts der sprunghaft ansteigenden Teuerung. Damit verband er die Hoffnung, daß »meine Fachkollegen, insbesondere die Kliniker, sich dadurch angeregt fühlen werden, auch ihrerseits gelegentlich etwas beizusteuern«[88].

Mit Hahn war *Alfred Nißle* (1874–1965) nach Freiburg gekommen, der sich noch 1912 in Königsberg habilitiert hatte. Nißle blieb sein weiteres Leben lang in Freiburg und verselbständigte sich mit besonderen »Dysbakteriestudien«, bei denen er die Darmflora, insbesondere das Bakt. Coli untersuchte[89]. Er entwickelte in langen Jahren seine »Mutaflortherapie«, die Verabreichung besonderer Colistämme bei Dickdarmerkrankungen, deren Vertrieb durch die Handelsgesellschaft Deutscher Apotheker (HAGEDA) Anlaß zu vielen Mißhelligkeiten gab. 1915 wurde Nißle zum Leiter des *Medizinaluntersuchungsamtes* ernannt und blieb dies bis 1938; die daraus resultierenden strukturellen und administrativen Schwierigkeiten mit den jeweiligen Direktoren des Hygieneinstitutes und mit der Fakultät haben alle Beteiligten während nahezu der ganzen Amtszeit Nißles belastet. Da indessen seine Mutaflortherapie in der NS-Zeit über den Leibarzt Hitlers, Theodor Morell, bei den Spitzen der Reichsführung zur Anwendung kam, stellte ihm die Reichskanzlei Mittel für die Fortführung seiner Dysbakteriestudien in einem eigenen Forschungsinstitut Fürstenbergstraße 15 zur Verfügung, das dem NSD-Ärztebund unterstand[90].

Als letzter derjenigen Ordinarien, die Struktur und Stil der Freiburger Medizinischen Fakultät bis zum Ersten Weltkrieg bestimmten, muß der Psychiater und Neurologe *Alfred Erich Hoche* (1865 – 1943) genannt werden. Er war 31 Jahre lang, von 1902 – 1933, Direktor der *Psychiatrischen und Nervenklinik* und hat es in dieser Zeit verstanden, zu einer der widersprüchlichsten Gestalten der neueren Freiburger Fakultätsgeschichte zu werden. Als unerhört kommunikationsfreudigen, gebildeten und bereichernden Partner, als vertrauengewinnenden, hilfsbereiten Arzt schildern ihn die einen, als zynischen, ewig überlegen lächelnden Außenseiter die anderen [91].

Auch Hoche soll hier zunächst nur in seiner Entwicklung bis 1914 geschildert werden; an ihm wird später die durch den Krieg gegebene Zäsur besonders deutlich werden. Hoche war Preusse und Sohn eines protestantischen Geistlichen; ein Alumnat in der Klosterschule in Roßleben verdankte er wahrscheinlich einem dort tätigen Verwandten. Zum Medizinstudium kam er nach eigenem Bekunden eher zufällig, ebenso zu seinen ersten Stellen als Assistent in der Frauenheilkunde bei *Carl Schroeder* (1838–1887) in Berlin und in der Poliklinik bzw. Kinderheilkunde bei *Theodor von Dusch* (1824–1890) in Heidelberg; beide Male wurde die Tätigkeit Hoches durch den Tod des Chefs abgebrochen. Auch als ihm *Karl Fürstner* (1848–1906) in Heidelberg eine psychiatrische Ausbildung anbot, nahm Hoche »nicht aus einer besonderen Passion für das Irrenwesen, sondern weil es sich gerade so fügte« an [92].

Bereits ein halben Jahr später ging Fürstner nach Straßburg und bot Hoche an, ihn als Oberarzt zu begleiten. Er arbeitete sich dort insbesondere in die Nervenheilkunde ein; die Neuropathologie blieb für ihn zeitlebens die Grundlagenwissenschaft auch der Psychiatrie: der Geist schwebe nicht über den Wassern, sondern sei gesetzmäßig nur dort zu finden, wo hochdifferenziertes Nervengewebe existiert [93]. Nach seiner Habilitation heiratet er 1894 die 19jährige Tochter des Straßburger Professors Goldschmidt, eine Jüdin. Mit Fürstner überwirft er sich 1897 und läßt sich in der Stadt als Nervenarzt nieder, behält jedoch die venia legendi und wird 1899 zum Extraordinarius ernannt. In der Straßburger Zeit entstehen die meisten seiner neuropathologischen Arbeiten, insbesondere seine Versuche der Rückenmarksreizung an frisch Enthaupteten. Am 27. Juni 1902 erreicht ihn der Ruf nach Freiburg, dem er unverzüglich Folge leistet.

Hoches erste Maßnahmen zur Umgestaltung der Psychiatrischen Klinik in der Hauptstraße, insbesondere sein Engagement für die Ausgliederung einer umschriebenen Nervenabteilung 1904, sind bereits geschildert worden. Einen Ruf nach Halle (1904) und nach Straßburg (1906) lehnte er ab; die Tätigkeit in Freiburg war für ihn offenbar der Zenit des Erreichbaren – auch in seinen Lebenserinnerungen bricht mit dieser Berufung die Chronologie ab. Hoche erlangte schnell den Ruf eines brillanten bis gefürchteten Fakultätsmitgliedes; seine wissenschaftlichen Leistungen beschränkten sich auf nur wenige aussagekräftige Beiträge. Lediglich eine 1912 erschienene Arbeit über »Die Bedeutung der Symptomenkomplexe in der Psychiatrie« wurde kurzfristig in der Fachwelt als Versuch diskutiert, die neue nosologische Systematik Kraepelins zu relativieren [94]. An den übrigen wichtigen Entwicklungen, die sich in der

Psychiatrie anbahnten, hat Hoche nicht kreativ teilgenommen; berühmt geworden sind lediglich seine lebenslangen Attacken gegen die Nachfolger Freuds und die Psychoanalyse, die er eine »morbide Doktrin, eine Heilslehre für Dekadente, für Schwächlinge aller Arten« nennt, »deren es immer mehr als genug geben wird«[95].

Bis zum Beginn des Ersten Weltkrieges hat Hoche die Mehrzahl seiner psychiatrisch-neurologischen Arbeiten verfaßt, darunter seine Arbeiten zur Epilepsie und Hysterie, zur progressiven Paralyse sowie sein mit Aschaffenburg, Schultze und Wellenberg herausgegebenes »Handbuch der gerichtlichen Psychiatrie« (1909). Später wird er zunehmend auch einem breiteren Publikum bekannt durch faszinierend geschriebene Essays und zeitkritische Stellungnahmen zu Alltags- und Grenzproblemen aus der »Welt der Tatsachen und des Geistes«[96]. Immer hatte er auch in seinen Fachbeiträgen den forensischen Aspekt betont; diese Vorliebe mag ihn mit dem berühmten Leipziger Strafrechtler *Karl Binding* (1841–1920) zusammengebracht haben, der 1913 nach Freiburg kommt, um hier seinen Lebensabend zu verbringen.

Die 1920 erschienene Schrift von Binding und Hoche: »Die Freigabe der Vernichtung lebensunwerten Lebens« markiert nicht nur einen neuen, später zu besprechenden Abschnitt in der Lebensgeschichte von Alfred Hoche, sondern auch den Zusammenbruch der alten, für die meisten Genannten scheinbar heilen Welt am Ende des Ersten Weltkrieges.

3 Studienreformen, Öffentlichkeitsarbeit und Zukunftsplanung

Man kann ohne Übertreibung behaupten, daß der innere und äußere Aufbau der Freiburger Medizinischen Fakultät in den Jahren vor 1914 von ihr selbst als abgeschlossen empfunden wurde. Hierzu gehörten auch einige wichtige und weiterwirkende Entscheidungen, die von ihr als Korporation getroffen wurden und von denen die Ausbildungsordnungen, das Frauenstudium, das Verhältnis zur niedergelassenen Ärzteschaft sowie die Planung eines neuen Klinikums hervorgehoben werden sollen.

Die Vereinheitlichung der medizinischen Ausbildung

Mit der Errichtung des Norddeutschen Bundes, der durch den Eintritt der Süddeutschen Staaten im Jahre 1871 zum Deutschen Reiche erweitert wurde, erfolgte eine einheitliche Organisation des medizinischen *Studien- und Prüfungswesens*[1]. Eine wichtige Neuerung war schon 1861 vorgegeben worden, als in Preußen das »Tentamen philosophicum« durch das »Tentamen physicum« ersetzt wurde, in dem alle Kandidaten »dartun sollen, daß sie in den allgemeinen Vorbereitungswissenschaften des medizinischen Studiums, insbesondere in der Physik und Chemie, in der Anatomie und Physiologie, die für einen Doktor der Medizin erforderlichen Kenntnisse besitzen«[2]. Die Prüfungsfächer Logik und Psychologie waren damit entfallen. Diese Verordnung ging in die allgemeine Neuordnung des ärztlichen Prüfungswesens vom 25. September 1869 ein, die zunächst für die Staaten des Norddeutschen Bundes, nach 1871 auch für Württemberg und Baden Geltung erlangte, wobei jedoch Baden erst 1873 das Physikum verbindlich machte[3].

Mit dieser nun allgemein in Deutschland gültigen *Prüfungsordnung* war für Baden die Tätigkeit der in Karlsruhe amtierenden Prüfungskommission entfallen und das medizinische Staatsexamen in eine von den Staatsbehörden nur noch beaufsichtigte Fakultätsprüfung umgewandelt. Der Kandidat mußte den Nachweis führen, daß er das Gymnasium absolviert und das Physikum bestanden hatte, daß er mindestens zwei Semester practicando an der medizinischen und chirurgischen Klinik teilgenommen und bei vier Geburten assistiert hatte. Dagegen war er nicht mehr, wie bisher, zur Promotion vor dem Staatsexamen verpflichtet. Die Staatsprüfung umfaßte fünf Abschnitte, deren Einzelheiten genau geregelt waren: u.a. Ziehung der Aufgaben durch das Los, Demonstration von makroskopischen und mikroskopischen Befunden an anatomischen, physiologischen und pathologischen Präparaten, Untersuchung und Behandlung von Kranken, Anfertigung schriftlicher Krankengeschichten. Wer die Prüfung bestand, erhielt das Recht, sich Arzt zu nennen, jedoch nicht den Doktortitel.

Die Regelung der *Promotionsbedingungen* blieb fortan völlig den Fakultäten überlassen[4]. Freiburg hatte noch 1867 unter den alten politischen Bedingungen erstmals gedruckte »Statuten für das medicinische Doctor-Examen« entworfen und in ihnen Vorschriften für eine Promotion mit oder ohne Staatsprüfung niedergelegt. In dieser Ordnung erscheinen zum letzten Mal die alten Formen des Promovierens: bei der öffentlichen Promotion »januis apertis« hatten Promovend und Promotor »einen kleinen wissenschaftlichen Vortrag« zu halten, auch sollte der Doktoreid noch öffentlich geleistet werden[5].

Die nächste »Prüfungsordnung zur Erlangung des medicinischen Doctorates« von 1872 mußte sich den neuen politischen und administrativen Verhältnissen anpassen, erlaubte jedoch immer noch das Promovieren ohne Staatsexamen, wobei der Kandidat jedoch in mindestens sechs Fächern mündlich zu prüfen war.

Bereits 1875 entsteht eine neue »Promotions-Ordnung der Medicinischen Fakultät der Universität Freiburg i.Br.«, die nunmehr bis 1890 Gültigkeit behielt. Danach bestand die Promotion aus der Prüfung der schriftlichen Dissertation und einer mündlichen Prüfung des Kandidaten; war er bereits approbiert, geschah dies in drei, im anderen Falle in sechs einzelnen Fächern. Mit dieser Neuordnung wurde Druckzwang der Dissertation in 120 Exemplaren eingeführt, auch erhielt der Kandidat nunmehr erst durch den Empfang des – auf seine Kosten gedruckten – Diploms die Berechtigung zur Führung des Doktortitels. Von einer formalen, d.h. öffentlichen Promotion ist nicht mehr die Rede; jedoch hatte die Fakultät beschlossen, daß der Dekan mit einer festgelegten Formel den Kandidaten promovieren solle; eine solche ist unter dem 4.6.1872 von der Hand Adolf Kußmauls erhalten[6].

Dieser Brauch hat sich aber offensichtlich in den letzten Jahrzehnten des 19. Jahrhunderts ganz verloren; weder die Überlieferungen noch neue Fassungen der Freiburger Promotionsordnung von 1898 und 1900 geben davon Kenntnis. Letztere verschärfen indessen den Zulassungsmodus zur Promotion, indem Nichtapprobierte nur noch mit Genehmigung der staatlichen Aufsichtsbehörde akzeptiert werden. Nach 1900 beschränkt sich dagegen die mündliche Prüfung im Normalfall auf ein Kolloquium in der Fakultätssitzung, wobei in drei verschiedenen Fächern je eine Viertelstunde »die wissenschaftliche mehr als die practische Seite der Medicin« erfragt werden soll. Seit 1875 war die *Ehrenpromotion* in der Promotionsordnung verankert; sie war an die Bedingung »ausgezeichneter Verdienste um die medizinische Wissenschaft oder Praxis« geknüpft.

Die rasche Zunahme der wissenschaftlichen Erkenntnisse führte bald zur Novellierung der ersten reichseinheitlichen Prüfungsordnung von 1869 bzw. 1871.

Eine neue Verordnung vom 2. Juni 1883 schuf jenes endgültige Grundmuster für die *ärztliche Vorprüfung und Prüfung*, das im Prinzip bis heute gültig geblieben ist und sich seither nur durch Variationen der Studiendauer, der Zahl der Prüfungsfächer und der Art der Prüfungen unterscheidet. Es wurden festgelegt ein mindestens viersemestriges Studium bis zum Physikum, Anzahl und Umfang der Prüfungsfächer im vorklinischen und klinischen Bereich sowie die Art des Praktizierens und Famulierens zur Erlangung praktischer Fähigkeiten. Einig war man sich, daß sich »nirgends die unumschränkte Lernfreiheit so schädlich auswirkt, als in dem Studium der Medicin; denn hier werden dadurch die Gesundheit und Leben der Menschen aufs Spiel gesetzt«.

Da der Arzt unbedingt und kontrolliert »jene Summe von Kenntnissen« erwerben muß, »welche für den Azrt unentbehrlich sind«, ist es »dringend geboten, daß die Studierenden regelmäßig und aufmerksam am Unterricht theil nehmen und den Lehrstoff in sich aufnehmen«[7].

Dieses alte Problem der medizinischen Unterweisung gewann seine zeitgenössische Gestalt dadurch, daß auch in Freiburg erstmals Studien- bzw. Stundenpläne für die Studenten von der Fakultät erarbeitet und gedruckt werden. Dies wiederum bedeutete einen Anreiz für die expandierenden medizinischen Einzeldisziplinen, möglichst bald als unentbehrlich für den medizinischen Ausbildungsplan angesehen und zum offiziellen Lehr- und Prüfungsfach zu werden. Hier lag der Keim für die noch heute andauernde und ungelöste Problematik der Wissensvermittlung durch die additive Hinzufügung von Spezialfächern anstelle integrativer didaktischer Modelle[8]. Bis zum ersten Weltkrieg hatte sich durch Variationen der Ordnung in den Jahren 1901 und 1907 die Zahl der Lehr- und Prüfungsfächer progredient zu vermehren begonnen, außerdem wurde 1901 ein praktisches Jahr vor der Erteilung der Approbation eingeführt. Neu war auch der Verzicht auf die griechische Sprache und die Reduzierung der lateinischen Sprachkenntnisse als Voraussetzung zum Studium der Medizin sowie die Zulassung auf Grund eines Reifezeugnisses auch der Realgymnasien[9].

Die *Zulassungsvoraussetzungen*, vor allem die notwendige Vorbildung zum Medizinstudium, war am Ende des 19. Jahrhunderts ein Grundsatzthema der Fakultäten. In Freiburg äußerte sich hierzu exemplarisch der Anatom *Robert Wiedersheim* als Prorektor in einer Festrede zum Geburtstag des Großherzogs am 9. September 1894: »Über die Vorbildung unserer akademischen Jugend an den humanistischen Gymnasien»[10]. Wie die meisten seiner Kollegen, die seinerzeit zur »Gymnasialfrage« Stellung nahmen – erinnert sei an Dubois-Reymond in Berlin und Theodor Billroth in Wien[11] – charakterisierte er seine Epoche als das Zeitalter der Naturwissenschaften: »die ganze moderne Weltanschauung, unser Leben und Denken, die Forschung auf allen Gebieten... stehen unter der Signatur der inductiven Forschung. Mit diesem Umschwung hat auch das humanistische Gymnasium zu rechnen, sollen nicht Juristen, Philologen und Theologen in ihrem ganzen Bildungsgang einen Fehler aufweisen, der oft nicht mehr gut zu machen ist«. Ganz zu schweigen von den Medizinern, für die insbesondere »die Allmacht des Lateinischen und Griechischen trotz des Zetergeschreis der Altphilologen zu brechen (sei); der alte Zopf, wonach die Beurtheilung der ›guten‹ und ›schlechten‹ Köpfe in diesen Sprachen in erster Linie abhängig gemacht wird, muß fallen«.

Statt dessen fordert Wiedersheim »eine auf einem Vergleich zwischen den Geistes- und Naturwissenschaften beruhende Ausbildung der Lern- und

Denkfähigkeit unserer Jugend«, die Einführung obligaten Anschauungsunterrichtes in Botanik, Zoologie, Geologie, Grundzügen der Anatomie und Physiologie, in den höheren Klassen der Physik, jedoch »wegen des geringen Nutzens« nicht in der Chemie. Alle diese Fächer – wie übrigens auch das Zeichnen, Turnen und englischer Sprachunterricht – sollten zur Bewertung des Schülers herangezogen werden, »mag er sich später einem Beruf zuwenden, welchem er nur immer will«. Wiedersheim verweist schließlich auf die mangelnde Vorbildung der Gymnasiallehrer für diese Aufgabe und appelliert an den Staat, endlich einen adäquaten Lehrerstand zu schaffen. Die Universität jedenfalls habe sich das Recht erworben, Studienanfänger zu verlangen, die »nicht nur dem academischen Unterricht mit vollem Verständnis zu folgen im Stande sind, sondern auch die Fähigkeit zum selbständigen Arbeiten mitbringen«. In den Aufsichtsbehörden sollten daher nicht nur Juristen und »Schulmänner« im alten Sinne des Wortes Sitz und Stimme haben dürfen, sondern auch »vollwertige Vertreter jener Wissenschaft ... welche in den letzten 40 Jahren zur Weltherrschaft gelangt ist und welche das electrische Licht hoch über den Ruinen der alten Roma angezündet hat«.

Wiedersheim war mit dieser Weltsicht kein Einzelfall; sie reiht sich ein in die Vielzahl jener emphatischen Äußerungen, mit denen seitens der Hochschullehrer das bereits oben charakterisierte, sendungsbewußte Machtgefühl der exakten Wissenschaften in die Öffentlichkeit getragen wurde. Die induktive Methode des naturwissenschaftlichen Denkens, »das genetische und causale Element« sei fortan die Basis aller Wissenschaften. Es überrascht nicht, daß wegen ihrer angeblich mangelnden Befähigung hierzu auch ein wesentliches Argument gegeben war, sich gegen die Zulassung von Frauen zum Studium, speziell zum Medizinstudium, zu wehren.

Das Frauenstudium

Auf der ersten Versammlung des *Allgemeinen Deutschen Frauenvereins* im Jahre 1867 war die Forderung nach der Freigabe des Hochschulstudiums für Frauen erhoben worden; die deutsche Frauenbewegung schloß sich damit den international in Gang gekommenen Bestrebungen an. Seither kam es zu heftigen und langwierigen Kontroversen um die Stellung der Frau innerhalb der noch von Männern getragenen Medizin[12]. Die Diskussion orientierte sich an der sogenannten »natürlichen Rolle« der Frau innerhalb der menschlichen, d. h. der bürgerlichen Gesellschaft, wobei es selbstverständlich schien – auch Virchow äußerte sich in diesem Sinne[13] – daß die Frau aus ihrer »naturgegebenen Anlage« nicht für die Medizin, jedoch vorzugsweise für die *Krankenpflege* geeignet sei. Der sich jedoch daraus ergebende Kampf bei der Berufsfindung »Krankenpflege« wird erst in jüngster Zeit näher untersucht und zeigt auch auf diesem Gebiet die ganze Brisanz der Konfrontierung der Geschlechter im Bereich der Heilkunde[14].

Die Fakultäten diskutierten vehement die Zulassung von Frauen zum ordentlichen Medizinstudium wie auch zur Promotion. Die Überlegungen hierzu haben eine Fülle an Literatur von vielfach trüber männlicher Geisteshaltung hervorgebracht; es kann jedoch angemerkt werden, daß die Freiburger Medizinische Fakultät hierbei eine eher rühmliche Stellung eingenommen hat. Nach vielen Vorüberlegungen war in Baden der ernsthaften Erwägung eines Frauenstudiums nicht mehr auszuweichen, nachdem 1893 in Karlsruhe das erste sechsklassige städtische Mädchengymnasium eingerichtet wurde, die ersten Abiturientinnen also spätestens 1899 zu erwarten waren[15]. In der Zwischenzeit zeigte die Fakultät erste Anzeichen der Aufgeschlossenheit, indem sie zwar noch nicht die Immatrikulation, jedoch die Gewährung des Status einer Gasthörerin nach dem Ermessen des einzelnen Dozenten sowie die Zulassung zur ärztlichen Vorprüfung und Promotion gestattete. Das erstere geschah sichtlich im Hinblick auf eine erwartete Regierungsbestimmung, die Promotion war ohnehin ausschließlich Angelegenheit der Fakultät. So promovierte die in Holland approbierte Ärztin *Constance Gelderblom* am 4.2.1895 mit einer Arbeit über die Walcher'sche Hängelage und ihre praktische Bedeutung bei geburtshilflichen Operationen zum ersten weiblichen Dr. med. in Freiburg; medizinische Promotionen durch Frauen begannen ab 1901 bzw. 1903 selbstverständlich und kontinuierlich zu werden[16].

Es war das Karlsruher Ministerium der Justiz, des Kultus und des Unterrichts, das von sich aus unter dem 9.12.1899 beim Senat der Freiburger Universität die Frage aufwarf, ob den inzwischen mit dem Zeugnis der Reife entlassenen Absolventinnen des Karlsruher Mädchengymnasiums die Immatrikulation an den badischen Hochschulen ermöglicht werden sollte: »wir wären geneigt, Höchsten Orts einen entsprechenden Antrag zu stellen, sofern seitens der Hochschule nicht schwerwiegende Bedenken gegen eine solche Zulassung von Frauen zum akademischen Bürgerrecht geltend gemacht und begründet werden sollten«[17]. Dabei ging das Ministerium von der Möglichkeit des Besuchs von Vorlesungen und Übungen gemeinsam mit den männlichen Studenten aus, eine Überlegung, die nicht einhellig akzeptiert wurde. In Freiburg hatte der Psychiater Emminghaus schon 1897 Bedenken geäußert, das Frauenstudium mit den Anforderungen des psychiatrischen Unterrichts in Einklang bringen zu können, während der Poli- und Kinderkliniker Thomas geneigt war, im Kinderspital »etwa studierenden Frauen Specialunterricht in demselben zu erteilen«[18]. Dies allerdings nur ausnahmsweise und am ehesten als Assistentin in einem Krankenhause: »das Weib hat andere natürliche Interessen; es strebt vor allem danach, Gehilfe des Mannes zu werden«[19].

Auf die Anfrage des Ministeriums reagierten die Freiburger Fakultäten in unterschiedlicher Weise; die Medizinische Fakultät bestätigte einen bereits am 12. September 1897 grundsätzlich und mehrheitlich zustimmenden Beschluß. Das Ministerium ordnete daraufhin – als erster deutscher Bundesstaat – am 28. Februar 1900 die probeweise Immatrikulation von Abiturientinnen an den badischen Universitäten an und erlaubte wenig später, die endgültige Immatrikulation der ersten fünf Hörerinnen auf das Wintersemester 1899/1900 zurückzudatieren – es waren dies *Elisabeth Föllinger, Maria Gleiß, Käthe Kehr, Margaretha Breymann* und *Johanna Kappes*. Maria Gleiß übernahm bereits im November 1901 für ein Jahr eine Assistentenstelle am Hilda-Kinderhospital.

Die ersten Studentinnen an der Freiburger Universität waren also Medizinerinnen; damit bestätigte sich der Anspruch der Frauenorganisationen, den Abiturientinnen gerade dieses Studium zu ermöglichen. Im Wintersemester 1900/1901 waren von neun Freiburger Studentinnen acht in der Medizin eingeschrieben, erst zögernd folgte das Frauenstudium in anderen Fakultäten. Die Zahl der Medizinerinnen stieg bis zum ersten Weltkrieg kontinuierlich weiter; im Sommer 1914 waren bereits 131 Frauen in diesem Fach immatrikuliert. Am 12.9.1901 wurde in Freiburg – erstmals in Deutschland – eine Frau, *Mathilde Wagner* aus Frankfurt, mit einem Thema über Entwicklungsstörungen bei Tuberkulose promoviert, die auch ihr Staatsexamen vor der hiesigen Fakultät abgelegt hatte.

Von den Freiburger Professoren hatten sich insbesondere der Chirurg Kraske und der Anatom Wiedersheim für das Frauenstudium eingesetzt. Letzterer berichtet in seinen Erinnerungen, wie er »mit Blumen und stürmischem Jubel« empfangen wurde, als die ersten drei weiblichen Studenten im Hörsaal saßen: »Was den Fleiß, die Gewissenhaftigkeit und manuelle Geschicklichkeit der Studentinnen betrifft, so kann ich auch hierüber... nicht nur das allerbeste Zeugnis ausstellen, sondern wünschte oft, daß ihre männlichen Kommilitonen sich ein gutes Beispiel daran nehmen möchten«[20].

Innerhalb des ersten Jahrzehnts nach dem Beginn des Frauenstudiums in Freiburg hatten die Frauen die volle Mitgliedschaft in der Freiburger Universität erreicht, wobei im Hinblick auf die Zahl der Immatrikulierten, Promotionen, Assistentenstellen sowie aktive Tätigkeit in studentischen Gemeinschaften die Medizinerinnen im Vordergrund standen. Unter dem Präsidium einer Medizinerin bildete sich 1904 der *Freiburger Studentinnenverein*, und der 1906 in Weimar gegründete »Verband der Vereine studierender Frauen Deutschlands« bestimmte Freiburg zu seinem »Verbands-Vorort«[21]. Im gleichen Jahr wurde auch die erste Ärztin, Klara Ehrmann, als Mitglied in den Verein Freiburger Ärzte aufgenommen[22]. Auch die erste weibliche Dozentin Freiburgs war eine Medizinerin; allerdings dauerte es bis zum Juli 1931, bis sich *Berta Ottenstein* für das Fach Dermatologie habilitieren konnte. So früh Freiburg mit dem weiblichen Medizinstudium begonnen hatte, so spät war die Fakultät diesmal daran: als sich Frau Ottenstein habilitierte, gab es an allen deutschen Universitäten, außer Tübingen, bereits Privatdozentinnen.

Medizinische Gesellschaft und Ärzteverein

Die Kontakte der Medizinischen Fakultät zur Öffentlichkeit und zu den niedergelassenen Kollegen in der Stadt und im Umkreis spiegelt sich in der engagierten Teilnahme an zahlreichen wissenschaftlichen und kulturellen Aktivitäten. Im Vordergrund standen dabei die bereits oben genannte »Gesellschaft zur Beförderung der Naturwissenschaften«, seit 1857 »*Naturforschende Gesellschaft*« genannt, sowie der »*Verein Freiburger Ärzte*«, der 1872 nach langer Inaktivität wiedergegründet wurde.

In der Zeit des mangelnden Vereinslebens der Freiburger Ärzte wurde 1865 im Rahmen der Naturforschenden Gesellschaft »eine medicinische Section gegründet, in welcher einmal im Monat rein medicinische Themata behandelt werden sollen«[23]. Da die meisten Professoren, wie auch die niedergelassenen Ärzte, ohnehin Mitglieder der Gesellschaft waren und seit ihrer Gründung 1821 immer wieder dort vorgetragen hatten, änderte sich durch die Sektionsgründung relativ wenig. Es war und blieb ein Forum, wo vornehmlich die Fakultätsmitglieder klinische und wissenschaftliche Ergebnisse ihrer Tätigkeit vorstellten, wobei sie nicht nur die ärztliche Kollegenschaft, sondern auch die Physiker, Botaniker, Zoologen und Chemiker zu Diskussionspartnern hatten. Da mit den »Beiträgen zur Naturgeschichte« bzw. später den »Berichten der Naturforschenden Gesellschaft« eine Publikationsmöglichkeit gegeben war, wurden dort von den Ordinarien vielfach neue Erkenntnisse und Forschungsergebnisse zum ersten Mal in der Öffentlichkeit diskutiert. So hat z.B. Adolf Kußmaul 1867 »... über Lokaltherapie des Oesophagus und Magens einen Vortrag gehalten, theils mit Hinweisen auf diese neue Kurmethode, theils unter Demonstration eines Verfahrens, den Ösophagus und selbst das Innere des Magens zu spiegeln...«[24]. Auch Ecker, Maier, Hegar, Manz und Czerny, später Bäumler, Schottelius und Wiedersheim haben immer wieder dort Vorträge gehalten; Zehnder hat, wie schon erwähnt, 1896 das neue Röntgenverfahren vor diesem Kreis demonstriert.

Es ist nicht richtig, daß die medizinische Sektion der Naturforschenden Gesellschaft »überhaupt nicht lebensfähig geworden« sei, wie Kaufmann 1897 behauptet hat[25]; es scheint lediglich in den neunziger Jahren eine vorübergehende Gewichtsverlagerung zugunsten von Vorträgen allgemeineren Inhaltes eingetreten zu sein. Ab 1904 gibt es in der nunmehr so genannten »Medizinischen Abteilung« einen großen Aktivitätsschub, wobei jetzt offensichtlich die kürzeren Mitteilungen und die Vorträge von jüngeren Mitarbeitern eingeführt wurden. Es tauchen jetzt neben den Ordinarien die Namen aufstrebender Assistenten auf wie Gaupp, Sellheim, Bumke, Windaus und Trendelenburg, die alle später zu Ansehen gelangt sind[26].

Diese sich nach und nach bewährende Struktur der Diskussion zwischen Wissenschaft und Öffentlichkeit mag dazu geführt haben, daß sich die Medizinische Abteilung aus der Naturforschenden Gesellschaft zur »*Freiburger Medizinischen Gesellschaft*« verselbständigt hat. Wohl auf Anregung von Ludwig Aschoff, aber unterzeichnet von Oskar de la Camp, Gustav Killian und Hermann Schridde, wurde unter dem 16. Dezember 1910 die Satzung der neuen Gesellschaft veröffentlicht, deren § 1 lautet: »Die Freiburger Medizinische Gesellschaft bezweckt die Förderung wissenschaftlicher Erkenntnis auf dem Gebiete der Medizin und der wissenschaftlichen Biologie und erstrebt gegenseitige Belehrung ihrer Mitglieder durch wissenschaftliche Vorträge, Demonstrationen und Diskussion«. Die Liste der 63 Gründungsmitglieder beinhaltet nahezu die gesamte weitere Fakultät sowie die aktivsten der niedergelassenen Ärzte und Zahnärzte; die gesamte Freiburger Ärzteschaft hatte inzwischen die Zahl 100 überschritten.

In einem Vertrag mit der Deutschen Medizinischen Wochenschrift wurde festgelegt, daß die Referate der Vorträge dort innerhalb drei Wochen veröffentlicht werden, was der Freiburger Fakultät einen erheblichen Prestigegewinn und den vorgetragenen Ergebnissen eine hohe Aktualität sicherte. Die noch heute bestehende Gesellschaft arbeitete in dieser Form bis 1941 und wurde 1947 von Franz Büchner neu begründet. Die Naturforschende Gesellschaft gab sich – vielleicht angesichts dieses Auszuges der Mediziner – am 29. November 1911 ebenfalls eine neue Satzung, in der eigene Abteilungen nicht mehr erwähnt werden; medizinische Vorträge fanden dort nur noch gelegentlich statt.

Die »Sitzungsberichte der Freiburger Medizinischen Gesellschaft« wurden ab 1911 in der Deutschen Medizinischen Wochenschrift veröffentlicht und liegen in dieser Form bis 1920 vor. Sie dokumentieren ein thematisch breit angelegtes, wissenschaftlich hochstehendes und dennoch auf die Bedürfnisse der Praxis zugeschnittenes Vortragsangebot. Es ist bald erkennbar, daß die Miglieder sich selbst und die fachliche Öffentlichkeit über ihre eigenen Ergebnisse und Erfahrungen in Kenntnis setzen wollten, wobei der Satzungszweck der »gegenseitigen Belehrung« durch die Originalität der Beiträge noch an Bedeutung gewann.

Die Medizinische Fakultät war ebenfalls maßgeblich beteiligt an der Gründung des »*Vereins Freiburger Ärzte*« 1872, im Prinzip eine Wiederbegründung des oben geschilderten Ärztlichen Bezirksvereins. Es waren hauptsächlich zwei Umstände, die Anlaß zu wiedererwachendem Interesse an einer ärztlichen Standesvertretung gaben: die Einführung der preussischen Gewerbeordnung in Baden und die Bildung des Deutschen Ärztevereinsbundes[27].

Der Grundsatz der *Gewerbefreiheit* war in Preussen bereits 1845 zum Gesetz erhoben worden; seither wurden auch die Ärzte zu den Gewerbetreibenden gerechnet. Die Gewerbeordnung von 1869 bestätigte diese Regelung, wonach die Krankenbehandlung grundsätzlich freigegeben wurde und nur die Bezeichnung »Arzt« durch ihre Koppelung an die Approbation gesetzlich geschützt war. Dies kam einer Aufhebung des Kurpfuschereiverbotes gleich, wogegen die Ärzte reichsweit Sturm liefen. Sie befürchteten z. B. auf Grund der Landflucht der Ärzte eine Vermehrung des Pfuschertums auf dem Lande, und sie sahen in der unkontrollierten Freigabe nichtnaturwissenschaftlicher Methoden eine Mißachtung der Schulmedizin und der Ärzte als deren Vertreter. Der Kampf gegen die Folgen der Gewerbeordnung, insbesondere gegen die Kurpfuscherei, wurde zu einem ständig wieder auftauchenden Problem der Standespolitik. Die diesbezüglichen Erörterungen und Maßnahmen reichten in alle wichtigen standespolitischen Bereiche hinein und waren starke Impulse für eine Wiederbelebung des ärztlichen Vereinswesens unter aktiver Beteiligung der Fakultäten.

Ein nationales Motiv führte zur Bildung des *Deutschen Ärztevereinsbundes*, die vor allem auf die Initiative des Leipziger Arztes *Hermann Eberhard Richter* zurückzuführen ist. Seine Idee, die regionalen Ärztevereine zusammenzufassen, wurde nach der Reichsgründung von dem erstarkenden Gefühl nationaler Einheit unterstützt. Die Planungen zu einer umfassenden Ärzteassoziation und einem Kongreß aller deutschen Ärzte – Bestandteile der Forderungen schon von 1848 – fanden wieder Beachtung und wurden zur »Förderung der wissenschaftlichen und der Standesinteressen« im Deutschen Ärztevereinsbund und im ersten *Deutschen Ärztetag* 1873 verwirklicht [28].

Der neue »*Verein Freiburger Ärzte*«, der am 27.12.1872 gegründet wurde, war daher nicht mehr Teil eines badischen Gesamtvereins, sondern gehörte unmittelbar zum Deutschen Ärztevereinsbund. Die gesetzliche Standesvertretung wurde durch einen ärztlichen Landesausschuß ausgeübt, d.h. der Verein war Vermittler zwischen dieser Instanz und dem einzelnen Arzt; damit waren die heutigen Strukturen der ärztlichen Standesvertretung durch eine *Ärztekammer* vorgegeben. Im § 2 der Satzung des Vereins hieß es: »Zweck des Vereins ist die Pflege der Collegialität, Förderung der wissenschaftlichen und der allgemeinen Standesinteressen«.

Die wissenschaftlichen und standespolitischen Aktivitäten des Vereins, dem »jeder licensierte Arzt in der Stadt Freiburg« angehören konnte, sind getrennt zu sehen. Die letzteren konzentrieren sich auf das Engagement weniger Kollegen, unter denen der Medizinalrat *Georg Eschbacher* (1830–1909) eine herausragende Position einnahm; er war auch der Vertreter Badens im Geschäftsausschuß des Deutschen Ärztevereinsbundes [29]. »Naturgemäß«, so der Schriftführer Kaufmann 1897, »fiel die Vertretung der wissenschaftlichen Interessen größtentheils den Professoren und Docenten sowie den Assistenten der klinischen Institute zu, selten sind praktische Ärzte in die Reihen der Vortragenden getreten« [30]. Es ist daher ab 1873 nicht nur eine rege Vortragstätigkeit von Fakultätsmitgliedern im Verein Freiburger Ärzte zu verzeichnen, sondern es gehören stets auch mindestens zwei von ihnen dem Vorstand an; meist wird das Präsidium von einem der Ordinarien versehen.

Dies ist insofern von Bedeutung, als der Verein seit dem 18.7.1878 »die im oberen Rheingebiete wohnenden Collegen einmal im Jahre in der Universitätsstadt sammelt, ihnen die Kliniken öffnet und Gelegenheit zu wissenschaftlicher Belehrung und zu collegialem Verkehre bietet« [31]. Dieser »*Oberrheinische Ärztetag*«, wozu auch Ärzte aus der Schweiz und dem Elsaß eingeladen wurden, war somit eine gemeinsame Unternehmung von Fakultät und Ärzteschaft. Die bis heute bestehende Einrichtung war bereits am Jahrhundertende »nach dem Zeugniss vieler Theilnehmer geradezu unentbehrlich geworden«. Ebenfalls aus der Vereinsaktivität heraus wurde ein »*Ortsgesundheitsrath*« geschaffen, der den Stadtrat bei seiner öffentlichen Gesundheitspflege beraten sollte [32].

So sehr der Verein an der wissenschaftlichen Förderung seiner Mitglieder arbeitete, so mangelnd war das Interesse der einzelnen Ärzte an der Standespolitik; viele Ärzte traten dem Verein gar nicht bei. Standespolitische Diskussionen und Handlungen entwickelten sich daher meist reaktiv als lokales Echo auf Beschlüsse und Anfragen seitens des Gesetzgebers oder des Deutschen Ärztetages. Dies änderte sich erst mit einer neuen badischen Ärzteordnung und der Wahl zur ersten *Ärztekammer* mit Zwangsmitgliedschaft am 4.2.1907. Danach verringerte sich auch die Dominanz der Universitätsprofessoren in den Vorständen. Die heftigen Diskussionen um das Verhältnis der Ärzte zu den Krankenkassen, um die *Reichsversicherungsordnung* (RVO) von 1911 und das

Berliner Abkommen zwischen Ärzten und Kassen vom Dezember 1913 rückten die Standesinteressen in den Vordergrund. Dennoch blieb in Freiburg die bemerkenswert enge und selbstverständliche Zusammenarbeit zwischen Medizinischer Fakultät und ärztlicher Standesvertretung bestehen.

Der Beginn der Neubauplanung des Klinikums

Das drängendste Problem der Medizinischen Fakultät vor dem ersten Weltkrieg war die beschriebene Raumnot ihrer Institutionen. Das *Instituts- und Klinikviertel* an der Albertstraße bot keine Reserveflächen mehr, auch waren die mittlerweile mehrere Jahrzehnte alten Bauten in ihren Einrichtungen von den schnell wachsenden Erfordernissen der Medizin überholt worden. Die Zahl der zu Versorgenden hatte sich vervielfacht: zwischen 1900 und 1910 stieg die Anzahl der Medizinstudierenden von 448 auf 887 (die Gesamtstudentenzahl von 1492 auf 2656), die Zahl der Patienten-Verpflegungstage von rd. 209000 auf 315000. Auch die Bewohner der Stadt und des Amtsbezirkes Freiburg waren im gleichen Jahrzehnt um 33% bzw. 25% angestiegen; in beiden Bereichen zusammen lebten jetzt rd. 117000 Menschen[33].

Stadt und Universität strebten großstädtischen Charakter an: Die Einrichtung der elektrischen Straßenbahn und die spätgotische Auftürmung der Stadttore 1901, die Errichtung des großzügig bemessenen Stadttheaters 1910, die Erbauung des »in schwerer Würde, in ernster Mächtigkeit emporragenden« neuen Kollegiengebäudes an der Universität zwischen 1906 und 1911, das ernsthaft diskutierte Projekt eines schiffbaren Kanalanschlusses an den Rhein waren nur einige äußere Zeichen eines expansiven Zeitgeistes[34]. Das Konglomerat verschieden alter und teilweise nur noch mühsam funktionierender Institute und Kliniken paßte nicht mehr in die Situation und entsprach auch nicht den vorausplanenden Strukturüberlegungen von Universität und Stadt. Einige Anbauten und Aufstockungen bzw. Erweiterungen brachten nur wenig Entlastung (Anatomie 1908/09, Chemie, Med. Abtlg. 1902/03, Pathologie 1904/05 und 1912/13). Außerdem erschwerten verwaltungstechnische Probleme die Verbesserung der Lage: die Frauenklinik, die Augenklinik sowie die Psychiatrische und Nervenklinik unterstanden der Unterrichtsverwaltung des Staates, die übrigen klinischen Gebäude, die als »Klinische Krankenhäuser« in Betriebsgemeinschaft arbeiteten, befanden sich nach wie vor zu erheblichen Anteilen im Eigentum der städtischen Hospitalstiftungen[35] (Abb. 70).

Angesichts dieser Lage strebten alle Beteiligten eine großzügige Lösung an, d.h. den völligen *Neubau eines ganzen Klinikums*. Nach längeren Überlegungen über die Wahl des Platzes – am Fuße des Rötebuck in Herdern oder in der Ebene an der Hugstetterstraße – genehmigte der Bürgerausschuß der Stadt am 4. Oktober 1912 einen »Vertrag über den Bau und Betrieb der neuen klinischen Krankenhäuser in Freiburg«[36]. Danach sollte die Verlegung der klinischen Krankenhäuser eine Gemeinschaftsaufgabe des Staates, der Stadt Freiburg und der sogenannten großen klinischen Hospitalstiftungen (»ursprüngliche« Stiftung, Egg-Stiftung und Wentzinger-Stiftung) sein. Zu je einem Drittel

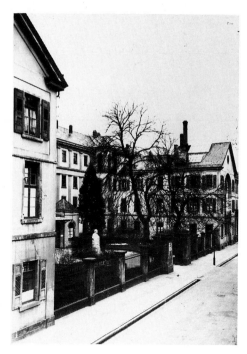

70 Das Klinikum an der Albertstraße, mit dem 1909 errichteten Denkmal von Adolf Kußmaul (Hermann Volz, Karlsruhe). Zerstört 1944

finanziert, sollte das der Heiliggeistspitalstiftung gehörende Gelände zwischen Hugstetterstraße, Heiliggeiststraße, Breisacher Bahn und Güterbahn – insgesamt 133 835 qm – zu einem Vorzugspreis von 10 Mk. erworben werden. Für die späteren Betriebszuschüsse übernahm die Stadt 3/5, der Staat 2/5; die Aversen für die wissenschaftlichen Bedürfnisse (Apparate, Bücher) sollten wie bisher vom Staat getragen werden. Gedacht war an die gleichzeitige Erstellung einer *medizinischen*, einer *chirurgischen*, einer *dermatologischen*, einer *laryngologischen* und einer *otologischen* Klinik sowie an die Einzelbeziehung des *Hilda-Kinderhospitals*.

Die Wahl des Standortes geschah aus mehreren Erwägungen heraus: »die günstigen Dimensionen des Platzes in langgestreckter West-Ostrichtung mit der Möglichkeit, lange Südfronten zu erhalten, die Frischluftzufuhr bei dem vorherrschenden Südwestwind, die große Grünfläche des im Norden des Platzes liegenden Friedhofes, die Beschaffenheit des Baugrundes, die gute Lage des Platzes zum Gesamtorganismus der Stadt, die Möglichkeit, das Gegenüber der Kliniken in einer zu den Bauten passenden Weise zu gestalten, all diese städtebaulichen und wirtschaftlichen Überlegungen wiesen hinsichtlich der Platzwahl immer wieder den Weg, der schon jahrzehntelang gegangen wurde«[37]. Eine gleichzeitig, am 24. April 1912 von der 2. Kammer der Badischen Landstände eingereichte »Denkschrift über die künftige bauliche Entwicklung der badischen Hochschulen« enthält eine grobe Skizze offenbar

Der Beginn der Neubauplanung des Klinikums 241

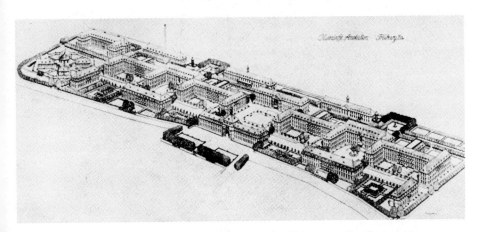

1 Karl Gruber: Entwurf für ein neues Klinikum an der Hugstetter Straße (1914)

von der Hand des Baudezernenten des Ministeriums, welche andeuten solle, »wie sich das Ministerium im gegenwärtigen Zeitpunkte die Durchführung seines Bauprogrammes denkt«. Der Entwurf zeigt eine langgestreckte, nebeneinander angeordnete Reihe von Kliniken zwischen Breisacher Bahn und Hugstetter Straße, die damals auf der heutigen Mittelachse des Klinikums nach Westen durchlief.

Im März 1913 wurde - von Stadtrat und Ministerium gemeinsam - ein »Ideen-Wettbewerb unter badischen Architekten bzw. Architektenfirmen« für den »Neubau der klinischen Anstalten in Freiburg i. Br.« ausgeboten [38]. Ihn gewannen der Erbauer des neuen Kollegiengebäudes Hermann Billing sowie die Freiburger Architekten C. A. Meckel und R. Schmid, ohne daß jedoch deren Pläne zu einem abschließenden Ergebnis führten. Keinen Preis erhalten hat der Karlsruher Professor *Friedrich Ostendorf*, von dem bis heute tradiert wird, daß noch die endgültige Bauausführung auf seinen Plänen beruhe. Dagegen ist während eines unerfreulichen Prioritätsstreites noch in den sechziger Jahren unseres Jahrhunderts durch zahlreiche Gutachten erhärtet worden, daß Ostendorf seinen Entwurf zwar publiziert hat, dieser jedoch weder damals noch später in Erwägung gezogen wurde. Auch dieser Plan sah nebeneinander angeordnete Klinikgebäude vor [39].

Der Stadtrat entschloß sich im Frühjahr 1914, den Neubauentwurf selbst in die Hand zu nehmen und errichtete ein dem Städtischen Hochbauamt angegliedertes besonderes Klinikbaubüro. Zu dessen Leiter wurde der damalige Stadtoberbaurat und spätere Professor an der Danziger Hochschule, *Karl Gruber* ernannt, der bereits am 30. 4. 1914 der Baukommission die Planskizzen eines eigenen Entwurfes vorlegte [40]. Gruber schob die beiden Hauptkliniken Chirurgie und Innere Medizin zusammen und wollte sie am Nordrand des Geländes errichten; ihnen vorgelagerte niedrigere Bauten sollten die Besonnung begünstigen. Kammartig nach Süden vorgestreckte Flügelbauten waren für Krankensäle bestimmt, außerdem sollte dadurch der Eindruck einer räumlichen Hofwirkung entstehen. Gruber hat diesen Plan nach dem Kriege 1920 noch einmal in reduzierter Form überarbeitet, zur Ausführung sind jedoch auch diese beiden Entwürfe nicht gekommen. Nach Kriegsbeginn stellte das Ministerium am 4. Dezember 1914 lapidar fest, daß »die endgültige Feststellung des Projekts... unseres Dafürhaltens nicht vor Friedensschluß möglich sein wird«[41] (Abb. 71).

Vierter Teil

1 Die Fakultät im Ersten Weltkrieg (1914–1918)

ZEITGEIST UND KRIEGSSTIMMUNG

Nichts charakterisiert besser den hochgestimmten politischen und wissenschaftlichen Zeitgeist vor Ausbruch des Ersten Weltkrieges als der Festkommers der Universitätsangehörigen auf dem Freiburger Münsterplatz aus Anlaß des 25. Regierungsjubiläums Kaiser *Wilhelms II.* am 13. Juni 1913 [1]. Die Studentenschaft beging gleichzeitig die Jahrhundertfeier der Freiheitskämpfe von 1813; stud. med. Zutt, der »auf Kaiser und Vaterland« eine Rede zu halten hatte, erinnerte an Hardenberg, Stein, Scharnhorst und Gneisenau, »echte Vorbilder eines deutschen Mannes, denen nachstreben die schönste Aufgabe der akademischen Jugend ist«. Die Zukunft, so der Prorektor, der Kirchenhistoriker Georg Pfeilschifter, bedürfe eines Nachwuchses, »der kerngesund sei an Leib und Seele. Könnten die deutschen Prorektoren dem Kaiser anläßlich seines Jubiläums die Versicherung abgeben, daß die deutsche akademische Jugend dies sei, und er glaube und hoffe es, dann sei dies das schönste Geschenk, das man dem Schirmherrn des Reiches bieten könne«. Den anschließenden Fackelzug von 2000 Studierenden durch die ganze Stadt beschloß *Ludwig Aschoff* mit »einer kurzen, markigen Rede zum Gedächtnis Bismarcks, worauf aus tausend Kehlen das Bismarcklied: Horch! Sturmesflügel rauschen feierlich zum Abendhimmel emporstieg«. *Robert Wiedersheim*, der kurz darauf gemeinsam mit *Johannes von Kries* und *Paul Kraske* ihr 30jähriges Ordinariatsjubiläum mit einem großen Nachtfest in Littenweiler feierte, schrieb in nostalgischer Rückschau 1919: »Glückselige Zeit! – Ach, wie bitter wird mir ums Herz, denke ich jetzt an sie zurück! Wie ein Traum liegt alles weit, weit zurück, wie in unendlicher Ferne! –« [2].

Es ist vielfach dargestellt worden, wie intensiv die deutschen Professoren nach über 40 Jahren Frieden und einem vorher nie gekannten Zuwachs an positivem Wissen und Sozialprestige eine solch emphatische vaterländische Haltung entwickelt haben [3]. In der 3016 Unterschriften enthaltenden »Erklärung der Hochschullehrer des Deutschen Reiches« vom 16.10.1914 wird jeglicher Gegensatz zwischen dem Geist der deutschen Wissenschaft und dem preußischen Militarismus abgelehnt: »In dem deutschen Heere ist kein anderer Geist als in dem deutschen Volke, denn beide sind eines und wir gehören auch dazu« [4]. Freiburgs Medizinische Fakultät bildete dabei keine Ausnahme; als am 24. Juli 1914 das offizielle Abschiedsessen für den nach Straßburg berufenen Prosektor der Anatomie, den Embryologen *Franz Keibel* (1861–1929), stattfand, traf das Extrablatt mit der Nachricht über die politischen Verwicklungen zwischen Österreich und Rußland ein: »Eine ungeheure Erregung bemächtigte sich der Anwesenden, denn allen kam es zu Bewußtsein, daß auch unser deutsches Vaterland einer schweren und sorgenvollen Zukunft entgegengehen würde«.

Der *Weltkrieg* entbrannte wenige Tage später; »mit glühender Begeisterung«, so Wiedersheim, »zog die studentische Jugend und viele ihrer Lehrer hinaus, hinaus nach Ost und West, während sich die Frauen und Mädchen in den Lazaretten zum Dienst meldeten. Ein Sinn, ein Gedanke beherrschte das deutsche Volk: Vaterland, Opferbereitschaft«[5]. Nicht nur die Geisteswissenschaftler der Freiburger Universität, an ihrer Spitze der Historiker Heinrich Finke, begannen mit »fachwissenschaftlichen, für die Allgemeinheit berechneten Vorträgen unter Rücksicht auf die Zeitlage« und vertraten die Ideen des gerechten und heiligen Krieges in der Geschichte[6]. Auch *Ludwig Aschoff* war von der Rechtmäßigkeit des Krieges überzeugt; sein Stolz, dem deutschen Volk anzugehören, sah jetzt das »Jahr der Mannesprüfung« des jungen Reiches gekommen, »in welchem sich erweisen soll, ob es die körperlichen und sittlichen Kräfte besitzt, um als fertiger Mann gelten zu können«[7]. 1915, im Jahre seines Prorektorates, hielt er zwei große öffentliche Reden über »Bismarck« und über »Krankheit und Krieg«; in ihnen kommt die Bereitschaft auch der fachlich qualifiziertesten Akademiker zum »geistigen Kriegseinsatz« unverhüllt zum Ausdruck: »Das Ostern unseres Volkes naht. Wie Frühlingsstürme braust unserer Jugend Kraft daher, um die Ketten der Feinde zu zerbrechen«, heißt es in der Bismarck-Rede. »Aber wir dürfen noch weiter gehen«, folgert er in »Krankheit und Krieg«, »und können den Krieg schlechtweg als die wichtigste Krankheit bezeichnen, die ein Volk befallen kann«. In einem bis ins Detail gehenden Vergleich des Krieges mit dem Entzündungsgeschehen treibt Aschoff dieses absurde Analogon ins Grundsätzliche: »Wie der Krieg der letzte und höchste Ausdruck des Kampfes ums Dasein zwischen den Völkern ist, so ist die Krankheit nichts anderes als der gleiche Kampf des Menschen mit der Natur«.

Eine solche Gesinnung stand nicht vereinzelt da; die Hörsäle leerten sich und die meisten jüngeren Ordinarien, Professoren und Assistenten meldeten sich zum freiwilligen Kriegsdienst, soweit sie nicht eingezogen wurden. So bot sich der Hygieniker Martin Hahn dem Territorial-Delegierten des Roten Kreuzes als »hier in Freiburg abkömmlich« an und war über den ganzen Krieg im Feld als Korpshygieniker tätig[8]. In seinem Fall wie auch in vielen anderen ließ sich das Ministerium lediglich die Vertretungsmöglichkeiten bescheinigen; der Unterrichtsbetrieb mußte zunehmend eingeschränkt werden.

Die *Kriegsstimmung* in Freiburg war besonders erregt, da bereits in den ersten Kriegsmonaten die Kämpfe um das Elsaß auf den benachbarten Vogesenhöhen entbrannten und erste Luftangriffe die Stadt betrafen. Am 2. August 1914 hatte der Ortsausschuß vom Roten Kreuz einen Aufruf zur Errichtung von *Lazaretten* erlassen, die in erster Linie in Schulhäusern eingerichtet wurden. Verschiedene Volksschulen, Friedrichsgymnasium, Realgymnasium und die Oberrealschule zogen in die neue Universität; in den Lazaretten wurden Verwundete des westlichen Kriegsschauplatzes aufgenommen und ärztlich sowie pflegerisch versorgt[9].

Zu leitenden Ärzten der Lazarette wurden zahlreiche Angehörige der Medizinischen Fakultät bestimmt; als ein typisches Beispiel unter vielen kann die Kriegskarriere des Pädiaters *Noeggerath* gelten: Er wirke vom 5. Aug. 1914 bis 30. November 1918 zunächst als kriegsfreiwilliger Arzt in Stabsarztstellung in einem Freiburger Reservelazarett, dann als Chefarzt eines im Verlagshaus Herder eingerichteten Lazarettes, anschließend im Kriegslazarett II/14 in Frankreich und schließlich im Kriegslazarett 40 der Armeeabteilung 3 in Brüssel. Vom März 1916 bis zum Kriegsende leitete er wieder in Freiburg ein Lazarett für Nierenkranke.

In seinen Lebenserinnerungen erwähnt Noeggerath nur kurz, daß er in Brüssel ein Hilfswerk für belgische Mütter und Kinder gründen konnte, nicht zuletzt, um der feindlichen Propaganda entgegenzuwirken, »wonach deutsche Offiziere Kinder feindlicher Nationen massakriert hätten«[10]. Die näheren Umstände dieses Unternehmens zeigen auf, wie sehr sich Noeggerath seit Beginn des Krieges mit Hilfe seines Bruders, der deutschen Gegenspionage, des Pharmakologen Straub und des Verlages Herder um die Aufrechterhaltung von internationalen Verbindungen bemüht hatte, um in den besetzten Gebieten fürsorgerische Maßnahmen durchzuführen[11]. Während des Kriegseinsatzes wurde Noeggerath zunächst von seinem 1. Assistenten *Erich Rominger* (1886–1967) vertreten, nach dessen Weggang zum Wehrdienst 1915 übernahm wieder de la Camp die Leitung der Kinderklinik. Als Noeggerath 1918 nach seiner Entlassung während der Grippeepidemie schwer erkrankte, vertrat ihn für drei Monate Bruno Salge, der aus Straßburg verjagt worden war.

Weitere Einzelheiten des Kriegseinsatzes der Dozenten der Medizinischen Fakultät sind hier nicht von Interesse; sie ähneln sich im Prinzip und hatten in Freiburg die Besonderheit, daß während des ganzen Krieges auch die in ihren Instituten und Kliniken tätig gebliebenen Fakultätsmitglieder immer wieder zu Einsätzen an die Vogesenfront gerufen wurden. Es muß jedoch festgehalten werden, wie sehr dieser Krieg und seine vorher nie gekannten Massenverluste gerade die Mediziner und die Biologen auf den Plan rief, sich nicht nur um die akute Hilfeleistung, sondern auch um seine Folgen für die Bevölkerung zu kümmern. In Freiburg nahm die Geburtenziffer um ein Drittel ab und die Sterblichkeit bei älteren Personen, chronisch Kranken und Säuglingen besonders nach der Hungerblockade der beiden letzten Kriegsjahre erheblich zu. Der Anteil der Sterbefälle an Lungentuberkulose erhöhte sich drastisch, die Grippeepidemie des Jahres 1918 traf auf eine abwehrschwache Bevölkerung und forderte in Freiburg 444 Opfer. Man sprach vom »kranken Volkskörper« und errechnete für Gesamt-Deutschland einen Verlust an Menschenleben von annähernd 6300000, »von denen 2000000 auf gefallene Krieger, 700000 auf die Erhöhung der Sterblichkeit der Zivilbevölkerung durch die Hungerblockade und 3600000 auf den durch den Krieg bedingten Geburtenausfall zu rechnen sind«[12].

Mit solchen Zahlen konfrontiert zu sein, war für die erfolgsgewohnte Medizin neu; es mehrten sich daher die Stimmen, die mit wissenschaftlicher Argumentation versuchten, alles »für die Erneuerung des Volksganzen« zu tun. Die Besten seien gefallen, so lautete die Begründung; jetzt erwachse zur

Erhaltung und Verbesserung des verbliebenen und des neuen Lebens gerade der Medizin eine epochale Aufgabe. Diese kann nach der Meinung auch vieler Freiburger Fakultätsangehöriger nur gelingen, wenn sie auf dem Boden der inzwischen gewonnenen Erkenntnisse über die Zusammenhänge von *Eugenik, Rassenhygiene* und *Bevölkerungspolitik* geschieht. Einzelheiten hierzu werden uns noch beschäftigen müssen; bei Ludwig Aschoff zeigt sich bereits 1915 das nüchterne Erwachen nach dem Jubel des Kriegsbeginns: »Wer ersetzt die Fülle der Jünglinge und Männer, die in der Kraft ihrer Jahre, mit dem ganzen Schatz ihrer körperlichen und geistigen Gaben dahingemäht, uns als Quelle der Wiedergeburt ein für allemal genommen sind?«[13]

Die politische Gesinnung der Freiburger Medizinischen Fakultät äußerte sich gegen Ende des ersten Weltkrieges in zwei außergewöhnlichen *Ehrenpromotionen*, die nochmals den Zeitgeist deutlich machen können. Am 2. März 1917 überreichte eine Deputation, bestehend aus dem Dekan Straub sowie den Herren Wiedersheim, v. Kries, de la Camp und Hoche, in Karlsruhe der 78jährigen Großherzogin-Witwe *Luise von Baden* das Diplom eines Ehrendoktors der Medizin für ihre in der Tat außergewöhnlichen Verdienste um den Aufbau ärztlicher Hilfsdienste jeder Art, insbesondere des Badischen Landesvereins vom Roten Kreuz. Sah der Dekan in seiner Ansprache hierin noch eine »glückliche Vervollkommnung unseres Unterrichtes«, so galt die in einer Sondersitzung der Fakultät am 1.3.1918 beschlossene Ehrenpromotion des Generals *Erich Ludendorff* »der Wiedergewinnung Dorpats für das deutsche Geistesleben«. Die Friedensschlüsse im Osten zu Beginn des Jahres hatten die von den Russen evakuierte alte Universität kurzfristig unter deutschen Schutz gestellt; ihr fühlten sich offenbar mehrere Freiburger Fakultätsmitglieder wissenschaftlich, vor allem aber emotional verbunden. De la Camp, v. Kries und Aschoff reisten ins Große Hauptquartier, um die Urkunde zu übergeben[14].

BERUFUNGEN UND STRUKTURPROBLEME

Der Fakultätsalltag während des Krieges ging über die Erledigung von Routineangelegenheiten kaum hinaus. Das Protokollbuch verzeichnet bei den Fakultätssitzungen die Anwesenheit meist nur weniger Herren, darunter vor allem die älteren, nicht mehr im Kriegsdienst stehenden Kollegen. Spektakuläre Entscheidungen waren nicht zu treffen, da alle strukturellen und die meisten wissenschaftlichen Pläne der Vorkriegszeit nur bedingt weitergedacht werden konnten. Fortgeführt und vollendet werden konnte lediglich noch der 1914 begonnene Neubau des *Pharmakologischen Institutes*; im übrigen konzentrierte sich das Bemühen der Fakultät auf die Erhaltung bzw. Konsolidierung des Bestehenden.

Lediglich bei Rufabwendungen, so z.B. beim Ruf von Aschoff nach Berlin im Sommer 1917, gelang es noch, größere und für den weiteren Ausbau der Forschung wichtige Maßnahmen durchzusetzen. Relativ schnell und umsichtig reagierten Fakultät und Behörden auf den *Angriff englischer Flugzeuge* vom 14. April 1917, bei dem, wie bereits berichtet, das Anatomische Institut getroffen wurde und zu großen Teilen ausbrannte. Die Institutstätigkeit wurde für das SS 1917 ins benachbarte Pathologische Institut verlagert, während bis zum Winter auf den Trümmern der Anatomie ein Provisorium errichtet werden konnte. Für eine neue Ausstattung mit Sammlungs- und Unterrichtsgegenständen richtete die Fakultät »an die großen optischen Werkstätten, wie an alle Universitäten Deutschlands und Österreichs, die einschlägigen Museen und Sammlungen« die Bitte um Hilfe, der auch großzügig entsprochen wurde [15]. Durch Luftangriffe am 13. März und 31. Juli 1918 beschädigt wurde auch das gemeinsame Institutsgebäude der Physiologie und Physik.

Einschneidende personelle Veränderungen gab es in der Medizinischen Fakultät während des ersten Weltkrieges nur wenige. Nach dem plötzlichen Tode von Bernhard Krönig 1917 erging für die *Frauenheilkunde* der Ruf zunächst an *Ludwig Seitz* (1872–1961) in Erlangen, der jedoch aus finanziellen Gründen ablehnte; als zweiter auf der Liste stand der Gießener Ordinarius für Geburtshilfe und Gynäkologe *Erich Opitz* (1871–1926). Auch Opitz war ein erfahrener Mann und hatte vor Gießen bereits von 1907–1912 die Akademische Frauenklinik in Düsseldorf geleitet. Er nahm sofort die Berufung an und begann zum April 1918 seine Tätigkeit in Freiburg.

Opitz hatte 1913 mit Menge ein »Handbuch der Gynäkologie« veröffentlicht und schien daher besonders dazu ausersehen, die seit Hegar bestehende Freiburger Tradition der Betonung gynäkologischer Fragen fortzuführen. Auch gewährleistete sein Interesse für die Kombination von Operation und Bestrahlung bei bösartigen Geschwülsten die Fortführung der von seinem Vorgänger Krönig eingeschlagenen Linie. Insbesondere intensivierte er die Radium-Strahlenbehandlung und erforschte deren physikalische Grundlagen, weiterhin zusammen mit Walter Friedrich. Weitergehende Untersuchungen zur Strahlenwirkung führten Opitz auf die chemisch-hormonale Seite des Krebsproblems. Darüber hinaus war er ein sehr fruchtbarer Schriftsteller auf nahezu allen Gebieten der Geburtshilfe und Gynäkologie und hielt die von seinem Vorgänger Krönig herrührende lebhafte und angestrengte Arbeitsatmosphäre an der Klinik weiterhin aufrecht. Im übrigen vermehrte er in der Fakultät die Zahl der aktiv vaterländisch gesonnenen Ordinarien. Auch Opitz starb mitten in seiner Tätigkeit am 12.9.1926 in Garmisch an den Folgen eines Autounfalles [16].

Eduard Jacobi, der Extraordinarius für *Dermatologie und Syphilidologie*, erlag im Januar 1915 einer schweren Lungenentzündung nach einer Fahrt an die Westfront im Elsaß, bei der es um die Abklärung einer, wie sich später herausstellte, harmlosen epidemischen Hautkrankheit ging [17]. Zunächst beauftragte die Fakultät den in Freiburg praktizierenden Dermatologen Karl Taege, die Klinik provisorisch zu führen und die entsprechenden Vorlesungen zu halten. Zum 1.10.1915 wurde aus der Bonner Klinik des Mitentdeckers der Spirochaeta pallida, *Erich Hoffmann* (1868–1959), dessen Oberarzt *Georg Alexander Rost* (1877–1970) als Extraordinarius nach Freiburg geholt.

Rost hatte bis 1915 bereits ein erhebliches wissenschaftliches Werk vorgelegt [18]. 1910 war ihm die Identifizierung des »klimatischen Bubo«, des Lymphogranuloma inguinale, als Geschlechtskrankheit gelungen sowie die

Heilung der Framboesie mit Salvarsan. Seine Habilitationsschrift über die Histologie der biologischen Wirkungen der Röntgenstrahlen auf die Haut von Tier und Mensch hat wesentliche Teile seiner späteren Freiburger Arbeiten bestimmt. Noch unter den schlechten äußeren Bedingungen seines Vorgängers in der Albertstraße konzentrierte sich Rost auf die Verbesserung der Licht- und Röntgentherapie von Hautkrankheiten; eine durchschlagende Umstrukturierung seines Faches gelang ihm jedoch erst mit dem noch zu besprechenden Umzug seiner Klinik in das nach dem Krieg frei werdende Garnisonslazarett in der Hauptstraße. Vorläufig mußten gegen Kriegsende und darüber hinaus wegen der Häufung von Geschlechtskrankheiten, Pyodermien, Scabies, Trichophytien und Hauttuberkulosen notdürftige Ausweichmöglichkeiten geschaffen werden. Privathäuser in der Nachbarschaft der Klinik wurden teilweise angemietet, die Prostituiertenabteilung wurde in die Kreispflegeanstalt verlegt. Der bald nach seiner Berufung unternommene Versuch von Rost, sein Fach zum eigenständigen Prüfungsfach werden zu lassen, scheiterte indessen an der Meinung der Fakultät, ohne Abänderung der gesamten Prüfungsordnung keine eigenen Entscheidungen treffen zu wollen. Er selbst wurde jedoch 1919 zum persönlichen Ordinarius ernannt[19].

Gleichsinnige Versuche unternahm immer wieder der Kinderkliniker *Carl T. Noeggerath*, insbesondere im Zusammenhang mit dem Vorstoß der Deutschen Gesellschaft für Kinderheilkunde im Herbst 1917, auf Grund der Kriegsereignisse eine Besserstellung der *Kinderheilkunde* als Unterrichtsfach zu erreichen[20]. Auf einer als »Kriegstagung« bezeichneten außerordentlichen Sitzung in Leipzig am 22.9.1917 war eine Resolution an den Reichskanzler beschlossen und von allen deutschen Pädiatern unterzeichnet worden, in der sich die Pädiatrie besonders aufgerufen glaubte, die »Wiederaufforstung des deutschen Volksbestandes zu beeinflussen, damit wir über die schweren Wunden hinwegkommen, die der Krieg uns schlägt«. Deshalb solle durch eine Verstärkung und Hebung des kinderärztlichen Unterrichtes die gesamte deutsche Ärzteschaft befähigt werden, an der »Erhaltung und Gesunderhaltung unseres Nachwuchses« mitzuarbeiten.

Die Petition hatte zunächst den unmittelbaren Erfolg, daß noch 1918 der Bundesrat beschloß, den Studenten im Staatsexamen so zu prüfen, »daß er in der Kinderheilkunde die für einen praktischen Arzt erforderlichen Kenntnisse besitzt«. Noch galt allerdings auch für die Freiburger Fakultät die Pädiatrie als eines »der Hauptfächer der inneren Medizin«. Jedoch haben vor allem die bevölkerungspolitischen Argumente der Pädiater den Sturz des Kaiserreiches überdauert; die junge Republik vollzog verblüffend rasch, was noch der Monarchie abverlangt worden war: zwischen 1919 und 1921 wurden an 14 von 19 deutschen Universitäten Ordinariate für Kinderheilkunde eingerichtet. In Freiburg wurde für Noeggerath zum 7.3.1919 ein persönliches Ordinariat erwirkt, das allerdings erst am 1.10.1926 in ein planmäßiges umgewandelt wurde.

Alle diejenigen Einzelfächer, die in ähnlicher Weise noch um die Konsolidierung ihrer Struktur zu ringen hatten, wurden durch den Ersten Weltkrieg in ihrer Entwicklung zurückgeworfen.

Otto Kahler (1878–1946) war, wie bereits berichtet, am 1.4.1912 als Extraordinarius für *Rhino-Laryngologie* und Nachfolger Gustav Killians nach Freiburg berufen worden. Er kam aus der Wiener Schule von Ottokar Chiari (1853–1918) und war von daher wissenschaftlich und praktisch als Laryngologe ausgewiesen; die Fakultät hob in ihrem Gutachten seine Geschicklichkeit in allen Untersuchungsmethoden besonders hervor [21]. Noch wurde die Ohrenheilkunde gesondert betrieben und von Emil Bloch vertreten; die Berufung Kahlers geschah jedoch mit dem ausdrücklichen Vermerk, daß er zu jenen Kandidaten gehöre, die sich einer späteren Vereinigung der Fächer positiv gegenüberstellten. Dies richtete sich offenkundig gegen den Vorgänger Killian, der als einer von wenigen Fachvertretern vehement für die Selbständigkeit der Laryngologie eingetreten war. Kahler, der während seiner Ausbildung »die Otologie als Nebenfach betrieben« hatte, war in dieser Frage offen, zumal bis 1914 an 16 deutschsprachigen Universitäten die beiden Fächer bereits vereinigt waren. Er hätte auch mit Bloch eine gemeinsame Hals-Nasen-Ohrenheilkunde aufgebaut, jedoch ließ der Kriegseinsatz beider Kollegen keine weiteren Überlegungen mehr zu. Erst nachdem Emil Bloch im März 1919 in den Ruhestand getreten war, wurde die Vereinigung von Otologie und Rhino-Laryngologie in Freiburg endgültig vollzogen und von Otto Kahler übernommen; er wurde gleichzeitig zum persönlichen Ordinarius ernannt.

Auch die *Zahnheilkunde* war durch den Krieg genötigt, ein drängendes Problem vor sich herzuschieben. Seit 1909 war reichseinheitlich die zahnärztliche Prüfungsordnung in eine endgültige und mit geringen Variationen bis 1955 angewandte Form gebracht [22]. Danach war für das Studium der Zahnmedizin das Reifezeugnis eines Gymnasiums, Real-Gymnasiums oder einer Oberschule erforderlich, das Studium selbst war auf sieben Semester mit einer Vor- und einer Hauptprüfung angelegt.

Wesentlich schwieriger zu diskutieren war die Frage der Promotion; die Mediziner argumentierten, daß die Zahnheilkunde aus einer Technik hervorgegangen sei und daß das, was für eine Promotion an Wissenschaft verlangt werden müsse, in diesem Bereich viel zu unbedeutend sei gegenüber anderen medizinischen Fächern. In Freiburg verhielt sich die Medizinische Fakultät abwartend, sprach sich jedoch im Juni 1912 grundsätzlich für einen Dr. med. dent. aus. Um dem Problem Nachdruck zu verleihen, streikten Ende 1913 die Studenten der Zahnheilkunde und stellten den Besuch der Lehrveranstaltungen ein. Der Streik wurde zwar vom Ministerium verboten, jedoch ging daraufhin die Frage an den Medizinischen Fakultätentag des Jahres 1914. Der Krieg unterbrach auch diese Verhandlungen; erst 1917 setzten die Diskussionen wieder ein. Im September 1918 wurde auf einer Berliner Konferenz eine Muster-Promotionsordnung für einen Dr. chir. dent., Doktor der Zahnheilkunde, ausgearbeitet, über die am 21. März 1919 in der Freiburger Fakultät beraten wurde. Sie stimmte der Einführung der Promotion zu, schlug aber die Bezeichnung Dr. med. dent. vor; dieser Titel wurde dann auch im ganzen Reich eingeführt. Die Abstimmung war mit 5:4 Stimmen äußerst knapp, den Ausschlag gab offensichtlich die Stimme von *Wilhelm Herrenknecht*, der – seit

1911 planmäßiger Extraordinarius – mit Stimmrecht zur Sitzung geladen war[23].

Herrenknecht hatte während des Krieges seinen Klinikbetrieb völlig umstellen müssen, da die kieferverletzten Soldaten vom zahnärztlichen Institut aus versorgt werden mußten. Dies geschah nicht nur dort, sondern in den zahlreichen Lazaretten der Stadt, wo in Zusammenarbeit mit den Chirurgen, den Augen-, Ohren- und Hals-Nasenärzten zeitweise 400 Verwundete betreut werden mußten. Nach dem Kriege sanken die Zahlen der Patienten und auch der Studenten drastisch, so daß zeitweise in Erwägung gezogen wurde, das Institut ganz zu schließen und Herrenknecht zu emeritieren.

Dies konnte durch eine finanzielle Sonderregelung verhindert werden, indem sich Herrenknecht verpflichtete, Assistenten und Angestellte aus Klinikmitteln zu bezahlen, um so der Staatskasse nicht mehr zur Last zu fallen. Die Zahl der Studenten stieg bald wieder an, jedoch führte der weitere Verbleib in den immer unzulänglicher werdenden Räumen in der Rheinstraße zu katastrophalen äußeren Verhältnissen.

Es sollte bis zum Wintersemester 1933/34 dauern, bis nach der Erbauung des neuen Klinikums der Umzug in die frühere Chirurgie in der Albertstraße genehmigt wurde. Auch die Errichtung eines zahnärztlichen Ordinariates hat Herrenknecht – seit 1922 lediglich persönlicher Ordinarius – nicht mehr erlebt; ein solches wurde erst 1957 für *Hans Rehm* eingerichtet[24].

Kriegsende und Depression

Am 20. Dezember 1918 wurden die aus dem Kriege heimgekehrten Studierenden in Gegenwart des gesamten Lehrkörpers feierlich neu immatrikuliert. Die Rede hielt der Historiker Heinrich Finke; auch er hatte zu Beginn des Krieges mit flammender Begeisterung dessen Berechtigung beschworen. Durch Trauer und Enttäuschung drangen ungebrochen die gleichen Töne; er begrüßte die »Glieder eines aufgelösten, aber nicht besiegten Heeres«, bezeichnete Deutschland als »der Lüge und der Wirtschaftsmacht erlegen«, beschwor die »Wiederherstellung der geistigen und materiellen Machtstellung Deutschlands« und rief die Kommilitonen auf: »Was den Waffen unmöglich war, muß die kühle Überlegung, zähes Wollen und Arbeiten, müssen die Friedenswaffen des Geisteslebens zu sichern suchen«[25].

Auch *Ludwig Aschoffs* Stolz, dem deutschen Volke anzugehören, war nach dem verlorenen Kriege eher gefestigt. Er verurteilte die Maßnahmen der Siegermächte öffentlich und wandte sich insbesondere gegen deren außenpolitischen, kulturellen und wirtschaftlichen Boykott: »Die Widersinnigkeit eines solchen Beschlusses liegt vor allem für das Gebiet der Medizin und der Naturwissenschaften auf der Hand. Sie sind nicht national, wenigstens nicht im chauvinistischen Sinne, sondern international. Eine gewaltsame Zerreißung dieser Wissenschaftskreise ist ein Vergehen an der Wissenschaft selbst«. Überdies sei gerade jetzt jeder Deutsche aufgerufen, seine Kultur und sein Erbgut zu wahren: »Männliches Rittertum, tiefe Religiosität, philosophische Denkarbeit bilden die Grundlage dieser germanisch-christlichen Kultur«[26].

> Die Freigabe der Vernichtung
> lebensunwerten Lebens.
>
> Ihr Maß und ihre Form.
>
> Von den Professoren
>
> Dr. jur. et phil. Karl Binding und Dr. med. Alfred Hoche
> früher in Leipzig   in Freiburg
>
> Verlag von Felix Meiner in Leipzig
> 1920

72

Hinter solchen Äußerungen steht der ganze Schock über den verlorenen Krieg, den Niedergang der Monarchie, sowie über den Verfall der äußeren Sicherheit und der bürgerlichen Zufriedenheit, der gerade viele Akademiker bewog, da weitermachen zu wollen, wo sie der Abbruch ihrer auf ungestörten Fortschritt angelegten Arbeit am tiefsten getroffen hatte.

In diese Zeitstimmung nach dem Zusammenbruch von 1918 muß auch jene Schrift eingeordnet werden, die der Freiburger Psychiater *Alfred Erich Hoche* 1920 zusammen mit dem Strafrechtler *Karl Binding* unter dem Titel vorlegte: »*Die Freigabe der Vernichtung lebensunwerten Lebens. Ihr Maß und ihre Form*«. Sie ist nicht abzulösen von der Depression nach dem verlorenen Krieg; ihr Inhalt war nicht neu und lag im Konzept von Binding bereits 1913 vor. Jetzt gewann das Problem jedoch höchste Aktualität; die Wirkung dieser Schrift war einige Jahre lang ungeheuer und hat bis heute das Freiburger Fakultätsmitglied Hoche ins Zentrum zeithistorischer Analysen zum Euthanasieproblem gerückt[27] (Abb. 72).

Ausgangspunkt der Fragestellung war zunächst der Ausschluß bestimmter Menschengruppen von der Fortpflanzung; seit den sozial-darwinistischen Thesen der achtziger Jahre wurde dieses Thema zu einem in allen biologischen und medizinischen Wissenschaften heftig diskutierten Problem. *Rassenhygiene* und *Eugenik* zielten auf den gesunden, starken und ich-bewußten Menschen und Mitmenschen – ihn wünschten sich sowohl Medizin und Gesundheitswesen als auch die Philosophie, der Wehrwille und der Naturalismus in der Kunst. Nach den Verlusten des Krieges erhielt der eugenische Gedanke eine neue Tönung; man sprach vom »Rassenselbstmord« und vom »Volkstod« und erneuerte die alte Forderung, daß es nicht mehr jedem gestattet sein solle, sich fortzupflanzen, jetzt unter anderen Aspekten. Hierzu gehörte auch die Möglichkeit, auf die Existenz nutzloser Lebensträger zu verzichten, um den Staat und die Allgemeinheit zu entlasten.

Der Leipziger Strafrechtler Karl Binding war – 72jährig – nach seiner Emeritierung 1913 nach Freiburg, seiner früheren Ausbildungsstätte, zurückgekehrt und brachte das abgeschlossene Manuskript der genannten Schrift mit. Sie wurde nach dem ersten Weltkrieg um eine ärztliche Stellungnahme Hoches sowie einen Nachruf auf den inzwischen verstorbenen Bindung vermehrt und erschien 1920.

Binding ging von der Frage aus, ob die rechtlich unverbotene Lebensvernichtung auf die Selbsttötung des Menschen beschränkt bleiben solle, oder ob sie eine gesetzliche Erweiterung auf die Tötung von Nebenmenschen erfahren könne. Er tastet sich – ausgehend von einer Abhandlung über den Selbstmord – zur Frage der Tötung auf Verlangen vor und geht von der Erörterung der Sterbehilfe bei einem »subjektiv wertlos« gewordenen Dasein zur Forderung nach der aktiven Vernichtung »objektiv sinnlosen« Lebens über. Zu den subjektiv Wertlosen gehören die »unrettbar Verlorenen, die den Wunsch nach Erlösung haben«, zu den objektiv sinnlosen Existenzen die unheilbar Blödsinnigen, die zwar nicht in die Tötung einwilligen können, andererseits aber auch keinen Lebenswillen hätten, der gebrochen werden müßte.

Alfred Hoche fügt zwei komplettierende Aussagen hinzu. Zum einen bescheinigt er dem Arzt, er habe keine »moralische Dienstanweisung ... kein in Paragraphen lebendes ärztliches Sittengesetz«, das ihn dazu zwinge, fremdes Leben unter allen Umständen zu erhalten. Wenn vielmehr in der Beseitigung Unheilbarer ein für die allgemeine Wohlfahrt wünschenswertes Ziel erkannt und allgemein anerkannt wäre, würden in der ärztlichen Sittenlehre keine Gegengründe zu finden sein. Zum zweiten steuert Hoche mit der ihm eigenen Präzision des Ausdrucks die Terminologie bei, die später in so furchtbarer Weise politische Dynamik gewinnen sollte: er prägt für die unheilbar geistig Behinderten den Begriff des »geistigen Todes« und bezeichnet sie als »leere Menschenhülsen«, als »Ballastexistenzen«, für deren Pflege sich ein Volk nicht leisten könne, ein »ungeheures Kapital in Form von Nahrungsmitteln, Kleidung und Heizung dem Nationalvermögen ... zu entziehen«. Auch Hoche spricht den Menschen im Zustand des geistigen Todes den subjektiven Anspruch auf Existenz ab, da sie weder in der Lage seien, ein Weltbild aufzubauen, noch die Möglichkeit hätten, Urteilsfähigkeit und Selbstbewußtsein zu entwickeln. So sei die Beseitigung eines geistig Toten nicht gleichzusetzen mit einer »sonstigen« Tötung, da bei ihm die Qualitäten eines Subjekts gar nicht vorhanden seien. Auch Mitleid mit diesen Menschen zu empfinden, sei falsch: »wo kein Leiden ist, ist auch kein Mit-leiden«.

Die Einzelheiten der Schrift überschreiten den Rahmen dieser Darstellung; sie sind, – wie auch ihre Folgen – vielfach analysiert worden[28]. Hingewiesen werden muß jedoch noch auf den insbesondere von Hoche betonten moralischen Tenor ihrer Begründung. Hoches einziger Sohn war in den ersten Kriegstagen bei Langemarck gefallen; dies, wie auch den Zusammenbruch 1918 hat er nie überwunden. Das schwierige und entbehrungsreiche Unternehmen, »das Gefühl, höchstverantwortlicher Teilnehmer einer schweren und leidensvollen Unternehmung« zu sein, verleihe jetzt allen gemeinsamen Anstrengungen – auch den genannten Vorschlägen – den Charakter »heroischer Entsagung«.

Die Bindung/Hoche'schen Thesen um den subjektiven Wert des Lebens wurden in den folgenden Jahren von medizinischer, juristischer, philosophischer und national-ökonomischer Seite zustimmend, ablehnend, modifizierend und erweiternd fortgesponnen. Gesetzesvorlagen wurden entworfen, Umfragen durchgeführt, Dissertationen angefertigt; der Effekt hiervon war zunächst weniger substantiell zu fassen, mit Sicherheit ist jedoch die breite gesellschaftliche Internalisierung des Problems daraus abzuleiten. Obwohl die Debatte in der zweiten Hälfe der zwanziger Jahre abflaute, obwohl sich Hoche selbst nie mehr dazu äußerte und am Ende seines Lebens deutlich von den inzwischen eingetretenen Konsequenzen abrückte, brauchten die Nationalsozialisten nach ihrer Machtergreifung nur zuzugreifen, um die Begriffe und deren Inhalte zur Hand zu haben. Rassenhygiene und staatlicher Wille konnten damit zum politischen Programm verschmelzen, das die Erzeugung nur noch gesunden und »wertvollen«, sowie die Vermeidung oder Eliminierung schwachen, beschädigten oder »wertlosen« Lebens zum Ziel hatte.

Binding und Hoche sind gewiß aus ihrer Zeitsignatur nicht abzulösen; sie haben indessen auf ihre Weise ein altes und ungelöstes Menschheitsthema angesprochen, das weit über den Nationalsozialismus mit seiner bisher schrecklichsten Konkretisierung und Politisierung dieses Problems hinausweist. Es erhält heute erneut, auf der Basis dramatisch veränderter wissenschaftlicher Möglichkeiten zur Vermeidung oder Verbesserung beschädigten Lebens, eine gesellschaftspolitisch noch unübersehbare, aber nach wie vor von den alten Utopien geprägte Brisanz[29].

2 Fortschritt und Restauration in der Weimarer Republik

Die Erneuerung der Forschungssituation

In den ersten Nachkriegsjahren und in der Inflationszeit erneuerte sich die Freiburger Medizinische Fakultät in wesentlichen Positionen und gewann – nach den teilweise sehr langen Amtsjahren der Vorgänger – eine straffere Aktivität. Nicht mehr nur die Ordinarien waren dafür verantwortlich, daß man später die zwanziger Jahre in Freiburg als eine Zeit der »besonders hohen intellektuellen Dichte« bezeichnet hat, als eine »wissenschaftlich großartige Zeit«[1]; das Profil der Fakultät wurde zunehmend durch die *naturwissenschaftliche Forschung* geprägt, die vor allem von jüngeren Mitarbeitern konsequent vorangetrieben wurde.

Maßgebend hierfür waren sowohl strukturelle Veränderungen als auch eine besonders intensive Wechselbeziehung mit den naturwissenschaftlichen Disziplinen der anderen Fakultäten. 1920, nach der Emeritierung Heinrich Kilianis, wurde der Lehrstuhl für Medizinische Chemie von *Georg Franz Knoop* (1875–1946) übernommen und in einen Lehrstuhl für *Physiologische Chemie* umgewandelt. Das Chemische Institut gehörte nun vollständig der naturwissenschaftlichen Fakultät an, die Physiologische Chemie kam endgültig zur Medizin. Durch Fakultätsbeschluß vom 23.4.1915 war für ihre Arbeit bereits eine räumliche Unabhängigkeit erreicht worden, indem ihr das von den Pharmakologen geräumte alte Botanische Institut zur Verfügung gestellt worden war[2].

Die enge Nachbarschaft der wissenschaftlichen Aktivitäten des *Chemischen Institutes* zur Medizin bestand jedoch fort. Unter *Heinrich Wieland* (1877–1957), von 1921–1926 Leiter des Institutes, wurde u.a. intensiv an den Oxydationsprozessen gearbeitet, die sich in lebenden Zellen abspielen. Für seine Arbeiten über den Steroidcharakter der Gallensäuren erhielt Wieland 1927, zusammen mit *Adolf Windaus* (der sich 1903 in Freiburg über die Struktur des Cholesterins habilitiert hatte), den Nobelpreis für Chemie. Mit der gleichen Auszeichnung wurde Wielands Nachfolger *Hermann Staudinger* (1881–1965) geehrt, dessen Arbeiten zu den Grundlagen der makromolekularen Chemie auch aus der naturwissenschaftlichen Forschung in der Medizin nicht wegzudenken sind. Wie intensiv die biochemische Arbeitsrichtung die medizinischen Institute und Kliniken zu durchdringen begann, beweist die 1926 von Ludwig Aschoff an seinem Institut eingerichtete Abteilung für *Pathobiochemie*, mit deren Leitung er *Rudolf Schönheimer* (1898–1941) betraute, auf den später noch näher einzugehen ist[3].

Den Nobelpreis für Medizin und Physiologie 1935 erhielt der Zoologe *Hans Spemann* (1869–1941), der 1919 den Freiburger Lehrstuhl übernommen hatte

und bis 1937 nahezu ausschließlich an Problemen der Entwicklungsphysiologie arbeitete. Seine Erkenntnisse über die Differenzierungsmöglichkeiten der verschiedenen Zellbezirke im frühen Keim unter dem Einfluß bestimmter »Organisatoren« hat die menschliche Embryologie entscheidend gefördert[4].
Schließlich gehörte noch in den Kreis der wichtigen naturwissenschaftlichen Partner *Georg Karl von Hevesy* (1885–1966), der von 1926 bis 1934 als Ordinarius für Physikalische Chemie in Freiburg arbeitete, nachdem er 1923 bei Nils Bohr in Kopenhagen seinen Gedanken, Stoffwechselprozesse mit radioaktiven Indikatoren (»Tracer«) zu verfolgen, experimentell verwirklicht hatte. Er erhielt hierfür den Nobelpreis für Chemie des Jahres 1943.

Hansjürgen Staudinger hat herausgearbeitet, wie sehr die Geschichte der Stoffwechselforschung mit diesen Freiburger Arbeiten verknüpft ist: bereits im Jahre 1902 hat Knoop Fettsäuren phenyliert und damit ihren Weg bei den Umsetzungen im Organismus verfolgen können; er entdeckte so die β-Oxydation der Fettsäuren. v. Hevesy verwandte zum gleichen Zwecke die seit den Arbeiten des Ehepaares Joliot-Curie bekannten Radioisotope, um die Verteilung von Ionen und Atomen in organischen Verbindungen zu untersuchen. Schönheimer schließlich, der mit v. Hevesys Isotopentechnik vermutlich noch in Freiburg bekannt geworden war, benutzte nach seiner 1933 erzwungenen Emigration in die USA die schweren Isotope von Wasserstoff und Stickstoff, um biochemische Detailvorgänge im Fettstoffwechsel und bei den Aminosäuren zu studieren[5]. Bereits hier sei angedeutet, daß die beiden Internisten *Siegfried Thannhauser* (1885–1962) und *Hans Adolf Krebs* (1900–1981) am Beginn der dreißiger Jahre fundamentale stoffwechselchemische Untersuchungen aus den Laboratorien der Medizinischen Klinik beitrugen, die sie ebenfalls erst nach ihrer Emigration zur Vollendung bringen konnten.

Vor dem Hintergrund dieses wissenschaftlichen Panoramawechsels in Freiburg kann konstatiert werden, daß bis zur Mitte der zwanziger Jahre die Medizinische Fakultät der Universität Freiburg nicht nur einen neuen Charakter ihrer Arbeit zu entwickeln begann, sondern ihre wachsende Bedeutung auch äußerlich zu unterstreichen suchte. Dies drückt sich sowohl in erheblichen personellen Veränderungen als auch in großen Erneuerungsplänen aus.

Lehrer der frühen zwanziger Jahre

Noch in den letzten Kriegsmonaten, am 2. Mai 1918, bat der inzwischen 70jährige Anatom Robert Wiedersheim um seine Emeritierung; bereits am 20. Juni erfolgte die Ernennung seines Schülers und langjährigen Prosektors *Eugen Fischer* (1874–1967) zum Nachfolger.

Fischer, in Karlsruhe geboren, aber in Freiburg aufgewachsen, hatte hier auch studiert und promoviert und war seit 1898 nahezu ununterbrochen am Freiburger Anatomischen Institut tätig gewesen. Die glatte Nachfolgeregelung nach dem Rücktritt Wiedersheims durch eine Kommission, der er selbst angehörte, veranlaßte die Fakultät in der darauffolgenden Sitzung, auf Antrag

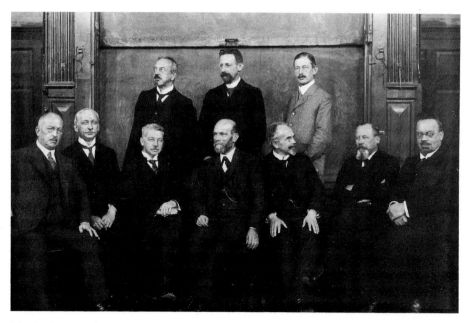

73 Die Ordinarien der Medizinischen Fakultät um 1920. Erste Reihe von links nach rechts: Erich Lexer, Martin Hahn, Ludwig Aschoff, Johannes v. Kries, Theodor Axenfeld, Alfred' Erich Hoche, Oskar de la Camp. Zweite Reihe: Erich Opitz, Eugen Fischer, Franz Knoop. (Fehlend: Walther Straub)

Hoches zu beschließen: »Bei Neubesetzung von Lehrstühlen darf der ausscheidende Fachvertreter nicht Mitglied der die Beschlußfassung vorbereitenden Kommission sein«[6].

Wiedersheim war immer darauf bedacht gewesen, die anthropologische Arbeit Alexander Eckers wissenschaftlich fortzusetzen und aufzubauen. Er unterstellte Fischer bereits in dessen jungen Assistentenjahren die Ecker'sche Sammlung und richtete ihm beim Umbau der Anatomie 1908 ein eigenes *anthropologisches Laboratorium* ein[7]. Nachdem sich Fischer 1900 nach nur zweijähriger Assistenzzeit habilitiert hatte, intensivierte er seine *rassenkundlichen Studien* und verband die beschreibende und vergleichende Anthropologie mit den 1900 in ihrer Bedeutung erst erkannten Mendel'schen Regeln der Erblehre. Von da an datiert die für die anthropologische Forschung folgenreiche Hypothese, daß zur Klassifikation von Rassenunterschieden ausschließlich erbliche Eigenschaften herangezogen werden dürften. Das Problem der Bastardierung bzw. der Vererbbarkeit von Rasseeigenschaften wurde von Fischer im Zusammenhang mit einer Reise nach Südwestafrika in Angriff genommen; die Untersuchung an den »Rehobother Bastarden«, einer Mischbevölkerung aus Buren und Hottentotten, »bedeutete die entscheidende Wegführung der Anthropologie von der reinen Knochenbearbeitung zur Beobachtung am Lebenden, zu einer neuen Epoche, die heute besonders in der Humangenetik und genetischen Biochemie ihre Pflege findet«[8].

Fischers Arbeitsansatz legte weiterhin den Grund zu einer konsequenten *Rassenhygiene*, deren wissenschaftliche Zielsetzung er in einem Vortrag 1910 vor der Freiburger Naturforschenden Gesellschaft folgendermaßen umriß: »Zwei Probleme sind es, die vor allem zu untersuchen sind: die Wirkung des sozialen Milieus auf den Menschen und die Wirkung der Rasseneigentümlichkeit des Menschen« auf das Schicksal des betreffenden sozialen Verbandes«. Das Schicksal der Staaten, Völker und aller sozialer Schichten sei abhängig von ihrer »rassenmäßigen« Zusammensetzung: »diese Lehre wird sich Bahn brechen, dem Studium der Rasse und nachher der Pflege bestimmter Rassenkomponenten gehört die Zukunft... die Fragen sind der wahre Inhalt einer Politik, diese Fragen entscheiden die Zukunft europäischer Völker«[9]. Mit diesen Ansichten beeindruckte Fischer seine Kollegen, darunter ausdrücklich Ludwig Aschoff[10], und die Öffentlichkeit; im Jahre 1909 gründete er den Ortsverband Freiburg der Deutschen Gesellschaft für Rassenhygiene. 1921 erschien im Handbuch der menschlichen Erblehre von Baur-Fischer-Lenz von Fischers Hand die erste und vielbeachtete Darstellung der gesunden körperlichen Erbanlagen des Menschen; weitere Arbeiten über die Beeinflussung der Vererbung durch mechanische, chemische und soziale Faktoren aus der Umwelt festigten seine Stellung in der Erbbiologie endgültig[11].

1927 verließ Eugen Fischer Freiburg, um als Direktor des Kaiser-Wilhelm-Institutes für Anthropologie, menschliche Erblehre und Eugenik in Berlin-Dahlem unter wesentlich besseren Bedingungen seine Forschungen fortzusetzen; ein Versuch, diese Institution nach Freiburg zu bringen, schlug fehl. Das Berliner Institut wurde unter seiner Leitung – und später unter der gezielten Förderung des NS-Staates – zu einem »der glänzendsten Zentren der anthropologischen Forschung, die es in Europa je gegeben hat«[12]. Unter den Schülern und Mitarbeitern waren die wichtigsten, aber als Vertreter der nationalsozialistischen Erb- und Rassepolitik teilweise auch problematischsten Namen seines Faches, wie v. Eickstedt, v. Verschuer, Mühlmann, Nachtsheim, Fritz Lenz. Durch sie sind die Ergebnisse von Fischers Anthropologie nicht nur in die Humangenetik, in die Immunologie und in die Biochemie eingegangen, sondern haben den ganzen Bereich der später so benannten »Kulturanthropologie« beeinflußt. Von dieser Seite ist Eugen Fischer auch noch nach dem Kriege zu den »Gestaltern unserer Zeit« gerechnet worden[13].

Weingart, Kroll und Bayertz haben neuerdings ausführlich dargestellt, wie sich diese Art von Anthropologie und Rassenhygiene bereits am Ende der zwanziger Jahre mit der *nationalsozialistischen Ideologie* zu verbinden begannen[14]. Auch für Fischer und seine Mitarbeiter galt, was *Max Planck* (1858–1947) als Präsident der Kaiser-Wilhelm-Gesellschaft an den Innenminister schrieb: »daß die Kaiser-Wilhelm-Gesellschaft zur Förderung der Wissenschaften gewillt ist, sich systematisch in den Dienst des Reiches hinsichtlich der rassenhygienischen Forschung zu stellen«[15]. Die Verbindung von wissenschaftlicher Forschung in Erb- und Rassefragen mit der praktischen Bevölkerungspolitik, die »erst durch das politische Werk Adolf Hitlers« allen »aufgeweckten Deutschen offenbar gewordene Bedeutung der Rassenhygiene«[16], schließlich die Fülle von NS-Gesetzen zur »Erb- und Rassenpflege« verzahnten die Arbeit des Berliner Institutes mit den politischen Ideen der Nationalsozialisten: »Gehen doch gerade bei den Arbeiten dieses Institutes«, so formulierte es Fischer 1935, »wissenschaftliche Ergebnisse und unmittelbare Brauchbarkeit und Notwendigkeit für die nationalsozialistische Rassen- und Bevölkerungspolitik ganz unmittelbar Hand in Hand«[17].

Daß der nationalsozialistische Staat »wunderbar folgerichtig... die Lehre von Rasse und Vererbung bis in die letzte Schule tragen...«[18] wollte, mußte Fischer zwangsläufig als Krönung seines Lebenswerkes erscheinen. Die Begründung der Erb-, Rassen- und Ausmerzepolitik zwischen 1933 und 1945, die Idee, daß der »völkische Staat« aus »Menschen, die eines Blutes und eines Stammes sind« bestehen soll, und schließlich die Überzeugung, daß Geschichte im wesentlichen vom Erbbestand ihrer Träger abhängt, schienen durch die Ergebnisse dieser »tödlichen Wissenschaft«[19] bestätigt. Fischer selbst hatte 1933 mit seiner ganzen wissenschaftlichen Autorität in einem öffentlichen Vortrag in Königsberg bestätigt, was sich jahrzehntelang vorbereitet hatte und jetzt durch die neuen Machthaber in die Tat umgesetzt wurde: »Die erblich Kranken und rassenmäßig nicht in unser Volk Passenden müssen ausgemerzt werden«[20].

Die Freiburger Medizinische Fakultät hat all dies in der Urkunde zur Ehrenpromotion von Eugen Fischer anläßlich seines 65. Geburtstages im Jahre 1939 zum Ausdruck gebracht. Der Text kann nach Inhalt und Diktion nur vom amtierenden Anatomen E. Th. Nauck formuliert worden sein; wie sich die Fakultät in corpore zu einer solchen Laudatio verhielt, läßt sich nicht mehr nachvollziehen. Sie ehrte »den Begründer der neuzeitlichen, menschlichen Erb- und Rassenforschung, der als erster die Erbbedingtheit menschlicher Rasseneigenschaften bewies und damit die biologisch begründeten Voraussetzungen für die menschliche Erb- und Rassenpflege schuf. Sie ehrt in ihm den Bahnbrecher einer neuen Anthropologie, der Mitschöpfer unseres rassisch begründeten Weltbildes ist und durch umfassende Forschungen im Bereiche der Vorgeschichte, Rassenkunde und Erblehre Kämpfer für die Zukunft des deutschen Volkes und die Weltgeltung deutscher Wissenschaft wurde«[21].

Es bleibt nachzutragen, daß neben Eugen Fischer noch drei weitere Schüler Robert Wiedersheims zu wissenschaftlicher Eigenständigkeit gelangten und am Freiburger Anatomischen Institut die neben Heidelberg maßgebende Stätte der vergleichend-biologischen Wissenschaften repräsentierten. *Franz Keibel* (1861–1929) seit 1889 Prosektor bei Wiedersheim, war in erster Linie vergleichender Embryologe; beinahe alle seine Publikationen betrafen die ontogenetische Entwicklung der Vertebraten, insbesondere unter dem von His, Oppel, Hertwig u. a. vorangetriebenen Gedanken des Ineinandergreifens der verschiedenen Entwicklungsvorgänge. Auf diesem Gebiet genoß Keibel hohes internationales Ansehen; trotz 25jähriger Tätigkeit am Institut, zuletzt als Honorarprofessor, gelang es ihm jedoch in Freiburg nicht, eine akademische Selbständigkeit zu erlangen. Nauck hat hieran in einer eigenen Studie Betrachtungen über das Problem und das Schicksal des wissenschaftlichen Nachwuchses angestellt[22]. Keibel wurde erst 1914 als 53jähriger an die Anatomie nach Straßburg berufen, ging nach dem Krieg nach Königsberg und von 1922 bis zu seinem Tode auf den Lehrstuhl von Oskar Hertwig nach Berlin.

Ernst Gaupp (1865–1916), als Breslauer Privatdozent 1895 in Freiburg nostrifiziert, wurde zum »Repräsentanten der vergleichenden Anatomie der klassischen Richtung, deren wesentliches Bestreben es war, Homologiefragen zu klären, d. h. die morphologische Gleichwertigkeit von Körperteilen in der Tierreihe nachzuweisen und aus ihr die Verwandtschaft der Organismen untereinander abzuleiten«[23]. Mit einem ausgesprochenen Hang zu »liebevoller Kleinforschung und Akribie« hat sich Gaupp der vergleichenden Anatomie des Wirbeltierschädels gewidmet und auch eine Neubearbeitung der dreibändigen Anatomie des Frosches von Alexander Ecker vorgenommen. Bei den Freiburger Studenten war er wegen seiner großen Lehrbefähigung besonders beliebt; 1912 nach Königsberg berufen, ging er 1915 nach Breslau, starb aber im Jahr darauf.

Noch in die Zeit Eugen Fischers fällt die Tätigkeit von *Hans Böker* (1886–1939) an der Freiburger Anatomie[24]. Er führte in die vergleichende Anatomie die physiologische Lebendbeobachtung ein, d. h. er leitete die Fragestellung nach dem morphologischen Substrat aus der vorherigen Betrachtung der Lebensprozesse ab. Lebensweise und Lebensäußerung der lebendigen Tierwelt standen vor dem Studium der Anatomie des ruhenden oder toten Körpers; Böker hat hierzu auf mehreren Expeditionen auf die Kanarischen Inseln, in die Sahara und an den Amazonas systematisch konzipierte Filmaufnahmen gemacht. Nach zwanzigjähriger Tätigkeit in Freiburg ist er erst 1932 einem Ruf nach Jena gefolgt; 1938 nach Köln berufen, starb auch er im folgenden Jahr. Seine umfangreiche Sammlung wurde dem Freiburger Institut vermacht, fiel aber dem Luftangriff 1944 zum Opfer.

Der Chirurg Paul Kraske gelangte bald nach dem Zusammenbruch des ersten Weltkrieges an das Ende einer ebenfalls langen Amtszeit. Während des Krieges war er als Generalarzt eingesetzt und nahm wesentlich Einfluß auf die Indikationsstellung zur Laparotomie bei Bauchschußverletzungen; nun wurde er 1919 mit hohen Ehren »als Kliniker, Wissenschaftler und General« verabschiedet[25].

Kraske übergab Amt und Klinik an *Erich Lexer* (1867–1937), einen Schüler Ernst v. Bergmanns (1836–1907), der in Freiburg geboren und in Würzburg aufgewachsen war[26]. Er war von 1905–1910 Ordinarius seines Faches in Königsberg gewesen und danach nach Jena berufen worden; seine in der 5. Auflage vorliegende »Allgemeine Chirurgie« stand nach Meinung der Freiburger Berufungskommission »konkurrenzlos da und gilt allgemein als klassisches Werk«. Außerdem hatte er sich seit 1905 systematisch mit den freien Gewebstransplantationen befaßt und dies zum Fundament der von ihm 1915 so benannten »Wiederherstellungschirurgie« gemacht. Freiburg bedürfe, so die Kommission weiter, gerade im gegenwärtigen Moment »einer Persönlichkeit von gereifter Erfahrung«, um die wissenschaftlichen, organisatorischen und klinischen Aufgaben nach dem Kriege zu bewältigen; Lexer war 52 Jahre alt[27].

Die *Chirurgische Klinik* in der Albertstraße bestand 1919 aus dem 1887 errichteten sogenannten »Neubau« (Albertstraße 15), dem westlichen Flügel des 2. Stockes im alten Spital, einem Erweiterungsbau Albertstraße 2, dem

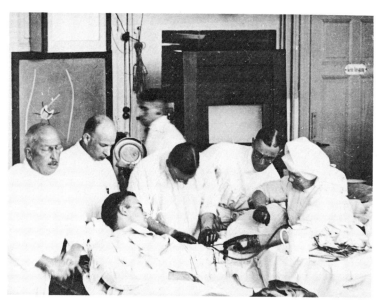

74 Erich Lexer demonstriert einen Eingriff im Kolleg. Photo vor 1927

ehemaligen Haus Künzer in der Kaiserstraße 2 und der chirurgischen Kinderbaracke (Abb. 74). Die Orthopädie war in den Häusern Albertstraße 4 untergebracht. Lexer hatte »sehr schwere Bedenken, ob sich eine den heutigen Ansprüchen der Chirurgie nur einigermaßen entsprechende Umänderung und Verbesserung der Verhältnisse in der Chirurgischen Klinik werde erzielen lassen können«, und nahm nur unter der ausdrücklichen Bedingung an, »in absehbarer Zeit einen Neubau zu erhalten«[28]. Damit führte er die nach dem Kriege gerade wieder auflebende Neubaufrage in eine neue Bahn; statt einer Planung für eine große Medizinische Klinik mit 327 Betten sollten nunmehr zwei kleinere, eine medizinische und eine chirurgische mit jeweils 150 Betten in Angriff genommen werden. Außerdem sagte ihm das Ministerium größere Verbesserungen im alten Klinikbereich zu[29].

Lexer sollte dies alles nicht erleben, da die Inflation der Jahre um 1923 das Vermögen der Krankenhausstiftung zusammenschmelzen ließ und alle Pläne hinausschob. Erst am 6.11.1926 wurde der Grundstein für das Klinikum in der Hugstetter Straße gelegt; bei der Eröffnung der Chirurgischen Klinik am 1.12.1931 war Lexer schon seit drei Jahren in München tätig.

Eine weitere Bedingung Lexers für die Annahme des Rufes nach Freiburg war die Wiedereingliederung des *Orthopädischen Institutes* in die Chirurgische Klinik[30]. Dies traf Alexander Ritschl hart, der – wie bereits berichtet – seit 1894 mühevoll und gegen andauernde Widerstände eine eigenständige Orthopädie mit einem Extraordinariat aufgebaut hatte. Lexers Initiative führte nicht nur zum sofortigen Rücktritt Ritschls, sondern rief im Rahmen der Deutschen Gesellschaft für Orthopädie einen Prinzipienstreit für die Selbständigkeit des Faches hervor. Unter dem Eindruck dieser Aktivitäten kam Ritschl 1921 um seine Reaktivierung ein, der kurzfristig stattgegeben wurde; Lexer war dagegen der Auffassung, daß er selbst »die sogenannte Orthopädische Chirurgie mit seinen Arbeiten über Wiederherstellungschirurgie als anerkannte Autorität zur Genüge vertritt«. Für die »mechanische Richtung« der Orthopädie genüge ein selbständiger Oberarzt der Chirurgischen Klinik[31].

Der Streit gipfelte in einer öffentlichen Auseinandersetzung zwischen der Fakultät und Ritschl, der in der Breisgauer Zeitung vom 7.10.1924 angekündigt hatte, daß er nunmehr in seiner Wohnung Kunigundenstraße 4 praktiziere. Die Fakultät indessen urteilte, »daß die Orthopädie bei einem Manne vom Können Lexers nicht schlecht aufgehoben sei und als Fach nicht Not leide...«[32]. Weber ist hierzu der Auffassung, daß Lexer und noch sein Nachfolger Eduard Rehn »die Entwicklung der Orthopädie in Freiburg durch die enge Bindung an die Chirurgie auf lange Sicht bremste[n] und in eine Sackgasse führte[n], weil sie als Extremitäten- und plastische Chirurgie mißverstanden wurde«[33]. Eine erneute Diskussion um die Verselbständigung der Orthopädie kam erst wieder 1952 nach der Berufung von Hermann Krauß auf.

In den sachlichen und vielfach auch anekdotischen Würdigungen der Zeitgenossen und Biographen dominiert der Eindruck der übermächtigen, souveränen Persönlichkeit Lexers. Er war, so sein Fachkollege Rudolf Nissen, »für die Einwohner Freiburgs der Stern der Fakultät. Seine Leistungen in der plastischen Chirurgie, Erzählungen von bildhauerischen Werken, ließen ihn im Lichte einer idealen Kombination von Operateur und Künstler erscheinen. Seine kurz angebundene Art trug dazu bei, ihn mit dem Mysterium übermenschlicher technischer Leistungen zu umgeben«[34]. In seiner Freiburger Zeit erschien 1924 der zweite Band der »freien Transplantationen«, mit einer Rüge im Vorwort an Universität und Ministerium wegen schlechter Arbeitsbedingungen. Handbuchbeiträge und Einzelarbeiten kreisten um die gleiche Thematik, wobei Lexer 1925 auf zwanzig Jahre eigener Transplantationsforschung in der Chirurgie zurückblicken konnte. Daß er 1927, nahezu 60 Jahre alt, als Nachfolger Ferdinand Sauerbruchs nach München ging, lag sicher am Ruf und an den Möglichkeiten der seinerzeit größten Chirurgischen Klinik Deutschlands; er habe dies, so Nötzel, »lange ersehnt«[35].

Als Mitarbeiter hatte Lexer *Eduard Rehn* (1880–1972), *Rudolf Eden* (1883–1925) und *Ernst Paul Drevermann* nach Freiburg mitgebracht, die seine Oberärzte wurden. Eden starb in Freiburg an den Folgen einer Schenkelhalsfraktur, Drevermann übernahm später die Chirurgische Abteilung des Städtischen Krankenhauses Karlsruhe. Eduard Rehn wurde – nach Zwischenstationen auf den Lehrstühlen in Düsseldorf (1924–1927) und Bonn (1927–1928) der Nachfolger seines Lehrers in Freiburg.

Ebenfalls nach München ging 1923 der *Pharmakologe* Walther Straub, nachdem er in 15 Jahren Freiburger Tätigkeit zu einem der führenden Vertreter seines Faches geworden war. Das Motiv seines Wegganges mag die Rückkehr in seine bayerische Heimat gewesen sein; Rufe nach Berlin und Wien hat er abgelehnt. Vier seiner Mitarbeiter waren inzwischen auf Lehrstühle gelangt: *Hermann Georg Führer* (1871-1944) in Leipzig (später Bonn), *Hermann Wieland* (1885-1929) in Königsberg (später Heidelberg), *Joseph Schüller* (1888-1968) in Köln, und *Paul Trendelenburg* (1884-1931) – Straubs Nachfolger in Freiburg – in Rostock, nach einer kurzen Tätigkeit in Dorpat.

Trendelenburg, der Sohn des Bonner und Leipziger Chirurgen Friedrich Trendelenburg (1844-1924), war seit 1909 Mitarbeiter Straubs, hatte sich 1912 in Freiburg habilitiert und war seit 1916 als a.o. Professor 1. Assistent am Institut[36]. Die vier Jahre Tätigkeit als Ordinarius in Rostock 1919-1923 müssen für ihn nach dem Urteil seines Lehrers Straub »eine sehr glückliche Zeit gewesen sein, Selbständigkeit, gleichaltrige Kollegen als Freunde im gleichen Hause, dazu die See, die nordischen Menschen überhaupt, die seiner herben Psyche mehr lagen als die südbadischen Paradiesbewohner«[37]. Dennoch nahm er mit Wirkung vom 1.4.1923 den Ruf an sein altes Institut an, das er als »beinahe etwas zu opulent angelegt« empfand, obwohl »Straub allerlei in die Münchner Filiale hat abwandern lassen«[38]. Problematisch empfand er den Eintritt in die relativ fest gefügte Fakultät, in der er sich nie recht wohl gefühlt hat; ein kritisches Sondervotum Ludwig Aschoffs zur Berufungsliste hatte zu Mißstimmigkeiten geführt[39].

Trendelenburg sollte nur vier Jahre bleiben, da ihm 1926 der Berliner Lehrstuhl angeboten wurde, den er 1927 annahm. Die Fakultät, inzwischen von der hohen Qualität ihres Kollegen überzeugt, versuchte vergeblich, ihn durch günstige Bleibeverhandlungen in Freiburg zu halten. In Berlin konnte er »in schlechten Zeiten mit vielen Mitteln ein gutes Institut bauen«[40] und in kurzer Zeit zu einem Zentrum der experimentellen medizinischen Forschung machen. Allerdings hatte ihm schon in Freiburg eine floride Tuberkulose zu schaffen gemacht; er starb, noch keine 47 Jahre alt, am 4.3.1931 an einer Knochentuberkulose.

Trendelenburg war ein physiologisch ausgerichteter Pharmakologe und hatte sich während seiner Freiburger Assistentenjahre besonders für die Adrenalinforschung interessiert. In den folgenden Jahren beschäftigte er sich im Rahmen der Hypophysenhinterlappen-Forschung mit Oxytocin und Vasopressin, sorgte für die Einführung standardisierter Hypophysenpräparate in Deutschland und ergänzte in Freiburg die in Rostock begonnenen Untersuchungen über die Hormone der Nebenschilddrüse.

Von seinen Mitarbeitern habilitierten sich 1923 *Fritz Eichholtz* (1889-1967), später Ordinarius in Königsberg und Heidelberg, sowie 1926 *Sigurd Janssen* (1891-1968), der ein Jahr später überraschend Trendelenburgs Nachfolger in Freiburg wurde.

Nach den erfolgreichen Ordinariaten Straub und Trendelenburg schien der Fakultät das Ansehen der Freiburger Pharmakologie groß genug, um zunächst eine Liste der Besten zu versuchen: Otto Loewi (1873-1961, Nobelpreis 1936) aus Graz, Wolfgang Heubner (1877-1957) aus Göttingen und Hermann Freund (1882-1944) aus Münster[41]. Nach der Ablehnung Loewis wurde die Liste um Janssen vermehrt, dem – obwohl gerade erst habilitiert und mit Trendelenburg nach Berlin gegangen – die ausgezeichnete Fähigkeit bescheinigt wurde, mit großer Gewissenhaftigkeit und eisernem Fleiß die experimentell-biologische Tradition des Institutes weiterzuführen. Janssen, an dritter Position der Vorschlagsliste, wurde berufen und kehrte, nach nur einmonatiger Tätigkeit in Berlin, am 2.11.1927 als Institutsleiter nach Freiburg zurück. Er leitete das Institut bis 1960 und hat in diesen 33 Jahren – neben seiner wissenschaftlichen Tätigkeit zur Hypophysenvorderlappenforschung, zur Nierenphysiologie und zu den Wirkungen verschiedener Diuretika – seiner Fakultät und Universität große, noch zu besprechende Dienste geleistet.

Einen weiteren Einschnitt in der ersten Hälfte der zwanziger Jahre bedeutete 1924 die Emeritierung des *Physiologen* Johannes von Kries nach 44jähriger Lehrtätigkeit. Er hatte bis ins siebzigste Lebensjahr hinein das physiologische Institut geleitet und unermüdlich an seinen sinnesphysiologischen und psychologischen Themen weitergearbeitet. 1923 war seine »Allgemeine Sinnesphysiologie« erschienen, gleichzeitig publizierte er Studien zu Kant und Goethe sowie philosophische Erörterungen über logische Grenz- und Ausnahmefälle. Unmittelbar nach der Emeritierung begann er seine Selbstdarstellung zu verfassen, in der er sich und seine Lebensarbeit mit der gleichen Exaktheit und Übersichtlichkeit darstellte, wie sein übriges wissenschaftliches Werk[42]. Die Ära seiner Art, Physiologie zu treiben, schien indessen zu Ende zu gehen; seine übergreifende, Sinne und Geist, Zeit und Raum einbeziehende Sinnesphysiologie wich der Elektrophysiologie und Biochemie der Nerven, sowie der psychologischen Empfindungs- und Wahrnehmungsforschung. Mehrere apoplektische Insulte nach seiner Emeritierung versuchte er durch zähe Übungen und Weiterarbeit zu überstehen; einem letzten erlag er am 30. Dezember 1928[43].

Für die Nachfolge versuchte die Fakultät zunächst unico loco Wilhelm Trendelenburg (1877–1946) zu gewinnen, der sich 1904 in Freiburg bei v. Kries habilitiert hatte und inzwischen Ordinarius seines Faches in Tübingen war. Nach seiner Ablehnung diskutierte man zwei weitere Lehrstuhlinhaber, Albrecht Bethe (1872–1954) aus Frankfurt und Ernst Theodor von Brücke (1880–1941) aus Innsbruck, berief jedoch schließlich den a.o. Professor am Würzburger Physiologischen Institut *Paul Hoffmann* (1884–1962).

Hoffmann war in gewissem Sinne ein Kries-Schüler der zweiten Generation, da er bei dessen Schüler Hans Piper (1877–1915) in Berlin im Jahre 1910 seine ersten Arbeiten über die Elektrophysiologie der Reflexe begonnen hatte[44]. Dieses frühe Interesse an der Neurophysiologie konnte Hoffmann kurz vor dem ersten Weltkriege durch einen Aufenthalt in England bei Barcroft, Langley und Sherrington vertiefen, nachdem er sich 1912 in Würzburg bei Max von Frey (1852–1932) habilitiert hatte. Richard Jung hat betont, daß der entscheidende gedankliche und experimentelle Ausgangspunkt für Hoffmanns Reflexlehre bereits 1910 gewonnen war und seine gesamten nachfolgenden Arbeiten durchzieht: durch Reizung gemischter Nerven kann man bestimmte Eigenreflexe auslösen und deren Leitungszeit im Elektromyogramm in Millisekunden messen. Diese Methode erlaubte Hoffmann, die Abhängigkeit der Reflexstärke von der Grundinnervation der Muskeln zu bestimmen und nachzuweisen, daß Eigenreflexe nur über zwei Neurone ablaufen. Diese

Erkenntnisse, die erst viel später mit moderneren Techniken in der Physiologie bestätigt wurden, hatten Hoffmann früh zu einem »Bahnbrecher der modernen Neurophysiologie« werden lassen[45]; als er in der Fakultätssitzung vom 9.5.1924 offiziell als neuer Physiologe begrüßt wurde, begann für Freiburg die bis heute andauernde wissenschaftliche Konzentration auf dieses Gebiet.

Paul Hoffmann hat Freiburg nicht mehr verlassen und blieb 32 Jahre Direktor des Physiologischen Institutes. Von Würzburg mitgebracht hatte er seinen Schüler *Hermann Rein* (1898–1953), der sich in Freiburg vornehmlich Untersuchungen zur Elektrophysiologie der Haut und zur Wärmeregulation widmete und 1932 als Ordinarius nach Göttingen ging. Noch die zwanziger Jahre brachten dem Freiburger Institut durch die konsequente Vertiefung von Einzelaspekten der Neurophysiologie internationale Aufmerksamkeit, so auf den internationalen Kongressen von Stockholm 1926 und Boston 1929.

Als Hoffmann berufen wurde, fügte die Fakultät den Besetzungsvorschlägen eine präzise formulierte Abgrenzung der beiden Disziplinen Physiologie und *Physiologische Chemie* bei. *Franz Knoop*, der – wie bereits berichtet – seit 1920 den neu errichteten Lehrstuhl für Physiologische Chemie versah, wünschte eine endgültige Einigung über die Trennung der beiden Fächer »als für sich abgegrenzte Lehrgebiete, die sich gegenseitig ergänzen, was auch bei Berufungen zugrundezulegen« sei[46]. Damit setzte Knoop für Freiburg den Endpunkt unter eine lange, von ihm selbst getragene Entwicklung, die im Jahre 1900 mit erster wissenschaftlicher Tätigkeit und 1904 mit der Habilitation über die β-Oxydation der Fettsäuren in der medizinischen Abteilung des Chemischen Institutes begonnen hatte. Er war inzwischen zu einem der führenden Vertreter seines Faches geworden, hatte die Fachgesellschaft für Physiologische Chemie gegründet und war Herausgeber von Hoppe-Seylers Zeitschrift für Physiologische Chemie. Auf seinen Erkenntnissen beruhten zahlreiche Forschungen über den Auf- und Abbau der Fettsäuren, die Funktion der α-Ketosäuren, der »aktiven Essigsäure« und der Aminosäuren. Wie schon angedeutet, gehört auch er in die Reihe der Freiburger Forscher zur Biochemie des Stoffwechsels, die seinerzeit als Untersuchungsgegenstand in vielen theoretischen und klinischen Laboratorien der Medizinischen Fakultät hohe Priorität besaßen. Nicht unwesentlich zur Charakterisierung des wissenschaftlichen Zeitgeistes scheint die Bemerkung eines seiner letzten Schüler: »Franz Knoop war Gelehrter im traditionellen Sinne und, obwohl in einem vorwiegend naturwissenschaftlichen Fache erfolgreich, von Haus aus Arzt. Es lag darin etwas Tröstliches für den, der die fortschreitende Emanzipation des Faches von der persönlichen Anlage mit Mißbehagen wahrnimmt. Einem solchen Manne war es noch vergönnt, in seinem Fach Grundlagen zu schaffen«[47].

Daß Knoop nach fast drei Jahrzehnten in Freiburg 1928, im Alter von 53 Jahren, noch einen Ruf nach Tübingen annahm, lag laut Fakultätsprotokoll letztlich an den desolaten baulichen Zuständen seines Arbeitsplatzes. 1915 waren beim Umbau des alten botanischen Institutes nur die allernotwendigsten Veränderungen vorgenommen worden; nunmehr beantragte er zur Rufabwendung einen längst fälligen Neubau. Die Fakultät stellte sich einmütig hinter diesen Wunsch und beauftragte den Dekan Rost, selbst zum Ministerium nach Karlsruhe zu fahren[48]. Die Initiative blieb ohne Erfolg; auch Knoops Nachfolger *Joseph Kapfhammer* (1888–1968) gelang 1929 lediglich die Errichtung einer Kursbaracke mit 80 Arbeitsplätzen.

Im Oktober 1922 war der *Hygieniker* Martin Hahn nach Berlin gegangen; sein Nachfolger *Paul Uhlenhuth* (1870–1957) kam als bereits anerkannter Wissenschaftler an das Freiburger Hygieneinstitut[49]. Als Schüler von Robert Koch am Berliner Institut für Infektionskrankheiten und Habilitand von Friedrich Löffler in Greifswald gehörte er zu den führenden Bakteriologen. Seit 1906 mit der Leitung der bakteriologischen Abteilung des Kaiserlichen Gesundheitsamtes in Berlin-Dahlem betraut, hatte er 1911 einen Ruf auf den Lehrstuhl für Hygiene an der Universität Straßburg angenommen und war dort 1918 nach Kriegsende ausgewiesen worden. Er kam als Leiter des Institutes für experimentelle Therapie (E. v. Behring) in Marburg unter; in dieser universitätsfernen Position entging er zunächst den Überlegungen der Fakultät zur Wiederbesetzung des Freiburger Lehrstuhles. Erst durch eine außerordentliche Fakultätssitzung am 21.11.1922 und eine zweite Liste geriet Uhlenhuth in die erste Position und nahm den Ruf ohne Zögern an[50].

Die Zeit unter Uhlenhuth war wissenschaftlich ohne Zweifel die bis dahin produktivste des Freiburger Hygieneinstitutes. Er hat bei seiner Emeritierung 1935 eine eigene, umfangreiche Zusammenstellung seiner Aufgaben- und Forschungsgebiete vorgelegt, aus der nur einiges angedeutet werden kann[51]. Ein früher Forschungsschwerpunkt Uhlenhuths war die Chemotherapie, insbesondere der Syphilis und des Morbus Weil. Er hatte dabei die Wirksamkeit organischer Arsenverbindungen, vor allem des Atoxyls entdeckt und damit die Grundlagen für die Entwicklung des Salvarsans durch Paul Ehrlich (1854–1915) gelegt; daß ihm dies nicht selbst gelungen war, hat er sein Leben lang bedauert. Während des ersten Weltkrieges entdeckte er zusammen mit W. Fromme den Erreger der Weil'schen Krankheit und entwickelte ein wirksames Heil- und Schutzserum. Später wurde das Freiburger Institut in Deutschland zum Zentrum für die serologische Diagnose der Erkrankungsfälle an Morbus Weil und anderen Leptospirosen.

Uhlenhuth beschrieb weiterhin die Unterscheidungsmöglichkeit zwischen verschiedenen Eiweißarten durch die Präzipitationsreaktion und wendete sie zur Unterscheidung von Menschen- und Tierblut an. Fragen der Immunität, der Vererbbarkeit, der latenten Infektion und der aktiven Immunisierung bei experimenteller Kaninchen-Syphilis, Untersuchungen zur Desinfektion bei Tuberkulose und zu ihrer Epidemiologie, Studien zur Schweinepest, zum Typhus und Paratyphus und schließlich umfangreiche Gewerbe-, Sozial- und Schulhygienische Arbeiten bewiesen die außerordentliche Aktivität aller Mitarbeiter des Hygieneinstitutes und des angegliederten *Medizinal-Untersuchungsamtes*.

Dieses Amt beließ Uhlenhuth in weitgehender Selbständigkeit, unter der fortdauernden Leitung von *Alfred Nißle* und deutlicher Trennung der Aufgabengebiete. Uhlenhuth war zwar nominell der Vorstand beider Institutionen, bezeichnete sich aber selbst »in erster Linie als Forscher« und wehrte sich gegen eine mehrfach aus Sparsamkeitsgründen geplante Zusammenlegung. Kürzungen im Personal- und Sachhaushalt des Medizinal-Untersuchungsamtes belasteten die gesamte Amtszeit Uhlenhuths, der andererseits einen außergewöhnlichen und für alle Beteiligten unbequemen Forschungsumfang im Hygieneinstitut zu finanzieren hatte. In besonderem Maße wußte er hierfür die 1920 gegründete Notgemeinschaft der Deutschen Wissenschaft in Anspruch zu nehmen, der Vorgängerin der Deutschen Forschungsgemeinschaft. 1928 erwog Uhlenhuth vergeblich, ein Kaiser-Wilhelm-Institut mit den Schwerpunkten Seuchenforschung und experimenteller Therapie in Freiburg errichten zu lassen. Die Notgemeinschaft finanzierte ihm aber nach seiner Emeritierung ein eigenes Forschungslaboratorium, dessen Aktivitäten und räumliche Unterbringung zur Quelle andauernder schwieriger Auseinandersetzungen mit seinem Nachfolger *Hermann Dold* (1882–1962) werden sollten. Uhlenhuth, der politisch streng kaisertreu und völkisch gesonnen war, hat sich in Freiburg so wohl gefühlt, daß er Rufe nach Berlin, München, Prag und Bern ablehnte. Er arbeitete bis ins hohe Alter und starb am 13.12.1957, kurz vor Beendigung seines 88. Lebensjahres.

Im Jahre 1925 starb im Alter von 54 Jahren der *Internist* Oskar de la Camp, dessen Tätigkeit, wie bereits berichtet, in jeder Hinsicht praktisch-klinisch ausgerichtet gewesen war. Kurz vor seinem Tode konnte er noch, gemeinsam mit Ludwig Aschoff, eine alte Lieblingsidee konkretisieren. Am 21.5.1924 entschloß sich der Senat der Universität, allen Erst- und Zweitsemestern die Teilnahme an körperlichen Übungen – mit Testat – zur Pflicht zu machen. Weiterhin wurde an der Medizinischen Klinik die bisherige *sportärztliche Abteilung* zum eigenständigen Institut umgewidmet; dessen Leitung übernahm nach dem Tode de la Camps ein langjähriger Oberarzt und a.o. Professor, *Hermann Rautmann* (1885–1956). Es war dies das erste selbständige Institut dieser Art; ihm wurde neben der sportärztlichen Pflichtuntersuchung und Beratung die Aufgabe eines Gesundheitsamtes der Universität übertragen. Rautmann ging 1928 als internistischer Chefarzt nach Braunschweig; Nachfolger wurde sein bisheriger Mitarbeiter *Fritz Duras* (1896–?)[51a].

Mit Oskar de la Camps Nachfolger *Hans Eppinger* (1879–1946) zog auch in die Medizinische Klinik die konsequente naturwissenschaftliche Forschung ein, die sich – als Basis für eine systematische Pathophysiologie – auf das Tierexperiment, die Pathohistologie und die Stoffwechselchemie zu stützen begann. Die Fakultät hatte für die Neubesetzung aequo loco und in alphabetischer Reihenfolge genannt: Gustav von Bergmann (1878–1955), seinerzeit noch in Frankfurt, Hans Eppinger und Paul Morawitz, der inzwischen in Würzburg war. Bergmann ging kurz darauf nach München und Morawitz verhandelte mit Leipzig, weswegen beide rasch ablehnten; ein altes Erbübel aller Fakultäten, das vorzeitige Bekanntwerden der Liste in der Öffentlichkeit, gab in diesem Zusammenhang Veranlassung zur Anbringung von Doppeltüren am Fakultätszimmer im Kollegiengebäude[52].

Eppinger war ein Sohn des Grazer pathologischen Anatomen und Schüler u. a. von Krehl in Heidelberg und von Noorden, später von Wenckebach an der I. Medizinischen Klinik in Wien[53]. Dort hatte er 18 Jahre lang, zuletzt als Extraordinarius, gearbeitet und vor seinem Weggang nach Freiburg zahlreiche Rufe abgelehnt. Forschungen auf dem Gebiet der Kardiologie und des Kreislaufes, der Thyreoida und der Parathyreoidea sowie zur Permeabilitätsproblematik beim Ödem machten ihn rasch bekannt; sein Interesse an Klinik und Pathologie der Lebererkrankungen wurde jedoch später vorrangig.

Noch als Student hatte er eine Methode zur Anfärbung der Gallekapillaren erarbeitet; ein 1920 erschienenes Werk über die hepato-lienalen Erkrankungen faßte jahrelange Studien zusammen und wurde allgemein bekannt. Von dort bis zu seinem Standardwerk »Die Leberkrankheiten« 1937 erstreckt sich der Aufbau eines wissenschaftlichen Lebenswerkes, das unzweifelhaft zur Grundlage der modernen Hepatologie geworden ist. Berühmt geworden ist das zähe Festhalten Eppingers an der nichtinfektiösen Natur der Hepatitis, die er als Leberparenchymschaden deutete; erst die Epidemien des zweiten Weltkrieges mußten ihn von der infektiösen Ätiologie überzeugen.

Eppinger war nur vier Jahre in Freiburg und ging danach für drei Jahre nach Köln, um von dort an seine alte Wirkungsstätte Wien zurückzukehren. Die Zeit in Freiburg war offensichtlich geprägt durch vielfachen Unmut über äußere Mißstände, die der harten, kompromißlosen Forschernatur Eppingers zuwider liefen. Die Zustände in seiner überalterten Klinik beschreibt er als untragbar und zitiert einen »amerikanischen Baufachmann«, der »nirgends in ganz Europa an einer Univ.-Klinik derart primitive Verhältnisse vorgefunden [hätte], wie in der Abteilung, auf welcher wir gezwungen sind, ansteckende Tuberkulöse und andere Infektionskranke mit nicht-ansteckenden Patienten zusammen unterzubringen«[54]. Der Bau der neuen Klinik hatte 1926 wieder begonnen, weswegen am Altbestand keine grundsätzlichen Veränderungen mehr vorgenommen wurden. Eppinger scheint sich in den unumgänglichen Bausitzungen ebenso skeptisch und zurückhaltend verhalten zu haben wie in den Fakultätskonferenzen, in deren Protokollen kaum einmal ein wesentlicher Beitrag von seiner Seite vermerkt ist.

Dagegen wird seine wissenschaftliche Aktivität als ebenso faszinierend wie besessen, sein klinischer Umgang mit Patienten dagegen als schroff und hochfahrend geschildert[55]. Hans Popper, sein späterer bedeutender Schüler, spricht von Eppingers »mastery of the most diversified techniques then available, may they be clinical, chemical or experimental... he was driven to search for the truth, not always respecting moral conventions«[56]. Die Tatsache, daß Eppinger am 25.9.1946 freiwillig aus dem Leben ging, nach fristloser Entlassung, in tiefer Depression nach dem Tod seines Sohnes und Enkels und angesichts einer Vorladung zum Nürnberger Ärzteprozeß, gab noch 1984 in den USA Veranlassung zu einer öffentlichen Diskussion dieser Seite seines Charakters[57]. Es muß vermutet werden, daß Eppinger Versuche über die Trinkbarmachung von Seewasser an Häftlingen des Konzentrationslagers Dachau, an denen sein Oberarzt Wilhelm Beiglböck teilnahm, zumindest gebilligt hat[58]. Über Einzelheiten hierzu und deren Gewichtung geben sowohl die insgesamt noch unaufgearbeiteten Quellen als auch die Zeugnisse von Schülern und Zeitgenossen bislang kontroverse Auskünfte; »Eppinger vermochte sich offensichtlich nicht aus den Wirren einer düsteren Zeit herauszuhalten« – so die Formulierung seines späteren Nachfolgers Erwin Deutsch – »und ging daran zugrunde«[59].

Nach der Berufung Eppingers war die Freiburger Medizinische Fakultät in der Mitte der zwanziger Jahre an wichtigen Stellen neu besetzt. Die älteren Mitglieder, wie *Axenfeld*, *Opitz*, *Ziegler*, *Noeggerath*, *Rost*, *Kahler* und *Herrenknecht*, waren in ihren Arbeitsgebieten zu mehr oder weniger aktiven Partnern eines unübersehbar neuen und aktiven Wissenschaftsverständnisses geworden; lediglich *Hoche* verbarg hinter seiner brillanten Diktion den Mangel an wissenschaftlicher Originalität. Sie alle trugen dazu bei, daß »damals der Ruf der Freiburger Medizinischen Fakultät kaum geringer als der Berlins« war[60]. »Den größeren Instituten in Berlin, München, Leipzig den Rang abgelaufen« hatte das Pathologische Institut; *Ludwig Aschoff* stand auf der Höhe seines wissenschaftlichen Ansehens und »herrschte gedämpft autokratisch« über diese Fakultät selbstbewußter und eigenwilliger Männer[61].

Aschoffs außergewöhnliche Stellung in der Fakultät beruhte in erster Linie auf der Bedeutung, die er inzwischen in der wissenschaftlichen Welt errungen hatte; »wer den Mittelpunkt der Fakultät bilden soll, darf selbst kein Leidenschaftler sein« hatte er in der Totenrede auf Oskar de la Camp gesagt und unzweifelhaft damit auch sich selbst umschrieben[62]. Nach dem Kriege griff er seine grundsätzliche Forschungstendenz wieder auf, vom morphologischen Befund auf die Frage nach den Funktionsstörungen vorzustoßen und deren Probleme auch durch die Heranziehung chemischer und physikalischer Methoden zu beantworten. Nochmals hervorgehoben sei, daß er bereits vor dem Kriege mit seinen Mitarbeitern Landau und Kiyono von einem »endothelialen Stoffwechselapparat« zu sprechen begonnen hatte, der in der Lage ist, die im Blute kreisenden Cholesterinester aufzuspeichern, saure Farbstoffe aufzunehmen, möglicherweise Antikörper gegen Bakteriengifte zu produzieren und an der Entstehung der Gallenfarbstoffe beteiligt zu sein. Auf der Basis solcher Einzelbefunde vollendete Aschoff Anfang der zwanziger Jahre seine für weite Gebiete der normalen und pathologischen Biologie so bedeutungsvolle Lehre vom *Reticulo-endothelialen Zellsystem*[63].

Weite Beachtung fanden Aschoffs grundsätzliche Erörterungen zum wissenschaftstheoretischen Standort der Pathologie in der Krankheitslehre. Wie oben schon berichtet, hatte er für sein Fach besondere Beziehungen zur klinischen Medizin und für beide eine gemeinsame theoretische Grundlage und einen gleichen Sprachgebrauch gefordert. Sein biologisch-teleologischer Krankheitsbegriff umfaßte »alle Störungen in den Lebensvorgängen am Organismus und alle Abweichungen in den Fähigkeiten des Organismus, im Verlauf oder infolge welcher seine biologische Existenz gefährdet ist«[64]. Aschoffs solcherart wertende, zwecksuchende, sinngebende Betrachtung bezeichnete *Gustav Ricker* in seinem 1924 erschienenen Hauptwerk »Pathologie als Naturwissenschaft« als nicht naturwissenschaftlich, sondern als naturphilosophisch. Aschoff hielt in einer seinerzeit viel diskutierten Kontroverse dagegen, »daß das rein topographische Studium über den Sitz der Krankheit und das ätiologische über die Ursache derselben durch die pathologische Betrachtung über den Entwicklungsgang der einzelnen Krankheiten unter den wechselnden äußeren und inneren Bedingungen ergänzt werden muß«[65]. Folgerichtig wies er der Pathologie der Zukunft die Aufgabe zu, durch eine permanente Verfeinerung und Erweiterung ihrer Methodik eine enge Verknüpfung ihrer Ergebnisse mit den klinisch-physiologischen Befunden zu erreichen. Diese machte ihn in den Augen seines Nachfolgers Franz Büchner »zu dem bedeutendsten Pathologen der Nach-Virchow'schen Pathologie und zu dem entscheidenden Wegbereiter ihrer heutigen Entwicklung«[66].

Aschoffs internationales Ansehen führte in dieser Zeit zu großen wissenschaftlichen Auslandsreisen. Vor allem die Weltreise im Jahre 1924 nach Japan, kombiniert mit Aufenthalten in England, den Vereinigten Staaten, Korea und China, vertiefte die alten Beziehungen zu seinen japanischen Mitarbeitern und begründete die bis heute andauernde Verehrung Aschoffs in diesem Lande[67]. Seine Empfindungen gegenüber Japan waren während des Ersten Weltkrieges durch dessen Teilnahme und vor allem durch die Eroberung des deutschen Schutzgebietes von Chingtao (Tsingtau) getrübt gewesen. Andererseits war er unter den ersten, die danach wieder japanische Mitarbeiter aufnahmen, zumal Japan den von Aschoff vehement kritisierten sog. Pariser Beschluß von 1918 rückgängig gemacht hatte, wonach die Beziehungen zu allen deutschen Wissenschaftlern für längere Zeit – im Endeffekt bis 1931 – boykottiert werden sollten. Auf seiner Reise ließ er sich aufmerksam auf die Eindrücke ein, die ihm durch die Begegnungen mit der japanischen Kultur und Geschichte vermittelt wurden und ihm einen tiefen Respekt abnötigten (Abb. 75).

Büchner, seit 1922 Mitarbeiter Aschoffs am Pathologischen Institut, berichtete, daß es unverkennbar war, wie sehr »diese Reise in ihm eine Auseinandersetzung mit den Religionen des Fernen Ostens herbeigeführt und eine besondere Besinnung auf die christliche Religion ausgelöst hat«. Büchner sah darin den Beginn eines dritten Lebensabschnittes seines Lehrers, der damit »eine für seine Generation beispielhafte Wandlung erfahren und vollzogen« habe[68]. In der Tat ist bei Aschoff in den nächsten Jahren eine unübersehbare Problematisierung der Grenzen der Naturwissenschaft zu erkennen; dies war ihm nicht nur ein persönliches, sondern auch ein allgemeines menschliches Anliegen: »Wir reden soviel von dem Wiederaufbau unseres Volkes. Wir freuen uns an den Zeichen wiederkehrender wirtschaftlicher und politischer Ordnung; aber wir haben fast alle das Gefühl, daß uns etwas sehr wichtiges fehlt, daß uns irgendetwas verlorengegangen ist, von dem wir früher wenigstens einen Rest noch besaßen. Das ist die Ehrfurcht«. Den Verlust der Ehrfurcht, des Staunens vor dem Unbegreifbaren, des Bewußtseins, nicht allmächtig zu sein, beklagte Aschoff, weil er daraus Gefahren erwachsen sah für das Individuum wie auch für das Zusammenleben als Volk[69].

Aschoffs vielfältige Stellungnahmen zu sozialen, politischen, ethischen und religiösen Problemen der Weimarer Republik wurden in der Allgemeinheit geachtet und hatten Gewicht. Er liebte öffentliche Reden »und erfreute sich an

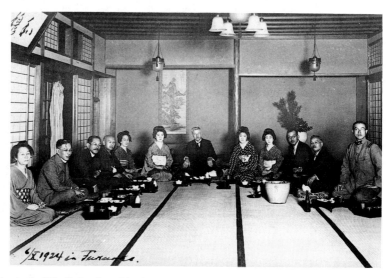

75 Ludwig Aschoff in Fukuoka, Oktober 1924

seiner seltenen Dialektik«[70]. In Freiburg nahm er bewußt und aktiv mitgestaltend am Leben der Gesamtuniversität teil und rief unermüdlich zur Wahrung der Freiheit und Unabhängigkeit des akademischen Bürgers auf. Die Aufgaben der Universität in Forschung, Lehre, Erziehung und Charakterbildung sah er im burschenschaftlichen Gedanken vorgebildet; er leitete daraus auch ab, daß der Akademiker über sein Fachwissen hinaus verpflichtet sei, sich für Volk und Staat einzusetzen.

Er selbst wollte dies vorleben, indem er sich nicht nur intensiv um seine Mitarbeiter und Studenten kümmerte, sondern auch in Wort und Schrift zu zahlreichen bürgernahen Themen Stellung bezog, wie zum schulischen Religionsunterricht, zum Turnen, zur Ehe und zur Politik. Insbesondere das Turnen als eine komplexe, auf ganz verschiedene Schichten der Persönlichkeit wirkende Tätigkeit, empfand er als wichtiges Instrument zur Körper- und Willenserziehung, zur Gewöhnung an Zucht und Ordnung, zur Stärkung von Ausdauer und Selbstvertrauen und nicht zuletzt als Möglichkeit, durch körperliche Bewegung Freude zu empfinden. Aschoff förderte das Turnen aktiv und öffentlich und war auch maßgebend an der bereits genannten Gründung des sportärztlichen Instituts beteiligt; für ihn war dies »Dienst am Volk«, der dazu beitragen sollte, aus dem Volk eine Gemeinschaft werden zu lassen[71]. Als er im Dezember 1924 von seiner Weltreise zurückkehrte, erwarteten ihn neben den Mitarbeitern zahlreiche Freiburger Bürger vor dem Bahnhof und geleiteten ihn zu seinem Hause.

Die Fakultät und die Weimarer Republik

Aschoff steht beispielhaft für die allgemeine Einstellung der Medizinischen Fakultät zu den politischen, wissenschaftlichen und Standesproblemen in der Zeit der Weimarer Republik; angedeutet seien das problematische Verhältnis der meisten Fakultätsmitglieder zur neuen Staatsform, die Bemühungen um eine höhere Qualifizierung der medizinischen Ausbildung sowie die Diskussionen um eine Neuordnung des Gesundheitswesens.

Unübersehbar war eine Zurückhaltung der Professoren gegenüber dem Staat, der es in ihren Augen aus »Mangel an geschichtlicher Ehrfurcht«[72] nicht vermochte, ihr Vertrauen zu gewinnen. Während einzelne Fakultätsmitglieder, wie etwa *de la Camp*, *Uhlenhuth*, *Opitz* und *Hoche*, aus ihrer Abneigung gegen die Republik und die Sozialdemokratie keinen Hehl machten, versuchte *Aschoff* immerhin zwischen Staatsform und Regierung zu differenzieren: »man stempelt akademische Lehrer und Studentenschaft zu Gegnern der Staatsform oder gar des Staates, ohne sich zu bemühen, den Gründen nachzugehen, welche beiden das warme Eintreten für die Regierung so erschweren...«[73]. Es sei kein Verdienst der wechselnden Regierungen, wenn sich Deutschland wieder emporarbeite, sondern ein Zeichen für die im deutschen Volke schlummernde Kraft, daß es sich trotz des Egoismus der Parteien behaupte. Die parteipolitischen Gegensätze im Reichstag wurden als Störung eines geordneten Funktionierens der Demokratie empfunden, weswegen Aschoff in einem Brief an den linksliberalen Historiker *Friedrich Meinecke* (1862–1954) für ein Drei-Parteien-System eintrat, für das eine »große konservative Staatspartei«, eine sozialistische Partei und eine von ihm dringend befürwortete »freiheitlich denkende bürgerliche Mitte« vonnöten wäre[74].

Aschoff nahm auch an der berühmt gewordenen Tagung verfassungstreuer Hochschullehrer 1926 in Weimar teil, auf der angeregt wurde, die Professorenschaft zu einem wirksamen politischen Handeln zu bewegen, um systematisch für die demokratisch-republikanische Staatsordnung wirken zu können[75]. Ein Widerhall blieb indessen aus; selbst Aschoff, dessen politische Meinung in der Fakultät viel galt, gelangte zur Ansicht, daß sich die Universität von der aktiven Politik fernzuhalten hätte. Allgemeine Diskussionen über politische und weltanschauliche Fragen sollten, so meinte er, zwar gepflegt werden, dagegen würde ein Engagement etwa für eine Partei die Ordnung der Universität stören: »etwas anderes aber als die Erziehung zum staatsbürgerlichen Verständnis ist das Betreiben aktiver Politik. An der Universität hat die letztere keinen Platz«. Der Universitätslehrer müsse politisch und weltanschaulich ungebunden sein, um die Forderungen der Wissenschaften voll erfüllen zu können. Als die Hochschullehrer im Jahre 1931 im Rahmen der Notverordnungen der Reichsregierung den Beamtenstatus erhielten, wurde dies folgerichtig als massiver Eingriff in die Struktur der Universität empfunden[76].

Auch in Freiburg zeigen persönliche, aber auch öffentliche Äußerungen anderer medizinischer Fakultätsmitglieder jene streng konservative bis politisch irrationale Grundeinstellung, die am deutsch-völkischen Nationalismus festhielt, in die Kaiserzeit zurückblickte und die Republik im Grunde verachtete.

Oskar de la Camp sprach auf der Sonnwend- und Bismarckfeier am 20. Juni 1923, die den Gefallenen des Weltkrieges galt, von der Notwendigkeit der »Unterordnung des eigenen Lebenswertes« unter die »Bestandsnotwendigkeiten« von deutschem Land, deutschem Besitz und deutschen Sitten – »kann es so weitergehen... so fragen unsere Toten! Und hinter ihnen reckt sich als mahnender Frager auf die gigantische Gestalt des Gründers des Reiches«[77]. *Erich Opitz* warnt – offenbar bei der gleichen Feier im Sommersemester 1926 – in einer Ansprache vor den Studenten vor dem »Geiste von Locarno« und konstatiert »Feinde ringsum, die gierig auf die Gelegenheit lauern, neue Fetzen aus dem verstümmelten Körper des Reiches zu reißen«. Auch er beschwört die »herrlichen Augusttage von 1914«, das Beispiel der Gefallenen (»was tut es, wenn ich auch sterbe, Deutschland muß leben«), und er fordert »die Einsichtigen [auf], alle der Wahlurne fern zu bleiben«[78].

Auch in der Weimarer Republik wurde der 18. Januar, der Reichsgründungstag des Jahres 1871, als dies academicus mit einem Festkommers in der Stadthalle gefeiert, auf dem noch im Jahre 1929 *Paul Uhlenhuth* als Rektor den »Geist von 1914« beschwor. Es gälte, die Ehre unserer Nation wieder herzustellen und nicht zu ruhen, bis die Weichsel und der Rhein wieder deutsch seien. Die Jugend müsse vor dem zersetzenden Materialismus der heutigen Zeit bewahrt und ihr der Glaube an das Vaterland wiedergegeben werden; es könne wieder nötig werden, sich »in blitzenden Regimentern für Deutschlands Ehre hinzugeben... möge Hindenburg uns noch recht lange erhalten bleiben«[79].

Diese Reden lösten offenbar nicht nur Zustimmung, sondern zumindest auch Verlegenheit aus; in der Freiburger Linkspresse wurde die traurige Tatsache gebrandmarkt, daß die Republik immer noch Universitätslehrer habe, »die mit rasselnden Reden das herbe Geschick des deutschen Volkes«[80] wenden wollten. In jedem Falle repräsentieren sie auch für Freiburg jene verhängnisvolle Haltung zeitblinder Gelehrter, die den Ereignissen von 1933 Vorschub leisteten; die Genannten waren kein Einzelfall.

In der Alltagsarbeit der Fakultät fand eine solche Haltung offenbar nur indirekten Niederschlag; hier war man zwar mit den bildungs- und sozialpolitischen Diskussionen befaßt, die mit der politischen Umwälzung aufgebrochen waren, vor allem versuchte man jedoch, den Freiraum des Hochschullehrers zu wahren, der ihn vor Zugriffen von außen schützen soll. Noch waren die Ordinarien unter sich, wenngleich nach der 1919 erlassenen neuen Freiburger Universitäts-Verfassung in den Fakultäten je ein Vertreter der »etatmäßigen außerordentlichen Professoren« und der »nicht-etatmäßigen« Dozenten vertreten war[81]. *Abraham Flexner* hat in seiner berühmten, 1927 in deutscher Übersetzung erschienenen Vergleichsstudie über die *Ausbildung des Mediziners* in den wichtigsten Staaten Europas und der USA gerade darin einen charakteristischen Mangel der deutschen Fakultäten gesehen: die Organisation sei »ausgesprochen aristokratisch«, das Verhältnis zwischen Vorlesungen und praktischen Kursen sei (schon wegen der Kolleggelder) ungerecht und die Lehrpläne überlastet[82].

Reformbemühungen durchziehen das ganze Jahrzehnt, zunächst ausgelöst durch die Veränderungen im Schulwesen nach 1918, wodurch jetzt nicht mehr nur Absolventen des humanistischen Gymnasiums, sondern auch der Realgymnasien und der Oberrealschulen zur Universität zugelassen wurden. Aschoff reagiert unwirsch; er sah darin eine »Vergeudung von Staatsgeldern und Staatskräften«, da hierdurch »ungeeignete Elemente«, überdies in zu großer Zahl, in das Medizinstudium drängten. Das große Maß an Freiheit und Verantwortlichkeit, das auch Flexner dem deutschen Studenten positiv bescheinigte, erfordere dringend, »die nötigen Anforderungen für das medizinische Studium von Anfang an, d.h. vor der Zulassung so hoch wie nur möglich zu stellen«. Dies sei die Grundlage für »die vielleicht etwas zu gründliche theoretische Ausbildung«, die indessen »gerade den deutschen Arzt zu einem wertvollen Mitarbeiter an allen möglichen wissenschaftlichen Fragen in der späteren Berufszeit macht«. Dem Mangel an praktischer Erfahrungsvermittlung während des Studiums wollte ein – nicht realisierter – Vorschlag der Freiburger Medizinischen Fakultät entgegenwirken, »ein medizinisches klinisches Semester, welches außerhalb der Universität an einer großen Krankenanstalt verbracht wird« genau so anzurechnen, als ob es an der Universität absolviert worden wäre[83].

Es würde den Rahmen sprengen, die Vielfalt der damaligen Erörterungen um eine neue medizinische *Studien- und Prüfungsordnung* hier darzustellen. Sie betreffen neben den genannten Elementen die kritischen Punkte der Prüfungsmodi, den Umfang und die Gewichtung der sich vermehrenden Einzelfächer, die Statusfrage der Mediziner während des Medizinalpraktikantenjahres und den Wert der medizinischen Promotion. In Freiburg studierten im Wintersemester 1918/19 679 Mediziner, die sich bis zum Sommersemester 1932 auf 1492 erhöht hatten; es war das erklärte Ziel der Fakultät, durch eine »Hochzüchtung des ärztlichen Wissens« ihrem anerkannten wissenschaftlichen Standard gerecht zu bleiben. Als 1932 eine neue Ausbildungsordnung kam, reagierte man indessen mit Skepsis, da man sie »derart mit spezialistischen Anforderungen besetzt empfand, daß sie weit über das hinausgehen, was von dem praktischen Arzt verlangt werden kann«. Aschoff resümierte daher, daß man die bewährte Art der deutschen Erziehung zum Mediziner »nicht ohne weiteres in ihren wesentlichen und überlieferten Grundzügen ändern soll, wenn nicht ganz zwingende Gründe vorliegen«[84].

Intensiv beobachtete schließlich die Fakultät die berufspolitischen Diskussionen um die *Stellung des Ärztestandes* in der Weimarer Republik. Nach dem Umbruch des Jahres 1918 hatte sich die Grundlage für eine Berufsordnung vollständig gewandelt. Die Medizinalgesetzgebung war nicht mehr allein Sache der Länder, das Ziel der Berufspolitik war die Schaffung einer Reichsärzteordnung und das damit verbundene Ausscheiden der Ärzteschaft aus der Gewerbeordnung, die immer noch die Kurierfreiheit ermöglichte. Dies mußte auch die Fakultäten interessieren, da sich die Kriegsfolgen nachteilig auf das ärztliche Berufsbild ausgewirkt hatten: Der schlechte Gesundheitszustand der Bevölkerung, insbesondere durch Tuberkulose, Geschlechtskrankheiten und Alkoholismus wurde einer mangelhaften medizinischen Versorgung angelastet, die durch eine Neuorganisation des Gesundheitswesens verbessert werden sollte[85].

Die Ärztetage in der Weimarer Republik standen daher besonders intensiv unter der sozialpolitischen Forderung, »Volksgesundheit und soziale Hygiene« zu haben. Für die Fakultäten bedeutete dies, sich neben der Qualifizierung der Ausbildung auch um ihren Anteil an der konkreten Umsetzung zahlreicher neuer Richtlinien zu kümmern; dies betraf z.B. die in Bremen 1924 diskutierte Facharztfrage, die Bekämpfung des Kurpfuschertums, die 1926 erlassene neue Standesordnung für die deutschen Ärzte, die Verständigung mit den Krankenkassen sowie die Verstärkung des Fortbildungswesens. Vor allem letzterer Bereich wurde von den Fakultäten sehr ernst genommen und ausgebaut; in Freiburg unterstützten praktisch alle Mitglieder der Fakultät in gut besuchten Fortbildungsveranstaltungen diese Aufgabe.

STRUKTURVERBESSERUNGEN UND KLINIKNEUBAU

Mit großer Entschiedenheit versuchte die selbstbewußte Freiburger Medizinische Fakultät in den zwanziger Jahren ihre institutionelle Struktur, insbesondere ihre *Bausubstanz* zu verbessern. Es ist dabei erstaunlich, wie es gelang, trotz Inflation und Weltwirtschaftskrise alle nur denkbaren Möglichkeiten auszuschöpfen, um den großen, durch den Weltkrieg liegengebliebenen Plan eines gesamten Neubaus des Klinikums wieder aufzugreifen.

Am dringlichsten war zunächst der Wiederaufbau des *Anatomischen Institutes*, dessen Vorlesungen und Übungen seit der Zerstörung durch den Luftangriff 1917 im Pathologischen Institut abgehalten wurden; als Präpariersaal diente ab 1918 eine Baracke. Der endgültige Wiederaufbau begann erst 1921 und sollte bis 1923 dauern. Der Bau war zweistöckig; drei Flügel umgaben einen Innenhof, in den ein amphitheatralisch konstruierter Hörsaal als Rundbau hineinragte. Der Präpariersaal war für 300 Studenten konzipiert, sollte indessen bald wieder zu klein werden. Für die Forschung hatte Eugen Fischer jedoch vorläufig ausreichende Laboratorien, Werkstätten, Sammlungsräume und Arbeitszimmer erhalten[86].

Es war sicher von Vorteil auch für einige Projekte der Fakultät, daß im Juni 1920 der Freiburger Rechtsanwalt und Stadtrat Konstantin Fehrenbach zum Reichskanzler und der Badische Finanzminister Dr. Joseph Wirth zum Reichsfinanzminister berufen wurden. Auf Vermittlung Fehrenbachs konnte der Dermatologe Georg Alexander Rost über das Berliner Reichsschatzamt erwirken, daß das seit Kriegsende leerstehende Garnisonslazarett in der Hauptstraße 7 in Herdern für zunächst 25 Jahre vom Reich in Pacht gegeben wurde, um darin eine *Hautklinik* zu installieren[87]. Das Gebäude bestand aus einem Hauptbau, einem Nebengebäude und einem Tierstall und mußte mit erheblichen Mitteln um einen Anbau für Poliklinik, Hörsaal und die große Moulagensammlung erweitert werden (Abb. 76). In die Kosten teilten sich der badische Staat und die Stadt Freiburg einschließlich der Assistenzkosten. Schon bald nach der Eröffnung im November 1922 stellte Rost allerdings fest, daß die Raumnot für die Kranken und für die Laboratorien zwar gemildert sei, daß aber die eigentlichen Erfordernisse für eine wissenschaftliche Dermatologie

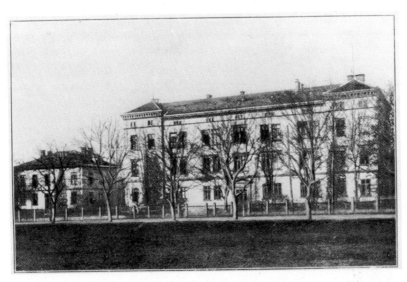

6 Das Garnisonslazarett der in Freiburg stationierten Infanterie- und Artillerie-Regimenter. Errichtet 1874–76, seit 1921 Hautklinik. Aufnahme aus dem Weltkrieg 1914–18

nur durch einen Neubau gelöst werden könnten[88]. Dieser steht bis heute noch aus.

Eine Erweiterung des *Pathologischen Institutes* hatte bald nach dem Krieg auch Ludwig Aschoff in Angriff nehmen können. Es gelang ihm, hierzu nicht nur öffentliche Mittel zu erhalten, sondern auch Spenden einzuwerben, so der Firma Gebrüder Himmelsbach und der Brauerei Meyer & Söhne in Riegel, die mit einer seinerzeit noch bedeutenden Stiftungssumme von 50 000,– bzw. 100 000,– Mk. den Grundstock für die neueren Anbauten errichteten. Ebenso erhielt er Gelder aus einer Sammlung unter den Ärzten des German Hospital und des Mount Sinai-Hospitals in New York sowie »von den japanischen Professoren der Pathologie«; für alle wurde eine Erinnerungstafel im neuen Sammlungsraum angebracht. Am 28. August 1922 konnte Aschoff in Gegenwart zahlreicher in- und ausländischer Kollegen, darunter acht Japaner, ein nunmehr dreigegliedertes Institut präsentieren: den Hauptbau mit den wissenschaftlichen Arbeitsräumen, der chemischen Abteilung und der Bibliothek, einen Flügel mit Hörsaal, Mikroskopiesaal und Sammlungsräumen, sowie einen weiteren Flügel mit einem großen und zwei kleinen Sektionssälen, den Leichenräumen und der Bakteriologie.

In seiner Eröffnungsrede erwähnte Aschoff eine wichtige Neuregelung, durch die in allen Krankenanstalten der Stadt beim Tode eines Kranken »in allen Fällen, in denen sie vom Direktor der Klinik zur Sicherstellung der Krankheit und Todesursache für notwendig erachtet wird«, die Leichenöffnung angeordnet werden konnte. Diese Maßnahme, für die Aschoff sowohl bei den Religionsgemeinschaften wie auch bei der Arbeiterschaft Verständnis gefunden hatte, sollte vor allem den Belangen der öffentlichen Hygiene und der Sozialmedizin dienen, für die der Pathologe eines großen Vergleichsmateriales bedürfe. Die Festrede hielt Aschoffs bedeutender japanischer Schüler Tokushiro Mitamura aus Tokyo, der vorrechnete, »wie sehr die japanische Medizin von Freiburg aus angeregt und zur Entwicklung gebracht worden ist«[89].

Auch dem Pädiater Carl T. Noeggerath gelang es, durch Spendengelder eine bauliche Verbesserung des *Hilda-Kinderhospitals* zu erreichen. Die gleichen Mäzene, die Ludwig Aschoff geholfen hatten, die Firmen Himmelsbach und Meyer, stifteten zusammen 80000,- Mk.; außerdem hatte Noeggerath noch vom früheren Großherzoglichen Verwaltungshof eine etwa gleich hohe Umbausumme zugute. Damit erreichte er einen Umbau des Hörsaalgebäudes im alten städtischen Notspital, das nunmehr erweitert und aufgestockt wurde; es fanden darin Platz eine Ambulanz und ein Wartesaal, ein Chef-Dienstzimmer, die Bibliothek, Laboratorien sowie Klausurwohnungen mit einer Kapelle für die Ordensschwestern.

Eine zweite große Spende warb Noeggerath bei der amerikanischen »Religiösen Gesellschaft der Freunde« – den Quäkern – ein, zu denen er seit dem beschriebenen Kriegseinsatz in Belgien gute Beziehungen hatte. Die Quäker sandten nach dem Weltkrieg ihren Vertrauensmann Gilbert Mac Master mit Hilfsangeboten nach Deutschland, von denen die »Quäkerspeisung« für Kinder berühmt geworden ist. Nach dem Abklingen der Inflation und mit der Verbesserung der Verhältnisse durch die Einführung der Rentenmark wurde die Speisung eingestellt; auf Vorschlag Noeggeraths sollten die Gelder zur Errichtung von zentralen Bekämpfungsstellen der Kindertuberkulose eingesetzt werden. Es gelang ihm 1924, hiervon 20000,- Golddollar (ca. 63000,- Reichsmark) nach Freiburg zu bringen, mit denen zwischen 1925 und 1927 das »Haus Sonne« errichtet wurde. Ursprünglich als Forschungs- und Heilstätte für tuberkulöse Kinder gedacht, konnte es mit Zuschüssen des badischen Staates und der Stadt Freiburg vierstöckig und so geräumig konzipiert werden, daß es dazu noch die Ambulanz der Tuberkulosefürsorge, eine Röntgenabteilung und über zwei Stockwerke die vergrößerten Säuglingsstationen aufnehmen konnte[90].

An den anderen Instituten und Kliniken des Bereiches Albertstraße wurde ebenfalls versucht, durch kleinere und größere Umbauten Verbesserungen für die wachsenden Bedürfnisse in der Forschung und Krankenbetreuung zu erreichen; so z.B. durch »Aufstockung der Häuser Kaiserstraße 2 und 4 sowie Umbau und Aufstockung der Kinderbaracke für Zwecke der Medizinischen Klinik«[91]. Die Verhältnisse waren jedoch vor allem in den Krankenabteilungen inzwischen derart problematisch geworden, daß die Fakultät alle Anstrengungen darauf konzentrierte, dem alten Neubauplan eines *Gesamtklinikums an der Hugstetter Straße* höchste Priorität zu verschaffen.

Wie oben bereits berichtet, lagen bei Kriegsbeginn fertige Planskizzen vor, die der spätere Stadtoberbaurat Karl Gruber erstellt hatte. Noch in den letzten Kriegsmonaten erinnerte das Ministerium an die bestehenden Verpflichtungen aus dem zwischen dem Staat, der Stadt und dem Klinikum im Jahre 1912 abgeschlossenen Neubauvertrag und meinte »etwa nach Ablauf der beiden ersten Friedensjahre« damit beginnen zu können[92]. Wie erwähnt, wurde Gruber anläßlich der Berufung des Chirurgen Lexer 1919/20 damit beauftragt, seinen Vorkriegsplan im Sinne einer kleineren Lösung zu überarbeiten. Es sollten nunmehr auf dem gleichen Gelände zwischen Breisacher Bahn und Hugstetter Straße die Medizinische und die Chirurgische Klinik gleichzeitig errichtet werden; der Bau eines Verwaltungsgebäudes und anderer Annexe wurde auf später verschoben. Gruber plante die beiden Kliniken in der Mitte zusammenzubauen und nur durch einen Torbau zu unterbrechen. Die Baumasse sollte verkleinert und die großen Krankensäle nunmehr nach Süden ausgerichtet werden; die je 150 Betten hätten später auf die doppelte Anzahl erweitert werden können[93].

Trotz des Zugeständnisses an ein sparsames Bauen konnte auch dieser Plan nicht verwirklicht werden; die Reparationsbelastungen aus dem Versailler Vertrag und der rasche Geldverfall in der Inflation verhinderten jegliche Konkretisierung. Vielmehr mußte im Jahre 1923 ein neuer Vertrag geschlossen werden, da sich das Vermögen der Krankenhausstiftung so sehr vermindert hatte, daß die Stadt nicht den überwiegenden Anteil an den Kosten des Neubaus und des Betriebs tragen wollte. Dadurch kam es zu einer grundlegenden Änderung der gesamten Klinikverfassung, indem mit Ausnahme der Psychiatrischen Klinik alle Krankenanstalten in einem gemeinsamen Klinikbetrieb – der sog. Klinikgemeinschaft – unter staatlicher Oberleitung zusammengefaßt wurden. Der Staat verpflichtete sich jetzt, drei Fünftel, die Stadt zwei Fünftel der Bau- und Betriebskosten aufzubringen. Auch die Bauplanung ging von der Stadt an den Staat über, weswegen die alten Gruber'schen Pläne nicht weiter verfolgt wurden. Entwurf und Bauleitung wurden dem Oberregierungsbaurat *Adolf Lorenz* (1882–1970), dem Vorstand des Badischen Bezirksbauamtes Freiburg, übertragen. In der Folge waren es – neben der unentwegt auf ihre Mißstände hinweisenden Fakultät – vor allem der zielstrebige Freiburger Oberbürgermeister *Karl Bender* (1880–1970) und der Minister des Kultus und Unterrichts *Adam Remmele* (1876–1951), die das Projekt zu ihrer Angelegenheit machten[94].

Im Frühjahr 1925, nach der sichtbaren Stabilisierung der Verhältnisse durch die Währungsreform von 1924, erklärten sich sowohl das Ministerium wie der Freiburger Bürgerausschuß grundsätzlich bereit, an der Verwirklichung des Klinikneubaus mitzuarbeiten. Nach einer nochmaligen Prüfung der Bauplatzfrage entschied der Stadtrat am 4. März 1925, an dem bisher für die Errichtung der Krankenhäuser vorgesehenen Platz festzuhalten. Die Bauplanung unter Lorenz schlug zusätzlich vor, das Gelände über die Hugstetterstraße hinaus nach Süden zu erweitern, die Straße für den öffentlichen Verkehr zu sperren und diesen über die neue, verlängerte Breisacher Straße am Klinikum vorbeizuführen[95]. Damit gewann man »ein zusammenhängendes großes und vor allem genügend tiefes Gelände, welches in unmittelbarer Nachbarschaft steht mit dem freien Gelände westlich der Kinderklinik und zu einer Verlegung aller Kliniken und Verbindung untereinander nunmehr für alle Zeiten groß genug und geeignet sein dürfte«. Dieser Idee wurde stattgegeben und das Gelände von der Klinikgemeinschaft dazu erworben.

Es sollten errichtet werden:

- die *Medizinische Klinik* mit etwa 300 Betten
- die *Chirurgische Klinik* mit etwa 400 Betten (davon 70 Betten in einer gesonderten Orthopädischen Abteilung)
- die *Frauenklinik* mit etwa 300 Betten
- die *Hals-Nasen-Ohrenklinik* mit etwa 80 Betten.

Weiter waren zu erstellen ein Verwaltungsgebäude, ein Apothekengebäude, ein Koch- und Waschküchengebäude, ein Kessel- und Maschinenhaus und ein Desinfektionsgebäude sowie Tierställe. Eine Klinikbaukommission mit Vertretern der Fakultät, der Stadt und des Ministeriums sollten das Bauvorhaben kontrollieren; die beteiligten Klinikdirektoren und der Verwaltungsdirektor wurden beratend dazugezogen.

Adolf Lorenz erarbeitete eine völlig neue Idee; nochmals sei wegen immer noch anderslautender Darstellungen darauf hingewiesen, daß er weder die früheren Planungen Karl Grubers noch den Vorkriegsentwurf Friedrich Ostendorfs heranzog [96]. Er konzipierte – »wohl zum ersten Male« – die Idee eines »*geschlossenen Versorgungsrings*«, um die vier gleichzeitig zu errichtenden Kliniken so aneinander zu bauen, daß sie einen geschlossenen Ring bzw. ein geschlossenes Viereck bilden (Abb. 77, 78). Dadurch sollte im Kellergeschoß ein Verkehrsgang mit einem Leitungsgang entstehen, der nicht nur die Kliniken verbinden sollte, sondern von dem aus auch Gänge zu den Wirtschaftsgebäuden, zur Pathologie und zum Friedhof geführt werden könnten – »kein Schmutz und keine Unruhe wird auf diese Weise in die Krankenhäuser hineingetragen; nahezu der gesamte Wirtschaftsverkehr spielt sich ungesehen ab«.

In gleicher Weise sollte erreicht werden, daß die Kranken in jedem Geschoß von einer zur anderen Klinik gebracht werden könnten. Im Norden wurden die Chirurgische und die Medizinische Klinik geplant, im Süden die Hals-Nasen-Ohren- und die Frauenklinik. Ein Querbau im Osten (der heutige Torbau) sollte die Verwaltung, die Radiologie und den evangelischen Betsaal aufnehmen, ein entsprechender Bau im Westen die Apotheke, die Zahnklinik (ohne Betten), Personalspeiseräume, Krankenbibliothek und die katholische Kapelle. »Die Lage der beiden Kulträume richtet sich nach der Nachbarschaft der Kliniken, in denen katholische Ordensschwestern (Medizinische, Chirurgische und HNO-Klinik) und Rote-Kreuz-Schwestern (Frauenklinik) die Pflege ausüben«. Der Innenraum zwischen den Kliniken wurde als Ehrenhof bezeichnet und den Kranken zum Aufenthalt bestimmt. Innerhalb des großzügig bemessenen Geländes sah Lorenz durchaus die Möglichkeit, den geschlossen gedachten Gebäudering durch Anbau von Flügeln in der Nordsüdrichtung oder durch Aufstockung erweitern zu können, »obwohl man kaum dazu kommen dürfte, weil bereits die von einem Direktor und von einer Verwaltung zu übersehende Höchstgrenze an Krankenbetten erreicht ist« [97].

Am 12. Mai 1925 besuchten die Staatsregierung und der Haushaltsausschuß des Landtags, mit dem Staatspräsidenten Hellpach und den Ministern Trunk und Remmele an der Spitze, die Stadt und das alte Klinikum [98]. Im

Strukturverbesserungen und Klinikneubau

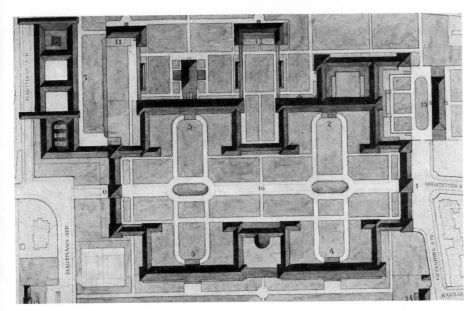

7 Adolf Lorenz: Bauplanung eines »geschlossenen Versorgungsringes« für das Klinikum an der Hugstetter Straße (1926). (2: Chirurgische Klinik, 3: Medizinische Klinik, 4: Frauenklinik, 5: Hals-Nasen-Ohrenklinik, 11: Infektionsgebäude, 12: Tbc-Gebäude, 13: Nebengebäude Chirurgie)

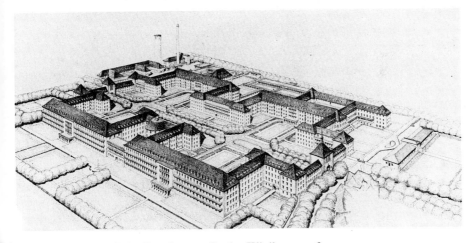

Adolf Lorenz: Aufriß der Bauplanung für das Klinikum 1926

Hörsaal der Medizinischen Klinik wies de la Camp auf die drei untrennbaren Aufgaben der Krankenversorgung, der Lehre und der Forschung hin, die in einem Universitätsklinikum zu vereinen seien. Der Oberbürgermeister Bender sprach von der kulturellen, wirtschaftlichen und politischen Verpflichtung Oberbadens als nunmehrigem Grenzland, während der Rektor der Universität um eine verständnisvolle Zusammenarbeit zwischen Hochschule, Staatsregierung und Volksvertretung warb. Bei der Mittagstafel im »Zähringer Hof« bekannte der Vorsitzende des Haushaltsausschusses, Staatsrat Marum, »daß der heutige Rundgang durch die klinischen Anstalten einen herzerschütternden Eindruck hervorgerufen habe«. Eine zwei Wochen später nachgereichte Denkschrift über die Lage der Kliniken beweist erneut, daß tatsächlich die Zustände »in vieler Beziehung geradezu eine Gefährdung der uns anvertrauten Kranken bedeuten können«[99]. Daß nicht alle Landtagsabgeordneten dieser Meinung waren, ergibt sich aus der Verbreitung der Behauptung, während der Besichtigung habe Erich Opitz freie Betten der Frauenklinik durch Hebammenschülerinnen belegen lassen, die Geburtsschmerzen markieren sollten. Opitz reagierte entsprechend empört und beantragte die Einleitung einer Untersuchung, die jedoch offensichtlich im Sande verlief[100].

Am 1. Juli 1926 wurde unter der Leitung von Adolf Lorenz das *Klinikbaubüro* offiziell errichtet; bereits am 18. Juli sandte er dem Ministerium durch Boten erste Detailpläne und Kostenberechnungen für den ersten Bauabschnitt, den Hauptbau der Medizinischen Klinik, sowie einen Lageplan mit Kostenübersicht für die gesamten vorgesehenen vier Kliniken. Die Berechnung beruhte auf der budgetmäßig eingeplanten Summe von 16 Millionen Reichsmark; bei der Annahme einer 70%igen Überteuerung während des Baues errechnete Lorenz eine »Friedens-Einheitszahl von 9041 RM pro Bett, was bei bescheidenerer Bauausführung auch genügen dürfte«. Tatsächlich wurden aber bis zur Eröffnung der Chirurgischen und der Medizinischen Klinik am 1.12.1931, also nach Vollendung der Hälfte der Planung, 15,3 Millionen Reichsmark ausgegeben; Weltwirtschaftskrise und Notstandsverordnungen hatten das ihrige bewirkt[101].

Die ersten Pläne wurden bereits am 30.7.1926 vom Badischen Landtag und am 29.10.1926 vom Bürgerausschuß der Stadt Freiburg mehrheitlich genehmigt, nicht zuletzt mit der Versicherung, es entstünden dem Gewerbe hierdurch größere Arbeitsmöglichkeiten. Am 3. November des gleichen Jahres fand die feierliche Grundsteinlegung der Medizinischen Klinik statt und es wurde mit dem Erdaushub zügig begonnen. Gleichwohl geriet das für diese Zeit gewaltige Projekt in der Folgezeit immer wieder in die öffentliche Diskussion. Bald häuften sich Klagen nicht nur bei den Beteiligten, sondern zunehmend auch in der Arbeiterschaft, bei den Gewerkschaften und in der Presse, »die Baustelle sei nicht so belebt, wie das dem Laien wünschenswert erscheinen möchte«[102]. Der Anstieg der Preise bei allzu zögerlicher Bauausführung, schlechte Bauaufsicht und nicht zureichende Planung, umfangreiche Neuplanung aufgrund des Direktorenwechsels in der Chirurgie, letztlich die Behauptung, es sei »vorschnell« mit dem Bauen begonnen worden« – dies sind nur einige der geäußerten Punkte, die man sich gegenseitig vorwarf. Lorenz verteidigte sich mit dem Hinweis, daß er das Ganze mit nur drei Mitarbeitern, die an den Werkplänen arbeiten, nicht schneller leisten könne und daß insbesondere der unterirdische Versorgungsring im Hinblick auf den Zusammenbau der vier Kliniken »ein besonders komplizierter Organismus« sei. Zahllose Sitzungen der Klinikbaukommission, gelegentlich in Gegenwart des Ministers, erneute Memoranden über die unzulänglichen Verhältnisse in den alten Kliniken, vor allem aber die unaufhaltsam ansteigenden Bauzinsen führten immer wieder zu ernsten Vorstellungen von Universität und Stadt bei Regierung und Landtag, die Mittel für den Bau schneller zu genehmigen.

Ende 1929 wurden Befürchtungen laut, daß die kritisch gewordene Wirtschaftslage zu einer Einstellung der Klinikbauten führen könnte. Die zunehmende Arbeitslosigkeit veranlaßte die Freiburger Handwerkskammer zu einer Petition an das Ministerium, wenigstens teilweise den Bau fortzuführen, um den einheimischen Arbeitern, Handwerkern und Gewerbetreibenden die Gelegenheit für Arbeit und Verdienst zu erhalten[103].

Offenbar war es der persönlichen Initiative des Oberbürgermeisters Bender zu verdanken, daß durch eine radikale Planverkürzung die Arbeiten in Gang gehalten werden konnten: nunmehr sollten ausschließlich die Medizinische und die Chirurgische Klinik bis zum Herbst 1931 fertiggestellt werden, unter vorläufigem Verzicht auf die beiden anderen geplanten Kliniken. Diese – wie der Senat der Universität erleichtert bemerkte – »sehr glücklichen Vorschläge« führten zu einer Konzentration der Mittel und der Kräfte auf das neu gesteckte Ziel, dessen Realisierung tatsächlich gelang: am 1. Dezember 1931 wurden beide Kliniken nördlich der Mittelachse gemeinsam in Betrieb genommen.

Die *Medizinische Klinik* verfügte nunmehr über 220 Betten, verteilt über 9 Stationen der III. und 2 Stationen der I. und II. Klasse; zur Hälfte waren dies Krankensäle mit 16 Betten, die andere Hälfte bestand vorwiegend aus Vierbett- und Zweibettzimmern. Zwei gesonderte einstöckige Pavillons nördlich des Hauptgebäudes – längs der Breisacher Bahn – enthielten 17 allgemeine Infektionsbetten und 57 Betten einer eigenen Tuberkuloseabteilung. Die *Chirurgische Klinik* war wesentlich größer konzipiert; sie umfaßte 367 Krankenbetten der III. Klasse in 18 Stationen für Männer, Frauen und Kinder, wobei die Abteilung für Orthopädie mit 70 Betten eingerechnet ist. Ein weiterer Pavillon wurde etwas später östlich der Klinik für 28 Patienten der I. und II. Klasse erstellt. Die zentralen Betriebs- und Wirtschaftsgebäude, getrennt in Koch- und Waschküche, Kessel- und Maschinenhaus, sowie Desinfektions- und Werkstättengebäude lagen im südwestlichen Eck des Geländes und um ein Geschoß tiefer, um ebenerdigen Zugang an den unterirdischen Versorgungsgang zu gewinnen[104]. Diese Lieblingsidee des Architekten Lorenz war gleichzeitig die kostspieligste, wie überhaupt der Planung eine zwar ästhetisch und städtebaulich gute, im Ganzen aber unwirtschaftliche Leistung bescheinigt wurde, falls es nicht gelänge, den nunmehrigen »Torso« im ursprünglich geplanten Sinne einer geschlossenen Anlage zu vollenden.

Mit der Fertigstellung der beiden Kliniken auf dem Höhepunkt der damaligen Wirtschaftskrise drohte 800 Bauarbeitern, vielen Handwerkern und zahlreichen Angestellten des Klinikbauamtes die Entlassung. Noch vor der Inbetriebnahme wiesen daher Fakultät, Klinikgemeinschaft und Stadt auf die »geradezu polizeiwidrigen« Verhältnisse in den übrigen Kliniken, vor allem der Frauen- und HNO-Klinik, hin und drängten auf unmittelbare Fortsetzung von Planung und Bauarbeiten. Wiederum war es der Oberbürgermeister, der im Juni 1931 – unterstützt von Fakultät und Universität – bei der Landes- und der Reichsregierung um Prüfung bat, »ob es nicht ermöglicht werden könne, aus den zur Bekämpfung der Arbeitslosigkeit und Ankurbelung der Wirtschaft zur Verfügung stehenden Reichsmitteln einen Beitrag für die alsbaldige Weiterführung der Klinikneubauten zu erhalten«[105]. Dies gelang jedoch nicht; vielmehr sah sich im nächsten Jahr die Stadt gezwungen, auf die hohen Kosten fällig gewordener rund 1200 Erwerbslosenunterstützungen hinzuweisen und vorzurechnen, wie viel davon durch die Fortführung eines »großen, fortschrittlichen Werkes der Kultur zu den derzeit möglichen billigen Preisen« eingespart werden könnte – die Freiburger Zeitung vom 6.1.1933 sprach vom »Handwerkerfriedhof« des Klinikums. Der Stadtrat befürchtete darüber hinaus eine »vollständige moralische und politische Verwilderung größter Volksteile«, wenn es nicht gelänge, durch ein derart großes und gemeinnütziges Unternehmen brachliegende Kräfte wieder zu binden.

Es ist nicht übertrieben zu konstatieren, daß sich für Freiburg die Schlußphase der Weimarer Republik mit ihrer wirtschaftlichen Not am Beispiel des Klinikbaues besonders konkretisierte. Der Stadtrat faßte am 7.4.1932 den verzweifelten Beschluß, den städtischen Kostenanteil unter äußerster Anspannung aller Kräfte aufzubringen und forderte die Regierung auf, ein Gleiches zu tun. Für den Fall, daß dies nicht möglich sein sollte – was dann auch eintrat – solle man sich wenigstens auf die Instandsetzung der beiden freiwerdenden Kliniken für die Zwecke der Frauenklinik und der Hals-Nasen-Ohrenklinik einigen. Dies blieb der vorläufig einzig mögliche Ausweg, den Bedürfnissen der beiden vom Neubau zurückgestellten Kliniken gerecht zu werden: nach dem Umzug wurden 1933 für die *Hals-Nasen-Ohrenklinik* die bisher von der Chirurgie genutzten Häuser Albertstraße 2 und 4 hergerichtet, während sich die *Frauenklinik* in den bisherigen Frauenbau der Medizinischen Klinik erweitern konnte. Die alte Chirurgische Klinik in der Albertstraße 15 blieb vorläufig leerstehen[106].

Nachzutragen ist, daß die Medizinische Fakultät im Frühjahr 1921 gegen die geplante Eröffnung eines neuen *Krankenhauses am Lorettoberg* zunächst erhebliche Bedenken erhob. Die Kongregation der Schwestern vom Hl. Josef in St. Trudpert hatte 1920 das frühere Erholungsheim »Sanatorium Lorettoberg« erworben, das in den neunziger Jahren durch den Arzt Dr. Franz Metz als »Physikalische Heilbadeanstalt« eröffnet worden war. Die Kongregation war bestrebt, dieses zu einem eigenen Krankenhaus mit einer Krankenpflegeschule für die Ausbildung ihrer Schwestern umzubauen. Die Fakultät war zu diesem Zeitpunkt angesichts der wachsenden Inflation mit einer defizitären Lage der akademischen Krankenanstalten konfrontiert; in der Fakultätssitzung vom 29.9.1920 hatte der Verwaltungsdirektor Hermann Eitel nicht mehr tragbare sachliche und Personalausgaben konstatiert. Gegenüber der Planung des »Lorettokrankenhauses« wurde daher die Befürchtung geltend gemacht, daß damit den Universitätskliniken »das notwendige Material« entzogen werden könnte. Die Fakultät, von deren Votum die Konzessionserteilung letztlich abhing, zog ihre Bedenken unter der Bedingung zurück, daß im neuen Krankenhaus nur Patienten erster und zweiter Klasse aufgenommen werden dürften.

Das Lorettokrankenhaus eröffnete am 1. Mai 1921 als Belegkrankenhaus des Vereins freier Ärzte in Freiburg, mit dem praktischen Arzt *Hugo Fickler* als Haus- und Vertrauensarzt. Im Verlauf der zwanziger Jahre konnten durch Zukauf einer weiteren Villa und einen eingreifenden Umbau zusätzliche Sonderabteilungen für Chirurgie, Gynäkologie und Geburtshilfe, »Nervenkranke« und HNO-Krankheiten mit eigenen Chefärzten entstehen; nach 1929 war das Haus mit 90 Betten – vorzüglich ausgestattet und in einer hervorragenden Lage – als drittes konfessionelles Krankenhaus zu einem eigenständigen Faktor in der Freiburger Krankenversorgung geworden[107].

Ein eigenes Städtisches Krankenhaus war jedoch weiterhin kein Gegenstand konkreter Überlegungen, zumal Staat und Stadt gemeinsam die Planung und Errichtung des neuen Klinikums betrieben. Dagegen etablierten bzw. konsolidierten sich in den zwanziger Jahren einige private klinische Einrichtungen, die bis heute bestehen: die *Kur- und Kneipp-Anstalt St. Urban* der Genossenschaft der Barmherzigen Brüder von Tier (nach Erwerb und Ausbau der Villa Bazualdo de Ortiz am Schlangenweg 13), das *Sanatorium Riedberg* in Günterstal durch den Psychiater Friedrich Husemann, die beiden privaten *Entbindungsanstalten* von Prof. Hegar and Dr. Geiges sowie das *Wöchnerinnenheim* der Schwesternschaft St. Elisabeth.

BERUFUNGEN NACH 1926

Die Berufungen in der zweiten Hälfte der zwanziger Jahre unterscheiden sich in ihrer Tendenz deutlich von den bisher geübten Verfahren. Sie standen alle unter den veränderten Vorzeichen der geschilderten großzügigen Zukunftsplanung; außerdem sind sie teilweise bereits in die sich ankündigenden politischen Umwälzungen eingebunden.

Am Tage nach dem Unfalltod von Erich Opitz im September 1926 hielt die Medizinische Fakultät eine außerordentliche Sitzung ab, um die eingetretene Situation möglichst schnell zu meistern. Es sollte jedoch bis zum 2. April 1927 dauern, bis *Otto Pankow* (1876–1934) als neues Fakultätsmitglied begrüßt werden konnte; inzwischen hatte der Oberarzt Richard Kräuter die *Frauenklinik* geleitet.

Pankow war der Wunschkandidat der Fakultät, da er wichtige Teile seines wissenschaftlichen Werdeganges in Freiburg absolviert hatte; er war im Jahr seiner Habilitation 1904 mit Bernhard Krönig aus Jena gekommen. Krönig sandte ihn zu einer zweijährigen bakteriologischen und pathologisch-anatomischen Weiterbildung an das Koch'sche Institut in Berlin und zu Aschoff nach Marburg, holte ihn aber als Oberarzt zurück. 1910 wurde er zum außerordentlichen Professor ernannt und ging 1912 auf den Lehrstuhl nach Düsseldorf. Dort blieb er bis zu seiner Berufung nach Freiburg und hat sich in diesen fünfzehn Jahren einen großen Ruf erworben; seine wissenschaftlichen Schwerpunkte waren die Placenta praevia, die Therapie des Uterus-Karzinoms und des Chorion-Epithelioms sowie kasuistische klinische Einzelprobleme[108].

Hugo Sellheim hat Pankows Lebensarbeit dahingehend charakterisiert, »daß er sich vornehmlich praktischen Fragen zugewandt hat und es ihm vor allen Dingen daran lag, das herauszuarbeiten, womit er seinen Kranken unmittelbar helfen konnte«. Nach Hegar, Krönig und Opitz ging es der Fakultät daher offensichtlich um einen Kollegen, der in der Tradition des Bestehenden blieb und dessen Fortbestand solide garantierte; noch stand die Planung für eine neue Frauenklinik im Rahmen des eben begonnenen Neubaues an. Pankow mußte nicht nur die oben erwähnte Zurückstellung dieser Idee erleben, sondern während seiner Amtszeit unter unhaltbaren Zuständen in der alten Frauenklinik arbeiten. Ein erschütternder Bericht an den Rektor vom 24. 7. 1928 berichtet von 8–10 Geburten an einem Tage in dem einzigen Gebärsaal, von frisch Entbundenen auf Liegestühlen, von 40–50 Kindern in einem Kinderzimmer und von 10000 gynäkologischen Untersuchungen jährlich auf 3 Untersuchungsstühlen »in einem einzigen kleineren Raume«[109].

Pankow wird bei all dem als außergewöhnlich warmherziger und in seltener Weise menschlicher Arzt und Kollege gewürdigt. Bei der Erweiterung seiner Klinik in die freiwerdende alte Medizinische Klinik war er bereits ein schwerkranker Mann; wie seine Vorgänger Krönig und Opitz starb er aus seiner Tätigkeit heraus. Er erlag 1934 nach langem Leiden einem Lungenkarzinom im Alter von 58 Jahren.

In der gleichen Sitzung, in der sich Otto Pankow vorstellte, debattierte die Fakultät – erkennbar heftig – die Nachfolge des Anatomen Eugen Fischer, der – wie oben berichtet – 1927 nach Berlin gegangen war. Wiederum diskutierte man zunächst einen Kollegen der älteren Generation und wollte den bereits 60jährigen Erich Kallius (1867–1935), Ordinarius seines Faches in Heidelberg, für Freiburg gewinnen. Mit Kallius' Schüler aus seiner Greifswalder Zeit, *Wilhelm von Möllendorff* (1887–1944), berief man indessen einen Wissenschaftler, dessen Werdegang bereits mit Freiburg verbunden war. v. Möllendorff war 1919, nach langen Jahren am Greifswalder Institut, als Extraordinarius zu Eugen Fischer nach Freiburg gekommen und hatte hier, vor seiner Berufung nach Hamburg (1922) und Kiel (1923), einen wichtigen Entwicklungsschritt in seiner wissenschaftlichen Arbeit eingeleitet[110].

Unter Kallius hatte sich v. Möllendorff dem Problem der Vitalfärbung zugewandt und von hier aus seinen Standort als Histologe und Histophysiologe gefunden. Die Vitalfärbung sollte ihm Einblicke in das Stoffwechselgeschehen der Zelle, insbesondere in den Mechanismus der Stoffablagerung, vermitteln. In Freiburg fesselten ihn die ersten Entwicklungsstufen des Menschen, wobei es ihm 1921 gelang, den jüngsten bis dahin bekannten menschlichen Keimling (12 Tage) zu untersuchen. Schließlich fällt in diese erste Freiburger Zeit die Übernahme der Herausgabe des klassischen Lehrbuches der Histologie von Stöhr, das in der folgenden Zeit »das Gepräge eines selbständigen Werkes des Herausgebers angenommen hat, welches den Wandel von der statischen zur dynamischen Betrachtungsweise bekundet«[111]. Unzweifelhaft hat v. Möllendorff in Freiburg eine histologische Schule erst richtig begründet, da die hiesigen Anatomen bisher im wesentlichen makroskopisch ausgerichtet waren. Unentbehrliche Mitarbeiterin war seine Frau Milie v. Möllendorff, die das Lebenswerk ihres Mannes von Anfang an tätig begleitete.

Als v. Möllendorff im Oktober 1927 das Freiburger Anatomische Institut übernahm, grenzte er sehr deutlich die vorhandenen Schwerpunkte gegeneinander ab, indem er den oben genannten Hans Böker zum planmäßigen Extraordinarius mit der Bezeichnung »Vergleichende Anatomie« einreichte. Das erst 1923 umgebaute Institut begann sich – wie in Freiburg inzwischen allgemein – als zu klein zu erweisen; in v. Möllendorffs Antrittssemester arbeiteten dort 350 Präparanden, im WS 1930/31 waren es 831. Eine Präparierbaracke schuf nur wenig Abhilfe; auch der Hörsaal mußte vergrößert werden, indem 1933 die Säulen und die damit verbundene Galerie herausgenommen wurden[112].

Der wissenschaftliche Schwerpunkt von Möllendorffs lag am Ende der zwanziger Jahre auf Fragen zur Architektur der Niere, auf einer Reihe grundsätzlicher Bindegewebsstudien, aber auch auf Grundfragen der Organisation des Lebendigen, wovon die akademische Rede von 1930: »Lebenskraft und Wachstum innerhalb und außerhalb des Körpers« Zeugnis gibt. v. Möllendorff gelang es rasch, durch überzeugende Sachlichkeit und »weltmännische Elastizität«[113] eine unangefochtene Position in der Fakultät einzunehmen. 1930/31 war er zum ersten Mal Dekan; als im Dezember 1932 die Wahl zum Rektor der Universität ansteht, wird er auf Vorschlag Hoches einstimmig nominiert[114]. Auf sein nur sechs Tage dauerndes Rektorat zum Zeitpunkt der »Gleichschaltung« der Freiburger Universität durch die Nationalsozialisten wird später gesondert einzugehen sein.

In der letzten Fakultätssitzung des Wintersemesters 1927/28 kamen zwei Berufungsprobleme zur Sprache: für die Nachfolge des nach München gegangenen *Chirurgen* Erich Lexer konnte mitgeteilt werden, daß sein Schüler *Eduard Rehn* (1880–1972), Ordinarius in Bonn, den Ruf nach Freiburg angenommen habe; *Franz Knoop*, der *physiologische Chemiker*, gab bekannt, daß er sich – wie bereits berichtet – zum Weggang für Tübingen entscheiden müsse[115].

Auch *Rehn* war in seiner wissenschaftlichen Karriere schon zweimal nach Freiburg gekommen, zunächst mit Ludwig Aschoff aus Marburg und später mit Erich Lexer aus Königsberg bzw. Jena[116]. Dazwischen lag ein kurzer Aufenthalt bei dem Internisten Ludolf von Krehl in Heidelberg, der ihm offensichtlich den gedanklichen Weg von der Morphologie zur Pathologischen Physiologie gebahnt hat, die ihm für seine später formulierten Begriffe der Schockbereitschaft und der Operationsgefährdung wichtig wurde. Ähnliche Impulse bekam er von Walther Straub, in dessen Pharmakologischem Institut er sich mit Elektromyographie beschäftigte.

1910 noch in Königsberg habilitiert, konzentrierte sich Rehn auf technische Probleme der Ösophagus-Chirurgie, auf die Erkrankungen der Nieren und Harnleiter sowie auf die freie Transplantation der Sehnen, Knorpel und Venen. Besondere Aufmerksamkeit widmete er der Chirurgie des Herzens, vor allem aber den Kernfragen der Anaesthesie, des Schocks und der Thromboembolie. Sein Schüler Hans Killian sieht Rehns Bedeutung in seinem Beitrag zum Wandel der allgemein-chirurgischen Einstellung von der »rein anatomisch-morphologischen Sphäre zu einer pathologisch-physiologisch fundierten Wissenschaft der Chirurgie«[117]; dies allerdings bereits unter Einbeziehung der wissenschaftlichen Aktivitäten während seiner langen Tätigkeit von 1928 bis 1952 in Freiburg. In den ersten Jahren in Freiburg war Rehn insbesondere mit der im Bau befindlichen Chirurgischen Klinik beschäftigt.

Eine ähnlich lange Amtszeit in Freiburg sollte 1928 für den Nachfolger Franz Knoops, *Josef Kapfhammer* (1888–1968), beginnen. Hier nominierte die Fakultät zunächst unico loco den renommierten Leipziger physiologischen Chemiker Karl Thomas (1883–1969), mußte aber auf Weisung des Ministeriums die Liste um zwei weitere Namen erweitern. Kapfhammer war ein Habilitand von Thomas, nachdem er vorher eine Apothekenlehre, ein Chemie- und ein Medizinstudium erfolgreich und mit zwei Promotionen absolviert hatte. Arbeiten zur Chemie und zum Stoffwechsel von Aminosäuren und der Proteinstruktur, mit einer Konzentration auf den Stoffwechsel der Leber, machten Kapfhammer für die besprochene wissenschaftliche Ausrichtung der Fakultät am Ende der zwanziger Jahre besonders interessant[118].

Andererseits mußte er mit jenen schlechten Arbeitsbedingungen vorlieb nehmen, die seinen Vorgänger veranlaßt hatten, Freiburg zu verlassen. Zeit seines Lebens wird Kapfhammer vergeblich um einen arbeitsgerechten Ausbau des 1915 notdürftig umgebauten alten Botanischen Institutes kämpfen; er wird dessen Zerstörung 1944 erleben und den heutigen Neubau nur noch mitplanen können. Außer der Errichtung einer Kursbaracke im Jahre 1929 gelang ihm kaum eine bauliche Verbesserung; seine Arbeiten über die Guanidosäuren und Guanidopeptide sowie über die beiden Iminosäuren Prolin und Hydroxyprolin (»Reinicke«-Salze) entstanden unter den schwierigsten Laborbedingungen. Wie sehr Kapfhammer indessen an exakten Arbeitsvoraussetzungen gelegen war, beweist seine gemeinsam mit v. Möllendorff 1929 betriebene Initiative, eine *Schule für Medizinisch-Technische Assistentinnen* zu gründen. Dieser stand er später von 1935–1956 vor; außerdem hat er sich mit großem Engagement dem Deutschen Roten Kreuz gewidmet.

Zur Berufung eines Nachfolgers für den nach Köln berufenen *Internisten* Hans Eppinger konnte die Fakultät höchste Ansprüche anlegen, da die neue Medizinische Klinik an der Hugstetter Straße kurz vor der Fertigstellung stand. Man wußte in Deutschland, daß sie großzügig und modern konzipiert war; vor allem galt der gewaltige Trakt von Laboratorien in einer Universitätsklinik als etwas völlig Neues und Unerhörtes. Es ist heute nicht mehr nachvollziehbar, warum sich Eppinger seinerseits dieser Aufgabe verschloß und zum 1. Mai 1930 mit drei Assistenten Freiburg verließ. Die Nachfolgekommission, bestehend aus Aschoff, Hoche, Rehn und dem Dekan v. Möllendorff, arbeitete rasch und präsentierte der Fakultät am 21.5. eine Liste gewichtiger Namen: *Siegfried Thannhauser* (1885–1962), Direktor der Medizinischen Klinik Düsseldorf, Wilhelm Nonnenbruch, Leiter der II. Deutschen Medizinischen Klinik Prag sowie die Polikliniker Herbert Assmann aus Leipzig, Richard Siebeck aus Bonn und den eigenen poliklinischen Kollegen, den seit 1913 amtierenden Kurt Ziegler. Thannhauser, dem der Ruf seltener wissenschaftlicher, ärztlicher und organisatorischer Fähigkeiten vorausging, erhielt den Ruf und nahm zum 1.10.1930 an[119].

Er brachte alle Voraussetzungen mit, die »damals schönste deutsche innere Klinik« mit Ideen und Plänen zu füllen[120]. Thannhauser beherrschte gleichermaßen die Medizin und die Chemie; beides hatte er in seiner Heimatstadt München in einer ungewöhnlich glücklichen und fruchtbaren Ausbildungskonstellation gelernt: Innere Medizin in der II. Medizinischen Klinik unter Friedrich von Müller (1858–1941), Chemie im Institut Adolf von Baeyers (1835–1917). In diesem Münchener Arbeitskreis war besonders intensiv der methodische Ansatzpunkt erarbeitet worden, daß Klinik und Chemie gemeinsam betrieben werden müssen, nicht nur auf dem Umweg über die Zusammenarbeit mit den Naturwissenschaften.

Als konkrete Aufgaben dieser Art biochemisch-klinischer Forschung bearbeitete Thannhauser u.a. die Chemie der Nukleinsäuren und der Purine am Beispiel der Gicht, das Verhalten des Blutzuckers bei Glukosebelastung und der Cholesterinester bei Leberfunktionsstörungen. Neues gelang ihm sowohl methodisch (die Anwendung von Enzymen zur Strukturaufklärung der Nukleinsäuren) als auch theoretisch (Gicht als Folge eines Defektes der renalen Harnsäureausscheidung), andererseits schildern ihn Patienten und Kollegen als besonders ärztlich begabten, einfühlsamen Kliniker. Nachdrücklich wird in allen Charakteristiken der prägende Einfluß des hochmusischen jüdischen Elternhauses geschildert, schließlich bezeichnete sich Thannhauser selbst zeitlebens als Bayer und Patriot.

1924 wurde er auf das poliklinische Extraordinariat nach Heidelberg als Nachfolger Wilhelm Fleiners (1857–1926) berufen, seinerzeit für einen Kliniker immer noch das Sprungbrett auf einen eigentlichen internistischen Lehrstuhl. Schon drei Jahre später ging Thannhauser daher an die Medizinische Akademie Düsseldorf; aus dieser Zeit stammt sein Lehrbuch über Stoffwechsel und Stoffwechselkrankheiten, das gleichermaßen »die Bewunderung von Chemikern wie Medizinern errang«.

Wiederum drei Jahre später begann er in Freiburg, zunächst noch für ein Jahr in der alten Medizinischen Klinik in der Albertstraße, jedoch voll beschäftigt mit der Planung und Einrichtung des neuen Hauses. Es fällt auf, daß Thannhauser seinen Mitarbeiterstab zahlenmäßig kaum vermehren konnte; die herrschende Wirtschaftslage gestattete lediglich einen weiteren Oberarzt, eine technische Assistentin, einen zweiten Laboranten und eine zweite Sekretärin. Personell wird jedoch die qualitative Ausrichtung des neuen Chefs sehr bald sichtbar; es stoßen zu ihm versierte Kliniker wie *Erich Krauß* und *Martin Jenke* sowie chemisch fundierte Wissenschaftler wie *Franz Bielschowsky* und *Hans Adolf Krebs*, von denen noch die Rede sein wird[121].

Paul Martini hat dargestellt, wie Thannhauser in der Zeit des Freiburger Ordinariates mit »Beobachtungsgabe, Wissen und Witz« eine eminente Tätigkeit entfaltet hat, die durch die Vielfalt der Aufgaben indessen nicht immer frei von Irritationen war. Er selbst habe später oft erklärt, daß seine zweite Periode eigener wissenschaftlicher Produktivität erst nach seiner Emigration begonnen habe. Gleichwohl gelang es ihm rasch, in der Fakultät und der Bevölkerung Ansehen zu gewinnen; insbesondere wurden seine Vorlesungen sehr geschätzt und gut besucht. Am 9.12.1932 wählte die Medizinische Fakultät Siegfried Thannhauser zu ihrem Dekan für das Studienjahr 1933/34; er hätte das Amt im darauffolgenden Sommersemester antreten sollen[122].

Die letzte Berufung vor den Ereignissen von 1933 betraf die *Augenheilkunde*; wie oben berichtet starb der Senior der Fakultät, Theodor Axenfeld, nach fast 30jähriger Amtszeit am 29.7.1930, kurz nach seiner großen Japanreise. Die Wiederbesetzung dauerte fast zwei Jahre, da sowohl der Baseler Ordinarius Arthur Brückner (1877-1975) als auch Axenfelds Schüler Aurel v. Szily (1880-1945), Lehrstuhlinhaber in Münster, ablehnten. Auch *Walter Löhlein* (1882-1954), der den Ruf schließlich erhielt, verhandelte lange und schickte seinen Oberarzt Erggelet zur Vertretung; er selbst konnte sich nur schwer von Jena trennen, wo er seit 1924 den Lehrstuhl seines Faches versah. Vorher war er seit 1921 Nachfolger seines Lehrers Paul Römer (1873-1937) in Greifswald gewesen und hatte dort begonnen, über Probleme der Hornhautplastik und über Entzündungsfragen zu arbeiten. Zu seinen Hauptforschungsgebieten wurden das Studium des Glaukoms, die Beziehungen zwischen Augen- und Allgemeinleiden sowie die experimentelle Pathologie des Auges.

Löhlein war ebenfalls mit der Zusicherung nach Freiburg gekommen, daß im folgenden Jahr ein Klinikneubau begonnen werde; alle Verbesserungsvorschläge für den Altbau Albertstraße 11 wurden daher abgelehnt. Sein Oberarzt und späterer Nachfolger *Wilhelm Wegner* (1898-1972) hat geschildert, wie der Klinikbetrieb mit drei Assistenten, einer einzigen Spaltlampe und fließendem Wasser in nur einem Krankenzimmer bewältigt werden mußte[123]. Daß Löhlein bereits 1934, nach 2 1/2jähriger Tätigkeit in Freiburg, einem Ruf nach Berlin auf den traditionsreichen Lehrstuhl Albrecht von Graefes (1828-1870) Folge leistete, lag daher – neben der inzwischen veränderten Zeitsignatur – sicher auch an den Arbeitsbedingungen.

Der Finanznot zum Opfer fiel schließlich der Versuch, einen eigenständigen Fachvertreter für die *Geschichte der Medizin* zu etablieren. Paul Diepgen, dem es am 24.11.1926 gelungen war, ein »*Medizin-historisches Seminar*« offiziell etatisieren zu lassen, war zum 1.4.1930 nach Berlin gegangen. Der Versuch, den Chirurgen und Medizinhistoriker Walter von Brunn (1876-1952) aus Rostock zu gewinnen, gedieh bis zu offiziellen Verhandlungen, scheiterte jedoch am finanziellen Notprogramm von 1931. Das Fach und das kleine Seminar wurde vorläufig von dem schon genannten Gerichtsmediziner Adolf Schüle verwaltet; für die Wahrung der Kontinuität sorgte später Ludwig Aschoff[124].

Außer diesen Berufungen gelang der Medizinischen Fakultät in den letzten Jahren der Weimarer Republik nicht mehr viel. Gesuche, die Zahnheilkunde und die Medizinische Poliklinik zu Ordinariaten zu erheben, mißlangen ebenso wie die Versuche, die Auswirkungen des regierungsamtlichen »Spar-Gutachtens« abzuwehren, mit dem rigoros eingegriffen werden sollte: Beschneidung der Assistentengehälter, Verweigerung der Verlängerung von Dienstverträgen, Sparmaßnahmen bei den Sachmitteln aller Institutionen[125].

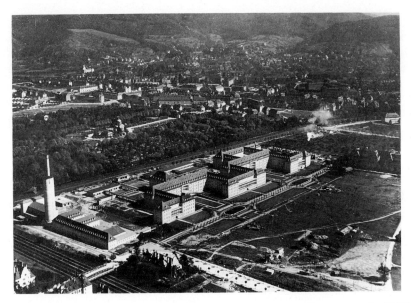

79 Das Klinikum an der Hugstetter Straße zum Zeitpunkt der Einweihung 1931. Luftbild von Heinrich Sting, Tübingen

Das letzte große Ereignis war jedoch die *Eröffnung der neuen Medizinischen und Chirurgischen Klinik* am 1.12.1931. Mit einem Kostenaufwand von 15,3 Mill. Reichsmark war der oben geschilderte Gesamtkomplex entstanden, von dem die Freiburger Zeitung zur Einweihung schrieb, daß dieses »Raummassiv« in seinen Ausmaßen weit über Freiburgs Verhältnisse hinaus greife und die Verkörperung des Wunsches darstelle, »in Freiburg die Landeskrankenanstalt des Freistaates Baden« zu wissen. Demgegenüber stünde aber als »Kehrseite der Medaille« die bereits beschriebene Arbeitskampfsituation während der Bauzeit, mit überzogenen Anforderungen der Bauleitung, mit Arbeitsvergebungen zu niedrigsten Preisen, die in spekulativer Weise von auswärtigen Firmen ausgenutzt worden seien, und mit einer großen Zahl von Konkursen Freiburger Firmen. Unübersehbar sei schließlich die Tatsache, daß viele Ortschaften und Städte in der näheren Umgebung inzwischen eigene Krankenhäuser gebaut hätten[126].

Dennoch feierten die Freiburger die Einweihung als großes Fest; am Sonntag zuvor strömten ca. 20000 Neugierige zu einer öffentlichen Besichtigung (Abb. 79). Der Stadtrat beschloß auf Vorschlag der Fakultät, die südlich des Klinikums geplanten Straßen nach bedeutenden früheren Fakultätsmitgliedern zu benennen: Hegar, Kraske, Goldmann, Kußmaul, Wiedersheim, Ernst Ziegler, v. Kries, Axenfeld, Krönig[127]. Die Einweihungsfeier fand in der großen Halle der Inneren Klinik statt, unter Anwesenheit des badischen Staatspräsidenten Schmitt, des Kultusministers Dr. Baumgartner, des gesamten Lehrkörpers der Universität, der Rektoren der benachbarten Universitäten und vieler geladener Gäste, darunter Thannhausers Lehrer Friedrich v. Müller aus München.

Die zentralen Reden hielten die beiden Klinikleiter. *Eduard Rehn* gedachte seines Lehrers Lexer und des Internisten de la Camp als Initiatoren des Neubauplanes; Aufgaben und Ziele seiner neuen Klinik sah er vor allem in der »Klärung der Operationsgefährdung des Kranken« und in der Erweiterung der chirurgischen Heilerfolge[128]. *Thannhauser* ging ins Grundsätzliche; er verwies auf die *fünf steinernen Ärzteporträts* über der Eingangspforte des Hauses und beschwor in einer eindringlichen historischen Analyse die Bedeutung der Tradition für die Erziehung zum Arzt. Am Beispiel von *Hippokrates, Paracelsus, Boerhaave, Schönlein* und *Nothnagel* analysierte er über zwei Jahrtausende den Idealismus eines freien Arzttums, die Herausforderungen und Pflichten der Heilkunde als Aufgabe und Beruf und schloß mit einem Bekenntnis zu Glaube, Liebe und Hoffnung als Leitmotive auch des ärztlichen Handelns[129].

Thannhauser sprach aber auch vom »Wiederaufstieg unseres geliebten Vaterlandes«, vom »Unsterblichen der deutschen Geisteskultur«; wenige Tage später schrieb aus ganz anderer Sicht der »Alemanne«, das neue Kampfblatt der Nationalsozialisten Oberbadens, unter der Überschrift »Wir erobern die Hochschule«: der wahre Idealismus sei der Nationalsozialismus, als Verwirklichung eines Staates, der den Geist von 1914 zum ersten Mal in der Geschichte einer Staatsreform dienstbar mache[130].

Während v. Möllendorff am gleichen Abend in einer Tischrede beim Essen der geladenen Einweihungsgäste im »Zähringer Hof« noch eher arglos die Politisierung der Hochschulen bedauerte und die Universitäten als »ein viel zu kostbares Gut« für den Parteihader bezeichnete[131], forderte der »Alemanne« die Einführung des numerus clausus für Juden und höhnte über den sogenannten Geist des Pazifismus an den Fakultäten. Die Zeichen der Zeit begannen unübersehbar zu werden.

3 Die Fakultät im Dritten Reich

Vorbemerkung

Das folgende Kapitel bedarf einer Vorbermerkung. Die Bemühungen um eine annähernd objektive Darstellung der Ereignisse während der Zeit des sog. Dritten Reiches brechen sich auch heute noch an einer komplexen Vielzahl äußerer und innerer Hindernisse. Für Freiburg, insbesondere für die Medizinische Fakultät, wird bereits der lokale *Quellenhintergrund* immer lückenhaft bleiben; bei dem schweren Luftangriff vom 27.11.1944 sind mit fast allen Kliniken und Instituten auch die meisten ihrer Archive und Registraturen untergegangen. In den Wirren des Kriegsendes sind zusätzlich Akten verschwunden und gezielt vernichtet worden; es fehlen wesentliche Personal- und Sachakten, wie z.B. das Protokollbuch der Medizinischen Fakultät zwischen 1934 und 1941. Das Meiste mußte daher aus weit verstreuten Materialien rekonstruiert werden. Viele *Zeitzeugen* konnten noch befragt werden; sie haben Entscheidendes beigetragen, aber auch deutlich werden lassen, wie schwer es noch lange sein wird, Unverständliches in seinem Bedingungsgefüge erkennbar zu machen. Das uns bisher Zugängliche muß im Rahmen von umfänglicheren Einzeluntersuchungen vertieft werden [1]; das folgende Kapitel kann im Rahmen der gesamten Darstellung zwangsläufig nur eine erste Übersicht bieten.

Das Wintersemester 1932/33

In der Schilderung der Verhältnisse während der Weimarer Zeit wurde bereits deutlich, wie wenig sich die meisten Mitglieder der Medizinischen Fakultät mit der Republik identifizieren konnten und wie sehr immer wieder betont wurde, daß man zu politischen Gegenwartsfragen nichts beitragen könne. Unverkennbarer Grundton blieb dabei die Trauer über den verlorenen Krieg und die dadurch relativierte Spitzenstellung der deutschen Wissenschaft; der Wunsch, diese wiederzuerringen, führte vielfach zu einem eher naiven wissenschaftlichen Nationalismus, der dem politischen parallel lief und in die Hände arbeitete.

Reflektiert wurde dies allerdings kaum; es ist jedoch unverkennbar, daß der Wunsch nach Verbesserung der wissenschaftlichen und praktischen Arbeitsbedingungen den Tadel an die ungeliebte Staatsform in sich trug, die nicht imstande schien, dies zu leisten. Je mehr die Fakultät unter den *Notverordnungen* der frühen dreißiger Jahre zu leiden hatte, um so deutlicher trat die Bereitschaft zu Tage, einer Änderung nicht im Wege zu stehen. »Wir Kulturträger an der

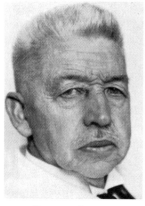
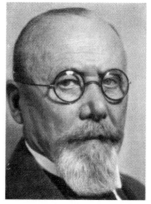
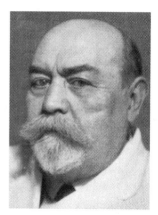

LUDWIG ASCHOFF   ALFRED ERICH HOCHE   WILHELM HERRENKNECHT

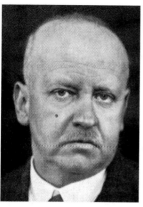
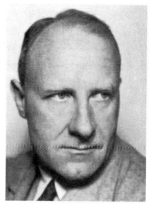
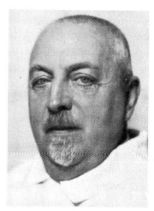

PAUL HOFFMANN   SIGURD JANSSEN   OTTO KAHLER

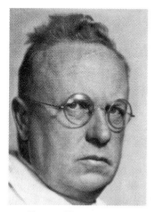
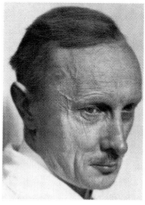

JOSEPF KAPFHAMMER   WALTER LÖHLEIN

80 Die Ordinarien der Freiburger Medizinischen Fakultät im Wintersemester 1932/33

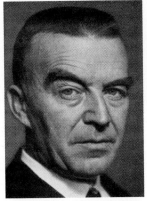
Wilhelm v. Möllendorff

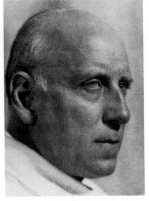
Carl T. Noeggerath

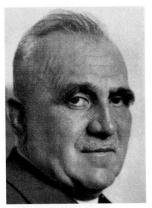
Otto Pankow

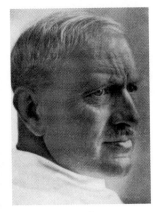
Eduard Rehn

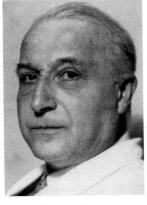
Georg Rost

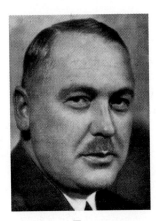
Siegfried Thannhauser

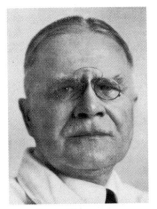
Paul Uhlenhuth

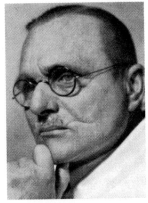
Kurt Ziegler

Universität, Professoren und Studenten«, notiert Ludwig Aschoff, »haben nur die Pflicht, dafür zu sorgen, daß alle notwendigen Schritte so gerecht wie möglich, so der Kulturhöhe unseres Volkes entsprechend als nur denkbar, so wahrhaftig wie nötig geschehen«[2]. Als er dies am 26.4.1933 schrieb, war die »Gleichschaltung« der Freiburger Universität bereits vollzogen, Martin Heidegger war Rektor und die jüdischen Kollegen waren beurlaubt oder bereits entlassen (Abb. 80).

Um die folgenden Vorgänge besser strukturieren zu können, sei an die Zusammensetzung der Medizinischen Fakultät erinnert, mit der sie in das Wintersemester 1932/33 gegangen war[3]. Es amtierten als Fakultätsmitglieder 16 Ordinarien (in der Reihenfolge ihrer Anciennität): Hoche (Psychiatrie), Aschoff (Pathologie), Kahler (HNO), Noeggerath (Pädiatrie), Rost (Dermatologie), Herrenknecht (Zahnheilkunde), Ziegler (Med. Poliklinik), Uhlenhuth (Hygiene), Hoffmann (Physiologie), Janssen (Pharmakologie), v. Möllendorff (Anatomie), Pankow (Gynäkologie), Kapfhammer (Physiologische Chemie), Rehn (Chirurgie), Thannhauser (Innere Medizin), Löhlein (Augenheilkunde).

Als Vertreter der 24 Extraordinarien gehörten der Fakultät an der Anatom Böker, der Internist Krauß und der Pathologe Büchner; die 26 Privatdozenten waren nicht vertreten. Dekan war Rehn, in den Senat waren gewählt Hoche, Hoffmann und Büchner; Rektor des laufenden Semesters war der Geistliche Rat Joseph Sauer (1872–1949), Professor der Patrologie und der christlichen Archäologie und Kunstgeschichte, dessen »unaufdringliche wie unantastbare wissenschaftliche und organisatorische Autorität«[4] von allen Fakultäten anerkannt und getragen wurde. Sauers über lange Jahre geführtes Tagebuch gehört – bei aller Subjektivität – zu den wichtigsten Quellen dieser problematischen Zeit und behinhaltet wesentliche Informationen über Ereignisse auch in der Medizinischen Fakultät[5].

Die allgemeine *Stimmung* an der Freiburger Universität war im WS 1932/33 am deutlichsten im Bereich der Studentenschaft radikalisiert, in der sich während der zwanziger Jahre unübersehbar antisemitische und nationalistische Tendenzen offen zu zeigen begannen[6]. Es ist mehrfach herausgearbeitet worden, wie »Studenten und junge Akademiker, z.T. akut von der wirtschaftlichen Krise bedroht, viele geprägt vom ›Kriegserlebnis‹, d.h. von der Erfahrung oder vielmehr der Idealisierung von Kameradschaft und soldatischem Heldentum, kombiniert mit dem Glauben an die Dolchstoßlegende, leicht für nationalistische Bewegungen zu gewinnen waren«[7]. Bei den ASTA-Wahlen vom 14. Juli 1932 hatte der seit 1926 bestehende Nationalsozialistische Deutsche Studentenbund mit 13 Sitzen die Mehrheit erreicht; zusammen mit den sog. »Großdeutschen«, die zehn Sitze erhielten, repräsentierten sie diejenigen, welche »die zunehmende Politisierung der Studentenschaft [als] ungeheuren Fortschritt gegenüber Vorkriegsjahren« empfanden[8]. Die bisher dominierenden Gruppen – Katholische Studentenschaft, Republikaner und Sozialisten – hatten resigniert und Wahlenthaltung empfohlen.

Inwieweit die Entwicklungen zu diesem Zeitpunkt in die Medizinische Fakultät durchschlügen, läßt sich im einzelnen nicht nachweisen. Ein hoher

Prozentsatz der *Studenten* war in Verbindungen korporiert, von denen sich die meisten schon weit vor 1933 den antisemitischen Tendenzen angeschlossen hatten[9]. Viele hatten längst »Arierparagraphen« in ihren Satzungen, mit denen jüdische Kommilitonen von der Aufnahme ausgeschlossen waren. Viele führten auch früh nationalsozialistische Rituale in ihre Feiern ein; so z. B. der »Wingolf« bei der Sonnenwendfeier 1932 auf dem Lorettoberg, wo der »Deutsche Gruß« befohlen und das Lied »SA marschiert« angestimmt wurde[10].

Die Diskussionen unter den Studenten waren im Bereich der Medizin nicht so öffentlich und vehement wie in den Geisteswissenschaften, auch sind Übergriffe gegen jüdische Kommilitonen oder Dozenten in dieser Fakultät nicht bekannt geworden. Sie hatte den vergleichsweise größten Anteil an den bereits seit langem so genannten »Nichtariern«: im Sommersemester 1933 studierten 1238 Mediziner und 261 Zahnmediziner in Freiburg, davon waren nach den Berechnungen von Gerlinde Peuckert 119 nichtarischer Abstammung. Ebenso waren, wie noch zu zeigen sein wird, in der Medizin die meisten beamteten und angestellten jüdischen Hochschulangehörigen zu finden[11].

Aus den *Kliniken und Laboratorien* berichten Zeitzeugen von intensiven politischen Diskussionen, bei denen sich insbesondere bei jüngeren Mitarbeitern zunehmend diejenigen zu erkennen gaben, die auf einen politischen Wechsel hofften. Das politische Spektrum der Ordinarien reicht, wie berichtet, von restaurativ völkisch-nationalen Bekenntnissen bis zu vorsichtigem Liberalismus; ein offener Anhänger des Nationalsozialismus trat vorläufig nicht in Erscheinung. Dies galt im übrigen nach außen hin für die gesamte Professorenschaft der Albert-Ludwigs-Universität; den Wahlaufruf von über 300 Hochschullehrern für die NSDAP vom 3. März 1933 unterzeichneten in Freiburg nur zwei Dozenten, der Altphilologe Wolfgang Aly und der 72jährige Orthopäde Alexander Ritschl[12]. Beide mögen – nach jeweils mißglückten Universitätskarrieren – hierzu persönliche Motive gehabt haben.

Mündliche Schilderungen über den Alltag in den medizinischen Institutionen beschreiben eine im Vergleich zu anderen Fakultäten ruhige Atmosphäre und eine relativ ungestörte Zusammenarbeit; dies verdient besonders deshalb festgehalten zu werden, da der brüske Wechsel im Umgang mit den jüdischen Kollegen nach dem Umbruch und dem Erlaß der entsprechenden Gesetze anders interpretiert werden muß.

Wilhelm v. Möllendorff hatte als designierter Rektor die Aufgabe, für den »Freiburger Universitätsführer« des kommenden Sommersemesters 1933 das übliche Geleitwort zu schreiben. Er gab dies offenkundig noch vor den Ereignissen der »Gleichschaltung« in den Druck und machte deutlich, wie sehr ihm immer noch daran gelegen war, die Universität aus den politischen Wirren herauszuhalten. Der pathetisch-beschwörende Ton des sonst so besonnenen Wissenschaftlers verrät allerdings die allgemeine und sicher auch die persönliche Anspannung: »... Ernst ist die Zeit, von Leidenschaften durchwühlt; wir alle sind entschlossen, mit eiserner Selbstzucht den Wiederaufstieg unseres heißgeliebten Vaterlandes zu erringen. Die Universität ist ein kleiner Staat für sich; sie hütet ihre Wesensart, und einig sind sich Lehrer und Studierende in der heiligen Verantwortung, Wesen und Inhalt der Universität allen kommenden Geschlechtern treu zu bewahren. Liebe Kommilitonen, vom Aeltesten bis zum Jüngsten! Uebt Selbstzucht, stellt den Frieden in Eurer Arbeitsstätte über Alles! Die geistige Arbeit und die geistige Erziehung kann nur dort gedeihen, wo Ihr Euch mit Euerm ganzen Fühlen nur der Arbeit hingebt. Bringt Eure Sorgen und Beschwerden zu uns! Wir akademischen Lehrer, die den größten Teil unserer Lebensarbeit der Erziehung und Ausbildung der akademischen Jugend widmen, werden Euch helfen. Wir fühlen uns mit Euch verbunden in der Hingabe an die Wissenschaft, deren Wesenskern dem Aufbau und der Erhaltung deutschen Geistes dienen wird.«[13]

Der Appell an die Wesensart der Universität und die Hingabe an die Wissenschaft ging inzwischen an den politischen Realitäten längst vorbei. In einem geheimen, wahrscheinlich später zu datierenden, jedoch »im Augenblick der grundlegenden Neuordnung des Reiches« verfaßten »Bericht über die besonderen Aufgaben der Universität Freiburg« wird der Freiburger Hochschule die »alles überragende« Rolle zugeschrieben, »im Oberrheintal Instrument der Reichspolitik von größter Wirksamkeit und Zuverlässigkeit« zu werden. Der Medizinischen Fakultät, »seit langem in großem Ansehen in Deutschland und im Auslande«, soll dabei eine international wirksame Funktion zukommen: gerade sie könnte »die geistig-politische Grenzsperre« beseitigen helfen, weil »Aerzte, die sich bei uns ihr Wissen und Können geholt haben, nicht leicht wirklich deutschfeindlich werden ... Medizinisches Können findet den Weg zum Herzen aller Menschen auf der ganzen Erde ...«[14].

Dieses Beispiel markiert die Tendenz eines politischen Kalküls, das zu erkennen die Medizinische Fakultät weit entfernt war und dessen Absichten von der Wirklichkeit rasch überholt und überformt wurden.

Nur noch das *Wintersemester 1932/33* verlief im Innern der Fakultät relativ reibungslos; die im Fakultätsprotokoll niedergelegten Ereignisse überschreiten nicht den Rahmen des Üblichen. Infolge der Neuregelung des medizinischen Unterrichtes mußte der Studien- und Stundenplan geändert werden, was zu erheblichen Einteilungsschwierigkeiten bei den Praktika führte. Die Studierenden stellten den Antrag auf Befreiung von den Kolleggeldern; darüber zu entscheiden wurde von der Fakultät den einzelnen Dozenten freigestellt. Der Kinderkliniker Noeggerath geriet mit dem Internisten Thannhauser in Streit über die Zuständigkeit bei der Versorgung von Kindern im 14. Lebensjahr; ein eigener Schlichtungsausschuß riet zu »freundschaftlicher Regelung«. Lehraufträge wurden vergeben, Urlaubsanträge genehmigt und Habilitationen vollzogen; hierunter fielen die Probevorträge der jüdischen Kollegen *Franz Bielschowsky* und *Hans Krebs* am 9.12.1932, von denen laut Protokoll eine »Verbesserung der Rhetorik gefordert« wurde. In der gleichen Sitzung wurden *v. Möllendorff* zum Kandidaten für das Rektoramt und *Thannhauser* zum designierten Dekan gewählt; beide waren vorgesehen, im April 1933 ihr Amt anzutreten. Schließlich wurden für die Oberärzte *Marchionini* (Dermatologie) und *Wartenberg* (Psychiatrie) die Anträge zum a.o. Professor gestellt – alle sechs Namen standen kurz darauf im Zentrum der Ereignisse. Am 28. Februar war das Semester zu Ende; am gleichen Tage brannte in Berlin der Reichstag.

Das Rektorat v. Möllendorff

Die Wahl des Anatomen v. Möllendorff zum Rektor läßt vordergründig kaum erkennen, wie sehr dabei politische Überlegungen im Spiele waren. Das Fakultätsprotokoll, auch das Tagebuch des amtierenden Rektors Sauer, berichten von den üblichen Senats- und Fakultätsquerelen, die einer solchen Wahl traditionsgemäß vorausgehen. Die Medizinische Fakultät war turnusgemäß nicht an der Reihe, den Rektor zu stellen, jedoch hatten die seit dem 1.12.1932 laufenden Vorgespräche ergeben, daß sich Juristen und Theologen teils nicht zur Verfügung stellen wollten, teils abgelehnt wurden.

Als Senior des Senates scheint sich insbesondere *Alfred Hoche* engagiert zu haben; nachdem der zunächst vorgesehene Gynäkologe *Otto Pankow* — wohl bereits aus Gesundheitsgründen — abgelehnt hatte, überging Hoche alle Anciennitäten und schlug Wilhelm v. Möllendorff vor, der — nach Meinung Sauers — »sicherlich trefflich ist, dessen Wahl aber jedenfalls eine Brüskierung der übergangenen Herren darstellt«[15]. Es ist allerdings nicht zu übersehen, daß sowohl Pankow als auch v. Möllendorff unter allen Kollegen als besonders maßvoll galten; dem Psychiater Hoche, der die politischen Ereignisse mit wachsendem Mißtrauen betrachtete, mag dies nicht entgangen sein (Abb. 81).

Hugo Ott hat die Vorgänge des Frühjahres 1933 im Rektorat der Universität Freiburg aus den Quellen herausgearbeitet, Bernd Martin und andere haben sie ergänzt[16]. Hier seien jene Elemente nachvollzogen, die v. Möllendorffs Amtsantritt und rasche Resignation aus der Sicht der Medizinischen Fakultät beleuchten.

Auch die Plenarversammlung, das Gremium aller Ordinarien der Universität, bestätigte die Wahl mit 57 von 69 Stimmen am 19.12.1932; damit begann für v. Möllendorff eine Zeit der Amtsvorbereitung, die ihm wachsende Pflichten auferlegte. Nach der Machtergreifung Hitlers, der Reichstagsauflösung, dem Reichstagsbrand und den Wahlen am 5. März 1933 begannen sich allerdings die Ereignisse zu überschlagen; die NSDAP war auch in Freiburg stärkste Partei und Rektor Sauer notierte: »Die gestrigen Wahlen haben die Geschicke Deutschlands dem Nationalsozialismus in die Hand gelegt, nachdem er schon die ganze Woche vorher mit unerhörtem Terror gegen Zentrum und Linksparteien gewütet... Bestürzung und Aufregung allerorts, Jubel anderswo«[17].

v. Möllendorff wuchs in dieser Situation in eine Gruppe von führenden Persönlichkeiten der Freiburger Bürgerschaft und der Universität hinein, die sich bemühte, den unmittelbar einsetzenden Folgen der »nationalen Revolution« in irgendeiner Weise zu begegnen. Äußerlich mitbestimmend für das Schicksal von Möllendorffs und damit von Universität und Fakultät wurde zunächst sein Einsatz für den Oberbürgermeister *Karl Bender*, der als Angehöriger des Zentrums massiv von den Nationalsozialisten angegriffen wurde.

Wir hatten oben gesehen, wie sehr Bender für die Belange der Medizinischen Fakultät im Rahmen der Freiburger Gesundheitsversorgung engagiert war. Seine kluge Entscheidungsfreudigkeit während des problematischen Klinikneubaues in der Hugstetter Straße hatte ihn den Fakultätsmitgliedern

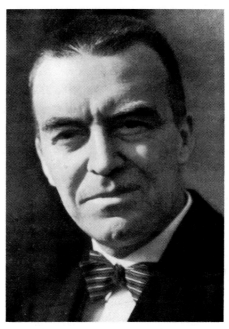

81 Wilhelm von Möllendorff (1887–1944)

besonders nahe gebracht; seit 1926 war er Ehrendoktor der Medizinischen Fakultät. Dies mag ein vordringliches Motiv gewesen sein, daß sich v. Möllendorff besonders für ihn einsetzte – sicher mit Billigung der übrigen Fakultätsmitglieder – wenngleich zu dieser Initiative kein Beschluß vorliegt. Auch der Senat hatte am 6. April auf der letzten von Rektor Sauer geleiteten Sitzung noch einstimmig eine Entschließung verabschieden können, mit der die Universität dem Oberbürgermeister »sein tatkräftiges Eintreten für alle ihre Interessen, seine zielsichere, kluge Zusammenarbeit mit Rektor und Senat« bescheinigte[18]. v. Möllendorff vertrat daher in der Initiativgruppe, die sich am nächsten Tag, dem 7. April, zur Konstituierung einer Delegation nach Karlsruhe beim Rektor zusammenfand, eine Fakultät, die »der erfolgreichst bewährten Finanz- und Kulturpolitik« des Oberbürgermeisters besonders verpflichtet war. Überdies beauftragte Sauer, der durch eine Sitzung in Berlin verhindert war, v. Möllendorff als künftigen Rektor mit der Führung der Gruppe; ihr gehörten von der Fakultät noch der Dekan Rehn, sowie von der Universität der Prodekan und Rechtshistoriker Marschall v. Bieberstein an, zusammen mit drei Vertretern der Bürgerschaft.

Über den Mißerfolg der Reise nach Karlsruhe ist vielfach berichtet worden; der *Dekan Rehn* legte den Ablauf des Besuches im Protokollbuch der Medizinischen Fakultät mit folgender falsch datierten Notiz nieder:

»8.[!]4.33. Bericht des Dekans:[19]
über den Besuch der aus Mitgliedern der Universität und Bürgerschaft zusammengesetzten Abordnung (als Vertreter seiner Magnifizenz Prof. v. Moellendorf, als Dekane v. Marschall

& Rehn, von der Bürgerschaft fuhren mit Altstadtrat Glockner, Bankdirektor Keller, Kommerzienrat Schuster und der Vorsitzende der Handwerkskammer[20] beim Staatskommissar. Zweck des Besuches war Rettungsaktion für Oberbürgermeister Dr. Bender, Erfolg absolut negativ, da O.B. Bender kurz vor Eintreffen der Abordnung bereits beurlaubt und durch Dr. Kerber ersetzt war.

gez. Rehn«

Tatsächlich hatte der Besuch am 11.4. stattgefunden; schon am 10.4. war Bender vom Reichskommissar für Baden, Gauleiter *Robert Wagner*, seines Amtes enthoben und durch den Freiburger Kreisleiter der NSDAP und Hauptschriftleiter des Parteiorgans »Der Alemanne«, *Franz Kerber*, ersetzt worden[21]. Die obige Notiz ist sicher bewußt zurückdatiert; außerdem erwähnt Rehn nicht, daß er sich mit v. Möllendorff und Marschall von Bieberstein während des Besuches gesondert mit dem neuen Hochschulreferenten, dem Heidelberger Altphilologen und Volkskundler *Eugen Fehrle* (1880–1957), getroffen hatte. Hier kamen die inzwischen bekannt gewordenen Erlasse zur Beurlaubung der jüdischen Universitätsmitglieder zur Sprache, die im Anschluß im Detail dargestellt werden müssen.

Der kurze Bericht Rehns ist ohne die üblichen formalen Angaben in das Protokollbuch der Fakultät eingeklebt; eine Zusatznotiz macht erkennbar, daß er erst *nach* einer *Sondersitzung der Fakultät* am Abend des 12.4.1933 formuliert worden sein kann. Auf dieser Sitzung ist – ohne daß dies protokolliert ist – über das Schicksal der jüdischen Kollegen gesprochen worden, wie noch zu zeigen sein wird. Notiert ist lediglich, daß der »für das Jahr 33/34 gewählte Dekan Thannhauser in Folge der inzwischen eingetretenen Verhältnisse von seinem Amt zurücktritt«[22], d.h. er hat es erst gar nicht angetreten. Die Fakultät wählte zum Nachfolger Rehns einstimmig den Augenkliniker *Walter Löhlein*. Dieser war, wie bereits erwähnt, erst 1932 nach Freiburg berufen worden und stand – nach der Beurteilung seiner Schüler[23] – in der Tradition des vaterländisch gesonnenen, liberalen Burschenschaftertums. Das Protokollbuch verzeichnet nicht, wieviele Fakultätsmitglieder bei der Sondersitzung anwesend waren und wie in dieser Notsituation die Wahl Löhleins zustandekam. Das Amt mußte er sofort übernehmen; er war bis 1945 der letzte gewählte Dekan der Fakultät.

Am Karsamstag, dem 15.4., übernahm Wilhelm v. Möllendorff offiziell das Rektorat, sagte aber bereits nach seiner Vereidigung, »er wisse nicht, ob er das Amt lange führen würde«[24]. Dieser Zweifel war wohlbegründet; er wußte sowohl von Bedenken des Ministeriums als auch von wachsenden Widerständen in der politischen und der Universitätsöffentlichkeit gegen seine Person und seine Einstellung[25]. Diese resultierte angeblich nicht zuletzt aus »seiner und seiner Frau sozialdemokratischen, in Wirklichkeit demokratischen Haltung«[26]; v. Möllendorff war seit langem Mitglied der Deutschen Demokratischen Partei[27].

Unmittelbar nach den Ostertagen erschien am 18.4. im »Alemannen« ein massiver Angriff gegen den neuen Rektor unter der Überschrift: »Herr von Möllendorff als Rektor der Universität unhaltbar«. Darin hieß es, daß »Männer mit Rücksichten und unzeitgemäßen liberalen Anschauungen« für den »kulturellen Neubau Deutschlands« grundsätzlich nicht mehr tragbar seien, da sie der Gleichschaltung entgegenarbeiteten:

».... Es besteht bestimmte Gefahr, daß dieses Entgegenarbeiten von Professor von Möllendorff zum mindesten in personellen Fragen zu erwarten ist. Denn wenn er sich schon als Rektor der Freiburger Universität für einen Oberbürgermeister einsetzt, der gewiß nur lose Verbindungen zur Hochschule hatte, und dessen etwaige Entlassung in keiner Weise den persönlichen Arbeitskreis des Herrn Rektors berührt, wie wird es dann mit Entscheidungen bestellt sein, die zur amtlichen Kompetenz des Rektors gehören? Das Amtieren eines derart eingestellten Mannes ist unseres Erachtens in keiner Weise mit der nationalen Revolution in Einklang zu bringen. Wir können es uns auch nicht vorstellen, wie eine Sphäre des Vertrauens zwischen Herrn Professor von Möllendorff und der überwiegend nationalsozialistisch eingestellten Studentenschaft entstehen kann. ... . Das ist doch der Sinn der Gleichschaltungen: Männer gleicher Willensrichtung sollen in einmütiger Zusammenarbeit ihre Kräfte summieren und auf das eine Ziel konzentrieren. Eine Zersplitterung der Kräfte darf nicht mehr eintreten. Niemand, der mitarbeiten will, soll ausgeschlossen werden, aber um so mehr ist darauf zu achten, daß unnötige und überflüssige Widerstände nicht hindernd und störend einsetzen! Herrn Prof. Dr. von Möllendorff legen wir nahe, die Gelegenheit zu benutzen und der Neuordnung der Hochschule nicht im Wege zu stehen«.

Dieser Angriff entsprach formal und inhaltlich nicht dem üblichen primitiven Stil des NS-Blattes; Hugo Ott hat hieraus sicher zu Recht geschlossen, daß es sich um »einen genau berechneten, in der Diktion wohl nicht ohne Mitwirkung aus Universitätskreisen genährten Artikel« gehandelt habe[28]. Sauer – der sich deutlich für v. Möllendorff ausgesprochen hatte – berichtet, daß bereits vor der Rektoratsübergabe auch Vertreter der Professorenschaft auf eine Ablösung v. Möllendorffs gedrängt hatten, an ihrer Spitze der junge, dem Regime bereits ergebene Altphilologe *Wolfgang Schadewaldt*[29]. Auch die Studentenschaft unterstützte dieses Bestreben, indem der Nationalsozialistische Deutsche Studentenbund, unter der Führung des Assistenten an der Pathologie Thiessenhausen, nach der Presseveröffentlichung im »Alemannen« v. Möllendorff auf eine möglicherweise »gefährdete Zusammenarbeit« hinwies[30]. Er selbst hat schließlich in der »Freiburger Tagespost« eine schwer einzuordnende, den Besuch der Delegation beim Reichsstatthalter in Karlsruhe anders interpretierende Stellungnahme erscheinen lassen, wonach das Ziel nicht das Verbleiben des Oberbürgermeisters Bender im Amt, sondern die Bitte um eine sachgerechte Würdigung seiner Amtsführung gewesen sei[31].

Am 18.4., dem Tag des genannten Angriffs in der Presse, berief v. Möllendorff seine erste Senatssitzung ein, auf der er über die aktuelle hochschulpolitische Situation berichtete sowie über die Notwendigkeit, aufgrund neuer ministerieller Erlasse eine Erneuerung der Wahlen für Senat und Dekane durchzuführen. Nur zwei Tage später, am 20.4., traten auf einer erneuten, außerordentlichen Sitzung indessen nicht nur der Senat, sondern auch v. Möllendorff selbst zurück; man beschloß für den folgenden Tag, den 21. April, eine Plenarversammlung »zwecks Neuwahl von Rektor und Senat«[32].

Erstmals, so Hugo Ott, »stand das Plenum vor der Aufgabe, den Rücktritt eines Rektors auch unter dem Druck der Straße entgegenzunehmen«. Der Entschluß fiel »in einem Syndrom von Entscheidungsgründen«, von denen sicher einer der gewichtigsten die von einem »kleinen NS-Kader«[33] unter der

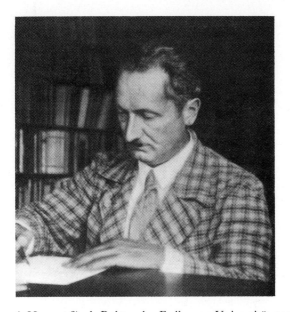

2 Martin Heidegger (1889-1976) als Rektor der Freiburger Universität 1933/34

Professorenschaft bereits vorbereitete Nominierung des Philosophen *Martin Heidegger* (1889-1976) für das Rektoramt war (Abb. 82).
Die inneren Motivationen dieses zwiespältigen Denkers und die äußeren Abläufe, »wie Heidegger Rektor wurde«, sind in jüngster Zeit erneut intensiv diskutiert worden[34]; offenkundig ist inzwischen, daß er einen Umbruch im alten Humboldt'schen Konzept der Universität schon lange als notwendig erachtete und im Nationalsozialismus die Möglichkeit zur Realisierung dieses Anliegens uneingeschränkt und mit Emphase begrüßte. Rektor v. Möllendorff hatte am 21.4.1933 gar keine andere Möglichkeit mehr, als Heidegger der Plenarversammlung als seinen Nachfolger vorzuschlagen, soll aber – nach anderer Meinung – inzwischen auch selbst von dieser Lösung überzeugt gewesen sein[35]. Gleichzeitig machte er Vorschläge für die Neubesetzung des Senates und bat die Fakultäten, diese bis zum nächsten Tag ebenfalls zu beraten.
Die Fakultät trat im unmittelbaren Anschluß an diese Versammlung zu ihrer ersten Sitzung des Sommersemesters zusammen. Anwesend waren Löhlein als neuer Dekan, Hoche, Rost, Ziegler, Noeggerath, Uhlenhuth, Herrenknecht, Marchionini, Hoffmann, v. Möllendorff, Pankow, Aschoff, Kapfhammer. Löhlein notiert im Protokollbuch[36]:

»... 1) Die Sitzung findet im Anschluß an die Plenarsitzung statt, in der Herr v. Möllendorff sein Amt als Rektor niederlegt. Herr v. Möllendorff hat in der Plenarsitzung Herrn Heidegger als Nachfolger vorgeschlagen. Uhlenhuth stellt zur Diskussion, ob die Wahl Heideggers statt sofort erst in der nächsten Woche vollzogen werden könnte. Aschoff ist für sofortige Wahl; ebenso Hoche. Daraufhin stellt Uhlenhuth seine Bedenken zurück. Fakultät beschließt, in der anschließenden Plenarsitzung für die sofortige Wahl des neuen Rektors einzutreten.

2) Fak. beschließt, daß Rehn als Fakultäts-Vertreter in den Senat kommt; v. Möllendorf soll medizinischer Senatsvertreter sein...«.

v. Möllendorff war in seiner Eigenschaft als Fakultätsmitglied bei dieser Besprechung anwesend; der glatte Beschluß macht nicht deutlich, wie sehr durch die Ereignisse dieser wenigen Tage »eine schwere Erschütterung durch die Freiburger Professorenschaft«[37] ging. Dies zeigte sich nach Wiederaufnahme der Plenarversammlung am nächsten Tag, in der zwar intern »Sorge und Unmut« laut wurden, jedoch die »Bereitschaft zur Anpassung, zum Umschwenken auf den Führerstaat« inzwischen die Geschehnisse bestimmte[38].

Nach fast einstimmiger Wahl *Martin Heideggers* zum neuen Rektor sowie der Wahl der neuen Senatoren wurde eine Kommission gebildet »zur Bekanntgabe des Ergebnisses an die Presse«. Man wollte auf jeden Fall den Eindruck vermeiden, v. Möllendorff sei unter dem Druck der heftigen Attacke des »Alemannen« zurückgetreten. Die Kommission – bestehend aus v. Möllendorff, Sauer, Heidegger und Schadewaldt – formulierte im neuen Stil: »In Erkenntnis der großen Aufgaben, die den deutschen Universitäten in der kulturpolitischen Ausgestaltung der nationalen Erhebung erwachsen, hat der Rektor der Universität Freiburg, Prof. Dr. v. Möllendorff, aus freier Entschließung dem Plenum in der Sitzung vom 21. April die Neubesetzung der wichtigsten Ämter vorgeschlagen...«.

Es gehört zu den nachdenkenswerten Szenen dieser dramatischen Tage, daß am Ende der Sitzung der Senior des Senates, der Direktor der Psychiatrischen Klinik *Alfred Hoche*, dem scheidenden Rektor den Dank der Universität aussprach. Hoche selbst hatte am Tag zuvor, am Ende der genannten Fakultätssitzung, seinen Rücktritt zum 30.9. bekanntgegeben. Den Nationalsozialisten überließ er mit seinem oben beschriebenen Euthanasie-Essay entscheidende Begründungen für spätere politische Entscheidungen; im Augenblick ihrer Machtübernahme wurde deutlich, daß er mit ihnen, vor allem mit Heidegger, nichts zu schaffen haben wollte[39]. Heidegger brachte seinerseits deutliche Abneigung gegen Hoche zum Ausdruck, indem er im Entwurf zum offiziellen Dankesbrief der Universität an den neuen Emeritus alle Höflichkeitswendungen eigenhändig durchstrich[40].

Heidegger hat später in einem Versuch der Rechtfertigung davon gesprochen, v. Möllendorff sei »auf Weisung des Ministers« abgesetzt worden[41]; daß dieses nicht stimmt, hat Hugo Ott überzeugend belegt[42]. v. Möllendorff hat keine eigene Begründung für seinen Rücktritt hinterlassen, auch seine Erklärung vor der Plenarversammlung ist nur im Protokoll überliefert[43]. Unter den mutmaßlichen Gründen für seinen Entschluß muß indessen ein wesentliches Entscheidungselement gesondert herausgehoben werden, das bewußt bisher ausgespart wurde: in der erwähnten Besprechung in Karlsruhe am 11.4. war den Professoren von dem neu ernannten Hochschulreferenten Fehrle die zügige Erledigung des Erlasses Nr. A 7642 vom 6.4. in offensichtlich unmißverständlicher Weise befohlen worden. Dieser war v. Möllendorff bereits bekannt; er sah vor, alle Angehörigen der jüdischen Rasse, die im Staatsdienst und in Staatsbetrieben tätig sind, mit sofortiger Wirkung bis auf weiteres zu beurlauben. Im Bereich der Universität Freiburg waren die meisten Juden in der

Medizinischen Fakultät zu finden; wir müssen annehmen, daß es der Mediziner v. Möllendorff unter anderem auch vermeiden wollte, als Rektor seine eigenen, inzwischen bereits beurlaubten Kollegen endgültig entlassen zu müssen.

Die Entlassung der jüdischen Fakultätsmitglieder

Für die Beschreibung dieser Vorgänge müssen wir in der Chronologie nochmals um einige Wochen zurück. Am 24.3.1933 hatte die nationalsozialistische Reichsregierung das »Gesetz zur Behebung der Not von Volk und Reich«, das sogenannte »Ermächtigungsgesetz« verkündet, mit dem das Gesetzgebungsrecht unter Umgehung aller parlamentarischer Kontrollen auf die Regierung übertragen wurde. Zu den ersten auf dieser Basis erlassenen Maßnahmen gehörte das »*Gesetz zur Wiederherstellung des Berufsbeamtentums*« vom 7.4.1933, das u.a. die Versetzung von Beamten »*nicht-arischer*«, also jüdischer Abstammung in den Ruhestand vorsah. Der badische Reichskommissar und Gauleiter Robert Wagner erließ – »kein Mensch weiß, auf welcher rechtlichen Grundlage« –[44] in einer vorgezogenen und im Reich einmaligen Einzelaktion bereits am 5.4. eine gleichsinnige Anordnung und verfügte am 6.4. mit dem Erlaß Nr. A 7642 die sofortige Beurlaubung jüdischer Wissenschaftler aus dem Hochschuldienst[45].

In Freiburg traf diese Maßnahme auf eine bereits seit dem 1.4. schwer irritierte Situation. An diesem Samstag hatte um 10.00 Uhr der reichsweite offizielle Boykott jüdischer Geschäfte, Einrichtungen, Arzt- und Rechtsanwaltpraxen etc. begonnen. Angehörige der SA verwehrten dem Publikum den Zutritt, vor jedem dieser Geschäfte war eine Tafel aufgestellt: »Kauft nicht bei Juden, als Abwehr gegen Alljudas Krieg«. Der »Alemanne« hatte *Boykott-Listen* veröffentlicht, in denen u.a. 17 niedergelassene Ärzte und 5 Zahnärzte und Dentisten nominiert waren. Am Ende der Liste stand die Notiz: »Die jüdischen Lehrkräfte und Ärzte an den Universitätsinstituten und Kliniken werden noch besonders aufgeführt«[46].

Diese Ankündigung führte zu erheblichen Verwirrungen und Aktivitäten im Bereich der Medizinischen Fakultät. Der Führer der Freiburger Gruppe des NSD-Ärztebundes, der praktische Arzt und Geburtshelfer *Josef Haal*, verlangte vom Dekan Rehn, »in diesen Tagen die jüdischen Assistenten aus den Kliniken zu beurlauben«[47]; in Heidelberg werde dies schon so gehalten. Rektor Sauer erfuhr auf Nachfrage, daß dies dort zwar ebenfalls vom NSD-Ärztebund verlangt, aber noch nicht durchgesetzt war. Während des ganzen 1.4. konferierten v. Möllendorff, Rehn, Kahler und Aschoff mit dem Rektor und dem nationalsozialistischen Führer der Studentenschaft, um die angedrohte Veröffentlichung von Namen jüdischer Mitarbeiter zu vereiteln. Am 3.4. schrieb Sauer in sein Tagebuch: »Eine solche werde nicht erfolgen; die Liste sei von Oberarzt Küppers bei Hoche an den Alemannen geliefert worden und werde weiter ans Ministerium geschickt. Da haben wir wieder einmal, wie Brotneid auch bei Gebildeten nicht vor Denunziationen zurückschrickt«. Eine Presseveröffentlichung der Liste läßt sich jedoch nicht nachweisen.

Akademisches Rektorat. Freiburg, den 11. April 1933.
Nr. 3478 .

An die Herren Dekane

Das Bad.Ministerium des Kultus und Unterrichts, hat durch den Herrn Hochschulreferenten soeben fernmündlich angeordnet dass der Erlass vom 6.ds.Mts. Nr.A 7642, der den Fakultäten in Abschrift am Samstag, den 8.ds.Mts. zugegangen ist, sofort durchgeführt werden soll. Der Erlass in Reichsgesetzblatt Nr. 34 vom 7.April 1933 (Gesetz zur Wiederherstellung des Berufsbeamtentums) ist für Baden nach Mitteilung des Hochschulreferenten noch nicht in Kraft.

Demgemäss bitte ich die Herren Dekane, sämtlichen Dozenten und Assistenten, die in Betracht kommen, gegen unterschriftliche Bescheinigung umgehend zu eröffnen, dass sie hiernach mit sofortiger Wirkung von ihrem Dienste beurlaubt werden.

Die Eröffnungsbescheinigungen bitte ich sofort hierher vorzulegen.

Soweit in klinischen Anstalten durch derartige Beurlaubungen unmittelbare und sonst unabwendbare Gefährdungen von Patienten eintreten könnten, gilt die Beurlaubung als vorläufig ausgesetzt. Insoweit sind Klinikvorstände, Klinikärzte und Assistenten verpflichtet, ihre ärztliche Tätigkeit für die Patienten bis auf weitere Weisung fortzusetzen. In diesen Fällen ist ungehend unter Darlegung der Notwendigkeit einer weiteren Tätigkeit sowie der für eine Ersetzung dieser Personen erforderlichen Voraussetzungen zu berichten.

Über die bei der Durchführung dieser Anordnung sich ergebenden Zweifelsfälle – besonders mit Rücksicht auf die Zugehörigkeit zur jüdischen Rasse – wolle hierher sofort berichtet werden, damit die Entscheidung seitens des Ministeriums eingeholt werden kann.

Am 5. 4. beschwichtigte der Hochschulreferent Fehrle wider besseres Wissen noch einmal den Rektor, es werde den Hochschullehrern gar nichts geschehen, »da der akademische Lehrer mit dem Beamten nicht zusammengeworfen werden könne«. Diese Mitteilung war vermutlich bewußt falsch, da bereits am nächsten Tag, am 6. 4., der genannte Erlaß Nr. A 7642 das Gegenteil verfügte.

Ein zweiter Erlaß Nr. A 7723 vom 7.4. ordnete darüber hinaus an, auch die Senate neu zu bilden, »zur Aufrechterhaltung von Ordnung und Ruhe«.

Rektor Sauer versuchte, in Übereinstimmung mit v. Möllendorff, die Sache dilatorisch zu behandeln, indem er den Beurlaubungserlaß »den Fakultäten zur vorläufigen Kenntnisnahme« am Samstag, dem 8.4. zugehen ließ. Das inzwischen bekanntgewordene Reichsgesetz zur Wiederherstellung des Berufsbeamtentums vom 7.4. brachte weitere Verwirrung, da nicht klar erschien, wer denn überhaupt als »Angehöriger der jüdischen Rasse« zu gelten habe. Der Dekan Rehn wollte dies in einem Brief vom 10.4. an das Rektorat näher definiert haben[48], im übrigen einigten sich die Fakultätsdekane darauf, zunächst niemanden zu beurlauben.

Daß dies eine Illusion war, mußte Rehn jedoch am nächsten Tag in Karlsruhe erfahren; wie bereits erwähnt, wurde der Freiburger Delegation eröffnet, daß – »und zwar zum Schutze der Juden« – noch vor den zu erwartenden Durchführungsbestimmungen des Reichsgesetzes »die umgehende Durchführung des badischen Erlasses erwartet« wird. »Seitens der Professoren«, notiert Fehrle in einem Aktenvermerk, »wurde loyale Durchführung des Erlasses zugesichert«.

Es gehört zu den schwer begreiflichen Fakten dieser hektischen Tage, daß dies nunmehr sofort, widerspruchslos und in äußerster Eile geschah. Noch während der Anwesenheit der Freiburger Delegation in Karlsruhe hat das Ministerium »durch den Herrn Hochschulreferenten soeben fernmündlich angeordnet, daß der Erlaß vom 6. ds. Mts. Nr. A 7642 ... sofort durchgeführt werden soll«. Rektor, Rektor designatus und Dekan befanden sich außerhalb Freiburgs; die Anordnung Nr. 3478 des Akademischen Rektorates vom Nachmittag des 11.4.1933 trägt die Unterschrift des Hygienikers *Uhlenhuth*, möglicherweise als gerade verfügbarem Senatsmitglied[49] (Abb. 83).

Die Dekane wurden angewiesen, »sämtlichen Dozenten und Assistenten, die in Betracht kommen, gegen unterschriftliche Bescheinigung umgehend zu eröffnen, daß sie hiernach mit sofortiger Wirkung von ihrem Dienste beurlaubt werden«. Bei »unabwendbaren Gefährdungen von Patienten« in den klinischen Anstalten galt die Beurlaubung als vorläufig ausgesetzt, jedoch mußte über solche und über Zweifelsfälle – »besonders mit Rücksicht auf die Zugehörigkeit zur jüdischen Rasse« – umgehend berichtet werden.

»Der Vollzug der Verfügung«, meldete *Dekan Rehn* am nächsten Tag an das Rektorat, »erfolgte sofort nach meiner Rückkehr aus Karlsruhe, am 11.4.33, 17.30 Uhr nachmittags«[50]; laut fernmündlicher Mitteilung des Verwaltungsdirektors Eitel an das Ministerium war dieser am 12. April »bis heute früh 10 Uhr in den Kliniken Freiburgs restlos durchgeführt«[51].

Die Mitteilung der Medizinischen Fakultät an die Betroffenen beschränkte sich auf den Satz:

»Laut Verfügung des akademischen Rektorats teile ich Ihnen in Bezug auf die ministerielle Verfügung A Nr. 7642 mit, daß Sie bis auf weiteres beurlaubt sind.

Der Dekan:
(gez.) Rehn«[52]

Beigefügt war eine Abschrift des Karlsruher Erlasses vom 6.4. Die Beurlaubungsbescheide müssen nach Lage der Dinge innerhalb weniger Stunden ausgefertigt und von Rehn nach seiner Rückkehr unterschrieben worden sein. Noch am 12.4. wurde von ihm »das von sämtlichen Kliniken und Instituten gesammelte einschlägige Material« gesichtet und dem Rektorat vorgelegt; den von der Verfügung betroffenen Personen wurde gegen Unterschrift die sofortige Beurlaubung schriftlich noch einmal mitgeteilt«[53]. Da, wie berichtet, ebenfalls noch am gleichen Tag auf der Sondersitzung der Fakultät Walter Löhlein zum neuen Dekan gewählt wurde, war die Beurlaubung der jüdischen Fakultätskollegen Eduard Rehns letzte Amtshandlung als Dekan.

Hier hatte ein offensichtlich scharfer Befehl eine gehorsame Staatsgläubigkeit wiedererweckt; andere Reaktionen dieser Tage zeigen eine noch eher naive Beurteilung der Lage. Immer noch an diesem makabren 12. April erschien das »Judenplakat« der Deutschen Studentenschaft, auf dem in 12 Thesen die Jugen als »Fremdlinge« angeprangert wurden und ihnen u.a. die hebräische Sprache vorgeschrieben werden sollte. *Ludwig Aschoff* verbot das Anbringen des Plakates in seinem Institut mit der entwaffnenden Bemerkung: »Sie sind die ersten Leute, die etwas an der Erziehung der Studenten ändern wollen, ohne nachgewiesen zu haben, daß Sie selbst eine Erziehung genossen haben«[54]. Am Abend des 10. Mai 1933 wurden als Folge dieser Aktion »Wider den undeutschen Geist« auch in Freiburg vor der Universitätsbibliothek die Bücher jüdischer Autoren verbrannt (Abb. 84, S. 316).

Bevor auf die unmittelbaren und weiteren Folgen dieser Maßnahmen eingegangen wird sei nachgetragen, daß v. Möllendorff – drei Tage vor seiner Amtsübernahme als Rektor – am gleichen 12.4. in Vertretung Sauers nach Wiesbaden zur Rektorenkonferenz fuhr, von der er sich eine Klärung der Situation erhoffte. »Die Judensperre«, so mußte jedoch Sauer notieren, »hat [dort] leider zu keiner grundsätzlichen Haltung geführt. Es wurde viel von der Würde der Hochschulen gesprochen, aber in keiner Weise diese auch zum Ausdruck gebracht... Möllendorff verlangte nach einer grundsätzlichen Haltung... Das Gefühl der Ohnmacht lastet schwer auf unserer Tagung; würdevolle Haltung wäre allein der Schritt der sieben Göttinger gewesen. Eine große Entscheidungsstunde hat uns erbärmlich klein gesehen«[55]. Da auf der Rektorenkonferenz auch bekannt wurde, daß die Universität Köln als erste durch den Rücktritt von Rektor und Senat den Weg zur Gleichschaltung der Hochschulen bereits freigemacht hatte, sahen sich Sauer und v. Möllendorff kaum mehr in der Lage, dies in Freiburg noch verhindern zu können. Nach v. Möllendorffs Rückkehr aus Wiesbaden waren die Beurlaubungen bereits vollzogen.

Es waren also die Diffamierungen im Zusammenhang mit der Absetzung des Oberbürgermeisters, der überstürzte Vollzug der badischen Judenerlasse und der Zusammenbruch der von ihm so vehement verteidigten Hochschulautonomie, die den neuen Rektor letzten Endes veranlaßt haben, sein Amt sofort wieder zur Verfügung zu stellen. Von persönlichen Freunden wird darüber hinaus vermutet, daß er »wohl schon im Laufe des Jahres 1931, sicher 1932 private und vertrauliche Verhandlungen mit Karlsruhe geführt« habe, in der

Absicht, »gegebenenfalls« in die Schweiz zu gehen[56]. Es wir später zu zeigen sein, daß dies offenbar der neuen Regierung bekannt gewesen sein muß.

In der Plenarversammlung vom 21.4., nach der Neuwahl von Rektor und Senat, beantragten der Theologe Engelbert Krebs, der Jurist Marschall v. Bieberstein und Ludwig Aschoff, eine Erklärung abzugeben, »in der den beurlaubten Kollegen die Teilnahme ausgesprochen wird«. 13 jüdische Mitglieder des Plenums hatten nicht mehr an der Versammlung teilnehmen dürfen und waren durch Nicht-Juden ersetzt worden[57]. Der Vorsitzende v. Möllendorff bat jedoch – offenbar bereits resigniert, oder nun wirklich zum Schutze der Betroffenen – »es bei der Kundgebung des Mitgefühls bewenden zu lassen«; die Universität Freiburg, so Hugo Ott, sah sich angesichts der Machtverhältnisse nicht mehr in der Lage, mit den beurlaubten nicht-arischen Kollegen in der Öffentlichkeit solidarisch zu sein[58].

Zur Beurteilung von *Einzelheiten der Durchführung* der badischen Judenerlasse und des Berufsbeamtengesetzes mit seinen Zusatzverordnungen muß daran erinnert werden, daß insbesondere der § 3, der sogenannte »Arierparagraph« des Berufsbeamtengesetzes, für die jüdischen Hochschulangehörigen relevant war[59]. In ihm wurde verfügt, daß alle Beamten nichtarischer Abstammung in den Ruhestand zu versetzen seien. Ausnahmen sollte es für diejenigen geben, die bereits am 1. August 1914 Beamte waren »oder die im Weltkrieg an der Front für das Deutsche Reich gekämpft haben oder deren Väter und Söhne im Weltkrieg gefallen sind«. Als »nichtarisch« galt, wer von nichtarischen, insbesondere jüdischen Eltern oder Großeltern abstammte, wobei bereits ein Eltern- oder Großelternteil genügte, vor allem, wenn er jüdischen Glaubens war. Der § 4 des Gesetzes verfügte Gleiches für die sogenannten politisch Unzuverlässigen, vor allem Angehörige anderer, jetzt verbotener politischer Parteien. Konkret bedeutete dies, daß beamtete ordentliche und außerordentliche Professoren von jüdischer Abkunft oder politischer Unzuverlässigkeit in den Ruhestand zu versetzen waren, unter gleichzeitigem Verlust der Lehrbefugnis. Ruhegeld erhielten sie nur, wenn sie mindestens zehn Jahre im Dienst waren. Bei nichtbeamteten außerordentlichen Professoren und Privatdozenten trat an die Stelle der Entlassung die Entziehung der Lehrbefugnis und die Nichtverlängerung ihrer meist kurzfristig laufenden Verträge. Eine eigene Verordnung für Assistenten bestimmte auch bei ihnen, die Verträge nicht zu verlängern bzw. keine neuen abzuschließen.

Nach der Beurlaubung »bis auf weiteres« erfolgte bereits am 13.4. ein neuer Erlaß des badischen Kultusministeriums, wonach dem betroffenen Personenkreis zum nächstmöglichen Zeitpunkt endgültig zu kündigen sei. Im Bereich der Medizinischen Fakultät erfolgten die Maßnahmen auf kompliziertere Weise als in der übrigen Universität, da der badische Beurlaubungserlaß die bereits erwähnte, jedoch nur im Benehmen mit dem Ministerium auszulegende Einschränkung enthielt: »Soweit in klinischen Anstalten durch derartige Beurlaubungen unmittelbare und sonst unabwendbare Gefährdungen von Patienten eintreten können, gilt die Beurlaubung als vorläufig ausgesetzt«[60].

Die folgende *Auflistung der ausgeschiedenen Fakultätsangehörigen*[61] läßt auf Grund der problematischen Aktenlage im einzelnen noch viele Fragen offen. Unterschiedlichkeiten in den Daten ergeben sich aus der verwirrten Rechtsgrundlage, wonach Einzelnen der Frontkämpferstatus zugestanden wurde, andere zwar entlassen wurden, aber zunächst ihre Lehrbefugnis behielten, wieder anderen erst nach Ablauf ihrer Verträge gekündigt wurde. Alle mußten aber seit Mitte April 1933 mit ihrer Beurlaubung und ihrer drohenden Kündigung leben, d.h. sie waren von ihrem Tätigkeitsbereich ausgeschlossen, falls ihnen nicht vorübergehend eine Sonderregelung gewährt wurde. Für alle begann eine dunkle Zeit.

1. Ordinarien

- Rost, Georg Alexander, Direktor der Universitätshautklinik. Entlassen zum 7.8.1933 nach § 4 Berufsbeamtengesetzt (s.u.).
- Thannhauser, Siegfried, Direktor der Medizinischen Klinik. Zum 1.11.1934 in den Ruhestand versetzt (s.u.)

2. Professoren

- Keller, Philipp, a.o. Prof., Oberarzt der Hautklinik; Entlassung noch 1933 nach § 4 Berufsbeamtengesetz (s.u.)
- Koenigsfeld, Harry, a.o. Prof., Oberarzt der Medizinischen Poliklinik. Entlassen zum 1.10.1933 (s.u.)
- Schönholz, Ludwig, a.pl. Prof. der Gynäkologie. Seit 1930 beurlaubt. Am 10.10.1935 aus dem Freiburger Lehrkörper entlassen (s.u.)

3. Privatdozenten

- Bielschowsky, Franz, Medizinische Klinik. Entlassung zum 1.7.1933 (s.u.)
- Heymann, Walter, Kinderklinik. Entlassung zum 1.7.1933 (s.u.)
- Krebs, Hans-Adolf, Medizinische Klinik. Entlassung zum 1.7.1933 (s.u.)
- Ottenstein, Berta, Hautklinik. Entlassung zum 1.7.1933 (s.u.)
- Schönheimer, Rudolf, Pathologie. Entlassung zum 19.7.1933 (s.u.)
- Uhlmann, Erich, Hautklinik. Entlassung zum 1.7.1933 (s.u.)
- Wartenberg, Robert, Oberarzt Psychiatrische und Nervenklinik. Entlassung zum 1.11.1933 (s.u.)

4. Institutsleiter

- Duras, Fritz, Leiter des Sportärztlichen Institutes. Entlassung zum 19.7.1933.

5. Assistenten

- v. Behring, Hans, Frauenklinik. Entlassung zum 1.7.1933.
- Böhm, Gundo, Physiologie. Schon vorher beurlaubt, entlassen zum 2.5.1933.

- Gieschen, Karl-Ludwig, Anatomie. Die sofortige Beurlaubung nach § 4 Berufsbeamtengesetzt wurde aufgehoben, da zum 19.7. (bzw. 1.10.?) 1933 freiwillig (?) ausgeschieden.
- Goldschmidt-Fürstner, Paul, Frauenklinik. Entlassung zum 1.7.1933.
- Grab, Werner, Pharmakologie. Verheiratet mit jüdischer Frau. Entlassung zum 5.9.1933.
- Grüneberg, Hans, Anatomie. Kündigung auf sofort.
- Hirsch, Hermann, Frauenklinik. Entlassung zum 1.6.1933.
- Neu, Erwin, Zahnärztliche Poliklinik. Entlassung zum 1.5.1933.
- Polano, Hans, Chirurgie. Entlassung zum 1.8.1933.
- Strauß, Fritz, Anatomie. Entlassung zum 1.7.1933.

6. *Volontärassistenten*

- Fuld, Heinz, Medizinische Klinik. Entlassung zum 3.6.
- Lieblich, Berta, Medizinische Klinik. Am 18.4. bereits »ausgetreten«
- Rubowitz, Heinrich, Medizinische Klinik. Am 18.4. bereits »ausgetreten«
- Sexauer, Wolfgang, Medizinische Klinik. Am 18.4. bereits »ausgetreten«
- Manasse, Otto, Frauenklinik. Entlassung zum 18.4.

7. *Medizinalpraktikanten*

- Hess, Medizinische Klinik
- Model, Alfred, Medizinische Klinik
- Rothschild, Ruth, Medizinische Klinik
- Jaeger, Karl-Heinz, Kinderklinik
- Landau, Raphael, Kinderklinik
alle »mit sofortiger Wirkung« beurlaubt bzw. entlassen

8. *Studenten*

- Baer, Flora, Studentische Hilfskraft am Anatomischen Institut. Entlassung zum 1.7.1933.

9. *Andere Beschäftigte*

- Binder, Erika, Kündigung auf sofort, übriges unbekannt.
- Fränkel, privatangestellter Chemiker, Medizinische Klinik.
- Kummlin, Johann, Maschinist Pathologie. Entlassung zum 19.10.1933 nach § 4 Berufsbeamtengesetz.
- Reinmann, Irene, Schreibkraft an der Chirurgischen Klinik. Entlassung zum 1.7.1933.
- v. Zabotin-Rosin, Heide, Technische Assistentin an der Hautklinik. Entlassung zum 1.10.1933.

Bereits die reine Auflistung läßt erahnen, was diese Maßnahmen für den Einzelfall bedeuten mußten. Wir wissen zwar von verdeckter und verschreckter persönlicher Anteilnahme und auch davon, daß anfangs von den meisten

Vorgesetzten bzw. vom Dekan der Versuch unternommen wurde, für die betroffenen Mitarbeiter wenigstens die Sonderbestimmung für Kliniker durchzusetzen. Die Fakultät aber – als Fakultät – schwieg offiziell zu diesen Vorgängen. Sie folgte nicht dem Beispiel ihrer Schwesterfakultät in Heidelberg, die am 5.4. – unmittelbar vor ihrer eigenen Gleichschaltung – immerhin noch in einer Stellungnahme bekannt hatte, daß »das deutsche Judentum teil hat an großen Leistungen der Wissenschaft, und daß aus ihm große ärztliche Persönlichkeiten hervorgegangen sind«[62]. sie protokollierte auch, zumindest bis zum quellenmäßig verfolgbaren Zeitpunkt Ende 1933 – außer sofort einsetzenden, erschreckend geschäftsmäßig notierten Nachfolgeüberlegungen für die entlassenen Kollegen – keinerlei entsprechenden Vorgang aus den Fakultätssitzungen.

Dagegen bedient sich bereits das Protokoll der zweiten Fakultätssitzung des Sommersemesters der neuen Sprachregelung: »Die Immatrikulationsgesuche zweier polnisch-jüdischer Amerikaner... werden abgelehnt«[63]. In der nächsten Sitzung kommen die »Vorlesungen über Erb- und Rassenfragen« zur Sprache sowie das Problem »angefangener wissenschaftlicher Arbeiten nichtarischer Personen«. Alltagsanfragen an das Ministerium folgen rasch: »Kann ein nichtarischer Student zum med. Staatsexamen zugelassen werden? Kann ein Nichtarier Med. Prakt. werden? Kann ein Nichtarier, der schon Med. Prakt. ist, sein Jahr zu Ende führen? Kann ein Nichtarier mit abgeschlossener Med. Prakt. Zeit auf Erteilung der Approbation rechnen? Kann ein Nichtarier nach bestandenem Staats- und Dr.-Examen Ausweis hierüber in Form des Ausländer-Rigorosum erhalten?«[64]

Es ist auf der Basis der vorliegenden Erkenntnisse und im Rahmen dieser Darstellung nicht möglich, diesem Phänomen angemessen nachzugehen. Alles, was sich aus der Situation heraus zur Erklärung der Vorgänge anbietet, vertieft zwangsläufig die Unerklärbarkeit, weswegen sich auch jeder Versuch, diese Dinge historisch erledigen zu wollen, verbietet. Für Freiburg können am ehesten zwei Aspekte in Betracht gezogen werden:

Erstens die bereits beschriebene, vorwiegend deutsch-nationale Gesinnung zahlreicher Fakultätsmitglieder und ihre persönliche Erbitterung über die sich rapide verschlechternden wissenschaftlichen und praktischen Arbeitsbedingungen durch die Notverordnungen der Weimarer Regierung in ihrer Endphase. Das Schweigen der Fakultät verbarg sicher Hoffnungen und Sympathien gegenüber einem Regime, welches auf drastische Weise kundtat, wie sehr es gewillt war, durchzugreifen. Es ist daher wahrscheinlich, daß man – nach einem nur kurzen Moment der Irritation – zunächst einmal vorsichtig in Deckung ging und nach außen hin Konformität demonstrierte. Hierfür spricht u.a. die eingangs dieses Kapitels zitierte Briefnotiz von Ludwig Aschoff vom 26.4.1933.

Zweitens verweist die Liste der entlassenen Professoren, Oberärzte und Privatdozenten auf eine Konzentrierung jüdischer Intellektualität in wissenschaftlichen und klinischen Spitzenpositionen der Freiburger Fakultät; man weiß von Zeitzeugen, wie sehr dies – offen und verdeckt – schon lange kritisiert und beneidet wurde. Über die Widersprüchlichkeit des Antisemitismus in der deutschen Ärzteschaft vor 1933 sind wir durch neuere Forschungen sehr gut orientiert; er konzentrierte sich ganz allgemein auf die Überrepräsentation (16%) jüdischer Kollegen in diesem Beruf (im Vergleich zu 0,9% in der Gesamtbevölkerung), auf ihre Neigung zu Sozialdemokratie und Liberalismus und auf ihren hohen Anteil an den wissenschaftlichen Erfolgen der neuesten Zeit[65]. Dies mag Hans Krebs gemeint haben – einer der entlassenen Dozenten der Freiburger Medizinischen Klinik und späterer Nobelpreisträger für Medizin und Physiologie – wenn er in der Rückschau glaubte, die ganze Aktion sei in der Freiburger Fakultät »nicht gegen mich persönlich gerichtet, sondern allgemeiner Natur« gewesen[66].

Hans Krebs hat allerdings – wie noch zu zeigen sein wird – sein weiteres, vergleichsweise günstiges Schicksal als untypisch bezeichnet; an anderen Freiburger Beispielen kann eher verdeutlicht werden, was in dieser Situation plötzlich in Frage stand und in Verwirrung geriet.

DIE SCHICKSALE DER BETROFFENEN

Am 12.4. gab *Siegfried Thannhauser* in der oben genannten außerordentlichen Fakultätssitzung sein Mandat als gewählter Dekan zurück[67]. »Infolge der inzwischen eingetretenen Verhältnisse« war klar, daß er als Jude nicht werde amtieren können; die Fakultät ersetzte ihn – einstimmig – durch den Augenkliniker Löhlein.

Am gleichen Tage wurden, wie oben beschrieben, die jüdischen Fakultätsangehörigen durch den Dekan Rehn vom Dienst beurlaubt; im Falle Thannhauser machte er allerdings sofort von der möglichen Sonderregelung für Kliniker Gebrauch und beantragte beim Ministerium mit folgender Begründung die Aussetzung des Beurlaubungserlasses: »Thannhauser ist Direktor der großen, mit einem sehr schweren Krankenmaterial belegten Inneren Klinik. Er ist für die Krankenversorgung dringend erforderlich«.

Zwei Mitarbeiter Thannhausers, die Privatdozenten Hans Baumann und Franz Krause, hatten den Mut, in Karlsruhe beim neuen Kultusminister und Staatskommissar Otto Wacker vorzusprechen, um »im Namen der Assistenten der gesamten Klinik zum Ausdruck zu bringen, daß sie volles Vertrauen zu ihrem bisherigen Vorgesetzten, dem jüdischen Professor Dr. Thannhauser... besäßen, und daß sie darum bäten, daß er... auch weiterhin der Klinik erhalten bliebe«. Sie wurden dabei mangels eines eigenen Autos von ihrem jüdischen Mitassistenten Heinz Fuld nach Karlsruhe chauffiert. Wacker nahm die Erklärung entgegen, erwiderte aber, daß er seine Entscheidung streng nach dem Gesetz und »unbeeinflußt von Kundgebungen deutschblütiger Dozenten und Assistenten fällen« werde. Auch dieser Vorgang muß noch an jenem hektischen 12.4. geschehen sein, da er am 13.4. als Pressemitteilung des Staatsministeriums in der »Freiburger Tagespost« erschien.

Thannhauser konnte zunächst weiterarbeiten; da er überdies Frontkämpfer des Ersten Weltkrieges war, hoffte er, unter die Sonderregelung des Berufsbeamtengesetzes zu fallen. Dies schien sich nach der Auswertung seines Fragebogens, den alle Betroffenen nach dem Erlaß der Reichsgesetze vorzulegen hatte, zunächst zu erfüllen: ihm wurde am 30.6. der Frontkämpferstatus zugestanden.

Die Bedingungen seiner Arbeit hatten sich jedoch drastisch gewandelt; aus seiner Klinik waren zwei Privatdozenten sowie acht Mitarbeiter der Assistentenebene als Juden entlassen worden. Hinzu kam der amtliche Antisemitismus, der in den folgenden Monaten die Realitäten bestimmte. Thannhauser verlor Stimm- und Prüfrecht, wurde vom Führer des Freiburger NS-Studentenbundes nach einem Gaststättenbesuch mit seinem Oberarzt Jenke wegen staatsfeindlicher Äußerungen denunziert und erhielt einen Tadel wegen der Beschäftigung eines nichtarischen Famulus. Offensichtlich kumulierten derlei willkommene Einzelheiten im Ministerium, denn es erließ am 17.4.1934 die Verfügung Nr. A 10805, den Lehrstuhl für Innere Medizin an der Universität Freiburg betreffend: »Der Direktor der medizinischen Universitätsklinik, Prof. Dr. Siegfried Thannhauser, wird mit sofortiger Wirkung beurlaubt; es ist beabsichtigt, ihn als wissenschaftlichen Hilfsarbeiter an eine Klinik der Universität Heidelberg gemäß § 5 des Gesetzes zur Wiederherstellung des Berufsbeamtentums zu versetzen...«. Dieser Paragraph beinhaltete, daß sich jeder Beamte »gefallen lassen muß«, auch in Positionen »von geringerem Rang« versetzt zu werden, »wenn es das dienstliche Bedürfnis erfordert«.

Thannhauser wurde anheimgestellt, statt dessen in Ruhestand zu gehen; aus einem bewegenden Briefwechsel mit dem Ministerium wird jedoch deutlich, wie wenig er sich vorstellen konnte, daß er als deutscher Jude und Patriot in dieser Weise gedemütigt werden sollte. Er nahm auch nicht wahr, was später, aus einem anderen ministeriellen Vorgang des Jahres 1936, deutlich wurde: »Die badische Unterrichtsverwaltung war damals bestrebt, den jüdischen Klinikleiter Prof. Dr. Thannhauser baldmöglichst aus dem Lehrkörper der Universität zu entfernen... um seinen gefährlichen Einfluß zu unterbinden...« Vielmehr dachte er ernsthaft daran, vor Gericht zu gehen und fühlte sich von seiner Fakultät im Stich gelassen; selbst Ludwig Aschoff hatte ihm deutlich gesagt, daß man für ihn nichts tun könne[68]. Am 13.6.1934 resignierte er und bat nunmehr selbst um seine Zuruhesetzung; diese wurde unter sofortiger Beurlaubung zum 1.11.1934 ausgesprochen.

In den Akten findet sich keine offizielle Solidarisierungsaktion der Fakultät zum Fall Thannhauser. Sauer notiert zwar, v. Möllendorff – zum WS 1933/34 von Heidegger nochmals zum Dekan ernannt – habe aus Protest »vorzeitig sein Dekanat niedergelegt«[69]. Diese Information ist jedoch nicht gesichert, da schon am 23. April 1934 sämtliche Dekane mit dem Rektor Heidegger zurückgetreten waren[70]. Der neue Rektor, der Strafrechtler Eduard Kern, hatte am 30.4.1934 den bisherigen Prodekan Josef Kapfhammer zum Dekan ernannt.

Diesen erinnerte Thannhauser nunmehr an seine ehrenvolle Berufung vor drei Jahren und bemerkte bitter, jetzt »allein gelassen« zu sein. Zeichen privater Mitmenschlichkeit erfuhr er von einzelnen Freunden: »Als ich von seiner Absetzung erfuhr, war ich hierüber dermaßen empört und schäme mich nicht es einzugestehen, daß ich einen Ohnmachtsanfall erlitt...«, berichtete später der Kinderkliniker Noeggerath[71].

Im Frühjahr 1935 folgte Thannhauser einer Einladung an die Boston Dispensary, eine Einrichtung der Medical School des Tufts College, und fand hier eine neue, vor allem forschungsbetonte Wirkungsstätte. Er hat dort seine Untersuchungen über Lipoide, insbesondere Sphingomyeline und Phospholipide sowie über die Chemie der Nukleinsäuren wieder aufgenommen und zu noch heute aktuellen Ergebnissen gebracht[72]. Freiburger Freunde und Kollegen, die sich zu einem Abschiedsessen zusammengefunden hatten – Rehn, Herrenknecht, Kahler, v. Möllendorff, Frau de la Camp – wurden beim Ministerium denunziert und mußten sich mit der Bemerkung herausreden, »die Anregung soll von den Frauen ausgegangen sein«. Nur wenige Fakultätsmitglieder – darunter offenbar Rehn wie auch als Studenten der spätere Würzburger Kinderkliniker Josef Ströder (*1912) mit einem Kommilitonen[73] – fanden sich bei der Abreise auf dem Bahnhof ein, »obwohl der Abreisetermin allgemein bekannt war«[74]. Thannhauser selbst hat die Szene auf dem Bahnhof in einem Brief an den ersten Nachkriegsdekan Kurt Beringer in bewegender Weise geschildert: »In jener Nacht wurde es mir klar, daß Christus ein Jude war«[75].

Rudolf Nissen, der Thannhauser noch aus seiner Münchener Zeit kannte, bestätigt die schwierigen Umstände der Freiburger Situation: »Beim Ausbruch des Dritten Reiches schien es Thannhauser wohl unbegreiflich, daß berufliche und menschliche Beziehungen durch einen staatlichen Appell an die niedrigsten Instinkte unterbrochen werden können. Er mußte es bald begreifen. Nach einer Periode kleinlicher Schikanen schied er im April 1934 aus dem Verband der Universität, eindrucksvoll belehrt durch die persönliche Erfahrung, daß Männer mit Zivilcourage unter den damaligen Professoren schwer zu finden waren. Mit Dankbarkeit indessen gedenkt er des Freiburger Erzbischofs Gröber, der alten schüchternen Großherzogin von Baden und vieler Mitglieder des badischen Landadels, die ihm in diesen sorgenvollen Monaten sehr demonstrativ Zeichen ihrer Freundschaft und Sympathie entgegenbrachten«[76].

Am 14.12.1932 beantragte die Medizinische Fakultät durch ihren Dekan Rehn, dem Assistenten an der Medizinischen Klinik *Hans-Adolf Krebs* (1900–1981) nach ordnungsgemäßem Habilitationsverfahren die Venia legendi für das Fach Innere Medizin zu verleihen; wissenschaftliche Kompetenz und menschliche Qualitäten des 32jährigen standen außer Zweifel. Er war 1931 von Thannhauser geholt und bald zum Leiter des wissenschaftlichen Laboratoriums gemacht worden; nach einem Studium der Chemie und der Medizin hatte er bei Otto Warburg (1883–1970) in Berlin und kurz bei Leopold Lichtwitz (1876–1943) in Altona eine vorzügliche Ausbildung erhalten.

In Freiburg, schreibt Krebs in der autobiographischen Darstellung seiner Vertreibung[77], »hatte ich wiederum das Glück, auf der Grundlage meiner guten Ausbildung bald eine größere Entdeckung zu machen, nämlich den biochemischen Mechanismus der Synthese des Harnstoffs im Tierkörper weitgehend aufzuklären«. Die Bedeutung der Entdeckung »dieses ersten metabolischen Zyklus in der Geschichte der Biochemie«[78] wurde schnell

Im Rahmen einer Gesamtaktion:
Wider den undeutschen Geist

1. Sprache und Schrifttum wurzeln im Volke. Das deutsche Volk trägt die Verantwortung dafür, daß seine Sprache und sein Schrifttum reiner und unverfälschter Ausdruck seines Volkstums sind.
2. Es klafft heute ein Widerspruch zwischen Schrifttum und deutschem Volkstum. Dieser Zustand ist eine Schmach.
3. Reinheit von Sprache und Schrifttum liegt an dir! Dein Volk hat dir die Sprache zur treuen Bewahrung übergeben.
4. Unser gefährlichster Widersacher ist der Jude und der, der ihm hörig ist.
5. Der Jude kann nur jüdisch denken. Schreibt er deutsch, dann lügt er. Der Deutsche, der deutsch schreibt, aber undeutsch denkt, ist ein Verräter. Der Student, der undeutsch spricht und schreibt, ist außerdem gedankenlos und wird seiner Aufgabe untreu.
6. Wir wollen die Lüge ausmerzen, wir wollen den Verrat brandmarken, wir wollen für den Studenten nicht Stätten der Gedankenlosigkeit, sondern der Zucht und der politischen Erziehung.
7. Wir wollen den Juden als Fremdling achten, und wir wollen das Volkstum ernst nehmen.

Wir fordern deshalb von der Zensur:
Jüdische Werke erscheinen in hebräischer Sprache. Erscheinen sie in Deutsch, sind sie als Übersetzung zu kennzeichnen.
Schärfstes Einschreiten gegen den Mißbrauch der deutschen Schrift. Deutsche Schrift steht nur dem Deutschen zur Verfügung.
Der undeutsche Geist wird aus öffentlichen Büchereien ausgemerzt.
8. Wir fordern vom deutschen Studenten Wille und Fähigkeit zur selbständigen Erkenntnis und Entscheidung.
9. Wir fordern vom deutschen Studenten den Willen und die Fähigkeit zur Reinerhaltung der deutschen Sprache.
10. Wir fordern vom deutschen Studenten den Willen und die Fähigkeit zur Überwindung des jüdischen Intellektualismus und der damit verbundenen liberalen Verfallserscheinungen im deutschen Geistesleben.
11. Wir fordern die Auslese von Studenten und Professoren nach der Sicherheit des Denkens im deutschen Geiste.
12. Wir fordern die deutsche Hochschule als Hort des deutschen Volkstums und als Kampfstätte aus der Kraft des deutschen Geistes.

Die Deutsche Studentenschaft.

84 Manifest aus der Freiburger Studentenzeitung vom 2.5.1933, auch als Plakat in den Räumen der Universität ausgehängt. Von Hans Krebs bei seiner Emigration mitgenommen und in seinen Erinnerungen publiziert (vgl. S. 308)

erkannt: Krebs hielt Vorträge vor den bedeutendsten wissenschaftlichen Gesellschaften und wurde im Januar 1933 für ein vakantes biochemisches Ordinariat an der Universität Münster vorgeschlagen.

Wie die anderen jüdischen Kollegen wurde er am 12.4. beurlaubt; für alle Sonderregelungen war er zu jung und hegte keinerlei Zweifel über seine Lage. Da ihm das Betreten seines Laboratoriums verboten war, radelte er mit dem Versuchsprotokollbuch nach St. Peter im Schwarzwald, »um einige Arbeiten zu schreiben«. Es war sein Glück, »nach der Entdeckung des Ornithinzyklus als international anerkannter Forscher zu gelten«; die von ihm 1980 publizierten Dokumente weisen aus, wie sehr und wie rasch ihm renommierte Wissenschaftler zu helfen versuchten: Georg von Hevesy, Albert von Szent-Györgi, seine Lehrer Otto Warburg und Siegfried Thannhauser.

Noch im April 1933 wurde ihm durch Frederick Gowland Hopkins eine Stellung an der Universität Cambridge in Aussicht gestellt, eine Perspektive, die ihm so aussichtsreich erschien, daß er ihr Folge leistete. Am 18.4. erhielt er die definitive Kündigung zum 1.7., am 19.6. verließ er – »ein trauriger und mich tief bewegender Augenblick« – Freiburg »in Richtung England« (Abb. 84). An den Anschlag-Säulen hing »ein wilder antisemitischer Aufruf: Wider den undeutschen Geist«, den er mitnahm und der seinen Entschluß bestärkte, »das Land, in dem meine Vorfahren seit Jahrhunderten gelebt hatten, nicht wieder zu betreten, solange die Nazis an der Macht waren«. Ein

Erlaß über den Entzug seiner Lehrbefugnis vom 27.8.1933 erreichte ihn erst in der Emigration.

Hans Krebs arbeitete zunächst in Cambridge, später als Professor in Sheffield und Oxford. Für seine Untersuchungen über die Atmungsfermente, zum Stoffwechsel der Aminosäuren und vor allem für die Konzeption des Zitronensäurezyklus erhielt er 1953 den Nobelpreis für Medizin und wurde vom englischen König geadelt. Sir Hans hat sich nach dem Krieg intensiv für die Wiederaufnahme wissenschaftlicher Beziehungen mit Deutschland eingesetzt und zu Freiburg, seinen Instituten und Kliniken wieder lebhafte Kontakte aufgenommen. 1955 verlieh ihm die Medizinische Fakultät die Ehrendoktorwürde.

»Mein Schicksal als Vertriebener«, so empfand er, »war in vieler Beziehung untypisch. Es war die Ausnahme und nicht die Regel... Die große Mehrzahl der Verfolgten hatte viel weniger Glück im Unglück...«[79].

Wie erwähnt, hatte Ludwig Aschoff im Jahre 1926 den Biochemiker *Rudolf Schönheimer* (1898–1941) als Leiter der Abteilung Pathobiochemie am Pathologischen Institut nach Freiburg geholt. Sein Anteil an dem hohen Standard der naturwissenschaftlichen Forschung in der Medizin während der zwanziger Jahre wurde bereits dargestellt; Wolfgang Gerok hat seine Arbeiten zum Stoffwechsel des Cholesterins und seiner Derivate als »geniale Experimente und ebenso geniale Interpretationen der Befunde, deren Tragweite erst heute voll verstanden wird«, bezeichnet[80].

Auch Schönheimer hatte durch seine Forschungen bald internationale Geltung erlangt; ab Oktober 1930 arbeitete er für ein Jahr am Billings Hospital der Universität von Chicago. Als die Ereignisse von 1933 begannen, befand er sich erneut zu einem Kongreßbesuch in den USA. Seine Kündigung wurde ihm durch die Universitätsverwaltung »telegraphisch und brieflich nachgesandt«[81], die Stelle durch das Ministerium zum 1.7.1933 gekündigt. In einem von Klein und Berthold in den Archiven der Columbia-Universität aufgefundenen Lebenslauf gibt Schönheimer an, daß er am 17.4. in New York angekommen sei und am 20.4. das Telegramm erhalten habe. Ungeklärt sind die näheren Umstände eines damit verbundenen Vorwurfes an seinen Lehrer Aschoff: »This dismissal is readily understood in view of the present policies of the German government and also of some private communications from Prof. Aschoff. I am greatly grieved that my close professional connections with Prof. Aschoff, which I have enjoyed for more than 7 years, thus will be severed«[81a].

Schönheimer ist noch einmal kurzfristig zurückgekehrt und hat vom Elsaß aus seine Freiburger Wohnung aufgelöst; im übrigen soll er in tiefer Verbitterung nicht verstanden haben, daß befreundete Freiburger Kollegen, deren politische Einstellung er schätzte, ihren Weg in Deutschland weitergingen[82]. Die Columbia University in New York bot ihm eine wissenschaftliche Arbeitsmöglichkeit, dort hat er Freiburger methodische Ansätze der Isotopenmarkierung dazu benutzen können zu zeigen, »daß die bis dahin übliche Trennung zwischen Baustoffwechsel und Betriebsstoffwechsel unzutreffend ist, vielmehr alle Körpersubstanzen einem ständigen Umsatz unterliegen und die niedermolekularen Bausteine in einen (von Schönheimer so genannten) ›metabolic pool‹ eingehen. Das Konzept einer dynamischen Biochemie, uns allen heute selbstverständlich, war damit geschaffen«[83].

Aus Schönheimers Arbeitskreis gingen später drei Nobelpreisträger hervor (H. C. F. Dam 1943, V. du Vigneaud 1955, K. Bloch 1964); er selbst hat den Verlust seiner Heimat nie verwunden und – offenbar ausgelöst durch private Gründe – am 11.9.1941 sein Leben selbst beendet.

Harry Koenigsfeld (1887–1958) war Oberarzt der Medizinischen Poliklinik unter Ziegler und führte seit 1924 die Amtsbezeichnung eines nichtbeamteten a.o. Professors. Auch er war vom Beurlaubungserlaß des 6.4.1933 betroffen, konnte jedoch zunächst weiterarbeiten, da sein Chef verreist war und der Dekan Rehn dem Ministerium mitteilte, die »übrigen Assistenten arischer Rasse« seien zu jung für eine selbständige Betreuung der Poliklinik. Als Frontkämpfer und Inhaber des Verwundetenabzeichens behielt er die Lehrbefugnis, wurde jedoch aus seiner Oberarztstelle zum 1.10.1933 entlassen. Er hielt weiterhin Vorlesungen aus dem Gebiet der Inneren Medizin und der Versicherungsmedizin, verlor aber seine Venia legendi und seine Amtsbezeichnung mit den »Nürnberger Gesetzen« des Jahres 1935. Diese sahen endgültig vor, Juden aus dem öffentlichen Dienst zu entfernen.

Im Gegensatz zu vielen anderen jüdischen Kollegen emigrierte Koenigsfeld nicht und blieb in Freiburg. Mit den übrigen Freiburger Juden teilte er später das Schicksal der Deportation und wurde 1940 in das Lager Gurs nach Südfrankreich verschleppt. Er überlebte und kehrte erst 1950 nach Freiburg zurück, nachdem es seit 1946 erfolglose Versuche seitens der Fakultät gegeben hatte, für ihn eine angemessene Position bereitzustellen. Koenigsfeld akzeptierte schließlich eine Diätendozentur für Versicherungsmedizin, die im Dezember 1951 zu einem planmäßigen Extraordinariat umgewandelt wurde. Er selbst erhielt die Rechte und die Amtsbezeichnung eines persönlichen Ordinarius.

Wie vielen anderen war sein beruflicher Weg 1933 abgeschnitten worden: »ich glaube bestimmt, daß ich unter normalen Verhältnissen in dieser Zeit irgendeinen Ruf bekommen hätte, denn ich habe wissenschaftlich mindestens so gut wie die Mehrzahl der deutschen Internisten gearbeitet...« schrieb er am 26.5.1946 an eine befreundete Familie in Freiburg.

Robert Wartenberg (1887–1956) war Privatdozent für Neuropathologie und Psychiatrie und erwartete im Frühjahr 1933 seine Ernennung zum a.o. Professor. Als ihn der Beurlaubungserlaß betraf, setzte sich sein Chef Alfred Hoche telefonisch beim Kultusministerium für seinen Verbleib ein, ohne jedoch zunächst Erfolg zu haben. Dienstrechtlich hatte Wartenberg eine Assistentenstelle inne, unterlag daher der Verfügung, zunächst beurlaubt zu sein und zum frühestmöglichen Zeitpunkt gekündigt zu werden. Als Frontkämpfer konnte er jedoch im Mai 1933 – nach dem Erlaß der Durchführungsverordnung zum Berufsbeamtengesetz – seine Arbeit als Oberarzt und Dozent der Psychiatrischen Klinik wieder aufnehmen.

Entsprechend den Gesetzen hätte Wartenberg bis zum 31.3.1934 beschäftigt werden müssen; da das Ministerium jedoch offensichtlich bestrebt war, über das Jahr 1933 hinaus keine Juden mehr in Assistentenstellen zu dulden, verknüpfte es Wartenbergs Schicksal mit dem seines Chefs und kündigte ihm zum 31.10.1933, dem Tag der Emeritierung Alfred Hoches.

In buchstabengetreuer Ausführung der Vorschriften behielt indessen auch er seine Venia legendi und konnte weiterhin Vorlesungen abhalten. Dem engagierten Kliniker fehlte jedoch die praktische Tätigkeit, und er dachte zunehmend an Emigration. Um hierzu bessere Chancen zu haben, wollte er unter allen Umständen versuchen, den Professorentitel zu erlangen; entsprechende Eingaben finden sich bis 1935 und verweisen alle auf die Tatsache, daß Wartenberg 1914 als zunächst russischer Staatsangehöriger – er war als Litauer in Grodno geboren – freiwillig ins deutsche Heer eingetreten und an der Kampffront eingesetzt war. Diese Versuche blieben ohne Erfolg; nach den »Reichsbürgergesetzen« von 1935 verlor Wartenberg auch seine Lehrbefugnis und emigrierte in die Vereinigten Staaten. Am University Hospital in San Francisco begann er eine neue Karriere, die ihn vom Lecturer bis zum Clinical Professor führte.

Richard Jung hat in seinem Nachruf diesen temperamentvollen, »klassischen« klinischen Neurologen als »einen der beliebtesten Lehrer der Neurologie in Europa und Amerika« beschrieben. Wartenbergs Buch über die Reflexuntersuchungen (1945), das in fast alle Kultursprachen der Welt übersetzt wurde, »brachte eine ausgezeichnete Verbindung klinischer Beobachtung mit den neurophysiologischen Grundlagen der Reflexuntersuchungen, die der Physiologe Hoffmann 1910-1922 entwickelt hat, mit dem Wartenberg 10 Jahre an der Freiburger Univeristät lehrte«[84]. 1953 nahm er eine Honorarprofessur in Freiburg an; die persönlichen Kontakte wieder herzustellen, »gelang ihm so gut und rasch wie kaum einem anderen«.

Die Auswirkungen des Berufsbeamtengesetzes hatten für die *Universitäts-Hautklinik* die drastischsten Konsequenzen; zu den sechs Mitarbeitern des selbst als politisch unhaltbar eingestufen Klinikdirektors *Georg Alexander Rost* gehörten zwei gleichfalls »politisch fragwürdige« Kollegen, *Philipp Keller* unf *Alfred Marchionini* sowie die beiden jüdischen Privatdozenten *Erich Uhlmann* und Frau *Berta Ottenstein*.

Rost leitete die Klinik seit 1915 und war 1926 planmäßiger Ordinarius geworden. Der frühere Generaloberarzt der kaiserlichen Marine war von 1920-1932 Mitglied der Deutschen Demokratischen Partei, der späteren Deutschen Staatspartei, und gehörte auch eine Zeitlang dem linksgerichteten Reichsbanner Schwarz-Rot-Gold an. Auf ihn wurde folglich der § 4 des Berufsbeamtengesetzes angewandt, der besagte, daß »Beamte, die nach ihrer bisherigen politischen Betätigung nicht die Gewähr dafür bieten können, daß sie jederzeit rückhaltlos für den nationalen Staat eintreten«, entlassen werden konnten. Rost wurde trotz seines intensiven Bemühens, die politische Vergangenheit zu entkräften, am 14.6.1933 beurlaubt und zum 7.8. entlassen.

Der »wenig würdevolle« Vorgang [85] wurde auf Grund von Denunziationen durch zwei Mitarbeiter und drei Laborantinnen in Bezug auf Rosts persönliche Integrität verschärft; sein Versuch, die Entlassung in eine Zuruhesetzung umzuwandeln, schlug daher fehl und zog sich bis 1935 hin. Inzwischen führte er eine dermatologische Fachpraxis in Berlin und hatte die Möglichkeit gefunden, anonym das »Zentralblatt für Haut- und Geschlechtskrankheiten« zu redigieren. 1945 übernahm er, 66jährig, die dermatologische Abteilung des Krankenhauses in Berlin-Spandau und wurde ein Jahr später vom Badischen Kultusministerium rehabilitiert und ordnungsgemäß emeritiert.

Rosts langjähriger Oberarzt *Philipp Keller* (1891–1973) war von 1924–1932 SPD-Mitglied gewesen, folglich Mitglied einer Organisation, der im September 1933 durch den Reichsminister des Inneren ein »landesverräterischer Charakter« zugesprochen wurde. Um den Betrieb der Hautklinik nicht ganz zusammenbrechen zu lassen, wurde er dennoch nach Rosts Beurlaubung mit der stellvertretenden ärztlichen Leitung betraut, jedoch noch 1933 aus seiner Oberarztstelle entlassen. Gegen eine weitere Vorlesungstätigkeit protestierte die NS-Studentenführung, da »für den Fall, daß Herr Keller weiter Vorlesungen hielte, mit Unruhen gerechnet werden mußte«. Keller blieb in Deutschland und führte in Aachen eine dermatologische Fachpraxis. Nach dem Kriege wurde er Chefarzt der Hautklinik der Stadt Aachen und entfaltete nochmals eine »originelle und kreative« Tätigkeit, »ebenbürtig den Ordinarien seiner Generation« [86].

Berta Ottenstein (1891–1956), die einzige weibliche Dozentin an der Universität Freiburg, war seit 1928 Assistentin an der Hautklinik und seit 1931 habilitiert. Als Jüdin erhielt sie noch im April 1933 die Kündigung zum 1.7.; ihr Versuch, durch einen Antrag den Frauen in den betreffenden Gesetzen »eine besondere zusätzliche Bestimmung« zuzugestehen, schlug fehl. Sie emigrierte zunächst nach Budapest und zwei Jahre später nach Istanbul; hier gehörte sie zu jener Gruppe von insgesamt 47 deutschen bzw. österreichischen Hochschullehrern, denen die 1933 in Zürich von dem Frankfurter Pathologen Philipp Schwartz gegründete »Notgemeinschaft Deutscher Wissenschaftler im Ausland« eine neue Existenz an türkischen Hochschulen ermöglicht hatte [87]. Über 10 Jahre arbeitete sie als Laborleiterin an der Hautklinik des Dermatologen Hulusi Behçet und publizierte in Istanbul 1938 ihre Monographie über die Diätkur in der Dermatologie. 1946 ging sie ebenfalls als Laborleiterin an die Boston Dispensary in die USA und verunglückte dort 1956 tödlich.

Erich Uhlmann, Leiter der Röntgenabteilung der Hautklinik und seit 1931 habilitiert, wurde ebenfalls zunächst beurlaubt und zum 1.7.1933 gekündigt; Interventionen von Rost und Keller wegen Unabkömmlichkeit blieben erfolglos. Dagegen scheint die Tatsache, daß er 1920 freiwillig an »Kämpfen gegen Spartakisten und Separatisten« teilgenommen hatte, zur Genehmigung seiner Auswanderung beigetragen zu haben. Uhlmann ging Ende 1933 zunächst auch nach Istanbul, später in die Vereinigten Staaten und wurde 1955 zum Direktor der Röntgeninstitute und der Tumorklinik des Michael Rese Krankenhauses in Chicago ernannt.

Schließlich gehört *Alfred Marchionini* (1899–1965) zu den politisch bzw. rassisch diskreditierten Mitgliedern der Hautklinik, obwohl er als »Arier« von den Gesetzen nicht direkt betroffen war. Seine enge Zusammenarbeit mit Rost, der ihn 1928 habilitiert hatte, eine kurzfristige SPD-Mitgliedschaft, vor allem aber seine Ehe mit einer »jüdisch versippten« Frau begründeten einen fortdauernden Zweifel des Kultusministeriums an seiner politischen Einstellung. Er hatte in Freiburg Mathilde Soetbeer geheiratet, die aus einer jüdischen Familie stammte; sie stand in enger familiärer und – als Ärztin – wissenschaftlicher Beziehung zu dem Psychiater Alfred Erich Hoche.

Warum Marchionini nicht gleich entlassen wurde, bleibt unerfindlich; es ist zu mutmaßen, daß wenigstens ein mit dem Betrieb der Hautklinik vertrauter Dozent belassen werden mußte. Er wurde als hervorragender Spezialist auf dem Gebiet der Hauttuberkulose und der Allergologie sogar 1934 noch zum a. o. Professor der Dermatologie ernannt, wußte aber, daß er wegen seiner Ehe nicht ins Beamtenverhältnis übernommen werden konnte. Damit war jede weitere berufliche Perspektive an einer deutschen Universität aussichtslos, außerdem wurde ihm mehrfach mit der Kündigung seiner Assistentenstelle gedroht.

»Nur dem wiederholten Eingreifen der Fakultät habe ich es zu verdanken, daß ich bis zum Jahre 1937 mich in meiner Stellung halten konnte...«, schrieb Marchionini nach dem Kriege. In berechtigter Furcht, daß spätere Maßnahmen die Situation der »nichtarisch« Verheirateten dramatisch verschlechtern würden, ging auch er in die Türkei und nahm 1938 einen Ruf an das Staatliche Musterkrankenhaus in Ankara an, wo er zum Leiter der Hautklinik ernannt wurde. Er publizierte einige seiner wesentlichen Arbeiten zunächst in türkischer Sprache, darunter seine Allgemeine Dermatologie (1948) und seinen Atlas der Hautkrankheiten (1949). 1948 kehrte er als Ordinarius seines Faches nach Deutschland zurück, zunächst nach Hamburg und 1950 nach München. Auch Marchionini gehört zu jenen Vertriebenen, die sich besonders intensiv bemühten, »die durch politischen Haß und Willkür fast völlig zerstörten Auslandsbeziehungen der deutschen Wissenschaft wieder zu beleben«.

Hinsichtlich der Dozenten aus anderen Kliniken sei nachgetragen, daß der Internist und Endokrinologe *Franz Bielschowsky* (1902–1965) noch im Mai 1933 über Amsterdam nach Madrid emigrierte, wo er Direktor der biochemischen Abteilung der Medizinischen Universitätsklinik werden konnte. Im spanischen Bürgerkrieg geriet er erneut in politische Wirren und mußte, um einer Auslieferung nach Deutschland zu entgehen, wiederum emigrieren. In Großbritannien schloß er sich der British Empire Cancer Campaign an und erlangte hierdurch von 1947–1965 die Leitung der Tumorklinik der University of Otago, Neuseeland.

Der Pädiater und Nephrologe *Walter Heymann* (1901–?) – laut vergeblichem Antrag seines Chefs Noeggerath »der einzige voll ausgebildete Assistent an der Klinik« – wanderte 1933 nach den USA aus und fand an der Case Western Reserve University in Cleveland Ohio eine neue Arbeitsmöglichkeit.

Über *Ludwig Schönholz* (1893–?), der zusammen mit dem Assistenten Otto Manasse schon 1930 als Chefarzt an die gynäkologische Abteilung des israelitischen Asyls in Köln gegangen war, aber noch der Freiburger Fakultät angehörte, fehlen nähere Angaben. Ihm wurde am 20. 7. 1933 der Frontkämpferstatus zuerkannt, jedoch zum 10. 10. 1935 von der Universität Freiburg endgültig gekündigt.

Noch ein besonderes Beispiel aus der Freiburger Medizinischen Fakultät soll die groteske Verknüpfung von Rassenideologie und Staatsmaschinerie im Dritten Reich charakterisieren. Am 15. 1. 1934 wurde dem Rektorat vom »Sachverständigen für Rasseforschung beim Reichsministerium des Inneren« mitgeteilt, daß »der ordentliche Professor für Hals-Nasen-Ohrenkrankheiten nichtarischer Abstammung« sei. *Otto Kahler,* seit 1912 Vertreter des Faches in Freiburg und 56 Jahre alt, war von dieser Nachforschung offenbar völlig überrascht; er hatte sich – laut Schreiben vom 31. 10. 1934 an das Ministerium – als »Grenzfall« empfunden, da lediglich »mein Großvater mütterlicherseits als Sohn jüdischer Eheleute geboren... [und] in seinem 9. Lebensjahr getauft« worden war.

Da Kahler bereits vor 1914 Beamter war, konnte er nicht entlassen werden, galt aber fortan behördlicherseits als Nichtarier; u. a. wurde ihm die Prüfungserlaubnis entzogen. Er wehrte sich heftig unter nachdrücklicher Betonung seiner nationalen Gesinnung, ohne zunächst damit durchzudringen. Erst als die »Nürnberger Gesetze« von 1935 zwischen Juden und »Mischlingen« differenzierten, galt er als »Mischling 2. Grades«, bei denen die amtlichen Stellen – politische Konformität vorausgesetzt – ihren Ermessensspielraum großzügig ausschöpfen konnten. Otto Kahler wurde am 2. Juli 1936 den übrigen Ordinarien wieder gleichgestellt, konnte aber bis zum Ende des Krieges nur mühsam und mit Hilfe von Gutachten der Fakultät und einflußreicher Parteistellen einer vorzeitigen Entpflichtung entgehen.

Die vorstehenden Schicksale wurden bewußt in einiger Breite dargestellt, um an ihnen das Ausmaß des persönlichen Betroffenseins durch die rassistischen und politischen Willkürmaßnahmen des neuen Regimes zu verdeutlichen. Daß im wesentlichen herausragende Fakultätsvertreter genannt wurden, sollte aufzeigen, wie sehr dadurch »die intellektuelle Verflechtung, die Freiburg in den zwanziger Jahren wissenschaftlich so attraktiv machte«[88], für die Medizinische Fakultät nunmehr in Frage stand. Angesichts des undifferenzierten und kalten Zynismus im Vollzug der Entlassungen ist es ein nur geringer Trost, daß neben Thannhauser allen sieben entlassenen jungen Privatdozenten rechtzeitig die Emigration und der Wiederaufbau einer neuen Existenz gelang; ihre durchgehend hohe Qualifikation macht indessen den wissenschaftlichen Standard der damaligen Fakultät besonders deutlich.

Die Schicksale der übrigen Betroffenen verlieren sich dagegen vielfach im Ungewissen; sie sind jedoch ebenso Teil der Tragödie wie jene, die gar nicht mehr zum Studium, zur Promotion oder zur Approbation zugelassen wurden, oder denen im Laufe der nächsten Jahre der medizinische Doktor- oder Ehrendoktortitel entzogen wurde.

Ein »Reichsgesetz gegen die Überfüllung der deutschen Schulen und Hochschulen« vom 25. April 1933 schuf einen »*numerus relativus*«, der für Studierende nichtarischer Herkunft eine Quote von 5% der Immatrikulierten festsetzte. Dieser Prozentsatz lag zwar in der Medizinischen Fakultät höher, wurde aber durch die Relationen an der Gesamtuniversität wieder ausgeglichen bzw. unterschritten, so daß keine Relegationen erfolgten[89]. Er erlaubte jedoch im Einzelfall, Juden, später auch »Mischlinge« und solche Personen, die politisch oder sogar durch ihr Aussehen auffielen, nicht mehr zuzulassen. Willkürliche Variationen der Ausführungsbestimmungen zu diesem Gesetz durchziehen die ganze Zeit des Dritten Reiches; die jeweiligen Entscheidungen behielten sich die Ministerien in Karlsruhe und Berlin vor[90].

Die *Entziehung des Doktorgrades* betraf vornehmlich jene, die als Juden oder politisch unliebsame Personen ausgewandert waren. Die Rechtsgrundlage hierfür war der § 2 des »Gesetzes über den Widerruf von Einbürgerungen und die Aberkennung der deutschen Staatsangehörigkeit« vom 14. Juli 1933, wonach Reichsangehörigen, die »durch ein Verhalten, das gegen die Pflicht zur Treue gegen Reich und Volk verstößt«, auffällig waren, die Staatsbürgerschaft entzogen werden konnte. Das Badische Kultusministerium komplettierte diese Verfügung mit einem Erlaß vom 9.11.1933, der bestimmte, daß solche Personen »auch nicht würdig sind, den Doktortitel einer deutschen Hochschule zu führen«. Der Inhalt dieses Erlasses wurde noch 1939 Reichsgesetz, Durchführungsbestimmungen wurden bis 1943 erlassen.

Volker Schupp hat die – schwierig zu dokumentierenden – Verhältnisse für die Universität Freiburg nachgezeichnet[91]; von den rund 135 Fällen des Entzuges akademischer Grade entfallen auf Grund des obigen Gesetzes wenigstens 40 auf die Medizinische Fakultät. Darunter finden sich ältere Kollegen, die noch am Ende des 19. Jahrhunderts promoviert worden waren.

Die medizinische *Ehrendoktorwürde* entzog die Fakultät nach einem »öffentlichen Kesseltreiben« durch Studentenschaft und Ministerium dem ehemaligen badischen Minister und Staatspräsidenten Adam Remmele am 11.4.1935. »Wir halten es nicht vereinbar mit der Ehre deutscher Jugend«, so der NS-Studentenführer, »an einer Hochschule zu studieren, der ein Mitschuldiger am Zusammenbruch und Untergang unseres Volkes als Ehrendoktor angehört«. Gleiches widerfuhr dem früheren sozialdemokratischen Reichstagsabgeordneten und Staatsrat Ludwig Marum; noch 1938 hielt es die Medizinische Fakultät »für notwendig... diesen Titel zu entziehen«, offenbar in Unkenntnis darüber, daß Marum schon vier Jahre vorher im Konzentrationslager Kislau ermordet worden war[92].

Aspekte der »Gleichschaltung« der Fakultät

Die Fakultät ist nur Fakultät, wenn sie sich zu einem im Wesen ihrer Wissenschaft verwurzelten Vermögen geistiger Gesetzgebung entfaltet, um die sie bedrängenden Mächte des Daseins in die eine geistige Welt des Volkes hineinzugestalten«[93] – es ist kaum anzunehmen, daß die Mitglieder der Medizinischen Fakultät aus dieser Passage der berühmt gewordenen Antrittsrede des neuen Rektors *Martin Heidegger* am 27.5.1933 wesentliche Erkenntnisse für ihre künftige Arbeit gewonnen haben.

In eine direkte Auseinandersetzung mit Heidegger ging die Fakultät jedoch kurz darauf, nachdem dieser Ende Juni/Anfang Juli »im Hörsaal 5 der Universität vor den Dozenten und Assistenten der Universität« bisher im Wortlaut nicht bekannte, jedoch offenbar »grundsätzliche Ausführungen über die Neugestaltung des Hochschulwesens« gemacht hatte. Wir sind darüber durch ein Redemanuskript des Dekans *Löhlein* orientiert[94], da »die Medizinische Fakultät als erste das Bedürfnis gefühlt hat, auf diese Darlegungen Seiner Magnificenz zurückzukommen«. Die Fakultät lud den Rektor noch im Juli zu einer grundsätzlichen Aussprache ein, bei der Löhlein umfassend die Situation von Lehre, Forschung und Krankenversorgung beschreiben wollte und vor allem zum Ziel hatte, eine Sonderstellung der Medizin im Rahmen der Gesamtuniversität herauszuarbeiten. Ob der Rektor tatsächlich mit der Fakultät zusammentraf, ist fraglich; im Fakultätsprotokoll findet sich keine Erwähnung, auch bestätigte Heidegger mit einem Brief vom 25. 7. zwar den Eingang des Redemanuskriptes von Löhlein, spricht aber eher geschäftsmäßig von seiner Hoffnung, »daß die Zusammenkunft Ihrer Fakultät zu einer fruchtbaren Aussprache führt«[95].

Heidegger hatte gefordert, daß sich »die deutschen Hochschulen nicht damit begnügen dürfen, grundlegende Umstellungen ihres inneren und äußeren Lebens nur passiv zu erdulden«, sondern daß es ihre »selbstverständliche Pflicht sei, aktiv und führend an der geistigen Umstellung des jungen Deutschland sich zu beteiligen und bei diesem Reformversuch die eigenen Zielsetzungen und die eigenen Arbeitsmethoden nicht zu vergessen«. Dies griff Löhlein auf; jedoch betonte er in vorsichtiger Wortwahl und deutlicher Reserve, daß die Medizinische Fakultät bereits von Natur aus eine öffentliche Pflicht habe, nämlich Ärzte heranzubilden, um »unser Volk gesund und wertvoll zu erhalten«. Hierfür bedürfe sie einer »gewissen Konstanz und Einheitlichkeit der Arbeit« und könne daher mit den »anderen Fakultäten nicht ohne weiteres verglichen werden«. Krankenbehandlung, Seuchenbekämpfung, soziale Fürsorge, schließlich auch der erhebliche Verwaltungskörper der Kliniken seien Aufgaben, die den »Organismus keiner Fakultät so kompliziert und darum so empfindlich gegen Eingriffe« mache. Reformwünsche hingen daher davon ab, »welche Gestalt sie annehmen und ob dabei störende oder vielleicht sogar zerstörende Eingriffe vermieden werden können«.

Löhlein versuchte ebenso sachlich zu sein, wie durch offensichtliche Rückgriffe auf die Äußerungen Heideggers dessen Intentionen und dem Zeitgeist Genüge zu tun. Zwei Stellen zeigen dies eindeutig: »Fruchtbringende medicinische Forschung gedeiht nur... wo sie in Institutionen oder Kliniken betrieben wird, die durch eine straffe einheitliche Führung, ganz im Sinne des Führerprinzips, die Gewähr zu zielbewußtem Arbeiten bieten«; dabei seien Institute und Kliniken in der Kompliziertheit ihrer Einrichtungen geradezu »der Typus eines Organismus, in dem unbedingt das Führerprinzip herrschen muß, ein Sachverständiger, von Vertrauen und Achtung aller Mitarbeiter getragen, die uneingeschränkte Leitung haben muß«. Dies liege in der Natur der Sache: die Erziehung zum Arzt, wie auch das Funktionieren von Instituten und Kliniken seien prinzipiell abhängig von der Prägung durch eine starke Persönlichkeit. Im übrigen gebe es kaum Anstalten wissenschaftlicher Art, an denen ein besseres und vertrauensvolleres gegenseitiges Verhältnis zwischen dem Leiter der Anstalt und seinen Assistenten bestehe als an den medizinischen Instituten.

Im Kontext der Rede ist der Terminus »Führerprinzip« unübersehbar pointiert gesetzt und kann als geschickte, aber reservierte Antwort auf die vorangegangene, bisher nur aus Löhleins Zitaten bekannte Rede Heideggers vor den Dozenten der Universität gedeutet werden. Die Ausführungen des Dekans entsprechen daher der bereits bei der Entlassung der jüdischen Kollegen erkennbaren Tendenz der Medizinischen Fakultät, zu den Geschehnissen Distanz zu halten und möglichst störungsfrei weiterarbeiten zu wollen.

In der Rektoratsrede Heideggers waren seine Forderungen an die deutsche Studentenschaft konkret und unmißverständlich formuliert: Bindung in die Volksgemeinschaft durch den »Arbeitsdienst«; Bindung an die Ehre und das Geschick der Nation durch den »Wehrdienst«; Bindung an den geistigen Auftrag des deutschen Volkes durch den »Wissensdienst«. »Ihr könnt nicht mehr die nur ›Hörenden‹ sein«, schreibt dieser Rektor in seinem Vorwort zum nächsten Freiburger Universitätsführer, »ihr seid verpflichtet zum Mitwissen und Mithandeln an der Schaffung der künftigen hohen Schule des deutschen Geistes... Nicht Lehrsätze und ›Ideen‹ seien die Regeln Eueres Seins. Der Führer selbst und allein *ist* die heutige und künftige deutsche Wirklichkeit und ihr Gesetz. Lernet immer tiefer zu wissen: Von nun an fordert jedwedes Ding Entscheidung und alles Tun Verantwortung. Heil Hitler«[96].

Bereits mit Beginn des Sommersemesters 1933 wurde verfügt, daß für die Studenten neben die wissenschaftliche Ausbildung die pflichtgemäße Teilnahme an »*Leibesübungen, SA-sportlicher Ausbildung und Arbeitsdienst*« zu treten habe. Mit dieser Maßnahme wurde vom neuen Regime eine Entwicklung formalisiert, deren Wurzeln weit in die Traditionen der Jugendbewegung und pädagogischer Reformen zurückgehen[97]. Der Stellenwert der Leibesübung für die Erhaltung der militärischen Volkskraft war ein altes Turnerideal; Ludwig Aschoff, dieser noch von Friedrich Ludwig Jahn aus den Napoleonischen Kriegen herrührenden Idee besonders zugeneigt, hatte 1916 formuliert, daß »für ein Volk, welches so wie das deutsche auf strengste militärische Ausbildung aller seiner Kräfte bedacht sein muß, das deutsche Turnen in seiner Gewöhnung an Zucht und Ordnung, in seiner gewandtheitlichen Ausbildung, in seinem vaterländischen Ursprung und in seiner vaterländischen Erziehung die wichtigste Vorschule für die soldatische Erziehung bildet«[98].

Noch in der Weimarer Republik hatte dies zu Diskussionen um Arbeitsdienstlager, »Kampfaufklärungen« und Wehrsportlager für Studenten geführt; seit dem Wintersemester 1930/31 bot in Freiburg das studentische Amt für Leibesübungen in Verbindung mit dem Institut für Leibesübungen »Wehrsportübungen« an. Diese wurden bald darauf vom Badischen Kultusministerium wieder verboten, nachdem u.a. auch Handgranatenwerfen geübt wurde, was gegen den Versailler Vertrag verstieß[99].

Noch vor der Gleichschaltung der Universität, zum 7./8. April 1933, wurden durch ein »Akademisches Wissenschaftliches Arbeitsamt« Vertreter aller Hochschulen zu einer »Wehrwissenschaftlichen Tagung deutscher Hochschullehrer« nach Berlin einberufen. Mit dem Ziel, »die deutsche Landesverteidigung von der wissenschaftlichen Seite her zu intensivieren«, sollte mit Vertretern des Wehrministeriums sowie des Preussischen Kultusministeriums »über die stärkere Einführung des Wehrsports« an den Hochschulen beraten werden. Aus Freiburg nahm – noch im Auftrag des Rektors Sauer – Ludwig Aschoff an der Tagung teil; es war sein Eindruck, »daß durch eine gerechte Verteilung der wehrsportlichen Ausbildung auf das Semester einerseits, auf die Ferien bzw. das Werkjahr andererseits den wissenschaftlichen Anforderungen des Universitätsunterrichts in jeder Weise Rechnung getragen werden sollte«[100].

Nunmehr wurde die »Pflicht des Staatsbürgers, seinen Körper für Staat und Volk gesund und stark zu machen und so zu erhalten«, ein offenkundig besonders geeignetes Instrument zur Disziplinierung der Studentenschaft. Es stand unter dem Motto Adolf Hitlers: »Eine Geistesbildung läßt sich gar nicht rechtfertigen, wenn ihre Träger gleichzeitig verkommene und verkrüppelte, im Charakter willensschwache, schwankende und feige Subjekte wären«[101]. Mit Erlaß VI 65629 vom 29.4.1933 war daher die pflichtgemäße Teilnahme an Leibesübungen für die ersten Semester vorgeschrieben und ganz auf wehrsportliche Ziele eingestellt. Bereits unmittelbar nach Heideggers Rede zur Rektoratsübernahme wurden vor der Universität die »Wehrwarte« vereidigt.

Die Medizinische Fakultät war dabei insofern involviert, als bisher das *Institut für Leibesübungen* unter dem Akademischen Turnlehrer *Heinrich Buchgeister* einem »Akademischen Ausschuß für Leibesübungen« untergeordnet war, der vornehmlich aus medizinischen Fakultätsmitgliedern bestand. Dieser Ausschuß entfiel mit den neuen Plänen, die nunmehr vom »Sport- und Wehramt« der Deutschen Studentenschaft, später reichseinheitlich vom Reichs-SA-Hochschulamt entworfen wurden. Die Übungen beinhalteten Elemente wie Kommando und Befehlgabe, Wurfschule, Spähtrupp-Ausbildung im Gelände, Erd- und Baumbeobachtung, Stellung besetzen u.a.m.[102].

Das Kultusministerium bestimmte für alle Fakultäten den Mittwoch-Nachmittag für die Abhaltung dieses *Wehrsportes*, hinzu kamen sonntägliche Ausmärsche und Nachtmärsche. Die Studenten traten vor der Universität, die Studentinnen im Universitäts-Stadion an; sie waren in 10 »Stürme« gegliedert, »die genau den Bedingungen der SA entsprechen«. Nach den Geländesportübungen fanden häufiger große Appelle statt, »in dessen Mittelpunkt wichtige politische oder studentische Ereignisse« gestellt wurden: »Reichstagsrede des Führers«, »Ansprache des Rektors über Geländesport und nationalsozialistische Revolution« (5.7.1933), Besichtigungen des Wehrsportes »durch Magnifizenz«. Das Interesse Heideggers an diesen Dingen ist verbürgt; Zeitzeugen berichten von seiner aktiven Teilnahme an den Wehrsportübungen. In Löffingen wurde für die Universität Freiburg ein »Wehrsportlager« errichtet, das einem Oberleutnant Frhr. v. Mühlen unterstellt wurde; dort wurden die

Studenten einmal im Semester zu einem 7-Tage-Kurs zusammengezogen. Insgesamt resultierte eine Zusammendrängung des Unterrichts auf 4 1/2 Wochentage, der Rest war mit sportlicher und nationalpolitischer Schulung ausgefüllt. Vor Beginn des Studiums war ein dreimonatiger Arbeitsdienst zu absolvieren.

Auch die *Fachschaftsarbeit* der Studenten war um ein eigenes politisches Zusatzprogramm bemüht. Ab dem WS 1933/34 wurde für Erstsemester ein »Medizinischer Lehrdienst« aufgebaut, der in Arbeitsgemeinschaften, Vorträgen und Wochenendlagern den Grund legen sollte »zu der ärztlich-weltanschaulichen Haltung, die für den nationalsozialistischen Arzt Voraussetzung seiner Berufsausübung ist«. Insbesondere wurde ein zusätzlicher Krankenpflegedienst im ersten Semester organisiert, in dem sich der Student erproben sollte, ob er »opfereinsatzbereit ist und ob er in seinem späteren Beruf als Arzt und zum kranken Volksgenossen die richtige innere Einstellung gewinnt«[103].

So ungerührt nach außen hin die Medizinische Fakultät den Machtwechsel und die Vertreibung der jüdischen Kollegen über sich hatte ergehen lassen, so unmißverständlich wandte sie sich gegen diese hektische politisch motivierte Betriebsamkeit während des Rektorates Heidegger[104]. Auf eine entsprechende Anfrage des Reichsministeriums für Wissenschaft, Erziehung und Volksbildung vom 21.6.1934 antworteten die Ordinarien einzeln, aber offensichtlich in Absprache, daß neben organisatorischen Schwierigkeiten (Prüfungen, Präparierübungen, etc.) eine »Verflachung des ärztlichen Wissens« zu befürchten stehe, da dem Studenten keine Zeit mehr zur Vertiefung seines Wissens bleibe. Eine Beschränkung des Könnens auf das rein Technische könne staatlicherseits keinesfalls erwünscht sein; die notwendig gewordene Kürzung der Unterrichtszeiten habe bereits zu erheblichem Niveauverlust in den Prüfungen geführt. Dieses Problem wird die Fakultät während der ganzen Zeit des Dritten Reiches begleiten, zumal die Nebenbelastungen der Studenten und – wie noch zu zeigen sein wird – weitere Eingriffe in die Struktur des Studiums mit der Zeit zunahmen.

Die Fakultät hat in der Sorge um die Qualität der Ausbildung eine nahezu kämpferische und offene Argumentation beibehalten; dies ist der vorläufig einzig erkennbare Versuch einer gemeinsamen kritischen Haltung gegenüber den neuen Verhältnissen. Die Zeit der weltanschaulichen Auseinandersetzungen sei vorbei, so der Physiologe Paul Hoffmann 1935, »jetzt ist die klassische Fachausbildung das Gebot der Stunde«. Alle sonstigen Verpflichtungen sollen aus dem Semesterbetrieb herausgenommen werden, fordert Kapfhammer, und Janssen rechnet vor, daß zwischen Abitur und Niederlassung 5 1/2 Jahre Studienzeit und 6 Jahre allgemeine Pflichten vergehen. Beringer fordert 1937 eine Verkürzung der Militärdienstzeit und Rehn 1941 kühn, aber unmißverständlich »Friedensschluß, Einführung normaler Studienverhältnisse«. Dies greift weit vor und wäre eine eigene Untersuchung wert; es könnte an diesem Beispiel gezeigt werden, wie das 1933 ausdrücklich verfügte Ende einer als dekadent bezeichneten akademischen Freiheit auf Dauer gesehen zum Hemmnis für Lehre und Studium werden mußte.

Ein weiteres Zeichen der Gleichschaltung war »das Hineintragen der organisierten Verlogenheit«[105] in die Universität durch die Beseitigung ihrer verfaßten Selbstverantwortlichkeit. Mit aktiver Unterstützung durch den Rektor Heidegger erließ der neue Kultusminister Wacker am 21.8.1933 mit Erlaß Nr. A 22 296 eine neue vorläufige *Universitätsverfassung*, mit der die alten, gewählten Selbstverwaltungsgremien Senat und Plenarversammlung aufgelöst wurden und der Rektor zum »Führer der Hochschule« ernannt wurde. Er erhielt die Kompetenz, die Dekane als »Führer der Fakultäten«, ebenso einen Kanzler und acht Senatoren zu ernennen. Der Rektor und die ihm verpflichteten Dekane sollten die alleinige Entscheidungsbefugnis haben, Senat und Fakultäten fassen keine Beschlüsse mehr[106]. Hintergrund dieses erneuten badischen Alleinganges war nach den Interpretationen von Hugo Ott[107] und Bernd Martin[108] die Absicht Heideggers, »von Freiburg aus die totale Erneuerung der deutschen Universitäten nach den Maßstäben seiner Rektoratsrede zu gestalten, die Universität aus der Periode der Uneigentlichkeit herausreißend«[109].

Das Mißlingen der Realisierung dieser Illusion einer »Universität im nationalsozialistischen Staat« war – nach einem Jahr zunehmender Unverträglichkeiten mit dem gesamten Umfeld – auch der Grund für das Scheitern Martin Heideggers als Rektor[110]. Gleichwohl sollten neue Führungsstrukturen bis in formal absurde Einzelheiten Anwendung finden. Am 16.1.1934 wurde eine Verfassung der Fakultäten erlassen, deren Präambel definierte: »Die Fakultät muß lebendige Gemeinschaft in Erziehung, Lehre und Forschung sein... Wert solcher Gemeinschaft bestimmt allein Wille und Einsatz im Dienst der nationalsozialistischen Weltanschauung«. Die Fakultät galt als Abteilung, ihre Geschäfte sollte der vom Rektor ernannte Dekan als Abteilungsleiter führen, mit einem Beirat aus zwei bis fünf Mitgliedern an seiner Seite[111]. Auf einer unteren Ebene sollten alle Fakultätsmitglieder zur Mitarbeit herangezogen werden, weswegen die Medizinische Fakultät am 15.2.1934 eine »Einteilung der Aufgaben« in Gestalt einzelner »Ämter« vornahm. Der »Führer jedes Amtes« sollte den ihm übertragenen Aufgabenkreis selbständig bearbeiten und für den Dekan vorbereiten, wobei auch er wieder einen Beirat heranzuziehen hatte. Im einzelnen sollten entstehen je ein:

- Amt für Promotionswesen (Leiter: Hoffmann)
- Amt für Studienreform und Stundenplan (Leiter: Janssen)
- Amt für Standesfragen (Leiter: Ziegler)
- Amt für Fortbildung innerhalb der Fakultät (Leiter: Uhlenhuth)
- Amt für Ärztefortbildung (Leiter: Noeggerath)[112].

Soweit aus den Unterlagen ersichtlich, sind diese Umstrukturierungen im Fakultätsalltag kaum sichtbare Realität geworden. Möglicherweise hat man bereits bestehende Kommissionen und Einzelverantwortlichkeiten in dieser Form umgewidmet, um den Anordnungen Genüge zu tun. Allerdings fehlen nach dem 12.1.1934 die Fakultätsprotokolle; Zeitzeugen berichten jedoch – abgesehen von der Ernennung der Funktionsträger – von einer Fortführung der formalen Fakultätsarbeit im gewohnten Stil.

Diese erhielt allerdings einen neuen Akzent, da sehr bald der *NSD-Dozentenbund* und der *NSD-Studentenbund* in alle Fakultätsangelegenheiten hineinzureden begannen. Beide erhielten 1934 eine eigene Verfassung; ihre Aufgabe war, »die Weltanschauung und Lebensauffassung einer vergangenen Zeit aus der Hochschule zu bannen. Sie sind der Bewegung für die Durchdringung des Gesamtlebens der Hochschule mit nationalsozialistischem Geist verantwortlich. Eine enge Zusammenarbeit zwischen ihnen in allen Fragen, die die Hochschule betreffen, ist daher selbstverständlich«. Diese Formulierung stammt von dem Freiburger Leiter der Dozentenschaft und Führer des NSD-Dozentenbundes, dem Dozenten an der Augenklinik *Rolf Schmidt*, der u.a. bei Ernennungen und Habilitationen gegenzeichnen mußte[113]. Obwohl seine eigene Habilitation 1936 der Fakultät von der Partei nahegelegt worden war, wurde ihm nach dem Kriege im wesentlichen politische Unerheblichkeit bescheinigt; ihm sei sogar »neben wenigen Anderen in vieler Hinsicht zu verdanken, daß manches in der Freiburger Universität friedlicher verlaufen ist als anderswo«[114].

Gleiches galt für die parteiamtliche Aktivität von *Wilhelm Wegner* (1898–1972), dem Leiter der Augenklinik seit 1934, der noch als Oberarzt vom sog. »Braunen Haus« in München als »Vertrauensmann der Reichsleitung der NSDAP bei der medizinischen Fakultät der Universität Freiburg« eingesetzt wurde. Er war »zu allen Sitzungen der Medizinischen Fakultät, des Senats und allen zu Sonderzwecken eingesetzten Kommissionen...« hinzuzuziehen; dies betraf insbesondere die Berufungen, denen ein weltanschauliches Gutachten Wegners beizufügen war. Er entledigte sich dieser Aufgabe jeweils in einem stereotypen Satz und blieb um eine sachliche Handhabung der Probleme bemüht; die Fakultät dankte ihm nach dem Krieg für die »Offenheit und Klarheit« seiner Haltung, die sich in keinem Fall gegen die Fakultätsmeinung gerichtet habe[115]. Es wird allerdings im Einzelnen noch zu zeigen sein, wie unterschiedlich politische Einflußnahmen bei Berufungen von der Fakultät bewältigt wurden.

Gefährlicher und undurchsichtiger waren »Vertrauensmänner« des *Sicherheitsdienstes*, die – »zur ständigen Unehrlichkeit gegenüber der Universität verpflichtet« – in Instituten und Kliniken zur Bespitzelung der Kollegen eingesetzt waren. v. Dietze hat geschildert, auf welche Weise auch Professoren, teils ohne es zunächst zu ahnen, für den SD gewonnen wurden[116], und Noeggerath präzisierte: »Dies hatte ja schließlich dazu geführt, daß sich manche Institute (wie z.B. meine Klinik) einen ›luftleeren Raum‹ um jene ›Beobachter‹ schufen und daß wir während den Fakultätssitzungen gerade die uns am tiefsten bewegenden Fragen nicht mehr offen beraten, sondern nur noch in vertraulichen Einzelbesprechungen behandeln konnten«[117]. Wie noch zu zeigen sein wird, waren vor allem in der Kriegszeit der Anatom *Ernst Theodor Nauck*, sein Mitarbeiter August Wilhelm Brockmann sowie der Dozent und Oberarzt an der Hautklinik Ferdinand John offen für den SD tätig.

Es beleuchtet die Zeit, erinnert sich der Philosoph und Heidegger-Schüler *Max Müller* (* 1906), daß in den ersten Monaten und Jahren des NS-Regimes auch in Freiburg viele Universitätsangehörige glaubten, in irgendeiner Weise mitmachen zu müssen: »Wir müssen dort präsent sein, sonst läuft die ganze Sache über uns hinweg und gegen uns«[118]. Nach dem Kriege wurde vielfach behauptet, man hätte die Besetzung wichtiger Stellen durch reine Nationalsozialisten dadurch verhindern wollen, daß man gerade als Gegner des Regimes selbst in die Partei eintrat. Von derlei Differenzierungen ist in der Freiburger Medizinischen Fakultät nichts zu erkennen; andererseits waren – aus rationalem Karrieredenken oder irrationalen Zukunftsvisionen heraus – frühe Eintritte von Fakultätsmitgliedern in die Partei, in SA, SS und ihre Unterorganisationen keine Seltenheit. Anfangs galt es gerade unter Medizinern als Zeichen von Exklusivität, in den Windschatten der Reiter-SS oder des NS-Kraftfahrkorps einzutreten, um dort ohne großes politisches Engagement den bisherigen sportlichen bzw. gesellschaftlichen Neigungen nachzugehen. Dabei übte der spektakuläre Parteieintritt Heideggers aus Anlaß der Feier zum 1. Mai 1933 eine besondere Wirkung aus. Daß in Freiburg, insbesondere in der Medizinischen Fakultät, jene Grundstimmung geherrscht habe, die als »extremer, national-psychologischer Erregungszustand«[119] bezeichnet worden ist, läßt sich nicht eindeutig behaupten. Dennoch faszinierte auch hier nicht wenige »die Großartigkeit des Geschehens«[120]; eigentlich und öffentlich dagegen schien in der Medizinischen Fakultät niemand zu sein.

So mag auch erklärt werden, daß Anordnungen, die den Inhalt von Lehre und Forschung betrafen, undiskutiert vollzogen wurden. Es gehört noch in den Bereich der Gleichschaltung, daß im Sommersemester 1933 den Studierenden aller Fakultäten der Besuch einer Vorlesung über *Rassenkunde und Rassenhygiene* zur Pflicht gemacht wurde. Wie so vieles, was der Nationalsozialismus nunmehr politisch umzusetzen begann, war auch dies in der Sache nichts Neues, insbesondere für Freiburg, wo – wie bereits berichtet – der wissenschaftliche Boden durch die Rassenanthropologie Eugen Fischers sowie das sozialdarwinistische Gedankengut Alfred Hoches und Ludwig Schemanns längst und unwidersprochen vorbereitet war.

1933 stand jedoch in der *Anthropologischen Abteilung* des Anatomischen Institutes niemand mehr zur Verfügung. Der Privatdozent *Karl Henckel* hatte nach dem Weggang Fischers (1927) bis 1930 noch über die menschlichen Rassen (»Anthropographie«), Vererbungs- und Abstammungslehre gelesen; danach wurde er auf einen Lehrstuhl nach Concepción (Chile) beurlaubt und kehrte nicht mehr nach Freiburg zurück.

Dagegen konnte 1933 die Rassenhygiene bereits auf eine längere Tradition im Vorlesungsplan des *Hygiene-Institutes* zurückblicken. Im Rahmen der allgemeinen und der sozialen Hygiene war das Interesse an den Zusammenhängen von Erbbiologie, Konstitution und Umwelt schon weit vor dem ersten Weltkrieg – nicht nur in Deutschland – zu einem zentralen wissenschaftlichen Thema geworden, dem sich Hygieniker aus allen wissenschaftlichen und politischen Lagern widmeten. Es ist früher gezeigt worden, wie sehr in Freiburg nach 1918 Fragen der Eugenik und der Populationsgenetik diskutiert wurden; der ebenfalls schon genannte *Alfred Nißle*, Leiter des Medizinaluntersuchungsamtes, hatte 1920 als erster damit begonnen, über »Erbbiologie, Rassenhygiene (einschließlich wichtigster Kapitel der Rassenkunde) und ihre Bedeutung für die Bevölkerungspolitik« zu lesen. Zum Wintersemester 1925/26 erhielt er einen offiziellen Lehrauftrag für diese Vorlesung, die er bis 1933 regelmäßig im Wintersemester hielt [121].

Nachdem ab Sommersemester 1933 diese Vorlesung allen Studierenden zur Pflicht gemacht wurde, erbat Nißle besondere Mittel zur Ausgestaltung des Unterrichtes sowie eine Ausweitung des Lehrauftrages auch auf die Sommersemester. Von seiten des neuen Ministeriums wurde jedoch gewünscht, »daß das Gebiet der Rassenhygiene in erster Linie an den Hochschulen durch Nationalsozialisten zu vermitteln wäre«; es bat den Rektor um Mitteilung, ob »Prof. Nißle zur Erteilung eines der nationalsozialistischen Weltanschauung entsprechenden Unterrichts vereigenschaftet ist«. Heidegger wollte indessen von der Erweiterung des Lehrauftrages absehen, da er selbst seit Monaten versuche, »eine geeignete Kraft für den Unterricht in diesem Felde ausfindig zu machen«.

Diese Aufgabe übernahm der Gesundheitsreferent im Badischen Innenministerium und Gauobmann des NS-Deutschen Ärztebundes, Obermedizinalrat *Theodor Pakheiser* aus Karlsruhe. Er wurde hierfür zum Honorarprofessor ernannt und erhielt 100 RM sowie die Eisenbahnkosten für Vorlesungen über »Nationalsozialistische Weltanschauung und Rassegedanke«, »Volk und Rasse« etc.

Auch Nißle hielt seine Vorlesung über Rassehygiene weiter; ebenso begann der a. o. Professor am Hygieneinstitut *Walter Seiffert* ab Sommersemester 1934 ein Kolleg über »Erbgeschichte des Menschen«. Im Auftrag des NSDÄB hielt Seiffert auch eine öffentliche Vortragsreihe gleichen Titels, die er als Buch veröffentlichte und dem Begründer des Freiburger NSDÄB, Haal, widmete. »Jeder Raum«, so schreibt er darin, »bedarf seiner Rasse, jede Rasse bedarf ihres Raumes – in dieser gegenseitigen Notwendigkeit wurzelt die geheimnisvolle Einheit Blut und Boden« [122] – Seiffert wurde bereits 1934 an das Reichsgesundheitsamt in Berlin berufen. Die Betätigung des Hygiene-Institutes auf diesem Gebiet endet mit dem Ausscheiden Nißles 1938; Pakheiser hatte schon 1937 seinen Lehrauftrag beendet, als die Anthropologische Abteilung am Anatomischen Institut wiederbelebt wurde.

Der Rektor des Jahres 1936, der Professor für Geographie *Friedrich Metz*, hatte am 27. 5. 1936 an Eugen Fischer in Berlin geschrieben »... Unsere Losung ist Blut und Boden; aber dann müssen wir auch ernst machen und darf die Rassenforschung hier nicht völlig brach liegen« [123]. Zunächst als Assistent und Lehrbeauftragter für Anthropologie, später als Dozent und Abteilungsleiter, kam hierauf zum 1. 4. 1937 *Johann Schaeuble* (1904–1968) nach Freiburg, ein Schüler Eugen Fischers, der sich mit anthropologischen Untersuchungen zur Verwertung der Papillarlinien des Handflächenbildes beim Vaterschaftsnachweis sowie mit Indianer-Europäer-Mischlings-Untersuchungen in Chile einen Namen gemacht hatte. Obwohl noch nicht habilitiert, wurde ihm von der Fakultät die Abhaltung der Vorlesung über Erbbiologie und Rassenhygiene übertragen [124]. Im übrigen begann Schaeuble unter schwierigsten Verhältnissen den wissenschaftlichen Neuaufbau der Anthropologie, mit anthropometrischen Untersuchungen an der südbadischen Bevölkerung, Vergleichsuntersuchungen an Hotzenwäldern und Banatdeutschen etc. Es fällt auf, daß keinerlei erkennbarer parteipolitischer Hintergrund den Amtsantritt des früheren katholischen ASTA-Vorsitzenden Schaeuble begleitete; daß er danach in die NSDAP eintrat, beschrieb er später mit der seinerzeit fast selbstverständlichen Begründung, »daß die Erlangung der von mir damals angestrebten Dozentur wohl auf Ablehnung stoßen werde, wenn ich nicht Parteimitglied würde«[125].

Die Anthropologische Abteilung wurde unter Schaeuble auch danach keine politische, sondern eine wissenschaftliche Einrichtung, aus der ausschließlich fachliche Publikationen hervorgingen. Schaeuble bemühte sich offenkundig, an die lange, von Alexander Ecker herrührende Tradition der Anthropologie in Freiburg anzuknüpfen und sich nicht der andernorts parteiamtlich geförderten Neueinrichtung rassenhygienischer Planstellen zurechnen zu lassen. Zeitzeugen berichten, daß er in der vorgeschriebenen Vorlesung erkennbar »widerwillig Unsinn« erzählte. Unter dem Eindruck, für den Sicherheitsdienst im eigenen Hause bespitzelt zu werden, trennte er sich mit seiner Abteilung noch im November 1944 von der Anatomie und bezog im Hause Katharinenstraße 8 vom Katholischen Fürsorgeverband gemietete Räume[126].

Massiv politisch motiviert war indessen das »Institut für Rassenkunde und Bauerntumsforschung« des NS-Rassenideologen und »Vorkämpfers für den nordischen Gedanken« *Hans F. K. Günther* (1891–1968), das für diesen 1941 unter der Protektion von Eugen Fischer in der Philosophischen Fakultät errichtet worden war. Günther, von der Germanistik kommend und Verfasser einschlägiger Werke wie »Rassenkunde des jüdischen Volkes« (1929), »Frömmigkeit nordischer Artung« (1934) und »Führeradel durch Sippenpflege« (1936), beanspruchte sofort für den Bereich der Universität Freiburg den Primat in rassenkundlichen Fragen. Er wünschte künftig klar von Schaeuble unterscheidbar zu sein, dem er lediglich die Behandlung »ausschließlich erbbiologischer Fragen« zubilligte[127]. Es ist allerdings auffällig, daß diese Auseinandersetzung keinen politischen Hintergrund deutlich werden läßt; die verordneten Vorlesungen zur Rassenkunde und Erbbiologie waren zwar nach der neuen medizinischen Studienordnung von 1939 Prüfungsfach geworden, als Pflichtveranstaltung für alle Freiburger Studenten jedoch längst aus dem Vorlesungsverzeichnis verschwunden. Die Anthropologische Abteilung des Anatomischen Institutes wurde im Zuge dieser Umstrukturierung in »*Abteilung für Erb- und Rassebiologie*« umbenannt.

Gerade dieses Beispiel kann zeigen, wie sehr die genannten Aspekte der Gleichschaltung von 1933, vom Wehrsport bis zur Rassenkunde, mit der akademischen Alltagsrealität in Konkurrenz traten und sich auch zunehmend an ihr brachen. Bereits im Sommersemester 1933 konstatierte Sauer: »Die Studenten ziehen fluchtartig von hier weg, weil der Wehrsport in sinnloser Weise übertrieben werde«[128]. 1934 wurde geklagt, daß »ein großer Teil der Studierenden die vorschriftsmäßig zu betreibenden Leibesübungen ... als eine unbedeutende Angelegenheit« betrachtet und »die staatspolitische Bedeutung dieser Vorschriften« nicht zu kennen scheint[129]. Das Mißtrauen der Medizinischen Fakultät gegenüber den Zusatzbelastungen durch Sport und nationalpolitische Schulung wurde bereits erwähnt; Zeitzeugen berichten darüber hinaus, daß sich die Studenten »in äußerster Drückebergerei«[130] solchen Pflichtveranstaltungen zu entziehen wußten.

Die Medizinische Fakultät, vorwiegend noch mit bereits länger amtierenden Professoren besetzt, ist im Sommer 1933 in deutlich konservativer Grundhaltung so rasch zum Alltag zurückgekehrt, daß sich Rektor Heidegger bereits anläßlich der Berufungen in den neuen Senat »schwer gereizt gegen die Mediziner«[131] gezeigt hatte. Die oben beschriebenen Versuche, sich von den übrigen Fakultäten abzugrenzen, gehören in den gleichen Kontext.

Herausragende politische Aktivitäten einzelner Fakultätsmitglieder sind auch für diesen Zeitpunkt noch nicht bekannt geworden, wenigstens soweit sie einen erkennbaren Widerhall in der Fakultät gefunden hätten. Die aktive Teilnahme – als einer der »führenden Köpfe« – des bereits genannten Radiologen *Otto Risse* (1895–1942) an dem von Heidegger Anfang Oktober 1933 durchgeführten »Todtnauberger Wissenschaftslager« blieb offenbar ein an die Person gebundener Einzelfall. Dort sollte sich ein ausgewählter Kreis von Dozenten und Assistenten »auf die Wege und Mittel zur Erkämpfung der zukünftigen hohen Schule des deutschen Geistes« besinnen. Hugo Ott hat das Scheitern dieses Versuches – als »Syndrom von Wandervogelbewegung, Stefan-George-Kreis und nationalsozialistischem Revolutionsdenken, alles ins Männerbündische zielend« – zu den vergeblichen Versuchen Heideggers gerechnet, das Hochschulwesen nationalsozialistisch umzugestalten[132].

Die für diese Zeit noch vorhandenen Fakultätsprotokolle weisen die bereits genannten Traktanden zur raschen Erledigung der entstandenen Probleme auf. Natürlich wird man kontroverse Diskussionen im Protokoll nicht erwarten dürfen; jedoch verstärkt sich auch von daher die Mutmaßung, die Fakultät habe sich – reflektiert oder unreflektiert – auf einen betont defensiven Stil der Problembewältigung zurückgezogen, der ihr mit wenig Reibungsverlusten ein möglichst störungsfreies Weiterarbeiten gestalten sollte.

Offensichtlich galt dies bald auch für andere Fakultäten; v. Dietze berichtet, daß »in der Freiburger Universität nach dem Rektoratsjahre Heideggers wieder einige Beruhigung eingetreten war«[133]. Auch Max Müller meint, es sei eigentlich erstaunlich, »daß die Nationalsozialisten zwar die Ernennung von Dekanen und Rektoren einführten, aber das Gefüge der Universität im Grunde weitgehend beibehalten haben«[134]. In der Realität bedeute dies, daß man es in Freiburg offensichtlich verstand, sich – wie auch immer – mit den Verhältnissen zu arrangieren. Freiburg galt in der Folge tatsächlich als nicht mehr zu den »Stoßtrupp-Universitäten des Nationalsozialismus« gehörig, und man hat das außerordentlich starke Anwachsen der Studentenzahlen während der weiteren Jahre des Dritten Reiches auf ihren Ruf als betont wissenschaftlich ausgerichtete Universität zurückgeführt[135]. Hierzu gehört auch der nach Kriegsende von Beringer zitierte Ausspruch des Reichsstudentenführers Scheel, »wonach nach diesem Kriege die ganze Universität Freiburg ausgeräuchert werden sollte«[136].

Dies sind allerdings bereits rückschauende Beurteilungen der Situation. Auf welch verwirrendes und verwirrtes Niveau sich am Ende der hier besprochenen Anfangszeit des Dritten Reiches der akademische Alltag eingependelt hatte, zeigt ein Blick auf die Reden zur Feier des 70. Geburtstages von *Ludwig Aschoff*

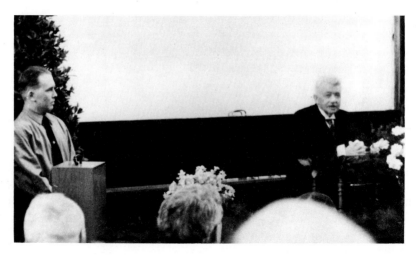

85 Ludwig Aschoff bei der Ansprache zu seinem 70. Geburtstag am 10.1.1936. Links der NS-Studentenführer Simon

am 10. Januar 1936[137]. Die Kollegen sprachen von ihm als dem weltweit anerkannten Meister seines Faches, vom geistigen Führer der deutschen Pathologie, vom väterlichen Freund der akademischen Jugend. Die Offiziellen sprachen vom »kernigen, echten, deutschen Mann«, der »das geistige Bollwerk in der deutschen Südwestmark schaffen und fördern half« und bei dessen Arbeiten man keinen Zweifel hegen brauche, »daß ein echter Deutscher sie geschrieben hat«. Adolf Hitler verlieh Aschoff wegen seiner Verdienste »um die deutsche Volksgesundheits-Wissenschaft« den Adlerschild, andererseits untersagte der Studentenführer Simon der Studentenschaft einen Fackelzug, da ein solcher »nur partei-politisch hochverdienten Personen vorbehalten bleiben müsse«[138] (Abb. 85).

Aschoff, der resigniert schien, ließ in seinen Abschieds- und Dankesreden erkennen, daß der Zeitgeist selbst seinen politischen Wirklichkeitssinn unterdrückt hatte: einerseits beschwor er noch einmal die alten Burschenschaftsideale und sprach in völliger Verkennung der Lage von der »Hochschätzung der akademischen Freizügigkeit, wie wir sie in Deutschland haben«, andererseits versuchte auch er in einer Konzession an das »neue Deutschland« den nationalsozialen Liberalismus Friedrich Naumanns, dem er in den zwanziger Jahren angehangen hatte, als »erste Welle des Nationalsozialismus« zu interpretieren, von der er »lebhaft erfaßt und weiter getragen« worden sei.

Aschoff ist in sicher typischer Weise einer jener vielen hochrangigen Gelehrten, die sich aus alter vaterländischer Gesinnung von den Schlagworten und Schaustellungen des Regimes in unkritischer Weise beeindrucken lassen konnten, obwohl sie gewohnt waren, Schwächen und Unsauberkeiten wissenschaftlicher Arbeiten sofort zu erkennen[139]. Bezeichnend hierfür ist die von Sauer mitgeteilte völlig tatsachenblinde Ansicht Aschoffs, daß sich unter der Wirkung der »Wehrhaftmachung des Volkes... die bisherigen Formationen wie SA und SS wohl zurückbilden könnten«[140].

BERUFUNGEN

Im Verhältnis von Fakultät, Universität und einem Regime, dessen erklärtes Ziel eine politische Neuordnung der Hochschule war, wurden die notwendigen Neuberufungen zu herausragenden Prüfsteinen der Auseinandersetzung der Fakultät mit Partei und Staat.

Als erster Fall stand in Freiburg die Wiederbesetzung des *psychiatrischen Lehrstuhles* an; Alfred Erich Hoche hatte, wie bereits berichtet, nicht nur aus Altersgründen, sondern »voll Bitterkeit für die jetzige Lage«[141] am 24.4. 1933 um seine Entpflichtung gebeten. Die Nachfolgeregelung gestaltete sich zu einer letzten offenen Demonstration der akademischen Unabhängigkeit der Medizinischen Fakultät.

Am 8. 7. unterbreitete sie dem Kultusministerium eine Vorschlagsliste, wies aber in einer erstaunlichen Vorbemerkung auf die »besonderen Schwierigkeiten« einer Berufung unter den veränderten Verhältnissen hin. Sie erklärte sich für unzuständig, die neuen gesetzlichen Voraussetzungen für die einzelnen in Betracht kommenden Dozenten klarzustellen; sie beschränke sich darauf, »die Auswahl nach der Bewertung vorzunehmen, die die Betreffenden hinsichtlich ihrer allgemeinen menschlichen Eigenschaften und in ihrer Befähigung als Lehrer, Ärzte und Forscher erfuhren«[142].

Vorgeschlagen wurden primo et aequo loco die Ordinarien August Bostroem, Königsberg (1886–1943) und Johannes Lange, Breslau (1891–1938) sowie an zweiter Stelle *Kurt Beringer* (1893–1949), Extraordinarius und Oberarzt von Oswald Bumke in München, der fachlich und persönlich von verschiedenen »kompetenten Gutachtern als der Hoffnungsvollste unter den jüngeren Vertretern seines Faches bezeichnet wird«. Bei ihm könne die gerade in Freiburg in der Nachfolge Hoches so besonders wichtige neurologische Orientierung angenommen werden.

Eine Woche nach der Einreichung dieser Liste, am 14. Juli 1933, erließ die Reichsregierung das »Gesetz zur Verhütung erbkranken Nachwuchses«, mit dem die Sterilisation von Kranken insbesondere aus dem psychiatrisch-neurologischen Arbeitsbereich vorzusehen war. Damit wurden die Psychiater zwangsläufig in den Vollzug dieses Gesetzes involviert und eine Berufung in diesem Fache zum Gegenstand staatlichen Interesses. Die Freiburger Fakultät mußte dies sehr schnell erfahren, indem bereits am 22. 7. *Ernst Rüdin* (1874–1952), Direktor des Kaiser-Wilhelm-Institutes für Genealogie und Demographie an der Forschungsanstalt für Psychiatrie in München, Mitautor des »Erbgesundheitsgesetzes« und Apologet einer erbbiologisch begründeten Psychiatrie, in massiver Weise versuchte, die Freiburger Berufsverhandlungen direkt zu beeinflussen[143]. In einem mehrseitigen Schreiben an den Ministerialrat Fehrle im Karlsruher Ministerium – unverblümt von Rüdin selbst als »offene Einmischung« gekennzeichnet – wirft er die »prinzipielle Frage« auf, »wie man bei der Auswahl der Kandidaten neben selbstverständlicher fachlicher Eignung auch die Interessen des neuen Staates in seiner ganz besonderen, historisch neu dastehenden Eigenart pflichtgemäß wahrzunehmen hat«. Neu zu berufende Psychiater sollten durch ihre Entwicklung und ihre

Vorgeschichte gezeigt haben, »daß sie die neue Zeit wirklich begriffen haben und bereit und in der Lage sind, mit der neuen Regierung die Psychiatrie nach den Erfordernissen des rassehygienischen Teils des Hitler-Programms umzustellen«.

Die Freiburger Fakultät bezichtigte er, mit der Nominierung Langes »einen vielleicht schlau gemeinten, aber durchsichtigen Schachzug«, beabsichtigt zu haben, da er wegen seiner jüdischen Frau nicht berufbar sei und damit die beiden anderen in den Vordergrund träten. Diese seien zwar vortreffliche traditionelle Psychiater, bis auf die Tatsache, daß sie eben keine, »vielleicht könne man sagen noch keine« Vertreter der neuen politischen Geistesrichtung seien. Nach seiner Ansicht zähle Hermann Hoffmann (1891–1944), Extraordinarius in Tübingen, zu den Männern, die diesem Anspruch genügten; ihn möge die Regierung an erste Stelle setzen.

Auch Rektor *Heidegger* schaltete sich ein und teilte ebenso ungefragt am 1.8. dem Ministerium seine Ansicht mit, daß »die jetzige Liste zwar den herkömmlichen Maßstäben vollauf Rechnung zu tragen (scheint), ohne freilich die künftigen Aufgaben zu berücksichtigen«[144]. Heideggers eigene Vorschläge sind – wie so vieles bei ihm – politisch und fachlich schwer deutbar: einerseits favorisiert auch er den regimetreuen Hoffmann, andererseits schlägt er überraschend *Viktor v. Weizsäcker* (1886–1957) vor, für den er eine persönliche Vorliebe hatte. Weizsäcker leitete zu diesem Zeitpunkt die Abteilung Neurologie der Medizinischen Klinik in Heidelberg, hatte sich aber längst einer anthropologisch orientierten psychosomatischen Medizin zugewandt.

Die Fakultät reagierte auf diese Einmischungen in einer ungewöhnlich entschlossenen Weise[145]. Sie lehnte es mit exakt belegten Gründen für eine mangelnde Qualifikation ab, Hermann Hoffmann zu berufen; indiskutabel erschien ihr auch Carl Schneider (1891–1946), Anstaltspsychiater in Bethel, den das Ministerium noch zusätzlich vorgeschlagen hatte. Das Votum der Freiburger Fakultät – in der Sache ebenso hart wie eindeutig begründet – hinderte das Ministerium allerdings nicht daran, Schneider noch im Herbst 1933 nach Heidelberg zu berufen, obwohl er nicht habilitiert war; er sollte später einer der führenden Euthanasie-Gutachter werden[146]. Trotz weiterer Interventionen ähnlicher Art gelang es der Fakultät, bei ihrer Linie zu bleiben; das Interesse konzentrierte sich zunehmend auf Beringer unter ausschließlichem Hinweis auf dessen herausragende wissenschaftliche Qualifikation.

Beringer entstammte der Heidelberger Psychiatrischen Klinik, die unter *Emil Kraepelin* (1856–1926), *Franz Nissl* (1860–1919) und *Karl Wilmanns* (1873–1945) zur bedeutendsten psychiatrischen Forschungsstätte geworden war. Seiner Herkunft nach war er ein Badener aus Ühlingen und hatte in Heidelberg bereits studiert[147]. Sein späterer Mitarbeiter und Nachfolger Hanns Ruffin charakterisierte Beringers »Tangierbarkeit für menschliche Not« als Folge bedrückender Erlebnisse im ersten Weltkrieg in Rußland; »in dieser Zeit mag er sich, nicht ohne pessimistischen Einschlag, für eine unmetaphysische Weltbetrachtung entschieden haben«[148]. Nach Kriegsende kehrte Beringer nach Heidelberg zurück und begann in der Inneren Medizin bei Ludolf von Krehl seinen Ausbildungsweg.

In der Psychiatrischen Klinik unter Wilmanns verbrachte er die Jahre von 1921–1932; er arbeitete auf den Gebieten der Neurologie, der Serologie und der Pharmakologie, zeigte jedoch auch ein ausgeprägtes Interesse an der phänomenologisch bestimmten Psychopathologie. Aus allen diesen Gebieten hat Beringer in der Heidelberger Zeit fundierte Untersuchungen vorgelegt; sie reichen von der Pharmakotherapie des postencephalitischen Parkinsonismus über Studien zur gestörten Denk- und Sprachstruktur der Schizophrenen bis zu Versuchen mit experimentellen Meskalin-Psychosen. Die Gründung der Zeitschrift »Der Nervenarzt« (1928) und die Teilnahme an einer Expedition in die Burjäto-Mongolei im gleichen Jahre hatten Beringer zusätzlich bekannt gemacht; zwei Jahre in München (1932–1934) als Oberarzt bei Oswald Bumke vertieften die Fähigkeit zu klinisch-praktischer Arbeit.

Geprägt blieb Beringer jedoch zeitlebens von seinem Heidelberger Arbeitsklima, wo sich mit *Hans W. Gruhle* (1880–1958), *Willy Mayer-Groß* (1889–1961), *August Homburger* (1873–1930), *Hans Bürger-Prinz* (1897–1976), *Walter von Baeyer* (1904–1987) und anderen hochqualifizierten jungen Psychiatern eine einmalige wissenschaftliche Konstellation zusammengefunden hatte[149]. Beringers von dort bestimmte Fähigkeit der Verknüpfung einer traditionell somatisch-neurologischen Psychiatrie mit einem anthropologisch-phänomenologisch ausgerichteten Wissenschaftsverständnis erschien der Freiburger Fakultät der ideale Ansatz für eine Neuorientierung der überalterten Hoche'schen Klinik. »Sie wußten, daß Sie mein Kandidat waren«, schrieb Alfred Erich Hoche befriedigt an seinen Nachfolger, fügte aber hi..zu: »Sie übernehmen einen alten Rumpelkasten von Klinik«[150]. Beringer konnte diese in der Folge zu einer der führenden psychiatrischen Kliniken Deutschlands machen; er wurde darüber hinaus in der Kriegs- und Nachkriegszeit zu einer Integrationsfigur der konstruktiven Kräfte in Fakultät und Universität.

Dieses erste Berufungsbeispiel nach 1933 sollte in seiner Ausführlichkeit deutlich machen, womit eine Fakultät zu Beginn des Dritten Reiches zu rechnen hatte, wenn sie mit »herkömmlichen Maßstäben« versuchte, frei gewordene Lehrstühle zu besetzen. Diese Tendenz versuchte man in Freiburg auch in den weiteren Fällen durchzuhalten; es ist jedoch unübersehbar, daß es zunehmend weniger gelang, parteipolitische Einflußnahmen abzuwehren.

Deutlich trat dies bereits bei der nächsten Nachfolgeregelung zutage. Wilhelm Herrenknecht, seit 1904 Vertreter der *Zahnheilkunde* in Freiburg und seit 1922 persönlicher Ordinarius seines Faches, hatte zum 1.10.1933 aus Altersgründen um seine Entpflichtung gebeten. Ein noch 1930 unternommener Versuch, die Zahnheilkunde als Fach zu verselbständigen und in ein öffentliches Ordinariat umzuwandeln[151], war ebenso gescheitert wie die Überlegung, die zahnärztliche Universitätsklinik in Heidelberg nach Freiburg zu verlegen[152]. Am 22. November 1933 unterbreitete die Berufungskommission der Fakultät – möglicherweise auf Anordnung des Hochschulreferenten – dem Ministerium zunächst einen »Vorbericht« in der Nachfolge Herrenknecht, in dem vier Namen, an ihrer Spitze der Ordinarius für Zahnheilkunde in Göttingen, Hans Hermann Rebel, genannt wurden[153]. Rektor Heidegger fügte – erneut ohne Kenntnis der Fakultät – ein Begleitschreiben bei, in dem er aufgrund einer »außerordentlich wertvollen Auskunft eines Parteigenossen« ebenfalls Wert darauf legte, daß Rebel berufen werde[154]. Das Ministerium erfuhr jedoch von der Reichsleitung der NSDAP in München, durch einen Stellvertreter des »Sachverständigen für Volksgesundheit«, des späteren Reichsärzteführers Gerhard Wagner, daß »Rebel wiederholt die Aufnahme in die Partei verweigert worden sei«. Auf eine erste Rückfrage wird das Ministerium unmißverständlich und hart darauf hingewiesen, daß es sich schließlich »um die Reform der Hochschule« handele; »nach den großen Gesichtspunkten, die uns hier leiten«, kann es »der Reichsleitung nicht genügen, wenn in Berufungsangelegenheiten die dem Stellvertreter des Führers verantwortliche Stelle, Dr. Wagner, übergangen wird«.

Der Ton dieser Einlassung war selbst dem Karlsruher Ministerium zu grob. Der Minister zeigte sich »selbstverständlich bereit, begründete Anregungen der NS-Ärzteschaft zu empfangen«, behielt sich aber eindeutig die Entscheidung darüber vor, »an wen und wann Berufungen zu ergehen haben«. Gleichwohl wurde eine Berufung Rebels nicht weiter verfolgt; dagegen sah sich die Fakultät gezwungen, den von Anfang an von der Hochschulgruppe Bayern des NS-Lehrerbundes und vom Badischen Landesverband der Zahnärzte in Vorschlag gebrachten Münchner Extraordinarius *Fritz Faber* (1887–1961) auf die Liste zu nehmen. In einem letzten Aufbegehren beließ sie die Benennung von Rebel, nannte aber alle übrigen vier Namen »an 2. Stelle aequo loco«, womit sie endgültig die Entscheidung aus der Hand gegeben hatte. Berufen auf das Extraordinariat Zahnheilkunde wurde schließlich als persönlicher Ordinarius Fritz Faber; er war seit 1932 Mitglied der NSDAP, galt jedoch auch als fachlich hervorragend qualifiziert. Im gegebenen Zusammenhang muß festgestellt werden, daß zum ersten Mal ein Lehrstuhl von außen und eindeutig auf Grund parteipolitischer Einflußnahme besetzt worden war.

Gleiches gilt auch für die ebenfalls 1934 anstehende Wiederbesetzung des Lehrstuhles für *Geburtshilfe und Gynäkologie*. Am 12. Januar 1934 war Otto Pankow gestorben; »nun ist Pankow dahin, ein wahres Verhängnis für die medizinische Fakultät«, notiert Sauer[155]. Die Fakultät versuchte erneut eine fachlich hochqualifizierte Nachfolge herbeizuführen und schlug – ein seinerzeit seltenes Ereignis – primo et unico loco den international hoch geachteten Kieler Ordinarius Robert Schröder (1884–1959) vor. Schröder hatte wesentlich zu neueren Erkenntnissen der biologischen Vorgänge in den weiblichen Geschlechtsorganen beigetragen und wurde von der Fakultät ausdrücklich als wissenschaftliche »Sonderklasse« bezeichnet. Außerdem hoffte die Fakultät ersichtlich auf eine Wiederbelebung der fertig geplanten, aber im Bau zurückgestellten Frauenklinik. Schröder leitete in Kiel eine der modernsten Kliniken, weswegen sich die Fakultät »bewußt [war], daß es ganz besonderer Anstrengungen bedarf, um einen Mann wie Schröder für Freiburg zu gewinnen«[156]. Dieser lehnte den Ruf jedoch ohne weitere Verhandlungen ab, woraufhin der Minister die Fakultät bat, »umgehend eine neue Berufungsliste vorzulegen und hierbei zu der Frage einer etwaigen Berufung des Privatdozenten Dr. Friedrich Siegert, Oberarzt an der Frauenklinik der Medizinischen Akademie Düsseldorf, Stellung zu nehmen«.

Friedrich Siegert (1890-1985) hatte zwischen 1922 und 1927 seine Facharztausbildung in Freiburg absolviert und war dadurch noch in Erinnerung. Er hatte sich 1928 in Düsseldorf habilitiert und war dort inzwischen zum a.o. Professor ernannt worden. Seine Qualifikation wurde nicht in Zweifel gezogen, wenngleich sie nicht mit dem Anspruch vergleichbar war, den Freiburg durch die Nominierung Schröders zu erkennen gegeben hatte. Die Fakultät setzte Siegert, nach Ludwig Nürnberger, Halle (1884-1959) und zusammen mit Hans Naujoks, Marburg (1892-1959) an die zweite Stelle einer neuen Liste. Die Erkundigungen des Ministeriums bei der Reichsleitung hatten eine Parteizugehörigkeit Siegerts vor dem 1.4.1933 erwiesen, außerdem soll er der Partei durch einen Brief an den Propagandaminister Goebbels positiv aufgefallen sein, in dem er sich 1933 noch in Düsseldorf über die »systematische Protektion von jüdischen Professoren und Dozenten« an der dortigen Medizinischen Akademie beklagte. Auch hätte er direkt an Aktionen gegen jüdische Kollegen teilgenommen[156a]. Das Badische Kultusministerium verhandelte daher – wie bei Faber – ausschließlich mit Siegert und erteilte zum 1. Juli 1934 den Ruf[157].

Die Berufung des Augenklinikers *Wilhelm Wegner* (1898-1972) als Nachfolger des ebenfalls noch 1934 nach Berlin berufenen Walter Löhlein war wenig mehr als eine Formsache; hier deckten sich die Meinungen der Fakultät und der Parteistellen. Wie schon erwähnt, war Wegner am 18.1.1934 zum »Vertrauensmann der Reichsleitung der NSDAP« im Bereich der Medizinischen Fakultät ernannt worden. Der Grund hierfür ist nicht sicher bekannt; nach Lage der Dinge wird auch dies auf seine frühe Parteimitgliedschaft zurückzuführen sein.

Wegner war zu diesem Zeitpunkt noch Oberarzt unter Löhlein, galt sowohl fachlich als ausgewiesener, »aufrechter und bestimmter Kollege«, wie auch als »gemäßigter und gesprächsfähiger« Parteigenosse. Er hatte, neben wichtigen Glaukomarbeiten, den Aufbau einer gemeinsamen Behandlung tuberkulöser Augenleiden durch die Freiburger Augenklinik und die Heilstätten in Höchenschwand (Hochschwarzwald) begonnen. Für die Nachfolge Löhleins erstellte die Fakultät zwar formell eine Liste mit dem Axenfeld-Schüler *Ernst Engelking*, Köln (1886-1975), an der Spitze; über die Berufung Wegners erfolgte jedoch keine weitere Diskussion[158]. Es hat den Anschein, daß die Fakultät aus den genannten Gründen bewußt eine Hausberufung anstrebte.

Man muß die drei letztgenannten Berufungen der inzwischen gängigen, relativ undifferenzierten Schematik zuordnen, unter fachlich ausgewiesenen Bewerbern die Parteimitglieder vorzuziehen. Wie schon erwähnt, waren frühe Eintritte in die Partei und in deren Formationen SA und SS bei Hochschullehrern nichts Außergewöhnliches; die Kandidaten hatten dadurch einen Bonus, der in den Augen des Ministeriums von anderen Kandidaten fachlich schwer aufzuwiegen war. Daß damit nicht immer eine Garantie für fortdauernde Regimetreue gegeben war, sollte sich jedoch in der Folge auch in Freiburg erweisen.

Problematischer waren Neubesetzungen, bei denen es nicht nur um die Position allein ging, sondern um einen damit verbundenen sichtbaren Neuanfang in der betroffenen Institution. Die dramatischen Umstände der sich über

1 1/2 Jahre hinziehenden Entlassung des Internisten Siegfried Thannhauser wurden oben ausführlich geschildert. Am Tage seiner endgültigen Beurlaubung, am 17.4.1934, wurde zwar durch den gleichen Erlaß der Oberarzt *Woldemar Mobitz* (1889–1951) mit der Leitung der *Medizinischen Klinik* betraut, jedoch ausdrücklich limitiert »bis zur endgültigen Regelung der Vertretung, die von hier aus bereits in die Wege geleitet ist«[159]. Diese war offenbar von langer Hand vorbereitet: bereits 10 Tage später wurde »der besonders geeignete« Führer der Münchner NS-Dozentenschaft *Otto Bickenbach*, ein nichthabilitierter, kaum 30jähriger Assistenzarzt der Münchner Medizinischen Klinik, als stellvertretender Direktor eingesetzt.

Über die Motive dieser ministeriellen Entscheidung liegen vorläufig keine Erkenntnisse vor, ebenso scheinen Rektorat und Fakultät dabei völlig übergangen worden zu sein. Es ist unübersehbar, daß es hier nicht um fachliche, sondern um ausschließlich politische Kompetenz ging; Partei und Regierung war dringend daran gelegen, in der Thannhauser'schen Klinik endlich »eindeutige Verhältnisse« zu schaffen[160]. Bickenbach muß dem Ministerium von der Münchner Dienststelle des Gerhard Wagner oder vom Sicherheitsdienst als hierfür geeignet genannt worden sein; dies läßt sich auch aus seiner weiteren Karriere erschließen. Er leitete die Klinik bis zur Amtsübernahme von Helmut Bohnenkamp am 1.10.1934; Zeitzeugen berichten von seiner Amtsführung im Stil eines »Säuberungskommissars«, der an der Klinik in unfreundlichster Weise gegen noch verbliebene Mitarbeiter des »Juden Thannhauser« polemisierte, deren weiteres Verbleiben im Dienst untragbar sei. Schwere Auseinandersetzungen sind mit dem ihm nunmehr nachgeordneten, wesentlich älteren Oberarzt Mobitz, aber auch mit Wilhelm v. Möllendorff als Dekan belegt[161].

Bickenbach war später in Oberarztfunktion an der Heidelberger Medizinischen Klinik tätig und gehörte nach der Annexion von Elsaß-Lothringen als Internist zum Lehrkörper der »Reichsuniversität« Straßburg. Er stand dort nominell der Medizinischen Poliklinik vor, konzentrierte sich aber vornehmlich auf die Leitung eines eigens für ihn eingerichteten »Medizinischen Forschungsinstitutes«[162]. In dieser Eigenschaft hat er, zusammen mit dem Anatomen Hirt, an Häftlingen des Konzentrationslagers Natzweiler-Struthof (Vogesen) tödliche Versuche mit Phosgengas durchgeführt. Nach dem Kriege wurde er durch ein französisches Gericht in Metz abgeurteilt, jedoch später entlassen[163].

Die Berufung *Helmut Bohnenkamps* (1892–1973) als eigentlichem Nachfolger von Thannhauser verlief nach dem inzwischen üblichen Ritual. Die Fakultät wurde noch am Tag der Beurlaubung Thannhausers (17.4.1934) telefonisch und schriftlich um beschleunigte Vorlage einer Vorschlagsliste gebeten unter gleichzeitiger Anordnung, Bohnenkamp mit auf die Liste zu nehmen[164]. Dies war neu, da die Fakultät bisher immer noch die Möglichkeit hatte, zunächst einen eigenen Vorschlag einzureichen. Sie nahm sich allerdings die Freiheit, die bereits im Mai 1930 bei der Berufung Thannhausers vorgeschlagenen Namen Nonnenbruch und Aßmann erneut zu nennen[165]. Warum die NS-Stellen Bohnenkamp favorisierten, ist ungeklärt; er muß ihnen jedoch bei der spezifischen Problematik der Thannhauser-Nachfolge auch politisch positiv bekannt gewesen sein. Auffällig ist, daß er noch nicht der Partei angehörte und daß er die Annahme des Rufes von einem einstimmigen Votum der Fakultät abhängig machte, das ihm auch gewährt und mitgeteilt wurde. Da er nach dem Ersten Weltkrieg seine Ausbildung in Freiburg bei Aschoff begonnen hatte, setzte sich dieser ausdrücklich für ihn ein.

Nach einer schweren Kopfverletzung im Krieg hatte Bohnenkamp außer bei Aschoff auch bei dem Physiologen Johannes von Kries gearbeitet. Seine Ausbildung in Innerer Medizin und Neurologie erhielt er in Heidelberg bei Ludolf von Krehl und Viktor von Weizsäcker. Dies führte während der Berufungsverhandlung zu einer Kollision mit dem Psychiater Beringer, da Bohnenkamp die Freiburger Klinik in »Medizinische und Nervenklinik« umbenannt haben wollte. Die Neurologie sei nach seiner Auffassung ebenso ein Teil der Inneren Medizin – aus der sie hervorgegangen sei – wie ein Teil der Psychiatrie; aus prinzipiellen Gründen müsse daher auch der Internist neurologisch forschen, lehren und behandeln können. Beringer konnte die Entscheidung mit Mühe auf fünf Jahre hinauszögern; der Kriegsbeginn ließ das Problem vergessen [166].

Die Quellenlage zur Nachfolgeregelung des *dermatologischen Lehrstuhles* ist bisher dürftig; es ist lediglich bekannt, daß der Münchner Oberarzt *Julius Karl Mayr* (1888–1965) die Klinik für die Dauer des Winterhalbjahres 1933/34 vertrat, bevor er nach Münster gerufen wurde, um *Alfred Stühmer* (1885–1957) nachzufolgen [166a]. Dieser kam seinerseits nach Freiburg; es kann angenommen werden, daß sich in diesem Falle der primäre Wunsch der Fakultät durchsetzen konnte.

Stühmer, noch vor dem Ersten Weltkrieg ein Schüler von Paul Ehrlich und Albert Neisser, war bereits 1919 von Rost als Oberarzt an die Freiburger Hautklinik geholt worden und hatte sich hier 1921 habilitiert. Seit 1925 war er Ordinarius an dem neu eingerichteten Lehrstuhl seines Faches an der Universität Münster und durch seine therapeutischen und organisatorischen Erfolge in der Bekämpfung der Hauttuberkulose international bekannt geworden. Hierzu hatte er bei Münster eine für Deutschland vorbildliche Lupusheilstätte »Haus Hornheide« eingerichtet.

Seine Rückkehr nach Freiburg nach der Entlassung Rosts im April 1934 erwies sich taktisch als Glücksfall für die Fakultät; wie noch zu zeigen sein wird, vermochte es Stühmer durch sein ausgesprochenes Geschick im Umgang mit amtlichen Stellen über viele Jahre, als immer wieder im Amt bestätigter Dekan (Oktober 1936–1940, von da an bis Kriegsende Prodekan), die Verhältnisse in der Fakultät einigermaßen stabil zu halten. Dies gelang ihm vor allem auf Grund seiner von niemand bestrittenen Fähigkeit, zwischen den Behörden und den Fakultätsinteressen sachlich auszugleichen und zu vermitteln. Da nach 1935 nur noch Parteigenossen zu Dekanen ernannt wurden und Stühmer auch bei der Partei als verläßlich galt, war er – gemeinsam mit dem ähnlich unorthodox agierenden NS-Vertrauensmann Wegner – für die Bewältigung des Fakultätsalltags der richtige Mann: »die Fakultät war froh«, so Franz Büchner, »daß sie ihn hatte« [167].

Dies galt auch für Stühmers Position im eigenen Fachgebiet; so blieb durch seine Intervention der Protest von Alfred Hollander während des 9. Internationalen Dermatologenkongresses in Budapest 1935 gegen das judenfeindliche Verhalten Deutschlands ohne schwerwiegende Konsequenzen. Auch der seinerseits gefährdete Alfred Marchionini erhielt die Teilnahmegenehmigung zur Tagung der Straßburger Dermatologenvereinigung nur dank Stühmers Bemühen[167a].

Stühmer verkörperte im übrigen in besonders typischer Weise den vaterländisch geprägten, vom ersten Weltkrieg und der Weimarer Republik enttäuschten Hochschullehrer, der – wie seine Ansprache »Vom Werden und Wesen des deutschen Akademikers« vor den Neuimmatrikulierten des Wintersemesters 1937 ausweist – die ersten Jahre des Nationalsozialismus als positiven Aufbruch erlebte[168].

Politisch vordergründiger gestaltete sich wieder die Nachfolgeregelung des Anatomen *Wilhelm v. Möllendorff*, der am 1. April 1935 aus der Fakultät ausschied, um einen Ruf nach Zürich anzunehmen. Ein offizieller Weggang ins Ausland bedeutete seinerzeit fast Verrat an der »reichsdeutschen medizinischen Jugend«; im Falle v. Möllendorff erinnerte man sich aber daran, daß er in den 2 Jahren seit der nationalen Erhebung verschiedentlich Reibungen gehabt habe«[169]. Außerdem waren wohl seine oben genannten früheren Sondierungen in der Schweiz noch bekannt. Vielleicht aus diesem Grunde legte vor der offiziellen Ruferteilung der »Stab Hochschulkommission« der NSDAP in München v. Möllendorff nahe, »diese Mission« zu übernehmen und »auf dem Schweizer Posten für das deutsche Ansehen... zu dienen«. Dies muß als erkennbarer Wunsch der NS-Stellen gedeutet werden, v. Möllendorff jetzt auf diese besondere Weise los zu werden. Fakultät und Rektorat versuchten kurzzeitig, aber intensiv, ihn zu halten; nach seinem Weggang bescheinigte ihm jedoch eine scheinheilige Presseerklärung der Universität, daß das Reich »gerade in der Gegenwart« ein lebhaftes Interesse daran habe, daß hervorragende deutsche Gelehrte ins Ausland gingen[170].

Von den Nachfolgeüberlegungen der Fakultät ist bekannt, daß aufgrund eines Vorschlags der NS-Studentenschaft vorübergehend erwogen wurde, Hans Böker aus Jena zurückzuholen. Die Fakultät legte jedoch am 27.4.1935 eine Liste mit den Namen Benninghoff (Kiel), Goerttler (Hamburg), Petersen (Würzburg) und Stöhr (Bonn) vor. Aus unbekannten Gründen wurde von den Genannten niemand berufen; dagegen schaltete sich diesmal direkt das Reichskultusministerium ein und erteilte den »telephonischen Auftrag«, die Vorschlagsliste »durch den Namen Nauck (Marburg) zu erweitern«[171]. *Ernst Theodor Nauck* (1896–1970) war der Fakultät durch seine Tätigkeit als Prosektor und Extraordinarius am Anatomischen Institut von 1932–1934 bekannt, von wo aus er das Ordinariat seines Faches in Marburg übernommen hatte. Seine Berufung nach Freiburg zum 1.10.1935 sollte sich später als schwere politische Belastung erweisen, indem er während des Krieges im Auftrag des Sicherheitsdienstes (SD) nicht nur – wie er verharmlosend angab – »die Ausländer unter den Studierenden im Auge behalten«[172] sollte, sondern diesen Auftrag auf weitere Kreise von Fakultät und Universität ausdehnte.

Die letzten beiden Berufungen von Ordinarien im Dritten Reich fanden 1936 statt; sie trafen in eine Situation, in der man nunmehr offensichtlich besser gelernt hatte, mit den verschiedenen politischen Einflußsphären taktisch umzugehen. Dies wird besonders deutlich an der Berufung des Pathologen *Franz Büchner* (1895–1991), der in seinen Erinnerungen schildert, wie es trotz einer »Serie von politischen Intrigen«[173] gelang, seine Berufung durchzusetzen.

Büchner war von 1922–1933 Schüler, Habilitand und Oberarzt bei Ludwig Aschoff gewesen und leitete von 1933–1936 das Pathologische Institut des Städtischen Krankenhauses Friedrichhain – nunmehr »Horst-Wessel-Krankenhaus« genannt – als Nachfolger von Ludwig Pick (1868–1935) in Berlin. Büchners Arbeiten zu den Beziehungen des peptischen Geschwüres und der Gastritis zum Magenkarzinom sowie zur Koronarinsuffizienz und zum Koronarinfarkt hatten ihm den Ruf verschafft, unter den jüngeren Pathologen der überragende Kandidat für den gewichtigen Freiburger Lehrstuhl zu sein. Die wissenschaftliche Qualifikation mußte selbst von den Parteidienststellen zugegeben werden, die indessen sein offenes Bekenntnis zum katholischen Christentum zum Anlaß für die Empfehlung nahmen, »solche Menschen heute nicht mehr als Hochschullehrer zu nehmen«[174]. Daß der dennoch am 8.8.1936 als Nachfolger Aschoffs berufen wurde, schreibt Büchner der Tatsache zu, daß »damals noch der Unterschied zwischen aufrechten, sachlichen und unbestechlichen Männern und unfreien Dienern des Regimes mitten durch die Partei, die Hochschule und die Ministerien ging«; er verzeichnet ausdrücklich die Hilfe Wilhelm Wegners, zu diesem Zeitpunkt neben seiner Aufgabe als Vertrauensmann der Partei auch Dekan der Fakultät[175]. Dabei konnte der Versuch verhindert werden, den berühmten Aschoff'schen Lehrstuhl im Zuge dieser Berufung zum Extraordinariat herabzustufen, da man fürchtete, Büchner – »einer von den wenigen zukunftsreichen Pathologen« – dann bald wieder zu verlieren[176].

Wegner gelang es parallel zur Berufung Büchners, nach der Emeritierung von Paul Uhlenhuth auch das schwierige Problem einer angemessenen Nachfolge des Lehrstuhles für *Hygiene* in nahezu herkömmlicher Weise zu lösen. Die Liste der Fakultät, mit dem von ihr gewünschten »begabtesten und vielseitigsten Hygieniker« *Hermann Dold* (1882–1962) auf dem ersten Platz, enthielt keinerlei politische Würdigung, sondern eine ausschließlich sachlich-wissenschaftliche Begründung[177]. Dold hatte nach langen Dozentenjahren in London und Schanghai bereits die Lehrstühle in Kiel und Tübingen versehen und entschloß sich nur zögernd, nach Freiburg zu kommen, da er Unzuträglichkeiten mit dem unverdrossen im Institut weiterarbeitenden Emeritus Uhlenhuth voraussah, die dann auch eintraten[178]. Die hierzu angestellten Überlegungen dominierten das Berufungsverfahren; es ist auffällig, daß trotz der im Dritten Reich besonders betonten gesundheitspolitischen Bedeutung der Hygiene keinerlei Einmischung der amtlichen Stellen erfolgte. Einem nachgereichten politischen Unbedenklichkeitszeugnis des Rektors der Universität Tübingen ist die Mühe anzusehen, aus einem als »besinnlich und zurückhaltend« charakterisierten Wissenschaftler einen »aufrechten Nationalsozialisten« zu machen[179].

Es wäre falsch, an diesen letzten Berufungsbeispielen ablesen zu wollen, daß sich inzwischen die Lage entspannt hätte. Gerade daran sollte vielmehr gezeigt werden, wie sehr jeder einzelne Berufungsfall zur Herausforderung wurde, wie aber auch mit der politischen Einflußnahme im Grunde der Weg zur Destabilisierung der Fakultät, bis hin zur Vernichtung des gegenseitigen Vertrauens geebnet war. Büchner, Noeggerath und andere haben eindringlich dargestellt, wie sich im Laufe der folgenden Jahre insgesamt das Klima veränderte, weil »keiner mehr vom anderen wußte, was er von ihm zu halten hatte«[180]. Es ist zwar vielfach beschrieben worden, daß in Freiburg der Umgangsstil mit politischen Anfechtungen einfacher gewesen sei als an anderen Hochschulen, wie z.B. an der Nachbaruniversität Heidelberg. Dies gelang jedoch zunehmend nur im Rückzug des Einzelnen auf sich selbst oder auf seine nächsten Vertrauten. Von dort aus blieb es in der Tat in Freiburg immer wieder möglich, offen Verantwortung zu zeigen; dafür stehen in der Medizinischen Fakultät Namen wie *Beringer, Büchner, Noeggerath, Stühmer, Wegner*. »Als Gemeinschaft frei sich äußernder und ehrlich miteinander ringender Individuen«[181] war die Fakultät jedoch nach Meinung Franz Büchners keine Einheit mehr.

Krankenversorgung, Forschung und Lehre

In der Struktur ihrer *Institutionen* hat die Medizinische Fakultät während der Zeit des Dritten Reiches wenig Änderung erfahren. Sie blieb in folgender Weise gegliedert:

Institute:
- Anatomisches Institut
- Physiologisches Institut
- Physiologisch-Chemisches Institut
- Pathologisch-Anatomische Anstalt und Sammlung für pathologische Anatomie
- Pharmakologisches Institut
- Hygienisches Institut
- Badisches Untersuchungsamt für ansteckende Krankheiten
- Tierhygienisches Institut
- (Radiologisches Institut; dem Rektorat zugeordnet)

Vereinigte klinische Anstalten:
- Medizinische Klinik
- Chirurgische Klinik
- Orthopädisches Institut
- Kinderklinik
- Augenklinik
- Frauenklinik
- Hals-Nasen-Ohrenklinik
- Hautklinik

Sonstige medizinische Anstalten:
- Psychiatrische und Nervenklinik
- Medizinische Poliklinik
- Zahnärztliche Poliklinik
- Sportärztliches Institut

Die Aufteilung der Kliniken in »Vereinigte« und »sonstige« beruhte auf der überkommenen Verwaltungs- und Finanzstruktur, wonach die Mehrzahl der Kliniken von Staat und Stadt gemeinsam getragen wurden. Der *Verwaltungsrat* der Vereinigten klinischen Anstalten war demgemäß nach wie vor von drei Ordinarien und drei Angehörigen der Stadtverwaltung besetzt. Mit Ausnahme des »Außenklinikums« Psychiatrie und Hautklinik und der neuen Medizinischen und Chirurgischen Klinik blieben alle Institute und Kliniken im Bereich der Albertstraße konzentriert.

Das halbfertige Projekt eines *Gesamtklinikums* an der Hugstetterstraße wurde nach der Machtergreifung erneut zum Prestigeobjekt. Der Reichskommissar für Arbeitsbeschaffung in Berlin, das Badische Kultusministerium und die neue Stadtverwaltung, schließlich auch Rektor Heidegger machten sich die »Bestrebungen der nationalen Reichsregierung« zu eigen, »die Lage des Volkes durch Beschaffung von Arbeit und Bekämpfung der Arbeitslosigkeit zu heben«[182]. Obwohl ein »Kampfbund der Deutschen Architekten« die Weiterführung der ursprünglichen Ringplanung ablehnte, waren sich bereits 1933 Stadtverwaltung und Universität in der Bestrebung einig, »nicht allein die Frauenklinik und Hals-Nasen- und Ohrenklinik, sondern auch die Augenklinik auf dem südlichen Teil des Neubaugeländes unterzubringen«. Der Kostenaufwand wurde mit rund $8^{1}/_{2}$ Millionen Reichsmark angegeben, entsprechend dem Klinikbetriebsvertrag von 1923 zu $^{3}/_{5}$ auf das Land und zu $^{2}/_{5}$ auf die Stadt aufzuteilen. Überlegungen, zunächst nur die Frauenklinik zu bauen, wurden mit dem Hinweis auf das inzwischen bewährte Funktionieren der Krankenversorgung und des Wirtschaftsbetriebes in der Chirurgie und der Medizinischen Klinik entkräftet.

Es sollte sich schnell zeigen, daß diese Pläne vorläufig bestenfalls Propagandawert besaßen; erst 1937 war es auf Grund eines Darlehens von 1,8 Millionen RM möglich, den Rohbau der Frauenklinik anzugehen. Nunmehr schaltete sich aber der »Rechnungshof des Deutschen Reiches« in Berlin ein und erklärte nach einer Begehung am 10. und 11. Mai 1937 die Gesamtplanung als »zu weiträumig angelegt«. Es wurde die ganze Lorenz'sche Konzeption in Frage gestellt und bemängelt, »ob der bauliche Grundriß insbesondere zwecks Verbilligung der Unterhaltung nicht hätte einfacher gestaltet werden können«. Auf einer wenige Wochen später anberaumten Sitzung beim Reichserziehungsminister in Berlin wurde noch deutlicher argumentiert: »in Anbetracht der eisernen Notwendigkeit zu sparen, aber auch wegen Mangels an... Rohstoff« wünsche man eine stärkere Zusammenfassung des Ganzen, etwa dergestalt, daß »durch Zusammenrücken innerhalb der Med. u. Chir. Klinik möglicherweise noch eine neue Klinik untergebracht, mindestens aber noch Kinder- und Hautklinik in den Komplex eingebaut werden könnten«. Eine Zwischenplanung von 1935, wonach alle Kliniken und Institute in Einzelbauten auf dem Gelände um Hugstetter- und Breisacherstraße untergebracht werden sollten, wurde offenbar gar nicht erörtert[183].

Der betriebswirtschaftliche Sachverständige des Rechnungshofes, Prof. Schäfer, ein Maschineningenieur von der Marine, hielt das ganze System für zu langwegig und wollte mit Querflügeln und Kammzähnen »eine vollkommene

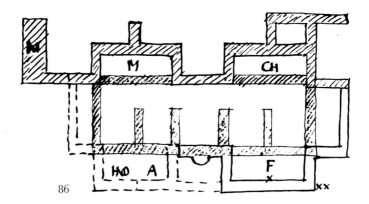

86

Konzentrierung« des Komplexes erreichen. Zum offenkundigen Entsetzen der anwesenden Freiburger Stühmer (Dekan), Siegert (Klinikdirektor) und Baurat Lorenz erläuterte er dies mit grünen Pappstreifen auf dem Lageplan, wovon Lorenz eine Handskizze anfertigte (Abb. 86).

Es würde zu weit führen, das endgültige Scheitern der Konzeption des Klinikringes umfänglich darzustellen; Lorenz als Schöpfer der Idee bemerkte bitter, daß man »die Aufgabe, Universitätskliniken zu bauen, bisher in Baden mehr als eine kulturelle als für eine fiskalische angesehen« habe. Als dann schließlich von 1937–1939 doch noch die *Frauenklinik* und der *Verbindungsbau zur Chirurgischen Klinik* errichtet wurden, kamen sie nicht der Universität, sondern der Wehrmacht zugute, die darin nach einer Begehung durch den Standortkommandanten im Dezember 1941 ein *Lazarett* einrichtete[185].

Es gehört zu den aufschlußreichen Details der nationalsozialistischen Politik, daß weit vor Kriegsausbruch, am 23.1.1939, der Kultusminister mitteilte, daß »möglicherweise die Gelegenheit besteht, unter dem Gesichtspunkt der besonderen wehrpolitischen Bedeutung von Universitätskliniken im Grenzland aus dem Haushalt des Oberkommandos der Wehrmacht größere Mittel zur Fortführung der Klinikbauten zu erhalten«[186]. Angefordert wurde eine »überschlägige Kostenberechnung« für den Neubau einer Augenklinik, einer HNO-Klinik, einer Kinderklinik, einer Psychiatrischen und Nervenklinik und einer Hautklinik in runden Summen; Lorenz errechnete vertraulich innerhalb von 14 Tagen einen Betrag von etwa 22,3 Millionen RM.

Alle betroffenen Direktoren wurden aufgefordert, die für die Förderung eines Neubaues ihrer Klinik sprechenden »*wehrpolitischen Gründe*« zu formulieren. Die trügerische Hoffnung, aus ihren hoffnungslos überalterten Kliniken herauszukommen, bewog die Kollegen, mühsam auf Erfahrungen von 1870/71 und des ersten Weltkrieges zu rekurrieren, um – einschließlich der Kinderklinik – ihre Kliniken »in einem neuerlichen Kriegsfall« in Lazarette umwandeln zu können. Allen war indessen klar, daß die Realität längst anders aussah: am Tag des Kriegsbeginns, am 1. September 1939, ging beim Rektor der Universität die Mitteilung ein, »daß Reichsmittel für die Förderung der Freiburger Klinikbauten nicht in Aussicht gestellt werden können«[187].

Als Groteske sei angefügt, daß 1940 die ministerielle Verfügung erging, die neuen Kliniken in Anbetracht »seiner Verdienste um den Aufbau der Freiburger Universitätskliniken« nach dem inzwischen verstorbenen nationalsozialistischen Kultusminister Wacker in »Otto-Wacker-Kliniken« zu benennen. Universität und Fakultät reagierten kühl; der Name wurde zwar in den rechten Pfeiler des Eingangsbaues eingemeißelt, jedoch offiziell nie geführt und nach dem Krieg sofort wieder entfernt[188].

Hinter der Fassade dieser von vornherein zum Scheitern verurteilten Planungen verbirgt sich der immer schwieriger werdende *Alltag* von Forschung und Lehre in der Medizinischen Fakultät. Soweit bei den beschriebenen Berufungen überhaupt erkennbar, war der vordringlichste Verhandlungsgegenstand immer die desolate Infrastruktur der Institute und Kliniken. Der begonnene Klinikneubau an der Hugstetterstraße hatte schon vor der Machtergreifung jahrelang die Mittel auf sich konzentriert, die zur Bauunterhaltung nötig gewesen wären. Dieser Zustand setzte sich unter den neuen Verhältnissen fort, wobei auffällt, daß in den meisten Institutionen offenbar mehr nach innen gearbeitet wurde; gemeinsam getragene Denkschriften zur Lage der Fakultät, wie sie früher regelmäßig vorgetragen wurden, sind für die Zeit des Dritten Reiches bisher nicht aufgefunden worden. Der Versuch einer Übersicht über die *wissenschaftlichen Aktivitäten* der Fakultät läßt daher nur einzelne Schwerpunkte sichtbar werden; außerdem war spätestens ab 1939 eine Kontinuität bei den Mitarbeitern und damit auch in der Forschung kaum mehr gegeben.

Im Bereich der *theoretischen Institute* war in der *Anatomie* nach dem Weggang v. Möllendorffs die Tradition der wissenschaftlichen Aktivität inhaltlich praktisch abgebrochen. Nauck hatte bisher auf fast allen Gebieten des Faches publiziert (Anatomie auf ontogenetischer Grundlage, Anatomie funktioneller Systeme, allgemeine Ontogeneselehre, vergleichende Embryologie und Morphologie); jetzt arbeitete er nach eigener Aussage »nur noch leise vor sich hin und publizierte nur wenig«[189]. Sein Mitarbeiterstab, mit den Dozenten *Erich Blechschmidt* und *August Wilhelm Brockmann* sowie vier weiteren Assistenten, war vergleichsweise groß; über die Wiederbelebung der *Anthropologischen Abteilung* unter *Johannes Schaeuble* im Jahre 1937 wurde bereits oben berichtet.

Der noch zu besprechende starke Andrang von Medizinstudierenden vor allem während des Krieges zwang zu erheblichen Anstrengungen in der Lehre, die sich auch am Problem der *Leichenbeschaffung* konkretisierten. Nach der »Neuregelung des Vollzugs der Todesstrafe« 1939 wurden dem Freiburger Institut – zusammen mit Heidelberg und Tübingen – die Leichen der Hingerichteten aus den Strafanstalten Stuttgart, später auch Bruchsal zugewiesen[190]. Da die Unterlagen hierzu vernichtet wurden, lassen sich Einzelheiten nicht mehr rekonstruieren; nach Lage der Dinge kann jedoch als sicher gelten, daß sich darunter auch aus politischen Gründen Verurteilte befanden.

Physiologie und Physiologische Chemie kamen bis Kriegsende über zwei Mitarbeiterstellen nie hinaus[191]. Paul Hoffmann, der sich ganz auf seine Wissenschaft konzentrierte, arbeitete mit dem Dozenten *Walter Eichler* und mit *Johannes Sommer* weiterhin an den elektrischen Erscheinungen des ermüdeten und degenerierten Muskels. Er mußte erleben, daß diese vielversprechenden Schüler, ebenso wie *Georg Riotte*, im Kriege fielen. Kapfhammer kämpfte verzweifelt mit dem Bauzustand seines Institutes; seine sechs teilweise winzigen Räume wurden vom Bezirksbauamt 1941 als abbruchreif erklärt. 1938 konnte er *Hans Müller* habilitieren, der sich auf den Cholinstoffwechsel spezialisiert hatte.

Das *Pharmakologische Institut* unter Sigurd Janssen hatte zu Beginn der nationalsozialistischen Zeit einen empfindlichen Verlust erlitten. *Werner Grab* (1903–1965), der 1927 als Doktorand zu Janssen gekommen war und sich auf die inkretorische Tätigkeit der Schilddrüse spezialisiert hatte, war mit der Habilitation beschätigt, als ihm wegen seiner jüdischen Ehefrau zum 1.10.1933 gekündigt wurde.

Er konnte Unterschlupf finden im Physiologischen Laboratorium der Bayer-Werke in Elberfeld und sich erst nach dem Krieg in Düsseldorf habilitieren; von 1957–1965 war er Ordinarius seines Faches in Gießen. Janssen, dessen Institut baulich vergleichsweise großzügig eingerichtet war, verstand es, die Forschung konzentriert weiterlaufen zu lassen, die sich im wesentlichen mit Untersuchungen zur Pathologie und Therapie hormonaler Ausfallerscheinungen befaßte. 1934 habilitierte sich *Arnold Loeser* (1902–1986), der spätere Direktor des Pharmakologischen Institutes in Münster; zu den langjährigen Mitarbeitern dieser Zeit gehörte auch *Alfred Enders* (1912–1966), der jedoch erst nach dem Krieg zur Habilitation kam [192].

Die Übernahme des *Hygiene-Institutes* durch Hermann Dold war in den ersten Jahren dadurch belastet, daß seinem Vorgänger Uhlenhuth mehr Finanzquellen zur Verfügung standen als ihm selbst, und daß es Uhlenhuth verstand, seine weitere wissenschaftliche Aktivität bis hin zur Reichsärzteführung als im »kulturpolitischen Interesse« stehend zu deklarieren. Leidige Auseinandersetzungen zogen sich bis Kriegsausbruch hin; außerdem bedeutete im Jahre 1939 der Tod des Leiters der Chemischen Abteilung des Instituts, *Eduard Remy*, den Verlust eines erfahrenen und loyalen Mitarbeiters. Dold selbst bearbeitete schwerpunktmäßig das Thema der antibakteriellen Hemmstoffe und Wandlungsstoffe, die er Inhibine bzw. Mutine nannte. Er versuchte diese in Nahrungsmitteln, Sekreten und Organen nachzuweisen und ihre Wirksamkeit experimentell zu ermitteln [193].

Unzweifelhafter Schwerpunkt der Medizinischen Fakultät blieb auch nach der Berufung Franz Büchners das *Pathologische Institut*, der dieses zu Ehren seines Lehrers 1938 in »Ludwig-Aschoff-Haus, Pathologisches Institut der Universität Freiburg im Breisgau« umbenennen ließ. Büchner war sich bewußt, ein Institut zu übernehmen, das drei Jahrzehnte lang von Ludwig Aschoff geführt worden war, »dem beherrschenden Repräsentanten der Allgemeinen Pathologie in der Zeit nach Virchow«. Er sah sich vor der Frage, »ob mit dieser großen Tradition durch Verlagerung des Schwerpunktes auf Spezielle Pathologie gebrochen werden sollte, oder ob er eine neue Entfaltungsstufe der Allgemeinen Pathologie wagen müsse« [194]. Büchner versuchte beides, zumal er sich auf das bestausgestattete Institut der Fakultät mit einem eingespielten Mitarbeiterstab stützen konnte (Abb. 87).

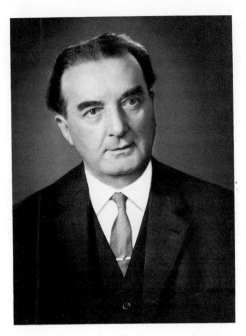

7 Franz Büchner (1895–1991)

Bis zum Kriege erweiterte sich der Forschungsschwerpunkt Pathologie des Herzens in die übergreifende Frage nach der Bedeutung der Hypoxie bzw. der Unterstützung der Atmungsprozesse in den funktionstragenden Zellen der Organe, vor allem bei Durchblutungsstörungen des Herzmuskels, des Gehirns und der Leber. Dieser Forschungsgegenstand erregte das Interesse des Sanitätsinspekteurs der Luftwaffe, Generaloberstabsarzt *Erich Hippke*, der Büchner antrug, sich auch im wehrmedizinischen Interesse der Hypoxieforschung anzunehmen[195]. Gleichzeitig sollte er als Beratender Pathologe der Luftwaffen-Sanitätsinspektion (LIn 14) tätig werden; ihm unterstanden damit die Beratenden Pathologen der Luftflotten und die Pathologen der sog. Luftgaue. Büchner berichtet, er habe unter der Bedingung akzeptiert, keine Geheimarbeiten ausführen zu müssen, die Mitarbeiter selbst aussuchen und die wissenschaftlichen Themen selbst stellen zu können. Auf dieser Basis wurde dem Pathologischen Institut ab 1940 ein *Institut für Luftfahrtmedizinische Pathologie* angegliedert; dort wurden systematisch tierexperimentelle Untersuchungen über die akute Atmungshemmung bei Höhenkrankheit und Höhentod, über die zellulären Probleme bei der O_2-Vergiftung, sowie im späteren Verlauf des Krieges, nach der Erfahrung des Luftkrieges und des Rußlandfeldzuges, auch über das Problem der Unterkühlung durchgeführt.

Büchner nutzte diese Institutskonstruktion, um in die Luftfahrtpathologische Abteilung ausgesucht qualifizierte junge Mitarbeiter abkommandieren zu lassen. Dadurch konnte er nach Kriegsbeginn auch die normalen Routine- und Forschungsaufgaben des Instituts ohne Probleme weiterlaufen lassen, da diese von den Mitarbeitern der Luftfahrtpathologie mitübernommen wurden. Zu seinen frühen Schülern *Hubert Meeßen* (*1909) und *Gerhard Liebegott* (1910–1975) stießen auf diese Weise *Wolfgang Rotter* (*1910), *Werner Altmann* (*1916), *Josef Pichotka* (1911–1991), *Gerd Peters* (*1906), *Hans Adolf Kühn* (*1914), *Hans-Jürgen Staudinger* (1914–1990) und *Helmut Schubothe* (1914)–1983) hinzu. Büchner ist in seinen Erinnerungen davon überzeugt, auf diese Weise und mit diesem hervorragenden, später ausnahmslos zu hoher wissenschaftlicher Bedeutung gelangten Mitarbeiterkreis – »zwischen den Aufgaben in Forschung, Lehre und täglicher Praxis und den kriegspathologischen Erfordernissen« – das gesamte Pathologische Institut »politisch z.T. abgeschirmt und vor dem sachlichen Verkümmern gerettet zu haben«[196].

Nach dem Kriege geäußerte Mutmaßungen über einen direkten Zusammenhang der Freiburger Hypoxieuntersuchungen mit den Unterkühlungsversuchen der SS an Menschen in Konzentrationslagern konnte Büchner, wie noch zu zeigen sein wird, entkräften[197]. Darüber hinaus betonte er, daß im Arbeitskreis die Frage offen diskutiert worden sei, ob die Verknüpfung von Kriegspathologie mit der allgemeinen wissenschaftlichen Forschung überhaupt zu rechtfertigen wäre. Seine Mitarbeiter bestätigen, daß man dies damals bejaht hätte. Büchner selbst ist der Überzeugung, »aus den vordergründigen Fragen der Kriegspathologie immer wieder zu den übergeordneten Problemen der speziellen und besonders auch der allgemeinen Pathologie« vorgedrungen zu sein, um damit »auf einem uns anvertrauten Sektor den Frieden über den Krieg hinaus zu retten...«[198].

Gegen Ende des Krieges legte Büchner die Leitung des Institutes für Luftfahrtmedizinische Pathologie von sich aus nieder, da der Nachfolger des Sanitätsinspekteurs Hippke die bisher geduldete Forschungsautonomie nicht mehr gestatten wollte[199]. Nach der Zerstörung des Pathologischen Instituts im November 1944 wurde die Einheit zunächst nach Bad Hofgastein, dann nach St. Blasien verlegt, ohne jedoch ihre Arbeit noch einmal aufzunehmen[200].

Bemühungen um die Aktivierung bzw. Verselbständigung weiterer Institute wurden zwar vor dem Kriege noch in die Wege geleitet, hatten jedoch unterschiedlichen, meist mäßigen Erfolg.

Nicht ohne regierungsamtliche Förderung der dort betriebenen Forschungen wurde 1936 ein Extraordinariat für *Radiologie* eingerichtet und mit *Hanns Langendorff* (1901–1974) besetzt. Das »Radiologische Institut der Universität Freiburg« war, wie erwähnt, bereits 1914 aus der Frauenklinik heraus errichtet worden und war seither durch seine vornehmlich biophysikalische Arbeitsrichtung charakterisiert. Walther Friedrich, später Otto Risse, bauten das Institut in der Katharinenstraße unter ausdrücklicher Förderung Aschoffs weiter aus; die Forschungen konzentrierten sich auf die physikalischen Grundlagen und die biologischen Wirkungen energiereicher Strahlen in Diagnostik und Therapie. Langendorff, ein promovierter Biologe, führte hierzu den Begriff »Strahlenbiologie« bzw. »Radiobiologie« ein; er hatte bereits 1929 am Katharinenhospital in Stuttgart ein strahlenbiologisches Forschungslaboratorium gegründet und verstärkte in Freiburg diesen Forschungsschwerpunkt. Das Institut in der Katharinenstraße wurde nach seiner Ernennung Eigentum der Universität und nach seinem Begründer »Krönig-Haus« genannt; es unterstand bis Kriegsende unmittelbar dem Rektor, da sowohl die Medizinische als auch die Naturwissenschaftliche Fakultät daran Interesse zeigten[201].

Mehrfache Versuche wurden in der zu besprechenden Zeit unternommen, die *Gerichtliche Medizin* institutionell aufzuwerten. Seit Jahrzehnten, seit der Zeit Rudolf Maiers, gehörten die gerichtspathologischen Arbeiten, also die Ausführung von gerichtlichen Sektionen und die Erstellung von Gutachten für die Gerichte, zu den Aufgaben des Pathologischen Institutes. Auch Vorlesungen über Gerichtliche Medizin wurden von Dozenten dieses Institutes angeboten, daneben las bis 1935 der seit 1924 bereits emeritierte frühere Extraordinarius *Adolf Schüle* (1866–1937) noch ein eigenes Kolleg. Im Jahre 1929 hielt der Justizminister den Zeitpunkt für gekommen, einen eigenen Lehrstuhl und ein Institut für Gerichtliche Medizin einzurichten; bis weit über das Kriegsende hinaus kam es indessen lediglich zu wechselnden Lehraufträgen und 1943 kurzfristig zu einer Diätedozentur mit Unterbringung in Räumen der alten Medizinischen Klinik. Diese versah der in Heidelberg habilitierte *Herbert Elbel* (1907–1986), der jedoch im November 1944 auf den Lehrstuhl seines Faches nach Bonn berufen wurde. Wiederum sprang die Pathologie ein, wobei sich insbesondere Gerhard Liebegott auf diese Aufgabe konzentrierte[202].

Ähnlich provisorisch verliefen Versuche zur Aufwertung des *Sportärztlichen Institutes*. Es hatte sich seit 1927 in fünf eigenen Räumen des Hauses Albertstraße 14 befunden und war durch Hermann Rautmann und Fritz Duras – gefördert durch das spezifische Interesse Ludwig Aschoffs – über die Notgemeinschaft der Deutschen Wissenschaft apparativ gut ausgestattet. Fritz Duras war, wie bereits berichtet, 1933 als Halbjude entlassen worden; er verließ Deutschland und arbeitete nach 1936 als Dozent an der Universität Melbourne, Australien[203]. Die Räume des Institutes waren gekündigt, die Einrichtung unter Verschluß genommen.

Für zwei Jahre übernahmen Assistenten der Chirurgie und des Pathologischen Institutes die Aufgaben des Sportarztes, die sich – nunmehr unter verantwortlicher Aufsicht des Reichs-SA-Hochschulamtes in Berlin – auf die Pflichtuntersuchungen des Studierenden und die sportärztliche Beratung beschränkten. 1935 bemühte man sich, *Wolfgang Kohlrausch* (1888–1980) aus Berlin zu gewinnen, einen Schüler des Chirurgen August Bier, der die dortige sportärztliche Untersuchungsstelle leitete und eine venia legendi für Sporthygiene und Sporttherapie besaß. Kohlrausch sagte unter der Bedingung zu, dem Freiburger Institut seine in Berlin privat betriebene »Schule für Krankengymnastik und Massage« anschließen zu können. Nach seinem Amtsantritt als Leiter des Sportärztlichen Institutes zum 1.10.1935 bestätigte das Badische Innenministerium mit Schreiben vom 30.11.1935 auch die staatliche Anerkennung der Schule für Krankengymnastik[204].

Diese nahm in der Baracke des alten Klinikums in der Albertstraße ihre Arbeit auf; unter den Lehrerinnen fungierte von Anfang an als Krankengymnastin *Hede Leube* (1903–1979), die der Schule ein besonderes Profil verschaffte. Es war nicht möglich, für Kohlrausch eine Planstelle zu schaffen, weswegen er 1941 Freiburg wieder verließ und auf einen Lehrstuhl für Bewegungstherapie und Sportmedizin nach Straßburg ging. Im Zuge kriegsbedingter Sparerlasse drohte danach das Institut ganz aufgelöst zu werden; die Fakultät vermochte dies jedoch mit dem Hinweis auf die »Besonderheit der Sportstadt Freiburg« abzuwenden[205]. Hede Leube wurde als technische Leiterin eingesetzt und erhielt die Erlaubnis, nebenbei Medizin zu studieren. 1942 wurde die Schule von den klinischen Anstalten übernommen, die ärztliche Leitung übertrug man dem Psychiater Gaupp, später dem Orthopäden Mutschler[206].

Auf einhellige Anregung der Karlsruher und Berliner Ministerien übernahm *Ludwig Aschoff* nach seiner Emeritierung 1936 den seit dem WS 1929/30 verwaisten Lehrauftrag für *Geschichte der Medizin* und amtierte offiziell ab 1937 als Direktor des Seminars für Medizingeschichte[207]. Er taufte dieses in »Medico-historisches Institut« um, womit er unterstreichen wollte, daß Medizingeschichte als Fach natürlicherweise in der Medizinischen Fakultät angesiedelt ist und daß sie im Verband der Medizinischen Institute eine notwendige und gleichberechtigte Position einzunehmen hat. Aschoff las ab Sommersemester 1938 regelmäßig einen »Überblick über die Geschichte der Medizin« und erhielt im Universitätsgebäude (heute KG I) einen Raum für das Institut. Ab 1937/38 beschäftigte er als unbezahlte Volontärassistentin *Käthe Heinemann* (1889-1972), der wegen Widerstands gegen das NS-Regime die Bestallung als Ärztin versagt worden war. Aschoff gab ihr Gelegenheit, sowohl pathologische als auch medizinhistorische Themen zu bearbeiten. 1938 hielt er in Glasgow die »Finlayson-Gedächtnisvorlesung« über die »neuesten Ergebnisse der deutschen Forschung betreffend die Entdeckung des Blutkreislaufes durch den Engländer William Harvey«; mit ihrer Publikation begründete er die Reihe »Freiburger medizinhistorische Forschungen«.

Aschoff hat sich nicht damit begnügt, die Medizingeschichte als Altersvergnügen eines Emeritus zu betreiben. Auch um die Nachfolge in der Fachvertretung hat er sich ernsthaft und von langer Hand bemüht, übergab jedoch noch vor einer endgültigen Regelung Amt und Institution am Ende des Jahres 1940 aus Altersgründen der Fakultät. Als kommissarische Direktoren amtierten danach Franz Büchner, Ernst-Theodor Nauck und Josef Kapfhammer, bis dem Dozenten für Medizingeschichte an der Medizinischen Akademie Düsseldorf, *Joseph Schumacher* (1902-1966), eine Diätendozentur angetragen wurde. Mit seiner Umhabilitierung nach Freiburg 1941 und der Übernahme der Leitung des Medico-historischen, später Medizingeschichtlichen Institutes war die – allerdings noch lange umkämpfte – Kontinuität dieser Institution wieder hergestellt. Schumacher, für den seit seiner Habilitation 1939 die naturphilosophischen Grundlagen der Medizin in der abendländischen Antike zum Lebensthema geworden waren, bezeichnete es als die Aufgabe seines Faches, im Durchdenken der philosophischen Voraussetzungen der Naturwissenschaften zu einem »wesentlichen, intakten Arzttum« beizutragen[208].

Die *Kliniken* mußten sich in den Dreißiger Jahren im wesentlichen auf die Bewahrung des Bestehenden konzentrieren. Ihre wissenschaftliche Aktivität war zunächst eingeschränkt durch die Dezimierung der intellektuellen Kapazitäten, später durch die zunehmende Isolierung der deutschen Medizin vom internationalen Fortschritt. Reisen zu Kongressen im Ausland bedurften langwieriger Antragsverfahren und wurden immer seltener. Die Arbeitsbedingungen waren nachhaltig dadurch geprägt, daß sich – wie in einem Aktenvermerk vom 13.5.1937 festgestellt – »sämtliche alte Kliniken in einem sehr traurigen Zustand befanden«.

Stühmer schrieb 1938 an den Rektor, »daß die Arbeitsfreudigkeit aller Beteiligten beeinträchtigt« sei, da »für einen Teil der klinischen Direktoren, welche in Freiburg tätig sind, die Aussicht auf einen Neubau, der nicht unmittelbar erstellt wird, praktisch wertlos ist, da die Zeit ihrer Amtstätigkeit bis zur Inbetriebnahme dieser Neubauten nahezu abgelaufen sein wird«[209]. Insbesondere die Direktoren der Augenklinik, der Frauenklinik und der Kinderklinik wiesen jahrelang darauf hin, daß die »baulichen Unzulänglichkeiten ihrer Häuser nicht nur Unbequemlichkeiten bedeuten, sondern die unmittelbare Ursache von Gesundheitsschädigungen, ja von Todesfällen sind«[210]. Daß dabei dennoch in den Rechnungsjahren 1935 bis 1937 Betriebsüberschüsse von über einer halben Million Reichsmark erzielt wurden, beweist die unvermindert hohe Krankenfrequenz; allerdings wurde es wegen der oben beschriebenen Konzentration auf Neubaupläne abgelehnt, diese Mittel in die Renovierung der alten Gebäude hineinzustecken[211].

Lediglich in zwei Fällen war es gelungen, neue und bessere Verhältnisse zu schaffen. Eine räumliche Umschichtung war schon 1933 für die *Hals-Nasen-Ohrenklinik* vorgenommen worden, die auf die Gebäude Albertstraße 7 und 9 sowie Zähringerstraße 4a verteilt gewesen war. Nach dem Umzug von Medizin und Chirurgie konnte Otto Kahler die für Erich Lexer erbaute Privatklinik Albertstraße 2 sowie den daneben gelegenen östlichen Teil des alten Klinikums Albertstraße 4 gewinnen. Daß ihm damit nur bedingt geholfen war, zeigt die zusätzliche Beantragung einer Sonderstation für ansteckende Fälle im Jahre 1935.

Kahler hatte während der ganzen Zeit mit den oben beschriebenen Schwierigkeiten als »Nichtarier zweiten Grades« zu kämpfen, erfreute sich aber in der Fakultät und bei den Studenten – u.a. als »lebenslanger Ski-Dekan« – eines ausgezeichneten Rufes. Wissenschaftlich bearbeitete er in dieser Zeit das »Tonsillenproblem«, während sich seine Schüler *Richard Mittermaier* (1897–1983) auf die Röntgendiagnostik des Faches und *Otto Erich Riecker* (1910–1982) auf die Veränderungen des Gehörorganes bei Luftdruckschwankungen konzentrierten.

Eine wissenschaftliche Besonderheit der Kliniker war eine bereits 1919 von Kahler eingerichtete *Poliklinik für Stimm- und Sprachstörungen* sowie ein phonetisches Laboratorium, das von einem der ersten spezialisierten Phoniater, *Rudolf Schilling* (1876–1964) geleitet wurde. Dieser, in Freiburg aufgewachsen und seit 1905 als Hals-Nasen-Ohrenarzt niedergelassen, hatte sich selbst in das Forschungsgebiet der Experimentellen Phoniatrie und Phonetik eingearbeitet; im Juli 1922 konnte er sich bei der Freiburger Medizinischen Fakultät mit der Fachbezeichnung *Phoniatrie* habilitieren und wurde 1925 zum Extraordinarius ernannt. Die von ihm bis in die Nachkriegszeit, über Krieg und Zerstörung hinaus geleitete Poliklinik war die wohl erste Einrichtung ihrer Art für sprachgestörte Kinder; Schilling wurde zu einem der Wegbereiter der modernen Sprach- und Stimmheilkunde[212].

Fritz Faber konnte nach seiner Berufung die frühere chirurgische Klinik für die *Zahnheilkunde* umbauen lassen, nachdem der Hygieniker Uhlenhuth die alten Räume in der Rheinstraße als so unhaltbar bezeichnet hatte, »das der Betrieb eigentlich geschlossen werden müsse«. Eine Sonderbeilage des »Alemannen« vom 24. 1. 1937 beschreibt die neue Klinik nach dem Umbau als modernste und wohl auch schönste ihrer Art in Deutschland; allerdings wurde Faber vom Ministerium angewiesen, die gesamte Tilgung der Umbaukosten von RM 100000,- aus Klinikeinnahmen wieder einzubringen. Mit der Neugestaltung der Zahnklinik erfolgte die weiterwirkende Aufteilung der Tätigkeitsbereiche: Faber selbst leitete die chirurgische Abteilung, die konservierende Abteilung stand unter der Aufsicht des Oberarztes *Friedrich Emig*, für die Prothetik, später auch die Orthodontie war 1936 aus Leipzig der a. o. Professor *Ottomar Jonas* (1885–1956) berufen worden[213].

Aus den übrigen Kliniken sind dagegen – von kleineren Einzelmaßnahmen abgesehen – fast durchweg vergebliche Bemühungen bekannt, die Arbeitsverhältnisse zu verbessern. Zur wachsenden Enttäuschung der Betroffenen erwiesen sich die volltönenden Versprechungen der Reichs- und Landesministerien in der Realität des Alltags meist als hohl; sie wurden nicht selten mit dem Hinweis abgelehnt, daß der Einzelne hinter dem »gemeinsamen großen Werk des Aufbaues des Reiches« zurückzustehen habe. Eine Ausnahme gelang lediglich Kurt Beringer, der im Rahmen der Beschaffungs- und Arbeitstherapie die größten Mängel an der *Psychiatrischen Klinik* mit Hilfe seiner Kranken beseitigen konnte. Er hatte bereits 1931 die psychiatrische Anstalt Gütersloh besucht, in der *Hermann Simon* (1867–1947) die kreative Arbeit des psychisch Kranken als wichtiges Therapieelement systematisch ausgebaut hatte. Beringer führte diesen Ansatz nach seiner Berufung konsequent in die Freiburger Klinik ein und konnte u.a. durch Maler-, Schreiner- und Maurergruppen nicht nur Reparaturen, sondern auch Neuanfertigungen von Mobiliar sowie den räumlichen Ausbau wissenschaftlicher Laboratorien durchführen lassen. Bis 1938 waren die wesentlichen Arbeiten abgeschlossen; darüber hinaus hatte Beringer mit der Simon'schen Arbeitstherapie einen Therapieansatz übernommen, dessen günstige psychische und physische Auswirkungen auf die Patienten er systematisch beobachtete und wissenschaftlich verarbeitete[214].

Es muß noch darauf verzichtet werden, die *wissenschaftlichen Aktivitäten* der Kliniken unter den geschilderten Bedingungen ausführlich darzustellen. Sie sind im Einzelnen erst in Ansätzen historisch aufgearbeitet und müssen einer jeweiligen Geschichte der Einzelfächer vorbehalten bleiben. Auch läßt sich ihre Spiegelung in den Verhandlungen der Fakultät wegen der lückenhaften Aktenlage nur schwer rekonstruieren; einige Andeutungen müssen daher genügen.

Wiederum war es Beringer, dem es gelang, durch eine klare Strukturierung der *Psychiatrischen Klinik* bessere Forschungsvoraussetzungen zu schaffen und diese von Anfang an mit sehr guten Mitarbeitern aufzubauen, unter ihnen sein späterer Nachfolger *Hanns Ruffin* (1902–1979), den er aus Heidelberg kannte und der sich inzwischen in Köln habilitiert hatte. Weiterhin gab er dem Haus einen psychiatrischen und einen neurologischen Oberarzt, um damit die beiden Grundlagen seines Faches deutlich zu machen. Mittel für technische Ausstattungen wußte er sich noch bis zum Kriegsbeginn über die »Rockefeller Foundation« in Paris zu verschaffen, mit dessen Leiter O'Brien er einen freundschaftlichen Kontakt unterhielt.

Ein anatomisches und serologisches Laboratorium für Hirn- und Liquoruntersuchungen wurde von *Robert Gaupp jr.* aufgebaut, das chemische Labor leitete *Hubert Jantz* (1910-1960), der u. a. an Beringers Stoffwechselanalysen im Meskalinrausch beteiligt war. Eine erbbiologische Abteilung mit dem Schwerpunkt der Zwillingsforschung und der Muskeldystrophie wurde *Peter Emil Becker* unterstellt, während *Richard Jung* (1911-1986) nach Rückkehr von einem Rockefeller Fellowship in Amerika ab 1938 ein neurophysiologisches Laboratorium und damit seine systematische EEG-Forschung aufzubauen begann [215]. An seinen Arbeiten zur Physiologie und Pathologie des Gehirns und des Nervensystems war bereits zu diesem Zeitpunkt *Rolf Hassler* (* 1914) beteiligt, der nach dem Kriege zu Jungs wichtigen Mitarbeitern zählte. Er konnte sich 1948 für Neurologie und Psychiatrie habilitieren und übernahm 1958 als Direktor die Neuroanatomische Abteilung des Max-Planck-Institutes für Hirnforschung in Frankfurt.

In der benachbarten *Hautklinik* konzentrierte sich Alfred Stühmer auf die Lupusbekämpfung im Südwesten Deutschlands sowie auf den Ausbau der dermatologischen Strahlentherapie. Mit allergischen Krankheitsphänomenen und Gewebedermatosen befaßte sich der spätere Kieler Ordinarius *Paul Wilhelm Schmidt* (1896-1950), der Stühmer 1925 von Freiburg nach Münster gefolgt war, sich dort 1929 habilitiert hatte und mit Stühmer als Oberarzt nach Freiburg zurückgekehrt war. *Ferdinand John*, der 1934 an die Klinik gekommen war, habilitierte sich 1938 über die Zusammenhänge zwischen Haut, vegetativem Nervensystem und Klimafaktoren [216].

In der *Frauenklinik* konzentrierten sich *Peter Hauptstein*, *Paul Grumbrecht* und Siegert selbst auf die Ovar- und Schilddrüsenhormone, während *Gerhard Gaethgens* und *Erich Werner* den Vitaminhaushalt A und C in der Schwangerschaft untersuchten. Siegert führte an klinischen Neuerungen 1938 eine Schwangerenberatungsstelle sowie eine Hormonsprechstunde im Rahmen der Poliklinik ein. Die neuen Routinemethoden der Kolposkopie und der Kurznarkose mit Evipan begannen wichtige Arbeitsfelder von Gynäkologie und Geburtshilfe in grundlegender Weise zu verändern [217]. Über die Zwangssterilisationen, die zwischen 1934 und 1945 im Rahmen des nationalsozialistischen »Erbgesundheitsgesetzes« an der Frauenklinik durchgeführt wurden, wird im nächsten Kapitel gesondert berichtet.

Aus der *Chirurgie* erschienen vorwiegend allgemein-chirurgische Abhandlungen sowie Arbeiten über den Schock und verwandte Kreislaufzustände, mit denen sich Eduard Rehn und seine Schüler besonders befaßt haben; zu letzterem gehörten *Hans Joachim von Brandis*, später in Aachen und *Bruno Karitzky*, der von 1932-1951 an der Freiburger Klinik, später in Rostock und Bremen tätig war. Bereits von Düsseldorf war mit Rehn der Sohn des Rhino-

Laryngologen Gustav Killian, *Hans Killian* (1892–1982) nach Freiburg zurückgekehrt und gehörte bis zu seiner Berufung nach Breslau 1943 zur Chirurgischen Klinik. Als Chirurg und Literat eine der farbigsten Gestalten der deutschen Chirurgie, wurde Killian wissenschaftlich insbesondere durch seine 1934 erschienene Monographie »Narkose zu operativen Zwecken« bekannt[218]. Der Titel einer seiner populären Publikationen: »Hinter uns steht nur der Herrgott« (1957) wurde zur vielzitierten Formel einer späteren Medizinkritik.

Die »größte, wenngleich unselbständige Unterabteilung der Chirurgie« war die *Orthopädie* mit etwa 150 Betten, einer großen Nachbehandlungsabteilung und einer eigenen orthopädischen Werkstatt. Rehn behielt sich, wie sein Vorgänger Lexer, die Verantwortung über die Abteilung vor; allerdings hatte er mit *Rudolf Wilhelm* (1893–1959) aus Würzburg schon 1927 einen ausgebildeten Orthopäden an seine Klinik geholt. Wilhelm konnte sich jedoch unter Rehn nicht entfalten und verließ die Klinik – auch wegen politischer Repressalien – im Jahre 1937. Auch sein Nachfolger *Hans-Heinz Mutschler* (1907–1971) konnte nur in nachgeordneter Funktion orthopädisch tätig sein; lange Zeit war er nominell Killian unterstellt[219].

Carl T. Noeggeraths *Kinderklinik* hatte 1927 durch den Bau des »Hauses zur Sonne« insbesondere die Tuberkulosefürsorge intensivieren können[220]. Diese, wie auch die beiden Mütterberatungsstellen in der Kinderklinik und im Evangelischen Kinderheim Bethlehem, wirkten so intensiv in die Öffentlichkeit, daß sie durch das »Gesetz zur Vereinheitlichung des Gesundheitswesens« 1935 nicht vereinnahmt werden konnten, sondern nur formal dem Staatlichen Gesundheitsamt unterstellt wurden. Auch der allgemein-pädiatrische Ruf der Klinik, wie auch die ungemein populäre Persönlichkeit des seit Jahrzehnten wirkenden Klinikleiters, bewirkten ein großes Zutrauen der Bevölkerung zur Kinderklinik, die sich in wachsenden Patientenzahlen niederschlug. Sie betrug in den letzten Friedensjahren ständig um 220, weswegen Noeggerath ständig um Raum zu kämpfen hatte. Wissenschaftlich konzentrierte er sich in diesen Jahren fast ausschließlich auf sozialpädiatrische Themen, die er auch in einer großen, immer noch auch internationalen Organisations- und Vortragstätigkeit vertrat.

Es ist bemerkenswert, daß Noeggerath zwischen 1920–1937 sieben seiner Schüler habilitieren konnte, die alle – unter zum Teil schwierigen äußeren Bedingungen – zur Entwicklung der Pädiatrie beigetragen haben. *Ernst Rominger* (1886–1967) ging 1925 als Ordinarius nach Kiel, das er nicht mehr verließ. *Albert Eckstein* (1891–1950), 1925 von Freiburg nach Düsseldorf umhabilitiert, wurde dort als Nachfolger Schloßmanns 1932 zum Ordinarius berufen, mußte jedoch 1935 nach Ankara emigrieren und kam unmittelbar vor seinem Tode auf den Hamburger Lehrstuhl zurück. *Werner Gottstein* (1894–1959), einziger Sohn des berühmten Berliner Sozialhygienikers Adolf Gottstein (1857–1941), und – wie dieser und sein Chef Noeggerath – mit Fragen der Arbeitsphysiologie, Problemen der Kinderkrankenhäuser und Seuchenfragen befaßt, war nach der Habilitation (1927) als hauptamtlicher Stadtschularzt nach Berlin gegangen; er mußte 1933 emigrieren und ging nach Chicago/Ill. Ebenfalls aus politischen Gründen wurde, wie schon berichtet, der 1931 habilitierte *Walter Heymann* (1901–?) zur Emigration gezwungen. *Alfred Nitschke* (1898–1960), 1928 habilitiert und später Ordinarius in Halle, Mainz und Tübingen, ging noch 1933 nach Berlin, laut eigenem Bekunden wegen der drängenden Vorhaltungen Heideggers und seines Umfeldes, in die Partei einzutreten[221]. Nach dem Weggang Nitschkes und Heymanns folgte als Oberarzt *Albert Viethen* (1897–1978), der noch 1933 habilitiert wurde und 1939 nach Erlangen ging. Noeggeraths letzter Habilitand war *Heinz Hungerland* (1905–1987), der nach dem Kriege zunächst in Gießen, dann in Bonn als Ordinarius sein Fach vertrat.

Die *Augenklinik* Wilhelm Wegners war mit fünf Assistenten und dem parteiamtlich vielfach außerhalb tätigen Oberarzt Schmidt im Grunde unterbesetzt, auch gab das Haus, inzwischen eines der ältesten Gebäude im Klinikum, Anlaß zu permanenten betrieblichen Problemen. Schon bei Löhleins Berufung waren alle Verbesserungsvorschläge mit dem Hinweis auf den großen kommenden Neubau abgelehnt worden; noch Wegner hatte nur in einem einzigen Zimmer der Klinik fließendes Wasser vorgefunden[222]. 1938 schrieb er an den Rektor, »daß der bauliche Zustand meiner Klinik die intensiven Bemühungen meinerseits, die Klinik in einen zeitgemäßen Zustand zu versetzen, völlig illusorisch macht«[223]. Als Forschungsschwerpunkt bearbeitete Wegner, so gut es ging, die Behandlung der Augentuberkulose unter besonderer Gewichtung auf den weiteren Ausbau der Heilstätten in Höchenschwand; zusammen mit Löhlein gab er Fortbildungsvorträge in zwei Auflagen als »Zeitfragen der Augenheilkunde« heraus.

Die *Innere Medizin* wurde von Helmut Bohnenkamp entsprechend den sehr guten, von Thannhauser hinterlassenen arbeitstechnischen Vorgaben auf vielen Gebieten wissenschaftlich wieder in Gang gebracht. Er selbst publizierte viel und gab als Arbeitsschwerpunkte an: Kreislaufforschung, Neurologie, Stoffwechsel und Gewebekrankheiten, insbesondere Untersuchungen über Arsen, Thallium und Blei. 1936 holte er als a.o. Professor und Oberarzt *Dietrich Jahn* aus München, dem das Reichsluftfahrtministerium für RM 25000,– »eine Zeuzem'sche Unterdruckkammer zur Erzeugung von künstlichem Klima jeglicher Art für die Fliegeruntersuchungen« in den Keller der Klinik stellte; sie sollte jedoch auch anderen klinischen und wissenschaftlichen Zwecken zur Verfügung stehen[224]. Für die Unterdruckversuche wurden, nach Angaben von Zeitzeugen, freiwillige Studenten, später Angehörige der Studentenkompanien herangezogen. Außerdem wurde Jahn vom Reichserziehungsminister direkt beauftragt, eine Pflichtveranstaltung zum Thema Luftfahrtmedizin abzuhalten[225]. Es gehörte zum beabsichtigten Stilwandel der Medizinischen Klinik, daß zur gleichen Zeit dem letzten noch verbliebenen Schüler und Oberarzt Thannhausers, *Martin Jenke* gekündigt wurde, weil er durch seine langjährige Zusammenarbeit mit Thannhauser als politisch belastet galt[226].

1936 wurde *Hans von Braunbehrens* (1901–1983) aufgrund von kymographischen und röntgenologischen Funktionsprüfungen des Herzens habilitiert und erhielt mit Wirkung vom 26.1.1938 eine eigenständige Dozentur für »Röntgenologie und Strahlenheilkunde«. Er leitete bis 1954 die »Röntgen- und Radium-Abteilung« der Medizinischen Klinik und folgte anschließend einem

Ruf nach München. Unter Braunbehrens begann *Herbert Reindell* (1908–1990) seine kardiologisch-sportärztlichen Untersuchungen und habilitierte sich 1940 mit einer Arbeit über »Größe, Form und Bewegungsbild des Sportherzens«[227]. Schließlich gehörte *Karl-Heinrich von Pein* in den Kreis der wissenschaftlich tätigen Oberärzte; er gab eine kurze Einführung in die Elektrokardiographie heraus.

Zum Bereich der Inneren Medizin, jedoch in nach wie vor eigenständiger Weise, zählte die *Medizinische Poliklinik* in der Johanniterstraße, die immer noch von Kurt Ziegler, mittlerweile einem der ältesten Fakultätsmitglieder, geleitet wurde. Die zentrale Aufgabe seines Hauses, Verbindungsglied zwischen dem Klinikum, der Stadt und ihrer bedürftigen Bevölkerung zu sein, änderte sich auch im Dritten Reich nicht. Ziegler war darüber hinaus der persönliche Hausarzt vieler Universitätsangehöriger, die seine knappe, verläßliche Art schätzten und ihn auch in politisch problematischen Situationen aufsuchten, »um wieder einmal mit einem Menschen sprechen zu können«[228]. Die Arbeitsbedingungen der Poliklinik waren erschwert; seit dem erzwungenen Weggang seines Oberarztes Harry Koenigsfeld wurde Ziegler keine gleichsinnige Stelle mehr zugesprochen und er hielt mit 2–5 Assistenten die umfangreiche Ambulanz aufrecht. Solange es die Verhältnisse noch zuließen, arbeitete Ziegler wissenschaftlich an Problemen der vegetativ-nervösen Steuerungsvorgänge und der Wurmerkrankungen.

Dieser knappe Überblick über einzelne Aktivitäten der Institute und Kliniken während des Dritten Reiches verbirgt zahlreiche damit verbundene, mit der Zeit zunehmend mißhellige *Alltagsprobleme*. Wissenschaftliche Karrieren waren zwangsläufig verknüpft mit politischen Zugeständnissen, insbesondere dem Eintritt in die Partei bzw. eine ihrer Organisationen sowie dem Nachweis arischer Abstammung. Nach der neuen Reichshabilitationsordnung vom 13.12.1934 war nach der Habilitation, aber vor Erteilung der venia legendi, ein vierwöchiges »Gemeinschaftslager« mit einem Schulungslehrgang, Lager- und Geländedienst an einer Dozentenakademie, z.B. in Zossen/Brandenburg oder Taennich/Thüringen zu absolvieren, weswegen dazwischen meist längere Zeiträume lagen. Zunehmend waren die Auswirkungen der »Wehrhaftmachung« zu spüren: Mitarbeiter wurden zum Heeresdienst eingezogen, umgekehrt wurden Sanitätsdienstgrade zur Ausbildung in Kliniken und Institute kommandiert.

Erlasse des Reichsministeriums für Wissenschaft, Erziehung und Volksbildung hatten bereits 1936 eine Pflichtausbildung der »weiblichen Medizinstudierenden« im Luftschutzsanitätsdienst vorgeschrieben[229] und ab 1937 den Vertretern der Pharmakologie, der organischen Chemie sowie der physikalischen Chemie Vorlesungen und Übungen über chemische Kampfstoffe und Kampfstofferkrankungen zur Pflicht gemacht[230]. Im März 1939 wurden erstmals Luftschutzrichtlinien für die Kliniken diskutiert und für die Freiburger Verhältnisse im Falle eines Luftangriffes »geradezu katastrophale Folgen« vorausgesehen[231].

Für die Vorkriegszeit nachzutragen bleibt die nachhaltige, in ihrer Anlage bis weit in die sechziger Jahre hinein gültige Änderung der Prüfungsordnung für Ärzte, die sog. *Bestallungsordnung*[232]. Sie erfolgte in zwei Schritten, wobei zum 1.4.1936 in die gültige Ordnung von 1924 zunächst nur zwei wesentliche Änderungen eingebracht wurden: der Ariernachweis und ein Praktisches Jahr, abzuleisten nach vollständig bestandener ärztlicher Prüfung als Voraussetzung zur Erteilung der Bestallung als Arzt. Wesentlich einschneidender war die Neufassung der Bestallungsordnung vom 17.7.1939, der deutlich die Absicht anzumerken war, die Ausbildung abzukürzen im Interesse der Gewinnung einer ausreichenden Zahl von Ärzten für den Kriegsfall. Die Studiendauer wurde auf 10 Semester – 4 vorklinische und 6 klinische – verkürzt, weiterhin wurde ein Krankenpflegedienst von 6 (ab 1942: 4) Monaten, ein Fabrik- oder Landdienst von 6 Wochen und eine Pflichtfamulatur von 6 Monaten eingeführt. Eine ganze Reihe neuer Pflichtveranstaltungen beinhaltete u. a. naturgemäße Heilmethoden, Rassenhygiene, ärztliche Rechts- und Standeskunde, später auch Wehrmedizin. Das Praktische Jahr fiel wieder weg, dagegen wurde die Famulatur als besonders wichtiger Teil der Ausbildung hervorgehoben; die zweijährige Medizinalassistentenzeit war zwar geplant, wurde aber erst in der Nachkriegsfassung der Bestallungsordnung von 1953 realisiert.

Die Durchführung der Verordnung stieß während des unmittelbar danach beginnenden Krieges auf erhebliche Schwierigkeiten und wurde praktisch von jeder Fakultät anders ausgelegt. Zahlreiche kriegsbedingte Zusatzverordnungen machten die Lage innerhalb der Fakultäten so verwirrend und unterschiedlich, daß 1941 erwogen, wenn auch nicht realisiert wurde, die Fakultäten reichseinheitlich von Berlin aus zu verwalten.

In Freiburg forderte Ernst Th. Nauck im März 1941 »mit der Zielsetzung der Erhaltung der Volksgesundheit« eine Schwerpunktverlagerung der medizinischen Ausbildung auf Arbeitsgebiete, die ihm »zum Verständnis der gegenwärtigen Gesundheitspolitik des Staates« besonders notwendig erschienen: »Arbeits- und Sportmedizin, Ernährungslehre, Erb- und Rassenbiologie und -hygiene sowie Bevölkerungspolitik, Allgemeine und Individual-Anatomie und -Psychologie des Gesunden, Bäder- und Klimakunde und -heilkunde. Geschichte der Medizin«.

Die Fakultät scheint skeptisch reagiert zu haben; Nauck legte seinen Entwurf zu den Akten, mit dem handschriftlichen Vermerk: »Wegen Einspruch der Fakultät nicht abgesandt«[232a].

STERILISATION, EUTHANASIE UND WIDERSTAND

Die wissenschaftlichen und bevölkerungspolitischen Erörterungen zur Verhütung geistiger oder körperlicher Krankheiten bei der Nachkommenschaft reichen weit ins 19. Jahrhundert zurück. Sie gründeten auf eugenischen Überlegungen, die nach der Entdeckung der Erbgesetze durch *Gregor Mendel* (1822–1884) besonderen Auftrieb erhielten. In Deutschland legte 1910 der Berliner Gynäkologe *Max Hirsch* einen ersten Katalog eugenischer Indikationen vor, der bei bestimmten erblichen oder chronischen Krankheiten in leichten Fällen den Schwangerschaftsabbruch, in schweren die

Sterilisation vorsah. Die Eugenik, so meinte Hirsch – und dies verdeutlicht den Charakter der wissenschaftlichen Diskussion – sei »ganz besonders geeignet, die konstitutive Kraft des Volkes zu heben, die Gebärfähigkeit zu stärken, den Geburtenrückgang aufzuhalten [und] die quantitativen Verluste der Bevölkerung durch qualitative Gewinne aufzuheben«[233].

Im Zusammenhang mit den Erörterungen zu *Binding, Hoche* und *Eugen Fischer* wurde oben schon gezeigt, wie sich nach dem verlorenen Ersten Weltkrieg eugenisches und rassenhygienisches Gedankengut zu der Vorstellung verbanden, man müsse durch gezielte Maßnahmen die Verluste des Krieges ausgleichen. Während der ganzen Zeit der Weimarer Republik wurde öffentlich diskutiert, ob nicht Krieg, Revolution und wirtschaftliche Misere zur Überprüfung bisheriger Lebensanschauungen zwängen; die Aufwendungen für den Unterhalt »lebensunwerter und unnützer« Individuen und deren Zunahme stehe im Widerspruch zur wirtschaftlichen Notlage und zur »Aufbesserungsbedürftigkeit« der Rasse. Nur wenige bezweifelten z.B. die Vorstellung von der höheren Fruchtbarkeit der Erbkranken und von der Erbreinheit der oberen Schichten; im Jahre 1932 sah ein Preussischer Gesetzentwurf die Möglichkeit zur *freiwilligen* Sterilisation bei bestimmten Erbkrankheiten vor.

Es schien daher für viele Zeitgenossen ein im wesentlichen nur folgerichtiger Vollzug, als die Nationalsozialisten 1933 sofort die staatliche Macht einsetzten, um alle diese Vorgaben zu der seit Jahrzehnten vorbereiteten Rassenhygiene zu verschmelzen, und nach den Vorstellungen Adolf Hitlers »die Erhaltung und Förderung einer Gemeinschaft physisch und seelisch gleichartiger Lebewesen«[234] in die Wege zu leiten. Am 14. Juli 1933 erließ die neue Reichsregierung das »*Gesetz zur Verhütung erbkranken Nachwuchses*«, das die *zwangsweise* Unfruchtbarmachung bei folgenden Krankheiten vorsah: Angeborener Schwachsinn, Schizophrenie, zirkuläres (manisch-depressives) Irresein, erbliche Fallsucht (Epilepsie), erblicher Veitstanz (Huntigton'sche Chorea), erbliche Blindheit, erbliche Taubheit, schwere erbliche körperliche Mißbildung, schwerer Alkoholismus. Auf die Einwilligung des Betroffenen wurde ausdrücklich verzichtet, da dies einen durchgreifenden Erfolg des Gesetzes ausschließe. Eine massive Propagandaflut warb in Zeitungen, im Film, auf dem Theater und bis in die Schulen hinein für die Erb- und Rassenpflege, um das rassische, physische und psychische Minderwertigkeitsdenken im Volk zu verankern[235].

Es ist nur aus den jahrzehntelangen wissenschaftshistorischen Entwicklungen von Biologismus, Sozialdarwinismus und Rassenhygiene heraus interpretierbar, daß sich seitens der Mediziner keinerlei Widerstand gegen das Gesetz zeigte. Darüber hinaus sorgten gleichzeitig verfügte, exakt kodifizierte Durchführungsbestimmungen dafür, daß sich Ärzte, Kliniken und Anstalten intensiv um die Organisation des Verfahrens bemühen mußten.

Jeder approbierte Arzt war gesetzlich verpflichtet, die ihm bekannten, für die Unfruchtbarmachung in Betracht kommenden Fälle unverzüglich dem zuständigen Bezirksarzt anzuzeigen. Dieser hatte die Anzeige zu prüfen und gegebenenfalls einen Antrag auf Sterilisation zu stellen; direkt antragsberechtigt waren außerdem die Leiter von Kranken-, Heil- und Pflegeanstalten für deren Insassen. Der Antrag ging an das sog. Erbgesundheitsgericht – in Freiburg eine Geschäftsstelle des Amtsgerichtes –, wo ein Richter und zwei Ärzte auf Grund der Aktenlage entschieden.

Nach der Anordnung der Unfruchtbarmachung war der Erbkranke einspruchsberechtigt; es sind jedoch nur wenige solcher Einsprüche bekannt, die überdies alle verworfen wurden. Der Beschluß des Erbgesundheitsgerichtes wurde vom Bezirksarzt den Betroffenen mit der Aufforderung mitgeteilt, die Sterilisation innerhalb von zwei Wochen an einer von drei vorgeschlagenen Krankenanstalten durchführen zu lassen; im Falle der Weigerung wurde Zwangseinweisung durch die Polizei angedroht. Die durchführende Klinik mußte ihrerseits die Rechtskraft der Entscheidung und die Identität der Person überprüfen sowie den ganzen Vorgang dokumentieren. Für alle Schritte waren reichseinheitliche Vordrucke vorgesehen.

Für die Ausführung der Unfruchtbarmachung wurden einzelne Krankenanstalten und deren Ärzte namentlich bestimmt. In Freiburg waren dies die *Universitäts-Frauenklinik* und die *Chirurgische Klinik* sowie das *Evangelische Diakonissenhaus* und die *Privatfrauenklinik Hegar*. Bei Krankenhäusern, in denen Ordensschwestern tätig waren, sollte Sorge getragen werden, »daß durch sie keine ungünstige Beeinflussung der Erbkranken erfolgt«; im Zweifelsfalle seien sie durch weltliche Schwestern zu ersetzen [236].

Naturgemäß am intensivsten involviert war die *Psychiatrische und Nervenklinik*, da dort die meisten Anträge zu begutachten waren. Kurt Beringers Position in der Sterilisationsfrage unterschied sich kaum von der Mehrheit seiner Fachkollegen; wie sie war er – angesichts der therapeutischen Hilflosigkeit gegenüber den meisten schweren Zuständen bei Geisteskrankheiten – von einem grundsätzlich präventiven Effekt des Sterilisationskonzeptes überzeugt und hat es wohl auch verstanden, dies vielen seiner Patienten zu vermitteln. Zeitzeugen betonen jedoch, daß er dabei keinerlei politische Aufartungs-Konzepte vertrat und sich auch öffentlich gegen die Stigmatisierung von Erbkranken wandte. Auf einer Veranstaltung der Freiburger Hochschulwoche 1938 sagte er: »Niemals dürfen diejenigen, die sich den Ausführungsbestimmungen des Gesetzes zur Verhütung erbkranken Nachwuchses unterziehen – zum überwiegend großen Teile geschieht dies freiwillig – als minderwertig angesehen werden. Ihre Opferbereitschaft verdient die vollste Anerkennung, denn sie dienen dadurch unseren Kindern und Kindeskindern. Gesundheit ist kein Verdienst – und Krankheit keine Schuld« [237].

Sicher nicht richtig an dieser Äußerung ist der Hinweis auf überwiegende Freiwilligkeit der Betroffenen, sich dem Eingriff zu unterziehen. Vielmehr hatte Beringer bereits anläßlich seiner Berufung befürchtet, daß sich der »niederschlagende Eindruck« des baulichen Zustandes der Klinik in gefährlicher Weise auf die Bevölkerung auswirken könne, auch auf Erbkranke, die sich dann möglicherweise an andere Orte begeben könnten, »bei denen mir die Gewähr für die erforderliche Durchführung des Gesetzes zur Verhütung erbkranken Nachwuchses keineswegs immer gegeben zu sein scheint« [238].

Als der an neurologischen Fragen sehr interessierte Internist Helmut Bohnenkamp bei seiner Berufung 1934 die bereits erwähnte Forderung erhob, die Medizinische Klinik in »Medizinische und Nervenklinik« umzubenennen, wehrte sich Beringer im Verein mit der gesamten Fakultät energisch gegen dieses Ansinnen. Die Doppelbezeichnung seines Hauses, »Psychiatrische und Nervenklinik«, habe das »früher Ominöse des Irrenwesens« wirkungsvoll abschwächen können; dennoch bestünde in der Bevölkerung auch weiterhin eine unverkennbare Scheu vor dieser Klinik. Wenn sich nun die Medizinische Klinik ebenfalls »Nervenklinik« nenne, würden sich die Vorurteile gegenüber der Psychiatrie wieder vertiefen. Beringer mußte viele Argumente benutzen, um von Bohnenkamp zumindest einen Aufschub der Entscheidung zu erzwingen; darunter zog er auch das Erbgesundheitsgesetz heran, weil unter Umständen »hierunter fallende Kranke in der psychiatrischen Klinik auch gegen den Willen uneinsichtiger Angehöriger solange zurückgehalten werden (müssen), bis die Sterilisation durchgeführt ist«[239].

Wieviele Anträge auf Unfruchtbarmachung in Freiburg insgesamt gestellt wurden, konnte bis jetzt noch nicht rekonstruiert werden. Lediglich für die *Universitäts-Frauenklinik* ist aus den Akten des dortigen Archives zu belegen, daß zwischen 1934 und 1944 insgesamt 932 Frauen aus eugenischer Indikation nach den Bestimmungen des »Gesetzes zur Verhütung erbkranken Nachwuchses« zwangssterilisiert wurden. Die Diagnosen in den Unterlagen entsprechen den im Gesetz vorgesehenen; Sterilisationen auf Grund »angeborenen Schwachsinns« machen fast 50%, bei Schizophrenie etwa 40% aus. Die meisten Frauen wurden operiert, nur in wenigen Fällen erfolgte die Unfruchtbarmachung durch Röntgenstrahlen. Die meisten Anträge kamen aus der Psychiatrischen Klinik und der Kreispflegeanstalt in Freiburg sowie der Psychiatrischen Heil- und Pflegeanstalt in Emmendingen. In letzterer waren die Verhältnisse zusätzlich erschwert, da es verboten war, sterilisationspflichtige Patienten zu entlassen, bevor nicht der Eingriff erfolgt war. Für die Vielzahl der dortigen Kranken wurde eine »Erbkartei« angelegt, auf Grund derer Anträge auf Unfruchtbarmachung gestellt wurden. Bei der schleppenden Bürokratie der Eingriffe kam es zu einem erheblichen Anstau entlassungsfähiger Patienten[240].

Man nimmt an, daß im ganzen Reich auf diese Weise 200000-350000 Personen unfruchtbar gemacht wurden. Der Höhepunkt der Aktion lag in den Jahren 1934-1939; auch in Freiburg gingen danach die Eingriffe dieser Art stark zurück.

Neuere zeithistorische Untersuchungen haben die auffällige Tatsache hervorgehoben, daß sich in der öffentlichen Propaganda zum Erbgesundheitsgesetz nie ein Hinweis auf die Tötung sogenannten »lebensunwerten Lebens« findet[241]. Es sei sogar durch Ministerialerlaß ausdrücklich verboten gewesen, dieses Thema zur Sprache zu bringen. Winau hat dagegen betont, wie mit dennoch kaum verschleierter Taktik versucht wurde, die Bevölkerung propagandistisch auf die »*Euthanasie*« einzustimmen. Dieser Begriff war, entgegen seiner ursprünglichen Bedeutung und nicht zuletzt durch die oben geschilderten Diskussionen um die Schrift von Binding und Hoche, inzwischen eindeutig auf die Bedeutung »Gnadentod« reduziert und zielte auf die »Ausmerze«

solcher »Ballastexistenzen«, die nicht nur den »gesunden Volkskörper« bedrohen, sondern Staat und Gemeinschaft unnütz Geld kosten.

Während offensichtlich in einzelnen psychiatrischen Anstalten schon bald nach 1933 einzelne Tötungsaktionen durchgeführt wurden [242], versuchte man, auf allen Ebenen das rassische Minderwertigkeitsdenken in der Bevölkerung zu vertiefen. Im Mathematikbuch der Volksschulen von 1935 mußte in der Aufgabe Nr. 97 berechnet werden, wieviel Ehestandsdarlehen für gesunde arische Familien ausgegeben werden könnten, wenn die Kosten für 300000 Anstaltsinsassen dafür verwendet würden. In einer Novelle des Erbgesundheitsgesetzes vom 26.6.1935 wurde erstmals die Regelung des Schwangerschaftsabbruches aus eugenischer Indikation außerhalb des Strafgesetzbuches verankert; damit war es unter den gleichen Indikationen wie bei der Sterilisation möglich, erbkranken Nachwuchs auch auf diese Weise zu verhindern bzw. zu beseitigen [243]. Die offizielle Propagierung der Rassenreinheit, die Diskriminierung von Juden und Angehörigen anderer Völker, die immer pathetischer geäußerten Tendenzen zur »Aufnordung« des deutschen Menschen und viele andere, z. B. in Schule und Hitler-Jugend eingesetzte Strategien der Beeinflussung schufen ein Klima, in dem Hitler 1939 glaubte, nunmehr die öffentliche Zustimmung zu gezielten Euthanasieprogrammen zu haben.

Im Frühjahr 1939 wurde durch einen »Reichsausschuß zur wissenschaftlichen Erfassung erb- und anlagebedingter schwerer Leiden« mit Sitz in Berlin zunächst die *Kindereuthanasie* vorbereitet. In einer reichsweiten Fragebogenaktion waren schwachsinnige und mißgebildete, später auch gesunde, aber rassisch diskriminierte Kinder zu erfassen, zu deren Tötung bestimmte »Kinderfachabteilungen des Reichsausschusses« ermächtigt wurden.

Die Planung der *Erwachseneneuthanasie* begann im Sommer 1939; obwohl offensichtlich ein Euthanasiegesetz diskutiert wurde, erließ Hitler im Oktober lediglich einen – auf den Kriegsbeginn 1.9.1939 zurückdatierten – persönlichen Befehl, »die Befugnisse namentlich zu bestimmender Ärzte so zu erweitern, daß nach menschlichem Ermessen unheilbar Kranken bei kritischster Beurteilung ihres Krankheitszustandes der Gnadentod gewährt werden kann«. Danach wurden, ebenfalls durch Versand und Auswertung von Meldebögen, die Patienten von Heil- und Pflegeanstalten erfaßt, um unter dem Deckmantel »Plantwirtschaftlicher Maßnahmen« schwer chronisch Kranke, geisteskranke Kriminelle und »Patienten fremder Staatsangehörigkeit oder Rasse« aussondern zu können. Die Zahl der Anstalts-Betten sollte um 50% gesenkt werden; hierfür entstanden in der Berliner Tiergartenstraße 4 (Aktion T 4) drei Tarnorganisationen, die für die Erfassung, Verlegung und Tötung der Betroffenen zuständig waren.

In seinem Plädoyer während des sog. *Freiburger Euthanasie-Prozesses* gegen die für Baden zuständigen Ärzte Schreck und Sprauer hat der Generalstaatsanwalt *Karl Siegfried Bader* (* 1905) darauf hingewiesen, daß nicht von ungefähr die erste große Vernichtungsanstalt *Grafeneck* im deutschen Südwesten entstand und im Januar 1940 ihre Tätigkeit begann. Hier im Grenzland war der Krieg spürbarer als im Inneren des Reiches, hier hatte man Zeit und Gründe, Patienten »aus dem gefährdeten Gebiet zu verlegen«, hier konnte man »so tun, als bereite man einen Feldzug vor, als handle es sich darum Platz für Lazarette und sonstige Einrichtungen zu schaffen. Gerade hier hat man begonnen vorzutäuschen, daß es sich bei der als Verlegung in das Reichsinnere getarnten Aktion um eine Kriegsmaßnahme handle«[244].

Im *badischen Raum* waren betroffen vier staatliche Heil- und Pflegeanstalten – unter ihnen Emmendingen –, zwei konfessionelle Anstalten und sechs kommunale Kreispflegeanstalten, darunter Freiburg i. Br.[245]. Es ist nie eindeutig geklärt worden, warum die Psychiatrischen Kliniken bei der Aktion ausgespart blieben; allerdings waren sie indirekt betroffen, da von ihnen aus routinemäßig Patienten in die Heil- und Pflegeanstalten verlegt wurden.

Die *Organisation des Ablaufes* geschah von Berlin aus über das Badische Innenministerium; an festgesetzten Tagen erschien ein Omnibus der »Gemeinnützigen Krankentransport GmbH«, deren Transportleiter im Besitz einer »Verlegungsliste« war. Die Transporte gingen unmittelbar in die Vernichtungsanstalt Grafeneck, wenn nicht aus technischen oder Tarnungsgründen der Weg über eine Zwischenanstalt gewählt wurde; so z.B. für die Kinder der katholischen St. Josefs-Anstalt Herten über Emmendingen. In Grafeneck wurden die Patienten in der Regel noch am Ankunftstag, spätestens am folgenden Tag durch Vergasen umgebracht und verbrannt. Auf dem ersten Höhepunkt der Aktion, in der Zeit zwischen dem 5.3.1940 und dem 26.11.1940 wurden aus der Heil- und Pflegeanstalt Emmendingen 924 Insassen zur Tötung nach Grafeneck verlegt[246]; spätere Transporte gingen in die hessische Vergasungsanstalt Hadamar, da Grafeneck am 19. Dezember 1940 auf Verfügung Himmlers wegen beginnender Unruhe in der Bevölkerung geschlossen wurde. Auch die meisten Insassen der Freiburger Kreispflegeanstalt waren inzwischen auf die gleiche Weise umgebracht worden; zwischen Februar 1940 bis Ende Juli 1941 fand von dort aus die »Verlegung« von 120 Patienten statt[247].

Während bei den ersten Transporten die Emmendinger Patienten noch arglos sangen, wußten wenig später die Kranken nur allzu gut, was ihnen bevorstand: »Eine Emmendinger Patientin z.B. klammerte sich weinend an die Oberin und konnte erst, nachdem sie durch eine Betäubungsspritze in Halbschlaf versetzt worden war, in den Wagen verbracht werden. Der Oberin in der Kreispflegeanstalt Freiburg mußten im Oktober 1940 die sich in ihrer Verzweiflung an sie klammernden Patientinnen durch die Transportbegleiter so vom Leibe gerissen werden, daß ihre Kleider zerrissen, und eine ältere Kranke klammerte sich bei dem gleichen Abtransport in ihrer Todesangst schreiend an die Dachsparren auf dem Speicher und mußte von fünf Leuten herunter- und in den Wagen gezerrt werden«[248]. Die Oberin Ildefonsa der Freiburger Kreispflegeanstalt, von der diese Aussagen stammen, begründete diese Verzweiflung mit der Tatsache, »daß unsere Pfleglinge von der sogenannten Euthanasie viel mehr wußten, als wir selber. Sie erfuhren von diesen Dingen in der Stadt und brachten uns dann diese Geschichten mit«. Gewißheit erhielten die Schwestern, als die Transportführer die Anstaltskleider der Pfleglinge »genau in dem Zustand [zurückbrachten]«, wie sie von unseren

Pfleglingen beim Entkleiden abgestreift worden waren. Als wir das sahen, packte uns ein Grauen«[249].

Diese Vorgänge in und unmittelbar bei Freiburg konnten der Öffentlichkeit, der Universität und der Medizinischen Fakultät nicht verborgen bleiben, obwohl ihre Kliniken von der direkten Aktion ausgenommen waren. Wir wissen heute, daß am Ausmaß der Aktion alle Bemühungen scheiterten, die angestrebte Geheimhaltung sicherzustellen: von mindestens 70000 Menschen, die zwischen 1940 und 1941 der »Euthanasie« zum Opfer fielen, kamen ca. 7000–10000 aus Baden und Württemberg. Der Freiburger Erzbischof *Conrad Gröber* (1872–1948) wies in einem Schreiben vom 1.6.1940 an den Badischen Innenminister auf die »wachsende Beunruhigung der Familien und weiter Kreise in den Gemeinden« hin und hat auch in öffentlichen Predigten Widerstand erkennen lassen[250]. Sauer berichtet in seinem Tagebuch unter dem 6.11.1940, daß sich in einer Vorstandssitzung des Freiburger Historischen Vereins der Historiker *Gerhard Ritter* »sehr bitter über die Judenverfolgung und die Ermordung Schwachsinniger« ausgesprochen habe: »man schäme sich seines Deutschtums und fürchte sich vor der Zukunft«. Bekanntlich waren es diese wachsende, von den Angehörigen der Opfer ausgehende öffentliche Unruhe und vor allem die kirchlichen Proteste des Sommers 1941, die Hitler am 24. August 1941 zur Einstellung der Aktion in dieser schlecht zu verbergenden Form zwang; in der Folge wurde zwar weiter getötet, allerdings auf eine dezentralisierte und schwerer zu durchschauende Weise.

Naturgemäß war im Bereich der Medizinischen Fakultät der Psychiater *Kurt Beringer* über die beabsichtigte Tötung Geisteskranker orientiert; vermutlich wurde er nicht wesentlich später als die badischen Anstaltsdirektoren unterrichtet, also zwischen Dezember 1939 und März 1940. Dies geht auch aus einem Brief des Leipziger Psychiaters Bostroem, seines früheren Heidelberger Oberarztkollegen, vom 8.8.1940 hervor[251]. Es ist vermutet worden, daß die Ausblendung der Psychiatrischen Kliniken aus der Aktion nicht nur aus der Zusammensetzung ihres meist akuten Krankengutes zu begründen ist, sondern insbesondere aus der Gefahr einer unwägbaren, für die Euthanasie-Aktion bedrohlichen Publizität, die man aufgrund ihrer zentralen Lage, des hohen Personalstandes, der Studenten etc. nur schwer hätte verhindern können[252]. Damit waren psychisch Kranke relativ sicher, solange sie in Universitätskliniken betreut wurden; hieraus leitete sich die von vielen Psychiatern genutzte Möglichkeit ab, im Klinikalltag individuelle Formen des Widerstandes zu entwickeln: Diagnosen wurden verändert, es fanden weniger Verlegungen statt, und Angehörige wurden vermehrt aufgefordert, ihre Kranken nach Hause zu nehmen.

Initiativen dieser Art dürfte es auch in Freiburg gegeben haben, wenngleich sie nicht eindeutig zu belegen sind. Beringer war als Gegner der Euthanasie bekannt und macht nach seiner ganzen Haltung und Persönlichkeit diese Einschätzung wahrscheinlich[253]. Zuverlässig belegt ist, daß er eine wegen Äußerungen gegen Hitler mit einem Schwurgerichtsprozeß bedrohte Frau sowie eine vor dem Abtransport stehende Jüdin viele Monate in seiner Klinik gehütet hat; beide Personen haben das Dritte Reich und die Verfolgung überlebt[254]. Es beleuchtet die Ambivalenz dieser Zeit, daß an der Rettung der genannten jüdischen Patienten auch der sonst als regimefreundlich geltende Radiologe v. Braunbehrens beteiligt war[255]. Auf ähnliche Weise hat Beringer anderen gefährdeten Menschen Rückendeckung bzw. erweiterten Handlungsspielraum verschafft; »in der Unübersichtlichkeit seiner Klinik« habe er es – nach Aussage des Kinderklinikers Noeggerath – verstanden, »den einen oder anderen seiner Mitmenschen, der in ernstester Lebensgefahr schwebte, nicht nur zu verbergen, sondern auch noch seelisch aufzurichten«. Beim erwähnten Freiburger »Euthanasie-Prozeß« des November 1948 war Beringer als Sachverständiger des Gerichtes geladen.

Andererseits war es auch ihm nicht möglich, die in einer Psychiatrischen Klinik üblichen und notwendigen Verlegungen chronischer Fälle in die Heil- und Pflegeanstalten gänzlich einzustellen, ohne einen Aufnahmestopp und dadurch die Aufmerksamkeit der Behörden zu riskieren. Eduard Schenck hat die Krankenunterlagen der Klinik analysiert und festgestellt, daß in der fraglichen Zeit 38 Männer und 63 Frauen nach Emmendingen und in zehn andere Anstalten verlegt wurden; von allen diesen Orten sind Meldepflicht und Abtransporte im Rahmen der »planwirtschaftlichen Maßnahmen« nachgewiesen. »Es geht daraus hervor«, so Schenck, »daß es damals praktisch keinen sicheren Platz mehr gegeben hat, wohin man psychisch Kranke hätte verlegen können, ohne ihre Tötung zu riskieren. Von den 101 Patienten sind acht durch spätere Krankenblatteintragungen als nach dem Krieg lebend nachgewiesen«[256].

Mit Bezug auf die Klinikpsychiater hat man sich nach dem Kriege vielfach gefragt, ob ein offener Widerstand, wie der aus kirchlichen Kreisen, die Aktion früher aufgehalten hätte. Angesichts der Zwänge, denen die Klinikleitungen ausgesetzt waren, ist eine Äußerung des Emmendinger Anstaltsleiters A. Kuhn – von dem massive Gegenmaßnahmen gegen die von ihm verlangten Abtransporte bekannt sind – zumindest nachdenkenswert: »Eine heldenhafte Aufopferung der Anstaltsärzte oder eine Flucht aus dem Dienst eines solchen Staates hätten sicherlich die Sache nicht aufgehalten, mit Bestimmtheit aber die Kranken ihres letzten Schutzes beraubt und vollends vogelfrei dem Unheil preisgegeben«[257].

Carl T. Noeggerath berichtet in seinen Lebenserinnerungen, wie er sich »mitten im Krieg« zum wiederholten Male an die Behörden gewandt habe, um Hilfe für die räumlich nicht mehr unterzubringenden kranken Kinder seiner Klinik zu erhalten. Diese sei ihm überraschend in Form einer Doppelbaracke für 100 infektionskranke Kinder zugestanden worden, geschützt »durch zwei ausgebaute und gedeckte, splittersichere Gräben«. Als »Gegenrechnung« wurde er jedoch »in die Kanzlei des Führers einberufen. Dort wurde mir nahegelegt, ich solle in der Freiburger Kinderklinik die südwestdeutsche Ausmerzungsstelle für lebensunwerte Kinder einrichten«. Noeggerath argumentierte klug und erfolgreich dagegen, »derartiges könne bei der Art, in der die Klinik nun einmal geführt werde, nie geheim bleiben. Freiburg sei aber eine Stadt mit gegen 80% gläubigen Katholiken. Somit werde offensichtlich der Schaden für die Partei größer werden als der etwaige Nutzen für die Sache«[258].

Der Vorgang ist nicht datiert; da jedoch zur Tötung solcher Kinder bestimmte »Kinderfachabteilungen« im Januar 1941 in der Heil- und Pflegeanstalt Wiesloch[259] und Ende 1942 bei den Städtischen Kinderheimen in Stuttgart[260] eingerichtet wurden, muß es vor diesem Zeitraum gewesen sein. Darauf deutet auch die Notiz im Fakultätsprotokoll vom 5.12.1941: »Noeggerath berichtet über seine vergeblichen Versuche, seine Klinik zu erweitern«.

Zu den wenigen, die öffentlich und mit einer weit über Freiburg hinausreichenden Wirkung ihre Stimme gegen die Tötungsaktionen erhoben, gehört der Freiburger Pathologe *Franz Büchner*. Im Herbst 1941 war die Diskussion nach der offiziellen »Einstellung« der Aktion in ein neues Stadium getreten; die berühmte Predigt des Münsteraner Bischofs *Clemens Graf von Galen* gegen die Euthanasie vom 3.8. und der parteiamtlich propagierte Film »Ich klage an« markieren die Gegensätze. Letzterer war von Wolfgang Liebeneiner nach dem Roman des Arztschriftstellers Hellmuth Unger: »Sendung und Gewissen« gedreht und befürwortete die Tötung unheilbar kranken Lebens am Beispiel einer an Multipler Sklerose erkrankten Frau. Am 18. November 1941 hielt Franz Büchner im Rahmen des Freiburger Volksbildungswerkes in der Aula des Kollegiengebäudes der Universität vor einem großen Auditorium einen Vortrag: »Der Eid des Hippokrates. Die Grundgesetze der ärztlichen Ethik« (Abb. 88), in dem er u. a. ausführte:

»Die menschliche Gesellschaft hat dem Arzt das Amt zugewiesen, allem bedrohten Leben, wenn möglich Heiler, wenn nicht möglich, Zuflucht zu sein. Seit Jahrtausenden kamen die Menschen zu ihm und wußten sich in seinen Händen geborgen. Sie wußten sich als Menschen von ihm gewertet in aller Hilflosigkeit ihres körperlichen und geistigen Lebens. Soll das einmal anders werden in der menschlichen Gesellschaft? Soll der Arzt der Zukunft seine Kranken, die hilfesuchend zu ihm kommen, zuerst auf die Waage einer auch noch so unvollkommenen Biologie legen? Soll der Mensch der Zukunft nur noch biologisch gewogen werden? Jeder hippokratisch denkende Arzt wird sich dagegen verwahren, daß man das Leben seiner unheilbar Kranken im Sinne von Bindung und Hoche obenhin als ein »lebensunwertes Leben« bezeichnet...

Würde man aber dem Ärzte zumuten, die Tötung unheilbar Erkrankter anzuregen und durchzuführen, so hieße das, ihn zu einem Pakt mit dem Tode zu zwingen. Paktiert er aber mit dem Tode, so hört er auf, Arzt zu sein ...«[261].

Die Umstände dieses Vortrages und seiner Nachwirkungen hat Büchner in seinen Lebenserinnerungen eindringlich geschildert[262]. Die Rede wurde von Zuhörern abgeschrieben, vervielfältigt, an Freunde und Bekannte weitergegeben und an die Front verschickt. Büchner war wegen seiner Stellungnahme und seiner offen bekennenden christlichen Haltung auch später noch mit Amtsenthebung und Haft bedroht; Schutz und Hilfe waren ihm dabei nach eigenem Bekunden nicht nur der amtierende Rektor, der Mathematiker Wilhelm Süss und sein militärischer Vorgesetzter Hippke, sondern auch die Studenten, »die dem Vortrag mit nicht zu überhörendem Nachdruck zugestimmt« haben[263]. Die nach dem Kriege in einer Sendung des Südwestfunks verbreitete Mitteilung, die Medizinstudenten hätten nach Büchners Vortrag durch Demonstrationen eine Absetzung des Films »Ich klage an« in Freiburg erzwungen, läßt sich allerdings nicht beweisen. Der Film lief in den Casino-

> **DER EID DES HIPPOKRATES**
>
> Die Grundgesetze der ärztlichen Ethik
>
> Vortrag
> gehalten in der Universität Freiburg i. Br.
> am 18. November 1941
>
> Von
>
> Dr. med. FRANZ BÜCHNER
> Universitäts-Professor und Direktor des Pathologischen Instituts
> in Freiburg im Breisgau
>
> **1 9 4 5**
>
> VERLAG HERDER / FREIBURG IM BREISGAU

88

Lichtspielen in der Belfortstraße vom 31.10.–20.11.1941; seine Absetzung entsprach den Vorankündigungen [264].

Büchners Vortrag und die offensichtlich sehr dichte Atmosphäre dieses Augenblicks wurden gelegentlich als Beweis für einen allgemeinen Widerstandsgeist der Fakultät herangezogen. Dieser war jedoch sicher nicht vorhanden; nach den bisher vorliegenden Untersuchungen nahm kein Mediziner an den überregional wichtig gewordenen antinationalsozialistischen Aktivitäten des »*Freiburger Kreises*« teil [265]. Dieser war aus der Rechts- und Staatswissenschaftlichen Fakultät um *Constantin von Dietze* (1891–1973), *Walter Eucken* (1891–1950), *Adolf Lampe* (1897–1948) und den Historiker *Gerhard Ritter* (1888–1967) entstanden, als »Keimzelle akademischer Opposition«, die in drei Arbeitsgruppen vorausdachte, wie eine Nachkriegsordnung, aufgebaut aus christlichen Prinzipien, Gerechtigkeit und wirtschaftlicher Vernunft, aussehen solle« [266].

Noeggerath gibt an, daß auch um den Psychiater Kurt Beringer »schon vor dem Zusammenbruch eine –anfangs sehr kleine – Schaar unserer Kollegen zusammentrat, [um] die Vorbereitungen zur Wiederherstellung der Universität in ihrer alten Form zu treffen«. Er hat mehrfach angeregt, Beringer dafür durch eine Gedenktafel im Kollegiengebäude zu ehren, fand jedoch keine Zustimmung[267]. Eine solche Aktivität des Psychiaters ist bisher durch kein anderes Dokument belegt; auch entsprechende Erinnerungen von Zeitzeugen liegen nicht vor. Noch zu schildernde, gemeinsame Nachkriegstätigkeiten lassen auf anscheinend bewährte Querverbindungen zwischen Beringer und Eucken schließen; jedoch sind auch diese für die Kriegsjahre nicht belegt. Verzahnungen zu Mitgliedern des Freiburger Kreises sind erst für die unmittelbare Nachkriegszeit bekannt, als Franz Büchner im Juli 1945 die »Christliche Arbeitsgemeinschaft« begründete, um die Konfessionen im Vorfeld der Parteiengründungen für eine gemeinsame Aufbauarbeit zusammenzuführen[268].

Dagegen liegen im Bereich der Medizinischen Fakultät Berichte über oppositionelle *studentische Aktivitäten* vor. Während sich bis zum Kriege neben »relativ kleinen, aber straff organisierten NS-Kadern... die große Masse der Studenten politisch indolent« verhielt[269], fand sich 1943/44 aus den drei Studentenkompanien »rund ein Dutzend Medizinstudenten zu ziemlich regelmäßigen oppositionellen Diskussionsrunden zusammen«[270]. Gelegentlich nahmen einzelne Assistenten der theoretischen Institute oder Kliniken teil; man traf sich an verschiedenen Orten, auch in Privathäusern. Es sollen Beziehungen der Gruppe zu Mitgliedern der oppositionellen Münchner Studentengruppe der Weißen Rose und zu Männern des 20. Juli bestanden haben; so hatten ein Schwiegersohn von *Carl Goerdeler* sowie ein Stiefbruder des am 13.7.1943 hingerichteten Medizinstudenten *Alexander Schmorell* Kontakte zu diesem Kreis.

Direkt in Verbindung mit den Aktivitäten der *Weißen Rose* stand neben dem Assistenten an der Philosphischen Fakultät, *Heinz Bollinger*, der Freiburger Medizinstudent *Helmut Bauer*. Beide wurden wegen eines Kontaktes zu *Willi Graf*, einem Mitglied des inneren Kreises der Weißen Rose, am 5. März 1943 in Freiburg verhaftet; Graf hatte ihnen im Januar dieses Jahres bei einem Besuch in Freiburg das Flugblatt »An alle Deutschen« übergeben. Im zweiten Weiße-Rose-Prozeß wurden Graf zum Tode, Bollinger und Bauer zu sieben Jahren Zuchthaus verurteilt. Helmut Bauer verstarb am 11.2.1952 an einer Tuberkulose, die er sich in der Haft als Sanitätsgehilfe auf der Tuberkulosestation auf dem Hohenasperg zugezogen hatte[271].

Auch aus der genannten Freiburger Studentengruppe wurden im Zusammenhang mit der Zerschlagung der Weißen Rose zwei Kommilitonen verhaftet: »Daß die Fahndungen für uns relativ glimpflich verliefen, lag wohl vor allem daran, daß wir uns hinreichend gut kannten, um Verrat zu verhindern. Zum anderen befaßten wir uns mehr theoretisch als aktiv mit politischer und kultureller Opposition[272]. Treibende Kräfte in diesem Kreis waren *Konrad Hummel*, der spätere Leiter des Instituts für Blutgruppenserologie, *Heiner Wirsching*, *Guido Honold*, *Eberhard v. Wasielewski*, *Nikolaus Wolf* und *Erwin Tecklenborg*.

Daß die Umstände einzelne Fakultätsmitglieder zu manchmal unerwarteten, die ganze Ambivalenz der Situation widerspiegelnden Alltagsreaktionen zwangen, mag ein letztes Beispiel aufzeigen. An ihm wird vielleicht erneut – bis in die Semantik der Grußformel hinein – ein für die Freiburger Fakultät charakteristisches Bemühen sichtbar, ohne großes Aufsehen einigermaßen anständig zu überleben.

Der Zahnkliniker Faber fragt am 1. Juni 1938 »prinzipiell« beim Dekan, dem Hautkliniker Stühmer, an, ob jüdische Patienten »in den dem Staat unterstellten Kliniken« behandelt werden dürfen; seine persönliche Einstellung sei es, daß dies »in einem Kulturstaat... eine selbstverständliche ärztliche Pflicht« sei. Der Dekan antwortet ihm knapp: »Der kranke jüdische Mensch bedarf ärztlicher Behandlung«. Es sei ihm keinen Augenblick zweifelhaft, daß die Verweigerung der Behandlung vom Standpunkt der ärztlichen Berufsethik unzulässig wäre. Nur –: »Ich würde in solchen Dingen keine besonderen Formulierungen von beamteten Stellen einholen. Ich glaube, daß alles dieses Selbstverständlichkeiten sind. Mit besten Grüßen. Heil Hitler. Ihr Stühmer«[273].

Krieg und Zerstörung

Mit dem Kriegsausbruch am 1. September 1939, vor allem nach dem Ablauf des französischen Ultimatums am 3. September, 18 Uhr, war Freiburg eine bedrohte Grenzstadt geworden. Sie lag nachts im Dunkel; auch für die Institute und Kliniken waren schlagartig die »Totalverdunkelungs«-Vorschriften wirksam geworden. Die im März 1939 erlassenen »Luftschutzrichtlinien für Krankenhäuser«[274] waren in den alten Gebäuden des Freiburger Klinikums praktisch nicht zu verwirklichen, weswegen räumliche Ausweichstellen, mit besseren Schutzmöglichkeiten, für klinische Zwecke vorsorglich beschlagnahmt wurden.

Das *Wintersemester 1939/40*, das am 21. 10. beginnen sollte, wurde vorläufig ausgesetzt. Die Einberufungen zur Wehrmacht betrafen gleichermaßen Dozenten und Studenten und es war nicht abzusehen, ob ein Lehrbetrieb überhaupt möglich sei. Die klinischen Studenten konnten nach dem 9. Semester das Staatsexamen ablegen und nach Erhalt einer Notapprobation einrücken; auch jüngere Semester wurden zur Verstärkung des Sanitätspersonals eingezogen. Viele Angehörige des Lehrkörpers, vor allem die meisten Ordinarien, wurden nach und nach auf ihren Fachgebieten zu »Beratenden Ärzten« ernannt, bekamen höhere Sanitätsdienstgrade und Uniform und hatten sich zur Verfügung zu halten. Sie sollten den Sanitäts-Kommandobehörden die neuesten Erkenntnisse der Wissenschaft zur Verfügung stellen, diese in Fortbildungslehrgängen dem Sanitätspersonal vermitteln, regelmäßig Lazarette besuchen und so für die Gesundheit der Truppe, d.h. für deren Frontverwendungsfähigkeit mitsorgen; dafür hatten sie, nach Auffassung des Oberkommandos der Wehrmacht, für ihre eigene Forschung »die einmalige Gelegenheit, neue Gebiete zu erschließen«[275]. Der permanente Wechsel zwischen Dienst an der Front und dem Bemühen um Unabkömmlichkeit, der sogenannten »u.k.-Stellung«, begleitet den Fakultätsalltag während des ganzen Krieges; der Senat hatte hierfür einen eigenen »u.k.-Beauftragten«, den Professor der Bodenkunde Manfred Köhn bestellt. Das mit Kriegsausbruch erlassene »Reichsleistungsgesetz« verpflichtete darüber hinaus jeden »Volksgenossen« des »Großdeutschen Reiches« zur Dienstleistung für den Staat; damit hatte jeder stets zu gewärtigen, zu irgendwelchen Einsätzen dienstverpflichtet zu werden.

Unter diesen Umständen hatte die Universität zunächst befürchtet, den Betrieb gar nicht aufrecht erhalten zu können: »es mußte mit einiger Sorge abgewartet werden, ob Anmeldungen von Studierenden in einem Ausmaß erfolgen würden, das die großen Aufwendungen des Reiches und des Landes rechtfertigen konnte«[276]. Dies war jedoch, fast wider Erwarten, der Fall, weswegen am 8. Januar 1940 die Vorlesungen wieder aufgenommen wurden, allerdings mit nur 1162 vollimmatrikulierten Studenten gegenüber 2534 im SS 1939. Um die versäumte Zeit aufzuholen, sicher aber auch schon im Hinblick auf eine Verkürzung der Studiengänge, wurden jetzt Trimester eingerichtet, von denen vier hintereinander abgehalten wurden; erst ab SS 1941 galt wieder die alte Semestereinteilung.

Am 10. Mai 1940 begann von den Niederlanden bis zur luxemburgisch-französischen Grenze der deutsche Angriff im Westen mit dem Ziel, Frankreich militärisch zu schlagen und weitgehend zu besetzen. Am gleichen Tage, kurz vor 16 Uhr, tauchten unvermittelt, ohne Fliegeralarm oder Flakbeschuß, drei Kampfflugzeuge über Freiburg auf und warfen Sprengbomben mit großer Splitterwirkung ab[277]. Die Bomben trafen Häuser im Stadtteil Stühlinger und verursachten Schäden auch an einigen Universitätsinstituten, insbesondere an der Chemie, Physik, Tierhygiene und Physiologie. Vor allem aber forderte der Angriff 57 Todesopfer und 101 Verletzte, darunter 22 tote und 20 verletzte Kinder, von denen die meisten auf dem Kinderspielplatz Ecke Colmarer Straße/Kreuzstraße gespielt hatten. Hans Killian, der als Oberarzt der Chirurgischen Klinik die medizinischen Hilfsmaßnahmen leitete, hat die erschütternden Szenen geschildert, die sich angesichts des Kinderelends dabei abgespielt haben[278].

In der Stadt wurde dadurch eine ungeheure Erregung ausgelöst, die durch die sofort einsetzende NS-Propaganda geschürt wurde: mit dem »Kindermord von Freiburg« hätten die Kriegsgegner Deutschlands nunmehr den Krieg gegen die Zivilbevölkerung begonnen. »Freiburgs Mütter klagen an! Mit Freiburg fing es an!« – unter diesem Titel wurde in zehn Sprachen eine Broschüre verbreitet, mit der »die Alleinschuld Englands am Bombenkrieg« bewiesen werden sollte.

Ueberschär und Wette, die den Einzelheiten dieses Angriffs sorgfältig nachgegangen sind, haben ihn dagegen als »historisches Lehrstück« über die »wirksamen Manipulationsmöglichkeiten der totalitären Propaganda des Dritten Reiches« entlarvt. Nach einer bis weit in die Nachkriegszeit reichenden Diskussion konnten diese Autoren das Fazit ziehen über das, was lange in der Bevölkerung nur Gerücht war: Freiburg wurde am 10. Mai 1940 von drei deutschen Kampfflugzeugen des Typs He 111 vom Kampfgeschwader »Edelweiß« bombardiert, die eigentlich den französischen Flugplatz Dijon angreifen sollten und »nach längerem Suchen die überraschend aus den Wolken auftauchende Stadt Freiburg i.Br. für das Ausweichziel Dôle-Tavaux gehalten« haben. Das »tragische technische und menschliche Versagen der Flugzeugbesatzungen« ist belegt; ob Hitler selbst aus Propagandagründen den Befehl zur Bombardierung Freiburgs gegeben hat, muß als nicht ganz auszuschließende Vermutung offen bleiben[279].

Für die Medizinische Fakultät und ihre klinischen Einrichtungen hatte dieses Ereignis unerwartete Folgen. Da man offiziell den Angriff für einen feindlichen hielt und neue befürchtete, wurden wenige Tage nach dem Angriff fast alle Kliniken, die in der Nähe der Bahnlinie lagen, in die vorgesehenen *Ausweichstellen* verlegt, »und zwar meistens nachts, um der Bevölkerung den Anblick eines lebhaft erregten Auszuges zu verbergen und um möglichst wenig Aufsehen zu machen«[280]. Zwischen dem 14. Mai und dem 9. Juni 1940 wurden verlegt:

- die Kinderklinik aus der Mathildenstraße in das Erzbischöfliche-Theologische Konvikt (Collegium Borromäum) in der Burgstraße (heute Schoferstraße)[281]
- ein großer Teil der Chirurgischen Klinik aus den neuen Kliniken in der Hugstetter Straße in die Häuser Albertstraße 2 und das angrenzende alte Kuenzer'sche Haus sowie das Schulhaus
- die Hals-Nasen-Ohrenklinik aus der Albertstraße 2 nach dem St. Josefskrankenhaus und dem Karolushaus
- der größte Teil der Medizinischen Klinik von der Hugstetter Straße in das Kneipp-Kurhaus St. Urban im Vorort Herdern
- die Infektionsabteilung der Medizinischen Klinik in das Haus Schloßbergblick, Ludwigstraße 41, das der Familie des früheren Chirurgen Kraske gehörte.

Eilig geplant wurde auch die Errichtung eines Hilfskrankenhauses in der Frauenschule »zu St. Marien«, dem sog. Rebhaus in der Wonnhaldestraße 5; als jedoch dort in der Endphase des Frankreichfeldzuges, am 11. Juni 1940, französische Granaten von der anderen Seite des Rheines einschlugen, verzichtete man vorläufig auf diese – später noch wichtig gewordene – Ausweichstelle.

In die größtenteils leerstehenden Kliniken quartierte sich innerhalb weniger Tage das *Feldlazarett Nr. 613* ein, wozu unbenutzte Betten aus Hotels und Gasthäusern requiriert wurden. Aus dieser Maßnahme – die möglicherweise im Hintergrund der ganzen Aktion gesehen werden muß – entstand am 30. Juni das *Reservelazarett Freiburg*, für das nach und nach in der Augenklinik, Chirurgischen Klinik, HNO-Klinik, Hautklinik, Medizinische Klinik, Psychiatrischen und Nervenklinik eigene Lazarettabteilungen eingerichtet wurden. Kleinere solcher Abteilungen bestanden weiter im Kuenzer- und im Schulhaus, im Haus Schloßbergblick und im Sanatorium Hoven in der Hansastraße 9. Alle unterstanden einer eigenen Lazarettverwaltung, die für die stationär und ambulant behandelten Wehrmachtsangehörigen mit der Klinikverwaltung eigens abzurechnen hatte [282].

Das schnelle Ende des Frankreichfeldzuges, der Waffenstillstand am 25. Juni und die Erweiterung des Reichsgebietes nach Westen durch die Annexion von Elsaß-Lothringen verbreiteten in Freiburg nahezu Friedensstimmung. Zwischen dem 25. Juni und dem 9. Juli wurden sämtliche Kliniken an ihren alten Ort zurückverlegt; da indessen durch die Lazarettabteilungen erhebliche Bettenkapazität verloren war, mußte im Studienhaus der Herz-Jesu-Priester in der Okenstraße ein Hilfskrankenhaus für Leichtkranke aus der Medizinischen Klinik sowie für Tbc-Kranke eingerichtet werden. Ebenso entstand im Vorort Littenweiler im sog. Waldhof eine Unterkunft für Lupus-Kranke der Hautklinik [283].

Nach diesen Ereignissen trat in Freiburg für längere Zeit Ruhe ein; Stadt, Universität und Fakultät verzeichneten trotz der versorgungsbedingten Restriktionen im Alltag einen scheinbaren Wiederaufstieg. Die Stadt galt merkwürdigerweise als sicher und vergrößerte ihre Einwohnerzahl durch den Zuzug von Flüchtlingen aus dem ganzen Reich von 105000 Bewohnern vor dem Kriege auf zeitweise 150–160000 [284]. Ebenso blieb das lange unversehrte Freiburg als Studienort beliebt, weswegen zwischen 1940 und 1943 die Studentenzahlen stark anstiegen. Im Februar 1942 waren 1866 Medizinstudierende in Freiburg anwesend [285], bei einer Gesamtstudentenzahl von rund 4000; diese Zahl wurde erst Anfang der fünfziger Jahre wieder erreicht. Während in den anderen Fakultäten inzwischen weibliche Studierende in der Mehrzahl waren, dominierten im Bereich der Medizin verwundete oder beurlaubte Soldaten und Offiziere [286].

Der Grund hierfür lag in der Tatsache, daß bereits vor 1939 ein starker Andrang zur Medizin, insbesondere zur Sanitätsoffizierslaufbahn zu verzeichnen war [287]. Die Wehrmacht galt lange als politisch unabhängig und sauber, außerdem wurden Sanitätsoffiziere in großer Anzahl gebraucht. Die Anwärter wurden als Fahnenjunker im Sanitätskorps eingestellt und nach 6monatiger militärischer Grundausbildung an die *Militärärztliche Akademie in Berlin* versetzt, eine Nachfolgerin der berühmten »Pépinière«, die *Friedrich der Große* als Medizinschule für Militärärzte angeregt und sein Nachfolger *Friedrich Wilhelm II.* 1795 gegründet hatte. Die Akademie hatte die Aufgabe, zusätzlich zum Medizinstudium eine militärmedizinische Ausbildung für die Bedürfnisse des Truppenarztes zu vermitteln. Das eigentliche Studium erfolgte von dort aus an einer Universität, wobei die Studiengebühren vom Studierenden selbst getragen werden mußten; nach dem Physikum wurde – bis zum Kriege – der Student zum Fähnrich, nach dem Staatsexamen zum Unterarzt befördert.

Wegen des großen Andranges vor allem nach Kriegsbeginn errichteten auch die anderen Waffengattungen eigene Akademien: die Marine in Tübingen, die Luftwaffe in Berlin-Wittenau, später auch die SS in Berlin und Graz; Teile davon wurden an andere Universitäten verlagert, darunter nach 1941 einzelne Jahrgänge der *Militärärztlichen* und der *Marineärztlichen Akademie* – jeweils in Kompaniestärke – nach Freiburg.

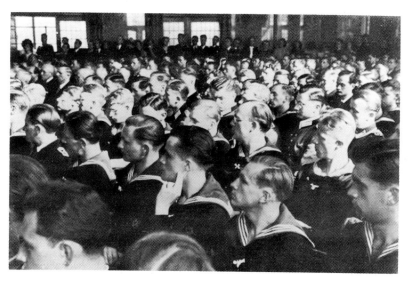

89 Angehörige der Militärärztlichen und Marineärztlichen Akademie (sog. Studentenkompanien) bei einer Rede des Reichserziehungsministers Rust in der Aula der Universität am 19.5.1942

Als drittes militärisches Element traten in der gleichen Zeit die sog. *Studentenkompanien* hinzu, in denen Reservedienstgrade, Verwundete und solche Medizinstudenten zusammengefaßt waren, die zur Wehrmacht eingezogen waren und nach der militärischen Ausbildung zum Studium kommandiert werden konnten. In den Universitätsferien bzw. je nach Kampflage wurden die Studenten zur Truppe zurückversetzt.

Bis zum Sommersemester 1944 bildeten die Angehörigen dieser drei Gruppen das Hauptkontingent der Freiburger Medizinstudierenden und stellten in überfüllten Hörsälen eine erhebliche Lehrbelastung dar. Bei der durch die Einberufungen ständig wechselnden Zahl der Professoren und Studenten kam es nicht nur zu Engpässen in der Lehre, sondern auch zu problematischen Studienergebnissen. In der Fakultätssitzung vom 6. März 1942 wird aus der Anatomie berichtet, daß im Präparierkurs 800 Studenten von zwei Assistenten betreut werden müssen; zum gleichen Zeitpunkt sind im März 56%, im April 61% der Kandidaten durch das Physikum gefallen. Dabei hätten die Marineärzte besser abgeschnitten als die Militärärzte[288] (Abb. 89).

Es muß vermutet werden, daß die Anwesenheit dieser Studentengruppen vielfach zu Freistellungen von Professoren und Dozenten vom Frontdienst beigetragen hat. Umso auffälliger ist, daß die Fakultät ausdrücklich auf eine Intervention beim Heeressanitätsinspekteur verzichtete, als – offenbar nach der Invasion der Alliierten in Frankreich – die »Zöglinge der Militärärztlichen Akademie« und die »Stukos« aus »Sicherheitsgründen« von Freiburg wieder abgezogen wurden; sie hielt eine Bitte um Belassung für »zwecklos, unlogisch und unwürdig«[289].

Einzelheiten des Fakultätsalltages aus jenen Jahren zeigen, soweit sie protokolliert sind, wenig mehr als einen völlig außenbestimmten, auf *Überlebensstrategie* eingestellten Ablauf der Dinge. Die vorhandenen Kapazitäten an Mensch und Material wurden nahezu ausschließlich für die Krankenversorgung und die Lehre benötigt, an Forschung war nur noch dann zu denken, wenn sie, wie oben beschrieben, als »kriegswichtig« eingeschätzt und gefördert war. Mit kritischer Aufmerksamkeit wurde im Jahre 1941, wie schon 1871, die Einrichtung der »Reichsuniversität Straßburg« beobachtet, die nicht nur Professoren abzog, sondern auch nur 5 klinische Semester verlangte; ein Freiburger Einspruch in Berlin blieb erfolglos [290]. Im Jahre 1942 wurden die *Luftschutzmaßnahmen* verschärft; unter Heranziehung von Studenten wurden Brandwachen in allen Instituten und Kliniken eingerichtet. Mikroskope, Waagen, Schreibmaschinen etc. waren abends nach Dienstschluß in den Keller zu bringen, Sammlungen und Bibliotheken sollten nach Möglichkeit verlagert werden [291]. Im Rahmen der vorgeschriebenen *Frontbetreuung* für im Einsatz befindliche Studierende wurden nach 1943 sechs »Feldpostbriefe der Medizinischen Fakultät« verschickt, in denen in hektographierter Form einzelne Vorträge wiedergegeben waren, u. a. die Gedenkrede auf Ludwig Aschoff von Franz Büchner vom 5. 12. 1943.

Am 13./14. 4. 1943 fand im Reichserziehungsministerium eine Besprechung mit den Dekanen aller Medizinischen Fakultäten statt, auf der eine Verkürzung bzw. *Anpassung des Studiums an die Kriegsverhältnisse* angekündigt wurde, »die durch Intensivierung des Unterrichts ausgeglichen werden soll«. Im Einzelnen wurden u. a. gefordert ein planwirtschaftlich bestimmter Arzt-Patientenschlüssel an der Universität (1:50 in der Klinik, 1:100 in der Poliklinik), eine Konzentrierung auf kriegswichtige Forschung, eine Reduzierung der großen zugunsten der kleinen Chirurgie, eine Einengung der Zahl der Prüfungsfächer, zusätzliche Kurse für Narkose, künstliche Atmung und die Behandlung Fußkranker sowie eine »bessere ethische Haltung der Jungärzte« [292]. Inwieweit diese wirren Verordnungen in die Realität umgesetzt wurden, läßt sich ebenso wenig erkennen, wie eine Reaktion auf den nicht näher begründeten Antrag der Fakultät vom 28. 5. 1943 an die Wehrmachtsstellen, einen Numerus clausus für weibliche Medizinstudierende in Freiburg einzuführen [293].

Schließlich blieben der Fakultät, die ihre Sitzungen – wegen der kriegsbedingt Abwesenden in sehr wechselnder Zusammensetzung – in der Bibliothek des Anatomischen Institutes abhielt, nur noch wenige Bereiche zur eigenen Diskussion, wie Promotionen, Habilitationen, Vorträge in der Medizinischen Gesellschaft, wachsende Lehrbuchknappheit etc. Bemerkenswert hart blieb sie 1944 gegenüber dem ministeriellen Ansinnen, dem Naturheilkundler *Alfred Brauchle* (1898–1964) eine Lehrermächtigung für naturgemäße Heilmethoden zu erteilen [294]. Brauchle war dadurch bekannt geworden, daß er in Dresden – unter Förderung des NS-Regimes – zusammen mit dem Internisten *Louis R. Grote* (1886–1960) den Versuch einer systematischen Zusammenarbeit von wissenschaftlicher Medizin und Naturheilkunde unternommen hatte [295].

Nach langer Zeit erinnerte der Dekan Dold in der Sitzung vom 31. Oktober 1944 wieder einmal daran, ihm doch »etwaige Ausweichunter-

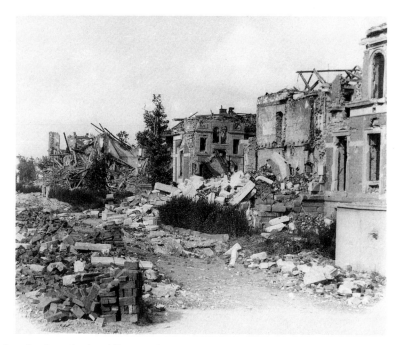

90 Zerstörte Institute in der Albertstraße

künfte« für die einzelnen Institutionen der Fakultät zu melden[296]. Seit dem oben geschilderten tragischen Angriff eigener Bomber zu Kriegsbeginn war Freiburg praktisch verschont geblieben. Wohl gab es seit der Invasion zunehmend Fliegeralarme und kleinere Angriffe, bei denen in den Kliniken und Instituten routinemäßige Luftschutzmaßnahmen abliefen. Seltsamerweise hielt sich aber die Überzeugung, daß Freiburg als Lazarett- und Grenzstadt von den Alliierten nach dem Krieg als Sitz ihres Hauptquartieres ausersehen wäre. Vor allem die Engländer, sagte man, die vor dem Kriege bevorzugt im Sanatorium Hoven in der Hansastraße abgestiegen waren, wollten auf ausdrücklichen Wunsch von Winston Churchill die Stadt erhalten. Es waren englische Kampfflugzeuge der 5. Bomber Group der Royal Air Force, die den vernichtenden Angriff auf Freiburg führten[297].

Am *27. November 1944* wurden im Rahmen des strategischen Luftkrieges der Alliierten innerhalb von 20 Minuten der größte Teil der Freiburger Altstadt und die daran angrenzenden nördlichen und westlichen Stadtgebiete zerstört. Der Angriff kam überraschend; zugleich mit dem Voralarm fielen die ersten Bomben. Zwischen 19.57 und 20.20 Uhr wurden von rund 400 Kampfflugzeugen etwa 2000 Sprengbomben und Luftminen sowie rund 40000 Brandbomben und Phosphorkanister abgeworfen. Sie hinterließen ein grauenvolles Trümmerfeld und einen Feuersturm, der tagelang wütete; der größte Teil der historischen Bausubstanz war vernichtet und 2193 Tote wurden identifiziert[298] (Abb. 90–93).

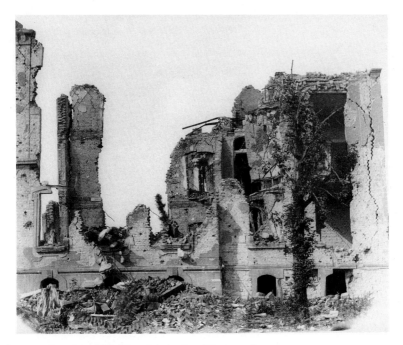

1 Zerstörungen im alten Klinikbereich in der Albertstraße

Kerngebiet der Zerstörungen waren die *Institute und Kliniken der Medizinischen Fakultät*. Vornehmlich Sprengbomben und Luftminen, in einer zweiten Welle auch Kampfbrandmittel, fielen von West nach Ost genau entlang der Linie Hugstetterstraße–Albertstraße. Im Einzelnen waren folgende Gebäude betroffen [299]:

Total zerstört:

Anatomisches Institut
Anthropologisches Institut
Physiologisches Institut
Physiologisch-Chemisches Institut
Radiologisches Institut
Sportärztliches Institut
Chemisches Institut
Physikalisches Institut
Zoologisches Institut
Pharmazeutisches Institut
Medico-historisches Institut (im Univ.-Gebäude)
Augenklinik
Frauenklinik
Hals-Nasen-Ohren-Klinik
Medizinische Poliklinik

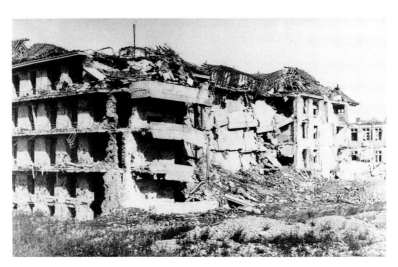

92 Zerstörungen an der Frauenklinik im neuen Klinikum Hugstetter Straße

Zahnklinik
Klinikapotheke
Krankengymnastikschule
Verwaltungsdirektion

Schwer beschädigt und zunächst nicht mehr betriebsfähig:

Pathologisches Institut
Pharmakologisches Institut
Hygiene-Institut
Medizinaluntersuchungsamt
Tierhygienisches Institut
Chirurgische Klinik
Medizinische Klinik
Kinderklinik
Neubau der Frauenklinik
Wirtschaftsgebäude und Kesselhaus der Kliniken

Mäßig beschädigt und teilweise oder ganz benutzbar:

Hautklinik
Psychiatrische und Nervenklinik

Über den Ablauf des Angriffs liegen eine Vielzahl von Berichten von Instituts- und Klinikangehörigen vor, die alle das Unbegreifliche eines Geschehens widerspiegeln, mit dem man in dieser Dimension anscheinend nicht mehr gerechnet hatte[300]. Es ist unmöglich, im Rahmen dieser Darstellung Details aufzuzählen; sie würden von Leid, Panik und mutiger Mitmenschlichkeit

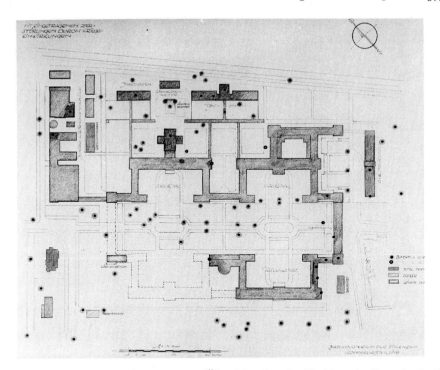

3 Bombeneinschläge im Klinikum 1944/45. Übersichtsplan der Hochbauabteilung des Badischen Finanzministeriums, undatiert, ca. 1945

berichten, die sich in den verwüsteten und teilweise brennenden Gebäuden abspielten. Die Menschenverluste hielten sich vergleichsweise in Grenzen, da in den Kliniken die meisten Patienten routinemäßig ab 19.00 Uhr in die Kellerräume gebracht worden waren. Am schwersten betroffen war in dieser Hinsicht die Hals-Nasen-Ohren-Klinik, also das alte Zentralgebäude des Klinikums von 1829, das von fünf Volltreffern und – am Gartenzugang – vom einfallenden Turm der Ludwigskirche getroffen wurde; hier kamen von 87 in der Klinik befindlichen Personen 47 ums Leben (35 Kranke, 7 Schwestern, 3 Hausangestellte, ein Arzt und ein Besucher)[301]. Ein anderer Bericht spricht von den Überresten von 104 Personen, die im Luftschutzkeller der Albertstraße 4 gefunden wurden, darunter viele Unbekannte, die offenbar dorthin geflüchtet waren; viele von ihnen verbrannten, weil sie nach Ausbruch eines Feuers den verschütteten Keller nicht mehr verlassen konnten[302]. Getötet wurden auch fünf Lehrerinnen der Krankengymnastikschule, die sich zu einem Imbiß in das Sutterbräu nahe dem Siegesdenkmal begeben hatten und dort durch einen Volltreffer umkamen; vier Schülerinnen starben »wahrscheinlich unterwegs«[303].

Auch im neuen Klinikviertel an der Hugstetterstraße waren innerhalb weniger Minuten an der Chirurgischen, der Medizinischen und dem Reservelazarett in der Frauenklinik schwerste Schäden entstanden. Hier hatten sich rund 1000 Menschen in den Karrengang geflüchtet, der teilweise einstürzte und Patienten und Schwestern unter sich begrub; im Ganzen waren dort 28 Menschenleben zu beklagen[304].

Die Bilanz der Zerstörungen war für die Medizinische Fakultät verheerend. Die Angehörigen der Institute gruben in den Trümmern nach den Resten ihrer Einrichtungsgegenstände und Sammlungen; dabei wurde der Pathologe Büchner durch einen detonierenden Blindgänger schwer verletzt[305]. Im Vordergrund standen Sofortmaßnahmen zur Sicherung der Patienten, die teilweise noch tagelang in den zugigen und kalten Kellerräumen der Klinikruinen verbleiben mußten. Die »vor dem Angriff erfolgte kritiklose Auswahl«[306] der Ausweichquartiere erwies sich als illusorisch, da diese fast alle ihrerseits zerstört waren. In einer schwierigen und wochenlangen Atmosphäre von Eigeninitiativen, Befehlen und Gegenbefehlen wurde versucht, an den verschidensten Stellen der Stadt und der Umgebung Raum frei zu machen. Es wurden verlagert[307]:

- Chirurgische Klinik:
  Sanatorium Glotterbad im Glottertal; eine kleine Auffangstation im Kneipp-Kurhaus St. Urban in Herdern.

- Frauenklinik:
  Altenheim St. Antoniushaus (Stahlbad) in Littenweiler; Poliklinik und Schwangerenberatung in der Nervenklinik Hauptstraße 5.

- HNO-Klinik:
  Städt. Waisenhaus, Günterstal.

- Augenklinik:
  Sanatorium Rebhaus, Wonnhalde 5.

- Zahnklinik:
  Gasthaus »Kühler Krug«, Günterstal.

- Medizinische Klinik:
  Sanatorium Wiesneck, Haldenhof (Schauinsland); Hautklinik (Röntgenabteilung); die Infektionsabteilung im Herz-Jesu-Kloster in der Okenstraße 15 blieb unzerstört. Nach Kriegsende schrittweise Unterbringung der gesamten Klinik in der ehemaligen Kreispflegeanstalt, Eschholzstraße 90.

- Medizinische Poliklinik:
  Psychiatrische Klinik, Hauptstraße 5 (II. Stock Frauenseite).

- Kinderklinik:
  bereits vor dem Angriff Teilauslagerung nach Günterstal (Städt. Waisenhaus, Hotel Kyburg, Erholungsheim Haus Riedberg). Bei einem erneuten Angriff am 3.12. Beschädigung des Hotel Kyburg; Evakuierung der dort untergebrachten 89 Säuglinge und Frühgeborenen mit der Schwebebahn und in Handschlitten während eines Schneesturmes in das Hotel Burggraf auf dem Schauinsland. Tod von 6 Kindern durch dabei erworbene Infekte[308].

- Hautklinik:
  teilgeräumt, Ausweichstellen im Sanatorium Baer, Friedenweiler und im Hilfskrankenhaus »Waldhof«, Freiburg-Littenweiler, Sonnenbergstraße 35.
- Psychiatrische und Nervenklinik:
  teilgeräumt, Ausweichstelle der Nervenklinik in Rothaus.

Es ist heute kaum mehr zu ermessen, was es bedeutete, ein gesamtes Klinikum auf einmal und in zweckfremden Gebäuden, im Winter und bei einer praktisch zusammengebrochenen Versorgungslage wieder einigermaßen funktionsfähig zu machen. Instrumentarium, Laborgegenstände und Mobiliar mußten teilweise aus den zerstörten Gebäuden geborgen bzw. mühsam anderweitig beschafft werden. Die Unterbrechung der Strom- und Wasserzufuhr, schwierigste Transportverhältnisse, fehlende Isolierungsmöglichkeiten der Infektionskranken und schließlich nunmehr regelmäßige Fliegeralarme mit kleineren Angriffen zwangen alle Beteiligten täglich zur Improvisation. Da die Partei- und Regierungsstellen im wesentlichen versagten, war dies die eigentliche, von den einzelnen Schwestern, Ärztinnen, Ärzten und anderen Klinikangehörigen erbrachte, dem Überleben dienende Leistung.

Hinzu kommt, daß durch den Angriff vom 21. November noch weitere wichtige, der Gesundheits- und Sozialversorgung der Bevölkerung dienende Institutionen ausgefallen waren. So wurden total zerstört das St.-Josefs-Krankenhaus, das St.-Hedwigs-Kinderkrankenhaus, das Vinzentius-Krankenhaus, die Städt. Schulzahnklinik, das Gesundheitsamt sowie praktisch sämtliche Alters- und Pflegeheime. Durch Luftdruck beschädigt war schließlich auch das Diakonissenkrankenhaus in der Hauptstraße[309].

Naturgemäß konzentrierten sich alle Kräfte auf die Wiederherstellung der Krankenversorgung. Die Institute der Fakultät waren ihrerseits so schwer getroffen, daß nur die zur Diagnostik benötigten Einrichtungen provisorisch in Gang gesetzt wurden. Franz Büchner installierte Laboratorium und Sekretariat der Pathologie in seinem Privathaus und ließ die Sektionen in einem Gebäude des Friedhofes durchführen; das Hygienische Institut arbeitete in seinen Kellerräumen. Die übrigen Institute mußten sich damit bescheiden, noch erhaltene Teile der Einrichtungen zu bergen und zu sichern.

Am 6.12.1944, eine Woche nach dem Angriff, fand im Keller der Psychiatrischen Klinik eine erste, vom Dekan Dold durch Boten zusammengerufene Fakultätssitzung statt[310]. Sie diente nicht nur der Feststellung der Situation, sondern vor allem der Frage, ob und wie der Fakultätsbetrieb weiterzuführen sei. Es kursierte das Gerücht, daß Freiburg ganz evakuiert würde; die Kreise Konstanz, Stockach, Überlingen, Pfullingen seien für die Aufnahme der Bevölkerung bestimmt. Für die Universitätskliniken sei Tübingen oder die Reichenau als Standort vorgesehen. In diesem Zusammenhang fiel auch die Anweisung, »alles politische Aktenmaterial« zu zerstören; Einzelheiten hierzu sind nicht rekonstruierbar, jedoch belegt die heutige, mehr als lückenhafte Aktenlage zu den einzelnen Instituten und Kliniken, daß dies mit Sicherheit an einigen Stellen geschehen sein muß.

Beringer und andere waren kategorisch »dagegen, daß die Fakultät alles völlig aufsteckt. Hauptsache ist, daß gelesen wird«. Die Hörsäle der Psychiatrischen und der Hautklinik erwiesen sich als brauchbar und es wurde beschlossen, daß »zum mindesten zum Scheine der Vorlesungsbetrieb aufrechterhalten wird«. Eine Kommission wurde beauftragt, einen Stundenplan für die 9. und 10. Semester auszuarbeiten; als Vorlesungsbeginn wurde bereits der 9.12. angekündigt.

Unübersehbar wollte man dadurch einem höheren Befehl zuvorkommen; darauf deutet auch der ausdrückliche Hinweis auf die gesetzliche Grundlage, daß wissenschaftliche Apparate und Materialien »von der Heranziehung durch Wehrmacht, Polizei und andere Organisationen befreit« seien. In die gleiche Richtung ging in dieser Sitzung auch die wie selbstverständliche Diskussion einiger laufender Promotions- und Habilitationsangelegenheiten sowie die Verabredung, sich jeden Samstag 9.00 Uhr in der Psychiatrischen Klinik zusammenzufinden. Die Fakultät hatte beschlossen, weiterzuleben.

Wie schwierig dies in der folgenden Zeit zu realisieren war, kann nur angedeutet werden. Für einen kleinen Kreis verbliebener Studierender wurden im psychiatrischen und im dermatologischen Hörsaal einzelne Vorlesungen gehalten; offiziell galt das Semester jedoch als unterbrochen, weswegen keine Testate gegeben werden konnten. Dennoch meldeten sich im Februar 1945 noch 24 Staatsexaminanden, die auch geprüft wurden. Ebenso wurden einige Habilitationen diskutiert und ausgesprochen, wobei trotz der Lage streng nach der Regel verfahren wurde (Siegfried Schreiber, Zahnklinik; Hubert Jantz, Psychiatrie; Wolfgang Rotter, Pathologie). Aus »überschüssigem Kliniks- und Institutspersonal« wurden Arbeitstrupps für Ausgrabungsarbeiten gebildet, möglicherweise, um diese Personen am Ort halten zu können. Diese Maßnahme war nicht undiskutiert; so argumentierte Bohnenkamp dagegen, es solle »jede Kraft für den Krieg freiwerden!«[311]. Von einem erkennbaren Wiederaufleben wissenschaftlicher Arbeit konnte nach Lage der Dinge keine Rede sein, ebenso wenig von einer nur annähernd befriedigenden medizinischen Versorgung der Kranken; eine »kurze Besprechung der Penicillinfrage« am 3.2.1945 erwies sich als illusorisch: »es ist noch kein Präparat greifbar«[312].

Beim Herannahen der Front verdichteten sich in den letzten Wochen und Tagen vor Kriegsende noch einmal Meldungen über Pläne zur Auslagerung der Fakultät. Aus dem bereits durch den russischen Vormarsch bedrohten Berlin fragte der Chirurg Ferdinand Sauerbruch bei Eduard Rehn an, ob die Freiburger Fakultät etwas dagegen habe, wenn die Insel Mainau für die Berliner Fakultät zur Verfügung gestellt würde[313]. Damit tauchten wieder die alten Überlegungen einer Verlagerung der Freiburger medizinischen Einrichtungen nach der Reichenau auf. Auch Tübingen war wieder im Gespräch, obwohl dort inzwischen Teile der Straßburger Fakultät untergekommen waren. Das Freiburger Fakultätsprotokoll verzeichnete dagegen: »Grundsatz: wir bleiben am Ort und versuchen, den Unterricht im nächsten Semester zu halten«[314]. In der Sitzung vom 14. April 1945 beschloß die Fakultät, an alle Ärzte, Schwestern und sonstiges Personal Rote-Kreuz-Armbinden zu verteilen und diskutierte unter anderem einen Stundenplan für das Sommersemester.

Am Samstag, dem 21. April, wurde Freiburg im wesentlichen kampflos von französischen Streitkräften eingenommen[315]. Nur in Zähringen und in Herdern, im Gebiet der Psychiatrischen Klinik, wurde geschossen; wie es 12 Mitgliedern der Fakultät dennoch gelang, an diesem Tage dort ihre Samstags-Routinesitzung abzuhalten, läßt sich nicht mehr rekonstruieren. Der Prodekan Beringer berichtete »zur Lage«, man tauschte »Allgemeine Winke« aus, besprach »Stundenplanfragen« und beschloß, auch weiterhin samstags zusammenzukommen[316].

FÜNFTER TEIL

1 Die Nachkriegszeit

Die Rekonstituierung der Universität

Zeugnisse zur unmittelbaren *Nachkriegssituation* in Freiburg sind erst in neuerer Zeit eingehenderen Analysen unterzogen worden; sie »vermitteln ... den Eindruck, als sei man erlöst, aber auch tief erschöpft gewesen«[1]. In der zertrümmerten Stadt lebten nur noch 40000 Menschen, weniger als die Hälfte der Einwohner am Kriegsbeginn. Wohnungsnot und Hunger, unzureichende Versorgung mit Wasser und Energie, Entbehrungen auf allen Gebieten des Lebens kennzeichneten die Situation; »die in Freiburg eingerückten französischen Soldaten fanden eine Stadt vor, die eigentlich keine mehr war, die ihre Identität verloren zu haben schien«[2]. Die nach der militärischen Besetzung verhängten ersten Maßnahmen, wie Ausgangssperren, Requirierung von Wohnraum und Vorräten, aber auch Verhaftungen, Plünderungen, Vergewaltigungen vertieften das Elend des Alltags in der geschundenen Stadt.

Eine Analyse der Gesundheitsversorgung in dieser Situation steht noch aus; Hinfälligkeit und Hilflosigkeit, Geburt, Krankheit und Tod stellten Herausforderungen dar, die nicht steuerbar waren und denen die Ärzte der Stadt, ihre Helfer und die verbliebenen Institutionen mit absolut unzureichenden Mitteln begegnen mußten. Die Medizinische Fakultät sah sich in diesem Augenblick vornehmlich in den Dienst dieser Aufgabe gestellt; an Lehre und Forschung war vorläufig nur im Hinblick auf eine ungewisse Zukunft zu denken.

Als wesentliches Ziel ihrer *Besatzungspolitik* hatten die Alliierten die »Vernichtung des Nazismus und des deutschen Militarismus bis in seine Wurzeln« proklamiert[3]. Ein besonders sensibles Feld waren dabei die Bildungseinrichtungen, weswegen zunächst Lehre in jeder Form verboten war und besonders den Universitäten auferlegt wurde, ihre Glaubwürdigkeit wieder herzustellen. In einem »geschichtlichen Augenblick und in einem revolutionären Vorstoß..., einzig wohl in Deutschland«[4] hat die Universität Freiburg versucht, noch vor allen Anordnungen der Besatzungsbehörden »ihre alte Eigenschaft als selbständige Körperschaft«[5] wiederzugewinnen, um unabhängig auftreten zu können. Vier Tage nach der Einnahme der Stadt und noch vor dem eigentlichen Kriegsende traten am 25.4.1945 zunächst die Fakultäten und dann eine Plenarversammlung der Dozenten zusammen, um eine »neue Konstituierung der Universität den derzeitigen Verhältnissen entsprechend« einzuleiten. Als Geschäftsgrundlage diente die Hochschulverfassung von 1919; dies darf sicher nicht als primär restaurative Tendenz interpretiert werden, sondern als vorläufig einzige Möglichkeit, freie akademische Strukturen wieder herzustellen, um die seit 1933 »unter dem Zeichen und im Geist Adolf Hitlers

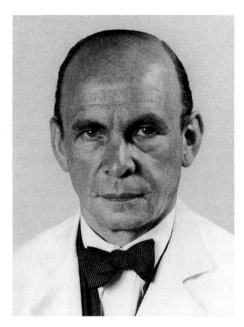

94 Kurt Beringer (1893–1949)

erfolgten Akte« zurücknehmen zu können. Hierzu gehörte vor allem die Tatsache, daß die Funktionsträger der Universität während des Dritten Reiches nicht mehr gewählt, sondern ernannt worden waren; nunmehr erfolgte als erste Maßnahme nach Kriegsende die Wahl von Rektor, Dekanen und Senatoren wieder durch die Hochschullehrer selbst.

Die Medizinische Fakultät wählte einstimmig den Psychiater *Kurt Beringer* zum Dekan, den Physiologen *Paul Hoffmann* zum Prodekan und schlug den Pharmakologen *Sigurd Janssen* für die Rektorwahl vor. Beringer war offensichtlich bereits in den letzten Kriegsmonaten in eine konstruktive und bestimmende Rolle hineingewachsen (Abb. 94). Er soll – wie bereits ausgeführt – nach den Aufzeichnungen Noeggeraths in der Schlußphase des Dritten Reiches mit einer kleinen Gruppe Gleichgesinnter – »die seelische, geistige und organisatorische Wiederaufrichtung« der Freiburger Universität im Geheimen diskutiert und vorbereitet haben [6]. Die von Noeggerath angesprochene Gruppe konnte nicht weiter identifiziert werden; denkbar ist allerdings eine persönliche Verbindung von Beringer zum Freiburger Kreis. Er selbst hat nach dem Kriege angegeben, daß er nach mehrmaligen vergeblichen Aufforderungen, in die Partei einzutreten, 1939 »wegen Unzuverlässigkeit« aus seinem Amt entfernt werden sollte [7]. In jedem Falle erschien Beringer nach außen und innen gleichermaßen geeignet, als erster Nachkriegsdekan die Fakultät zu vertreten.

Gleiches galt für den Pharmakologen Janssen, der als kluger und nachdenklicher Mann bekannt war und die NS-Zeit politisch unbelastet überstanden hatte. Neben ihm wurden Beringer und der Wirtschaftswissenschaftler Walter Eucken als Kandidaten für das Rektoramt aufgestellt; Janssen erhielt jedoch ein einstimmiges Votum der Plenarversammlung. Damit war es – wie schon mehrfach in der Universitätsgeschichte – einem Mediziner auferlegt, die Leitung der Hochschule in einem ihrer schwierigsten Augenblicke und in einem deletären Zustand zu übernehmen.

Nicht nur die Militärverwaltung, sondern auch einige Universitätsmitglieder erwogen bereits, sich in Baden mit der unzerstörten Universität Heidelberg zu begnügen und die Universität Freiburg in ihren Trümmern untergehen zu lassen[8]. Der rasche Entschluß zur Rekonstituierung entsprang jedoch der Überzeugung, durchaus arbeitsfähig zu sein, sowie dem Gefühl, damit an die frühere große Tradition, wie sie in der Verfassung aus der Zeit vor 1933 festgelegt sei, wieder angeknüpft zu haben. Die Plenarversammlung beauftragte daher den Rektor Janssen, in neugewonnener akademischer Autonomie Verbindung mit der neuen Stadtverwaltung, dem Erzbischof und der französischen Besatzungsmacht aufzunehmen. Diese Gespräche fanden unverzüglich statt; dabei wurde mit dem kommissarischen Leiter der Stadtverwaltung, dem Stadtoberrechtsrat Dr. Max Keller, eine enge Zusammenarbeit im Hinblick auf die Wiederherstellung der klinischen Krankenversorgung vereinbart, während das Interesse der Militärregierung vordringlich auf die Austilgung des Nationalsozialismus in allen seinen Erscheinungsformen gerichtet war. Hierzu »sei sie bereit, mit solchen Deutschen zusammenzuarbeiten, die sich zu denjenigen Grundsätzen bekennen würden, die vor dem Jahre 1933 auch in Deutschland gegolten hätten, nämlich dem Grundsatz der Freiheit des Gedankens, der Freiheit der Einzelpersönlichkeit und eines gerechten Urteils«[9].

Die »Épuration«

In zahlreichen Analysen sind die Widersprüchlichkeiten der französischen Besatzungspolitik in der unmittelbaren Nachkriegszeit herausgearbeitet worden, die sich in vielfacher Hinsicht von dem Vorgehen der anderen Siegermächte unterschied[10]. Auf der einen Seite empfand Frankreich seine Teilhabe an der Besetzung Deutschlands als Vergeltung für die vierjährige deutsche Besatzungsherrschaft in ihrem eigenen Land. Von den drei westlichen Militärregierungen übte daher die französische in ihrer Zone den stärksten Einfluß und die strengste Aufsicht aus. Andererseits wandte sie insbesondere in ihren Plänen zur Überwindung des Nationalsozialismus nicht den methodischen Schematismus der anderen Alliierten, vor allem der Amerikaner, an, sondern versuchte das als »épuration« bezeichnete *Entnazifizierungsverfahren* unter Beteiligung der Deutschen selbst in Gang zu setzen. Bei aller Härte des französischen Besatzungsregimes blieb gerade dabei der »Umgang der Sieger und Besiegten miteinander, die beide Rollen in der Geschichte schon mehrmals getauscht hatten, pragmatisch«[11]. Beim »Gouvernement Militaire pour la Zone Francaise d'Occupation« in Baden-Baden war die »Direction de l'Éducation Publique« für die Universitäten zuständig; direkte Gesprächspartner waren lange Zeit die Verbindungsoffiziere Bernier, sowie Jacques Lacant und sein Stellvertreter Paul Falkenburger[12].

Der französischen Intention einer Individualisierung der »Dénazification« kam offenbar das Autonomiestreben der Universität entgegen; schon bald war man sich daher auch in den Fakultäten einig, an den Voraussetzungen zur politischen »Umgestaltung des Lehrkörpers« durch die Einsetzung eigener *Reinigungskommissionen* selbst mitzuwirken. Eine allgemeine Universitätskommission sollte deren Vorüberlegungen aufarbeiten und zur Entscheidung an die Militärregierung weiterleiten. Diese hat ein solches Vorgehen nicht nur gebilligt, sondern auch ausdrücklich in dieser Form gefordert; den Franzosen lag nicht an einer formalistischen Vorgehensweise wie sie in der amerikanischen Zone praktiziert wurde, wo unterschiedslos alle Personen über 18 Jahre anhand der Fragebogen zur eigenen Nazivergangenheit überprüft wurden. Wer zu den Betroffenen gehörte, schrieben die Richtlinien des Oberkommandos der alliierten Streitkräfte, insbesondere das SHAEF-Gesetz Nr. 5, verbindlich vor; eine darauf basierende »Anweisung an alle deutschen Regierungsbehörden« benannte diejenigen Naziorganisationen, deren Angehörige zu überprüfen bzw. unverzüglich zu entlassen waren, vor allem SA, SS, Gestapo und Sicherheitsdienst.

Das Gouvernement Militaire de Bade unter General Schwartz gab dagegen den deutschen Ausschüssen und Kommissionen einen zusätzlichen Rahmen für ihre Entnazifizierungspraxis vor, den sie weitgehend selbständig ausgestalten sollten. Damit war die Möglichkeit geschaffen, aufgrund der örtlichen und personellen Gegebenheiten zu beurteilen, inwieweit sich der Einzelne mit dem Nationalsozialismus eingelassen hatte oder nicht[13]. Dies sollte unzweifelhaft den Realitäten des Dritten Reiches besser gerecht werden, förderte aber unübersehbar ein lange Zeit nur schwer entwirrbares Gespinst von Mißtrauen, wahren und falschen Anschuldigungen, Denunziationen und Fehlurteilen. Belastet war das Verfahren darüber hinaus durch die Erstellung weiterer Listen von Betroffenen durch zunächst schwer erkennbare politische Gruppierungen außerhalb der Universität, die der Militärregierung als Grundlage zur Heranziehung zu Aufräumungsarbeiten und zur Beschlagnahme von Wohnungen dienten; hierunter waren besonders viele Universitätsangehörige[14].

Der *Reinigungsausschuß der Universität*, dem u.a. die aus der Gestapohaft entlassenen Professoren Ritter und v. Dietze angehörten, hatte sich von Anfang an um eine möglichst klare Linie bemüht. Unter »voller Würdigung« aller Schwierigkeiten bei der Beurteilung hielt er »für nicht mehr geeignet, in der Universität zu verbleiben:

1) Diejenigen, welche in ihrer Amtsführung oder in öffentlichen Äußerungen durch Willfährigkeit gegenüber dem Nationalsozialismus das Ansehen der Universität und die Achtung vor der Wissenschaft ernstlich geschädigt haben.
2) Denunzianten und Spitzel. Ihre Verstöße gegen die Grundgebote menschlichen Anstandes sowie gegen den Geist der Korporation sind keineswegs entschuldigt, wenn sie in damals amtlichem Auftrage erfolgten.
3) Vertreter von Fächern, die von dem Nationalsozialismus aus politischen Gründen ohne sachliche Berechtigung neu geschaffen wurden.
4) Diejenigen, welche ohne hinreichende wissenschaftliche Qualifikation wegen nationalsozialistischer Gesinnung in ihre Stellungen gelangt sind«.

Diese Merkmale sollten die von den Gesetzen der Militärregierung vorgegebenen Kriterien für Entlassungen und Suspendierungen ergänzen und insbesondere gewährleisten, daß diese nicht formalistisch angewendet werden. Der Reinigungsausschuß schlug vielmehr folgende Klassifizierung der Betroffenen vor:

a) zu entlassen
b) nicht zu entlassen, aber auch nicht uneingeschränkt im bisherigen Umfang ihres Wirkens zu belassen
c) geeignet zum Verbleib
d) zweifelhaft, weiterer Prüfung bedürftig[15].

Unter den Mitgliedern der *medizinischen Fakultät* waren in dem Versuch, den politischen Zusammenbruch zu überstehen, deutlich drei Tendenzen erkennbar. Einige waren der Auffassung, die Dinge an sich herankommen zu lassen, in der vom Chirurgen Rehn formulierten, ungebrochen naiven Überzeugung, »wir sind doch alle anständige Kerle«[16]. Eine zweite Gruppe, an ihrer Spitze Franz Büchner, leitete aus der neugewonnenen Selbstverwaltung der Fakultät auch die Pflicht zur Selbstverantwortung ab; »es geht darum, daß die Fakultät das bereinigt, was bereinigt werden muß«. Der Dekan Beringer schließlich versuchte – in vorsichtigem Pragmatismus – vor allem die zu leistenden Sachaufgaben in den Vordergrund zu stellen[17].

Büchner drang auf eine »Sondersitzung der Fakultät zur Frage der Selbstbereinigung der Fakultät«, die am Nachmittag des 24.5.1945 in Gegenwart des ebenfalls neugewählten Prorektors Franz Böhm stattfand, und auf der Büchner »Gedanken der akademischen Selbstbesinnung« vortrug[18]. Er hob darauf ab, daß die Medizinische Fakultät bei ihren Hörern, Patienten und in der Öffentlichkeit besonderer Aufmerksamkeit preisgegeben ist. Die gegenwärtige Zeit sei nicht einfach ein Übergang von einer politischen Meinung und Staatsform zur anderen, sondern es gälte eine Weltanschauung zu überwinden, deren Auffassungen und Praktiken die einzelnen Hochschulmitglieder in widersprüchliche Verhaltensweisen gezwungen hätten. Durch Kollegen, die in den Diensten des NSD-Dozentenbundes, des SD und der Gestapo standen, sei das gegenseitige Vertrauen vernichtet worden; bestimmte Vorstellungen und Praktiken, »welche vor allem von der SS getragen waren«, hätten unmittelbar in die Fundamente der ärztlichen Berufsethik eingegriffen: »Auch hier müssen wir uns fragen, wie weit wir selbst uns solchen Auffassungen hingegeben haben und wie weit unsere Mitarbeiter in jugendlichem Radikalismus solchen Verirrungen verfallen sind. Verhängnisvoll wäre es, wenn wir diese Dinge jetzt bagatellisieren wollten«.

Büchner forderte jedes einzelne Fakultätsmitglied auf, durch offene Auskünfte über sich selbst dazu beizutragen, »daß wir wieder klar wüßten, was wir voneinander zu halten haben«, damit im Einzelfalle adäquate Konsequenzen gezogen werden könnten. Im übrigen wolle er mit seinen Ausführungen (die er auch dem Senat vortrug)[19] keine zerstörende, sondern eine »schöpferische Beunruhigung« hervorgerufen haben. Im Anschluß daran diskutierte die Fakultät – »sehr ernsthaft, sachlich und gründlich« – in einzelnen Stellungnahmen aller Fakultätsmitglieder die von Büchner angesprochenen Punkte.

Einzelheiten sind hierzu nicht protokolliert, jedoch wurde danach ein *fakultätseigener Reinigungsausschuß* eingesetzt, dem Büchner, Kapfhammer und Noeggerath angehörten.

Die Realität sah indessen bereits anders aus. Die ersten Verhaftungen waren vorgenommen worden, darunter die Ordinarien Nauck und Bohnenkamp, im Freiburger Mooswald war ein Internierungslager für 3000 Personen entstanden und umfangreiche Entlassungen waren aufgrund der Anweisungen der Militärregierung zu erwarten. In einem Brief vom 4.6.1945 bat der Dekan Beringer den Rektor, der Militärregierung folgendes vorzutragen[20]:

»Als Dekan der medizinischen Fakultät fühle ich mich verpflichtet, in Hinsicht auf die in Aussicht stehenden zahlreichen Entlassungen aus der Dozentenschaft folgendes darzulegen:

Mit der Durchführung der Entlassungen und Suspendierungen entsteht für die medizinische Fakultät in Freiburg folgende Lage:
1. Es werden an Lehrstühlen frei:
   Anatomie
   Zahnheilkunde
   Frauenheilkunde
   Innere Medizin.
2. Es fallen voraussichtlich die Oberärzte aus von folgenden Kliniken:
   Chirurgie
   Innere Medizin
   Frauenheilkunde
   Augenheilkunde
   Nervenklinik
   Hautklinik
   Kinderklinik
3. Es fallen die Vertreter der Strahlenkunde und Röntgenologie aus.
4. Es fällt weiterhin der bei weitem größte Teil aller Assistenten, die nicht Dozenten sind, aus.

Ergebnis:

a) Eine Besetzung der freigewordenen Lehrstühle mit Ordinarien ist zur Zeit nicht möglich, weil solche nicht erreichbar sind. Sie ist aber notwendig, wenn die Fakultät überhaupt noch arbeitsfähig bleiben soll.
b) Eine Besetzung der Lehrstühle mit jüngeren Kräften, etwa Oberärzten, ist ebenfalls nicht möglich, denn diese fallen ja nicht nur hier, sondern auch in allen anderen Universitäten mindestens im selben Ausmaß unter die Kategorie der automatisch zu Entlassenden wegen Zugehörigkeit zur SS oder SA.
c) Es müssen also nicht nur zum großen Teil die Ordinarien, sondern auch die Oberärzte ersetzt werden. Aber woher diese bekommen? Es bleiben nur noch Assistenten übrig. Aber diese
   1. fallen meist selbst unter die Épuration, [sic!]
   2. haben sie nicht die für einen Oberarzt erforderliche Ausbildung und Erfahrung. Der Oberarzt muß ja ein geeigneter Stellvertreter des Direktors sein.
d) Es wird also die medizinische Fakultät, wie wohl in allen anderen Universitäten auch, mit der Durchführung der Maßnahmen, wie sie in der Verordnung niedergelegt sind, vollkommen gelähmt. Und zwar sowohl
   1. hinsichtlich ihrer Aufgabe, die Krankenversorgung der Bevölkerung zu gewährleisten und die Kranken sachgemäß zu behandeln,
   2. hinsichtlich ihrer Aufgabe, bei einer Wiedereröffnung der Universität den Studierenden den Unterricht in Vorlesungen, Kursen, Seminaren, Übungen usw. bieten zu können.

Es wird also so werden, daß die medizinische Fakultät nichts weiter mehr darstellt, als ein Konglomerat von Krankenhäusern und einigen Instituten, deren Bedeutung – je nach dem Maß der Épüration – ein ganz unterschiedliches Niveau zeigt. Die wissenschaftliche Forschung ist aber auf diese Weise kalt erledigt.
   Wenn dies die Absicht der Besatzungsbehörde ist, dann hat es auch keinen Zweck mehr, sich noch um einen Neuaufbau zu bemühen (...)«.

Es wäre völlig verfehlt, aus dieser Aufzählung Beringers abzuleiten, die Freiburger Medizinische Fakultät sei in toto eine Nazi-Fakultät gewesen. Was der Dekan vielmehr klarstellen wollte, war die früher schon geschilderte Tatsache, daß neben den aktiven Nationalsozialisten praktisch jeder Fakultätsangehörige im Hinblick auf Karriere und Verbleib Zugeständnisse gemacht hatte, und daß die reine Zugehörigkeit zu einer der vielen Parteiorganisationen noch nicht zwangsläufig jenen »typischen Nazi« bedeutete, den die französische Épurationsbehörden immer wieder herausstellen wollten[21]. Beringer bat daher festzustellen, »ob und in welchem Umfang, unter welchen Kautelen die Besatzungsbehörde bereit ist, die Fälle der Entlassungen und Suspendierungen einer individuellen, fallweisen nachträglichen Beurteilung mit der Möglichkeit einer Wiedereinstellung zu unterziehen«. Daß dieser Vorstoß offenbar Wirkung zeigte, ergibt sich aus einer Bemerkung Beringers vom 19.9.1945, »daß nach einer Mitteilung Berniers die weitere scharfe Reinigungsaktion in der medizinischen Fakultät... fallengelassen« würde[22].

Es ist sowohl nach der Aktenlage als auch im gegebenen Rahmen nicht möglich, den weiteren Abläufen der Épuration im Einzelnen nachzugehen. Nach den mehr lokal bestimmten Säuberungsmaßnahmen der ersten Monate entstanden zusätzliche, jetzt mehr systematisch aufgebaute Entnazifizierungsinstanzen, in die später auch die neu etablierten deutschen Länderverwaltungen einbezogen wurden. Die Verfahren zogen sich in Einzelfällen über Jahre hin; eine erste *Zwischenbilanz* erhielt die Freiburger Medizinische Fakultät im November 1945, indem die Militärregierung folgende Professoren als uneingeschränkt »maintenu« bezeichnete: Beringer, Büchner, Hoffmann, Janssen, Kahler, Noeggerath, Ziegler, Hegar, Schumacher, Paal. Der Reinigungsausschuß der Universität kommentierte hierzu: »Alle Genannten haben der Partei nicht angehört. Sie standen dem Nationalsozialismus z.T. mit großer Skepsis, z.T. mit offener Ablehnung gegenüber. Diese Meinungen machten sich in ihrem Kreise in oft deutlicher Weise Luft. Unser Ausschuß hält ihre Weiterverwendung mithin für unbedenklich. Würde und Ansehen der Wissenschaft haben sie in vollem Maße gewahrt und keine persönlichen Vorteile auf politischem Wege erstrebt«[23].
   Eine Entscheidung des Landes-Reinigungsausschusses vom April 1946 umschreibt bereits den ungefähren *Abschluß* der meisten Verfahren, denen die 16 Ordinarien und die 36 Extraordinarien und Dozenten unterzogen waren. Danach waren 4 Ordinarien endgültig entlassen (Bohnenkamp, Faber, Nauck, Siegert), 7 wurden uneingeschränkt im Amt belassen (Beringer, Büchner, Hoffmann, Janssen, Kahler, Noeggerath, Ziegler), die übrigen (Dold, Kapfhammer, Rehn, Stühmer, Wegner) erhielten – meist wegen Zugehörigkeit zu einer Parteiorganisation – Gehaltsabzüge bis zu 25%. Von den übrigen

Habilitierten waren ebenfalls 4 entlassen (Goette, v. Hattingberg, Hauptstein, John) und nur 3 ohne Auflagen im Amt belassen (Hegar, Paal, Schumacher). Die 27 übrigen erhielten teilweise Bewährungsfristen, Entzug der Dozentur und der Dienststellung sowie Gehalts- bzw. Kolleggeldabzüge bis zu einem Drittel; am meisten belastet waren hierbei die Radiologen Hans Langendorff und Hans von Braunbehrens. Allen, auch den Entlassenen, blieb die Ausübung des ärztlichen Berufes gestattet [24]. Die Verfahren wurden später noch einmal aufgerollt, als sich im März 1947 eine neue »Landesordnung über die Befreiung vom Nationalsozialismus und Militarismus« am sog. Befreiungsgesetz des Kontrollrates von 1946 orientierte und die Betroffenen durch sog. *Spruchkammern* in die neuen Kategorien: Schuldige, Minderbelastete, Mitläufer und Entlastete einstufte. Dadurch wurde es möglich, alle zuvor ergangenen Säuberungsurteile einer Revision zu unterziehen, d.h. evtl. in mildere Sanktionen umzuwandeln [25].

Die ganze Zwiespältigkeit der Verfahren kann am Beispiel der *entlassenen Ordinarien* angedeutet werden [26]. Der Internist *Helmut Bohnenkamp* wurde im Mai 1945 festgenommen, seiner Stellung enthoben und für einige Monate interniert. Seine Parteimitgliedschaft datierte von 1938 und spielte für seine Entlassung – im Gegensatz zu den drei anderen betroffenen Lehrstuhlinhabern – keine Rolle. Die Vorwürfe gegen ihn bezogen sich auf seinen persönlichen Stil als Klinikleiter und beratender Internist der Wehrmacht. Bohnenkamp galt nach französischer Auffassung als »politisch schlecht beleumundet«, als »Militarist« und Anhänger des Nationalsozialismus; er sei in seiner Klinik wenig konziliant aufgetreten und habe in der Frage der Frontverwendungsfähigkeit kranker und verwundeter Soldaten »unerträglich hart« begutachtet [26a]. Infolge einer Kopfverletzung im Ersten Weltkrieg sei er schließlich von »sprunghaftem, gereiztem Auftreten« gewesen, »wodurch unter Assistenten, Schülern und in der Stadt die Ansicht sich bildete, daß seine Klinik die stärkste Partei-Exponentin war«.

Bohnenkamp setzte sich energisch und jahrelang gegen die Anschuldigungen zur Wehr; Vorwürfe und Gegendarstellungen, eidesstattliche Äußerungen zu Gunsten oder zu Ungunsten des Betroffenen bestimmten die schwer faßbare und kaum endgültig zu klärende Situation. Daß noch vor einer abschließenden Beurteilung Ludwig Heilmeyer als Nachfolger berufen wurde, hat er nie verwunden und sich bis 1968 – zuletzt auf dem Klagewege – mit der Fakultät um die Erlangung einer ordnungsgemäßen Emeritierung auseinandergesetzt; diese wurde ihm im März 1969 zugestanden [27]. Von 1950–1961 leitete er die Innere Abteilung des evangelischen Krankenhauses in Oldenburg und führte danach noch eine internistische Allgemeinpraxis.

Auch dem Frauenkliniker *Siegert* wurde – neben der frühen Parteimitgliedschaft – vorgeworfen, »daß die Universitäts-Frauenklinik den Ruf einer besonders nationalsozialistischen Einstellung gehabt habe«; ob bei seiner Entlassung die beschriebenen Zwangssterilisierungen eine Rolle gespielt haben, läßt sich aus den Akten bisher nicht nachweisen. Für die Entlassung des Zahnklinikers *Faber* reichte die frühe Zugehörigkeit zur Partei und einer ihrer Unterorganisationen formal aus; die Spruchkammer billigte ihm jedoch

Entlastung zu. Er und Siegert wurden 1950 mit allen akademischen Rechten emeritiert; der Anatom *Nauck*, der durch seine Zugehörigkeit zum Sicherheitsdienst am schwersten belastet war, wurde im gleichen Jahr in den einfachen Ruhestand versetzt [28].

In diesen Kontext gehört auch, daß die Medizinische Fakultät in ihrer Sitzung vom 12.5.1949 einstimmig den Antrag der Philosophischen Fakultät unterstützte, *Martin Heidegger* – der seit Kriegsende mit Lehrverbot beurlaubt war – »mit allen Rechten eines Emeritus, also auch mit Lehrerlaubnis, zu emeritieren. Wenn auch seine Haltung«, so in Beringers Entwurf einer Stellungnahme an den Rektor Tellenbach, »in den Jahren 1933 und 1934 während seines Rektorates in vielerlei Beziehung befremdete«, so solle man mitbedenken, »daß er nach verhältnismäßig kurzer Zeit sich in seiner politischen Haltung vollkommen geändert hat« [29]. In Seminaren, »an welchen die Mitglieder der Fakultät teilnahmen, [habe er] in ganz offener, einschränkungsloser und sich zu damaliger Zeit vor allem im Kriege durchaus gefährdender Weise gegen grundsätzliche national-sozialistische Gedankengänge« ausgesprochen und »mit einer sehr herben Kritik« nicht gespart. Für Heidegger sprachen in der Fakultätssitzung Paul Hoffmann, Kurt Beringer und Franz Büchner, die während der ganzen Zeit den Kontakt zu ihm gehalten hatten [30].

Büchner hatte sich nicht gescheut, in seiner berühmten Rede von 1941 gegen die Menschenvernichtung die Gedanken Martin Heideggers über den Tod anzusprechen, auch war er unmittelbar nach dem Kriege als Prorektor um eine angemessene Nachfolge bemüht gewesen. Nunmehr, 1949, stellte sich die Medizinische Fakultät – sicher in Absprache mit Heidegger – an die Seite derer, die glaubten, daß »weder die Freiburger Universität noch die deutsche Hochschule sich erlauben (kann), auf die Stimme Heideggers zu verzichten ... soweit sich nicht überhaupt eine Wiedereinsetzung in seine alte Stellung ermöglichen läßt, was wir noch mehr begrüßen würden«. Es war bekannt, daß nicht alle Fakultäten, vor allem nicht alle Senatsmitglieder, diese Auffassung teilten; der Vorstoß der Mediziner ging daher innerhalb der Gesamtdiskussion um Heidegger sehr weit, letztlich aber an der Realität vorbei [31].

Die nachträgliche Bewertung aller dieser Maßnahmen wird dadurch erschwert, daß sie in der Zeit selbst als existentielle Bedrohung erlebt wurden und in eine Atmosphäre von Angst, menschlicher Schwäche und Niedertracht eingebettet waren. Niemand wird in der Rückschau behaupten können, daß die Sanktionen der Entnazifizierung die angemessene Antwort auf Schuld gewesen sind, und daß sich Schuld und Vergeltung nachträglich im Niveau von Gehaltsabzügen messen lassen. Aus der kritischen Distanz hat sich inzwischen erwiesen, daß der Ansatz der Entnazifizierung in der französischen Besatzungszone nicht geeignet war, klare Verhältnisse zu schaffen [32]; im Kompetenzwirrwar gelang es exponierten Nationalsozialisten auch unter den Hochschullehrern der Medizinischen Fakultät, zur Tagesordnung überzugehen bzw. rasch zu ihr zurückzukehren. Das eigentliche, mit solchen Kategorien nicht faßbare Problem hat kaum einer besser beschrieben als *Constantin von Dietze*, Mitglied des Freiburger Kreises, vom NS-Regime verfolgt, als Mitglied des Reinigungsausschusses der Universität intimer Kenner aller Verstrickungen und später Rektor der Universität:

»Wer Professor im Dritten Reich war, der konnte nicht schuldlos bleiben, auch der beste nicht, auch diejenigen nicht, die im Kampfe gegen das Regime ihr Leben bewußt einsetzten und verloren... Wir haben oft geschwiegen. Wir standen ja immer in dem Konflikt: Sollen wir mit öffentlichen Äußerungen unsere weiteren Wirkungsmöglichkeiten aufgeben; sollen wir unsere Studenten und Assistenten allein lassen?... Wer das Dritte Reich als beamteter Professor überlebt hat, der hat vieles geschluckt, was einst als unerträglich galt, und dabei geheuchelt. Wohl ihm, wenn er nicht aus Angst um des eigenen Vorteils willen geheuchelt hat, sondern in höherer Verantwortung, um der Mitarbeiter und Studierenden willen, um gegen Verlogenheit und Verbrechertum wirken zu können!«[33]

DIE SICHERUNG DER KLINISCHEN VERSORGUNG

Das vordringlichste Interesse von Universität, Fakultät und Stadt nach der Einnahme Freiburgs galt der Wiederherstellung der gesundheitlichen Versorgung der Bevölkerung. An den *Kliniken* war seit ihrer Zerstörung praktisch nichts geschehen, in den verschiedenen Ausweichstellen wurde unter primitivsten Bedingungen gearbeitet. Nicht nur die äußeren, sondern auch die finanziellen Verhältnisse waren untragbar; nach einer Pauschalberechnung der Fakultät vom 13. 5. 1945 betrug das monatliche Defizit rund 147000 RM – noch 1943 war ein Überschuß von ca. 400000 RM erwirtschaftet worden. Allein die monatlichen Mieten für die Ausweichstellen überstiegen 100000 RM, pro Patient konnten täglich 11 RM aufgewendet werden. In allen klinischen Einrichtungen zusammen waren 951 Patientenbetten verfügbar; zu ihrer Betreuung waren 624 Angestellte, davon 67 Ärzte, in der Stadt[34].

Wie bereits erwähnt, wurde dieses Problem in der ersten Besprechung vom 26.4. – 5 Tage nach der Besetzung Freiburgs – zwischen Rektor, Prorektor und der vorläufigen Stadtverwaltung in den Vordergrund gerückt, wobei es am dringlichsten war, die Erlaubnis der Besatzungsbehörden zum Wiederaufbau, zur Freigabe von Baumaterial, sowie vor allem zur Finanzierung der Arbeiten zu erreichen. Wegen des Fehlens einer übergeordneten Dienststelle beschlossen Universität und Stadt, sich über die Verwaltung der Kliniken gemeinsam zu verständigen[35]. Da der Verwaltungsdirektor Karl Lemke entlassen worden war, wurde der Hotelier Erwin Haas vom zerstörten »Zähringer Hof« mit dieser Aufgabe betraut, die er später ganz übernahm und bis 1950 versah.

Mehrfache Aussprachen und eine erste Begehung des Klinikgeländes am 11.5. auf Einladung des späteren städtischen Oberbaudirektors Dr. Josef Schlippe ergaben ein desolates Bild; der Leiter der Abteilung für Sofortmaßnahmen im Stadtbauamt, der Architekt Rauch, bezweifelte überhaupt zum gegebenen Zeitpunkt die technische Möglichkeit eines Wiederaufbaues[36]. Demgegenüber stand nicht nur die feste Entschlossenheit der Universität und der Stadt[37], sondern auch der direkte Befehl des französischen Oberkommandierenden, General Koenig, die am besten aufbaufähige Chirurgische Klinik beschleunigt wieder betriebsfähig zu machen. Dahinter verbarg sich unter vielem anderen die Angst, daß durch die etwa 1200 Leichname, die sich noch unter den Trümmern der Stadt befanden, bei einem regenreichen Sommer und einem Ansteigen des Grundwassers die Seuchengefahr drastisch steigen könnte. Besonders die Fakultät brachte dieses Argument zur Unterstützung ihrer Anträge immer wieder in die Debatte[38].

Als Ergebnis der Aussprachen, der Ortsbesichtigungen und einer bereits Mitte Mai vorliegenden, auf Weisung des Rektors durch die Professoren Braunbehrens, v. Brandis und Dr. Tönnies angefertigten Denkschrift[39], wurde ein Dringlichkeitsprogramm in mehreren Stufen beschlossen.

Eine wesentliche Erleichterung des Neubeginns war die Tatsache, daß die Stadt im Einverständnis mit der Militärregierung die ehemalige *Kreispflegeanstalt* in der Eschholzstraße zur Verfügung stellte. Sie umfaßte vier Gebäude mit je 100 Betten und ein Verwaltungsgebäude; alle waren stark verwahrlost, hatten jedoch keinen direkten Bombenschaden und verfügten über intakte Anlagen für Heizung, Licht, Gas und Wasser. Hier sollten die *Medizinische Klinik* und die *Klinikverwaltung* Unterkunft finden, während für die Chirurgie und zunächst auch für die gynäkologischen Operationen der Frauenklinik die Teilwiederherstellung der *Chirurgischen Klinik* in Angriff genommen wurde; hierzu waren Dach, Fenster, Türen, Licht und Heizung in Ordnung zu bringen.

Zu den drei ersten Positionen der Dringlichkeitsliste gehörte auch das »Haus zur Sonne«, das als einziges Gebäude der *Kinderklinik* stehen geblieben war. Dort lagen starke Dachschäden vor, nach deren Beseitigung die Einrichtung und Wiederherstellung relativ leicht durchzuführen war. Es unterstreicht die Bedeutung, die alle Verantwortlichen dem Wiederaufbau der Institutionen der Medizinischen Fakultät beimaßen, daß sich unter den zehn dringlichsten Wiederherstellungsmaßnahmen der Gesamtuniversität vier Kliniken (Medizin, Pädiatrie, Chirurgie, Augen) und zwei Institute (Hygiene, Pathologie) befanden. Auch in den Dringlichkeitsstufen 2 und 3 hatte die Medizin höchste Priorität[40].

Die Militärregierung übertrug dem Oberbürgermeister der Stadt Freiburg die Verantwortung für die Instandsetzung der Kliniken; dies bedeutete eine vorrangige, von der Stadt nicht immer widerspruchslos hingenommene Konzentration von Material, Finanzmitteln und Arbeitskraft auf den Krankenversorgungsbereich. Einen wesentlichen finanziellen Anstoß gab die *Wissenschaftliche Gesellschaft*, die durch ihren Bankier *Adolf Krebs* unmittelbar nach der Besetzung Freiburgs angeboten hatte, der Universität 400000 RM vorzustrecken; es kostete ungeheure Mühe, diese Gelder von der Militärregierung freizubekommen[41]. Im Zentrum der konkreten Bemühungen stand die Arbeit der *Aufräumungskolonnen*, die nicht nur zur Schuttbeseitigung, sondern zur gleichzeitigen Gewinnung von Backsteinen, Ziegeln etc. zur Wiederverwendung eingesetzt wurden. Nach wie vor ging es dabei auch um die Bergung von Instituts- und Klinikinventar, die durch andauernde Plünderungen und Requirierungen erheblich erschwert war. Im Rahmen dieses »freiwilligen Ehrendienstes«, der von allen Arbeitsfähigen abzuleisten war, organisierten Universität und Fakultäten unter der Leitung des Forstwissenschaftlers Marker Arbeitstrupps aus den eigenen Mitarbeitern. Nach der Wiedereröffnung der

Universität gehörte es noch längere Zeit zu den Voraussetzungen der Immatrikulation, einen solchen *Aufbaudienst* in Form einer 56-Stunden-Woche bei einer der Baufirmen geleistet zu haben.

Die baldige Wiederbelebung von *Lehre und Forschung* lag nicht nur im Interesse der Universität; sie wurde zur Prestigefrage der Militärregierung, zur wirtschaftlichen Existenzfrage der Stadt und zum Schwerpunkt der am 13.5.1945 zunächst in Karlsruhe neu gebildeten badischen Zentralverwaltung[42]. In diesem Zusammenhang wurde anfangs der Karlsruher Gymnasialprofessor Karl Ott mit der Bildung eines Unterrichtsministeriums betraut; er ernannte im Juni den Direktor des humanistischen Gymnasiums Hohenbaden in Baden-Baden, *Leo Wohleb* (1888–1955) zum Leiter des Hochschulreferates. Nach der endgültigen Regelung der Demarkationslinien zwischen dem französischen und amerikanischen Besatzungsgebiet mußten die Franzosen Karlsruhe räumen; die neuen badischen Behörden zogen nach Freiburg um und machten dieses für sieben Jahre zur badischen Landeshauptstadt. Regierungschef und nach den Wahlen im Sommer 1947 Staatspräsident wurde Leo Wohleb, der in beiden Funktionen das Kultusressort selbst versah und für die Dauer der Existenz des Landes Südbaden direkter Ansprechpartner in Universitäts- und Fakultätsangelegenheiten blieb.

Dieser »kleine, behende, kluge, rechtschaffende Mann«[43] war selbst Freiburger und mit den örtlichen Verhältnissen bestens vertraut; mit seiner Kultusbehörde bezog er zunächst einige halbzerstöre Räume im Universitätsgebäude, später das Chemische Untersuchungsamt in der Schloßbergstraße 15, und als Staatspräsident das »Colombi-Schlössle«.

Der Wiederbeginn des Unterrichtes

Ende August 1945 verdichteten sich die Bemühungen um die Eröffnung des Lehrbetriebes. Ein Bericht des Rektors Janssen vom 30.8. sollte aufzeigen, daß trotz der gegebenen Umstände alle Institutionen der Medizinischen Fakultät inzwischen wieder arbeitsfähig seien. Die meisten Institute und Kliniken hatten bereits – meist in Selbsthilfe – darauf hingearbeitet und boten *Möglichkeiten zum Unterricht an*:

- die Anatomie in den Kellerräumen des Institutes
- die Physiologie in drei Räumen des Botanischen Institutes mit Benutzung des Hörsaales und eines Kurssaales
- die Physiologische Chemie in einigen Räumen der Hautklinik und einem Stockwerk des tierhygienischen Institutes, Hörsaal und Kursraum in der Hautklinik
- die Pharmakologie in einigen hergerichteten Räumen des eigenen Institutes, Hörsaal in der Psychiatrie, Kurssaal in der Botanik
- die Pathologie in eigenen wiederhergestellten Räumen für Vorlesung und Kurs
- die Hygiene in den eigenen Kellerräumen, Hörsaal in der Psychiatrie

- die Medizinische Klinik in der Eschholzstraße und im Hilfskrankenhaus in der Okenstraße
- die Medizinische Poliklinik im Hörsaal der Psychiatrie
- die Chirurgie in einem Saal des Sanatoriums St. Urban
- die Frauenklinik im Hörsaal der Psychiatrie, Kurs in der Bettenstation im Stahlbad Littenweiler
- die Kinderklinik, HNO-Klinik und Augenklinik im Waisenhaus in Günterstal
- die Zahnklinik im »Kühlen Krug« in Günterstal
- Psychiatrie und Hautklinik im eigenen Gebäude

75-100% der noch vorhandenen Materialien und Bücher erschienen als für den Unterricht verwendungsfähig, mit Ausnahme des Inventars der Medizinischen Poliklinik (10%), der HNO-Klinik (10%) und der Augenklinik (0%). Die letztere Angabe wird von Günter Mackensen wohl zurecht angezweifelt, da zumindest Altbestände der Bibliothek der Augenklinik noch vorhanden sind. Da die einzelnen klinischen Vorlesungen nicht gleichzeitig von allen Semesters gehört werden brauchten, sah sich die Fakultät in der Lage, 30 Studenten des 3.-5. Semesters für den vorklinischen und 200 Studenten für den klinischen Abschnitt zuzulassen: »Die Fakultät ist bereit, den Unterricht am 1. Oktober wieder aufzunehmen«[44].

Daß dies dennoch nicht gelang, hatte zahlreiche Gründe, von denen die restriktiven und in sich widersprüchlichen Vorstellungen der Besatzungsbehörden im Vordergrund standen. Am 4. September erlassene »Vorläufige Anweisungen zur Wiedereröffnung der Universitäten«[45] bestätigen zwar die wiedereingeführte kollegiale Struktur der Hochschulgremien und die Verwaltungsprinzipien von vor 1933, machten aber praktisch jede Einzelheit von der Genehmigung durch die Militärregierung abhängig. Dies betraf Wahlen, Ernennungen, Beförderungen, Zulassungen und Lehrpläne, und brachte erhebliche Verzögerungen in jeden einzelnen dieser Vorgänge. In allen Fällen mußte der Stand der Entnazifizierung bei jedem involvierten Mitglied des Lehrkörpers in Betracht gezogen werden, wobei man aus den oben angeführten Gründen in der Medizinischen Fakultät »am wenigsten klar sehen (konnte)..., wo Kollegen von sehr verschiedener Belastung nebeneinander (standen)«[46].

Am *17. September 1945* wurde im Gemeindesaal der Pfarrei Maria-Hilf in der Zasiusstraße 109 zunächst die Theologische Fakultät wieder eröffnet, damit aber offiziell auch die Universität – »eine Tat des Friedens«, wie Rektor *Janssen* in seiner Ansprache betonte. Sie ist es wert, nachgelesen zu werden[47], da sie aus dem Zusammenbruch heraus ein Universitätsideal beschwor, das »aus der Verwirrtheit der Geister« zur Wahrheit, zum offenen Bekenntnis von Recht und Unrecht, zur Gemeinschaft und zur Freiheit der Wissenschaft aufrief. Seine Vision von der Wiederherstellung der »alten Universitas Magistrorum et Scholarium« sollte »vorwärts schauen und für die Zukunft planen«; im Einzelnen formulierte er jedoch Anliegen, deren Ideale dem alten Universitätskonzept verhaftet blieben: die Gemeinschaft des Forschens und Lehrens, die Gemeinschaft der Fakultäten, die Absage an die einseitige Fachausbildung, der

Wunsch nach geistiger Arbeit« in voller innerer Freiheit ohne äußere Störungen«, die Unabhängigkeit von den »Tagesschwankungen des parteipolitischen und wirtschaftspolitischen Getriebes«. Keinerlei Illusionen machte sich Janssen indessen über die Realität der aktuellen Situation; »sieben Jahre aufgelaufener Weltliteratur« habe der Gelehrte jetzt nachzuarbeiten, wissenschaftlicher Nachwuchs fehle praktisch ganz, die besten Köpfe seien durch Emigration und Krieg, ein weiterer Teil durch »die unvermeidliche Epuration« genommen worden – »was bleibt uns noch übrig; wir sind nicht in der Lage, die Lücken zu füllen«.

Unüberhörbar verteidigte der Rektor jedoch den grundsätzlichen Anspruch der Universität auf die *Autonomie* ihrer Selbstverwaltung; diese Selbständigkeit sei auch vom Ausland seit »jeher als die beste Form der Universitätsorganisationen anerkannt worden«. Nicht von ungefähr habe daher die Universität Freiburg »von sich aus während des Einmarsches der Franzosen« die alte demokratische Verfassung wieder angenommen. Daß gerade dies ein offenbar tiefsitzender Konfliktpunkt mit den Besatzungsbehörden war, mußte Janssen ein Vierteljahr später erfahren, als er über die eigenmächtige Ernennung eines Geographie-Professors durch die Militärregierung in so schwere Auseinandersetzungen mit dem französischen Kontrolloffizier Lacant geriet, daß er am 13.12. sein Amt niederlegte[48]. Der Senat stellte sich einmütig hinter Janssen, wurde jedoch vom Chef des Gouvernement de Bade, General Schwartz, unmißverständlich belehrt, daß bei aller Freiheit und Unabhängigkeit der Universität die Militärregierung grundsätzlich alle Wahlen und Ernennungen als provisorisch betrachte und sich das Recht zur Kontrolle vorbehalte. Der bei der eigenmächtigen Rekonstituierung der Universität gewählte Janssen, in dessen »herbem Naturell« die Franzosen den »Preussen« zu erkennen glaubten[49], sei daher nur de facto und nie de jure Rektor gewesen und könne daher auch nicht nach seinem Rücktritt, wie üblich, Prorektor werden. Der Fall Janssen rührte an das eben wieder erworbene Grundverständnis der Universität und brachte für viele Monate Unruhe und Unsicherheit in die Fakultäten. Zwei Jahre später, im akademischen Jahr 1947/48, wurde Janssen jedoch wieder zum Dekan und für 1952/53 erneut zum Rektor gewählt.

Die Eröffnung des Unterrichtes in der *Medizinischen Fakultät* zögerte sich aus vielen Gründen hinaus und konnte erst am *28.11.1945* erfolgen[50]. Der Vorlesungsbetrieb kam nur langsam in Gang; Hunger, Kälte und Transportschwierigkeiten von Patienten und Materialien zwischen den einzelnen Vorlesungsorten zwangen zu kaum mehr vorstellbarer Improvisation. Besondere Schwierigkeiten bot der Modus der Zulassung von Studenten, da nicht nur wegen der Zerstörung der Institute die Raumfrage Beschränkungen auferlegte, sondern auch die politische Unbedenklichkeit sowie eine Unterkunft im zerstörten Freiburg nachgewiesen werden mußte. Aufgenommen wurden Landeskinder, frühere Studenten der Universität, Kriegsversehrte, solche, die sich an den Wiederherstellungsarbeiten der Universität besonders beteiligt hatten, sowie Studenten »aus den Ostprovinzen«. Für Vorkliniker und Zahnmediziner fanden nur begrenzte Vorlesungen statt, Physikum und Staatsexamen wurden indessen abgehalten[51]. Tatsächlich immatrikuliert wurden (aus 373 Anmeldungen) 271 Studenten, davon etwa 30% Studentinnen[52]. Wieviel Lehrkräfte tatsächlich Veranstaltungen anboten, läßt sich nicht mehr rekonstruieren, da kein Vorlesungsverzeichnis herausgegeben wurde; ein vom Dekan Beringer hergestelltes Verzeichnis der wissenschaftlichen Kräfte der Medizinischen Fakultät vom 5. Januar 1946 nennt

- 1 Emeritus
- 12 Ordinarien
- 1 planmäßigen Extraordinarius
- 1 Honorarprofessor
- 10 außerplanmäßige Extraordinarien
- 7 Dozenten

Weitere 20 habilitierte Fakultätsmitglieder befanden sich noch in Gefangenschaft bzw. waren von der Militärregierung entlassen; »wieweit für einen Teil der Entlassenen wieder Zubilligung der Lehrtätigkeit in Frage kommt, läßt sich im Augenblick noch nicht voraussagen«[53]. Dies galt auch für die Nicht-Entlassenen, deren Entnazifizierungsverfahren noch schwebten; das erste wieder gedruckte Vorlesungsverzeichnis vom Sommersemester 1946 zeigt das deutliche Bemühen, nur durch unbelastete Dozenten Lehrveranstaltungen ankündigen zu lassen.

Die Fakultätsgutachten zur Ernährungslage

Ein bemerkenswertes und in der unmittelbaren Nachkriegsgeschichte wohl seltenes Beispiel eines öffentlichen Engagements sind die Gutachten der Medizinischen Fakultät zur Ernährungslage und zum Gesundheitszustand der Freiburger Bevölkerung. Auf Anforderung der Militärbehörden und der Stadtverwaltung, aber auch angesichts des täglichen Elends aus eigenem Antrieb, hat die Fakultät zwischen dem Sommer 1945 und dem Frühjahr 1947 wenigstens sieben Analysen der katastrophalen Versorgungssituation und ihrer Folgen erarbeitet[54].

In der Fakultätssitzung vom 4.8.1945 war hierzu eine Kommission aus den Vertretern jener Fächer gebildet worden, die mit den Auswirkungen am unmittelbarsten konfrontiert waren bzw. vom Sachverstand her beizutragen hatten. Sie wurde in der Folge die »*Hungerkommission*« genannt; ihr gehörten an der Kinderkliniker Noeggerath, der kommissarische Leiter der Medizinischen Klinik Walther Bergfeld, der Leiter des Gesundheitsamtes und Lehrbeauftragte Obermedizinalrat Alfred Pfunder, der physiologische Chemiker Kapfhammer und Beringer als Dekan[55]. Unter Heranziehung der Daten aller Kliniken lieferte diese Arbeitsgruppe umfangreiche Berichte, die sich mit den Stellungnahmen des städtischen Ernährungsausschusses sowie kirchlicher und sonstiger caritativer Organisationen ergänzen sollten. Sie zeichnen insgesamt das Bild einer Stadt, die sich nahezu drei Jahre lang, zwischen 1945 und 1948, am unmittelbaren Rand einer Hungerkatastrophe befand; ein Geschehnis, das zu Recht im Mittelpunkt aller Darstellungen der Freiburger Nachkriegsgeschichte steht[56].

Die Ursache der *Ernährungskrise* lag in mehreren Faktoren begründet: der hohe Zerstörungsgrad der Stadt, ihre versorgungstechnische Randlage, weitgehende Lahmlegung der Transportmittel durch Kriegseinwirkung sowie Ausfälle der Nahrungsmittellieferungen aus den verlorenen Ostgebieten. Dramatisch verschärft wurde die Situation durch die Politik der französischen Besatzungsmacht, die ihre Truppen – im Gegensatz zu den Amerikanern und Briten – aus der Besatzungszone ernährten, alle überregionalen Verbindungen stark reduzierte und die Transportmittel für ihre Zwecke beschlagnahmte.

Der Hunger kam erst mit der Besetzung Freiburgs; während noch im März 1945 Lebensmittelrationen mit einem täglichen Kalorienwert von 1759 für sog. Normalverbraucher über 17 Jahre ausgegeben werden konnten, sanken die durchschnittlichen Kaloriensätze bereits im Sommer 1945 auf bis zu 586 Kalorien ab. Die Lagervorräte schrumpften rapide, die vorgeschriebene Ablieferung der Ernten scheiterte vielfach am Eigenbedarf der Landgemeinden, die Einwohner Freiburgs versuchten sich durch Hamsterfahrten ins Umland notdürftig zu helfen. Die Denkschriften der Fakultät und dringende Appelle aller behördlichen, kirchlichen und anderen Instanzen bewogen zwar die Besatzungsmacht, gelegentlich zusätzliche Lebensmittel nach Freiburg schaffen zu lassen, im Ganzen jedoch blieb die Situation – verstärkt durch Winterkälte und schlechte Ernten 1946 und 1947 – bis Anfang 1948 prekär. Die schlimmsten Zeiten waren April/Mai 1946 und die Wintermonate 1947/48, in denen sich neben der schlechten aktuellen Versorgung die Folgen der Unterernährung vor allem bei Kindern, alten Leuten und Kranken immer deutlicher zeigten.

In ihren Stellungnahmen wies die Fakultät vordringlich auf die Tatsache hin, daß nicht nur die quantitative Lebensmittelknappheit, sondern vor allem die qualitative Zusammensetzung der Ernährung die Lage verschärfte. Da die Besatzungsmacht insbesondere »hochwertige Milch- und Fleischprodukte (350 g pro Person täglich) für sich beanspruchte«[57], entstand ein bedrohlicher *Fett- und Eiweißmangel* mit allen Folgen für die Widerstandskraft gegen Infektionskrankheiten. Für das dritte Gutachten vom Dezember 1945 untersuchte Kapfhammer den Fettgehalt der Milch von stillenden Müttern und fand Werte weit unterhalb der Norm; »der Mindestwert lag bei 0,5%!!«[58]. Noeggerath demonstrierte das drastische Absinken der durchschnittlichen Körpergewichte von Kindern von 7% »hoher, gefahranzeigender Abmagerung« im August auf 47% im Dezember des gleichen Jahres. Bei den erwachsenen Kranken wurde eine Zunahme der *Sterbefälle* um 50% festgestellt, wobei der Tod an Herz- und Kreislaufversagen infolge allgemeiner Schwäche im Vordergrund stand. Im Monat November 1945 befanden sich allein in der Medizinischen Klinik 30 Männer und Frauen, bei denen als wesentlichster Befund eine hochgradige Abmagerung mit *Hungeroedem* – »dem berüchtigten und unwiderlegbaren Kronzeugen einer wahren Hungersnot« – bestand; bei den Praktikern in der Stadt war dies ein bereits gewohntes Bild. Tägliche schwere Fälle von Diphtherie, eine überdurchschnittliche Zunahme vor allem der kindlichen Tuberkulose, Hornhautdegenerationen am Auge, Verlausung sowie ein dramatisches Sinken der körperlichen Leistungskraft bei der arbeitenden Bevölkerung waren von den Ärzten kaum noch zu bewältigen. Die kargen Ernährungsrationen der Kliniken verhinderten die einfachsten therapeutischen Erwägungen: »es stehen für die diätetische Versorgung keinerlei Eier, kein Zucker, kein Fett, keine Nährmittel, also auch kein Grieß, kein Reis, keine Haferflocken, aber auch keine Vollmilch zur Verfügung... Dabei sind wir ja erst im Beginn des Winters. Die Katastrophe beginnt sich jetzt deutlich abzuzeichnen«[59].

Ein Jahr später konstatierte die Fakultät, daß »die Körperreserven in dem breitesten Teil der Bevölkerung tatsächlich verbraucht sind«, daß eine *Untergewichtigkeit* von durchschnittlich 10 kg bestehe, die biologische Widerstandskraft gegen Schäden irgendwelcher Art weit unter der Norm liege, und daß hieraus eigentlich nur »gespenstische Konsequenzen« abgeleitet werden könnten. Im Einzelnen meldete die *Zahnklinik* folgenschwere Schäden am gesamten Kauapparat (Karies, Parodontose, Stomatitiden), die *Hautklinik* Krätze, Hauteiterungen, Furunkulose und Hauttuberkulose, sowie eine drastische Zunahme der Geschlechtskrankheiten, die *HNO-* und die *Augenklinik* Schwindelzustände, Gleichgewichts- und Sehstörungen, die *Chirurgie* ein schnelleres Wachstum aller Geschwulstformen und lange Verzögerungen der Kallusbildung bei Knochenbrüchen, die *Innere Medizin* schwere Avitaminosen, Hungerosteoporosen, Wurmkrankheiten, Hungeroedeme, Tuberkulose und Hypotonien, die *Hygiene* ein anhaltendes Anwachsen von Typhus, Paratyphus und Ruhr, und die *Kinderklinik* neben Skorbut, Rachitis, schwersten Ernährungsstörungen und allen Tuberkuloseformen eine Zunahme der *Säuglingssterblichkeit* auf 31% im ersten Quartal 1946. Gemeinsam klagten die Kliniken über schwer behebbare Zustände körperlicher und seelischer Erschöpfung bei Patienten aller Altersgruppen, weshalb die Fakultät den Behörden vorschlug, die Arbeitszeiten allgemein auf 4–6 Stunden zu verkürzen, »und die freien Stunden zur Kalorieneinsparung zu verwenden«[60].

Man muß diese bewußt im Detail referierten Zustände aus der Perspektive des klinischen Alltags sehen, wo von der Seife, der Zahnbürste, der Wäsche, den Verbandstoffen, dem Heftpflaster bis hin zu den Bädern und den Heizmitteln so ziemlich alles fehlte bzw. improvisiert werden mußte. Hieran änderte sich bis zur Währungsreform 1948 kaum etwas; daß die Freiburger Bevölkerung dennoch der Katastrophe entging, verdankt sie dem individuellen Einfallsreichtum im »Organisieren« von Lebensmitteln aus dem ländlichen Umfeld, nicht zuletzt aber der ab Sommer 1946 einsetzenden *Soforthilfe* ausländischer Organisationen: »Lebensmittel in Mengen und in medizinisch-biologisch richtiger Zusammenstellung ließen eine erfolgreiche Bekämpfung akutester Hungersnot erhoffen (Brotgetreide, Mais, Reis, Fett, Zucker, Fleisch, Fisch). Berge von Bekleidung und Schuhwerk waren nötig, um der Kälte, die im Winter 1946/47 besonders hart und lang herrschte, zu wehren. Nur mit umfangreichen Spenden von Medikamenten und Vitaminpräparaten konnte es gelingen, Krankheit zu lindern und Schwäche zu besiegen«[61].

An der Spitze der Hilfe für Freiburg standen die sog. *Schweizer-Spende*, mit einer eigenen Barackenstation der Caritas Basel zur Kinderspeisung am alten Wiehrebahnhof, das »American Friends Service Committee« der amerikanischen *Quäker* mit Hauptquartier in Freiburg, der Vatikan, das Internationale Komittee vom *Roten Kreuz*, und – ab September 1946 – die legendäre »Cooperative for American Remittances to Europe« (*CARE*) mit ihrer Lebensmittelpaketaktion. Zahllose Einzelspenden vieler anderer Länder und Organisationen kamen hinzu, so z.B. die Butterspende der *Iren*, die Insulinspende des *Vatikan*, die Reisspende des *Schweizerischen Caritasverbandes* für die Herz- und Kreislaufkranken der Medizinischen Klinik. Unter den Antragstellern an die Verteilerorganisationen, insbesondere an den Caritasverband, finden sich immer wieder die Leiter der Freiburger Universitätsklinik[62]. Bis 1949 erreichten die Stadt rund 1300 Tonnen Gesamtspenden sowie 133 000 Pakete, so daß insgesamt mehr als 2000 Tonnen gespendeter Lebensmittel und Bekleidung eingingen. Außerdem wurden Medikamente im Wert von über 200 000 Schweizer Franken und rund 20 000 US-Dollar gespendet[63].

Die zahllosen, unverbunden nebeneinanderstehenden Aktivitäten, zu denen die Fakultät in der Umbruchzeit über ihren eigentlichen Auftrag hinaus genötigt war, lassen sich im Einzelnen nicht referieren. In den ersten Jahren mußten vergleichsweise viele Fakultätssitzungen stattfinden, da sich die aktuelle Lage permanent veränderte. Es läßt sich deutlich das Bemühen erkennen, neben der Bewältigung der Not im Alltag wieder ein akademisches und wissenschaftliches Profil zu gewinnen. So findet sich z.B. noch im Jahre 1945 unter den Fakultätsbeschlüssen sowohl die Anweisung, die einfachsten, für die Kliniken notwendigen biochemischen Untersuchungen (Rest-N, Ca, Harnsäure etc.) im physiologisch-chemischen Institut durchführen zu lassen, als auch das einstimmige Votum für eine »explicite Abhaltung von philosophischer Propädeutik« für die Studenten. Nebeneinander stehen auch schwierige Erörterungen über den Umgang mit Schwangerschaften nach Vergewaltigung und über die wachsende Zahl von Suicidhandlungen in der Hungerzeit, wie auch bereits vier Wochen nach der Besetzung eingeleitete Überlegungen für die Teilnahme an einer öffentlichen Vortragsreihe über »Das Menschenbild«, um »den Lebenswillen der Universität zu erweisen«; nach Wiederbeginn der Vorlesungen bot Franz Büchner eine entsprechende Vorlesung (Das Menschenbild in der modernen Medizin) für Hörer aller Fakultäten an. Die Protokolle verzeichnen ebenso Fahrradgenehmigungen, Benzinrationen und Kämpfe um Telefonleitungen für Fakultätsmitglieder, wie die Bemühungen um Promotionen, Habilitationen, die Wiedererrichtung der Medizinischen Gesellschaft[64] und eines Dies academicus.

Die Fakultät und die Nürnberger Ärzteprozesse

Die Auseinandersetzung mit der unmittelbaren Vergangenheit dominierte in hochsensibler Weise das Fakultätsgeschehen für viele Jahre. Die direkten Auswirkungen der oben geschilderten Épuration auf die betroffenen Professoren, Dozenten und Assistenten waren inzwischen in Bemühungen übergegangen, abschließende Lösungen für die weitere berufliche Verwendung im Einzelfall zu finden. Bis Ende 1949 war bei jeder Ernennung und Berufung die Zustimmung des Säuberungsausschusses notwendig; gleiches galt auch für die zunehmenden Anträge auf Wiederernennung bei entzogenen Dozenturen. Im Januar 1949 war endgültig entschieden, daß eine erneute Verwendung entlassener Ordinarien an derselben Universität nicht in Frage komme, auch nicht als Dozenten. Dagegen konnte bei Nichtordinarien, die Vorlesungsverbot erhalten oder ihren akademischen Titel verloren hatten, die Wiederzulassung beim südbadischen Ministerium von der Fakultät beantragt werden, wozu dann die Militärregierung ihre Genehmigung je nach Lage des Falles erteilte. In der Senatssitzung vom 15.3.1949 wurde die Medizinische Fakultät beauftragt, zum oben beschriebenen Fall Bohnenkamp »möglichst bald Stellung zu nehmen, weil die Absicht besteht, endlich zu einer Regelung der noch nicht abgeschlossenen Entnazifizierungsfälle zu kommen«[65]. Tatsächlich war die Säuberung in Südbaden 1950 praktisch abgeschlossen[66]; Einzelfälle im Hinblick auf Ruhegehalt bzw. Emeritierungsansuchen zogen sich noch bis in die sechziger Jahre hin.

Direkter Ausdruck einer öffentlich bekennenden Auseinandersetzung mit der Vergangenheit war der Vorschlag *Kurt Beringers*, aus Anlaß der Wiedereröffnung der Universität im Herbst 1945 alle Freiburger Hochschullehrer feierlich und durch ehrenwörtliche Unterschrift auf die akademische Würde der Universität und eine integre persönliche Lebensführung neu zu verpflichten. Damit sollte erstens jedes Mitglied des Lehrkörpers in die Verantwortung genommen werden, »dafür zu sorgen, daß die Universität und der Lehrkörper wieder die Achtung einer unabhängigen Institution genießt, die unbestechlich der Wahrheit, der Freiheit und dem Rechte dient«. Zweitens aber wollte er unübersehbar diejenigen in Pflicht nehmen, die als Belastete an der Universität weiterarbeiten wollten:

»Die Universitätsführung hat in ihrem Bemühen, den suspendierten oder zur Disposition gestellten Kollegen wieder die Lehrbefugnis zu erwirken, eine große Verantwortung übernommen. Denn sie hat für deren Haltung und Gesinnung gebürgt. Es muß sich jeder einzelne darüber klar sein, daß er in Zukunft mit der Wiederbestätigung und vollen Einsetzung in das Amt Verantwortung für seine Lehre und sein Verhalten allein zu tragen hat«.[67]

Beringer verfaßte die erste Ausarbeitung der Verpflichtung und formulierte die grundlegenden Stichworte; sie wurden durch den Wirtschaftswissenschaftler *Walter Eucken* in die endgültige, am 24.10.1945 vom Senat verabschiedete Form gebracht[68]. Mit Erlaß Nr. F.A. 298 vom 1.11. teilte das neue Badische Kultusministerium »mit Befriedigung« mit, daß es diese Verpflichtung als einen deutlichen Ausdruck »der Selbstverwaltung der Universität« ansehe[69].

Die Senatsmitglieder unterschrieben als erste und beschlossen, die übrigen Mitglieder des Lehrkörpers in feierlicher Form die Erklärung »in Gegenwart des Rektors in den Fakultäten« unterzeichnen zu lassen[70]. Ein solcher Vorgang ist im Fakultätsprotokoll der Medizin nicht dokumentiert, jedoch findet sich das unterschriebene Formular gelegentlich in den Personalakten:

VERPFLICHTUNG DER FREIBURGER HOCHSCHULLEHRER

Die Albert-Ludwigs-Universität Freiburg i.Br. fordert von allen Mitgliedern des Lehrkörpers (mit Ausnahme der Lehrbeauftragten und Lektoren) folgende feierliche Verpflichtung. Sie ist von neu hinzukommenden Mitgliedern des Lehrkörpers vor ihrer Ernennung zu unterschreiben.

1. Ich trete für die Freiheit der Lehre und der Meinung ein; Glaube und Überzeugung anderer achte ich.
2. Die Würde des Menschen ehre ich. Jede Form des Geisteszwanges und der Rechtsbeugung lehne ich ab und werde sie bekämpfen.
3. Indem ich für Recht, Menschenwürde und Freiheit eintrete, wahre ich die Ehre meines Volkes.
4. Versuche politischer Parteien oder anderer Machtgruppen, auf die Universität Einfluß zu gewinnen, werde ich rücksichtslos bekämpfen.
5. Berufliche Erfolge werde ich allein durch eigene Leistung erstreben.
Bei meinen Arbeiten werde ich mich niemals in eine Abhängigkeit begeben, die meine Forschung und Lehre beeinträchtigen könnte.
6. Den besonderen Pflichten, welche die Universität als Selbstverwaltungskörper ihren Mitgliedern auferlegt, werde ich mich nicht entziehen.
7. Ich versichere, interne Angelegenheiten der Universität vertraulich zu behandeln, damit sie nicht Gegenstand verantwortungslosen Geredes werden.
8. Die Würde der Universität werde ich in jeder Weise – auch durch meine persönliche Lebensführung – wahren. Gegen Angriffe werde ich sie verteidigen.

[Nur sinngemäß, jedoch nicht wörtlich in die Endfassung aufgenommen wurden zwei Punkte aus Beringers Entwurf, die deutlich machen, um was es ihm eigentlich ging:
»6. Ich verabscheue die jeder Menschenwürde hohnsprechenden Terrormethoden, die im 3. Reich in zahlreichen brutalen Formen verübt wurden, als unvereinbar mit der nationalen Ehre des deutschen Volkes.
7. Ich werde gegen alle Versuche, sie in verhüllter oder offener Weise wieder einzuführen, ankämpfen«.]

Es wäre sicher nicht richtig, diesen Vorgang als einen der vielen Versuche zu interpretieren, auf einfache Weise zu Unbedenklichkeitserklärungen zu kommen. Es mag wohl eher in der Absicht Beringers gelegen haben, angesichts der vielfach undurchsichtigen Entnazifizierungsvorgänge jeden Universitätslehrer selbst mitverantwortlich zu machen für die Wiedergewinnung einer akademischen Integrität der Hochschule. Inwieweit diese Maßnahme Wirkung gezeitigt hat, sei dahingestellt; direkte Nachweise finden sich hierzu nicht.

Wie bereits in anderem Zusammenhang berichtet, hatte die Medizinische Fakultät in einer Sondersitzung am 24. Mai 1945 auf Veranlassung von Franz Büchner versucht, sich über ihre Haltung gegenüber den *medizinischen Verbrechen im Dritten Reich* erste Rechenschaft abzulegen. Dieser Vorgang wurde auch in den anderen Fakultäten aufmerksam registriert; Sauer notiert in seinem Tagebuch: »Gestern hätten sie Sitzung der mediz. Fakultät gehabt, wobei festgestellt wurde, daß kein Freiburger Medizinprofessor schuldhaft beteiligt sei an der Tötung unwerten Lebens und an der Benutzung der politischen Gefangenen zu verbrecherischen Experimenten«.[71].

Im Zusammenhang mit den *Nürnberger Prozessen* gegen 23 SS-Ärzte und deutsche Wissenschaftler wegen Experimenten an lebenden Menschen veröffentlichte der damalige Heidelberger Privatdozent *Alexander Mitscherlich* (1908–1982), Leiter der Deutschen Ärztekommission beim amerikanischen Militärgericht I in Nürnberg, zusammen mit seinem Mitarbeiter *Fred Mielke* noch während des laufenden Prozesses eine erste Dokumentation aus den Prozeßakten unter dem Titel: »Das Diktat der Menschenverachtung«[72]. Unter den zahlreichen Forschern, deren Namen sich in den Dokumenten fanden, war aus Freiburg *Franz Büchner* genannt, dem in einer Zusatzbemerkung indirekt vorgeworfen wurde, er habe auf einer vom Inspekteur des Sanitätswesens der Luftwaffe im Oktober 1942 anberaumten wissenschaftlichen Besprechung in Nürnberg über »Ärztliche Fragen bei Seenot und Winternot« nicht gegen die dort durch den Kieler Physiologen *Ernst Holzlöhner* vorgetragenen Ergebnisse von Abkühlungsversuchen an Häftlingen Protest erhoben[73]. Weiterhin konnte ein Dokument zu geplanten Menschenversuchen im Rahmen der Hepatitisvirusforschung im Sinne einer Einbeziehung Büchners ausgelegt werden[74]. Büchner argumentierte in einer sofortigen Reaktion dagegen, daß er und einige andere prominente Wissenschaftler noch während der genannten Tagung »heftigen Einspruch dagegen erhoben, daß derartige Experimente durchgeführt worden waren«[75]. Büchner habe Holzlöhner selbst zur Rede gestellt, später auch offiziell bei den Sanitätsinspektoren der Luftwaffe Becker-Freysung und Hippke Einspruch erhoben. Ebenso konnte er belegen, daß an seinem Institut im Rahmen der Hepatitisforschung »lediglich eine Serie Mäuselebern« untersucht wurden, und daß er von der Absicht des Einsenders Prof. Haagen, eventuell Humanversuche durchzuführen, nichts gewußt habe. Die Vorgänge seien durch eidesstattliche Erklärungen Büchners in Nürnberg dokumentiert und hätten daher Mitscherlich bekannt sein können. Die Fakultät stellte sich in der Sitzung vom 29.4.1947 hinter diesen Protest und verabschiedete eine Resolution, in welcher die im gegebenen Zusammenhang »vieldeutige« und damit »höchst leichtfertig« generalisierende Namensnennung verurteilt wurde[76].

Aufgrund einer Klage beim Landgericht Freiburg wurde zwischen Büchner und Mitscherlich ein Vergleich geschlossen, in dem es im Sinne Büchners hieß, daß die Dokumentensammlung und die damit beabsichtigte Aufklärung der wissenschaftlichen Öffentlichkeit über die Vorgänge, welche Gegenstand des Nürnberger Ärzteprozesses sind, »eine sachliche Notwendigkeit ist, um die dringend erforderliche Besinnung auf die ärztliche Ethik anzuregen«. Die inkriminierten Aussagen wurden durch eine Einlage, in späteren Auflagen des Dokumentenbandes durch Fußnoten korrigiert[77].

Es gehört zu den »seltsamen Schicksalen«[78] der Dokumentation von Mitscherlich und Mielke, daß seit der zweiten Fassung 1949 bis zum heutigen Tage eine Diskussion persistiert, die sowohl der sachgerechten historischen Aufarbeitung der Ereignisse, wie auch dem Versuch einer gerechten Bewertung im Wege steht.

Auf Beschluß des 51. Deutschen Ärztetages vom Oktober 1948 wurde eine erweiterte Ausgabe als Abschlußbericht des Nürnberger Ärzteprozesses vorgelegt, nunmehr unter dem Titel: »*Wissenschaft ohne Menschlichkeit*. Medizinische und eugenische Irrwege unter Diktatur, Bürokratie und Krieg«. Die erste Auflage von 10000 Exemplaren war lediglich für die Westdeutschen Ärztekammern bestimmt und enthielt im offiziellen, von der Arbeitsgemeinschaft der Westdeutschen Ärztekammern gezeichneten Vorwort den problematischen und heute nach wie vor zur Rechtfertigung benutzten Passus: »Von etwa 90000 in Deutschland tätigen Ärzten haben etwa 350 Medizinverbrechen begangen. Die Mehrzahl der Experimente wurde nur möglich durch die Sonderstellung, die die SS mit den Konzentrationslagern und ihren Machtbefugnissen einnahm. Die Masse der deutschen Ärzte hat unter der Diktatur des Nationalsozialismus ihre Pflicht getreu den Forderungen des Hippokratischen Eides erfüllt, von den Vorgängen nichts gewußt und mit ihnen nicht im Zusammenhang gestanden«[79]. Daß dies eine durch nichts bewiesene Schutzbehauptung war, ist erst in jüngster Zeit endgültig offengelegt worden[80]; wenig bekannt ist der nachfolgende Versuch, auch die Fakultäten pauschal aus der Verantwortung zu nehmen:

In der Schlußphase des Nürnberger Ärzteprozesses, unmittelbar vor der Urteilsverkündung am 20.8.1947, erreichte den Dekan der Freiburger Fakultät – inzwischen wieder Janssen – ein vom Physiologen *Rein* (Göttingen) und dem Anatomen *Hoepke* (Heidelberg) unter dem 12.8. formulierter Vorschlag für folgende Erklärung[81]:

»Die Medizinischen Fakultäten Deutschlands als die berufenen Erzieher des ärztlichen Nachwuchses und als die Vertreter der medizinischen Wissenschaft erklären zu dem in Nürnberg gefällten Urteil:
Wir lehnen die in diesem Prozeß aufgedeckten Verbrechen einmütig ab. Sie haben nichts mit Wissenschaft zu tun und sind nicht aus den Anschauungen erwachsen, die wir von jeher vertreten haben.
Wir betonen vor aller Welt, daß die in Nürnberg verurteilten Ärzte einen verschwindend kleinen Teil der deutschen Ärzteschaft darstellen. Die Welt hat sich inzwischen überzeugen können, daß deutsche Ärzte nicht anders denken, empfinden und handeln als die Ärzte aller Kulturstaaten.
Für die Universitäten der britischen Besatzungszone:
Rein, Professor in Göttingen.
Für die Universitäten der amerikan. Besatzungszone:
Hoepke, Professor in Heidelberg.
Für die Universitäten der französ. Besatzungszone:
Jansen (sic!), Professor in Freiburg.
Für die Universitäten der russ. Besatzungszone:
Heubner, Professor in Berlin.«

Damit sollten sich offensichtlich die westdeutschen Medizinischen Fakultäten – wie die Ärztekammern – in ihrer Gesamtheit von den in Nürnberg abgeurteilten Verbrechen distanzieren.

Janssen gab das Dokument am 26.8. allen Fakultätsmitgliedern zur Kenntnis und wurde in der Fakultätssitzung am 2.9. beauftragt, die Erklärung abzulehnen[82]. Er formulierte gemeinsam mit Beringer ein Schreiben an Hoepke, das in seiner Ambivalenz als typisch für die Zeitsituation angesehen werden muß. Einerseits hielt man den Aufruf für verfrüht und begründete die Ablehnung mit dem noch fehlenden Einblick in das dokumentarisch belegte Geschehen, da noch kein Richterspruch vorliege. Andererseits fürchtete man aber die mögliche Wirkung einer solchen Erklärung als

»...Ausdruck eines schlechten Gewissens, wie eine Form prophylaktischen Sich-Entlasten-Wollens.

Man würde in Hinsicht auf die Gerichtsverhandlung sagen: Die, die jetzt diese Erklärung abgeben, waren doch die Erzieher, Lehrer und Chefs derjenigen, die sich in so schwere Schuld verstrickt haben.

Man wird nicht einsehen, daß es unmöglich ist, die Entwicklung und kriminelle ärztliche Laufbahn des Einzelnen vorauszusehen oder durch das eigene Vorbild zu bekämpfen. Man wird nicht einsehen, daß die Schuldigen in unerhörtem Ausmaße Milieuprodukte waren...«[83]

Daß die Fakultät mit diesen Befürchtungen genau den Kern des Problems traf, war ihr zu diesem Zeitpunkt offenbar gar nicht bewußt. Obwohl der Aufruf von Rein und Hoepke daraufhin nicht veröffentlicht wurde, wagte noch niemand auszusprechen, daß mit der Kriminalisierung Einzelner im Nürnberger Prozeß keinesfalls die Gesamtheit der Ärzteschaft als entlastet gelten konnte, und daß es nicht um die Zahl verurteilter Ärzte, sondern um Gesinnung ging. Diese war jedoch, wie gerade die Freiburger Formulierungen zeigen, vom »Milieu« auch der Fakultäten und der an ihnen vermittelten Wissenschaft nicht abzulösen.

Besondere Beachtung verdient daher ein Versuch *Franz Büchners*, der beanstandeten Erklärung eine nachdenklichere, die eigene Betroffenheit mit einbeziehende Fassung zu geben; er wurde offenbar nicht weiter verwendet. Der Entwurf zeigt jedoch, daß in Freiburg zumindest sein Verfasser nicht bereit war, die beunruhigende Wirklichkeit durch eine plakative Rationalisierung zu verdecken[84]:

(Entwurf)
Wir verurteilen einmütig die in diesem Prozeß aufgedeckten Verbrechen. Sie sind für die deutschen Ärzte und insbesondere für uns Hochschullehrer eine harte Lehre und ein Anlaß zu ernster Gewissensforschung. Sie verpflichten uns, mit noch größerem Ernst und größerer Wachsamkeit unsere Schüler zu der Verantwortlichkeit und Charakterfestigkeit zu erziehen, daß deutsche Ärzte nie wieder der Übermachtung durch politische Einflüsse erliegen, daß sie sich in Zukunft einhellig und in jeder Lage der den Arzt in besonderem Maße auszeichnenden Pflichten gegen die Menschlichkeit bewußt bleiben und sich an das hohe Beispiel besten Arzttums halten, das ihnen auch in der jüngsten Zeit in der unauffälligen schlichten Arbeit des größten Teiles der deutschen Ärzte vorgelebt wurde.

(gez.: Büchner)

Berufungen bis 1949

Angesichts der geschilderten Entnazifizierungsmaßnahmen sah sich die Fakultät genötigt, die Leitung frei gewordener Institute und Kliniken sowie unbesetzte Funktionsstellen an unbelastete Mitarbeiter zu übertragen. Auch dieser Vorgang trägt alle Züge jener ebenso eilfertigen wie verwirrten Bemühungen um die Wiedergewinnung von Autonomie und Ansehen, wie sie die Fakultätssituation unmittelbar nach Kriegsende kennzeichnete.

Gegenüber den Besatzungsbehörden war offenbar schnell das Bestreben deutlich zu machen, die vier durch Entlassung der Stelleninhaber frei gewordenen *Lehrstühle* wieder zu besetzen. Bohnenkamp und Nauck waren in Haft, Faber und Siegert aus ihren Stellungen entfernt; frühzeitig begann sich abzuzeichnen, daß die Entlassenen nicht in ihre Positionen zurückkehren könnten. Die Fakultät setzte bereits in der Sitzung vom 30.7.1945 Kommissionen für die Wiederbesetzung der Lehrstühle Anatomie, Innere Medizin und Frauenheilkunde ein; die Zahnheilkunde wurde im September in die Erörterung genommen[85].

Die kommissarische Leitung der *Medizinischen Klinik* war am 31.5. bereits dem Dozenten *Walther Bergfeld* (* 1901) übertragen worden, der diese Aufgabe bis zum Mai 1946 versah. Bergfeld war seit 1935 an der Freiburger Klinik, hatte sich 1939 habilitiert und galt zum Zeitpunkt des Zusammenbruchs als ruhiger, stiller Wissenschaftler, der in »starker Opposition sowohl zum Nationalsozialismus wie auch zum Militarismus«[86] gestanden hatte; er wurde von den Behörden daher problemlos akzeptiert. Als Endokrinologe war er experimentell und klinisch insbesondere auf die Schilddrüse konzentriert und hatte umfassende epidemiologische Studien in kropfarmen und kropffreien Gebieten Südbadens vorgenommen. Bergfeld hat in dem knappen Jahr seines Kommissariates sowohl in den klinischen Abteilungen als auch in der Fakultät uneingeschränkte Autorität erworben; er wurde noch 1945 formal zum Oberarzt und zum a. o. Professor ernannt. Am 1.4.1946 übernahm er die Leitung der Medizinischen Abteilung des Freiburger Diakonissenkrankenhauses und blieb in dieser Funktion der Fakultät bis zu seinem dortigen Ausscheiden 1968 verbunden[87].

Für die Besetzung des Lehrstuhles versuchte die Fakultät einen Akt der unmittelbaren Wiedergutmachung zu leisten und mit *Siegfried Thannhauser* in Verbindung zu kommen. Unter nachhaltiger Befürwortung des eben wiedererrichteten Badischen Ministeriums des Kultus und des Unterrichts sowie der Militärregierung wurden mehrere Anfragen an Thannhauser gerichtet, von dem gesagt wurde, daß er sich zeitweise als beratender Internist bei der amerikanischen Armee in München befinde[88]. Es konnte nie geklärt werden, ob diese, teilweise durch Kuriere abgesandten Botschaften an ihn gelangt sind; im Dezember 1945 mußte ihm Beringer nach Boston schreiben, »wie sehr wir uns alle gefreut hätten, wenn aus diesem unserem Wunschtraum etwas geworden wäre«[89]. Wie schwer indessen Thannhauser an dem Entschluß, nicht auf die Aufforderung der Fakultät zu reagieren, getragen haben muß, zeigt sein erst Anfang April 1946 bei der Fakultät eingetroffener endgültiger Verzicht[90].

In einem nahezu achtseitigen, in »anhänglicher Gesinnung« verfaßten Schreiben macht Thannhauser deutlich, wie sehr ihm dadurch »das erschütternde Erleben des Jahres 1933/34 wieder voll zum Bewußtsein« gekommen sei. Er beschwor noch einmal die oben bereits geschilderte Abreiseszene auf dem Freiburger Bahnhof, beschrieb ausführlich den schweren Neuanfang und seine weitere Entwicklung in den USA, um sich und der Fakultät dann die Frage zu stellen: »Sollte ich wirklich zurückkehren, um mich in die Reihe der reformierenden und reformierten akademischen Lehrer zu stellen? ... Sollte ich mich etwa dem Trugbild hingeben, daß ich die Aufgabe hätte, eine deutsche medizinische Jugend zu erziehen, die mir doch in ihrer tiefsten Seele mit Argwohn begegnen würde, mit dem Gift, das ihnen ein Teufel als Erbe hinterlassen hat?« Er habe »ja den größten Teil der Zeit der Teufelsherrschaft im sicheren Hafen jenseits des Ozeans zugebracht«, und er fürchte die

Ablehnung einer Jugend, die erst wieder lernen müsse, »die Achtung vor der Menschenwürde, die Ehrfurcht vor dem Göttlichen im Menschen« über das Gebot eines unchristlichen Staates zu stellen. »Sie müssen deshalb einen Mann als meinen Nachfolger wählen, der das grauenhafte Geschehen ganz miterlebt und ausgekostet hat, der in seiner akademischen Seele aber rein geblieben und würdig ist, in die Herzen einer verseuchten und argwöhnischen Jugend den Keim akademischer Sittenreinheit aufs Neue zu pflanzen... Das deutsche Ärztetum kann nicht durch wissenschaftliche Arbeiten, aber durch kraftvolle Persönlichkeiten und furchtlose Bekenner der begangenen Fehler vom Verfall gerettet werden«.

Das sehr persönlich gehaltene und an die gesamte Fakultät adressierte Schreiben Thannhausers zieht ein bitteres Fazit: »Ich kann nicht zurückkehren, die Wunde ist zu tief, sie wird nie heilen. Die Enttäuschung meines Vertrauens in das gute im deutschen Menschen, in die Ehrlichkeit meiner Freunde war zu groß. Die Jahre, welche ich noch produktiv arbeiten kann, gehören dem Lande, das mich in tiefster Seelennot aufgenommen und gefördert hat«.

Kommentare als Reaktionen auf dieses erst kürzlich aufgefundene Schreiben sind nicht bekannt; im Fakultätsprotokoll vom 11.4.1946 ist lediglich vermerkt: »Brief von Prof. Thannhauser und Antwort des Dekans. Thannhauser lehnt Rückkehr nach Freiburg ab«.

Noch 1950 vermied es Thannhauser, einer Einladung zur Einweihung der wiederaufgebauten Medizinischen Klinik zu folgen, »nicht aus Bitterkeit oder gar Haß, sondern weil er seiner inneren Bewegung beim Wiedersehen mit der Stadt und Klinik und erst recht nicht beim Betreten des Hörsaals Herr werden könne«[91]. Erst Jahre später, nach der Verleihung der Ehrendoktorwürde durch die Freiburger Medizinische Fakultät im Jahre 1955, konnte er schreiben: »... daß ich mich der Freiburger Fakultät eng verbunden fühle und daß alle die bösen Tage der Erniedrigung vergangen sind. Ich reiche allen alten Fakultätsmitgliedern in tiefer Bewegung die Hand«[92].

Bereits in einem Brief vom 18.10.1945 an Franz Büchner hatte der Frankfurter Internist *Franz Volhard* (1872–1950) seiner Skepsis Ausdruck gegeben, daß »Thannhauser seine ausgezeichnete Position verlassen und in die Trümmerstätte der Reste des glorreichen III. Reiches zurückkehren würde. Zufällig bin ich in der Lage, Ihnen einen ausgezeichneten Mann für Ihre Innere Klinik empfehlen zu können, nämlich Prof. Heilmeyer«[93]. Damit war ein Name gefallen, der in den Fakultätsüberlegungen offenbar rasch Anklang fand und zu unmittelbaren und direkten Kontakten führte, obwohl die Bemühungen noch liefen, Thannhauser zurückzugewinnen. Anfang Februar 1946 gab auch die Militärregierung die Zustimmung zur Berufung und zum 1.5. trat *Ludwig Heilmeyer* (1899–1969) sein Amt an, »in dem Gefühl, daß hier in Freiburg die richtige Stätte meines zukünftigen Wirkens sein müsse«[94] (Abb. 95).

Ludwig Weisbecker (1915–1979), der mit Heilmeyer nach Freiburg kam und später Ordinarius in Kiel wurde, hat im Nekrolog auf seinen Lehrer von einem »Menschen auf der Sonnenseite des Lebens« gesprochen, einem Menschen der unbekümmerten kombinatorischen Phantasie und der »geradezu animalischen

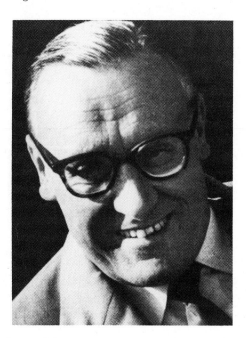

95 Ludwig Heilmeyer (1899–1969)

Freude« am Erreichten, dessen »viel beneidete und oft geschmähte produktive Originalität« einem »gesunden, diesseitigen, schöpferischen Egoismus« entsprang[95]. In der Tat gilt die »Ära Heilmeyer« in der neueren Fakultätsgeschichte als eine Zeit vielleicht letztmals so intensiv personenbezogener Forschung, Lehre und Krankenversorgung, die der Amtsinhaber in allen ihren Schattierungen ebenso temperamentvoll gestaltete wie genoß. Für die ungeheure Aufgabe des Wiederaufbaues seines Faches in Freiburg war er ohne Zweifel der richtige Mann.

Heilmeyer war zum Zeitpunkt seiner Berufung Chefarzt der Medizinischen Klinik von Wuppertal-Barmen und gleichzeitig Lehrstuhlinhaber für Pharmakologie, Toxikologie und Pathologische Physiologie in Düsseldorf; in beide Positionen war er durch die Wirren des Kriegsendes geraten. Der geborene Münchner war – nach dem Studium und ersten Assistentenjahren in seiner Heimatstadt bei Ernst Romberg (1865–1933) – im Jahre 1926 mit *Wolfgang Heinrich Veil* (1884–1946) nach Jena gegangen und hatte dort seinen wissenschaftlichen Ruf begründet. Die Einführung der Spektralphotometrie in die Farbstoffmessungen von Körperflüssigkeiten und Körperfarbstoffen wurde zum Beginn systematischer quantitativer Blutumsatzstudien. Aus ihnen gingen umfangreiche Eisen- und später Kupferstoffwechseluntersuchungen hervor, mit denen zahlreiche Anämieformen und Speicherkrankheiten entschlüsselt werden konnten. Der Band »Blutkrankheiten« des Handbuches der Inneren Medizin, die Herausgabe eines Lehrbuches der speziellen pathologischen Physiologie sowie eines vielbenutzten Rezepttaschenbuches, schließlich viele originelle Einzelbeiträge zur Pathophysiologie und Klinik hämatologischer Erkrankungen machten Heilmeyer in den nahezu 20 Jahren seiner Jenaer Tätigkeit zum anerkannten klinischen Forscher.

Aus dem Kriegsdienst in Rußland und Polen heraus erhielt er Ende Januar 1945 einen Ruf auf den durch den Tod von *Ernst Edens* freigewordenen Lehrstuhl für Innere Medizin an der Medizinischen Akademie Düsseldorf. Erst nach Kriegsende gelang es ihm, sich dorthin durchzuschlagen, jedoch fand er seinen Lehrstuhl bereits anderweitig besetzt vor. Die genannte Ausweichposition als Pharmakologe und Klinikdirektor in Barmen konnte Heilmeyer auf Dauer nicht befriedigen; die Annahme des Rufes nach Freiburg vollzog sich daher problemlos [96].

Nach der Entlassung von Fritz Faber im Juni 1945 war die kommissarische Leitung der *Zahnklinik* dem Prothetiker *Ottomar Jonas* übertragen worden, jedoch wurde bereits in der Fakultätssitzung vom 1.9. als möglicher Nachfolger Fabers der Dozent *Hans Rehm* (1903–1967) in die Diskussion gebracht. Rehm hatte seine Ausbildung in Berlin bei Hermann Schröder (1876–1942) erfahren und war während der Kriegszeit nach der Zerstörung der Berliner Zahnklinik 1943 kurzfristig an der Freiburger Klinik tätig gewesen. Seit Kriegsende hatte er die väterliche Praxis in seiner Heimatstadt Konstanz übernommen. Dem Ruf nach Freiburg folgte er im Juli 1946, obwohl er zunächst im Dozentenstatus verblieb und vorläufig auch nur mit der kommissarischen Leitung der Zahnklinik betraut werden konnte. 1947 wurde ihm anläßlich der feierlichen Eröffnung der Zahnklinik im Gasthaus »Zum kühlen Krug« in Günterstal eine a.o. Professur und die offizielle Direktion übertragen; erst 1957 gelang die Erhebung der Zahnheilkunde in ein planmäßiges Ordinariat [97]. Ottomar Jonas, der wegen Schwierigkeiten mit dem französischen Curateur Lacant von seiner Tätigkeit suspendiert war, wurde 1948 in den Ruhestand versetzt, hat aber noch bis 1952 Vorlesungen gehalten.

Längerer Bemühungen bedurfte es bei der Wiederbesetzung des *geburtshilflich-gynäkologischen Lehrstuhles*. Die Leitung der Frauenklinik wurde bis zum Sommersemester 1947 zunächst von *Herman Franken* (1895–1979) wahrgenommen, einem früheren Schüler von Otto Pankow und Oberarzt an der Freiburger Klinik zu Anfang der dreißiger Jahre, der jedoch bald nach dem Amtsantritt von Friedrich Siegert mit diesem in ein schweres persönliches und politisches Zerwürfnis geriet und seine Stelle kündigte. Er übte danach Privatpraxis aus und war – zusammen mit Karl Hegar und Oscar Meroth – ab 1934 Belegarzt der Frauenabteilung des St. Josefs-Krankenhauses; nach der Entlassung Siegerts wurde er im Juli 1945 von der Fakultät als komissarischer Direktor der Universitätsfrauenklinik eingesetzt [98]. Diese Tätigkeit legte er aus persönlichen Gründen im Mai 1947 wieder nieder und folgte 1949 einem Ruf an die neuzugründende Universität des Saarlandes [99]. Die Leitung der Freiburger Klinik wurde wegen inzwischen eingetretener räumlicher Verschiebungen bis zur Nachfolgeregelung geteilt, indem der einzige noch verbliebene Dozent *Peter Thiessen* (1905–1984) die operative und geburtshilfliche Abteilung in St. Urban, der Oberarzt *Ernst-Heinrich Dulle* die konservative Abteilung im Stahlbad Littenweiler übernahm [100].

Die eigentlichen Überlegungen zur Wiederbesetzung des gynäkologisch-geburtshilflichen Lehrstuhles spiegeln exemplarisch die allgemeine damalige Situation. In allen Disziplinen konkurrierten z.T. bedeutende Fachvertreter, die aus den Ostgebieten vertrieben waren, aus politischen Gründen die Besatzungszone wechseln wollten, oder aus anderen Positionen heraus den Sprung in die Universität versuchten. Seit 1945 interessierte sich eine Reihe namhafter Gynäkologen für Freiburg; Verhandlungen mit *Karl-Julius Anselmino* (1900–1978), *Gustav Döderlein* (1893–1980), und *Felix von Mikulicz-Radecki* (1892–1966) zogen sich lange hin [101]. Besonders letzterer, der aus Königsberg vertrieben war und sehr gerne nach Freiburg gekommen wäre, hatte sich intensiv in die Freiburger Situation eingedacht, lehnte dann aber – offensichtlich wegen des allzu provisorischen Charakters der Kliniksituation – ab [102]. Andererseits sei er aber auch wegen einer ihn belastenden Publikation vom französischen Curateur Lacant nicht in Betracht gezogen worden [102a].

Zum 1.8.1948, als Ordinarius endgültig erst zum 18.10.1949 berief die Regierung den Tübinger apl. Professor und Oberarzt *Willi Wolf* (1908–1953). Er hatte fast seine gesamte Ausbildung bei August Mayer (1876–1968) absolviert, der sich und seine Schüler in der direkten Nachfolge seines Freiburger Lehrers Hegar verstand. Wolf, der wegen eines Unfalles vom Militärdienst freigestellt war, hatte sich in Tübingen 1941 mit einem Beitrag zu Wehenmessung habilitiert und auch seinen sonstigen wissenschaftlichen und praktischen Schwerpunkt auf die Geburtshilfe konzentriert. Dabei besaß er eine ausgesprochene Begabung für originelle und einfache Fragestellungen: »Warum Kinder aus Kopflage geboren werden« faszinierte ihn ebenso wie die »Teleologie des Wehenschmerzes«. Besonders intensiv hatte er sich mit der vergleichenden Geburtshilfe auseinandergesetzt, die in einer Zusammenschau von Anthropologie, Paläontologie und vergleichender Zoologie die Bedeutung der Geburtsmechanismen im Wirbeltierreich für die Evolution des Menschen herauszuarbeiten versuchte. Wolf übersetzte 1942 das erste zusammenfassende Werk dieser Art des Utrechter Gynäkologen K. de Snoo aus dem Holländischen ins Deutsche. Unübersehbar hatte die inzwischen überalterte Fakultät mit ihm – wie im Falle Heilmeyer – einen zukunftgewandten, jungen Kollegen gewinnen wollen, dem die bevorstehende schwierige Aufbauphase zuzumuten war. Wolf hat sich intensiv dieser Aufgabe angenommen und dabei allseits Freunde gewonnen; sein plötzlicher Tod 1953 beendete vorzeitig eine der am meisten überzeugenden Nachkriegskarrieren in Freiburg [103].

Bis 1948 dauerten auch die Bemühungen um eine Neubesetzung des *anatomischen Lehrstuhles*. Hier war der Prosektor *Ludwig Keller* (1910–1977) als einziger unbelasteter Dozent übrig geblieben und vertrat über die ersten sechs Nachkriegssemester unter den schwierigsten Umständen das Fach in seiner gesamten Breite. Er las Anatomie, Histologie, Embryologie und Topographie und führte den histologischen und den Präparierkurs durch; im Durchschnitt bedeutete dies bis zu 40 Stunden wöchentlicher Lehre. Verhandlungen mit

Titus von Lanz (1897–1967), *Wolfgang Bargmann* (1906–1978) und dem aus Prag vertriebenen *Max Watzka* (1905–1982) führten zu keinem Ergebnis[104]; schließlich einigten sich Fakultät und Ministerium auf *Kurt Goerttler* (1898– 1983), der als Direktor des Heidelberger Anatomischen Institutes 1945 von der Militärregierung suspendiert, inzwischen aber wieder rehabilitiert war und zur Verfügung stand. »Da in Freiburg der anatomische Unterricht gewissermaßen von Grund auf neu aufgebaut werden muß«, erschien der Fakultät ein erfahrener Kollege besonders geeignet, der »aus allerbester Schule erwachsen, mit größtem Erfolge Wissenschaft betrieben hat und sich in mehreren Stellen als Leiter großer anatomischer Anstalten überragend bewährte«[105].

Goerttler war in den zwanziger Jahren in den Kreis jener impulsgebenden Anatomen hineingewachsen, deren Anliegen es war, »die Anatomie durch Darstellung ihrer funktionellen Zusammenhänge lebendig zu machen«[106]. Der Versuch, »Form und Funktion zu einer lebendigen Gestaltenlehre« zu vereinen, beschäftigte Goerttlers Lehrer Walther Vogt (1888–1941) und Siegfried Mollier (1866–1954), wie vor allem *Alfred Benninghoff* (1890–1953), der Goerttler nach seiner Habilitation in München (1926) nach Kiel holte. Von dort war er 1932 auf ein planmäßiges Extraordinariat nach Zürich berufen worden; 1934 folgte er einem Ruf als Ordinarius nach Hamburg und ging bereits ein Jahr später in gleicher Eigenschaft nach Heidelberg.

Goerttler gehörte zu den letzten Vertretern seines Faches, die es nicht nur im ganzen Umfang beherrschten, sondern in den Gesamtzusammenhang der Wissenschaften vom Menschen zu stellen versuchten. Die Grundfrage nach den Gesetzen der lebenden Form und ihrer Entwicklung ließen ihn die Anatomie als Erkenntnisfeld zwischen Natur- und Geisteswissenschaften verstehen; seine Beiträge reichen von der funktionellen Bedeutung der Uterusarchitektur bis zu deszendenztheoretischen Problemen von Stimme und Sprache des Menschen. Die in der Zeit der Berufung nach Freiburg fertiggestellte »Entwicklungsgeschichte des Menschen« wurde als eines der »tiefgründigsten und geistvollsten Lehrbücher der allgemeinen Embryologie deutscher Sprache« charakterisiert, sein in späteren Jahren erschienener Essayband »Der unbegrenzte Horizont« dokumentiert den unablässigen Versuch, auch gegen die eigene Resignation angesichts der um sich greifenden allgemeinen Kulturlosigkeit anzugehen. Für die Freiburger Fakultät war Goerttlers Erscheinen nicht nur fachlich, sondern auch akademisch ein stabilisierendes und belebendes Element in einer noch weitgehend verwirrten Zeit. Es war kein Zufall, daß er als engagierter Anhänger einer übergeordneten Universitätsidee sehr bald zum Vertrauensdozenten für alle Medizinstudenten und zum Leiter des fakultätsübergreifenden Studium generale gewählt wurde.

Im Zusammenhang mit der Wiederbesetzung der Anatomie wurde sehr früh, jedoch außerordentlich ambivalent die Frage der Erneuerung des Faches *Anthropologie* diskutiert. Erbbiologie und Rassenforschung waren aufgrund der früher geschilderten Verhältnisse während des Nationalsozialismus gerade in Freiburg sehr belastet und es bestand eine offenkundige Scheu, das Problem anzugehen. Andererseits drang gerade die Besatzungsmacht darauf, den laut einer Gallup-Umfrage in der amerikanischen Zone sehr verbreiteten nazistischen Rasseideen entgegenzutreten und hierzu eine Fachanthropologie im Universitäts- und Schulunterricht eher zu intensivieren.

Die Medizinische Fakultät hatte im Sommer 1945 die Abteilung Erb- und Rassenbiologie formal wieder in eine anthropologische Abteilung des Anatomischen Instituts zurückverwandelt, wollte aber das ganze Problem zumindest bis zur Wiederbesetzung des anatomischen Lehrstuhles zurückstellen. Bereits 1946 wurde jedoch unter der Protektion der Besatzungsbehörden erwogen, für *Frédéric Falkenburger* (1890–1965) eine Dozentur oder einen Lehrstuhl einzurichten; Falkenburger war als Mediziner und Anthropologe nach Frankreich emigriert und als Beamter der Militärregierung zurückgekehrt. Die Fakultät beantragte zwar im Juni 1947 ein planmäßiges Extraordinariat für Anthropologie und leitete auch eine Berufung ein, beschränkte sich jedoch – von August 1947 bis zum Sommersemester 1953 – auf die Erteilung einer Gastprofessur an Falkenburger, der inzwischen einen Lehrstuhl an der wiedergegründeten Universität Mainz erhalten hatte [107].

Die Militärregierung weigerte sich, den bis Kriegsende amtierenden Leiter der Abteilung für Erb- und Rassenbiologie, *Johann Schaeuble*, im Lehrkörper zu belassen, obwohl er von allen Reinigungskommissionen als unbelastet eingestuft wurde. Er wurde als Dozent der Universität Freiburg entlassen, jedoch der Justizbehörde als medizinisch-wissenschaftlicher Gutachter für Vaterschafts- und Blutgruppenuntersuchungen zugeteilt. Als sich die gastweise Vertretung des Faches Anthropologie durch Falkenburger zunehmend als ungenügend erwies, wurde Schaeuble zum Wintersemester 1950/51 wieder ein Lehrauftrag für Erbgesundheitslehre und zum Sommersemester 1951 die Dozentur für Anthropologie erteilt [108].

Die bisher genannten Berufungen in der unmittelbaren Nachkriegszeit waren durch das problematische Bemühen geprägt, die Folgen der politischen Belastungen zu überwinden. Bis 1949 mußten jedoch drei weitere Neubesetzungen erfolgen, die durch den Tod bzw. das Ausscheiden der am längsten amtierenden Fakultätsmitglieder notwendig geworden waren: im Juli 1946 starb 68jährig *Otto Kahler*, 1947 im Alter von 70 Jahren *Kurt Ziegler*, und 1949 schied *Carl T. Noeggerath* mit 73 Jahren aus dem Amt. Alle drei hatten seit 1912 bzw. 1913 durchgehend der Fakultät angehört.

Kahler, dessen *HNO-Klinik* nach ihrer Zerstörung provisorisch in einem Stockwerk des Waisenhauses Günterstal untergekommen war, starb an einem Herzversagen mitten in ersten Wiederaufbauplänen. Vom Sommersemester 1946 an vertrat sein Oberarzt *Otto Erich Riecker* (1910–1982) das Fach; für die Zeitverhältnisse relativ zügig entschied sich die Fakultät für eine Nachfolgeliste, aus der *Fritz Zöllner* (1901–1986) als jüngster der Bewerber den Ruf annahm und zum 1.12.1947 sein Amt antrat [109]. Der gebürtige Wiener war seit 1930, nur durch Kriegsdienst unterbrochen, an der Jenaer HNO-Klinik unter Johannes Zange (1880–1969) tätig gewesen; vor allem mit seiner Monographie über die Anatomie, Physiologie und Klinik der Ohrtrompete (1942) hatte er sich wissenschaftlich ausgewiesen und den Grundstock für seine spätere Konzentration auf die Mikrochirurgie des Ohres gelegt.

In der Fakultätssitzung vom 16.1.1948 wurde *Hans J. Sarre* (* 1906) als neuer Lehrstuhlinhaber in der *Medizinischen Poliklinik* begrüßt. Sein Vorgänger Kurt Ziegler hatte nach 34jähriger Zugehörigkeit zur Fakultät zu Beginn des Wintersemesters 1946 um die Emeritierung gebeten, war aber noch während der Nachfolgeregelung gestorben. Mit Sarre kam an die 140jährige, von der Konzeption her praxis- und ausbildungsorientierte Institution ein neuer Typus des forschenden Klinikers. Nach einer physiologischen Grundausbildung bei Hermann Rein in Göttingen und Klothilde Gollwitzer-Meier in Bad Oeynhausen arbeitete er von 1934 bis zu seinem Ruf nach Freiburg an der Medizinischen Klinik der Universität Frankfurt und wurde dort von *Franz Volhard* (1872–1950), dem Begründer der klinischen Nephrologie in Deutschland, zum Internisten und Nierenspezialisten geformt. In dieser Zeit entstanden zahlreiche experimentelle, pathophysiologische und klinische Studien über verschiedene Formen der Nierenerkrankungen und des Hochdrucks; sie wurden zur Grundlage für die spätere Entwicklung der Freiburger Poliklinik zum international führenden Modell einer nephrologischen Klinik [110].

Es muß jedoch betont werden, daß Sarre bei seiner Berufung keineswegs intendierte, die klassische Aufgabe einer Poliklinik als Stadtambulanz und praxisbezogener Ausbildungsstätte der Forschung unterzuordnen; »bei der Technisierung der Medizin, der immer mehr zunehmenden Entwicklung der Laboratoriumsmethoden ist es wichtiger denn je, den Studenten immer wieder die Methoden der unmittelbaren Krankenuntersuchung zu lehren, ihn sozusagen vom Laboratorium ans Krankenbett zurückzuführen«[111]. Sarre versuchte noch einmal, diese fundamentale Aufgabe eines poliklinischen Lehrstuhles mit zeitgemäßer Forschung zu verbinden; es wird jedoch später zu zeigen sein, daß er – mit anderen bedeutenden Poliklinikern seiner Generation – erleben mußte, wie unter veränderten Umständen die alte poliklinische Idee neuen Sachzwängen geopfert wurde.

Der 73jährige Pädiater *Carl T. Noeggerath* war inzwischen mit 36 Dienstjahren das weitaus älteste Fakultätsmitglied. Seine Tätigkeit hatte nicht nur die Entwicklung der *Pädiatrie* in Freiburg bestimmt, sondern auch die allgemeine Entfaltung seines Faches widergespiegelt. In Freiburg war es ihm in der unmittelbaren Nachkriegszeit gelungen, mit Hilfe des »Internationalen Hilfsdienstes« und unterstützt durch seine alte Freundschaft mit den Quäkern viel Gutes zu tun. In seinen (nur im Manuskript vorhandenen) »Lebenserinnerungen eines Freiburger Kinderklinikers im Deutschen Trümmerfeld«[112] beschreibt er die Fülle von Aufgaben, die er – unter bewußter Hintanstellung der Forschung hinter die Aufbauarbeit – bis zu seiner Emeritierung übernommen hatte; sie reicht von der Enttrümmerung seiner Klinik über die Organisation der Gesundheitsfürsorge für die Kinder Südbadens bis zur Betreuung der inhaftierten und freigelassenen Fakultätsmitglieder, von der Strukturierung des Lehrbetriebes über die Neukonstituierung der Freiburger Ärzteschaft bis zur Errichtung einer Zentralstelle für die »völlig desorganisierte deutsche Pädiatrie«. Die sprichwörtlich hartnäckige Hilfsbereitschaft Neoggeraths machten ihn zu einer der Freiburger Symbolfiguren der Nachkriegszeit; 1951, zu seinem

75. Geburtstag, ernannte ihn die Stadt Freiburg wegen seiner Verdienste um ihre Kinder zum Ehrenbürger[113].

Schon am 7.11.1946 hatte Noeggerath sein Emeritierungsgesuch abgegeben[114]; die sich lange hinziehende Nachfolgeregelung spiegelt noch einmal die ganze Verworrenheit der Nachkriegssituation. Ein erster Ruf ging an den früheren Oberarzt Noeggeraths, *Alfred Nitschke* (1898–1960), der 1932 Freiburg verlassen hatte und über Berlin und Halle nach Mainz gegangen war[115]. Nach seiner Ablehnung ließ sich die Liste nicht mehr halten; nach einem weiteren Jahr der Diskussion über mehr oder weniger belastete Namen konnten sich Fakultät, Ministerium und Militärregierung auf *Walter Keller* (1894–1967) einigen[116]. Er war bei Kriegsende Direktor der Giessener Universitätskinderklinik und hatte wegen der Zugehörigkeit zu einer Parteiorganisation eine zweijährige Internierung durch die Amerikaner hinter sich, galt aber inzwischen als entlastet. Keller entstammte wissenschaftlich der seinerzeit führenden Heidelberger Kinderklinik unter Ernst Moro (1874–1951), mit dem er insbesondere auf dem Gebiet der Tuberkuloseforschung gearbeitet hat. Fragen der Tuberkulinempfindlichkeit hatten zu grundlegenden Untersuchungen der Allergie und verwandter Phänomene (Parallergie) geführt; Versuche in der Giessener Zeit zur Virusisolierung bei abakterieller Meningitis bereiteten die spätere Entwicklung einer klinischen Virologie in der Kinderheilkunde vor. Keller trat sein Freiburger Amt im April 1949 an.

Während die bisher neu berufenen Fakultätsmitglieder mit der geschilderten Alltagsimprovisation zurecht kommen mußten, waren nach 1948 strukturell (Währungsreform 24.6.1948) und politisch (Grundgesetz für die Bundesrepublik Deutschland 23.5.1949) Voraussetzungen für eine nun stürmisch einsetzende neue Phase der Nachkriegszeit eingetreten. Dies drückt sich im Bereich der Freiburger Medizinischen Fakultät in einer Veränderung der Personalstruktur, z.B. durch eine auffällige Vermehrung der Extraordinariate von 10 auf 23 während des Jahres 1949 aus; darunter befinden sich einige, die zum Teil noch früher beantragt wurden und eine innovative Bewegung in der so lange festgefügten Fakultätsstruktur erkennen lassen[117].

So beschloß die Fakultät am 21.8.1948 einstimmig, für *Richard Jung* ein planmäßiges Extraordinariat für »*Neuropathophysiologie*« zu beantragen, nachdem er einen Ruf auf den Lehrstuhl für Psychiatrie an der Universität Köln erhalten hatte. Jung hatte im Rahmen der Psychiatrischen Klinik unter Kurt Beringer sein Arbeitsfeld der Neurophysiologie längst verselbständigt und zur internationalen Anerkennung gebracht. Nunmehr begann sich die später zu besprechende Trennung dieses Bereiches von der Psychiatrie anzubahnen; mit dem Extraordinariat sollte eine eigenständige Abteilung verbunden sein.

Auf Vorschlag Beringers war bereits in der Fakultätssitzung vom 16.5.1946 der Neurochirurg *Traugott Riechert* (1905–1983) als planmäßiger Extraordinarius eingestellt worden, mit der Tendenz, auch dieses Fach im Laufe der Zeit zu verselbständigen. Nach 1948 trugen sowohl die Neuropathophysiologie als auch die Neurochirurgie in ihrem Titel den Zusatz »*Abteilung der Universität*« und waren damit die beiden ersten eigenständigen Abteilungen der Fakultät.

Der Ostpreusse Traugott Riechert hatte bereits 1938 die erste Neurochirurgische Abteilung an der Frankfurter Universität begründet, nachdem er die entsprechende Ausbildung vor allem in Würzburg bei Wilhelm Tönnis erhalten hatte. In Freiburg arbeitete Riechert zunächst in Räumen der Psychiatrischen und Nervenklinik in der Hauptstraße und begann dort die seinerzeit neuartige Technik der Stereotaxie zu verfeinern, die darin besteht, nach zuvor ermittelten Meßwerten bestimmte Punkte des Schädelinneren durch gezielte Punktionen zu erreichen und an diesen Stellen therapeutische Maßnahmen durchzuführen. Aus diesen Anfängen wurde 1955, zusammen mit der Eröffnung einer neugebauten Neurochirurgischen Klinik ein eigenes Ordinariat[118].

In der gleichen Sitzung am 16.5.1946 wurde für den Bereich der theoretischen Institute eine *Abteilung für experimentelle Therapie* konzipiert, deren Leitung der Chemiker und Mediziner *Peter Marquardt* (* 1910) aus Berlin übernahm. Die Abteilung sollte im Zwischenbereich von Klinik und Theorie Grundlagenforschung betreiben; in der Folge konzentrierte sich ihre Arbeit auf Fragen der Umwelt-Toxikologie, der Pharmakologie und der Ernährung, auf Methoden der klinischen Arzneimittelprüfung sowie bestimmter diagnostischer und therapeutischer Verfahren. Die Art der Forschung brachte Marquardt frühzeitig in Kontakt mit internationalen und nationalen Gremien der präventiven Gesundheitsvorsorge. Die Abteilung, die im Laborflügel der Chirurgischen Klinik untergebracht war, wurde 1951 ein eigenständiges Institut, jedoch nach dem Ausscheiden seines Leiters 1976 als »Abteilung für Molekulare Pharmakologie« in das Pharmakologische Institut eingegliedert.

Ende 1949 wurde *Josef Eschler* (1908–1969) an die Zahn- und Kieferklinik berufen, um hier die *kieferorthopädische und chirurgische Abteilung* aufzubauen. Eschler hatte seine Ausbildung in Prag erhalten und die Kriegszeit als Gastprofessor an der zahnärztlichen medizinischen Hochschule in Tokio zugebracht; nach seiner Rückkehr war er kurzzeitig am Katharinenhospital Stuttgart tätig. Formal gehörte er der Zahnklinik als Oberarzt und planmäßiger Extraordinarius unter Hans Rehm an, auch war seine Abteilung ein Teil der Zahnklinik; erst 1965 sollte er die Amtsbezeichnung und die akademischen Rechte eines Ordinarius erhalten[119].

Neben diesen ersten strukturellen Veränderungen begann in allen Disziplinen der Fakultät der *wissenschaftliche Nachholbedarf* dringend zu werden, mit dem der Anschluß an den internationalen Forschungsstand zurückgewonnen werden mußte. Eine Analyse der zwischen 1945 und 1949 entstandenen wissenschaftlichen Arbeiten würde zeigen, wie intensiv das Bemühen war, an alte internationale Beziehungen wieder anzuknüpfen, um an die entsprechende Literatur und die weiterführenden Forschungsansätze heranzukommen. In allen Instituten und Kliniken begann sich auf dieser Basis vorzubereiten, was später zur Expansion der Spezialdisziplinen führen sollte.

2 Wiederaufbau und Zukunftsplanung

Die Erneuerung der Institute und Kliniken

Es wurde oben schon dargestellt, daß angesichts der umfangreichen Zerstörungen unmittelbar nach Kriegsende die grundsätzliche Überlegung auftauchte, die Universität Freiburg zugunsten von Heidelberg und Tübingen ganz aufzugeben; ein anderer Gedanke war, »ob es nicht richtiger sei, die Universität sozusagen neu zu gründen, sie auf einem neuen Gelände zusammenhängend neu zu bauen«[1].

Die Befürworter dieser Idee dachten daran, durch die Herstellung einer äußeren Einheit der Gefahr einer fortschreitenden Zersplitterung der Fakultäten entgegenzuwirken, eine Tendenz, die schon seit den zwanziger Jahren bemerkt und beklagt wurde. Die unverkennbare Eigenart von Freiburg als gewachsene »Universitätsstadt«, als Einheit von Universität und Stadt, führte jedoch dazu, die geschichtliche Entwicklung anzuerkennen und von ihr aus einen Wiederaufbau zu konzipieren.

Für die Institutionen der Medizin bedeutete dies, ein *Institutsviertel* zwischen Albert- und Hermann-Herder-Straße, der Stefan-Meier- und der Sautierstraße, sowie ein *Klinikviertel* jenseits der Bahn, südlich vom Friedhof, jeweils als Einheit zu planen, aber auch »städtebaulich« in Zusammenhang zu bringen«[2]. Es war daher von großer Tragweite, daß der 1947 zum Leiter des Wiederaufbaubüros der Universität bestellte damalige Baurat *Horst Linde* (* 1912) der grundsätzlichen Auffassung war, es könne sich gerade in Freiburg um keinen bloßen Wiederaufbau handeln. Er sah voraus, »daß die Universität infolge ihres inneren Wachstums in Geländeschwierigkeiten und damit in eine Krise geraten wird, die sich in wenigen Jahren verhängnisvoll auswirken muß. Nur eine vorausschauende Planung und das sofortige Einleiten von Gegenmaßnahmen kann dieser bedrohlichen Entwicklung entgegenwirken«[3].

Bis zur Währungsreform 1948 konnte es indessen, wie schon berichtet, lediglich um die Beseitigung von Schäden und Zerstörungen gehen, ohne große bauliche Veränderungen oder gar Erweiterungen. Die Militärregierung hatte unmittelbar nach Kriegsende verfügt, daß alle Kräfte zunächst auf den Wiederaufbau der *Chirurgischen Klinik* zu konzentrieren seien. Stadtverwaltung, Universität und die Landesbehörden des jungen Südweststaates arbeiteten eng zusammen, wobei die Universität in vorausschauendem Pragmatismus »mit voller Billigung des Senats... außer den Kliniken den theoretisch-medizinischen und den naturwissenschaftlichen Institutionen den Vorrang (gab)... um im Gesamtinteresse der Universität die Medizinische und die Naturwissenschaftlich-Mathematische Fakultät wieder lebensfähig zu machen«[4]. Von den beteiligten Instanzen unterhielten die *Stadt Freiburg* ein eigenes Klinikbaubüro unter dem städtischen Klinikbaudirektor Hans Gerriets, die *Universität* das Wiederaufbaubüro unter Horst Linde, und der *Staat* ab 1950, nach Übertragung der Zuständigkeit an ihn, ein staatliches Klinikbaubüro. Die getrennten Institutionen wurden erst 1965 zum »*Universitätsbauamt*« vereinigt. Bis 1950 nahm an der Planung noch der Reg. Oberbaudirektor Adolf Lorenz als Leiter der Hochbauabteilung des Badischen Finanzministeriums teil, der seinerzeit das neue Klinikum entworfen und realisiert hatte.

Die Medizinische Fakultät war von Anfang der Wiederaufbauphase mit einer eigenen *Baukommission* beteiligt, deren mühselige Arbeit lange Zeit vordringlich den Fakultätsalltag bestimmt. In zahllosen Variationen wurden Wiederherstellungs- und Baupriöritäten bestimmt und wieder verworfen, für die bald nicht mehr nur der anfängliche Vorrang der Krankenversorgung, sondern Eigeninteressen der Forschung und Lehre dringlich zu werden begannen. Nur einige exemplarische Entwicklungen können in diesem Rahmen zur Darstellung kommen.

Zwischen 1945 und 1948, also bis zur Währungsreform, wurden 2,2 Millionen Reichsmark für die Universität und ihre Institute und 2,6 Millionen Reichsmark für die Universitätskliniken an der Hugstetter Straße ausgegeben. Im ersten Betrag enthalten waren für die Medizin mit höchster Priorität das Pathologische Institut, das Pharmakologische Institut und die Instandsetzung der wenig beschädigten Psychiatrischen und Nervenklinik, der zweite Betrag betraf vordringlich die Instandsetzung der Chirurgischen Klinik, des Kessel- und Maschinenhauses, der Zentralküche, des Wasserturms und der Apotheke zwischen 1946 und 1948[5].

Erhebliche Ausgaben verschlang auch die provisorische Herrichtung der früheren Kreispflegeanstalt in der Eschholzstraße 90, in der vornehmlich die Einrichtungen der Medizinischen Klinik und die Klinikverwaltung, aber auch einzelne Elemente anderer Kliniken Unterkunft fanden. Die Realisierung dieser Maßnahmen verlangte in der Zeit des Geld- und Materialmangels einen hohen Grad an offizieller und inoffizieller Improvisationskunst, in der sich vornehmlich Ludwig Heilmeyer hervortat. $^4/_5$ der Bauarbeiter sollten im Klinikum, $^1/_5$ in den Instituten beschäftigt sein; am 17.4.1947 konstatiert die Fakultät, daß insgesamt lediglich »40–30 Arbeiter für 12 Baustellen« vorhanden seien. Der vorgeschriebene Studenteneinsatz, aber auch ein Assistenten- und Dozenteneinsatz von jeweils 3 Tagen mußten Abhilfe schaffen; »die Chefs sind ausgenommen, ebenso die Oberärzte«[6].

Im *Sommersemester 1948*, zum Zeitpunkt der Währungsreform, waren die Institutionen der Fakultät räumlich an folgenden Orten aufgeteilt[7]:

Institute:
– Anatomie, Pathologie, Pharmakologie, Hygiene, Tierhygiene und Radiologie hatten sich provisorisch wieder in ihren zerstörten Instituten eingerichtet.
– Physiologie: Botanisches Institut Schänzlestraße.
– Physiologische Chemie: Chirurgische Klinik Hugstetterstraße.

- Medizinaluntersuchungsamt: Fürstenbergstraße 15.
- Medizingeschichtliches Institut: Silberbachstraße 5.
- Abt. für experimentelle Therapie: Chir. Klinik Hugstetterstraße.

Kliniken:
- Augenklinik: Günterstal-Rebhaus.
- Chirurgische Klinik: Hugstetterstraße.
  Chirurgische Poliklinik: Hugstetterstraße.
  Orthopädie: Hugstetterstraße.
- Hals-Nasen-Ohrenklinik: Hugstetterstraße, sowie Günterstal, Waisenhaus.
- Frauenklinik: Kneipp-Kurhaus St. Urban, sowie Stahlbad, Littenweiler.
- Hautklinik: Hauptstraße 7, sowie Waldhof, Sonnenbergstraße 35.
- Kinderklinik: Haus Sonne, Mathildenstraße 1, sowie Günterstal Waisenhaus.
- Medizinische Klinik: Eschholzstraße 90,
  Hilfskrankenhaus Okenstraße 15,
  Röntgen-Radium-Abteilung Eschholzstraße 90.
- Medizinische Poliklinik: Hauptstraße 5 (Psychiatrie.)
- Neurochirurgische Abteilung: Hauptstraße 5.
- Psychiatrische und Nervenklinik: Hauptstraße 5.
- Sportärztliches Institut: Eschholzstraße 90.
- Zahn- und Kieferklinik: Günterstal, Kyburg.
- Verwaltung der Kliniken: Eschholzstraße 90.

Die Umstellung der Wirtschaftslage hatte zunächst zur Folge, daß umfassende *Sparmaßnahmen* verfügt wurden. Eine von der Landesregierung eingesetzte Sparkommission strich die Haushaltsansätze 1949 in so drastischer Weise zusammen, daß das Rektorat in einer Denkschrift auf die Gefahr hinweisen mußte, die eben beginnende wirtschaftliche, technische und kulturelle Erholung sei vital in Frage gestellt[8]. Stellenstreichungen, Besetzungssperren, Verweigerung von Ernennungen, Anordnungen von Emeritierungen, Zurückstellungen einzelner Bauvorhaben, all dies bewog die Fakultät im Dezember 1950, eine eigene Sparkommission einzusetzen, welche die Aufgabe hatte, vor allem die »Bauvorhaben der Fakultät nach ihrer Notwendigkeit und im Hinblick auf einfachste und sparsamste Ausführung zu begutachten«. So wurde z.B. in einer Sondersitzung zu Baufragen am 16.2.1950 beschlossen, insgesamt 480000,- DM aus den klinischen Bauvorhaben zu streichen, um vor allem die Wiederherstellung der Anatomie, der Physiologie und der Pathologie voranzutreiben[9].

Diese Entwicklung spiegelt deutlich, wie sehr sich längst die Notwendigkeit gezeigt hatte, über den reinen Wiederaufbau hinaus weiterzudenken. Goerttler als Dekan des Jahres 1950 schrieb an den Bauausschuß: »Die Fakultät warnt vor den Folgen einer Entwicklung, welche im Widerspruch zum Universitätsgedanken die Aufgaben und Ziele der Medizinischen Wissenschaft allein vom Aspekt des Krankenhauswesens her fördert. Wenn die Medizinische Wissenschaft fruchtbar sein soll, dann müssen ihre Probleme gleichzeitig ergänzt und vorwärts getrieben werden durch eine sie tragende biologisch-medizinische Grundlagenforschung«[10].

Die Fakultät war sich am 12.7.1951 darüber hinaus einig, »die Neugründung von Instituten oder Forschungsabteilungen solange abzulehnen, bis die berechtigten baulichen Forderungen aller traditionellen Lehrstuhlinhaber – im Vordergrunde die der theoretischen Institute – befriedigt worden sind. Sie beschließt weiter, daß bereits geschaffene neue Institutionen solange eingeschränkt werden sollen, wie es das Bedürfnis der theoretischen Institute verlangt«[11]. Dies wandte sich deutlich gegen das inzwischen zutage tretende, ebenso berechtigte Bedürfnis einiger Kliniker, die Grundlagenforschung in den Kliniken voranzutreiben; die Fakultät kritisierte dies nicht aus Prinzip, sondern um eine Ausgewogenheit der knappen Ressourcen zu erreichen.

Insbesondere Ludwig Heilmeyer war es mit Hilfe des Staatspräsidenten Wohleb und einiger günstiger Kredite gelungen, noch zwischen 1948 und 1950 die *Medizinische Klinik* in der Hugstetter Straße wieder aufbauen zu lassen. Seine Rede zur Einweihung am 24.6.1950 spiegelt nicht nur den ihm eigenen Enthusiasmus, sondern ein groß angelegtes wissenschaftliches Programm, das er in einem kühnen historischen Gedankenflug an den »geistigen Ahnen unserer ärztlichen und unserer Forschungsarbeit« orientierte, mit deren Namen er auch die verschiedenen Stationen und Laboratorien seiner Klinik versehen hatte: u.a. seine Vorgänger de la Camp, Eppinger und Thannhauser, seine Lehrer Ernst Romberg für die Herz-Kreislauf-Forschung und Wolfgang Veil für die Infektionslehre, Otto Nägeli als Begründer der klinischen Hämatologie, Hans Fischer, dem die chemische Aufklärung der Konstitution des Blutfarbstoffmoleküls und dessen Synthese geglückt war, Friedrich von Müller und Franz Volhard für die Nephrologie und schließlich Robert Koch und Paul Uhlenhuth im Hinblick auf die Chemotherapie insbesondere der Tuberkulose. Heilmeyers wie immer griffige Formel dieses weitgespannten Programmes lautete: »Das Krankenbett liefert die Ideen, in den Laboratorien werden diese umgesetzt und ihre Ergebnisse kommen wiederum dem Kranken zugute, ein Kreislauf geistigen Lebens, wie er schöner und fruchtbringender nicht zu denken ist«[12].

Der Schwung, den ein solcher Ansatz ausstrahlen sollte, brach sich indessen im Jahre 1950 noch vielfach an der Alltagsrealität. So befahl z.B. die Besatzungsmacht nach der Fertigstellung der Medizinischen Klinik im Herbst 1950 die vollständige Räumung der Kreispflegeanstalt in der Eschholzstraße von den dort vorübergehend untergebrachten Bettenstationen anderer Kliniken. In einem Notumzug wurden 70 Betten der Universitätsfrauenklinik, 150 Betten der noch nicht wieder aufgebauten Tbc- und Infektionsabteilung der Medizinischen Klinik, 40 Betten der neurochirurgischen und neurophysiologischen Abteilung, sowie 30 Betten der Medizinischen Poliklinik in dem inzwischen von französischer Belegung geräumten Bundesbahn-Waisenhort in der Händelstraße untergebracht. Da dieser aber zum 1.10.1952, ebenso wie bald darauf das Kneipp-Sanatorium St. Urban – wegen jeweiligem Eigenbedarf – nicht mehr zur Verfügung stand, mußten erneut mehrfach ad hoc variierte Zwischenlösungen gefunden werden[13].

Die Verhältnisse drängten zunehmend danach, von den Einzelprojekten wegzukommen, und für das Instituts- und das Klinikviertel zu einem Generalbebauungsplan zu gelangen. Nachdem vom Jahre 1950 an die staatliche Bauverwaltung den weiteren Aufbau der Kliniken wieder in die Hand genommen hatte, wurde aufgrund des Klinikbauvertrages zwischen Stadt und Staat zunächst noch die beschleunigte Wiederherstellung der *Frauenklinik* beschlossen, die ja, wie oben berichtet, als solche nie in Betrieb gegangen war. Die gemeinsame Planung von Willi Wolf als Klinikleiter und Horst Linde als Architekt war noch deutlicher als bei der Chirurgie und der Medizinischen Klinik – ein komplizierter Schritt über die reine Wiederinstandsetzung hinaus; es mußte ein Weg gefunden werden, alle neuen technischen und wissenschaftlichen Forderungen des Fachgebietes in den unveränderlichen Rahmen des bestehenden Bauwerkes einzufügen. Dies gelang in einer seinerzeit besonders beeindruckenden Weise; bei der Schlüsselübergabe im Dezember 1953 wurde berichtet, daß das Haus wegen seiner »vorbildlichen inneren Organisation von Fachleuten aus aller Welt besucht und besichtigt« werde[14].

Mit dem Wiederaufbau der Frauenklinik war das neue Klinikum in der Hugstetterstraße äußerlich wieder im gleichen Zustand, wie es in der Konzeption von Adolf Lorenz bis 1940 erstanden war. Die inzwischen eingetretene stürmische Veränderung der wirtschaftlichen und sozialen Verhältnisse, die politische Neuorientierung durch die Schaffung des neuen Bundeslandes Baden-Württemberg 1953, die Bevölkerungszunahme, vor allem aber die zunehmend höher entwickelte Technik in Forschung und Krankenversorgung machten jetzt aber eine Planung erforderlich, die das bisher Gewachsene in Frage stellen und planerisch verlassen mußte, weil – wie Horst Linde 1956 formulierte – »unsere ganze Zeit anderen Zielen zustrebt, andere Vorstellungen, andere Lebensverhältnisse einen neuen Ausdruck unwiderstehlich fordern«[15]. Das »Wirtschaftswunder« der fünfziger Jahre hatte die Medizinische Fakultät erreicht; es schlug sich in der pathetischen Wunschvorstellung nieder, »daß jeder einzelne Bau, der entstand, sich einfügte in das große Gesamtbild der wiedererstehenden Universität, daß der neue Geist, der diesem Leitbild zugrunde lag, jeden dieser Bauten durchdrang als ein Glied der lebendig erkannten inneren Ordnung der Universitas«[16].

Hinzu kam, daß 1961 das Ende der langen, die Freiburger Hospital- und Krankenhausgeschichte von Anfang an bestimmenden Zusammenarbeit zwischen Stadt und Universität gekommen war. Bis zum 31.12.1961 betrieb die Stadt die »Vereinigten klinischen Anstalten« gemeinsam mit dem Land und war mit $^2/_5$ an den Aufwendungen belastet. Der Verwaltungsrat als Aufsichtsorgan bestand einerseits aus einem Vertreter des Kultusministeriums, dem Rektor, dem Dekan und drei Professoren der Medizinischen Fakultät, sowie andererseits dem Oberbürgermeister und fünf Stadträten; hinzu kamen drei Vertreter des Betriebsrates. In einem sog. *Klinikablösungsvertrag* wurde die Stadt ab 1.1.1962 von allen Beiträgen für die Kliniken befreit und erhielt ihre Aufwendungen für die Zeit ab 1.4.1952, der Bildung des Südweststaates, zurückerstattet. Um dennoch die Versorgung der Bevölkerung anteilig mitzutragen, sicherte die Stadt das unentgeltliche Nutzungsrecht an $^{37}/_{100}$ Miteigentumsteilen an der Chirurgie, der Medizinischen und der Frauenklinik zu [17].

Das Erneuerungskonzept für die Institute und Kliniken sah im Rahmen der Gesamtplanung vor, das *Institutsviertel*, dessen einzelne, zu 80 % zerstörte Bauten am Ende des 19. Jahrhunderts relativ planlos entstanden waren, zu einer Einheit zusammenzufassen; Kliniken sollten hier nicht mehr entstehen [18]. Durch Ankauf eines privaten, eines städtischen und eines Grundstückes der Justizverwaltung konnten die Grenzen zwischen den einzelnen Instituten aufgehoben werden. Die Katharinenstraße und die Hebelstraße, die von Süden nach Norden das Gebiet noch durchzogen, wurden aufgehoben und das ganze innere Gelände zu einem parkartigen Garten umgestaltet, der vom Gewerbekanal durchflossen ist. Insgesamt waren 13 medizinisch-theoretische und naturwissenschaftliche Institute aufeinander abzustimmen, zum Teil unter Benutzung ganz oder teilweise erhaltener alter Bauteile.

Das Universitätsbaubüro entwarf für alle Institute eine identische, bauliche *Grundstruktur*: die Einrichtung einer Hörsaaleinheit für den theoretischen und experimentellen Unterricht, von Labor-, Kurs- und Praktikumsräumen für die Studenten, sowie von Sonderlaboratorien für die Forschungsarbeit. Diese drei Elemente wurden jeweils entweder einzelnen Baukörpern zugeordnet und zentral miteinander verbunden, oder innerhalb eines Baukörpers senkrecht oder waagerecht zusammengefaßt. Der Baustil der Zeit verwandte neue Baumaterialien und Konstruktionstechniken; das System eines Stahlbetonskelettes erlaubte veränderliche Raumaufteilungen innerhalb eines einheitlichen Rasters. Dieses Prinzip wurde nicht nur bei den völlig neugeplanten Instituten angewandt, sondern auch da, wo ältere Teile den Wiederaufbau weitgehend bestimmten. Auf diese Weise ist ein bauliches Ensemble entstanden, das als Typikum des Baustils der fünfziger Jahre inzwischen bereits Denkmalschutz genießt.

Im einzelnen sind entstanden:

- Pharmakologisches Institut: 1946–1948, alter Zustand, im wesentlichen unverändert
- Pathologisches Institut: 1949–1951 unter Verwendung älterer Bauteile
- Anatomisches Institut: 1952–1954 unter Verwendung älterer Bauteile,
    - beide verbunden durch einen gemeinsamen neuen Hörsaal (1955) mit 290 Plätzen
    - für beide ein gemeinsamer Tierstall (1958)
- Physiologisches Institut und
- Physiologisch-chemisches (Biochemisches) Institut: 1952–1958, beide in einem Neubau vereinigt; gemeinsames Hörsaalgebäude 1960
- Hygiene-Institut und Medizinaluntersuchungsamt: 1957–1960, nach Abbruch der alten Bausubstanz
- Radiologisches Institut 1958; 1962 aufgestockt.
- Anthropologisches und Humangenetisches Institut und
- Gerichtsmedizinisches Institut: beide 1962 in einem Neubau vereinigt.

In die Gesamtplanung einbezogen und auf dem gleichen Gelände ebenfalls im wesentlichen neu errichtet wurden das Physikalische, das Chemische, das Physikalisch-Chemische, das Zoologische und das Pharmazeutische Institut, sowie in einem erhaltenen Baukörper gemeinsam die Geologie, Mineralogie, Geographie und Mathematik. Das am westlichen Rande des Institutsviertels größtenteils erhalten gebliebene Gebäude des Tierhygienischen Institutes konnte nach dessen Auszug 1968 das Institut für Medizinische Dokumentation und das Institut für Geschichte der Medizin aufnehmen.

Die damalige Planung liefert für den heutigen Zustand des Geländes inzwischen wenig mehr als die Folie; nach wenigen Jahren mußten in nahezu allen Institutionen wesentliche Erweiterungen, Um- und Anbauten vorgenommen werden, da die Grundkonzeption noch während der Bauzeit von der wissenschaftlichen, der personellen und vor allem der studentischen Expansion überrollt wurde.

Für den Bereich des *Klinikums* an der Hugstetterstraße stellte sich die viele Jahre lebhaft diskutierte Frage, ob der ursprünglich von Adolf Lorenz geplante und bisher unvollendet gebliebene »Versorgungsring« noch geschlossen werden sollte. Lorenz selbst griff noch einmal vehement mit mehreren Denkschriften an Staat, Stadt und Universität in die Debatte ein, um »eine Entschließung der Bauherrschaft und der Volksvertretung herbeizuführen, nach der an dem ursprünglich genehmigten Grundgedanken und an der äußeren Gestaltung der Kliniken samt ihren Gärten sinngemäß, auch im Einzelnen, festzuhalten ist«[19].

Horst Linde und das Klinikbaubüro hatten indessen »den Gedanken architektonisch formaler Einheit radikal verlassen und ihn durch die lockere Reihung einzelner Bauten ersetzt, die in sich unsere Forderungen nach Zweckentsprechung erfüllen«[20]. Jahrzehnte nach der Lorenz'schen Planung hätte der hierfür vorgesehene vierte Teil des Klinikringes für HNO- und Augenklinik gemeinsam nicht mehr ausgereicht, geschweige denn, daß andere Abteilungen im Ring Platz gefunden hätten. Man beschloß, die Erweiterung der Kliniken nach Süden hin zu orientieren; dort könnten – ohne formale Rücksichtnahme auf die alte Anlage – neue Klinikbauten erheblich konzentrierter gebaut werden.

Dies entsprach der zeitentsprechenden Forderung nach Hochbauten, d.h. nach größter Wirtschaftlichkeit im Betrieb, Verkürzung der Arbeitswege, größtmöglicher Vereinfachung und Übersicht im Stationsablauf, folglich nach Einbindung von Ambulanz-, Behandlungs- und Pflegeabteilung in den gleichen technischen Apparat: »die Höherentwicklung eines Klinikgebäudes ergibt sich also aus sachlichen Gründen – sie hat mit ästhetischen Erwägungen wenig zu tun«[21]. Aufgrund solcher Überlegungen wurde, »mit einer entschiedenen Wendung der neuen Achse zum rechten Winkel« die architektonische Ordnung des alten Ringes aufgebrochen und auf dem noch vorhandenen Erweiterungsgelände zur Breisacher Straße hin ein erstes Hochhaus für die *HNO- und Augenklinik* 1956 konzipiert und 1959 begonnen; ein zweites, in der Bauausführung identisches, sollte südlich daneben für die Hautklinik, die Neurologie, Neurochirurgie, Neurophysiologie und die Orthopädie entstehen.

Mit dem Verzicht – nach erfolgter Planung – auf diese zweite Einheit begann u. a. der erst kürzlich beendete Leidensweg der Planung eines »*Neurozentrums*« im Klinikgebiet, dessen Grundsteinlegung erst im November 1990 an der gleichen Stelle erfolgen konnte. Für das Areal wurden im Laufe der Jahre mehrere andere Ideen entwickelt und wieder verworfen; dazu gehörte 1965, auf dem Höhepunkt der Nachkriegsprosperität, der Plan eines gigantischen *Großklinikums*, welches Forschung und Lehre aller Disziplinen sowie die Gesamtkrankenversorgung unter einem Dach vereinigen wollte. Die alten Klinikgebäude sollten dabei für ein – vielfach erwünschtes – Städtisches Krankenhaus vorgesehen werden [22].

Im Gelände östlich der Chirurgischen Klinik wurden – »in strenger Reihung die Ordnung der älteren Anlage aufnehmend« – nach 1953 nacheinander die Neurochirurgische Klinik, die Tuberkuloseklinik und die Zahn- und Kieferklinik gebaut. Auf dem annähernd dreieckigen Gelände zwischen Kaiserstuhlbahn und Mathildenstraße verteilten sich die Gebäude der Kinderklinik; südlich der Breisacher Straße entstanden Personalhäuser und die Krankenpflegeschule.

Auf der Basis dieser Gesamtplanung wurden im Laufe der Jahre u.a. folgende Neubauten im Klinikgebiet errichtet: [23]
- Infektionsgebäude der Medizinischen Klinik 1952, erweitert 1980
- Klinikkirche 1952–54
- Neurochirurgische Klinik 1953–55, erweitert (Isotopendiagnostik und Therapie) 1962–63
- Tuberkuloseklinik (Robert-Koch-Klinik) 1954–57
- Zahn- und Kieferklinik, einschl. Hörsaal 1956–60, erweitert 1973–75
- Kinderklinik, Haus Schauinsland 1956, erweitert (Ambulanz) 1968
- Kinderklinik, Wirtschaftszentrum und Sozialgebäude 1959
- Hals-, Nasen-, Ohren- und Augenklinik einschl. Hörsaal 1959–64
- Röntgen- und Bäderbau der Medizinischen Klinik 1962–63
- Kinderklinik Hörsaal 1963
- Radium-Ambulanz der Frauenklinik 1965
- Leistungsmedizin 1974–75
- Ambulanz der Medizinischen Klinik 1974–76
- OP-Abteilung, Intensivpflege, Chirurgische Notaufnahme und Poliklinik 1977–86
- Dialyseabteilung

Für die technische und wirtschaftliche Versorgung wurden u.a. gebaut:
- Verwaltung 1951, erweitert 1960–61, 1966 (Baracke);
- Ärztewohnhaus an der Robert-Koch-Straße 1955
- Personalhäuser I, II 1955–56
- Personalhäuser III, IV 1956–58
- Personalhäuser V, VI 1959–60
- Krankenpflegeschule und Schülerinnenunterkünfte 1968–70
- Personalcasino 1968–71
- Technisches Betriebsgebäude 1973

Im Bereich des sog. »*Außenklinikums*«, d. h. der Psychiatrischen und Nervenklinik sowie der Hautklinik in Herdern wurden im wesentlichen die Kriegsschäden beseitigt, sowie für die Psychiatrie eingefügt:
- Pforte und Verwaltung 1954
- ein achtgeschossiges Personalwohnhaus 1956-57
- Kapelle, Ambulanz, Bäder- und Gmynastikabteilung 1963

Aus der vorstehenden Liste ist nicht abzulesen, daß an vielen Stellen sehr bald – wie in den Instituten – permanente *Um- und Anbauten* aus technischen oder Kapazitätsgründen notwendig wurden, und daß die sprunghafte Entwicklung der Universität zu generellen Erweiterungsplänen zwang. Nach den noch zu besprechenden folgenreichen »Empfehlungen des Wissenschaftsrates zum Ausbau der wissenschaftlichen Einrichtungen« des Jahres 1960 legten nach dem Stand vom Januar 1963 das Wiederaufbaubüro der Universität und das Klinikbaubüro eine Denkschrift unter der Überschrift »Die Universität muß verdoppelt werden« vor. Darin wurden für die medizinischen Einrichtungen gefordert:
- im Institutsbereich Verlegung und Abbruch der Landesstrafanstalt als zwingende Voraussetzung für den Bau der notwendigen naturwissenschaftlichen und medizinisch-theoretischen Institute, ferner Ausweisung des landeseigenen Flugplatzteils als Erweiterungsgebiet für Sonderinstitute.
- Im Klinikum Einbezug des Geländes südlich der Lehener Straße und westlich der Güterbahn (ehemalige Artilleriekaserne) »als Erweiterungsgegebiet für medizinische Forschungsinstitute im Zusammenhang mit der medizinischen Fakultät«[24].

Es wird später noch anzudeuten sein, wie sehr solche hochfliegenden Pläne im Hochschul- und insbesondere im Klinikbau Ende der sechziger und in den siebziger Jahren durch die einsetzende Rezession gebremst wurden und zu erneuten Grundsatzüberlegungen führten.

Die Expansion der Disziplinen

Das große Problem der Spezialisierung und der gleichzeitigen Integration des spezialisierten Wissens ist eines der bedeutungsvollsten in der gegenwärtigen Entwicklung der Medizin«; mit dieser Feststellung charakterisierte Ludwig Heilmeyer in der Rückschau seiner Lebenserinnerungen die Art der Entfaltung medizinischen Wissens und Handelns in den Jahrzehnten nach dem Wiederaufbau. In den fünfziger Jahren dominierte die Diskussion, ob man ein zu groß gewordenes Gebiet – und damit ein Institut oder eine Klinik – in zahlreiche Spezialgebiete aufteilen und hierzu neue Spezialinstitutionen einrichten soll, oder ob man innerhalb der bestehenden Strukturen »zahlreiche Spezialisten ansiedelt, die in kollegialer Zusammenarbeit das Gesamtgebiet verwalten«[25].

Noch entschied man sich für den letzteren Weg; dies veranlaßte die weitere Überlegung, ob diese Spezialisten »ihre Funktion als Lebensaufgabe in gesicherter Stellung« ausüben könnten, oder ob ihre Selbständigkeit zwar den Forschungsbereich betreffen, ihre Tätigkeit jedoch in die Klinikroutine und den üblichen Mitarbeiterwechsel eingebunden bleiben sollte. Nach den geltenden Regeln konnten Oberärzte und Privatdozenten nicht fest beamtet werden; der Staat war indessen in der Zeit ungehemmten Wirtschaftswachstums längere Zeit bereit, *neue Stellen* zu genehmigen. Außerdem boten sogenannte *Diätendozenturen* und zunehmend außeruniversitäre »*Drittmittel*« – z.B. von der seit 1951 bestehenden Deutschen Forschungsgemeinschaft – zusätzliche Arbeitsmöglichkeiten für wissenschaftliche Mitarbeiter. Schließlich war es der kräftige Schub der *Empfehlungen des Wissenschaftsrates*, der vom Beginn der sechziger Jahre an den Ausbau der wissenschaftlichen Einrichtungen vorantrieb.

Ludwig Heilmeyer begann 1946 mit zwei Oberärzten und weniger als zehn wissenschaftlichen Assistenten; als er 1967 Freiburg verließ um das Gründungsrektorat der Universität Ulm zu übernehmen, war die *Medizinische Klinik* mit einem zusätzlichen Lehrstuhl, zwei Abteilungsvorstehern, 10 Oberärzten und nahezu 80 wissenschaftlichen Assistenten versehen. Die Spezialisierung der wissenschaftlichen und ärztlichen Leistungen hatte im gleichen Zeitraum dazu geführt, daß Heilmeyer 19 eigenständige Forschungsbereiche seines Hauses aufzählen konnte: Kardiologie, Angiologie, Hämatologie, Immunpathologie, Gerinnungslehre, Gastro-Enterologie, Endokrinologie, klinische Bakteriologie, klinische Ernährungslehre, Tuberkulose, Pulmologie, Nephrologie, Röntgendiagnostik, Röntgentherapie, Onkologie, Nuklearmedizin, Psychosomatik, medizinische Dokumentation und Statistik, Blutbank [26]. Alle diese Bereiche waren meist von einzelnen Mitarbeitern entwickelt worden, die sich auf ein Sondergebiet konzentriert und sich mit dieser Fachbezeichnung habilitiert hatten. Ihnen wurden eigene Forschungs- und Untersuchungslabors zugestanden, nicht aber getrennte Bettenbereiche; die Patienten blieben einheitlich dem Gesamtbereich Innere Medizin und damit der Klinikleitung in der Person des Lehrstuhlinhabers zugeordnet. Zu diesem Zeitpunkt waren in der Klinik lediglich verselbständigt der *Lehrstuhl für Kreislaufforschung und Leistungsmedizin* von *Herbert Reindell* (seit 1956) sowie die *Abteilungen für klinische Immunpathologie* (*Helmut Schubothe*, seit 1965) und für *klinische Nuklearmedizin* (*Walter Keiderling*, seit 1966).

Dieses Beispiel steht für nahezu alle Einrichtungen der Medizinischen Fakultät, die dem gleichen Spezialisierungsprozeß unterworfen waren. Die Einzelheiten hierzu sind im Rahmen dieser Darstellung nicht nachvollziehbar; sie sind im Anhang tabellarisch zusammengefaßt. Das Herausgreifen einiger Neuentwicklungen kann jedoch die damit verbundenen Strukturveränderungen in der Fakultät aufzeigen.

Zu den frühen Innovationen nach Kriegsende gehört die Entwicklung der *Psychosomatik und Psychotherapie* im Bereich der Freiburger Medizinischen Fakultät. Im Rahmen der Inneren Medizin, die seit dem Jahrhundertanfang vor allem unter dem Einfluß des Heidelberger Internisten Ludolf von Krehl (1861–1937) starke Tendenzen in Richtung Psychosomatik entwickelt hatte, läßt sich in Freiburg bis 1946 keine entsprechende Aktivität erkennen. Im Bereich der Psychiatrie war bis 1933 unter Hoche an eine Anerkennung dieser Arbeitsrichtung nicht zu denken. Auch Beringers wissenschaftlicher Ansatz war im Prinzip somatisch. Gleichwohl ließ ihn seine Herkunft aus der Heidelberger psychiatrischen Schule zumindest offen für psychotherapeutische Probleme, auch förderte er entsprechende Interessen seines Oberarztes *Hanns Ruffin* (1902–1979) und des 1936 bei ihm als Mitarbeiter eingetretenen *Hans Göppert* (1905–1983)[27].

Der erste nachhaltige Anstoß kam jedoch auch in Freiburg zunächst aus der *Inneren Medizin*, als *Ludwig Heilmeyer* die Klinik übernahm. Sein Interesse an der Psychosomatik reicht zurück bis in seine Münchner Ausbildungsjahre, wo er an der Klinik des dafür aufgeschlossenen Friedrich von Müller die Hypnoseversuche G. R. Heyers zur Beeinflussung der Magenmotorik miterlebte. Auch in Jena unter Wolfgang Veil blieben die psychosomatischen Zusammenhänge innerer Krankheiten thematisiert. In Freiburg gelang es Heilmeyer ab dem Wintersemester 1946/47, unter offensichtlicher Mitwirkung des Psychiaters Beringer, die Psychosomatik im Unterricht und im klinischen Alltag zu institutionalisieren. Für die Vorlesung gewann er den seinerzeit in Badenweiler im Sanatorium Hausbaden tätigen *Viktor-Emil Frhr. von Gebsattel* (1883–1976), den späteren Würzburger Ordinarius für Psychologie und Psychotherapie, der bis 1950 – von der Fakultät mit einem offiziellen Lehrauftrag versehen – in der psychiatrischen Klinik Vorlesungen über Neurosenlehre hielt. In der Medizinischen Klinik begann sich *Immo von Hattingberg* (* 1905) für das Thema zu interessieren; er las über Freud und bot mit v. Gebsattel und dem Dozenten der Psychiatrie *Peter Emil Becker* (* 1908) gemeinsam psychotherapeutische Seminare an[28].

Seit dem Wintersemester 1955/56 kündigte *Günter Clauser* (1923–1982) in der Medizinischen Klinik im Auftrag von Heilmeyer ein Kolleg an unter dem Titel: Klinische Psychotherapie sowie Vorlesungen über Autogenes Training und Hypnose. Clauser, der seit 1949 als Arzt an der Medizinischen Klinik tätig war und von Heilmeyer außerordentlich gefördert wurde, hatte ein zusätzliches Psychologiestudium absolviert und 1955 im Lehrbuch der Inneren Medizin von Heilmeyer und Mitarbeitern das Gebiet der Neurosenlehre und der Psychotherapie in geschlossener Form dargestellt. Seine Zusammenarbeit mit Heilmeyer galt als Modell dafür, daß »der Psychotherapeut an der Medizinischen Klinik in Zukunft eine größere Bedeutung bekommen (wird), als der an einer psychiatrischen Klinik«[29].

Sowohl die übrigen Mitarbeiter als auch die Fakultät zeigten Skepsis; »der Psychotherapeut erschien in dieser Gesellschaft naturwissenschaftlicher Forscher wie ein Scharlatan«[30]. Dennoch gelang Heilmeyer und Clauser 1957 die Institutionalisierung einer »*Abteilung für klinische Psychotherapie Innerer Krankheiten*«, für die ein Nebengebäude von *Schloß Umkirch* bei Freiburg angemietet und am 1. November 1957 eröffnet wurde[31]. Diese Vorgänge sind in den Protokollen der Fakultätssitzungen nicht erwähnt, wohl aber die Mitteilung, daß es der Medizinische Fakultätentag 1957 abgelehnt habe, eine selbständige psychosomatische Vorlesung in die Ausbildung einzuführen[32].

Die Abteilung unter der Leitung des inzwischen habilitierten Günter Clauser, nach seiner Suspendierung 1961 unter *Helmut Enke* (* 1927) und später *Theodor F. Hau* (1924-1990) arbeitete effizient und überzeugend; als Enke 1967 mit Heilmeyer Freiburg verließ, waren in Umkirch 5 Ärzte, 2 Diplompsychologen sowie 7 speziell geschulte nicht-ärztliche Mitarbeiter tätig. Es läßt sich nicht mehr nachvollziehen, warum die »Psychosomatische Abteilung, Landhaus Umkirch« unmittelbar nach dem Weggang Heilmeyers aus dem Vorlesungsverzeichnis verschwand, obwohl sie noch bis zu ihrer Auflösung 1972 weiterarbeitete[33]; Heilmeyer selbst war in seinen letzten Jahren »in der Freiburger Fakultät der entschiedenste Verfechter für die Schaffung eines psychotherapeutischen Ordinariates« gewesen[34].

Über das Verhältnis von *Psychiatrie* und *Psychotherapie* war nach dem Tode Kurt Beringers (1949) in Verlauf der Nachfolgeregelung eine Grundsatzdiskussion in Gang gekommen, die wegen ihrer Bedeutsamkeit später ausführlich referiert werden soll. Beringers Nachfolger, sein früherer Oberarzt Hanns Ruffin förderte nach seinem Amtsantritt 1951 ausdrücklich die durch *Hans Göppert* bereits begonnenen psychotherapeutischen Aktivitäten und ließ durch ihn 1952 eine entsprechende Ambulanzsprechstunde einrichten. 1957 habilitierte sich Göppert über das Problem der Zwangskrankheit und begann seine Lehrveranstaltungen zur psychoanalytischen Theorie und Praxis weiter auszubauen. 1962 wurde in der Psychiatrischen Klinik eine *psychotherapeutische Abteilung* eingerichtet, der Göppert als Abteilungsleiter bis 1970 vorstand. Auch *Wolfgang Bister* (* 1922), *Wolfgang Blankenburg* (* 1928) und *Alfred Adams* (* 1926) konnten sich mit diesem Themenkreis beschäftigen; damit waren Psychotherapie und Psychosomatische Medizin sowohl in der Inneren Medizin als auch in der Psychiatrie vertreten; eine Vorlesung über »Tiefenpsychologie« bot zu dieser Zeit auch *Robert Heiß* (1903-1974) am Psychologischen Institut an.

Zusätzliche tiefenpsychologische Ausbildungsmöglichkeiten begannen sich inzwischen auch außerhalb der Fakultät zu etablieren. Seit 1964 begann *Theodor F. Hau* mit einer eigenen Arbeitsgruppe die Ausbildung von Psychotherapeuten nach den Richtlinien der Deutschen Gesellschaft für Tiefenpsychologie und Psychotherapie anzubieten[35], 1965 gründete der Lehranalytiker der Deutschen Psychoanalytischen Vereinigung *Wolfgang Auchter* das Psychoanalytische Seminar Freiburg[36]. Beide Schulen, die »neoanalytische« der DGPPT und die »orthodoxe« der DPV, haben sich in der Folge zu ausgewiesenen Ausbildungsstätten entwickelt. Der schon lange geforderte eigenständige *Lehrstuhl für Psychotherapie und psychosomatische Medizin* an der Medizinische Fakultät konnte erst 1972 eingerichtet werden; auf ihn wurde *Johannes Cremerius* (* 1918) berufen.

Ebenfalls in den Bereich der frühen Etablierung neuer Disziplinen gehört das planmäßige Extraordinatiat bzw. spätere Ordinariat für *Bäder- und Klimaheilkunde*. Es wurde bereits im Januar 1941 – gefördert durch das Interesse der nationalsozialistischen Behörden an naturgemäßen Heilmethoden – geplant und sollte von Adolf Bacmeister, dem leitenden Arzt des Sanatoriums St. Blasien übernommen werden[37]. In diesen Zusammenhang gehört auch die ebenfalls weit vor dem Krieg durch den Hautkliniker *Stühmer* entwickelte Idee der Errichtung einer *Höhenstation* der Freiburger Universitätskliniken zur vergleichenden Erforschung der Höhenklimawirkung. Sie sollte 200 Betten haben, in 1000 m Höhe liegen und »als einheitliche gemeinsame Aufgabe der Medizinischen Fakultät« allen Kliniken zur Verfügung stehen.

Stühmer erneuerte 1948 die Anregung, »daß die Einbeziehung balneologischer und klimatologischer Forschungen in die Tätigkeit der Fakultät dringend erforderlich ist«, da ihm ganz besonders auf dem Gebiet chronischer Hautleiden daran lag, Bäderbehandlung und Klimaeinflüsse planmäßig zu studieren[38].

Im Kontakt mit der früheren Forschungsstelle für medizinische Klimatologie in St. Blasien, dem Deutschen Meteorologischen Dienst, dem Lehrbeauftragten für Meteorologie Heinz Loßnitzer und später dem Internationalen Bäderverband wurde zwar nicht der Plan einer Höhenstation, aber der eines *balneologischen Lehrstuhles* weiterverfolgt. Anläßlich der Einweihung des neuen Kurmittelhauses in Bad Krozingen am 20.5.1955 wurde das direkte Interesse der Kultusbehörde an der Entwicklung der Landesbäder deutlich; Stühmer konnte über einen wenige Tage alten Fakultätsbeschluß berichten, daß an der Medizinischen Fakultät Freiburg »ein balneologisches Institut gegründet werden soll, das dem Physiologischen Institut angegliedert wird«[39]. Auch die Stadt Freiburg begrüßte wegen ihrer seinerzeit einzigen Heilquelle im »Stahlbad Littenweiler« diese Bestrebung. Nach dem Vorbild ähnlicher Institute in Bad Oeynhausen, Kiel und Bad Nauheim sollte eng mit den umliegenden *Heilbädern* zusammengearbeitet werden; eine »streng wissenschaftlich-experimentelle fortlaufende Untersuchungsarbeit wird es auch verhindern, daß die wirtschaftlichen Probleme in den Vordergrund gedrängt werden«[40].

Das *Physiologische Institut* befand sich zum gleichen Zeitpunkt sowohl in der Phase der Lehrstuhlneubesetzung als auch des Institutsneubaues; ein umfängliches Gutachten des neuberufenen Physiologen *Albrecht Fleckenstein* beschrieb die vorgesehene Struktur eines »*Institutes für Balneologie und Klimaphysiologie*« im Hinblick auf eine Unterbringung in das 4. Obergeschoß des Neubaues.

Zusammen mit der formalen Institutsgründung wurde zum 6.10.1957 *Herbert Göpfert* (* 1909) zunächst mit der kommissarischen Leitung betraut; 1960 wurde aus der Abteilung ein Extraordinariat und 1966 ein Ordinariat. Göpfert war als Schüler des Heidelberger Physiologen Hans Schäfer besonders mit der elektrophysiologischen Meßtechnik vertraut und hatte u.a. auch am balneologischen Institut in Bad Nauheim gearbeitet; er hat das Freiburger Institut aufgebaut und bis 1978 geführt.

Das Physiologische Institut beherbergte überdies von 1967–1969 gastweise den Lehrstuhl für Physiologie der im Aufbau befindlichen Medizinischen Fakultät der Technischen Hochschule Aachen, mit *Eckehart Gerlach* (* 1927) und zuletzt 10 Mitarbeitern.

Das Problem einer eigenständigen *Gerichtlichen Medizin* blieb auch nach dem Kriege zunächst noch ungelöst. In das vorgeschriebene Fach im klinischen

Studienabschnitt teilten sich längere Zeit die Pathologie (Gerhard Liebegott), die Psychiatrie (Beringer, später Ruffin) und für den Versicherungsmedizinischen Bereich der 1940 deportierte und 1950 nach Freiburg zurückgekehrte Polikliniker Harry Koenigsfeld. Ab 1952 beriet die Fakultät die Verselbständigung des Faches, die zum 1.4.1955 mit der Einrichtung eines Institutes und eines Extraordinariates gelang. Zunächst in einer Wohnung des Hauses Katharinenstraße 23 untergebracht und vorübergehend für eine spätere Unterbringung im Gebäude des Tierhygienischen Institutes vorgesehen, erhielt der 1960 zum Ordinariat umgewandelte Lehrstuhl im Jahre 1962 einen Neubau mit allen notwendigen Einrichtungen für Forschung, Lehre und die forensisch-medizinische Praxis[41]. Der Institutsaufbau lag in den Händen von *Günther Weyrich* (*1898), einem erfahrenen, vorwiegend an Methodenproblemen seines Faches und an der Frage des plötzlichen Todeseintritts aus scheinbarer Gesundheit heraus interessierten Fachvertreter. Er entstammte der österreichischen Schule der Gerichtlichen Medizin und hatte während der Kriegszeit das Fach an der Karls-Universität Prag vertreten. 1966 übergab er das Institut an seinen Nachfolger *Wolfgang Spann* (*1921), der nur drei Jahre in Freiburg blieb; seine kraftvolle Art prädestinierte ihn jedoch zum Dekan des schwierigen Jahres 1968/69.

In die westliche Haushälfte dieses Neubaues zog die *Anthropologie*, nachdem es gelungen war, dem Fach für seine Selbständigkeit eine neue Struktur zu geben. Wie bereits berichtet, war Johann Schaeuble nach seiner Rehabilitierung 1951 wieder mit der Dozentur beauftragt worden. 1952 wurde er zum apl. Professor ernannt und richtete im Dachgeschoß des Hauses Katharinenstraße 22 einige behelfsmäßige Arbeitsräume ein, die ab 1955/56 zu einem »Anthropologischen Institut« erhoben wurden. Nach seiner Berufung nach Kiel als Direktor des dortigen Anthropologischen Institutes (1956) wurde *Kurt Gerhardt* (*1912), Diätendozent am Institut von O. Frhr. v. Verschuer in Münster, mit der kommissarischen Vertretung des Faches betraut[42]. Sowohl ein Extraordinariat als auch ein Institutsneubau waren in der Gesamtplanung vorgesehen; vorläufig wurde das Institut zusammen mit einigen geisteswissenschaftlichen Institutionen über 5 kleine Räume des Hauses Werderstraße 14 verteilt. Größte Probleme entstanden durch die Verbringung der Ecker-Sammlung dorthin, da die 1100 Schädel und 100 Abgüsse meist auf dem Fußboden von Speicher und Keller verteilt werden mußten, und überdies die Frau des Hausmeisters »an unüberwindlicher Angst vor Schädeln« litt. Die Unterbringung in der Werderstraße wurde 1961 gekündigt, die Schädelsammlung mußte vorübergehend in das kunstgeschichtliche Institut im Adelhauser Kloster ausweichen.

Zum 8.4.1961 erging der Ruf auf ein inzwischen geschaffenes Extraordinariat an *Helmut Baitsch* (*1921), mit dem die Anthropologie um die humangenetische Forschung erweitert wurde. Neue Schwerpunkte der Chromosomenforschung und proteingenetische Fragestellungen der Erbfaktorenwirkung strukturierten in letzter Minute die Planung des Neubaues an der Albertstraße 11 um, der 1962 bezogen wurde. 1965 wurde das Institut in

Institut für Humangenetik und Anthropologie umbenannt; der wissenschaftliche Schwerpunkt blieb fortan eindeutig im humangenetischen Bereich. Kurt Gerhardt, dessen Stelle nach 1961 zum Anatomischen Institut gehörte, wechselte 1971 zur Philosophischen Fakultät IV; die Ecker-Sammlung – längere Zeit auch im Neubau noch provisorisch untergebracht – wurde durch Reinhard Putz 1987 wieder vom Anatomischen Institut übernommen.

Eine Sondersitzung der Medizinischen Fakultät am 30.11.1950 befaßt sich im Zuge der noch zu besprechenden Nachfolgeregelung des Psychiatrischen Lehrstuhles mit dem seit langem ungelösten Problem, für die *Abteilung Neurophysiologie* die klinische und akademische Unabhängigkeit zu verwirklichen. Die Fakultät wollte *Richard Jung*, der das Fach inzwischen zu unbestrittenem Ansehen gebracht hatte, auf keinen Fall verlieren[43]; umfängliche Besprechungen mit dem neuberufenen Psychiater Hanns Ruffin, dem Neurochirurgen Traugott Riechert, der Fakultät und dem Ministerium führten zunächst zu einer räumlichen Abgrenzung der Abteilung im Komplex der Psychiatrischen und Nervenklinik, die jedoch über Jahre hinweg von allen Seiten als ein unbefriedigendes Provisorium empfunden wurde. Erst im Jahre 1955, im Zusammenhang mit einem Ruf an Jung durch die Universität Zürich, war es möglich, dem besonderen Charakter der neurophysiologischen Abteilung, der »Vereinigung eines Forschungsinstituts mit einer Klinik«, auch räumlich Rechnung zu tragen[44].

Da ein Neubau in den nächsten Jahren nicht vorgesehen werden konnte, wurde 1955 das Anwesen des ehemaligen Sanatoriums Hoven in der Hansastraße 9 erworben mit der Auflage, daß im Nordbau die Neurophysiologische Abteilung der Universitätskliniken, im Südbau Teile des Oberschulamtes untergebracht werden. Nach dem Einzug der Abteilung 1956 bedurfte es noch einmal eines Rufes für Jung an das Max-Planck-Institut für Psychiatrie in München, sowie jahrelanger unerfreulicher Querelen, bis erst 1969 – nach einem 13jährigen Provisorium – die inzwischen frei gewordenen beiden Häuser umgebaut werden konnten. Diese Maßnahme war im Hinblick auf die bereits erwähnte Konzeption eines »Neurozentrums« an der Hugstetterstraße nach wie vor als vorläufig gedacht und ist es bis heute (1991) geblieben.

Das an Richard Jung 1951 übertragene Ordinariat für »Klinische Neurophysiologie und Psychiatrie« wurde 1967 in »Neurologie und klinische Neurophysiologie« umbenannt; auch die Klinik hieß nunmehr »*Neurologische Universitätsklinik mit Abteilung für Neurophysiologie*«. Abgrenzungsprobleme bestanden noch längere Zeit mit der Psychiatrischen und Nervenklinik in der Hauptstraße, die ihre eigene neurologische Abteilung in dem seit 1909 dafür vorgesehenen Gebäude beibehielt. Erst in der Nachfolge von Jung wurde 1982 von *Carl H. Lücking* (* 1938) auch die »Nervenklinik« in der Hauptstraße übernommen, wobei die klinische Neurologie und Neurophysiologie mit dieser zu einer Einheit zusammengefaßt wurden[45].

Eine Umorientierung erfuhr nach dem Kriege das *Radiologische Institut*, das bis 1945 dem Rektorat direkt unterstand und gleichermaßen mit der Medizinischen wie der Naturwissenschaftlichen Fakultät kooperierte. Weiterhin unter der Leitung von Hanns Langendorff stehend, wurde es nach dem Krieg der Medizinischen Fakultät zugewiesen und erhielt 1952 zunächst ein kleines, um ein von der Deutschen Forschungsgemeinschaft geliehenes Elektronenmikroskop herumgebautes Gebäude, im Jahre 1958 (Aufstockung 1962) dann den heutigen Neubau. Zum Arbeitsgebiet gehörten Probleme der Beeinflußbarkeit der Strahlenempfindlichkeit des Organismus sowie besonders die durch vermehrte Anwendung ernergiereicher Strahlen resultierende Strahlengefährdung der Bevölkerung. Nach 1971 hat *Werner Kreutz* (* 1931) dem Institut andere wissenschaftliche Schwerpunkte gegeben und 1975 eine Umbenennung in *Institut für Biophysik und Strahlenbiologie* vorgenommen [46].

Im Gegensatz zu diesem eigenständigen theoretischen Bereich war die *klinische Radiologie* in Form der *Röntgenabteilungen* den jeweiligen Kliniken zugeordnet und wurde von Oberärzten geleitet. Die einzige Ausnahme bildete Herbert Reindell, der zwar 1956 auf einen Lehrstuhl für Arbeitsphysiologie und Sportmedizin berufen wurde, jedoch die Leitung der Röntgenabteilung der Medizinischen Klinik beibehielt. Auch *Ernst Stutz* (1905–1988) seit 1936 in Freiburg und bei von Braunbehrens habilitiert – für den 1962 ein *Extraordinariat für klinische Strahlenkunde* geschaffen wurde, leitete die Röntgenabteilung der Chirurgischen Klinik weiter. Er versuchte im gleichen Jahr, die Idee eines eigenständigen »Medizinischen Strahleninstitutes« bzw. einer zentralen Strahlenklinik durchzusetzen. Stutz wurde zwar zum Direktor eines umgrenzten »klinischen Strahleninstitutes« ernannt, die Vorstellung einer eigenständigen Strahlenklinik wurde jedoch nach längerer Planung wieder fallen gelassen. Die zugrundeliegende Konzeption, Diagnostik, Strahlentherapie und klinische Nuklearmedizin zentral dem gesamten Klinikum zur Verfügung zu stellen, konnte – gegen teilweise weiterbestehende Widerstände – erst nach der Berufung von *Werner Wenz* (* 1926) im Jahre 1972 und im Zusammenhang mit der Klinikumsverordnung von 1975 verwirklicht werden [47].

Für die *Sportmedizin* ergab sich Anfang der fünfziger Jahre eine neue Situation. Nach dem Kriege wurde das alte Sportärztliche Institut bis zum Wintersemester 1948/49 im Verband der Medizinischen Klinik formal weitergeführt, aber nicht betrieben. Nach 1950 nahmen Dozenten der Medizinischen Fakultät an der Turn- und Sportlehrerausbildung am neuerrichteten Institut für Leibesübungen der Universität teil. Dieses war eine eigenständige, vom akademischen Turn- und Sportlehrer und späteren Honorarprofessor *Woldemar Gerschler* (1904–1982) geleitete Einrichtung, mit der insbesondere *Herbert Reindell* und seine Mitarbeiter wissenschaftlich zusammenarbeiteten. In der Sitzung vom 28.1.1954 stellte die Fakultät einen Antrag auf die Errichtung eines *Extraordinariates für Arbeitsphysiologie und Sportmedizin*; dieser wurde noch im gleichen Jahr durch die Tatsache gefördert, daß das Bundesinnenministerium im Rheinland ein sportärztliches Forschungsinstitut gründen wollte und dessen Leitung Reindell antrug. Durch seine Untersuchungen zur Dynamik des gesunden Herzens bei Hochleistungssportlern und seine Betreuung der bundesdeutschen Olympiamannschaft war er auch in der Öffentlichkeit bekannt geworden. Das geforderte Extraordinariat wurde genehmigt und zum 1.10.1956 an Herbert Reindell übertragen. Als Institution blieb die Sportmedizin im Verband der Medizinischen Klinik, auch nachdem Reindell 1965 zum Ordinarius ernannt wurde und sein Lehrstuhl 1967 die Bezeichnung »Kreislaufforschung und Leistungsmedizin« erhielt [48].

Ein zeittypisches Beispiel für den Wettlauf der Wissenschaftsexpansion mit den Möglichkeiten ihrer Realisierung bieten die Umstände, unter denen *Hans Sarre* mit seinen Mitarbeitern die Behandlung chronisch Nierenkranker mit Hilfe der extrakorporalen Dialyse (»künstliche Niere«) vorantrieb und 1954 – im deutschsprachigen Raum zum ersten Mal – zur klinischen Reife brachte. Das Gebäude der *Medizinischen Poliklinik* in der Johanniter-, später Hermann-Herder-Straße, war als städtischer Besitz zwischen 1948 und 1950 wieder aufgebaut worden, jedoch ohne eine von Sarre dringend geforderte Bettenstation. Ständige Bemühungen um einen Anbau scheiterten noch in den siebziger Jahren einerseits an Ludwig Heilmeyer, der andere Pläne hatte, andererseits an großen, nie realisierten Bauutopien, die Poliklinik als 2. Medizinische Klinik neu zu bauen, evtl. im Außenklinikum Herdern gemeinsam mit einem – ebenfalls nie verwirklichten – Neubau der Hautklinik. Aus den gleichen Gründen wurde auch der Ankauf des Gebäudes durch das Land immer wieder verweigert.

Nach zahlreichen Umzügen der Bettenstation, von der Eschholzstraße über die Medizinische Klinik in der Hugstetterstraße bis zum Bundesbahnwaisenhort, wurde sie ab Dezember 1953 in das schon mehrfach genannte »Rebhaus«, Wonnhalde 1 a, in Günterstal verlegt, wo sie – nach Erweiterung um das Haus Wonnhalde 5 im Jahre 1965 – bis zum Ende der Poliklinik 1982 verblieb. Dort ist unter anhaltend primitivsten Umständen die klinische Nephrologie, insbesondere die Dialyse weiterentwickelt worden; wenn man Sarre später verschämt bescheinigte, daß »nicht eine großartige Klinik notwendig sei, um Hervorragendes zu bieten«, dann verschleierte dies die Tatsache, daß wesentliche Aspekte des äußeren Nachkriegswohlstandes an der Poliklinik vorbeigegangen waren [49].

Im Bereich der Utopie blieben auch immer wieder vorgetragene Pläne, das *Pathologische Institut* und das *Pharmakologische Institut* aus der Albertstraße in das Gelände der neuen Kliniken zu verlegen. Franz Büchner hatte dies bereits 1942 vorgeschlagen und seither mehrfach darauf hingewiesen, daß die Entfernung zu den großen Kliniken die klinisch-pathologischen Konferenzen, die notwendigen Schnelluntersuchungen während der Operationen, die Unterrichtsaufgaben des Institutes und die Forschung erheblich beeinträchtigt. Auch diese Pläne wurden indessen im Zuge der Restriktion der Gesamtplanung nicht weiter verfolgt [50].

Dagegen müssen noch zwei Einzelentwicklungen erwähnt werden, die erste *Zentralisierungsbestrebungen* im Bereich der Dienstleistung für Forschung und Krankenversorgung andeuten.

In der Medizinischen Klinik hatte sich ab 1958 der spätere Akademische Rat *Ildefons Reissner* in statistische Methoden der medizinischen Forschung eingearbeitet und eine Dokumentationsstelle aufgebaut. Im Etatjahr 1962 stellte die Fakultät den Plan für ein Extraordinariat für medizinische Statistik und Dokumentation auf; dieses sollte »unabhängig von der mathematisch-naturwissenschaftlichen Fakultät« wegen bevorstehender »einschneidener Änderungen im klinischen und laboratoriumsmäßigen Protokollierungswesen« eine »zentrale Beratungsfunktion für die gesamte Fakultät« übernehmen[51]. Berufen wurden zum 1.10.1963 der Mathematiker *Edward Walter* (1925–1984), seinerzeit als theoretischer und praktischer Statistiker auf dem Gebiete der Tierzucht in Göttingen tätig und durch ein besonderes wissenschaftliches Interesse an der Biomathematik ausgewiesen. Das *Institut für Medizinische Statistik und Dokumentation* bezog zunächst sechs Räume in einem Bürohaus Eisenbahnstraße 2; 1965 nach einem Ruf Walters nach Düsseldorf zum Ordinariat erhoben, wurde es 1968 in die noch heute genutzten Räume in der Stefan-Meier-Straße 26 verlegt. Walters Auftrag stand im Zentrum der gigantischen Entwicklung der Datenverarbeitung in Wissenschaft und Praxis, die während seiner Amtszeit alle Voraussagen sprengte. Bis zu seinem unerwartet frühen Tod hat er der Fakultät bescheiden und beharrlich geholfen, sich auf die neue Arbeitsweise einzustellen; für seine Nachfolge wurde ab 1986 das Institut in zwei selbständige Abteilungen *Medizinische Biometrie und Statistik* (Martin Schumacher) sowie *Medizinische Informatik* (Rüdiger Klar) aufgeteilt[52].

Entscheidende Entwicklungsarbeit aus kleinsten Anfängen zu einem hochspezialisierten Fachgebiet mit zentralen Aufgaben zeigt das Beispiel der *Anaesthesiologie und Intensivmedizin*. Sie kam auch in Freiburg aus der Chirurgie, wo unter *Hermann Krauß* (1899–1971) nach 1953 für eine immer höher qualifizierte operative Medizin eine eigenständige anaesthesiologische Arbeitsgruppe unter *Kurt Wiemers* (* 1920) entstand. Im organisatorischen Rahmen der chirurgischen Wachstationen erweitere sich die Aufgabe des Narkosearztes nicht nur in die postoperative Phase hinein, sondern umfaßte zunehmend auch schwere lebensbedrohliche Krankheitsfälle, »die kausal nicht oder nicht entscheidend beeinflußt werden können, in denen es vielmehr darauf ankommt, die Vitalfunktionen aufrecht zu erhalten oder auch künstlich zu ersetzen und damit dem Organismus die Möglichkeit zu geben, seine Krankheit zu überleben«[53]. Ein hoher apparativer und personeller Einsatz, der gleichzeitige Aufbau intensivmedizinischer Einrichtungen in anderen Kliniken, sowie grundsätzliche, Indikation und Zuständigkeit betreffende Probleme haben die administrative Entwicklung des Faches lange gehemmt; in Freiburg konnte erst zum 1.1.1968 eine eigene anaesthesiologische Intensivstation eingerichtet werden.

Gleiches galt für die Bestrebungen, das Fach akademisch zu verselbständigen und seine Tätigkeit zu zentralisieren. Kurt Wiemers erhielt zum 30.12.1966 ein Extraordinariat für Chirurgie und Anaesthesiologie und wurde 1969 zum Ordinarius ernannt. Im Organisationsplan seines Institutes war »die zentrale Versorgung der klinischen Universitätsanstalten sowie der Forschung und Lehre auf dem Gebiet der Narkose, Lokalanaesthesie, Wiederbelebung und Intensivtherapie« vorgesehen, jedoch »ohne ein Exklusivrecht auf die Durchführung derartiger Maßnahmen und im gegenseitigen Einvernehmen mit den betreffenden Klinikdirektoren«. In dieser Einschränkung lagen noch langjährige Schwierigkeiten begründet[54].

Gegen Ende dieser ersten expansiven Nachkriegsjahre zeigt sich als letzter Typus der Weiterentwicklung die Tendenz zur *Verdoppelung von Lehrstühlen*. Sie basierte sowohl auf der Orientierung an den inzwischen eingetretenen internationalen Gepflogenheiten, zur Verstärkung der wissenschaftlichen Forschung das »Department-System« einzuführen, als auch auf der Notwendigkeit, die wachsenden Studentenzahlen im Unterricht zu bewältigen.

In einem Memorandum an die Fakultät vom 14.12.1960 diskutierte Kurt Goerttler ausführlich die Frage der Errichtung eines zweiten Ordinariates für *Anatomie* in Freiburg[55]. Angesichts der bestehenden drastischen Zulassungsbeschränkungen für Studierende sowie der dringend notwendigen Entlastung der wissenschaftlichen Mitarbeiter von den Unterrichtsaufgaben hielt er diese Maßnahme für dringend geboten, allerdings nur dann, »wenn dem Lehrstuhl auch ein zweites Anatomisches Institut mit allen, für den Unterricht notwendigen Personalstellen und Einrichtungen zur Verfügung stände«. Goerttlers Nachfolger *Jochen Staubesand* (* 1921) – seit 1962 Extraordinarius und am 4.3.1965 zum Ordinarius ernannt – bestätigte im Prinzip diese Auffassung, vor allem auf Grund zunehmend unhaltbarer Verhältnisse in der Nachwuchslage, der Leichenbeschaffung und der Unterrichtsbelastung durch 1959 eingeführte zusätzliche Sommer-Präparierkurse. Er gab jedoch zu bedenken, daß eher eine Vertiefung statt eine uferlose Ausweitung des anatomischen Unterrichtes diskutiert werden müsse[56]. Das Kultusministerium stellte dennoch für den Staatshaushaltsplan 1966 durch Anhebung eines bestehenden Extraordinariates ein *zweites Ordinariat* zur Verfügung, allerdings ohne zusätzliche räumliche Ausweitung des Institutes. Berufen wurde zum 1.4.1967 *Dietrich Wittekind* (* 1921); beide Direktoren wurden mit wechselnder Geschäftsführung einander gleichgestellt. Die Zuteilung eines *dritten anatomischen Lehrstuhles* erfolgte 1973 unter veränderten, durch neue Hochschul- und Ausbildungsgesetze verschärften Bedingungen.

Helmut Holzer (* 1921), der im Jahre 1957 die Nachfolge des physiologischen Chemikers Kapfhammer übernahm, hatte bereits 1959 beklagt, daß er sich trotz des Institutsneubaues räumlich nicht weiter ausdehnen könne. In Angleichung an internationale Entwicklungen stellte er 1962 zunächst den Antrag, den Lehrstuhl und das Institut von bisher »Physiologische Chemie« in »*Biochemie*« umzubenennen. Im Anschluß an Rufe nach München und an das Dortmunder Max-Planck-Institut für Ernährungsphysiologie schlug er im April 1967 der Fakultät vor, eine bestehende Arbeitsgruppe seines Institutes im Department-System zum Parallel-Ordinariat zu erheben. Mit dem Vorteil vor allem der apparativen Verzahnung sollte auf diese Weise die Forschungs- und Lehrkapazität gesteigert werden[57]. Nach der Zustimmung aller Instanzen wurde mit diesem zweiten Parallel-Lehrstuhl innerhalb eines Faches zum 14.5.1968 *Karl Decker* (*1925) betraut.

Hiermit war eine Bewegung angestoßen, die wenig später auch auf den klinischen Bereich übergriff; als Ludwig Heilmeyer Ende April 1967 endgültig Freiburg verließ, wurde von der Fakultät erstmals beschlossen, zwei Nachfolger zu berufen. Derlei Überlegungen, damals noch ein Novum, wurden relativ bald durch neue Hochschulgesetze auf ganz andere Grundlagen gestellt.

In dieses Kapitel der Umstrukturierung der Disziplinen gehört auch, daß die Medizinische Fakultät durch die Erweiterung ihrer Aufgaben gehalten war, neue Formen für die Ausbildung jener *nichtärztlichen Berufe* zu finden, ohne die Forschung, Lehre und Krankenversorgung nicht denkbar sind.

Von den offiziellen Ausbildungsstätten im Bereich der lange so genannten »Heilhilfsberufe« hatte die früher schon beschriebene *Krankengymnastikschule* nach dem Kriege ohne Unterbrechung weiterbestanden. Nach ihrer Zerstörung war am 1.2.1945 der Unterrichtsbetrieb im Sanatorium Urban wieder aufgenommen worden; nach dem Krieg wurde hierfür eine noch heute bestehende Baracke auf dem Gelände der Psychiatrischen und Nervenklinik in der Hauptstraße 5 aufgestellt. Nach Beendigung ihres Medizinstudiums übernahm *Hede Teirich-Leube* die ärztliche und technische Leitung und führte die Schule bis 1970 zu hohem internationalen Ansehen. Im Jahre 1970 zog die Schule in einen Neubau an der Fehrenbachallee; sie ist heute der Orthopädischen Abteilung des Klinikums zugeordnet[58].

Über die Entwicklung der *Krankenpflegeausbildung* im Bereich der Universitätskliniken liegen im Detail noch keine gesicherten Daten vor; sie lag vor 1933 vornehmlich in der Zuständigkeit der Krankenpflegeorden. Im Dritten Reich wurde die Ausbildung von der NS-Schwesternschaft, den sog. »Braunen Schwestern« des Deutschen Roten Kreuzes, im Sanatorium Hoven, Hansastraße 2, der späteren Neurologischen Klinik durchgeführt. Nach dem Krieg wohnten die Schülerinnen verstreut in der Stadt und wurden dezentral in den Hörsälen der verschiedenen Kliniken unterrichtet; dieser Zustand wurde 1952 von der leitenden Oberin *Rosel Moser* als unhaltbar erklärt und die inzwischen nur noch nominell bestehende Krankenpflegeschule der Vereinigten Universitätsanstalten geschlossen. Sechs Jahre lang fand kein Krankenpflegeunterricht mehr statt; erst durch ein neues Krankenpflegegesetz 1957 wurde es unumgänglich, sich um dieses Problem wieder zu kümmern. In angemieteten Räumen des Hauses Hochmeisterstraße 2 und unter der Leitung von Oberin *Renate Schacht* gelang es, der Schule und dem Internat eine neue Struktur zu geben und am 1.4.1958 mit den Lehrgängen zu beginnen. Der erste der nebenamtlichen ärztlichen Leiter war Erwin Tecklenborg, ein Mitarbeiter Ludwig Heilmeyers; auch diese Schule zog 1970 in die Fehrenbachallee[59].

Die von dem Biochemiker Joseph Kapfhammer 1935 begründete und geleitete *Schule für medizinisch-technische Assistentinnen* war 1956 von dem Anatomen Kurt Goerttler übernommen und innerhalb des Anatomischen Institutes untergebracht worden. Sie war direkt dem Rektor unterstellt und wurde erst zum 1.1.1966 verstaatlicht. Im Auftrage Goerttlers erteilte *Alexander Puff* (*1924) den Anatomieunterricht und führte auch seinerseits die Verwaltung. 1966 wurde er zum Leiter der Schule bestellt, die 1970 – nach jahrelanger notorischer Raumnot im anatomischen Institut – als dritte Ausbildungsstätte in den Neubau der Heilhilfsberufe zog[60].

Bereits 1905 hatte Ludwig Thomas im Hilda-Kinderhospital damit begonnen, den Grundstock für eine *Kinderkrankenpflegeschule* zu legen[61]. Er unterrichtete selbst anfänglich 10–12 jüngere und auch ältere Frauen, um dem ständigen Mangel an Pflegekräften abzuhelfen; die praktische Ausbildung übernahmen die im Kinderhospital tätigen Diakonissen des Mutterhauses Karlsruhe-Rüppur. Mit der Übernahme des Hauses durch die Stadt Freiburg unter Bruno Salge im Jahre 1910 wurde die Pflegeschule als Schule für Säuglings- und Kinderkrankenschwestern staatlich anerkannt.

1913 änderte Carl T. Noeggerath die Zuständigkeiten für die Krankenpflege; die Säuglingsabteilung wurde seither von freien Schwestern versorgt, ihre Oberschwester übernahm die Leitung der Säuglingspflegeausbildung. Bis 1923 wohnten die Schülerinnen privat; erst danach wurde damit begonnen, ein Internat aufzubauen. Eine spezifische Kontur erhielt die Schule durch die fast vierzigjährige Schulleitung der Oberschwester *Anna Staehle*, die von 1924–1963 gleichzeitig der Schule und dem Pflegedienst vorstand.

Auf Verlangen der NS-Behörden wurden zu den rund 45 Schülerinnen zwischen 1940–44 zusätzlich 20 Schülerinnen der »braunen Schwestern« ausgebildet, brauchten jedoch nicht übernommen zu werden. Noch vor dem Angriff 1944 war die Schule mit Teilen der Klinik in das Gasthaus Kyburg in Günterstal verlegt worden und zog im Januar 1945 nochmals in die Heilstätte Friedenweiler im Hochschwarzwald um. Trotz einer formellen Schließung durch die französische Militärregierung lief der Unterricht unter der Hand weiter; nach dem Wiedereinzug in das Haus »Sonne« der Freiburger Kinderklinik verlängerte Noeggerath die bisher einjährige Ausbildung auf zwei Jahre.

Nach 1956 konnten die Schülerinnen in den neu errichteten Schwesternhäusern an der Breisacher Straße untergebracht und damit bald auch die Zahl der Ausbildungsplätze erhöht werden. Mit dem Übergang zur dreijährigen Ausbildung 1962, der Trennung der Schulleitung von der Pflegedienstleitung 1964 und dem endgültigen Einzug der Schule in die gemeinsame »Schule für Heilhilfsberufe« 1970 gewann sie ihre gegenwärtige Kapazität und Struktur.

Die längste Tradition und einen bis heute gewahrten Sonderstatus hat die *Hebammenschule* an der Universitätsfrauenklinik. Über die bis ins 16. Jahrhundert zurückreichenden Bemühungen, dem Ausbildungsstand und den Pflichten der Freiburger Hebammen eine amtliche Ordnung zu geben, wurde bereits früher berichtet[62]. Mit der Errichtung des Lehrstuhles für »Chirurgie und Hebammenkunst« 1967 begannen Überlegungen, für den Unterricht der Hebammen ein eigenes »Accouchierhaus« mit einer Hebammenschule zu errichten. Ein solches war in der benachbarten Kurpfalz seit 1766 für die gemeinsame Unterrichtung von Hebammen und Feldscheren in Betrieb[62a]. In Freiburg blieben bis zur Eröffnung des neuen Klinikums 1829 die Chirurgie und die Geburtshilfe verbunden, wobei der Lehrstuhlinhaber gleichzeitig als »Oberhebarzt« fungierte.

1829 wurde *Ignaz Schwörer* zunächst kommissarischer, später (1833) ordentlicher Leiter der Geburtshilflichen Klinik; mit ihm beginnt die Kontinuität auch der Hebammenschule[62b]. Seit 1830 beteiligten sich die Hebammenschülerinnen des Bodenseekreises, des Oberrheinkreises und zweier Ämter des Mittelrheinkreises an den praktischen Übungen der Freiburger Klinik, die ab 1832 »Großherzoglich akademisches Entbindungs- und Hebammeninstitut« genannt wurde.

Die weitere Entwicklung der Hebammenschule blieb aus naheliegenden Gründen immer besonders eng mit der Frauenklinik verbunden; darüber hinaus regelten straffe »Dienstanweisungen« und Medizinalgesetze die Zusammenarbeit von Hebamme und »Hebarzt«. Nach 1903 wurden die Hebammen verpflichtet, alle fünf Jahre an einem Fortbildungskurs teilzunehmen; für die Wahrung ihrer eigenen Rechte schlossen sich die Freiburger Hebammen in einem Freiburger Hebammenverein zusammen.

Einzelheiten zu diesen Entwicklungen sind noch kaum erarbeitet; es muß betont werden, daß die Freiburger Hebammenschule seit ihrer Begründung 1832 nie geschlossen wurde. Sie stellte auch nach der Zerstörung der Frauenklinik 1944 ihre Tätigkeit nicht ein; die Hebammenschülerinnen gingen mit in die Ausweichstelle St. Urban, wohnten in umliegenden Häusern und setzten ihre Ausbildung fort. Der Versuch, die Schule nach dem Wiedereinzug in die Klinik nach der berühmten »Wehe-Mutter« des 17. Jahrhunderts, Justine Siegemundin zu benennen, blieb inoffiziell.

Seit 1966 befaßte sich eine Fakultätskommission mit Plänen, die genannten Schulen in einer einheitlichen Struktur zusammenzufassen. Dies konnte nach dem Umzug in den gemeinsamen Neubau verwirklicht werden; die Geschäftsordnung einer »Schule für Heilhilfsberufe« vom 26.4.1971[63] faßte zunächst die Krankenpflege- und die Krankengymnastikschule sowie die Schule für medizinisch-technische Assistentinnen zusammen. In der heutigen, 1980 umbenannten *»Schule für nichtärztliche medizinische Berufe«* werden alle Schulen, auch die in ihrer Stammklinik verbliebene Hebammenschule gemeinsam verwaltet, unterstehen jedoch jeweils einer eigenen pflegerischen und ärztlichen Schulleitung.

Wissenschaftsplanung und Ausbildungsnotstand

Die vorstehenden, zunächst relativ unzusammenhängend beschriebenen Einzelentwicklungen müssen vor dem Hintergrund bestimmter allgemeinen Tendenzen in der Wissenschafts- und Ausbildungsplanung gesehen werden, die den gesamten dargestellten Zeitraum durchziehen.

Bald nach Kriegsende, jedoch »eigentümlich unberührt von der Erfahrung des Nationalsozialismus«[64], begann eine Diskussion um den grundsätzlichen Standort der Universität als Bildungs- oder Ausbildungsanstalt in einer veränderten Welt. Die ersten Erwägungen zu einer *Reform der Hochschule* gingen von zwei im Grunde gegensätzlichen Ansatzpunkten aus: die Restaurierung der alten Universitätsidee und die Anpassung an die sich abzeichnenden strukturellen und inhaltlichen Veränderungen in den Wissenschaften[65]. *Karl*

Jaspers' Schrift »Die Idee der Universität« von 1945 forderte die Wiederbelebung ihres ursprünglichen Geistes, die Rückbesinnung auf das Humboldt'sche Konzept von der Freiheit und der Einheit von Forschung und Lehre, sowie den Primat der Bildung vor der beruflichen Ausbildung. Jaspers erneuerte Humboldts alte Forderung an den Staat, sich immer bewußt zu bleiben, »daß die Sache an sich ohne ihn viel besser gehen würde«[66].

Andererseits zeigen bereits die ersten größeren Analysen der Hochschulsituation der Nachkriegszeit, daß das Problem der Erhaltung bzw. Wiedergewinnung der Qualität von Forschung und Lehre von den Zwängen der Quantität überrollt zu werden begann. Das sog. »Blaue Gutachten« des Studienausschusses für Hochschulreform 1948, die Empfehlungen der Arbeitstagungen von Oberaudorf und Hinterzarten 1952, die Vereinbarungen von Bad Honnef 1955, sowie zahlreiche andere Arbeitsgruppenergebnisse versuchten alle nochmals, die »Aufspaltung der Hochschule in spezialisierte Fachschulen« zu vermeiden; diese Tendenz sollte z. B. durch die Entwicklung eines allgemeinbildenden Grundstudiums auch für Mediziner aufgefangen werden[67]. Im Vorfeld der Überlegungen zur Neufassung der ärztlichen Bestallungsordnung von 1953 wurde noch festgestellt, daß »bei der stetigen Zunahme des medizinischen Wissens und dem dadurch bedingten Anwachsen des Unterrichtsangebotes« der Medizinstudent durch ein Studium generale zu logischem Denkvermögen und zu »vergeistigter und vertiefter Durchdringung der Problematik« erzogen werden solle, um selbst eine sinnvolle Auswahl des ihm angebotenen Stoffes treffen zu können[68].

Der unaufhaltsame Anstrom von Studierenden sowie die immer deutlicher zutage tretende Quantifizierung des Wissenschaftsverständnisses – von Lepenies zurecht als »Orientierungsverzicht« apostrophiert[69] – haben jedoch dazu geführt, daß Ende der fünfziger Jahre der Begriff des »*Bildungsnotstandes*« geprägt wurde und daß die Rahmenbedingungen für Forschung und Lehre zunehmend zum Gegenstand länderübergreifender, außeruniversitär entworfener Reformvorschläge wurden[70]. 1949 wurde die *Notgemeinschaft der Deutschen Wissenschaft* (seit 1951 *Deutsche Forschungsgemeinschaft*) wiederbegründet, ein sog. Hochschultag differenzierte sich zur gleichen Zeit in die *Kultusministerkonferenz* und die Westdeutsche Rektorenkonferenz, 1950 begann der *Hochschulverband* zu arbeiten und am 6.2.1958 wurde der »*Wissenschaftsrat*« vom Bundespräsidenten zu seiner ersten Sitzung einberufen. Seine Aufgabe sollte sein, die Hochschulpläne von Bund und Ländern aufeinander abzustimmen, ein Dringlichkeitsprogramm aufzustellen und Empfehlungen für die Verwendung der Mittel zu geben.

Diese Empfehlungen, deren erster Teil 1960 vorgelegt wurde, haben wie kaum eine andere Maßnahme die hochschulpolitische Landschaft verändert. Dies gilt besonders für die Medizin, die sich inzwischen der Tatsache gegenübersah, daß sich an allen Universitäten die Zahl der Studierenden vervielfacht hatte und daß ihre Infrastrukturen der klassischen Trias von Forschung, Lehre und Krankenversorgung zunehmend weniger gewachsen waren. In Freiburg stieg bis 1960 die Zahl der Medizinstudierenden so drastisch an,

	männl.	weibl.	insges.
SS 1954	663	332	995
SS 1957	1000	528	1528
SS 1960	1620	887	2507

daß die personellen und materiellen Voraussetzungen der Fakultät für ein sachgerechtes Studium nicht mehr gewährleistet schienen[71]. In zahlreichen Fakultäts- und Sondersitzungen wurde noch versucht, dem Zustrom der Studenten mit der Umorganisation von Kursen und Vorlesungen zu begegnen; noch war man sich nicht sicher, ob es sich um eine vorübergehende Sturmflut oder um den Anfang einer dauerhaft erhöhten Frequenz der Hochschulen handeln würde.

Es zeigte sich indessen sehr bald, daß dies längst nicht mehr Probleme waren, die regional gelöst werden konnten. Die Strukturen des überkommenen Bildungswesens standen endgültig zur Disposition; es waren die Änderungen des sozialen Gefüges und die steigenden Einkommens- und Lebensansprüche im Lande des neuen Wohlstandes, mit denen die Nachfrage nach einer qualifizierten Ausbildung und den darauf beruhenden Berufs- und Lebenschancen unaufhaltsam anstieg. Der Tübinger Jurist *Ludwig Raiser*, seit 1955 Vorsitzender der Wissenschaftlichen Kommission des Wissenschaftsrates, erkannte nüchtern diesen Motivations- und Charakterwandel im Bildungssystem und sah darin die unumkehrbaren »Folgeerscheinungen des Zeitalters der industriellen Massengesellschaft«, auf die man sich an den Hochschulen als auf einen Dauerzustand einrichten müsse[72].

Dies war die Ausgangssituation für die von den Universitäten und Fakultäten lange abgewehrte *zentrale Wissenschafts- und Bildungsplanung*, die mit den ersten *Empfehlungen des Wissenschaftsrates 1960* begann. Bereits im Juni 1958 waren Fragebögen versandt worden, mit denen die Bedürfnisse der einzelnen Fakultäten erfaßt und zu einem Gesamtbedarfsplan aller wissenschaftlichen Hochschulen verarbeitet werden sollten. An Tendenzen waren erkennbar: die Reduktion der Studentenzahl durch Einführung eines dem Fassungsvermögen jeder Hochschule angepaßten Numerus clausus, die Gründung neuer Hochschulen, die den Zuwachs aufnehmen könnten, sowie eine dem Wachsen der Studentenzahl entsprechende Erweiterung der bestehenden Einrichtungen, also die Vergrößerung der Institutionen und die Vermehrung von Lehrstühlen und Assistentenstellen[73].

In zwei ersten *Memoranden an den Wissenschaftsrat* vom 16.1.1959 (zur Größe der Kliniken) und vom 9.3.1959 (über die Grundsätze ihrer Ausbaupläne), unterzeichnet von Franz Büchner als Dekan, entwarf die Freiburger Medizinische Fakultät den Versuch »einer Synthese der traditionellen deutschen und der in den Vereinigten Staaten entwickelten Struktur der Medizinischen Fakultät«[74]. Sie meinte damit »die Erhaltung und Vertiefung des umfassenden Charakters ihrer Lehrstühle«, jedoch ergänzt durch eine »Differenzierung der den Lehrstühlen zugeordneten wissenschaftlichen Arbeitskreise durch Schaffung einer größeren Anzahl gehobener ordentlicher Beamtenstellen für Spezialisten an ihren Instituten und Kliniken«. Gegenüber der Tendenz, die klassischen Lehrstühle in selbständige Speziallehrstühle aufzuspalten, hatte sie »das große Bedenken, daß dadurch die geistige Einheit der in einem jahrhundertelangen Prozeß herausdifferenzierten Grunddisziplinen der Medizin bedroht ist und verlorengeht«. Demgemäß plante die Fakultät für Freiburg lediglich die zusätzliche Errichtung von zwei Ordinariaten (2. Lehrstuhl Physiologische Chemie, Anthropologie) und von 5 Extraordinariaten (Biostatistik und Dokumentation, Orthopädie, Humangenetik, Anatomie, Geschichte der Medizin), jedoch die Schaffung von 64 Stellen für »Wissenschaftliche Räte«, die »ausschließlich für habilitierte Spezialisten zur Vertretung und Pflege wissenschaftlicher Sondergebiete« vorzusehen wären. Eine gleichzeitige wesentliche Vermehrung der Planstellen für die übrigen wissenschaftlichen Mitarbeiter und Hilfskräfte sei darüber hinaus nach Lage der Dinge unerläßlich. Die Fakultät glaubte also, der Situation durch eine erhebliche Verbreiterung der Basis und des Mittelbaues unter Beibehaltung ihrer gewachsenen Lehrstuhlstruktur genügen zu können; sie verfügte 1960 über 18 Ordinarien, 6 Extraordinarien und 89 apl. Professoren und Privatdozenten.

Die 1960 erschienenen ersten »Empfehlungen des Wissenschaftsrates zum Ausbau der wissenschaftlichen Einrichtungen, Teil I: Wissenschaftliche Einrichtungen« gingen indessen weit über diese Vorstellungen hinaus und schufen erhebliche Unruhe. Wenn eine Medizinische Fakultät »dem Stand der Entwicklung der medizinischen Wissenschaft entsprechen soll«, mußten nach Auffassung des Wissenschaftsrates als Grundbestand 16 Lehrstühle in den theoretischen und 14 Lehrstühle in den klinischen Fächern vorhanden sein; dazu die notwendigen Lehrstühle für Zahnheilkunde[75]. Nach dem hierfür erarbeiteten Schema bedeutete dies für Freiburg, daß die Schaffung von 10 zusätzlichen Ordinariaten (Anatomie, Physiologie, Physiologische Chemie, Pathologie, Toxikologie, Medizinische Mikrobiologie, Geschichte der Medizin, Innere Medizin, Chirurgie, Orthopädie) und 2 Extraordinariaten (Anästhesie, Statistik und Dokumentation) empfohlen wurde[76].

Die Fakultät reagierte scharf: »Hier wird in die Entscheidungsfreiheit der Fakultäten durch die zentrale Planung von Normen ohne Berücksichtigung von Besonderheiten der jeweiligen Fakultät eingegriffen. Dieser Eingriff ist mit der Selbstverwaltung der Hochschule in der vorliegenden Form nicht vereinbar«. Sie erkannte zwar an, daß der Wissenschaftsrat grundsätzlich auch der Verbreiterung des habilitierten Mittelbaues zugestimmt hatte, sah aber im Vorschlag einer generellen Verdoppelung der wichtigsten Lehrstühle die »Einheit der großen, das Medizinstudium tragenden Fächer« gefährdet. Sie sah sich »zu sehr von der Bedeutung des universalen Denkens und seiner Pflege in Forschung und Lehre an unseren großen Lehrstühlen durchdrungen, als daß sie der automatischen Verwirklichung dieser Vorschläge zustimmen« könne. Noch müsse man es den Fakultäten überlassen, über ihre Bedürfnisse in jedem einzelnen Falle neu und vor allem selbst nachzudenken: »würde auf diese Weise bei der Vermehrung der Lehrstühle an der Freiburger Medizinischen Fakultät grundsätzliche Entschlossenheit mit der notwendigen Besonnenheit gepaart, so würden Sturzgeburten zweiter Ordinariate verhütet, damit aber auch die Verschlechterung des Niveaus«, die durch die Ausplitterung der

Disziplinen und die »Aufgabe des Prinzips der Universität« unausbleiblich wäre.

Aus dem gleichen Grunde warnte die Fakultät auch vor weiteren Elementen der Empfehlungen, wie etwa der Schaffung wissenschaftlicher Schwerpunkte an einzelnen Hochschulen, der Errichtung Medizinischer Akademien (– sie seien »Ghettos« ohne die notwendige Verbindung zu den Natur- und Geisteswissenschaften –), dem Verzicht auf die hierarchische Durchformung der Arbeitsweise in der Medizin, vor allem aber der Preisgabe »der Eigenständigkeit und Selbstverantwortlichkeit der Fakultäten, besonders in so folgenschweren und großen Fragen der Hochschulpolitik, wie sie in den Empfehlungen des Wissenschaftsrates durch zentralistische Maßnahmen einem Lösungsversuch zugeführt werden . . .«[77].

In der Rückschau steht diese Reaktion modellhaft für den verzweifelten Versuch einer klassischen Fakultät, unausweichlichen Entwicklungen mit dem Gewicht eines noch ungebrochenen traditionellen Selbstverständnisses entgegenzutreten. Die Auseinandersetzungen um die Empfehlungen des Wissenschaftsrates markieren daher den ersten entscheidenden Bruch in den immer noch restaurativen Tendenzen im Bildungsbereich; ab hier datieren alle weiteren Entwicklungen in Richtung auf die mehr und mehr von außen strukturierte und verwaltete Gruppenuniversität.

Das Aufbäumen der Freiburger Medizinischen Fakultät, das natürlich keinen Einzelfall darstellt, war zusätzlich deutlich geprägt vom Geist der nur kurz zurückliegenden 500-Jahr-Feier der Universität im Jahre 1957, die noch einmal den ganzen wiedererstandenen Glanz der »alten Idee von der Wissenschaft als eines organischen Ganzen«[78] zu demonstrieren versucht hatte. Es waren die Jahre, in denen trotz aller Alltagsschwierigkeiten das alte korporative Selbstbewußtsein von Fakultät und Universität endgültig wiedergewonnen schien. Zur Eröffnung des zweiten Kollegiengebäudes der Geisteswissenschaften 1961 publizierten alle medizinischen Fächer gemeinsam eine Selbstdarstellung[79]; sie bietet das selbstzufriedene Bild einer Fakultät, die nach schweren Jahren »in einer allen Teilen der Universität letzten Endes gerecht werdenden, gleichmäßigen und harmonischen Entwicklung die große Einheit« wiederhergestellt zu haben glaubte[80]. Im Rückblick auf ihre Nachkriegsleistung sah sie sich vor allem anderen in ihrer Fähigkeit bestätigt, ihren umfangreichen Aufgaben selbst gerecht werden zu können. *Kurt Goerttler*, Dekan des Jahres 1957 hatte daher bei der Überreichung der Ehrendoktorurkunde der Medizinischen Fakultät an den Bundeskanzler *Adenauer* noch stolz formuliert: »Die Freiheit der Wissenschaft, sich ihre Aufgaben selbst zu stellen, gehört, so meinen wir, zu den unverletzlichen Menschenrechten, welche das Fundament unserer Menschenwürde sind«[81]. Der Fakultätsdelegation, die nach Bonn gereist war, mag allerdings der unzureichende Widerhall solcher Worte nicht verborgen geblieben sein; wie der an der Feier ebenfalls teilnehmende Rektor *Tellenbach* berichtet, kam es mit Adenauer und seiner Umgebung zu keinerlei Gesprächen über Wissenschaft und Bildungspolitik: »nach dem offiziellen Akt war auch seinerseits keine Rede mehr von Hochschule und Wissenschaft oder von der Frage, wie die Jugend für den neuen demokratischen

446 Wiederaufbau und Zukunftsplanung

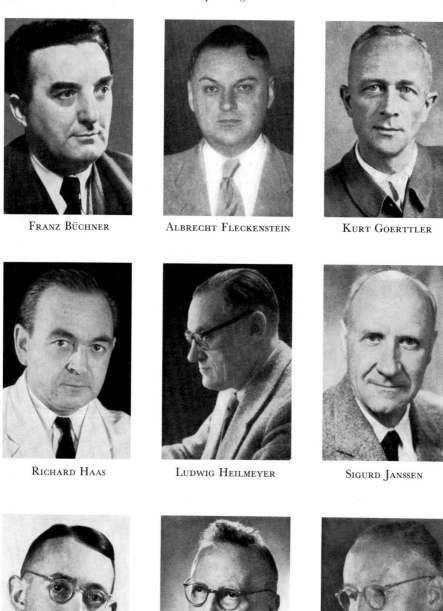

Franz Büchner   Albrecht Fleckenstein   Kurt Goerttler

Richard Haas   Ludwig Heilmeyer   Sigurd Janssen

Richard Jung   Joseph Kapfhammer   Walter Keller

96 Die Ordinarien der Medizinischen Fakultät im Wintersemester 1956/57

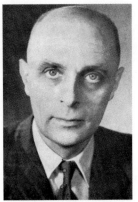
Max Kneer

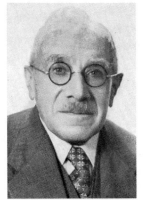
Harry Koenigsfeld

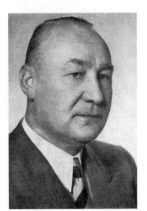
Hermann Krauss

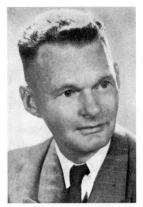
Traugott Riechert

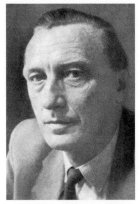
Hans Ruttin

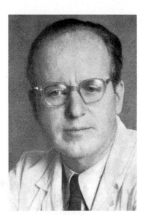
Hans Sarre

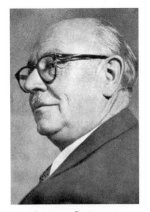
Alfred Stühmer

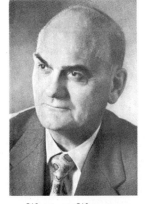
Wilhelm Wegener

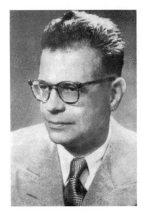
Fritz Zöllner

Staat gewonnen werden könnte. Die Mediziner befragte er eingehend nach Erscheinung und Verlauf der Arteriosklerose«[82].

All dies mutet wie der vorläufige oder vielleicht tatsächliche Endpunkt einer langen Entwicklung an; eine spätere historische Analyse wird einmal genauer untersuchen können, wie sehr einerseits die Zeit reif war, die Aufgaben und den traditionellen Bauplan einer Fakultät einer zeitgemäßen Revision zu unterziehen, wie aber andererseits zunächst – auf dem Höhepunkt der Nachkriegsprosperität – viele Jahre an grundsätzliche Erwägungen verwandt wurden, ohne die sich wandelnde gesellschaftliche Realität mitzubedenken. In Freiburg war dies eine Zeit, wo man guten Gewissens und mit voller Schaffenskraft den wiedergewonnenen wissenschaftlichen Anschluß an das Weltniveau in Forschung und Lehre einbrachte und sich vorläufig durch nichts in Frage stellen ließ.

Dies betraf insbesondere die Lehre; sie orientierte sich an der in der *Bestallungsordnung von 1953* festgelegten Organisation des Medizinstudiums. Dieses war in seinem Kern nach wie vor den wissenschaftstheoretischen Voraussetzungen des 19. Jahrhunderts verpflichtet; es begann mit einem naturwissenschaftlichen Fundament von Chemie, Physik, Zoologie und Botanik, die Prinzipien von Anatomie, Physiologie und Biochemie sollten die Basis des klinischen Denkens vorbereiten, das dann durch die Pathologie, die Innere Medizin, die Chirurgie und die übrigen Einzelfächer ausgeformt wurde. Das Lehrprogramm sollte anteilig auf Forschung und Praxis ruhen und für eine überschaubare Schülerzahl angelegt sein. Die Dauer des Studiums betrug bis zum Ende des Staatsexamens sechs Jahre; die vorklinischen Semester waren durch das Vorphysikum und das Physikum – beides mündliche Prüfungen – nach zwei bzw. fünf Semestern in zwei Abschnitte gegliedert.

An das Staatsexamen schlossen sich zwei Jahre Medizinalassistentenzeit an, während derer die jungen Ärzte teilverantwortlich, d.h. mit Teilapprobation in Krankenhäusern freier Wahl tätig waren. Dem Anspruch dieser Ausbildung konnte eine Fakultät wie die Freiburger bis in die sechziger Jahre hinein gerecht werden.

Mit den Empfehlungen des Wissenschaftsrates begannen jedoch auf Bundesebene die erwähnten Zweifel Raum zu gewinnen, ob eine Fakultät noch in der Lage sei, im Rahmen dieses Ausbildungsmusters ihrer überkommenen Struktur nicht nur Studenten in zunehmender Zahl auszubilden, sondern auch den Anforderungen zu genügen, die durch die rasch wachsenden Forschungsergebnisse an den medizinischen Nachwuchs zu stellen waren. Wie real diese Überlegungen waren, erfuhr die Freiburger Medizinische Fakultät noch während sie diese diskutierte: die Zahl der Medizinstudenten stieg von 1959 im Wintersemester 1959/60 auf 2507 im darauffolgenden Sommersemester, d.h. um mehr als 20%. Stellt man in Rechnung, daß die genannten Empfehlungen des Wissenschaftsrates für Freiburg auf eine Richtzahl von 1300 Medizinstudenten ausgelegt waren[83], so ergab sich zum Zeitpunkt ihres Erscheinens bereits eine Überkapazität von 100%.

Die Fakultät hielt zwar prinzipiell an dem Grundsatz der freien Berufswahl fest, wonach alle Bewerber zum Medizinstudium zuzulassen seien, mußte jedoch in der Folge einen Abstrich nach dem anderen machen[84]. Am Beginn des Studienjahres 1962/63 stehen die ersten *Numerus-clausus-Maßnahmen*. Zunächst wurden das chemische und das physikalische Praktikum für Mediziner auf je 500 Teilnehmer beschränkt, was dazu führte, daß zahlreiche immatrikulierte Medizinstudenten nicht daran teilnehmen konnten, weil sie keinen Platz fanden. Zur gleichen Zeit diskutierte die Fakultät, einen Numerus clausus für Studienanfänger bzw. für Vorkliniker ohne Vorphysikum einzuführen, wobei die Zulassungszahl an der Zahl der vorhandenen Praktikumsplätze ausgerichtet werden sollte[85].

Im Frühjahr 1963 – für das Sommersemester hatten sich in Freiburg inzwischen 2946 Medizinstudenten eingeschrieben[86] – kulminierte bundesweit das Problem der Überfüllung derart, daß sich der *Wissenschaftsrat* erneut genötigt sah, »*Empfehlungen zur Entlastung der Medizinischen Fakultäten*« vorzulegen. Sie standen im Einklang mit entsprechenden Überlegungen der Westdeutschen Rektorenkonferenz, des Fakultätentages und des Ärztetages und enthielten im Kern bereits jene Elemente der *Zulassungs- und der Studiensteuerung*, die bis heute die Situation begleiten[87]. Den Fakultäten wurde nahegelegt, »die Quoten für die Zulassung von Studienanfängern nach Maßgabe der Zahl der Arbeitsplätze in den vorklinischen Instituten« zu berechnen. Dies allerdings ergäbe zwangsläufig das Problem der richtigen Auswahl: »Der Medizinische Fakultätentag sollte versuchen, die Auswahlmethoden der Fakultäten zu vereinheitlichen«. Weiterhin sollte versucht werden, für die vorklinischen Studienabschnitte die »naturwissenschaftlichen Einrichtungen der Technischen Hochschulen« heranzuziehen, wobei freilich die drohende Überfüllung der klinischen Semester bedacht werden müsse. Schließlich sei eine Einbeziehung der »in den Universitätsstädten selbst bzw. in ihrer Nähe vorhandenen kommunalen und freien gemeinnützigen Krankenanstalten« mit ihren habilitierten Chefärzten für den klinischen Unterricht in Erwägung zu ziehen; der Deutsche Städtetag möge darüber nachdenken.

Auch diese Vorschläge fanden im Universitätsbereich wenig positive Resonanz; noch dominierten die Pläne für einen großzügigen Ausbau der Einzelfächer, weswegen man sich auf Kapazitätszahlen nicht festlegen lassen wollte. In dieser Zeit fällt die bereits beschriebene Planung zur baulichen Verdoppelung der gesamten Freiburger Universität einschließlich der Idee eines großen Gesamtklinikums entlang der Güterbahnlinie; bald danach (1965) wird ausgerechnet von Freiburg aus die paradoxe Aktion »Student aufs Land« propagiert, mit der die ländliche Bevölkerung zu höherer Bildung und zum Studium aufgerufen werden sollte[88].

Es ist unübersehbar, daß sich die Universität und ihre Fakultäten allen Anstrengungen unterziehen wollte, die Schwierigkeiten selbst und im Rahmen ihrer alten Strukturen zu meistern. Noch profitierte sie von der Wirtschaftsprosperität des Landes und einer vergleichsweise großzügigen Bewilligungspraxis für Stellen und Mittel, noch erlaubte es auch ihre Grundordnung, daß über Zulassungsbeschränkungen von den Fakultäten und vom Senat selbst entschieden werden konnte. Die Medizinische Fakultät berechnete im Dezember 1963 die aktuelle *Kapazität* und kam auf eine Maximalzahl von 2075 Studienplätzen;

zur gleichen Zeit waren jedoch bereits rund 3000 Medizinstudenten immatrikuliert [89]. Man war sich offenbar sicher, auf der Basis der Ausbauplanungen in überschaubarer Zeit bessere Studienbedingungen anbieten zu können. Einzelaktionen, wie z.B. ein Zulassungsstopp für Bewerber von außerhalb für die klinischen Semester im Wintersemester 1964/65 sollten der Stabilisierung der Lage dienen, die sich ohnehin in den Jahren 1964–1968 durch einen relativen Stillstand der Studentenzahlen auszeichnete.

Die weiteren Entwicklungen in den Jahren bis 1968 machen indessen deutlich, daß die politischen und sozialen Umformungen der »modernen Leistungsgesellschaft« [90] die Universitäten nicht länger aussparen konnten oder wollten. Die Kultusbehörden meldeten zunehmend umfassendere Entscheidungsansprüche an und begannen ab 1966/67 wegen der beginnenden finanziellen Rezession, die Ausbaupläne administrativ einzuschränken [91]. Die Rektorenkonferenzen setzten Numerus-clausus-Kommissionen ein mit dem Ziel, zusätzliche und vor allem einheitliche Zulassungsbeschränkungen »zur Aufrechterhaltung der Funktionsfähigkeit« der Universitäten zu errichten, »daß das Bildungswesen im Bereich der wissenschaftlichen Hochschulen auf diese Entwicklung nicht eingerichtet und bereits sehr lange Zeit eine Zwangslage entstanden« sei [92]. Auf der Zehnjahresfeier des Wissenschaftsrates 1967 sprach man offen von »der Ohnmacht der Hochschulen«, ihre eigenen Gedanken zur Hochschulreform »einer vom wirtschaftlichen Wiederaufbau besessenen Öffentlichkeit gegenüber hinlänglich klar zu machen«. Die inzwischen rasch nacheinander erschienenen *Anschlußempfehlungen des Wissenschaftsrates* sollten dazu dienen, »die bei der raschen, aufeinander zeitlich nicht abgestimmten, institutionell zu wenig abgesicherten Expansion von Lernenden und Lehrenden zusammengebrochene Universitätsstruktur nachträglich von der Lehre her wieder tragfähig zu machen« [93]. Es handelte sich vor allem um die Empfehlungen zur Neuordnung des Studiums (Juli 1966), zum Ausbau der wissenschaftlichen Hochschulen bis 1970 (Mai 1967) und zur Struktur und zum Aufbau der medizinischen Forschungsstätten (März 1968); sie alle wurden in den Fakultäten eher mit Unruhe und Zurückhaltung aufgenommen.

So begrüßte die Freiburger Medizinische Fakultät im Januar 1967 zwar grundsätzlich »die Bemühungen des Wissenschaftsrates um eine Modernisierung und Anpassung des Studiums«, warnte jedoch vor Überstürzung und forderte Zeit für ein »evolutives Experimentierstadium«. Dabei verwies sie auf ihr eigenes, 1958/59 aufgestelltes Studienmodell, den sog. Büchner-Plan [94], welches sich als zeitlich straff und inhaltlich effizient bewährt hätte [95].

Derartige letzte Versuche zur Eigenverantwortung blieben jedoch angesichts der immer rascheren Abfolge öffentlicher Stellungnahmen zur Hochschulsituation ohne weitere Folgen. Nimmt man hinzu, daß mit den Vorbereitungen zu den ersten gesetzgeberischen Maßnahmen, wie etwa zum *Baden-Württembergischen Hochschulgesetz* vom 19.3.1968, die bisher einschneidensten Strukturveränderungen in den Organen der Universität anstanden, so begann sich die Tendenz in Richtung auf eine »staatliche Reglementierung zu Lasten der Eigenbestimmung« der Universität als unumkehrbar zu erweisen [96].

Die immer unruhiger werdenden *Studenten* fühlten sich durch diese Entwicklung der Universität zur »Ausbildungsmaschine« mit immer perfekter funktionierenden Zulassungs- und Auslesekriterien frustriert und sahen darin zunehmend ein Politikum bzw. den Ausdruck grundsätzlicher innenpolitischer Spannungen im Staate. Die politische Protestwelle, die sich als Reaktion auf die amerikanische Vietnam-Politik 1964 an amerikanischen Universitäten entzündet und auf Europa übergegriffen hatte, die wirtschaftliche Stabilitätskrise und die Diskussion einer Notstandsverfassung durch die Regierung der »Großen Koalition« 1967, erste Proteste gegen die atomare Aufrüstung, all dies schuf ein bisher ungekanntes Klima an den Universitäten, die damit in die offene Kontroverse steuerten.

An dieser Stelle muß nachgetragen werden, daß die Freiburger Medizinische Fakultät durch die Problematik des *Vietnam-Krieges* unmittelbar betroffen war. Sie hatte im Mai 1961 im Rahmen der Bildungshilfe des Auswärtigen Amtes für Entwicklungsländer einen Partnerschaftsvertrag mit der *Universität Hué* in Südvietnam abgeschlossen, mit dem Ziel einer Aufbauhilfe für die dortige Medizinische Fakultät. Dies sollte nicht nur Sachbeihilfen für Geräte und Lehrmittel betreffen; das Besondere an der Vereinbarung war eine direkte Abordnung von Lehrkräften für den Aufbau eines Fakultätsbetriebes im Zentralkrankenhaus der alten Kaiserstadt [97].

Für diese Mission engagierte sich eine Gruppe junger wissenschaftlicher Mitarbeiter der Freiburger Institute und Kliniken, die ab dem Wintersemester 1961 unter der Leitung des Oberarztes der Kinderklinik, *Horst Günther Krainick* (1908–1968), mit der Organisation des Unterrichtes in Hué begann. Hieran wurden jeweils drei wissenschaftliche Assistenten beteiligt, die sich in den folgenden Jahren abwechselten. Zur ersten Gruppe, die den vorklinischen Unterricht zu beginnen hatte, gehörten neben Krainick für die Anatomie *Ruprecht Zwirner*, für die Biochemie *Rudolf Weil* und für die Physiologie *Erich Wulff*, der jedoch als Psychiater in den folgenden Jahren in Hué eine psychiatrische Versorgung aufzubauen begann. Spätere Mitarbeiter waren u.a. aus der Physiologie *Raimund Kaufmann*, aus der Chirurgie *Frank Schauwecker* und aus der Inneren Medizin *Raimund Discher* und *Hans Hölterscheidt*[98]. Für die schwierige Materialbeschaffung haben sich überdies Werkmeister und technische Angestellte mehrerer vorklinischer Institute zur Verfügung gestellt, die in Freiburg für die ersten Kurse und Praktika mikroskopische Präparate sowie Geräte und Einzelteile herstellten. Die Weltgesundheitsorganisation hat später bestätigt, wie sehr es Krainick und seinen Kollegen gelungen ist, die Medizinische Fakultät Hué von Anfang an nach dem französischen Modell auf vietnamesische Bedürfnisse hin zu konstruieren und die Basis für eine sachgerechte medizinische Ausbildung zu legen.

Während der Staatskrise des Jahres 1963 zwischen dem Präsidenten Diem, den Buddhisten und den immer stärker werdenden kommunistischen Vietcong mußte Krainick jedoch an den Rektor der Freiburger Universität schreiben, daß er der weiteren Entwicklung der innenpolitischen Verhältnisse in dem »um seine innere und äußere Freiheit schwer ringenden Land« mit großer Sorge entgegensieht. Die wachsende politische Unsicherheit, Konflikte in Hué tätiger

Freiburger Mitarbeiter mit der Haltung der südvietnamesischen Regierung in der Krise des Landes, sowie zunehmend ungeklärte Finanzfragen führten zu wachsender Skepsis im Bereich der Freiburger Medizinischen Fakultät. Am 28. Juli 1963 teilte sie dem Auswärtigen Amt mit, daß sie aus eigener Initiative das Patenschaftsverhältnis nicht mehr aufrecht erhalten könne [99].

Krainick, der dennoch zuversichtlich hoffte, »unsere Mission in Hué weiter erfüllen zu können«, hat mit seinen Kollegen unter immer schwieriger werdenden Bedingungen weitergearbeitet. Im Jahre 1964 traten die Vereinigten Staaten direkt in den Vietnam-Krieg ein, Hué – 80 km südlich der Demarkationslinie zu Nordvietnam gelegen – geriet zunehmend in den Bereich der Auseinandersetzungen. Im Frühjahr 1968, während der sog. Tet-Offensive der nordvietnamesischen Streitkräfte wurde er in den schweren Kämpfen um Hué mit seiner Frau und den Mitarbeitern Discher und Altekoster von den Vietcong verschleppt und umgebracht.

BERUFUNGEN BIS 1968

Auch die *Berufungspolitik* der Freiburger Medizinischen Fakultät orientierte sich bis zu den Strukturveränderungen nach 1968 an jenen traditionellen Leitlinien, wie sie im genannten Memorandum zu den Empfehlungen des Wissenschaftsrates 1960 zum Ausdruck kamen: man wollte festhalten an den Prinzipien der »Universalität von Forschung und Lehre«, der »hierarchischen Durchformung der Arbeitsweise in der Medizin« und vor allem an der »Einheit der großen, das Medizinstudium tragenden Fächer«. Im Falle von notwendigen Neuberufungen stand daher nach wie vor das Interesse an gleichermaßen in Forschung, Lehre und Praxis ausgewiesenen Fachvertretern im Vordergrund; von ihnen wurde noch erwartet, daß sie ihr Gebiet in seiner Gesamtheit überschauen, überzeugend repräsentieren und aktiv gestalten konnten.

Es muß dazu allerdings bedacht werden, daß der eben beschriebene Ausbildungsnotstand sowie die Sachmittel- und Personalpolitik von Fakultät und Ministerien im gleichen Zeitraum zu einer drastischen Umgestaltung des habilitierten Lehrkörpers führten:

	WS 49/50	WS 68/69
o. Prof.	14	29
ao.	3	2
apl.	19	77
PD	15	82

Damit begannen sich Sachverstand, ärztliche und wissenschaftliche Verantwortung auf immer mehr Fakultätsangehörige zu verteilen; es war abzusehen, daß zwangsläufig neue Formen des Zusammenwirkens gefunden werden mußten. Die nachfolgend geschilderten Berufungen von Lehrstuhlinhabern zwischen 1949 und 1968 tragen daher in der Rückschau einen doppelten Charakter: zum einen stellen sie den – mehrfach nochmals gelungenen – Versuch dar, die auseinanderstrebenden Kräfte in einer überzeugenden

Persönlichkeit zusammenzufassen, zum anderen ging mit den meisten von ihnen die Konzeption einer sich selbst bestimmenden Fakultät zu Ende.

Am 11. August 1949 starb im Alter von 56 Jahren der Psychiater *Kurt Beringer* an einer Lungenembolie; kaum einem Mitglied der Freiburger Medizinischen Fakultät ist nach seinem Tode in gleicher Weise ungeteilte Trauer und Betroffenheit zuteil geworden. In ungewöhnlich nachdenklichen Nekrologen wurde nicht nur im üblichen Schematismus seiner wissenschaftlichen Leistung gedacht, sondern vor allem seiner Fähigkeit, in den unmittelbar zurückliegenden Jahren für »die Geschreckten und Besorgten« in Fakultät, Universität und öffentlichem Leben ein unentbehrlicher und maßgebender Berater zu sein [100]. Es ist zu spüren, daß die Fakultät nicht nur einen eminenten Fachvertreter betrauerte, sondern daß der Tod des wichtigsten Gestalters ihrer Nachkriegsgeschichte auch deren Ende markierte. Es war wohl seine Wesensart, gleichzeitig kritisch zurückhaltend und emotional stark ansprechbar zu sein, die andere Menschen angezogen hatte; Carl Noeggerath, der die Trauerrede hielt, sprach von »dem besten Manne unter uns« und wollte »seinen Namen – wie dies in der Antike geschah – mit ehernen Buchstaben in eine der Wände unserer Universität einschreiben« [101].

Entsprechend bedeutsam erschien der Fakultät die Nachfolgeregelung; in den Vorschlägen und Erwägungen fehlt keiner der seinerzeit oder später zu wissenschaftlichem Ansehen gelangten Psychiater. Beringer selbst hatte sich acht Tage vor seinem Tode, unter dem Eindruck eines ersten Lungeninfarktes, in einem Handschreiben an die Fakultät gewandt und *Richard Jung* als seinen Nachfolger empfohlen. Er war der Ansicht, daß Jung »der einzig Ausgewiesene« sei, die in der Amtszeit Beringers entstandene besondere »Aggregierung« von Psychiatrie, Neurophysiologie und Neurochirurgie – »diese in Deutschland einzige Kombination« – in einheitlicher Ausrichtung weiterzuführen [102]. Dieser ungewöhnliche Schritt Beringers beschäftigte die Fakultät intensiv und führte zu einer prinzipiellen Diskussion über die *Stellung der Psychiatrie* bzw. der Natur- und Geisteswissenschaften in der Gesamtmedizin.

Die Mehrzahl der Fakultätsmitglieder diskutierte ad personam und hob nicht nur das hohe internationale Ansehen Richard Jungs »in der Erforschung der somatischen Veränderungen bei Nervenkrankheiten«, sondern auch sein »Interesse an der psychologisch-psychiatrischen Richtung« der Psychiatrie hervor [103]. *Franz Büchner* und *Ludwig Heilmeyer* nahmen jedoch in einem Sondervotum grundsätzlich zur Lage der Psychiatrie Stellung, »in dem Bewußtsein ... daß das Fach Psychiatrie und Neurologie heute, insbesondere in Deutschland, in besonderem Maße bestimmend für die weitere Entwicklung der wissenschaftlichen Medizin ist«. Sie mahnten die Fakultät, »die Notwendigkeit nicht zu übersehen, daß wir in unseren Medizinischen Fakultäten gerade das Gebiet besonders stark ausbauen und pflegen, das uns zu einer intensiven Auseinandersetzung mit der Philosophie, Psychologie und philosophischen Anthropologie bringt«. Es sei kein Zufall, »daß Karl Jaspers aus der Psychiatrie hervorgegangen ist und daß ein Mann wie Viktor von Weizsäcker, von der exakten physiologischen Medizin und Neurologie herkommend, sich in einem Maße in die philosophische Problematik hineinentwickelt hat, daß er heute sogar in Gefahr ist, darüber die somatischen Grundlagen der Medizin zu vernachlässigen. Es wäre verhängnisvoll«, so schlossen Büchner und Heilmeyer, »wenn die medizinischen Fakultäten in einem Akt der Verdrängung diese Entwicklung ignorieren wollten. Sie müssen vielmehr diese Auseinandersetzungen auf sich nehmen, die zugleich einen Beitrag zur Überwindung der allzu schematischen Abgrenzung der Natur- und Geisteswissenschaften bedeutet«[104].

Es wäre verfehlt, in dieser Stellungnahme nur den Ausdruck innerfakultärer Spannungen zu sehen, die zweifellos bestanden haben. Was der Pathologe und der Internist ihrer Fakultät zum Nachdenken vorlegten, war vielmehr Ausdruck der – seinerzeit wie noch heute – weit über Freiburg hinausreichenden Diskussion, inwieweit sich die Medizin unter dem Eindruck ihres ungeheuren wissenschaftlichen Nachholbedarfes ausschließlich auf den naturwissenschaftlich bestimmten Erkenntniszuwachs konzentrieren solle, bzw. wie intensiv sie den zunehmenden Erwägungen über ihre anthropologische Aufgabe Raum zu geben habe. Es ist unübersehbar, daß die Autoren des Sondervotums dieser damals sehr dichten, insbesondere von Pathologie, Psychiatrie und Innerer Medizin getragenen Auseinandersetzung Rechnung trugen und auch in Freiburg die Diskussion offenhalten wollten.

Als konsequentes Ergebnis dieser Überlegungen wurde als Nachfolger Beringers sein früherer psychiatrischer Oberarzt *Hanns Ruffin* (1902–1979) berufen. Wie dieser entstammte er der sog. Heidelberger Schule um Krehl, v. Weizsäcker und Wilmanns und vereinigte nach Meinung der Fakultät »in sich im besten Sinne die beiden Pole der modernen Neurologie und Psychiatrie«. Die Verhandlungen zogen sich lange hin[105], da nunmehr neue Strukturpläne die endgültige Verselbständigung der Neurophysiologie sowie die Beibehaltung der Kombination Psychiatrie und Neurologie vorsahen. Wie oben bereits beschrieben, resultierte hieraus der lange Weg zur klinischen, akademischen und räumlichen Unabhängigkeit jener drei Fächer, die Kurt Beringer noch zusammengefügt sehen wollte.

Ruffin und Jung hatten sowohl untereinander als auch mit Fakultät und Ministerium schwierige Verhandlungen im Hinblick auf eine klare Umschreibung der Zuständigkeitsbereiche zu bestehen. An deren Ende stand die von Ruffin weiterhin gewünschte und aus der Freiburger Tradition abgeleitete »sachliche und persönliche Verbindung von Psychiatrie und Neurologie«, die Errichtung einer »eigenen neuropathophysiologischen und neurologischen Forschungsstätte« für Richard Jung sowie die Planung zur Errichtung eines Sonderbaues für die Neurochirurgie unter Traugott Riechert. Mit weitergehenden Plänen für die »Einrichtung einer kleinen psychiatrischen Kinderstation, einer heilpädagogischen Beratungsstelle sowie die sehr dringliche Errichtung einer Psychotherapeutischen Abteilung« sollte Ruffin die »zeitgemäße Weiterentwicklung« der Psychiatrie in den Vordergrund stellen. Erst zum 1.4.1951 waren diese Überlegungen soweit abgeklärt, daß sich Ruffin zum Dienstantritt entschließen konnte; seit dem Tode Beringers hatte Jung die gesamte Klinik kommissarisch geleitet.

Hanns Ruffin war nach seiner Freiburger Oberarztzeit unter Beringer (1934-1937) zunächst als kommissarischer Direktor an die Psychiatrische und Nervenklinik Köln gegangen und hatte 1939 die Nervenklinik des Städtischen Krankenhauses Magdeburg übernommen; formal war er jedoch bis Kriegsende Freiburger Fakultätsmitglied geblieben. Im Krieg hatte er zeitweise an einem Sonderlazarett für Hirnverletzte der Luftwaffe in Berlin gemeinsam mit dem Neurochirurgen Wilhelm Tönnis gearbeitet. Nach 1946 baute er im Zuge der Wiedererrichtung der Universität seiner Vaterstadt Mainz die dortige Psychiatrie zu einer Universitätsklinik aus und kehrte von dort nach Freiburg zurück [106].

Die ersten 10 Jahre seiner Amtsführung waren durch die Notwendigkeit geprägt, die in der Nachkriegszeit untragbar gewordenen baulichen Verhältnisse seiner Klinik zu verbessern. Eine mit trostlosen Fotos versehene Stellungnahme vom 7.3.1952 sollte zeigen, »daß auch keine Heil- und Pflegeanstalt mit solchen räumlichen Schwierigkeiten zu kämpfen hat wie wir; dabei fällt uns als Lehr- und Forschungsinstitut die Verpflichtung zu, in der Behandlung führend zu sein«[107]. Sie hat umfängliche Umbauarbeiten mit den dazugehörigen Planungen in Gang gesetzt, die erst 1961 mit der Errichtung des heutigen Ambulanzgebäudes einen vorläufigen Abschluß fanden.

Die Ausgewogenheit des von Ruffin vertretenen wissenschaftlichen Standortes der Psychiatrie dokumentiert sich am deutlichsten in den Forschungsschwerpunkten seiner Schüler[108]: *Albert Derwort* (1911-1978), *Klaus Poeck* (* 1926), *Eduard Schenck* (* 1921) und *Rudolf Bergleiter* (* 1920) habilitierten sich mit neurologisch-neuropsychiatrischen Themen, *Hans Göppert, Wolfgang Bister, Wolfgang Blankenburg* und *Alfred Adams* bearbeiteten psychopathologische und psychotherapeutische Themen, während sich *Clemens Faust* (* 1913) auf hirnpathologische Untersuchungen konzentrierte, die er in Frankfurt noch bei Karl Kleist begonnen hatte.

Unter ausdrücklicher Förderung von Ruffin begann *Hans Göppert* nach 1952 auch eine kinderpsychiatrische Sprechstunde abzuhalten, aus der 1955 eine Kinderstation entstand. Mitbetreut wurden heilpädagogische Beratungsstellen in Neustadt, Donaueschingen und Villingen. Mit der Habilitation von *Peter Strunk* (* 1929) im Jahre 1966 war auch die wissenschaftliche Grundlage für die Entwicklung einer eigenständigen *Kinder- und Jugendpsychiatrie* geschaffen, für die 1971 zunächst eine Abteilung und 1978 ein Ordinariat eingerichtet wurde.

Ruffin selbst, der sich in frühen Arbeiten auf neurophysiologische Arbeiten konzentriert hatte, widmete sich in Freiburg zunehmend psychophysischen Grundsatzfragen am Beispiel der Hypochondrie, der Melancholie und der Psychopathologie des Alterns. Der wegen seines maßvollen Urteils in allen Freiburger Fakultäten hoch angesehene Psychiater wurde 1961 zum Rektor der Universität gewählt; 1968 kam er um seine Emeritierung ein. Sein Nachfolger wurde *Rudolf Degkwitz* (1920-1990), der die Klinik bis 1987 leitete.

In der Fakultätssitzung vom 10.5.1951 begann die Nachfolgeregelung für den *Chirurgen* Eduard Rehn, der seit 1928 im Amt war und im 72. Lebensjahr stand. Rehn hatte sich in den letzten Jahren seiner Tätigkeit besonders der

Bekämpfung der Thromboembolie zugewandt und übernahm nach seiner Emeritierung die kleine chirurgische Abteilung des Krankenhauses in Ettenheim, um über das Emblieproblem weiterzuarbeiten.

Die Fakultät wünschte indessen – auf Vorschlag von Ludwig Heilmeyer – die Berufung eines Chirurgen mit der gleichzeitig anlaufenden Planung einer internistischen Tuberkuloseklinik zu verbinden[109]. Überlegungen, für die Thoraxchirurgie ein Extraordinariat einzurichten, konnten wieder fallen gelassen werden, als es gelang, *Hermann Krauß* (1899–1971) für Freiburg zu interessieren; als Schüler von Ferdinand Sauerbruch hatte er die chirurgische Behandlung der Brustorgane zu einem Schwerpunkt seiner Tätigkeit gemacht.

Hermann Krauß, ein aus Calw gebürtiger Schwabe, fügte sich souverän in den Stil der Freiburger Fakultät und wurde bald zu einem ihrer dominierenden Vertreter. Das legendäre »Triumvirat Büchner-Heilmeyer-Krauß« wird von Zeitzeugen – vielfach nostalgisch – als Typikum des klassischen, wenn auch letzten Modells der alten Ordinarienfakultät beschrieben. Krauß war unzweifelhaft mit dem Charisma des ärztlich und menschlich überzeugenden Klinikers begabt und in der Lage, »mit der ihm eigenen Begeisterungsfähigkeit, Menschenkenntnis und Beharrlichkeit eine Chirurgenschule eigener Prägung zu schaffen«[110] (Abb. 97).

Nach Ausbildungsjahren in Göppingen und Mainz hatte ihn Sauerbruch 1930 an die Chirurgische Universitätsklinik der Charité nach Berlin geholt. Dort habilitierte er sich 1934, wurde im gleichen Jahr als ärztlicher Beistand zum sterbenden Reichspräsidenten v. Hindenburg entsandt, übernahm 1935 die Funktion des Oberarztes der Sauerbruchschen Klinik und 1940, als Extraordinarius, die Leitung des St.-Urban-Krankenhauses in Berlin. Als beratender Chirurg bei der Sanitätsinspektion des Heeres war er im Krieg maßgeblich an der Organisation der Verwundetenversorgung beteiligt. Nach einer Zeit der Internierung durch die Besatzungsmacht kehrte Krauß 1948 als chirurgischer Chefarzt an das Kreiskrankenhaus Göppingen, seine erste Ausbildungsstelle zurück. Dort erreichten ihn gleichzeitig Rufe nach Freiburg und Tübingen; er zog das Freiburger Angebot vor, da es seinen chirurgischen Interessen näher kam.

Trotz seiner Konzentration auf die Chirurgie des Brustkorbes, insbesondere der Lungen, des Herzens, der Speiseröhre und des Zwerchfells, hielt Krauß »an der allgemeinen Chirurgie als einer unteilbaren Kunst fest, weil auch der Mensch ein Ganzes ist und das ärztliche Verantwortungsgefühl für dieses Ganze sonst schwinden könnte«[111]. Seine Schüler schildern ihn als »primär unzweifelhaft mehr Kliniker als Wissenschaftler«, als meisterhaften, »scheinbar mühelos, gewebsschonend und leichthändig« operierenden Lehrer, als einen bis ins Detail aufmerksamen und den Arbeitsalltag mit absoluter Autorität bestimmenden Klinikleiter, und als großes Vorbild in der vertrauensstiftenden Art der Patientenbegegnung[112]. Krauß hat unzweifelhaft Gespür für neuartige chirurgische Entwicklungen, vor allem für den Ausbau interdisziplinärer Aufgaben gezeigt. Äußerer Ausdruck dieser vor allem mit Ludwig Heilmeyer beschriebenen Kooperation war die Planung der *Robert-Koch-Klinik*, die zur Behandlung der *Lungentuberkulose* Chirurgie und Innere Medizin unter einem

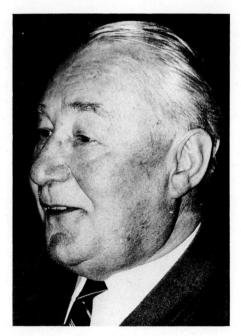

97 Hermann Krauß (1899–1971)

Dach vereinen sollte. Gemeinsam mit dem kardiologischen Team der Medizinischen Klinik wurde die Chirurgie am offenen Herzen mit Hilfe der Herz-Lungen-Maschine aufgebaut, schließlich gewann die Freiburger Chirurgie als erste den Anschluß an die Schweizerische Arbeitsgemeinschaft für Osteosynthese, einer wichtigen Neuentwicklung auf dem Gebiet der Unfallchirurgie.

Gropp und Kern haben am Ende der 16jährigen Amtszeit ihres Lehrers Krauß die Gesamtzahl der operativen Eingriffe während dieser Zeit analysiert und an ihnen einen markanten Charakterwandel der operativen Chirurgie demonstriert[113]. Während die sog. kleine und mittlere Chirurgie zunehmend an kleineren chirurgischen Krankenhausabteilungen des Umfeldes vorgenommen wurden, nahmen die größeren und speziellen Operationen in der Universitätsklinik zu. So waren die Eingriffe der Abdominal-, Unfall- und Thoraxchirurgie zwischen 1952 und 1968 auf das Dreifache, die orthopädischen Operationen auf das Sechsfache angestiegen. Hinzu kam die Entwicklung in der Intensivüberwachung, die – wie bereits berichtet – zur Entwicklung einer eigenständigen Anaesthesieabteilung geführt hatte. Der zunehmende Anteil einzelner Spezialgebiete bei einer immer differenzierteren Operationstechnik hatte daher zwangsläufig mit sich gebracht, daß zum Zeitpunkt der Emeritierung von Hermann Krauß nicht nur das *Institut für Anaesthesiologie* unter *Kurt Wiemers* verselbständigt war, sondern vier weitere *Abteilungen* eine eigene Struktur gewonnen hatten: die thoraxchirurgische Abteilung der Robert-Koch-Klinik unter *Wilhelm Wolfart* (*1919), die Röntgenabteilung unter *Ernst Stutz* (1905–1988), eine urologische Abteilung unter *Adalbert Gaca* (*1925) und die Orthopädie unter *Karl Bätzner* (1909–1986).

Letztere war, wie bereits berichtet, unter Lexer und Rehn wieder als Unterabteilung der Chirurgie geführt worden, wenngleich zwischen 1927 und 1951 mit *Rudolf Wilhelm* (1893-1959), *Hans-Heinz Mutschler* (1907-1971) und *Günter Ihlenfeld* (* 1911) qualifizierte Fachorthopäden an der Klinik gearbeitet hatten. Bätzner, der bereits unter Rehn in der Orthopädischen Abteilung tätig war und seit 1951 die Verantwortung für dieses Gebiet übernommen hatte, konnte unter Förderung von Krauß das Fach wieder verselbständigen und den Anschluß an die moderne Entwicklung der Orthopädie wiedergewinnen. Für ihn wurde 1962 eine Abteilung und zum 1.11.1970 ein eigener *Lehrstuhl für Orthopädie* eingerichtet[114].

Nach dem plötzlichen Embolietod von Willi Wolf kurz vor Weihnachten 1953 begannen erneut – wie schon bei seiner Berufung – längere Bemühungen um die Wiederbesetzung des Lehrstuhles für *Gynäkologie und Geburtshilfe*. Die Frauenklinik wurde zweieinhalb Jahre lang durch den Oberarzt und apl. Professor *Reinhold Elert* (1909-1970) weitergeführt.

Er war als Endokrinologe bekannt geworden und hatte vornehmlich über die Hormone der Hypophyse und der Nebennierenrinde in ihren Beziehungen zur Fruchtbarkeit, Schwangerschaft und Geburt publiziert. Als kommissarischer Klinikleiter erwarb er sich in Freiburg großes Ansehen; nach Abschluß der für ihn problematischen Nachfolgeregelung ging er als Leiter der Städtischen Frauenklinik nach Wiesbaden und wurde 1958 auf den Lehrstuhl seines Fachgebietes an die Medizinische Akademie Düsseldorf berufen.

Erst im Mai 1954 befaßte sich die Fakultät in einer Sondersitzung[115] mit der Wiederbesetzung des Lehrstuhles und versuchte zunächst, Werner Bickenbach (1900-1974) zu gewinnen, der in Tübingen seit 1950 als Nachfolger von August Mayer amtierte. Da Bickenbach einen Ruf nach München vorzog, erwog man, mit *Max Kneer* (1908-1957), einem weiteren jüngeren Mayer-Schüler, die bereits durch Wolf vertretene alte Hegar-Tradition weiterzuverfolgen.

Kneer hatte in Tübingen und München studiert und nach 1932 seine gesamte Fachausbildung in Tübingen absolviert. Wissenschaftlich war auch er auf die Sexualhormone in der Frauenheilkunde und Geburtshilfe konzentriert, insbesondere auf ihren Einsatz bei der Behandlung der funktionellen Amenorrhoe, der primären Wehenschwäche, und im praeklimakterischen Alter. Wie noch die meisten Kliniker seiner Generation war er jedoch befähigt, die Breite der allgemeinen Gynäkologie und Geburtshilfe zu überschauen, auszuüben und zu lehren. 1950 ging er kurzfristig als Leiter an die gynäkologisch-geburtshilfliche Abteilung des Krankenhauses Geislingen/Steig; 1953 wurde er zum Chefarzt der Frauenklinik seiner Heimatstadt Heilbronn berufen.

Bis im Mai 1955 der Ruf an Kneer ergehen konnte, hatte sich die Fakultät mit zahlreichen Problemen ihrer Regularien – eventuelle Hausberufung Elerts, Stimmrecht und Extraordinarien etc. – schwer getan[116]. Er selbst bat um eine Verschiebung seines Dienstbeginns auf den 1.3.1956, da die Freiburger Frauenklinik gut geleitet war, er aber seine Heilbronner Patientinnen bis zum verzögerten Eintreffen des Nachfolgers nicht im Stich lassen wollte[117].

Kneer erweckte in seiner nachdenklichen und bescheidenen, aber überzeugenden Wesensart große Hoffnungen, insbesondere auf eine Vertiefung der wissenschaftlichen Frauenheilkunde in Richtung auf zeitadäquate soziale und ethische Fragestellungen; eine von ihm veranstaltete Gedenkfeier für seinen Vorgänger und Freund Willi Wolf wies deutlich in diese Richtung. Umso bestürzter war nicht nur die Fakultät, sondern die ganze Universität und die Freiburger Mitwelt, daß Max Kneer bald darauf Zeichen einer malignen Erkrankung aufwies, seine Aufgaben jedoch bis zuletzt mit größtem Einsatz weiterversah und am 1.9.1957, nach nur 18 Monaten Amtszeit im Alter von 49 Jahren verstarb. Das Erschrecken war tief, zumal vier Freiburger Frauenkliniker bisher ebenfalls im Amt gestorben waren: Krönig, Opitz, Pankow und Wolf[118].

Die Fakultät sah sich nunmehr zu schnellen Entscheidungen genötigt; vorläufig übernahm der Chirurg Hermann Krauß die organisatorische Leitung der Frauenklinik, deren Alltag von den Oberärzten *Richard Huber, Ernst-Heinrich Dulle* und *Werner Dietz* betreut war. Aus einer bereits im Januar 1958 vorliegenden Liste mit den Namen Otto Käser, Horst Schwalm und Heinrich Wimhöfer berief das Ministerium den letzteren, der bereits auf der Liste bei der Berufung Kneers gestanden hatte[119].

Heinrich Wimhöfer (1908–1970), der am 6.9.1958 in der Fakultät begrüßt wurde, war – wie sein Vorgänger Kneer – nach jahrzehntelanger Tätigkeit an Universitätskliniken in eine Chefarztposition an das St. Josephs-Krankenhaus in Bremen gegangen. Dies mag seine Überzeugung verstärkt haben, »daß auch an unseren modernen Universitätskliniken bei aller Belastung durch die Aufgaben von Lehre und Forschung die ärztliche Arbeit am Krankenbett, im Operations- und Kreißsaal Vorrang habe«[120]. Seine Schüler heben daher die strenge, sorgfältig durchdachte und straff geführte Klinikstruktur hervor, in der die klinischen und wissenschaftlichen Aufgaben auf kluge Weise koordiniert waren, und mit der »die Freiburger Klinik nach ihrer unglücklichen Geschichte... innere Ruhe und Reife gefunden hat«[121].

Wimhöfer war Westfale, hatte 1932 seine Ausbildung in Kiel bei Robert Schröder begonnen und in dessen Oberarzt Hans Runge (1892–1964) einen kongenialen Förderer und Freund gefunden. Mit Runge ging Wimhöfer 1934 nach Heidelberg und hat sich dort – unterbrochen durch Kriegsdienst und Internierung – in über zwei Jahrzehnten ein eigenes klinisches und wissenschaftliches Profil mit breit gestreuten Problemstellungen erarbeitet. Schwerpunkte lagen in Arbeiten zur Eklampsiebehandlung, zur gynäkologischen Strahlentherapie, zur postoperativen Thromboembolie und, von Freiburg aus, zur Prophylaxe der Rhesus-Sensibilisierung.

Wimhöfer war beeindruckend durch seine einfache und herbe, unzweifelhaft konservative, aber ungemein zuverlässige und vertrauenstiftende Art. Es gelang ihm in der Tat, die Arbeit an der Freiburger Frauenklinik nach Jahren der Unruhe wieder zu stabilisieren und sie in seiner zwölfjährigen Amtszeit in eigener Weise zu prägen. Heinrich Wimhöfer gehört jedoch wiederum in die tragische Reihe der Freiburger Frauenkliniker, die ihre Emeritierung nicht erreichten; er erlag mit 62 Jahren »nach zähem Ringen jener Erkrankung, die er bei seinen Mitmenschen mit so großem Erfolg und seelischem Einfühlungsvermögen bekämpft hat«[122]. In seiner Nachfolge wurde der Lehrstuhl zunächst von *Hans-Günther Hillemanns* (* 1923) geleitet und 1975 in drei selbständige Einheiten (*Hillemanns, Albrecht Pfleiderer, Meinert Breckwoldt*) aufgeteilt.

Eine wichtige und weiterführende Initiative hat der Polikliniker Hans Sarre im Jahre 1966 ergriffen, als er die Fakultät veranlaßte, einen Lehrauftrag für *Allgemeinmedizin* zu erteilen. Dieser erging an *Siegfried Häussler* (1917–1989), einen praktischen Arzt aus Altbach, den Sarre zunächst in seiner Hauptvorlesung vortragen ließ, woraus sich dann ein kontinuierliches Lehrangebot über Probleme der Allgemeinpraxis entwickelte. Damit »war der Allgemeinmedizin, war dem praktischen Arzt zum ersten Mal ... das Lehrpult freigegeben« und eine Entwicklung eingeleitet, die mittlerweile die Allgemeinmedizin zu einem unverzichtbaren Bestandteil der Ausbildung gemacht hat. Nach Häusslers Weggang nach Ulm (1970) hat *Hans Heinz Schrömbgens* (* 1916), Allgemeinarzt aus Rheinmünster-Schwarzach, den Lehrauftrag in Freiburg weitergeführt[122a].

Kaum eine andere Neuberufung trug so intensiv einem inzwischen eingetretenen Strukturwandel des betroffenen Faches Rechnung, wie die Nachfolgeregelung für den Lehrstuhl *Hygiene* im Jahre 1955. Die »klassische« Hygiene Max v. Pettenkofers, mit ihren Schwerpunkten Ernährungs-, Wasser-, Wohnungs-, Gewerbehygiene, war in der Verschmelzung mit der Bakteriologie Robert Kochs zunehmend zu einem experimentellen Grundlagenfach geworden. Mit der ätiologischen Forschung, die zur Entdeckung der Mikroorganismen als Krankheitserreger geführt hatte, eröffnete sich ein Forschungsgebiet, das unter dem Begriff der Mikrobiologie Vorrang vor der traditionellen »Staatsarzneikunde« gewann. Durch das Aufkommen der Immunitätslehre war den Hygiene-Instituten auch die Serologie zugefallen; die Kombination Mikrobiologie und Immunologie wurde zur erfolgreichen wissenschaftlichen Basis für Epidemiologie, spezifische Prophylaxe, Serum- und Chemotherapie. Zahlreiche Zweige der alten Hygiene begannen Selbständigkeit anzustreben, wie Sozial- und Arbeitsmedizin, Sozial- und Psychohygiene, Präventivmedizin, Sportmedizin etc.

Auch in Freiburg ist diese Entwicklung ablesbar[123]; während die ersten Ordinariate Schottelius und Hahn noch ganz dem Konzept Pettenkofers verpflichtet waren, verlagerte sich mit Uhlenhuth, als Schüler Robert Kochs, der Schwerpunkt auf Probleme der Infektionskrankheiten und der Chemotherapie. Hermann Dold, seit 1936 im Amt und bei seiner Emeritierung 1952 70 Jahre alt, blieb im wesentlichen auf sein Thema der antibakteriellen Hemm- und Wandlungsstoffe konzentriert, förderte aber Arbeiten seiner Mitarbeiter aus den meisten Gebieten der allgemeinen Hygiene. *Konrad Hummel* (* 1923) begann nach 1949 die Blutgruppenserologie auszubauen; seine frühen Arbeiten über Probleme der Hämagglutination legten den Grundstock für die spätere, allerdings temporäre (1974–1988)[123a] Verselbständigung der Blutgruppenserologie als Abteilung und Institut. An eine grundlegende Neuorganisation des Hygiene-Institutes und des angegliederten Medizinaluntersuchungsamtes war jedoch bis zur Mitte der fünfziger Jahre nicht zu denken, da auch die seit der Zerstörung unzureichend gebliebenen Raumverhältnisse dies nicht gestatteten [124].

Die Nachfolge Dold wurde im Mai 1952 erstmalig beraten und gestaltete sich schwierig; Dold versah den Lehrstuhl vertretungsweise bis zum Sommersemester 1954. Zahlreiche Sondersitzungen, Kommissionswechsel und Listenvorschläge führten zunächst zu einem Ruf an den Basler Privatdozenten *Hubert Bloch* (1913–1974), der sich dort 1943 für Bakteriologie und Immunitätslehre habilitiert hatte und später an das WHO-Tuberkuloseforschungsinstitut in Kopenhagen und das Rockefeller-Institut in New York gegangen war [125]. Diese Art seiner Tätigkeit führte in Freiburg zu einem Grundsatzstreit, ob im oben beschriebenen Sinne einem Wissenschaftler oder einem »praktischen Hygieniker« der Vorrang zu geben sei [126].

Der scheidende Dold hat in einem Memorandum vom 16.7.1953 betont, daß »der Hygieniker kein weltfremder Theoretiker und kein Laboratoriumsarbeiter« sein darf, da er für die unveränderte Breite der öffentlichen Aufgaben einen »Sinn für Praxis« benötige. Daher müßten »spezielle Wünsche, die das eine oder andere Mitglied der Fakultät hinsichtlich der Arbeits- oder Forschungsrichtung des zu Berufenden hegen könnte, zurücktreten«. Franz Büchner schlug in diesem Zusammenhang vor, die »praktische Hygiene« von der Mikrobiologie abzutrennen und zu verselbständigen [127]. Die Verhandlungen mit Bloch konzentrierten sich jedoch im wesentlichen auf Baufragen; letztlich führten persönliche Gründe zu seiner Absage. Er nahm eine Professur in Pittsburgh an, später wurde ihm die Leitung des Grundlagenforschungsinstitutes der CIBA AG in Basel übertragen. Da Dold inzwischen nicht weiter im Amt bleiben konnte, wurde relativ rasch eine neue Liste erstellt, auf der *Richard Haas* (1910–1988) an erster Stelle stand [128].

Haas hatte sich als Mediziner und Chemiker auf das Gebiet der Experimentellen Therapie, insbesondere auf Immunchemie, Virologie und Schutzimpfungen spezialisiert und war seit 1950 Leiter der humanmedizinischen Forschung der Behringwerke in Marburg. Dort war er maßgeblich an der Entwicklung der Poliomyelitisschutzimpfung beteiligt und hatte auf diesem Gebiet eng mit dem Freiburger Pädiater Walter Keller zusammengearbeitet [129]. Die Berufung von Haas bedeutete daher eine Betonung der Virologie im Bereich der Mikrobiologie und bereitete den Boden für die späteren organisatorischen Ausdifferenzierungen von Bakteriologie, Virologie, Immunologie und Parasitologie im Rahmen des Institutes. Die eigentliche »Hygiene«, für die angesichts ihrer wachsenden epidemiologischen und sozialen Aufgaben ein übergreifendes Konzept bzw. eine eigene Institution sicher angebracht gewesen wäre, blieb bis heute der Bakteriologie zugeordnet.

Haas gelang es während der Berufungsverhandlungen, Fakultät und Ministerium davon zu überzeugen, daß alle fachlichen und baulichen Probleme seines Gebietes in Freiburg nur durch einen kombinierten Neubau für das Hygieneinstitut und das Medizinaluntersuchungsamt zu lösen seien. Da ihm dies überraschenderweise zugesagt wurde, nahm er den Ruf an und leitete das Institut bis 1975. Danach wurde der Lehrstuhl in ein Ordinariat für

Virologie (*Harald zur Hausen*, * 1936), und ein Extraordinariat, später Ordinariat für *Allgemeine Hygiene und Bakteriologie* (*Wolfgang Bredt*, * 1937) aufgeteilt.

In den gleichen Kontext gehört auch der Strukturwandel des Faches *Kinderheilkunde*, dessen Lehrstuhlinhaber Walter Keller im Jahre 1962 emeritiert wurde. Er übergab eine Klinik, in der sich während seiner 13jährigen Amtszeit ebenfalls ein Spezialisierungsprozeß mit bestimmten wissenschaftlichen Schwerpunkten entwickelt hatte. In enger Verbindung mit dem eben erwähnten Hygieniker Richard Haas hatte Keller die klinische Virologie und Bakteriologie ans Krankenbett geholt und sich mit *Oskar Vivell* (1917–1981), *Walter Marget* (* 1920) und *Roland Gädecke* (* 1919) entsprechende Mitarbeiter gewonnen. Ernährung, Stoffwechsel und Diabetes mellitus waren die Arbeitsgebiete von *Horst Günther Krainick* (1908–1968) und *Friedrich Ernst Struwe* (* 1929), einen weiterwirkenden Schwerpunkt Hämatologie hatte *Klaus Betke* (* 1914) aufgebaut[130].

Kellers Abschiedsvorlesung und die gemeinsam damit publizierte Antrittsrede seines Nachfolgers *Wilhelm Künzer* (* 1919)[131] zeigen in seltener Deutlichkeit den Stilwandel einer Disziplin, deren Aufgaben sich durch neue wissenschaftliche Erkenntnisse drastisch geändert hatten: die gefährlichen Infektionskrankheiten Tuberkulose, Diphtherie und Kinderlähmung waren im Verschwinden, die Heilungsmöglichkeiten der klassischen Kinderkrankheiten wurden seit der Einführung der Antibiotika und der Schutzimpfungen zur Routine. Künzer, der wissenschaftlich aus der Hämatologie kam und die Klinik bis 1988 leitete, sollte seinerseits mit neuen Herausforderungen an die Pädiatrie konfrontiert werden, den sinkenden Geburtenraten, einem Wandel des Krankheitsspektrums im klinischen Bereich, wachsenden technischen und apparativen Ansprüchen an Diagnostik und Therapie sowie daraus resultierenden allgemeinen Existenzproblemen eines Kinderkrankenhauses[132].

Nach dreißigjähriger Amtszeit und im Alter von 70 Jahren wurde der *Physiologe* Paul Hoffmann im Dezember 1954 formell emeritiert, vertrat den Lehrstuhl jedoch noch bis zur Wahl des Nachfolgers 1956. Er hatte nach dem Krieg mit einem zerstörten Institut und ohne eingearbeiteten Schüler wieder angefangen; erst 1950 konnte er *Josef Pichotka* (1911–1991) habilitieren. Hoffmanns Thema blieb die Elektrophysiologie der Reflexe und der Willkürinnervation, wobei er die neueren Forschungen kritisch begleitete. Für seine eigene Lebensarbeit stellte er dabei fest, daß Untersuchungen, die bei ihm vor dreißig Jahren »von der klinischen Seite her angestoßen [wurden] und sich stets in engerer Beziehung zu den klinischen Bedürfnissen gehalten [haben]«, nunmehr auch mit neuen technischen Mitteln zu keinen anderen Ergebnissen geführt hätten; ihm erschien dies »als Treppenwitz, als Einrennen längst offener Türen«. Er ermahnte daher die Wissenschaftler, sich nicht in »Schulen« zu zersplittern, sondern ein System zu erarbeiten, »das uns erlaubt, die zahllosen Einzelheiten unter einem allgemeinen Gesichtspunkt zu vereinigen«[133].

Hoffmann war nicht nur »one of the prominent neurophysiologists of our century«[134]; die Fakultät hatte ihm zweifellos auch vieles für die Wahrung ihrer

Stabilität zu danken. Ein halbes Jahr vor seinem Tod 1962 entwarf er einen Brief an den Dekan, den man später in seinem Schreibtisch fand. Darin bat er, in aller Stille beigesetzt zu werden, »zur Erleichterung der Kollegen... Die Alma mater Alberto-Ludoviciana ist für mich wahrhaft eine Mutter gewesen. Ich habe mich bemüht, ihr zu dienen. Wenn dieser Dienst recht bescheiden ausfiel, so genügt wohl die Formel: 1924ff....«[135].

Auch die Nachfolgeregelung für Hoffmann führte die Fakultät vor die grundsätzliche Frage, bei einer Lehrstuhlbesetzung der Konzentration auf die Wissenschaft den Vorrang zu geben. Nachdem der Frankfurter Physiologe Karl Wezler (1900–1987) abgesagt hatte, entschloß man sich zu dem seinerzeit ungewöhnlichen und in Sondersitzungen heftig diskutierten Schritt, dem jungen Pharmakologen *Albrecht Fleckenstein* (* 1917) den Ruf zu erteilen; »sein Eindruck auf die Jüngeren war zündend«[136]. Fleckenstein vertrat die Freiburger Physiologie bis 1985 und entwickelte hier sein Lebensthema, die Entwicklung und Wirkungsanalyse einer Gruppe hochwirksamer Arzneistoffe, der sog. Kalziumantagonisten. Noch während seiner Amtszeit wurde ein *zweiter physiologischer Lehrstuhl* eingerichtet (*Hermann Antoni* 1975, *Rainer Greger* 1986).

Zu den Senioren der Fakultät gehörte im Berichtszeitraum auch noch der *Pharmakologe* Sigurd Janssen; er war seit 1927 im Amt, war zweimal Rektor der Universität und mehrfach Dekan gewesen, und genoß aufgrund seiner menschlichen Qualitäten uneingeschränkte Autorität in der Fakultät. Er schied 1960, nach 33 Dienstjahren, aus, nachdem er sich in den letzten Jahren seiner Forschertätigkeit zusammen mit seinen Schülern *Günter Grupp* (* 1920) und *Otto Heidenreich* (* 1924) wieder experimentell der Nierenphysiologie zugewandt hatte[137].

Janssens Nachfolger wurde *Fritz Hahn* (1907–1982), ein in Lehre und Forschung bereits lange ausgewiesener Fachvertreter, der das Pharmakologische Institut der Medizinischen Akademie Düsseldorf seit 1940 kommissarisch und seit 1951 als Direktor leitete. Er übernahm das Freiburger Institut 1960, unmittelbar nach einem Amtsjahr als Rektor in Düsseldorf, und wurde 1972 emeritiert.

Hahn war Immunpharmakologe und von Anfang an auf klinisch relevante Fragestellungen konzentriert. Mit Ludwig Heilmeyer, der nach dem Krieg vorübergehend das Düsseldorfer Pharmakologische Institut leitete, hatte er sich dem Problem der autoantikörperbedingten hämolytischen Anämien zugewandt. Wichtige Schwerpunkte waren später die anaphylaktischen Schockformen, die Analeptika und die experimentelle Allergieforschung. Das bis dahin wenig beachtete Gebiet der Immunpharmakologie wurde während des Ordinariates von Hahn international erschlossen; sein Schüler *Wolfgang Schmutzler* (* 1933) bezeichnete seinen Lehrer in einem Nachruf als »one of the very first immunopharmacologists in the world«[138]. Auch seine Nachfolge wurde auf zwei Lehrstühle verteilt (*Georg Hertting* 1973, *Klaus Starke* 1977).

Hahns engagierter Umgang mit der Geschichte seines Fachgebietes prädestinierte ihn dazu, 1966–67, nach dem Tode von Joseph Schumacher, die kommissarische Leitung des *Instituts für Geschichte der Medizin* zu übernehmen;

sein großer Einsatz hat in schwieriger Zeit nicht nur den Erhalt des Instituts garantiert, sondern auch den Weg zur endgültigen Einrichtung eines ordentlichen Lehrstuhles gebahnt (*Eduard Seidler* 1968)[139].

Zu den Mitgliedern der alten Fakultät, die Krieg und Nachkriegszeit überdauert hatten und über ihr Emeritierungsalter hinaus amtierten, gehörte auch der *Hautkliniker* Alfred Stühmer. Wie schon erwähnt, war seine nur wenig beschädigte Klinik in der Nachkriegszeit Zufluchtsort für zahlreiche Institutionen des Klinikums gewesen; auf seinem eigenen Fachgebiet war er durch eine radikale Zunahme der Dermatosen und Geschlechtskrankheiten gefordert[140]. Wissenschaftlich wandte sich Stühmer in den frühen fünfziger Jahren wieder der Strahlentherapie zu, betrieb mit großem Engagement die bereits beschriebene bioklimatische Forschungsgemeinschaft und kündigte 1956/57 als neue Vorlesung »Grundzüge einer wissenschaftlich vertretbaren Naturheilkunde« an.

Am 2.6.1957 starb er, 72jährig, aus seinem nach wie vor aktiv geführten Amt heraus; die kommissarische Klinikleitung übernahm sein Oberarzt *Rudolf Pfister* (* 1918). Als Spezialist für Dermatomykosen und Nagelkrankheiten hatte sich dieser 1955 habilitiert und war bei Stühmers Tod der einzige Dozent am Hause; *Werner Schulze* (1903–1979), der 1948 als Berliner Dozent zum Mitarbeiterstab Stühmers gekommen war, hatte 1954 einen Ruf auf den dermatologischen Lehrstuhl in Rostock angenommen.

Die Wiederbesetzung in Freiburg zog sich über zwei Jahre hin, obwohl bereits Ende Dezember 1957 ein Listenvorschlag vorlag, auf dem mit Josef Kimmig, Karl-Wilhelm Kalkoff und Werner Schulze drei amtierende Ordinarien vertreten waren. Umso schwieriger war es, über die mangelhaften Klinikverhältnisse zu verhandeln; »die Fata Morgana Neubau ist all die Jahre geradezu ein Unglück für diese Klinik gewesen«, charakterisierte *Karl-Wilhelm Kalkoff* (1909–1981) die Situation[141]. Er nahm nach der Absage Kimmigs und nach mühevollen Verhandlungen 1960 den Ruf an.

Zu diesem Zeitpunkt war die Planung einer Hautklinik in das später nie realisierte Projekt des zweiten Hochhauses im Klinikum einbezogen. Kalkoff, als Marburger Ordinarius und durch gleichzeitige Rufe nach Würzburg und Frankfurt in guter Verhandlungsposition, vermochte die realistische Idee einer umfassenden Sanierung der alten Klinik durchzusetzen und in drei Bauabschnitten aus Kartoffelkellern, Küchenräumen und Wirtschaftsräumen Laborräume zu schaffen, eine Ambulanz zu errichten und die Krankenstationen zu sanieren. Dieses Programm zog sich über 12 Jahre hin, die von allen Beteiligten als permanentes Provisorium empfunden wurden. Dennoch stellte Kalkoff nach Abschluß der Arbeiten fest, daß nach dieser Zeit der wissenschaftliche Standort der Klinik »auch übernational gesehen, den Ansprüchen entsprach, die an eine moderne Hautklinik gestellt werden«[142].

Kalkoff selbst war durch eine lange Tätigkeit an der von Stühmer begründeten Lupusheilstätte »Haus Hornheide« bei Münster auf die Tuberkulose und Sarkoidose der Haut spezialisiert und hatte sich nach dem Krieg mit Gerhard Domagk um die Chemotherapie der Hauttuberkulose bemüht. In Freiburg wurde ein wichtiger Schwerpunkt das Maligne Melanom, zu dessen

Erforschung eine Arbeitsgemeinschaft von zehn Kliniken ins Leben gerufen wurde. Die klinische Forschungsarbeit in der Zeit Kalkoffs war auch in diesem Hause »durch die zunehmende Spezialisierung einzelner Mitarbeiter auf eng umschriebene Fragestellungen innerhalb wichtiger Teilgebiet unseres Faches charakterisiert«[143]; hierzu gehörten u. a. die späteren Lehrstuhlinhaber *Leonhard Illig* (Gießen, * 1920), *Egon Macher* (Münster, * 1924) sowie der Androloge *Hans-Joachim Heite* (* 1913) und der Strahlentherapeut *Willi Born* (* 1923). Für Werner Schulze, der 1958 aus politischen Gründen wieder aus der DDR zurückgekehrt war, richtete Kalkoff ein Forschungslaboratorium ein. 1977 wurde Karl-Wilhelm Kalkoff emeritiert, leitete jedoch die Klinik noch bis zum Amtsantritt seines Nachfolgers (*Erwin Schöpf* 1978).

Die Arbeit am *Pathologischen Institut* entsprach bis zur Emeritierung *Franz Büchners* 1963 ganz seiner Konzeption, durch zahlreiche hochspezialisierte Forscher dem Voranschreiten neuer wissenschaftlicher Methoden Rechnung zu tragen, die Einheit des Faches jedoch institutionell und geistig zu erhalten. Dies bedeutete für ihn selbst die Konzentration auf die Allgemeine Pathologie, als zentrale Wissenschaft der Biologie und Anthropologie, die sich theoretisch mit den Regeln und Gesetzmäßigkeiten des Phänomens Krankheit am Menschen und am Lebendigen zu befassen hat. Demgegenüber dient nach seiner Auffassung die Spezielle Pathologie der klinischen Anwendung; sie soll Ordnung in die Fülle der Phänomene bringen und dem klinischen Denken verfügbar machen[144]. Entsprechend konzipiert war auch der institutionelle Aufbau des Freiburger Institutes; die schrittweise entstehenden *Abteilungen für Cytophotometrie*, *Historadiographie*, später für *Autoradiographie* und für *Elektronenmikroskopie* blieben – wie die älteren Abteilungen für *Chemische Pathologie* und *Neuropathologie* – in den »Gesamtorganismus« des Institutes eingefügt[145].

Die Verwirklichung dieser Ausdifferenzierungen war nur durch die Anschaffung teurer Apparaturen, durch die Bereitstellung von Stellen für die erforderlichen Spezialisten und durch räumliche Vergrößerung des Institutes möglich. Bleibeverhandlungen im Anschluß an Rufe nach Ankara, Göttingen, Bonn und München ermöglichten Büchner im Laufe der Jahre den Hörsaalbau, die Aufstockung des Institutes, die Anschaffung eines Elektronenmikroskopes und die Heranziehung ausgezeichneter Mitarbeiter; neben den bereits genannten u. a. *Hans-Werner Altmann* (* 1916), *Ekkehard Grundmann* (* 1921), *Günter Könn* (* 1917), *Hugo Noetzel* (* 1910) und *Wolfgang Oehlert* (* 1922). Deren Arbeiten gruppierte Büchner in seinen Erinnerungen in vier Problemkreise: die Frage nach den Strukturveränderungen hochdifferenzierter Organe durch Sauerstoffmangel, die pathogenetische Bedeutung von Störungen der Zellatmung, die Entstehung von Mißbildungen während der embryonalen Entwicklung, sowie die Frage nach den zellulären Stoffwechselveränderungen bei der Krebsentstehung[146].

Es ist oben schon berichtet worden, wie intensiv gerade Büchner allen Bestrebungen entgegentrat, die von den Empfehlungen des Wissenschaftsrates ausgehend die Lehrstühle spalten wollten. Als Günter Gillessen in der

Frankfurter Allgemeinen Zeitung vom 28.12.1959 einen scharfen Angriff auf die »monarchischen« Verhältnisse an den Freiburger medizinischen Instituten veröffentlichte, antwortete Büchner in einem Leserbrief, daß bereits sechs von seinen Mitarbeitern auf deutsche Lehrstühle gelangt seien; dies »dürfte ein gesünderer und kraftvollerer Beitrag meines Instituts zur Verjüngung der deutschen Hochschule... sein, als die vorgeschlagene Unterbringung seiner Dozenten auf Lehrstühlen mit eingeschränkter Zuständigkeit, die nach der Aufspaltung des vorhandenen Ordinariates verkümmern müßten«[147]. Er ging sogar soweit, im April 1961, zwei Jahre vor seinem offiziellen Emeritierungsdatum, der Fakultät aus Sorge um die Erhaltung der Einheit seines Faches seinen vorzeitigen Rücktritt anzubieten[148]. Als er am 1.10.1963 sein Institut an *Hans Ulrich Zollinger* (1912–1990) übergab, war indessen in Freiburg nicht nur die Ära der umfassenden, allgemein-pathologisch orientierten und »an den Felsen der Morphologie geschmiedeten« Pathologie als Krankheitslehre[149] zu Ende, sondern es kündigten sich unübersehbar neue Entwicklungen in der Institutsstruktur an.

Im Pathologischen Institut hat Zollinger während seiner nur vierjährigen Amtszeit zwar noch keine durchgreifenden Strukturveränderungen durchgeführt, jedoch durch eine deutliche Akzentuierung der Speziellen Pathologie, eine Konzentration auf die praktischen Aufgaben in der Krankenversorgung und durch die Entwicklung neuer Unterrichtsformen späteren Entwicklungen den Weg gebahnt.

Für *Walter Sandritter* (1920–1981), der nach dem Weggang Zollingers nach Basel am 1.12.1967 dessen Nachfolge antrat, waren Strukturveränderungen im pathologischen Institut bereits die Voraussetzung seines Arbeitskonzeptes. Er verlangte und erhielt umfassende Zusagen für Umbau- und Ausbauarbeiten, um drei neue *Abteilungen* (*Gewebekultur, Biochemie, quantitative Histochemie*) unterzubringen und die gesamte Forschung in fünf Arbeitskreise aufzuteilen. Diese sollten in ausgewogener Weise den allgemeinen und speziellen Aufgaben der Pathologie dienen: »der Aufklärung des normalen und pathologischen Zellwachstums (Tumoren) und der Zelldifferenzierung mittels qualitativer und quantitativer histo- und zytochemischer, sowie elektronenmikroskopisch-histochemischer Methodik, sowie klinisch-pathologischen Fragestellungen zum Problem des Kreislaufschocks, der Leber- und Magen-Darm-Pathologie, der Tumorpathologie und der Neuropathologie«[150] (Abb. 98).

Die Einzelheiten, die aus diesem Konzept resultierten, die teilweise mühevollen Schritte zu ihrer Verwirklichung in Lehre und Forschung sowie in neuen Formen der Zusammenarbeit mit selbständigen Mitarbeitern, sind nicht mehr Gegenstand dieser Darstellung. Trotz seines eigenwilligen und vorwärtsdrängenden Arbeitsstiles identifizierte sich Sandritter intensiv mit den Traditionen des Freiburger Institutes, wenngleich er meinte, die Pathologie habe ihren früheren Anspruch, theoretischer Unterbau der klinischen Medizin zu sein, »still abgetreten« und das Fach in die Ebene praktischen ärztlichen Handelns »zurückgeholt«[151]. Seine eigenen Entwürfe lassen indessen das Bedürfnis nach theoretischer Integration, nach dem Entwurf einer zeitadäquaten Krankheitslehre erkennen; hierzu ist es nicht mehr gekommen. Sandritters

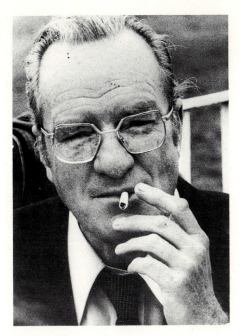

398 Walter Sandritter (1920–1981). Privataufnahme

unerwarteter Tod 1981 machte deutlich, wie viel ihm die Fakultät im Umbruch der siebziger Jahre verdankt; er verkörperte vielleicht am eindringlichsten jenen Typus eines Primus inter pares, der in Übergangszeiten widerstrebende Strömungen aufzufangen vermag.

Für die Situation vor 1968 bleibt zu ergänzen, daß auch in vielen Fächern, die nicht ausführlich besprochen werden konnten, innerhalb kurzer Zeit ein Wechsel stattfand. Selten hat sich in der Freiburger Fakultätsgeschichte ein ähnlich spürbarer *Generationswandel* ereignet, wie unmittelbar vor den hochschulpolitischen Entwicklungen, die der Fakultät, ihrer Aufgabe und ihrem Selbstverständnis ein neues Gesicht gaben. Innerhalb weniger Jahre waren mit *Büchner, Goerttler, Heilmeyer, Keller, Krauß, Ruffin* die großen Dominanten der Nachkriegszeit aus der Fakultät gegangen. 1966 wurde der Gerichtsmediziner *Günther Weyrich* emeritiert und es starb der Medizinhistoriker *Joseph Schumacher*; der Augenkliniker *Wilhelm Wegner*, der letzte aus der Vorkriegsgeneration der Ordinarien, wurde 1967 entpflichtet und übergab seine Klinik an *Günter Mackensen* (* 1918), der sie bis 1988 leitete und in Freiburg die Mikrochirurgie für alle intraokularen Eingriffe einführte. Ebenfalls 1967 starb der Zahnkliniker *Hans Rehm* nach zwanzigjähriger Amtszeit; auch aus seinem Ordinariat haben sich in der Folge vier selbständige Lehrstühle entwickelt. Insgesamt wurden allein zwischen 1965 und 1968 16 von 29 Lehrstuhlinhabern neu ernannt oder berufen – die Aufbaugeneration, von denen noch jeder einzelne für sein Fach, sein wissenschaftliches und praktisches Konzept und die Eigenart seiner Lehre stehen konnte, war zum überwiegenden Teil abgetreten.

Man hat gerade dieser Generation vorgeworfen, »Ultras« gewesen zu sein, selbstherrlich und subjektiv geherrscht zu haben und als eigentlich Verantwortliche Forschung und Lehre zum Erstarren und die Fakultät zur Funktionsunfähigkeit gebracht zu haben. »Wenn die Freiburger Universität einmal in Fachschulen zerfallen sollte«, so hieß es 1959 in dem bereits genannten Beitrag der Frankfurter Allgemeinen Zeitung[152], »würden die ›Monarchen‹ der Medizin, die viele Bedenken gegen notwendige Reformen ihrer wissenschaftlichen ›Großbetriebe‹ vorbringen, einen Teil der Verantwortung dafür haben. Dabei ist ihr Argument, ein großes Institut müsse von einer Stelle aus geführt werden, sachlich nicht abwegig. Doch genügte wohl, daß ein Primus inter pares, einer unter mehreren Lehrstuhlinhabern desselben Faches, der die Geschäfte des Direktors der Klinik oder des Instituts führte, bestellt würde. Die Kranken oder Studenten bräuchten darunter nicht zu leiden«.

An diesem Angriff war richtig, daß angesichts des Wissenszuwachses die Zeit in der Tat reif war, für die Einzelkompetenz des Wissenschaftlers und die spezialisierte Verantwortung neue Formen der Zusammenarbeit zu finden, und daß, wie erinnerlich, der Widerstand dagegen in der Fakultät zu diesem Zeitpunkt noch groß war. In der Beurteilung von außen bahnte sich aber bereits der später so fatale Fehlschluß der staatlichen Verordnungsgeber an, die dreifache Aufgabe einer Medizinischen Fakultät – Forschung, Lehre und Krankenversorgung – mit den strukturellen und administrativen Maßstäben anderer Fakultäten einer Universität messen zu wollen. Mit dieser, aus ihrer Geschichte und ihrer öffentlichen Verantwortung heraus prinzipiell schwer auflösbaren Belastung ging die Medizinische Fakultät in die folgende Umbruchzeit.

3 Die verwaltete Fakultät

HOCHSCHULGESETZE UND STUDENTENUNRUHEN

Die Urteile über die *Ereignisse der Jahre 1968–1970* an den bundesdeutschen Universitäten sind so heterogen wie die damalige Situation; sie spiegeln die keineswegs verarbeitete, sondern fortdauernde Unsicherheit über Funktion und Struktur der Hochschule in einer veränderten Welt. Der Soziologe *Helmut Schelsky*, der die Situation der Nachkriegsjugend in dem Begriff »die skeptische Generation« einzufangen versuchte, prognostizierte 1970: »Man wird einmal das Ende der mit der Gründung der Universität Berlin durch Wilhelm v. Humboldt eingeleiteten Epoche der deutschen Universität in die wenigen Jahre zwischen den die ›Drittelparität‹ fordernden Studentendemonstrationen und den Erlaß der Hochschulgesetze in den Ländern und im Bund legen müssen«[1]. Waren diese und viele ähnliche Bewertungen noch aus der Hektik des Zeiterlebens geboren, so muß gerechterweise mitbedacht werden, daß es nicht erst der studentische Protest gewesen ist, der eine Reformpolitik des deutschen Hochschulsystems erzwungen und eingeleitet hat. Es ist vielmehr unübersehbar, daß die Dinge längst in Bewegung geraten waren und daß z.B. die erwähnten Empfehlungen des Wissenschaftsrates, die Numerus-clausus-Diskussion, die Pläne zu Ausbildungsreformen bereits Jahre vor 1968 die Lage an den Hochschulen verunsichert hatten. Die politische Protestwelle konnte ihren gesellschaftsverändernden Impetus umso mehr an dieser fraglich gewordenen Hochschulstruktur festmachen, als diese dem administrativ wie politisch überzogenen Entwicklungstempo ihrer Probleme nicht mehr gewachsen war.

Die Idealisten sahen in einer »akademischen Kulturrevolution« die Chance für eine »Wiederentdeckung der Lehre einen neuen Begriff von Wissenschaft und die Rekonstruktion des Verhältnisses von Hochschule und Gesellschaft«[2]; die radikalen Wortführer der Gruppierungen um den *Sozialistischen Deutschen Studentenbund* (SDS) zielten nach dem Vorbild der Pariser Studentenunruhen vom Mai 1968 auf die Zerstörung der Republik und ihrer »kapitalistischen Wohlstandsgesellschaft«. Der Widerstand gegen die staatlich verordnete Bildungsreform orientierte sich an den politischen Zielen der sog. *Außerparlamentarischen Opposition*, die sich gegen die Bonner Regierung der Großen Koalition aus CDU/CSU und SPD gebildet hatte und die Hochschulreform im Kontext mit der Notstandsgesetzgebung, der Rüstungspolitik und der atomaren Energiewirtschaft diskutierte. Schließlich gewann die Situation ihr Protestpotential aus der Ohnmacht gegenüber Gewalt und Elend in aller Welt; im Vietnamkrieg, dem Hunger in der Dritten Welt, dem Rassismus in

Amerika und Südafrika wurden Modelle autoritärer Herrschaftsstrukturen gesehen, die sich unschwer auf die traditionell hierarchisch verfaßte Ordinarienuniversität übertragen ließen: die Auseinandersetzung an der Hochschule, die *Revolutionierung der Universität* sollte zum Ausgangspunkt einer Veränderung der Gesellschaft werden[3]. Die Theorien der neomarxistischen Neuen Linken um die Philosophen *Marcuse*, *Adorno* und *Horkheimer* lieferten der intellektuellen Diskussion die Denkmuster der »Repression«, der »Entfremdung« und der »totalen Verweigerung«, die jedoch vielfach aktionistisch mißinterpretiert wurden. Ein erkennbares konstruktives Konzept zur Umgestaltung von Hochschule und Gesellschaft fehlte weithin.

In *Freiburg* begann die vehemente Phase der Unruhen mit den ersten studentischen Vietnam-Demonstrationen und dem Übergreifen der Berliner Protestwelle nach dem Tod des Studenten Benno Ohnesorg bei einer Demonstration gegen den Staatsbesuch des Schahs von Persien im Sommer 1967. Äußeren Anlaß zur Verschärfung der Situation gab das neue *Hochschulgesetz von Baden-Württemberg*, das am 1.4.1968 in Kraft trat; es verpflichtete die Hochschulen, sich bis zum 1.4.1969 eine neue *Grundordnung* zu geben, mit der eine Demokratisierung der Entscheidungsprozesse in der Universität beabsichtigt war. Das Gesetz schrieb die Bildung einer *Grundordnungsversammlung* vor, die am 15.7.1968 erstmals zusammentrat und mit zehn Professoren, zehn Vertretern des sog. Mittelbaues und zehn Studenten nur scheinbar drittelparitätisch zusammengestellt war. Da der Versammlung zusätzlich der Rektor, der Prorektor, sowie die Dekane und Prodekane der fünf Fakultäten – sämtlich Ordinarien – als Amtsträger angehörten und die Gruppe der Professoren verstärkten, waren die Konflikte vorgezeichnet, noch ehe die Versammlung ihre Arbeit begann[4].

Die Erwartungen von Seiten der studentischen Vertreter und von Teilen des Mittelbaues gingen weit über den Gesetzesrahmen hinaus und betrafen insbesondere die drittelparitätische Besetzung aller Universitätsgremien durch Professoren, Assistenten und Studenten, sowie die ersatzlose Streichung der Paragraphen über das staatliche Mitwirkungs- und Aufsichtsrecht. Sie forderten daher, entweder die Grundordnung ohne Rücksicht auf die Gesetzesvorlage auszuarbeiten oder die Verabschiedung solange zu verschieben, bis das Hochschulgesetz entsprechend novelliert sei.

An der ersten Phase der Ausarbeitung nahmen die Studenten noch teil, mit der unübersehbaren Zielsetzung, auf diesem Wege vor allem politische Forderungen durchsetzen zu können. Teilentwürfe für eine Erneuerung der zentralen Organisation, der formalen Struktur und der Personalsituation der Universität wurden in erster Lesung zwischen dem 24.10. und dem 13.12.1968 im Auditorium maximum öffentlich diskutiert. Diese sehr erregt und aggressiv geführte Debatte war der eigentliche Kulminationspunkt der Auseinandersetzungen zwischen den Hochschulgruppen in Freiburg; sie war begleitet von teilweise heftigen Störungen und Behinderungen, die zum Abbruch oder zur Verlegung der Sitzungen, zum Ausschluß der Öffentlichkeit und zum Einsatz von Polizeischutz führten. Vorlesungsboykotts, »go-ins«, »sit-ins« und »teach-ins« in Seminaren und Instituten, bei Senats- und Fakultätssitzungen und bei

Prüfungen liefen parallel und verhinderten zunehmend den Austausch von Argumenten, damit auch den Kompromiß, den zahlreiche Besonnene in allen Gruppen – vor allem der Rektor, der Altgermanist *Bruno Boesch* (1911–1981) – anzustreben versuchten.

Am 13.12. verließen die studentischen Vertreter unter Protest die Grundordnungsversammlung, wonach die Sitzung im Tumult abgebrochen werden mußte. Ähnliches hatte sich bereits bei der Verhinderung der Rektorwahl am 9.12. abgespielt und wiederholte sich bei einer Besetzung des Rektorates am 14.1.1969. Die *Wahl des Rektors* – die noch nach alter Wahlordnung und daher nur durch die Professoren stattfinden mußte – fand schließlich unter Polizeieinsatz im Hörsaal des Physiologischen Institutes statt; auch die endgültige Verabschiedung der Grundordnung – inzwischen ohne studentische Beteiligung zu Ende beraten – wurde unter gleichen Umständen am 17.3.1969 im Gerichtsmedizinischen Institut durchgeführt. Dieses von allen Beteiligten als problematisch empfundene Ausweichen in die vermeintlich neutralere Randzone der Medizinischen Fakultät beruhte auf der Tatsache, daß dort die politischen Auseinandersetzungen bei weitem nicht den hohen Grad an aggressiver Agitation erreicht hatten, wie in den Geisteswissenschaften.

Hier klagten die *Medizinstudenten* über sich selbst, daß der größte Teil von ihnen »nicht gewillt ist, zu Fragen über ihren Fachbereich hinaus Stellung zu nehmen«, daß sie sich »der Diskussion, die ihnen tatsächlich ins Haus getragen wurde, verschlossen«, und daß »in den Sitzungen der Grundordnungsversammlung die Mediziner (Professoren wie Studenten) durch ziemlich beharrliches Schweigen auffallen...«[5]. Nach der Verabschiedung des Hochschulgesetzes im März 1968 waren – wie in den übrigen Fakultäten – auch in den Bereichen Vorklinik und Klinik sog. studentische »*Basisgruppen*« gebildet worden, die »die politischen Interessen der Studenten inhaltlich in die Institute und Seminare einbringen sollten, um damit ansatzweise die Produktivkraft Wissenschaft in den Dienst der revolutionären Bewegung zu stellen«[6]. In der Medizin beschränkte sich dies zunächst auf Probleme des Vertretungsanspruchs und der Stimmenbeteiligung von Studenten in der Fakultät, der Forderung nach größtmöglicher Öffentlichkeit der Fakultätssitzungen und aller Diskussionen mit Professoren, sowie der Aufrüttelung der eigenen Kommilitonen zu politischer Denkarbeit.

Letzteres gelang nur bedingt; während sich im Wintersemester 1968/69 die Auseinandersetzungen mit den studentischen Fachschaftssprechern in der Medizinischen Fakultät noch um Formalien drehten (...»daß Studenten, die in den akademischen Selbstverwaltungsorganen satzungsgemäß tätig sind, allein durch eine satzungsgemäße Wahl legitimiert sind und nicht zusätzlich des Vertrauens der Professoren bedürfen«)[7], eskalierten die Spannungen erst im Sommersemester 1969, als die Bestimmungen der Grundordnung zu realisieren waren, ein neuer *Hochschulgesamtplan* und eine Novellierung des Hochschulgesetzes zur Debatte standen (u.a. Verschärfung des Ordnungsrechtes, Auflösung der verfaßten Studentenschaft), und vor allem, als die ersten Entwürfe zu einer neuen medizinischen *Ausbildungsordnung* in die Diskussion kamen. Die einzelnen politischen Gruppen in der Studentenschaft grenzten sich – nach dem Rücktritt des ASTA – schärfer gegeneinander ab und verlagerten ihren Widerstand in die Basisgruppen, damit direkter in die Fakultäten, in ihre Institutionen und in den Lehrbetrieb.

Das *Sommersemester 1969* wurde daher zum Brennpunkt im Aufbau von Polaritäten und gegenseitigem Mißtrauen auch in der Medizinischen Fakultät[8]. Insbesondere am Beispiel der vom § 52 der neuen Grundordnung vorgesehenen sog. Studienausschüsse wurde deutlich, wie weit man von einem gemeinsamen Reformwillen entfernt war; die Ausschüsse sollten konkrete Angelegenheiten des Studiums beraten und als Empfehlungen an die Fakultäten weiterleiten. Die Studenten sahen das Ausmaß ihrer Mitbestimmung als gänzlich unzureichend an und unterstellten den Professoren, lediglich »aufgrund ihrer Machtposition« die Arbeit der Ausschüsse blockieren zu wollen. Die Professoren sahen sich ihrerseits außerstande, etwa im Studienausschuß Klinik mitzuarbeiten, da ihre Anträge bereits vor Beginn der Ausschußdiskussion in Flugblättern veröffentlicht und diffamierend kommentiert wurden. Die studentische Basisgruppe Medizin griff die in die Ausschüsse gewählten Studenten an, bezeichnete sie als Funktionäre und verlangte permanente öffentliche Kontrolle der Verhandlungen. Angesichts dieser Verwirrung war allen Beteiligten im Grunde nur eines – jedem auf seine Weise – gemeinsam: ein wachsendes Unbehagen gegenüber dem Staat, dessen zunehmendes Bestreben, angesichts der bestehenden Situation seine Kontrolle über die Hochschulen zu intensivieren, aus den Gesetzesvorlagen unschwer ablesbar war.

In diesem Semester kam es auch im Bereich der Medizin zu Störungen und Handgreiflichkeiten, insbesondere als – im Rahmen eines Streiks und teilweise provoziert durch Studenten anderer Fakultäten – gegen Semesterende die Diskussionen über Hochschulgesamtplan und Ordnungsrecht in die Vorlesungen hineingetragen wurden. Während die Klinik durch die Anwesenheit der Patienten im wesentlichen geschützt blieb, konzentrierten sich die Aktionen auf Veranstaltungen der Anatomie, Physiologie, Pathologie und Hygiene, die daraufhin z. T. verlegt bzw. bis zum Ende des Semesters abgesetzt wurden. Auf der Fakultätssitzung vom 26. Juni sollte durch Demonstranten eine Debatte über eine Vollversammlungsresolution vom Nachmittag herbeigeführt werden; wegen des Eindringens der Gruppe in den Patientenbereich der Klinik, in der die Beratung stattfand, wurde die Sitzung abgebrochen[9].

Zu diesem Zeitpunkt war jedoch in der Medizin die allgemeine politische Auseinandersetzung bereits in der Diskussion um eine neue Ausbildungsordnung aufgegangen, über die noch besonders berichtet werden muß. Mit dieser, sowie den damit neueinsetzenden Zulassungs- und Kapazitätsproblemen, vor allem aber mit der Auflage der Grundordnung, aus einer Medizinischen Fakultät zwei entsprechende Körperschaften zu machen, gingen alle Beteiligten verwirrt und unbefriedigt aus dem Semester.

Zweifellos waren schon in dieser Phase einige wichtige Chancen zu konstruktiver Gemeinsamkeit der Betroffenen vertan. Durch den Auszug der Studenten aus der Grundordnungsversammlung blieb »das Mögliche ungetan«[10]: die Mehrheit der übrigen Gruppen war bereit gewesen, weitergehenden Reformentwürfen grundsätzlich zuzustimmen, als im Endergebnis vorgelegt wurden. Dieses erbrachte u. a. die Mehrheit der Habilitierten anstatt der Ordinarien in den Fakultätskonferenzen, die Mitbestimmung auch der Vertreter der wissenschaftlichen Mitarbeiter und der Studenten in der Fakultät im Verhältnis 4:2:2:2, die Öffentlichkeit der Fakultätssitzungen und die Wählbarkeit aller Habilitierten zum Dekan[11]. In der Rückschau ist mit Recht beklagt worden, daß es jeglichem Verständnis von Universität widersprach, eine Verfassung ohne die Mitwirkung aller Beteiligten, also auch der Studenten, erarbeiten zu wollen bzw. zu müssen: »An die Stelle der Suche nach – allein tragfähigen – gemeinsamen Lösungen tritt die Vertiefung der Gegensätze... Die Lahmlegung der Universität bei ihrer ureigensten Aufgabe, sich selbst eine Ordnung zu geben, muß notwendig zu Eingriffen des Staates führen, die die Autonomie der Universität in ihrem Kern treffen«[12].

Diese aus der Situation geborene Prophezeiung des damaligen Rechtsberaters des Rektors sollte sich als richtig erweisen: das angestrebte Ergebnis, die *Gruppenuniversität*, wurde aus Gruppen zusammengefügt, die sich inzwischen auseinanderdiskutiert hatten, sich gegenseitig Reformunwilligkeit vorwarfen und ebenso falsch wie konfliktträchtig zwischen »den« Professoren und »den« Studenten ein fortdauerndes Mißtrauen aufrechterhielten. Dieses setzte sich zwangsläufig in der Öffentlichkeit und den staatlichen Behörden fort, die der Universität und ihren Fakultäten keine intellektuelle und strukturelle Gestaltungskraft mehr zutrauten. Die Universität hatte ihre akademische Autonomie ohne ein eigenes zeitgemäßes Konzept preisgegeben; dies ist wohl einer der wesentlichsten Gründe des paradoxen Scheitern dieser Revolution, die keine war. Die kritische Rückschau hat inzwischen deutlich gemacht, daß die Ereignisse von 1968 den Wandel nicht beschleunigt, sondern eher verlangsamt haben, und daß nicht eine Reform der Universität, sondern im wesentlichen eine Reform ihrer Verwaltung am Ende stand[13].

Es ist unübersehbar, daß es vielen Universitäts- und Fakultätsangehörigen zunehmend schwerer wurde, sich mit dem Bürokratisierungsprozeß ihrer Hochschule zu identifizieren und ihre gewachsenen akademischen Strukturen als sinnvoll und bewahrenswert zu empfinden. Damit sind nicht die Talare der Ordinarienuniversität gemeint, die zu diesem Zeitpunkt vordergründige Schlagworte lieferten; was schwerer wog, war der Verlust an Freiraum für die kreative Phantasie in Forschung und Lehre und die zunehmende Überfrachtung aller Beteiligten durch Administration und Verschulung. Es wundert daher nicht, daß viele Wissenschaftler, vor allem Mediziner und Naturwissenschaftler, die Heimatuniversität nicht mehr als Hauptbühne betrachteten und die Weltoffenheit des gelehrten Diskurses in ihren internationalen Kontakten suchten und fanden.

Für den Bereich der Freiburger Medizinischen Fakultät muß jedoch nachgetragen werden, daß sich innerhalb des Geschehens nicht nur Argwohn und Konfrontationen, sondern auch neue *Formen des Fragens* herausbildeten. Sie tasteten – noch roh und mit extremen Pendelausschlägen – Problemstellungen ab, denen sich die offizielle Medizin lange verschlossen hatte und die nunmehr als Herausforderungen an die zeitgenössische Heilkunde wiedererkannt wurden: die Fragen nach einem Krankheitsbegriff, der nicht nur den wissenschaftlichen Kausalzusammenhängen, sondern auch der Natur des psychophysisch und sozial verfaßten Menschen Rechnung trägt, nach der Mitverantwortung der Medizin an den Strukturveränderungen der expandierenden Gesellschaft, der sinnvollen Gestaltung des Arzt-Patient-Verhältnisses, der Notwendigkeit der kooperativen Verzahnung der auseinanderstrebenden Spezialisierung, schließlich nach der unabweisbaren Notwendigkeit, im Lehren und Lernen auf alle diese Probleme vorzubereiten. Erste Antwortversuche, von eigenständigen studentischen Arbeitskreisen (»weder provokativ noch als Professorenanhängsel angepaßt«[14]) und einigen Vertretern der habilitierten Fakultätsmitglieder noch während der Auseinandersetzungen begonnen, erstickten vorläufig noch in extremer Politisierung (»Basisgruppen übernehmen die Selbstorganisation des Studiums«; »Vergesellschaftung der monopolisierten ärztlichen Produktionsmittel«[15]), bald aber auch im Formalismus einer neuen Studienordnung, die schon in ihren ersten Entwürfen erkennen ließ, daß sie solchen Fragestellungen noch nicht gerecht werden konnte.

Die zwei Medizinischen Fakultäten (1970–1974)

Zu den wesentlichsten Intentionen des am 1.4.1968 in Kraft getretenen Hochschulgesetzes für Baden-Württemberg gehörte die *Aufteilung der bisherigen Großfakultäten*, der *Abbau der Ordinarienmehrheit* in den neu zu schaffenden Gremien, sowie eine *Kompetenzverteilung in der zentralen Organisation* der Universität (Rektor, Großer Senat, Senat, Verwaltungsrat, Kanzler). Die traditionellen fünf Fakultäten wurden bereits in den ersten Entwürfen zur neuen Grundordnung in bis zu 17 neue Fakultäten aufgeteilt, wobei für die Medizin in zwei Modellen zunächst eine Vierteilung vorgeschlagen wurde: Theoretische Medizin, Naturwissenschaftliche Medizin, Extern-klinische Medizin, Internklinische Medizin[16]. Der amtierende Dekan *Wolfgang Spann* hat hiergegen in einem Grundsatzreferat vor der Grundordnungsversammlung am 30.11.1968 klar zu machen versucht, daß – im Gegensatz zu anderen Fakultäten ohne öffentliche Aufgaben – die Verantwortung der theoretischen und praktischen Medizin für Lehre, Forschung und vor allem Krankenversorgung grundsätzlich unteilbar ist. Der breit angelegte Beitrag spiegelt in Stil und Argumentation die Diskussionslage deutlich wieder und begründet die Überzeugung, »daß die Medizinische Fakultät nicht aufgeteilt werden darf und eine Vergrößerung der Fakultät durch gewisse Substrukturen aufgefangen werden kann«[17].

Die endgültige Fassung der *Grundordnung von 1969* sah dann 15 Fakultäten vor, darunter *zwei Medizinische Fakultäten* (I: Theoretische Medizin, II: Klinische Medizin) mit einem übergeordneten *Gemeinsamen Ausschuß*. Den beiden Fakultäten oblag laut Grundordnung jeweils »die Erfüllung der Aufgaben in Forschung und Lehre«, der Gemeinsame Ausschuß sollte zuständig sein »für Berufungen, Habilitationen und für die Aufstellung der Vorschläge zum Erlaß und zur Änderung der Habilitations-, Promotions- und anderen Prüfungsordnungen sowie für die gemeinsamen Probleme des Ausbildungsganges der Mediziner«.

Die Fakultät stimmte in ihrer Sitzung vom 13. 11. 1969 über die Gliederung der beiden neuen Medizinischen Fakultäten ab; dabei wurden der *Fakultät II* alle Kliniken einschließlich des Instituts für Anaesthesiologie und des Klinischen Strahleninstitutes zugeordnet, der *Fakultät I* alle 13 »Theoretischen« Institute. Wie wenig Rücksicht ein solcher Formalismus auf die sachlichen Zusammenhänge in Forschung, Lehre und Krankenversorgung nahm, zeigte sich an den Beispielen von Pathologie, Hygiene und Gerichtsmedizin, deren Zuordnung zur Fakultät I nur gegen den Protest der Betroffenen zustande kam [18].

In den jeweiligen, jetzt *Fakultätskonferenz* genannten Kollegialorganen waren die einzelnen Gruppen nunmehr durch gewählte Vertreter repräsentiert. Der Fakultätskonferenz gehörten als stimmberechtigte Mitglieder sechs Vertreter der Lehrstuhlinhaber, sowie je drei Vertreter der Dozenten, der wissenschaftlichen Mitarbeiter und der Studenten an. Der *Gemeinsame Ausschuß* faßte alle stimmberechtigten Mitglieder beider Fakultätskonferenzen zusammen, wobei einer der Dekane zum Sprecher zu wählen war und der andere ohne Stimmrecht teilnahm. Die Geschäftsordnungen, die sich die beiden Fakultätskonferenzen sowie der Gemeinsame Ausschuß zu geben hatten, spiegeln das ganze Ausmaß des bürokratisierten Mißtrauens und des Verlustes an autonomer Flexibilität der Fakultätsarbeit: sie enthielten peinlich genaue Bestimmungen über Anträge, Tagesordnung, Leitung der Sitzungen, Äußerungen und Anträge zur Geschäftsordnung, persönliche Erklärungen, Abstimmungsmodi, die Berichte der Dekane und des Sprechers, Anfragen, Sitzungsniederschrift, Zahl der Zuhörer, Kommissionen, sowie Abweichungen von der Geschäftsordnung im Einzelfall [19].

Es zeigte sich sehr bald, daß die Konstruktion zweier Fakultäten für die Belange der Medizin eher hinderlich als förderlich war. Abgesehen davon, daß sich die schwierigen prozeduralen Verfahren der Gruppenuniversität, wie Geschäftsordnungsdebatten, Kampfabstimmungen und politische Sitzungsstrategien verdreifachten, war es bei dem natürlichen Zusammenhang zwischen der theoretischen und klinischen Medizin in Kürze selbstverständlich, daß die wesentlichen Dinge stets im Gemeinsamen Ausschuß zur Verhandlung kamen.

Die Wahlen zu den Fakultätskonferenzen fanden am 21. Januar 1970 statt; die neuen Gremien traten mit Beginn des Sommersemesters 1970 in Funktion. Es würde zu weit führen, in diesem Rahmen aus der administrativen Dürre der Sitzungsprotokolle Einzelheiten zu referieren [20]. Sie dokumentieren über viereinhalb Jahre, bis zum Ende des Wintersemesters 1974/75, daß den beiden Fakultätskonferenzen wenig mehr zu diskutieren blieb, als Verwaltungs- und Benutzungsordnungen der Institute, Stellenzuweisungen, Haushaltsanträge und die Verlängerung von Dienstverhältnissen. Als langfristig weiterwirksame Entscheidung datiert aus jener Zeit die Einrichtung eines vorklinischen und eines klinischen *Studiendekans*, indem beide Teilfakultäten gehalten waren, zu einem gemeinsamen Curriculum beizutragen. Die Studiendekane wurden auf der Sitzung des Gemeinsamen Ausschusses am 22.2.1973 aus dem Kreise der jüngeren Dozenten gewählt und mit der Organisation und Einteilung der Studienpläne und des Studenteneinsatzes im Bereich der beiden Fakultäten betraut. Die während dieser Zeit anfallenden erheblichen Umstellungen in der Lehre und der Krankenversorgung mußten jedoch zwangsläufig im Gemeinsamen Ausschuß diskutiert werden.

Die beiden Medizinischen Fakultäten und ihr Gemeinsamer Ausschuß waren das beste Beispiel dafür, daß »Leben und Struktur«[21] der Hochschule und ihrer Teilorgane auf der Basis der Gesetzgebung von 1968 nicht dauerhaft gestaltet werden konnten. Das Hochschulgesetz wurde daher 1973 und 1977 novelliert; »im Vorgriff auf... eine künftige Grundordnung« wurde bereits im Wintersemester 1972/73 in der Fakultät offen darüber diskutiert, daß sowohl die 1970 in Kraft getretene neue *Approbationsordnung für Ärzte*, als auch die bevorstehende *Neuordnung der Struktur des Klinikums* zu noch intensiverer Zusammenarbeit der Medizinischen Fakultäten zwinge, als dies ohnehin bereits im Gemeinsamen Ausschuß der Fall war.

Eine Kommission dieses Ausschusses wog im Sommersemester 1973 die Vor- und Nachteile einer »Gemeinsamen Fakultät« gegenüber der geltenden Fakultätsstruktur ab und kam zu dem Ergebnis, daß »zur Vermeidung einer Disharmonisierung der medizinischen Disziplinen in der Lehre und Forschung eine stärkere Verklammerung als bisher geschaffen werden soll, und zwar um eine bessere Koordination der beiden Ausbildungsabschnitte im einheitlichen Studiengang der Medizin bezüglich Lehrinhalte und -formen durchführen zu können, eine Verbesserung der Koordination in der Forschung zu erreichen und um Sitzungszeit pro Fakultätsmitglied einzusparen«[22]. In die Überlegung war das Problem eingegangen, daß die neue Ausbildungsordnung einige Fächer dem ersten klinischen Studienabschnitt zuordnete, deren Vertreter der Theoretischen Fakultät angehörten (Pharmakologie, Gerichtsmedizin, Hygiene, Pathologie, Geschichte der Medizin), und daß die in Arbeit befindliche Klinikumsordnung eine Zusammenführung auch der mittelbar an der Krankenversorgung beteiligten Disziplinen mit den Kliniken vorsah[23].

Die Medizinischen Fakultäten I und II beschlossen daher in der Sitzung des Gemeinsamen Ausschusses vom 14.12.1973 mit 16 gegen 9 Stimmen bei einer Enthaltung ihre Zusammenlegung. Der Große Senat der Universität und die Landesregierung stimmten der damit verbundenen Änderung der Grundordnung am 16.1. bzw. 30.4.1974 zu. Der Große Senat beschloß darüber hinaus als Übergangsregelung, daß »bis zum 31.5.1975 der Sprecher des Gemeinsamen Ausschusses der bisherigen Medizinischen Fakultäten I und II die Geschäfte des Dekans der Medizinischen Fakultäten« und der Gemeinsame Ausschuß »die Aufgaben der Fakultätskonferenz der Medizinischen Fakultät« wahrnimmt[24]. Damit war die Medizinische Fakultät de facto mit dem Sommersemester 1974, und nach den entsprechenden Wahlen zu einer neuen Fakultätskonferenz (10 Lehrstuhlinhaber und je 5 Dozenten, Assistenten und Studenten) de jure mit dem Sommersemester 1975 wieder ein einheitliches Kollegialorgan.

Die Wiederzusammenführung der Freiburger Medizinischen Fakultät hat sich in der Folge vor allem in Verbindung mit der Ausbildungs- und der Klinikumsreform als nützlich erwiesen und ist übrigens bis heute (1991) im Rahmen der Landesuniversitäten ein vielfach beneidetes Unikat geblieben.

Die Neuordnung der medizinischen Ausbildung

In den Empfehlungen des Wissenschaftsrates zur Neuordnung des Studiums und zu Struktur und Ausbau der medizinischen Forschungs- und Ausbildungsstätten, die 1966 und 1968 vorgelegt wurden, ist immer wieder festgestellt worden, daß der Anspruch auf eine zeitgemäße Ausbildung die Medizinischen Fakultäten vor eine schwierige Aufgabe gestellt habe, die sie angesichts der raschen Entwicklung der medizinischen Wissenschaft und Technik im gegebenen Ausbildungssystem nicht mehr leisten könnten. Selbst die Erreichung des allgemeinen Studienzieles, nämlich der »Erziehung zu selbständigem, kritischem Denken durch Wissenschaft« sei unter diesen Umständen nicht mehr zu gewährleisten.

Eine eingehendere historische Analyse wird einmal untersuchen müssen, aufgrund welcher Faktoren die Zeit wirklich reif schien, den traditionellen Bauplan der medizinischen Lehraufgabe einer derart gravierenden Revision zu unterziehen, wie sie mit dem Inkrafttreten der neuen *Approbationsordnung für Ärzte* am 28.10.1970 gegeben war[25]. Vieles kam hierbei zusammen; einerseits bestand in der Tat die Notwendigkeit, den realen Wissenszuwachs, das Auseinanderdriften der Disziplinen in der Spezialisierung und die unaufhörlich steigenden Studentenzahlen mit der Forderung in Einklang zu bringen, »die naturwissenschaftliche Ausbildung so zu intensivieren, daß sie den Studenten zur eigenen experimentellen Betätigung bringt«, weiterhin die klinische Ausbildung in kleinen Gruppen zu konzentrieren und so zu regeln, »daß der Student an den einzelnen Krankheitsfall herangeführt wird«[26]. Andererseits standen unübersehbar politische Forderungen im Hintergrund, so vor allem die Erfüllung der Basisempfehlung der Organe der *Europäischen Gemeinschaft*, die im Rahmen der *Römischen Verträge* der fünfziger Jahre für Dauer und Umfang des medizinischen Studiums mindestens sechs Jahre oder 5500 Stunden theoretischen und praktischen Unterricht festlegten. Damit sollte eine möglichst vergleichbare Ausbildung und damit die *freie Niederlassungsmöglichkeit* innerhalb der EG-Länder erreicht werden[27].

Nach einer im Vergleich mit den übrigen EG-Ländern überaus knappen politischen Beratungszeit wurde eine Neuordnung der Ausbildung vorgelegt, die bei den Beteiligten – wenn auch verschieden motiviert und demonstriert – zunächst auf Kritik bis Ablehnung stieß. Einig war man sich in der Befürchtung einer drohenden Verschulung des Medizinstudiums, einer Qualitätsminderung durch die Verkürzung der Gesamtausbildung, und in Bedenken gegenüber dem Vorrang von Effektivitäts- und Rationalisierungsüberlegungen vor inhaltlicher Neugestaltung. Die Freiburger Medizinische Fakultät hatte von Anfang an gegen die ersten Entwürfe der Approbationsordnung schwerste sachliche Bedenken bekundet und dies mehrfach dem Medizinischen Fakultätentag sowie anderen involvierten Gremien vorgetragen. Ein erneuter formeller Protest vom 26.6.1979 verhallte jedoch ebenso, wie die Vorlage einer sehr ausführlichen Berechnung der Fakultät vom 6.11.1979, daß für die Durchführung schon allein die erforderliche Zahl an Krankenbetten, Lehrpersonal und Sachmittel nicht zur Verfügung stehe[28].

Die Approbationsordnung für Ärzte von 1970 ist bis 1990 bereits siebenmal novelliert worden, hat jedoch ihre Grundstruktur behalten. In ihrer ursprünglichen Fassung sah sie eine *Ausbildungsdauer* von sechs Jahren vor, von denen zwei Jahre auf den vorklinischen, vier auf den klinischen Abschnitt entfallen. Das letzte Studienjahr, das sog. »Praktische Jahr« (PJ) wird in Krankenanstalten (Lehrkrankenhäusern) verbracht, wobei je vier Monate in Innerer Medizin, Chirurgie und einem klinisch-praktischen Wahlfachgebiet abgeleistet werden müssen.

Die für die Aufgabe einer Medizinischen Fakultät bedeutsamste Neuerung betraf das *Prüfungswesen*: Vier Prüfungen wurden über das Studium verteilt, die alle bundeseinheitlich schriftlich nach dem »Antwort-Wahl-Verfahren« (multiple-choice) durchzuführen sind; jeder Kandidat in der Bundesrepublik beantwortet die gleichen Fragen zum gleichen Zeitpunkt. Durch einen Staatsvertrag der Bundesländer wurde zur Erarbeitung und jeweiligen Ausgabe von Prüfungsfragen ein zentrales *Institut für medizinische Prüfungsfragen* in Mainz gegründet. Zuständig für die Durchführung der Prüfungen waren nicht nur die Fakultäten der Hochschule, sondern zentrale *Landesprüfungsämter*. Im gesamten Medizinstudium gab es bis zur fünften Novellierung 1987 nur noch einen offiziellen mündlichen Prüfungsanteil von etwa einer Stunde pro Prüfling am Ende der Ausbildung nach dem Praktischen Jahr.

Die Verlagerung des Schwergewichtes auf schriftliche Prüfungen hat der Gesetzgeber mit dem Ziel einer Objektivierung der Wissenskontrolle begründet. Daher sollten auch die schriftlichen Prüfungsfragen inhaltlich den Kriterien von Objektivität, Zuverlässigkeit und Gültigkeit entsprechen. Da außerdem – wiederum nach Meinung des Gesetzgebers – Einzelprüfungen kein geeignetes Instrument der Leistungskontrolle seien, wurde im einzigen mündlichen Prüfungsanteil das Prinzip der Kollegialprüfung eingeführt.

Die Erfüllung der Verpflichtungen aus der neuen Ausbildungsordnung hat einen wesentlichen Anteil des Alltags der Medizinischen Fakultät nach 1970 bestimmt. Sie hat dies zunächst mit einem hohen persönlichen Engagement der meisten ihrer Mitglieder getan, ohne jedoch dabei verhindern zu können, daß sich – aus heutiger Sicht – dieses Ausbildungsschema im Ganzen nicht bewährt hat und in zahlreichen Einzelheiten der ärztlichen Tätigkeit wesensfremd geblieben ist. Es ist unmöglich, die zahllosen Debatten, Einzelüberlegungen, Improvisationen, Enthusiasmen und Resignationen auch nur annähernd hier wiederzugeben, die im Verlauf der Jahre am Wege lagen. Eine unendliche Menge an Kommissionsarbeit, Experimentierphasen, Beschlüssen und Widerrufen müßte hierzu aufgearbeitet werden; sie würde nur zeigen, daß es der Fakultät nur noch in eingeschränktem Ausmaß möglich war, in eigener kreativer Gestaltung des medizinischen Curriculums ihren traditionellen Auftrag zu erfüllen. Sie versuchte im wesentlichen das Beste zu machen aus Vorgaben, die vielfach nicht mit ihren Möglichkeiten im Einklang standen.

Als *Schwachstellen* des Studiums haben sich erwiesen insbesondere das Weiterbestehen der Trennung in vorklinische und klinische Fächer, die Addition neuer Fächer statt der Integration von Wissen, das Diktat der Gegenstandskataloge mit ihrem Zwang zum mechanischen Lern- und Lehrverhalten, die drastische Reduzierung der mündlich-praktischen Prüfung am Krankenbett sowie die Verkürzung des Studiums auf Kosten der Möglichkeit, weitere praktische Erfahrung zu erwerben.

Eine der bittersten Erfahrungen war dabei, daß der in bestimmten Bereichen durchaus anzuerkennende Gewinn an kognitiver, objektivierbarer Prüfungsleistung mit einer einschneidenden Veränderung des Verhaltens von Lernenden und auch von Lehrenden erkauft wurde. Das schriftliche Prüfungssystem und die anonyme Prüfungssituation in Kongreß- und Turnhallen verführte viele Studenten zum kalkulierten Wissenserwerb im Hinblick auf die Prüfung; nicht, was ein handlungsfähiger Arzt, sondern was ein prüfungsfähiger Kandidat braucht, wurde zum Studienziel. Die gedruckten Gegenstandskataloge der Prüfungen ersetzten vielfach die Lehrbücher bzw. strukturierten deren Abfassung und ihre Interpretation in der Lehre. Die Festschreibung einer abprüfbaren Lehrnorm verhinderte schließlich eines der fruchtbarsten Elemente in der Bildung des Arztes, die wissenschaftliche Kontroverse.

Zu der vielfältigen Kritik an diesem Ausbildungswerk gehört eine erste empirische Studie, die *Walter Sandritter* (1920–1981), der auf dem Höhepunkt seines Wirkens verstorbene Freiburger Pathologe, 1979 zusammen mit Edzard Bertram unter dem Titel »So lernt der Medizinstudent« veröffentlicht hat. Die Autoren belegten, daß »Zentralismus im Prüfungswesen, Einzwängung der Lehre in Gegenstandskataloge und gleichzeitige Überschwemmung der Fakultäten mit Studenten, Pseudo-Effektivitäts-Gesichtspunkte so sehr in den Vordergrund der Ausbildungsbemühungen stellen, daß für schöpferische Vielfalt oder gar grundlegende Neubesinnung nirgends Kräfte frei bleiben«. Es entsprach dem kritischen Charakter Sandritters, daß er sich nicht nur mit dem realen Untersuchungsergebnis zufrieden gab, sondern daß er seine Folgerungen ins Grundsätzliche wandte: »Aus der gebotenen Pluralität das ärztlich Verbindende und auch Verbindliche herauszufinden, muß dem Studenten selbst überlassen bleiben, solange ihm offiziell wenig mehr als der Eid des Hippokrates in die Hand gedrückt wird, die nun heilen soll. Solange die Medizin eine zeitgemäß und übereinstimmend formulierte ärztliche Ethik und philosophische Grundlage nicht hat, ist eine Operationalisierung in Lernziele nicht möglich«[29].

Zum entscheidenden quantitativen Kriterium der *Ausbildungsqualität* wurde nicht zuletzt der Patient. Wegen eines unüberwindbaren Defizits an »patientenbezogener Kapazität« gelang es nur höchst unzureichend, die Studenten in kleinen Gruppen an den Patienten heranzubringen. Reduzierung des Bettenbestandes aufgrund der demographischen Entwicklungen, die Verkürzung der Verweildauer der Patienten, die Verschiebung in den Krankheitsspektren, nicht zuletzt die seit Mitte der siebziger Jahre einsetzenden Streichungen an Stellen und Sachmitteln, führten wesentliche Intentionen der Studienneuordnung ad absurdum. Viele Studenten begannen daher Auslandsfamulaturen oder Ausbildungsjahre in anderen Ländern einzuschalten, in denen der Unterricht näher am Krankenbett erfolgt.

Der Versuch einer Objektivierung und Computerisierung der Ausbildungssituation führte bald auch dazu, daß von studentischer Seite zunehmend nach

480 Die verwaltete Fakultät

der »Wiedereinführung der Subjektivität« in die Prüfungen und nach der Erneuerung und Individualisierung des Schüler-Lehrer-Verhältnisses gerufen wurde. Es wurde wieder betont, daß in der Medizin nicht alles kognitiv erlernt werden kann, sondern daß wichtige Dinge abgeschaut und erlebt werden müssen. Bisher sieben Novellierungen der Approbationsordnung haben einigen dieser Erfahrungen Rechnung getragen, ohne jedoch dem System seine Starrheit nehmen zu können. Dies gilt für die Wiedereinführung mündlicher Prüfungsanteile sowie für die bisher letzte Korrektur, mit einer richtig gedachten, aber verwaltungstechnisch verfehlten Konstruktion eines »Arztes im Praktikum« die Praxisphase der Ausbildung zu verlängern.

Parallel mit der inhaltlichen und strukturellen Änderung der Ausbildung verschärfte sich Jahr für Jahr auch die *Zulassungssituation* für Studienanfänger. Wie schon berichtet, waren die ersten Zulassungsbeschränkungen in Freiburg zum Wintersemester 1962/63 noch durch die Fakultät selbst verfügt worden. 1964 versuchte die Westdeutsche Rektorenkonferenz durch die Errichtung einer »Clearing-Stelle« zu einem bundesweit einheitlichen Zulassungsverfahren für Mediziner zu kommen; das Projekt scheiterte nicht zuletzt an der Ablehnung mehrerer Fakultäten. Zum Sommersemester 1967 wurde auf Beschluß der Rektorenkonferenz und der Kultusministerkonferenz eine Zentrale Registrierstelle für Medizin (ZRM) in Hamburg eingerichtet, aus der 1973 durch einen Staatsvertrag die *Zentralstelle für die Vergabe von Studienplätzen* (ZVS) in Dortmund hervorging. Zusätzliche gesetzliche Maßnahmen zur erschöpfenden Ausnutzung der Ausbildungskapazität der einzelnen Fakultäten, die seit 1974 erlassenen sog. *Kapazitätsverordnungen*, waren ehcr politisch, als sachlich berechnet; der Begriff »Mängelverwaltung« begann in die Debatten einzugehen.

Universität und Fakultät waren nicht mehr in der Lage, die Verwaltungsorgane von der Notwendigkeit zu überzeugen, Zahl und Auswahl der Studenten im Hinblick auf die Ausbildungsqualität selbst in der Hand zu behalten. Nachdem im SS 1971 122 von 314 abgewiesenen Studienbewerbern vom *Verwaltungsgericht* Freiburg durch einstweilige Anordnungen zugelassen wurden, machte der amtierende Rektor *Hansjürg Steinlin* vor der Presse mit aller Deutlichkeit Gericht, Landtag und Regierung dafür verantwortlich, daß »eine Erhöhung der Zulassungszahlen ohne die geforderte Kapazitätsausweitung eine Verminderung der Ausbildungsqualität zur Folge hat«[30]. Der Kanzler der Universität, *Friedrich-Wilhelm Siburg*, sprach von einem »Grabenkrieg« zwischen Universität und Justiz über Kapazitätsfragen, »dessen Ausgang noch offen ist«[31]. Seither ist die Zulassung zum Medizinstudium durch vielfache Variationen der Auswahlkriterien verändert worden, die jedoch eher die Studierfähigkeit als die Befähigung zum Arztberuf ausweisen, wie Abiturnote und Testverfahren bzw. Wartezeit und Auswahlgespräch in komplizierten Quotierungen.

Dennoch hat die Zahl der Studierwilligen trotz breiter Kritik an der Ausbildung und der Hinweise auf eine »Ärzteschwemme« nicht abgenommen. Berechnungen einer vernünftigen, von den Fakultäten vertretbaren Zahl an Studienplätzen sind immer wieder an verfassungsrechtlichen Bedenken der

Verordnungsgeber gescheitert. Die Medizinische Fakultäten der Bundesrepublik leben daher seit Jahren mit der höchsten Zahl an Studienanfängern in Europa, lange Zeit nahe 12000.

Eine wichtige Neuerung der Ausbildungsordnung ergab sich schließlich aus der *Einbeziehung außeruniversitärer Krankenhäuser*, vor allem für die Absolvierung der klinischen Ausbildungsphase im Praktischen Jahr. Grundlegend neu war dabei die Tatsache, daß die Studenten während dieser Zeit zum großen Teil die Heimatuniversität verlassen und – weiterhin im Studentenstatus – während kontinuierlicher klinischer Tätigkeit weiter unterrichtet werden. Hierzu wurden besondere Anforderungen an diese Krankenanstalten gerichtet, um für die praktische Ausbildung geeignet zu sein, u. a. eine ausreichende Anzahl von Ärzten, eine leistungsfähige Röntgenabteilung, eine fachwissenschaftliche Bibliothek, eine Prosektur, ausreichende Laboratorien und Räumlichkeiten. Damit waren von vornherein im engeren und weiteren Freiburger Raum nicht alle Krankenhäuser geeignet, als *Akademisches Lehrkrankenhaus (ALK)* herangezogen zu werden. Hinzu kam die besondere Regionalstruktur, die nicht wie in anderen Ballungsräumen über ein Städtisches Krankenhaus oder andere Schwerpunktkliniken verfügen konnte, sondern zur Einbeziehung z.T. weit abgelegener Krankenhäuser zwang.

Erste Überlegungen, das Klinikum Karlsruhe als Lehrkrankenhaus an Freiburg anzubinden, waren bereits 1967 angestellt worden, gingen jedoch in den Umstrukturierungen unter[32]. Erst im Jahre 1976 kamen die ersten 15 Studenten, die nach der neuen Ausbildungsordnung in das Praktische Jahr gelangt waren, zum Einsatz, vorläufig noch im eigenen Universitätsklinikum. In den folgenden Jahren traten schrittweise auswärtige Krankenhäuser hinzu, so daß folgende 15 Akademische Lehrkrankenhäuser der Universität Freiburg das sechste Studienjahr mitbetreuen: Universitätsklinikum Freiburg, Diakoniekrankenhaus Freiburg, Stadtklinik Baden-Baden, Kreiskrankenhaus Bretten, Kreiskrankenhaus Donaueschingen, Städt. Klinikum Karlsruhe, Evangelische Diakonissenanstalt Karlsruhe, St. Vincentiuskrankenhäuser Karlsruhe, Krankenanstalten Konstanz, Kreiskrankenhaus Lahr, Städt. Krankenhaus Lörrach, Kreiskrankenhaus Offenburg, Städt. Krankenhaus Singen, Kreiskrankenhaus Tuttlingen und die Städt. Krankenanstalten Villingen-Schwenningen.

Die Konstruktion des Akademischen Lehrkrankenhauses erforderte es, daß an diesen Anstalten *Lehrbeauftragte* zu ernennen waren; hierdurch vergrößerte sich der akademische Lehrkörper der Medizinischen Fakultät um zahlreiche Kollegen. Da auch der auf das Praktische Jahr folgende Prüfungsabschnitt in diesen Krankenhäusern absolviert wird, sind sie zu einem eigenständigen Element in der veränderten Fakultätsstruktur geworden.

Die Fakultät und das Klinikum

Als letzte einschneidende Veränderung in der neuesten Freiburger Fakultätsgeschichte muß abschließend auf den grundlegenden Wandel in der *Organisationsform* und in der *personellen Struktur* des Universitätsklinikums hingewiesen werden. Auch hierbei hat sich, wie bei der Aufteilung der Wiedervereinigung der Medizinischen Fakultät, sehr bald gezeigt, daß zu komplizierte Struktur- und Verwaltungskonstruktionen der Natur des klinischen Versorgungsablaufes eher im Wege stehen. Die am 9.12.1974 erlassene »Verordnung des Kultusministeriums über die Gliederung und Organisation der Universitätskliniken (*Klinikumsverordnung* – KLVO)« wurde daher ebenfalls in wesentlichen Anteilen immer wieder revidiert[33].

Zwei Gründe machten die Anpassung der alten Klinikstruktur an neue Verhältnisse notwendig: zum einen die staats- und hochschulpolitischen Veränderungen der sechziger Jahre, zum anderen aber die rasche Entfaltung einer großen Zahl neuer, teils sehr differenzierter und technisch komplizierter diagnostischer und therapeutischer Verfahren, deren Beherrschung den Spezialisten erfordert. Die Entwicklungen haben auch dazu geführt, daß kein Kliniker sich ehrlichen Gewissens noch in der Lage sehen kann, sein gesamtes Fachgebiet zu überschauen und aufgrund eigener Arbeit klinisch, in Lehre und Forschung authentisch zu vertreten. Die Ausdifferenzierung von Spezialgebieten war zwar schon lange im Gange und von den Kliniken im Rahmen ihrer gewachsenen Struktur eingefügt worden; eine gesetzliche Fundierung bestand jedoch hierfür nicht.

Als entscheidenden Schritt in dieser Entwicklung forderte der *Wissenschaftsrat* zunächst 1968, und erneut 1976 auf der Basis der neuen Approbationsordnung und des Hochschulrahmengesetzes, daß nicht mehr die »*Klinik*«, sondern die »*Abteilung*« das konstituierende Element eines Klinikums sei[34]. Auf der Basis dieser Empfehlungen schrieb auch die erste Klinikumsverordnung von 1974 als untere und entscheidend neu gewichtete Ebene die Abteilung als selbständige Grundeinheit vor. Sie wird von einem berufenen Professor geleitet, der in seinem Bereich selbständig ist und ohne Weisungsgebundenheit arbeitet. Er trägt als »Ärztlicher Direktor« die volle Verantwortung für die seiner Abteilung anvertrauten Kranken und für alle der Krankenversorgung dienenden Tätigkeiten der Angehörigen seiner Abteilung.

In der Verordnung von 1974 waren zusammengehörige Abteilungen zu sog. Abteilungsgruppen zusammengefaßt, fachverwandte Abteilungsgruppen wurden zu »Zentren« gebündelt. So bildeten z.B. die vier Abteilungen der Kinderklinik zusammen mit den Abteilungen Kinderchirurgie und Kinder- und Jugendpsychiatrie die »Abteilungsgruppe Universitäts-Kinderklinik«, die ihrerseits mit der »Abteilungsgruppe Universitäts-Frauenklinik« (4 Abteilungen und Hebammenlehranstalt) zum »Zentrum Pädiatrie, Geburtshilfe und Frauenheilkunde« zusammengefaßt war. Bereits der Wissenschaftsrat hatte als Sinn dieser Maßnahme formuliert, daß »die fachliche und methodische Zusammenarbeit, die Koordination des Personaleinsatzes, ferner der gemeinsame Betrieb und die optimale Benutzung bestimmter Einrichtungen« gewährleistet sein solle.

Als letzte und oberste Instanz entstand das »*Klinikum der Universität*« mit seinem Klinikumsvorstand, eine laut § 29 des Universitätsgesetzes des Landes »rechtlich unselbständige Anstalt der Universität«, gebildet aus den klinischen und den der mittelbaren Krankenversorgung dienenden theoretisch-medizinischen Universitätseinrichtungen, zusammen mit den Schulen für nichtärztliche medizinische Berufe und den technischen Versorgungs- und Hilfsbetrieben. Zu Aufgaben des Klinikumsvorstandes wurden die Organisation des Betriebsablaufes, die Sicherstellung der Krankenhaushygiene, die Aufstellung des Haushaltes, die Zuteilung von Personalstellen und Sachmitteln, der Erlaß von Benutzungsordnungen allgemeiner Einrichtungen und die Abstimmung der Aufgaben der Krankenversorgung mit den Aufgaben von Forschung und Lehre, diese im Einvernehmen mit der Fakultät.

Die kritischen Anmerkungen zu den ersten Erfahrungen mit der neuen Struktur bestätigten die Befürchtungen, daß die Gefahr der Fächerzersplitterung ebensowenig wegzuleugnen war wie die Tatsache, daß »freiwilliges Einfühlen, Kooperationsbereitschaft, Zusammengehörigkeitsgefühl und Kollegialität« sehr viel mehr gefordert waren als früher[35]. In der Realität des Klinikalltags bildeten sich daher sehr bald natürliche Gewichtungen neu bzw. wieder, um in sinnvoller Weise mit der so sehr komplizierten Struktur leben und handeln zu können. Die meisten Entscheidungen über Koordination und Kooperation, die gemeinsame Nutzung von Einrichtungen usw. fielen vernünftigerweise bereits in den Abteilungsgruppen. Vor allem war die administrative Beanspruchung des einzelnen Klinikers ungleich größer geworden als früher, so daß schon um der Krankenversorgung willen manches viel pragmatischer, d.h. im Sinne der alten Klinikstruktur gehandhabt werden mußte.

Die Medizinische Fakultät und der Klinikumsvorstand haben schon früh solche Erfahrungen in Vorschlägen zur *Novellierung der Klinikumsverordnung* niedergelegt; sie führten im Zuge neuer Universitätsgesetzgebungen 1982 bzw. 1986 zu einer wieder vereinfachten Organisation[36]. Dabei wurde die Einteilung in Zentren aufgegeben und als übergeordnete Einheit wieder die Klinik bzw. das Institut eingeführt: »Die Kliniken und Institute bestehen aus fachlich oder funktionsmäßig zusammengehörigen Abteilungen und sonstigen, nicht einer Abteilung zugeordneten gemeinsamen Einrichtungen«. Die aus dem Anhang ersichtliche neue Gliederung des Klinikums umfaßt nunmehr 13 Kliniken und 4 Institute der mittelbaren Krankenversorgung, gebildet aus insgesamt 51 Abteilungen. Hinzu kommen noch 11 nur bedingt eigenständige Sektionen, sowie die Zentralen Einrichtungen Transfusionsmedizin, Zentrallabor, Klinikumsapotheke, Klinikhygiene und das Tumorzentrum Freiburg, schließlich die Schule für nichtärztliche medizinische Berufe. Aus der Mitte der Abteilungsleiter wird für vier Jahre ein Geschäftsführender Ärztlicher Direktor der entsprechenden Klinik oder des Institutes gewählt, ein Leitender Ärztlicher Direktor steht dem Vorstand des Gesamtklinikums als Vorsitzender vor. Diesem gehören außerdem an der Verwaltungsdirektor des Klinikums, eine Leitende Pflegekraft und der Dekan der Medizinischen Fakultät[37].

Letzteres hat für Freiburg eine besondere Bedeutung; da hier die Einheit der Fakultät wiederhergestellt werden konnte, wurde es möglich, daß nach der Konstituierung des zwar nicht rechtlich, aber administrativ weitgehend eigenständigen »Universitätsklinikum« zwei Kollegialorgane zusammenarbeiten – Fakultät und Klinikumsvorstand – die zwangsläufig aufeinander angewiesen sind. Sitz und Stimme des Dekans im Klinikumsvorstand, sowie ebenso die Präsenz der Kliniker als akademische Lehrer in der Fakultät fordern zur Aufrechterhaltung der Gemeinsamkeit in den wichtigsten Entscheidungen heraus. Inzwischen beginnt sich die verwaltungstechnisch festgeschriebene, aber akademisch falsche Trennung zwischen Medizinischer Fakultät und Universitätsklinikum selbst im Vorlesungsverzeichnis einzubürgern; es entspricht selbstverständlich der traditionellen Gepflogenheit, daß die theoretischen und klinischen Disziplinen gemeinsam die Medizinische Fakultät konstituieren.

Die Forschung schließlich bindet alle wissenschaftlich tätigen Kräfte von Klinikum und Fakultät. Die permanente Verschlechterung der Finanzsituation hat dazu geführt, daß wesentliche Teile der Forschungsvorhaben nicht durch Mittel der öffentlichen Hand, sondern durch Drittmittel der großen Forschungsorganisationen finanziert werden. Diese müssen zusammen mit den Mitteln des Staatshaushaltsplanes in sinnvolle Forschungsplanung umgesetzt werden; hierüber orientieren die seit 1970 erscheinenden Forschungsberichte der Albert-Ludwigs-Universität. Aus ihnen wird ersichtlich, daß sich zwar die einzelnen Institutionen der Fakultät ihren eigenen wissenschaftlichen Ansatz erarbeitet haben, jedoch vielfach mit gleichsinnig arbeitenden Arbeitsgruppen in anderen Abteilungen verflochten sind. Statt der früher herausragenden Einzeldisziplin ergibt sich nunmehr das Bild einer sich gegenseitig anregenden und zuarbeitenden Infrastruktur der medizinischen Forschung. Besonders sinnfällig wird dies in den fünf übergreifenden *Sonderforschungsbereichen* 31 (Medizinische Virologie, Tumorentstehung und -entwicklung), 60 (Funktion durch Organisation in makromolekularen Systemen), 154 (Klinische und experimentelle Hepatologie), 206 (Biologische Signalreaktionsketten) und 325 (Modulation und Lernvorgänge im Neuronensystem), die von der Deutschen Forschungsgemeinschaft an Freiburg vergeben worden sind [38].

Die personelle, apparative und institutionelle Struktur der Medizinischen Fakultät, ihre besondere Eigenart in Lehre, Forschung und in den öffentlichen Aufgaben, nicht zuletzt ihr Finanzvolumen und ihre komplex gewordene Verwaltung hat Skeptiker immer wieder zu der Vorstellung verführt, sie als eigenständige Medizinische Fachschule aus der Universität herauslösen zu sollen.

Nichts widerspräche mehr dem freien Geist und der historisch gewachsenen Idee einer Hohen Schule, nichts wäre bedenklicher auch für die Heilkunde als Lehre, Kunst und Wissenschaft vom Menschen. Das Beispiel der Entwicklung der Freiburger Medizinischen Fakultät hat deutlich werden lassen, wie sehr Universität und Fakultät nach wie vor für ihre gemeinsame wissenschaftliche, pädagogische und gesellschaftliche Aufgabe aufeinander angewiesen sind.

Anhang

I. Die ordentlichen Lehrer der Medizin von der Eröffnung der Fakultät bis zur Unterrichtsreform 1748*

Jahr	Primarius	Secundarius	Tertiarius
1460–1474	Hummel		
1475–1477	Hummel	Mölfeld	
1478–1487	Mölfeld		
1488–1490	Knoll		
1491–1492	Knoll	Widmann	
1493–1502	Widmann		
1503	Widmann	Schiller	
1504	Ulsenius	Schiller	
1505–1512	Widmann	Schiller	
1513–1519	Schiller	Krämer	
1520–1521	Krämer		
1522–1529	Krämer	Götz	
1530–1536	Götz	Mänlin	
1537–1542	Götz	Frauenfeld	
1543–1545	Götz	Zinck	
1546–1549	Götz	Östricher (Austrius)	
1550–1553	Götz	Mühlhäuser	
1554–1556	Mühlhäuser	Streitstaimer	
1557–1568	Streitstaimer	Hohenstein	
1569	Streitstaimer	Hohenstein	Meyer
1570–1594	Streitstaimer	Meyer	Mock
1595	Meyer	Mock	
1596–1603	Meyer	Mock	Freyburger
1604–1608	Meyer	Mock	Fautsch
1609–1610	Mock	Fautsch	Dienheim
1611–1615	Mock	Fautsch	Helbling, J.C.
1616–1643	Fautsch	Helbling, J.C.	Walter
1644–1645	Fautsch	Walter	
1646	Fautsch	Walter	Helbling, J.C. jun.
1647–1650	Fautsch	Walter	Brunck
1651–1655	Walter	Helbling, J.C. jun.	

* Modifiziert nach Neuland (1941), Nauck (1952) und Nachlaß Nauck (Inst. Gesch. Med.). Nicht erfaßt sind zusätzliche Lehrkräfte wie Lizentiaten und Doctores legentes.

1656–1665   Helbling, J. C. jun.   Brunck
1666–1667   Helbling, J. C. jun.   Brunck   Köfferlin
1668–1671   Köfferlin   Preiß, J. F. Egermaier, M.
1672–1676   Köfferlin   Egermaier, M.

Studium gallicum in Freiburg 1684–1698

1684   Preiß, J. F.   Provençal
1686–1688   Preiß, J. F.   Preiß, J. P.
1689–1691   Preiß, J. F.
1692–1698   de l'Escaille

Die Fakultät im Exil in Konstanz 1686–1698

1686–1689   Köfferlin
1690–1691   Köfferlin   Blau, M.
1692–1697   Blau, M.   Vicari, J. J.

Freiburg 1698–1748

1698   Blau, M.   Vicari, J. J.
1699–1704   Blau, M.   Vicari, J. J.   Egermaier, J. I.
1705–1709   Blau, M.   Vicari, J. J.   Vicari, F. J.
1710–1715   Vicari, J. J. Vicari, F. J.
1716–1734   Vicari, F. J. Blau, J. F.
1735–1748   Blau, J. F.   Strobel

II. Errichtung von fachgebundenen Lehrstühlen zwischen 1748 und 1805

1749	Anatomie
1750	Medizinische Praxis und Pathologie
1767	Chirurgie und Hebammenkunst
1768	Botanik und Chemie
1768	Physiologie und Arzneimittellehre
(1776) 1780	Naturgeschichte
1783	Tierarzneikunde

III. Die Entwicklung der Einzelfächer*

Bis zur Mitte des 18. Jahrhunderts werden alle Lehrgegenstände im Rahmen der drei Professuren für Physiologie, Pathologie und Therapie abgehandelt (s. Anhang I).

Die nachfolgenden Einzeldarstellungen beginnen jeweils mit der ersten umschriebenen Bezeichnung eines Faches.

Die alphabetische Gliederung folgt den gegenwärtig (1990) gültigen Instituts- und Klinikstrukturen; Abteilungen und Sektionen sind diesen jeweils zugeordnet.

PD = Privatdozent
a.o. = Extraordinariat
pers.o. = persönliches Ordinariat
o. = Ordinariat
komm. = kommissarische Leitung
em. = emeritiert

---

* Modifiziert und weitergeführt nach Eulner (1970)

Anaesthesiologie

1958–1985   Kurt Wiemers (*1920) o. 1969

Abt. Anaesthesiologie und Intensivtherapie

(1958) 1975–1985   Kurt Wiemers (*1920) o.
1986–   Klaus Geiger (*1940) o.

Abt. Experimentelle Anaesthesiologie

1975–1990   Karl-Ludwig Scholler (*1925)

Sektion Anaesthesiologie für die Univ.-Frauen-, HNO- und -Augenklinik

1987–1990   Wolfgang Vogel (*1925)

Sektion Anaesthesiologie für die Univ.-Zahn-, Mund-, Kieferklinik und Abt. Lungenchirurgie

1989–   Hans-Joachim Priebe (*1947)

Anatomie

1545	Vergebliches Gesuch der Studenten an die Stadt um Überlassung einer Leiche für anatomische Studien
1573	Beginn der kontinuierlichen Erwähnung des anatomischen Unterrichtes. Gelegentliche Lehrsektionen, Demonstration anatomischer Tafelwerke (Vesal, Estienne), Unterricht am Skelett und am Tier (1604)
1611	Johann Caspar Helbling sen. († 1643), Prof. tertiarius, vordringliches Interesse an der Förderung der Anatomie (um 1620 Errichtung eines ersten Theatrum anatomicum)
1749–1758	Franz Ferdinand Mayer von Mayern (1716–1758) a.o. Professor anatomiae (mit Chirurgie und Geburtshilfe)
1755–1786	Johann Michael Haarstrick (1719–1808) Wundarzt, Prosector anatomiae
1758–1767	Franz Karl Anton Rodecker (1716–1791) o. (Prof. institutionum, vertretungsweise)
1768–1772	Joseph Anton Lambert Rodecker (1735–1772) o. (mit Materia medica)
1773–1797	Franz Carl Anton Gebhard (1732–1811) o. (ab 1786 mit Physiologie)
1797–1814	Anton Laumayer (1765–1814) o. (mit Physiologie, ab 1805 auch Materia medica)
1806–1822	Aloys Nueffer (ca. 1757–1822) Wundarzt, seit 1789 Prosektor, a.o. 1806, o. 1814
1822–1839	Franz Anton Buchegger (1794–1839) seit 1819 Prosektor, a.o. 1822, o. 1828
1821–1831	Carl August Sigmund Schultze (1795–1877) o. (mit Physiologie)
1831–1843	Friedrich Sigismund Leuckart (1794–1843) o. (mit Physiologie und Zoologie)
1840–1845	Friedrich Arnold (1803–1890) o. (mit Physiologie)
1845–1847	Carl Theodor Ernst v. Siebold (1804–1885) o. (mit Physiologie und Zoologie)
1847–1850	Georg Ludwig Kobelt (1804–1857) a.o. 1844, o. 1847 (mit pathologischer Anatomie)
1850–1883	Alexander Ecker (1816–1887) o. (1850–57 mit Physiologie und Zoologie)
1883–1918	Robert Wiedersheim (1848–1923) o.
1918–1927	Eugen Fischer (1874–1967) o.
1927–1935	Wilhelm von Möllendorff (1887–1944) o.
1935–1945	Ernst Theodor Nauck (1886–1970) o.
1945–1948	Ludwig Keller (1910–1977) (komm.) o.
1948–1965	Kurt Goerttler (1898–1983) o.

1962–1989	Jochen Staubesand (*1921) a.o. 1962, o. 1965 (ab 1967 Anatomie I)
1967–1988	Dietrich Wittekind (*1921) (ab 1967 Anatomie II) o.
1973–1981	Dieter Sasse (*1934) (Anatomie III) o.
1982–1989	Reinhard Putz (*1942) (Anatomie III, danach aufgehoben) o.
1989–	Michael Frotscher (*1947) (Anatomie I) o.
1990–	Bodo Christ (*1941) (Anatomie II) o.

Augenheilkunde

1824	Handbuch der Augenkrankheiten des Chirurgen Carl Joseph Beck (1794–1838)
Nach 1853	Kurse und Vorlesungen über Augenkrankheiten durch den Chirurgen Albert Schinzinger (1827–1911)
1859–1901	Wilhelm Manz (1833–1911) PD 1859, a.o. 1864, o. 1872
1901–1930	Theodor Axenfeld (1867–1930) o.
1931–1934	Walter Löhlein (1882–1954) o.
1934–1966	Wilhelm Wegner (1898–1972) o.
1967–1988	Günter Mackensen (*1918) o.

ABTEILUNG ALLGEMEINE AUGENHEILKUNDE MIT POLIKLINIK

(1967) 1975–1988	Günter Mackensen (*1918) o.
1988–	Heinrich Witschel (*1937) o.

ABTEILUNG NEURO-OPHTHALMOLOGIE UND SCHIELBEHANDLUNG

1971–1974	Peter Grützner (*1925)
1974–	Guntram Kommerell (*1935)

Biochemie

1768–1920 = Lehrstuhl für Chemie in der Medizinischen Fakultät. Ab 1871 zweiter Lehrstuhl für Chemie an der Philosophischen Fakultät, gehört seit 1910 zur Naturwissenschaftlichen Fakultät.

1768–1775	Franz Joseph Anton Lipp (1734–1775) o. (Chemie und Botanik)
1775–1820	Franz Ignaz Menzinger (1745–1830) o. (Chemie und Botanik)
1823–1853	Carl Fromherz (1797–1854) a.o. 1823, o. 1828 (Chemie)
1854–1883	Lambert von Babo (1818–1899) a.o. 1854, o. 1859 (Chemie)
1883–1896	Eugen Baumann (1846–1896) o. Medizinische Chemie
1897–1920	Heinrich Kiliani (1855–1945) o. Medizinische Chemie
1920–1928	Franz Knoop (1875–1946) PD 1904, a.o. 1909, o. 1920 (o. Physiologische Chemie)
1928–1956	Josef Kapfhammer (1888–1968) o.
1957–	Helmut Holzer (*1921) (seit 1972 Biochemie I) o.
1968–	Karl Decker (*1925) (seit 1972 Biochemie II) o.

Medizinische Biometrie und Medizinische Informatik

1963–1984   Edward Walter (1925–1984) o. 1965
1984–1986   Sabine von Kleist (*1933) (komm.)

ABT. MEDIZINISCHE BIOMETRIE UND STATISTIK

1986–   Martin Schumacher (*1950) o.

ABT. MEDIZINISCHE INFORMATIK

1986–   Rüdiger Klar (*1942)

Biophysik und Strahlenbiologie

1914–1922   Walter Friedrich (1883–1968) a.o. 1920
1926–1928   Wilhelm v. Hammer (1885–1949)
1929–1934   Otto Risse (1895–1942)
1936–1971   Hanns Langendorff (1901–1974) o. 1959
1971–   Werner Kreutz (*1931) o.

Chirurgie

1624	Der Prof. secundarius Johann Caspar Helbling († 1643) liest »äußere Krankheiten und Chirurgie«
1740	Vereinbarung zwischen den Meistern der Chirurgen und der Medizinischen Fakultät zur Verbesserung der Ausbildung der Wundärzte
1755–1786	Johann Michael Haarstrick (1719–1808) Prosector anatomiae, unterrichtet »kleine Chirurgie«
1767–1773	Franz Karl Anton Gebhard (1732–1811) o. (mit Geburtshilfe)
1773–1796	Matthaeus von Mederer und Wuthwehr (1739–1805) o. (mit Geburtshilfe)
1783	offizielle Gleichstellung der Chirurgie mit der Medizin
1795–1797	Veit Karle (1752–1822) (Wundarzt, 1790–95 »Gehilfe beim Lehrstuhl«)
1797–1829	Johann Matthias Alexander Ecker (1766–1829) o. (mit Geburtshilfe)
1829–1838	Carl Joseph Beck (1794–1838) a.o. 1818, o. 1821 (zweiter Ordinarius), seit 1829 ohne Geburtshilfe
1838–1842	Carl Friedrich Hecker (1812–1878) (komm.)
1842–1848	Georg Friedrich Louis Stromeyer (1804–1876) o.
1848–1871	Carl Friedrich Hecker (1812–1878) o.
1871–1877	Vinzenz Czerny (1842–1916) o.
1877–1883	Hermann Maas (1842–1886) o.
1883–1919	Paul Kraske (1851–1930) o.
1919–1927	Erich Lexer (1867–1937) o.
1928–1952	Eduard Rehn (1880–1972) o.
1952–1968	Hermann Krauß (1899–1971) o.
1968–1980	Max Schwaiger (*1911) o.

Abt. Allgemeine Chirurgie und Poliklinik

(1968) 1975–1980	Max Schwaiger (*1911) o.
1980–	Eduard H. Farthmann (*1933) o.

Abt. Unfallchirurgie

1971–	Eugen H. Kuner (*1932) o. 1980

Abt. Herz- und Gefässchirurgie

1970–	Volker Schlosser (*1929)

– *Sektion für Gefäßchirurgie*

1990–　　　　　　Gerhard Spillner (∗1939)

Abt. Lungenchirurgie

1975–1985　　　　Wilhelm Wolfart (∗1919)
1986–　　　　　　Joachim Hasse (∗1939)

Abt. Urologie

1971–　　　　　　Horst Sommerkamp (∗1933) o. 1975

Abt. Orthopädie

1891–1919　　　　Georg Wilhelm Alexander Ritschl (1861–1945) PD 1891, pers. a.o. 1896, a.o. 1917
1919–1962　　　　Keine Selbständigkeit. Fachorthopäden der Chirurgischen Klinik u.a.:
1927–1937　　　　Rudolf Wilhelm (1893–1959) a.o. 1932
1937–1945　　　　Hans-Heinz Mutschler (1907–1971)
1945–1950　　　　Günter Ihlenfeld (∗1911)
(1950) 1958–1977　Karl Bätzner (1909–1986) PD 1955, o. 1970
1977–　　　　　　Achim Reichelt (∗1935) o.

Geburtshilfe und Gynäkologie

1767–1829	Mit dem Lehrstuhl für Chirurgie verbunden (s.d.)
1829–1860	Ignaz Schwörer (1800–1860) komm. 1829, a.o. 1832, o. 1833
1861–1864	Otto Spiegelberg (1830–1881) o.
1864–1904	Alfred Hegar (1830–1914) o.
1904–1917	Bernhard Krönig (1863–1917) o.
1918–1926	Erich Opitz (1871–1926) o.
1927–1934	Otto Pankow (1876–1934) o.
1934–1945	Friedrich Siegert (1890–1985) o.
1945–1947	Herman Franken (1895–1979) (komm.)
1948–1953	Willi Wolf (1908–1953) o.
1953–1956	Reinhold Elert (1909–1970) (komm.)
1956–1957	Max Kneer (1908–1957) o.
1958–1970	Heinrich Wimhöfer (1908–1970) o.
1970–	Hans-Günther Hillemanns (*1923) o.

ABT. FRAUENHEILKUNDE UND GEBURTSHILFE I

(1970) 1975–   Hans-Günther Hillemanns (*1923) o.

ABT. FRAUENHEILKUNDE UND GEBURTSHILFE II

(1972) 1975–   Albrecht Pfleiderer (*1931) o.

ABT. FRAUENHEILKUNDE UND GEBURTSHILFE III

(1973) 1975–   Meinert Breckwoldt (*1934)

Geschichte der Medizin

Bis 1872 Lehrgegenstand im Rahmen aller Disziplinen.

1897–1910	Adolf Schüle (1866–1937) a.o. Gerichtsmedizin, Lehrauftrag
1910–1929	Paul Diepgen (1878–1966) PD 1910, a.o. 1915
1936–1940	Ludwig Aschoff (1866–1942) em. o. Pathologie
1941–1966	Joseph Schumacher (1902–1966) a.o. 1945, pers. o. 1964
1967–	Eduard Seidler (*1929) a.o. 1967, o. 1968

Hals-Nasen-Ohrenheilkunde

I OTIATRIE, OTOLOGIE (zur Chirurgie gehörig)

1823	Handbuch über die Krankheiten des Gehörorgans des Chirurgen Carl Joseph Beck (1794–1838); s.d.
1879–1892	Carl Rudolf Thiry (1831–1892) Lektor für Ohrenheilkunde
1892–1919	Emil Bloch (1847–1920) PD 1892, a.o. 1900

II RHINO-LARYNGOLOGIE (zur Medizinischen Poliklinik gehörig)

1878–1887	Wilhelm Hack (1851–1887) PD 1879 (mit Dermatologie)
1887–1911	Gustav Killian (1860–1921) PD 1888, a.o. 1900, o.hon. 1907
1912–1919	Otto Kahler (1878–1946) a.o. 1912

III OTO-RHINO-LARYNGOLOGIE

1919–1946	Otto Kahler (1878–1946) pers. o. 1919, o. 1926
1947–1970	Fritz Zöllner (1901–1986) o.
1970–	Chlodwig Beck (*1924) o.

ABT. HALS-, NASEN- UND OHRENHEILKUNDE

(1970) 1975–	Chlodwig Beck (*1924) o.

Sektion für Phoniatrie und Pädaudiologie

1919–(ca. 1962)	Rudolf Schilling (1876–1964) PD 1922, a.o. 1925
1975–1979	Claus Holm (1929–1979)
1981–1982	Peter Olaf Kitzing (*1933)
1987–	Erwin Löhle (*1949)

Haut- und Geschlechtskrankheiten

»Klinik der Hautkrankheiten und Syphilis« bis 1879 jeweils durch die Chirurgen vertreten

1879–1887	Wilhelm Hack (1851–1887) PD 1879 (mit Laryngologie)
1890–1915	Eduard Jacobi (1862–1915) PD 1890, a.o. 1902
1915–1933	Georg Alexander Rost (1877–1970) pers. o. 1919, o. 1926
1934–1957	Alfred Stühmer (1885–1957) o.
1957–1960	Rudolf Pfister (*1918) (komm.)
1960–1978	Karl Wilhelm Kalkoff (1909–1981) o.

ABT. DERMATOLOGIE UND VENEROLOGIE UND POLIKLINIK

(1960) 1975–1978	Karl Wilhelm Kalkoff (1909–1981) o.
1978–	Erwin Schöpf (*1936) o.

ABT. EXPERIMENTELLE DERMATOLOGIE

1981–	Eckhard Kownatzki (*1938)

Humangenetik und Anthropologie

1850–1887	Alexander Ecker (1816–1887) o. Anatomie
(1898) 1918–1927	Eugen Fischer (1874–1967) o. Anatomie
1937–1956	Johann Schaeuble (1904–1968)
1947–1953	Frédéric Falkenburger (1890–1965), Gastprofessur
1956–1961	Kurt Gerhardt (*1912) (komm.)
1961–1970	Helmut Baitsch (*1921) o.
1970–	Ulrich Wolf (*1933) komm., o. 1972

Immunbiologie

1964–1973	Hermann Druckrey (*1904) (Forschergruppe Praeventivmedizin des Max-Planck-Institutes für Immunbiologie)
1974–1975	Herbert F. Oettgen (*1923) (Forschergruppe Tumorimmunologie)
1975–1976	Erwin Rüde (*1930) (komm.)
1976–1978	Kurt Jungermann (*1938) (komm.)
1978–	Sabine von Kleist (*1933) o.

Innere Medizin

(wechselnde Fachbezeichnungen: bis zum Ende des 18. Jhdts. Prof. therapeutices, Prof. praxeos; dann Spezielle Pathologie (bzw. Nosologie) und Therapie, seit Kußmaul: Innere Medizin)

(1750) 1768–1773	Franz Joseph Lambert Bader (auch Baader) (1723–1773) o. 1768
1774–1784	Joseph Markus Schill (1736–1784) o.
(1784) 1786–1792	Georg Karl Staravasnig (1748–1792) o.
1793–1797	Joseph Ignaz Schmiderer (1755–1830) (komm.; Prof. der Tierarzneikunde)
1798–1808	Anton Müller (1757–1808) o.
1809–1824	Johann August Gottlieb Schaffroth (1770–1824) o.
1824–1862	Karl Heinrich Baumgärtner (1798–1886) o.
1863–1876	Adolf Kußmaul (1822–1902) o.
1876–1909	Christian Bäumler (1836–1933) o.
1909–1925	Oskar de la Camp (1871–1925) o.
1926–1930	Hans Eppinger (1879–1946) o.
1930–1934	Siegfried Thannhauser (1885–1962) o.
1934–1945	Helmut Bohnenkamp (1892–1973) o.
1946–1967	Ludwig Heilmeyer (1899–1969) o.
1968–1989	Georg Wilhelm Löhr (1922–1991) o.
1968–	Wolfgang Gerok (*1926) o.

ABT. INNERE MEDIZIN I
(Schwerpunkt: Hämatologie, Onkologie)

(1968) 1975–1989	Georg-Wilhelm Löhr (1922–1991) o.
1989–	Roland Mertelsmann (*1944) o. 1990

ABT. INNERE MEDIZIN II
(Schwerpunkt: Gastro-Enterologie, Hepatologie)

(1968) 1975–	Wolfgang Gerok (*1926) o.

ABT. INNERE MEDIZIN III
(Schwerpunkt Kardiologie)

1975–1978	Herbert Reindell (1908–1990) Lehrstuhl »Klinische Cardiologie« o.
1978–	Hanjörg Just (*1933) o. 1979

Abt. Innere Medizin IV
(Schwerpunkt Nephrologie)

1975–1976   Hans Sarre (* 1906) o. (komm.) s. Med. Poliklinik
1976–   Peter Schollmeyer (* 1932)

Abt. Pneumologie

1975–   Heinrich Matthys (* 1935)

Abt. Rheumatologie und Klinische Immunologie

1965–1981   Helmut Schubothe (1914–1983)
1981–1984   Dieter Maas (* 1938) (komm.)
1984–   Hans-Hartmut Peter (* 1942)

Abt. Klinische Endokrinologie

1972–   Lothar Kerp (* 1929)

Abt. Sport- und Leistungsmedizin

1956–1974   Herbert Reindell (1908–1990) a.o. 1956, o. 1965 (Extraordinariat »Arbeitsphysiologie und Sportmedizin« 1956–1967; Lehrstuhl »Kreislaufforschung und Leistungsmedizin« 1967–1974)
1974–   Josef Keul (* 1932)

Abt. Klinische Chemie (bis 1990 Zentrallabor)

1990–   Heinrich Wieland (* 1947)

Sektion Medizin der Abteilung Röntgendiagnostik
1975–1977   Ludger Baumeister (komm.)
1975–1981   Erich Neutard (komm.)
1981–1990   Traute Kröpelin (* 1929)

Sektion Ernährungsmedizin und Diätetik der Abteilung Innere Medizin I
1977–   Reinhold Kluthe (* 1928)

Medizinische Poliklinik

1818–1824	August Jakob Schütz (1766–1824) o. (Physiologie und Pharmakologie)
(1824) 1828–1845	Karl Heinrich Baumgärtner (1798–1886) o. (Nosologie und Therapie)
1845–1872	Wilhelm Joseph Anton Werber (1798–1873) o. (mit Arzneimittellehre)
1872–1874	Hermann Nothnagel (1841–1905) o. (mit Heilmittellehre)
1874–1876	Christian Bäumler (1836–1933) o. (mit Heilmittellehre)
1876–1907	Ludwig Thomas (1838–1907) o. (mit Pharmakologie und Kinderheilkunde)
1907	Carl Hirsch (1870–1930) o. (mit Kinderheilkunde)
1907–1909	Oskar de la Camp (1871–1925) o. (mit Kinderheilkunde)
1909–1913	Paul Morawitz (1879–1936) a.o.
1913–1947	Kurt Ziegler (1877–1947) a.o., o. 1922
1948–1976	Hans Sarre (∗1906) o. 1949
1976–	Peter Schollmeyer (∗1932) (Abt. Innere Medizin IV)

Kinderheilkunde

1810–1876	Kinderheilkunde im Lehrplan der Medizinischen Poliklinik
1876–1907	Ludwig Thomas (1838–1907) o. (mit Medizinischer Poliklinik und Pharmakologie)
1907	Carl Hirsch (1870–1930) o. (mit Med. Poliklinik)
1907–1909	Oskar de la Camp (1871–1925) o. (mit Med. Poliklinik)
1909–1913	Bruno Salge (1872–1924) a.o.
1913–1949	Carl Temmerman Noeggerath (1876–1952) a.o. 1913, pers. o. 1919, o. 1926
1949–1962	Walter Keller (1894–1967) o.
1962–1988	Wilhelm Künzer (*1919) o.

ABT. ALLGEMEINE KINDERHEILKUNDE MIT POLIKLINIK

(1962)1975–1988	Wilhelm Künzer (*1919) o.
1988–	Matthias Brandis (*1939) o.

ABT. PÄDIATRISCHE KARDIOLOGIE

1982–	Rolf Mocellin (*1934)

ABT. NEUROPÄDIATRIE UND MUSKELERKRANKUNGEN

1975–1988	Robert Beckmann (*1919)
1990–	Rudolf Korinthenberg (*1949)

Sektion Hämatologie und Hämostasiologie

1989–	Anton Sutor (*1938)

Sektion Pädiatrische Radiologie der Abteilung Röntgendiagnostik

1975–1988	Helmuth Reinwein (*1926)
1989–	Friedrich Ernst Struwe (*1929)

Medizinische Mikrobiologie und Hygiene

1861–1886	Rudolf Maier (1824–1888) o. Path. Anatomie, a.o. Staatsarzneikunde
1889–1912	Max Schottelius (1849–1919) Lehrauftrag Hygiene 1885, o. 1889
1912–1922	Martin Hahn (1865–1934) o.
1923–1936	Paul Uhlenhuth (1870–1957) o.
1936–1952	Hermann Dold (1882–1962) o.
1955–1975	Richard Haas (1910–1988) o.

Abt. Mikrobiologie und Hygiene

1976–   Wolfgang Bredt (*1937) o.

Abt. Virologie

1977–1983	Harald zur Hausen (*1936) o.
1983–1989	Dieter Neumann-Häfelin (*1944) (komm.)
1989–	Otto Haller (*1945) o.

Abt. Immunologie

1975–   Arnold Vogt (*1928)

Sektion Mykologie
1984–   Johannes Müller (*1927)

Neurochirurgie

1946–1974 Traugott Riechert (1905–1983) o. 1955

Abt. Allgemeine Neurochirurgie mit Poliklinik
1975– Wolfgang Seeger (*1929) o.

Abt. Stereotaxie
1975–1990 Fritz Mundinger (*1924)
1990– Christoph B. Ostertag (*1940)

Neurologie und Neurophysiologie

1948–1980 Richard Jung (1911–1986) a.o. 1948, o. 1951

Abt. Neurologie und Neurophysiologie
(1948) 1975–1980 Richard Jung (1911–1986) o.
1980–1982 Uwe Thoden (*1942) (komm.)
1982– Carl Hermann Lücking (*1938) o.

Sektion Neuroradiologie der Abt. Röntgendiagnostik
1975–1978 Karsten Voigt (*1941)
1978–1983 Stefan Bockenheimer (*1942) (komm.)
1984– Martin Schumacher (*1950)

Pathologie

1859–1888	Rudolf Maier (1824–1888) a.o. 1859, o. 1864
1888–1905	Ernst Ziegler (1849–1905) o.
1906–1935	Ludwig Aschoff (1866–1942) o.
1936–1963	Franz Büchner (1895–1991) o.
1963–1967	Hans Ulrich Zollinger (1912–1990) o.
1968–1981	Walter Sandritter (1920–1981) o.

ABT. ALLGEMEINE PATHOLOGIE UND PATHOLOGISCHE ANATOMIE

(1968) 1975–1981	Walter Sandritter (1920–1981) o.
1981–1983	Claus-Peter Adler (*1937) (komm.)
1983–	Hans-Eckart Schaefer (*1936) o.

Sektion Kinderpathologie
1980–   Norbert Böhm (1937)

ABTEILUNG NEUROPATHOLOGIE

1975	Hugo Noetzel (*1910)
1976–1985	Paul Kleihues (*1936) o. 1980
1985–	Benedikt Volk (*1940) o.

ABTEILUNG CHEMISCHE PATHOLOGIE

1975–   Otto von Deimling (*1929)

Pharmakologie und Toxikologie

Bis 1907 als Arznei- bzw. Heilmittellehre klinischer Lehrgegenstand, vornehmlich als Teilgebiet der Medizinischen Poliklinik (s.d.)

1907–1923	Walther Straub (1874–1944) o.
1923–1927	Paul Trendelenburg (1884–1931) o.
1927–1960	Sigurd Janssen (1891–1968) o.
1960–1972	Fritz Hahn (1907–1982) o.
1973–	Georg Hertting (*1925) o. (1979 Pharmakologie I)
1977–	Klaus Starke (*1937) a.o. 1977, o. 1978 (1979 Pharmakologie II)

Physiologie

1573	»physiologica« erscheint als Begriff unter den Lehrgegenständen der Freiburger Fakultät. Bis zur Mitte des 18. Jahrhunderts meist vom Prof. tertiarius vorgetragen
1774–1786	Georg Karl Staravasnig (1748–1792) o. (mit Materia medica)
1786–1797	Franz Carl Anton Gebhard (1732–1811) o. (mit Anatomie)
1797–1814	Anton Laumayer (1765–1814) o. (mit Anatomie und – ab 1805 – Materia medica)
1814–1821	Vertretungsweise lesen u. a. Physiologie: Georg Jacob Pfost (1787–1840) Dr. med. et chir.; Ignaz Braun (1783–1825) PD Karl Augustin Moser (1770–1821) a.o.
1821–1831	Carl August Sigmund Schultze (1795–1877) o. (mit Anatomie)
1831–1843	Friedrich Sigismund Leuckart (1794–1843) o. (mit Anatomie und Zoologie)
1845–1850	Carl Theodor Ernst von Siebold (1804–1885) o. (mit Anatomie und Zoologie)
1850–1857	Alexander Ecker (1816–1887) o. (mit Anatomie und Zoologie)
1857–1860	Georg Meissner (1829–1905) o. (mit Zoologie)
1860–1879	Otto Funke (1828–1879) o. (bis 1863 mit Zoologie)
1880–1924	Johannes von Kries (1853–1928) a.o. 1880, o. 1882
1924–1956	Paul Hoffmann (1884–1962) o.
1956–1985	Albrecht Fleckenstein (*1917) o. (1975–1985 Physiologie I)
1975–	Hermann Antoni (*1929) o. (1975–1985 Physiologie II, ab 1985 Physiologie I)
1986–	Rainer Greger (*1946) o. (Physiologie II)

Angewandte Physiologie und Balneologie

1957–1978	Herbert Göpfert (*1909) a.o. 1960, o. 1966
1979–	Eberhard Bassenge (*1936) o.

Psychiatrie
(bis 1982 Psychiatrie und Neurologie)

Bis 1878 im Rahmen der Inneren Medizin vorgetragen (s. d.), u. a. von

	Karl Augustin Diez (1802–1872)
	Wilhelm Werber (1798–1873)
	Karl Heinrich Baumgärtner (1798–1886)
	Adolf Kußmaul (1822–1902)
1878–1886	Ludwig Kirn (1839–1899) PD 1878, a. o. 1883
1886–1902	Hermann Emminghaus (1845–1904) o.
1902–1933	Alfred Hoche (1865–1943) o.
1934–1949	Kurt Beringer (1893–1949) o.
1949–1951	Richard Jung (1911–1986) (komm.)
1951–1968	Hanns Ruffin (1902–1979) o.
1968–1987	Rudolf Degkwitz (1920–1990) o.

ABT. ALLGEMEINE PSYCHIATRIE MIT POLIKLINIK

(1968) 1975–1987	Rudolf Degkwitz (1920–1990) o.
1988–1990	Florian Holsboer (*1945) o.
1990–	Mathias Berger (*1947) o.

ABT. PSYCHOTHERAPIE UND PSYCHOSOMATISCHE MEDIZIN

a) Innere Medizin

1957–1961	Günter Clauser (*1923)
1961–1967	Helmut Enke (*1927)
1967–1972	Theodor F. Hau (1924–1990)

b) Psychiatrie

(1952) 1967–1970	Hans Göppert (1905–1983)

c) Lehrstuhl

1972–1986	Johannes Cremerius (*1918) o. 1972
1986–1987	Hildburg Kindt (*1941) (komm.)
1988–1989	Roderich Hohage (*1941) (komm.)
1990–	Michael Wirsching (*1947) o.

ABT. KINDER- UND JUGENDPSYCHIATRIE

1971–	Peter Strunk (*1929) o. 1978

Abteilung Medizinische Psychologie

1973–   Sebastian Goeppert (*1942)

Abteilung Medizinische Soziologie

1973–   Jürgen v. Troschke (*1941)

Radiologie

I Chirurgische Universitätsklinik

1902–1904	Arthur Pertz (1871–?)
1906–	Adolf Oberst (1875–1933)
1916–1919	Hendrik Reerink (1864–1922)
1919–1927	Albert Kohler (1890–?)
1928–1937	Günther von Pannewitz (1900–1938)
1939–1944	Hellmut Bauer (1899–1960)
1944–1970	Ernst Stutz (1905–1989)
1972–	Werner Wenz (*1926) o.

II Medizinische Universitätsklinik

1913–1926	Leopold Küpferle (1877–1944)
1926–1935	Karl Schilling (1889–1967)
1935–1954	Hans von Braunbehrens (1901–1983)
1954–1976	Herbert Reindell (1908–1990) o.

III Universitäts-Frauenklinik

1904–1921	Carl Josef Gauss (1875–1957)
1921–1926	Otto Risse (1895–1942)
1927–1930	Ludwig Schoenholz (1893–?)
1930–	Friedrich Keller (1899–?)
1948–1959	Werner Dietz (*1914)
1960–1970	Hermann Kapp-Schwoerer (*1924)
1970–	Hans-Adolf Ladner (*1925)

Abt. Röntgendiagnostik

(1972) 1975–	Werner Wenz (*1926) o.

Sektion Medizin

1975–1977	Ludger Baumeister (komm.)
1977–1981	Erich Neutard (komm.)
1981–1990	Traute Kröpelin (*1929)

Sektion Neuroradiologie

1975–1978	Karsten Voigt (*1941)
1978–1983	Stefan Bockenheimer (*1942) (komm.)
1984–	Martin Schumacher (*1950)

Sektion Pädiatrische Radiologie

1975–1988	Helmuth Reinwein (*1926)
1989–	Friedrich Ernst Struwe (*1929)

Abt. Strahlentherapie

(1954) 1972–1976   Karl Musshof (* 1910)
1976–1989   Michael Wannenmacher (* 1938) o. 1980
1989–   Hermann Frommhold (* 1939) o.

Abt. Nuklearmedizin

1966   Walter Keiderling (* 1914)
1972–1988   Günter Hoffmann (* 1923)
1988–   Ernst Moser (* 1940)

Abt. Gynäkologische Radiologie

1970–1991   Hans-Adolf Ladner (* 1925)

Rechtsmedizin

Medicina forensis bzw. legalis bis zum Anfang des 20. Jahrhunderts von wechselnden Fachvertretern vorgetragen. Sektions- und Gutachtertätigkeit von ca. 1860–1954 durch das Pathologische Institut, die Psychiatrie und die Medizinische Poliklinik.

1899–1903	Clemens von Kahlden (1859–1903) PD Pathologie
1903–1935	Adolf Schüle (1866–1937) a.o. 1907
1943–1944	Herbert Elbel (1907–1986) PD
1954–1966	Günther Weyrich (*1898) o. 1960
1966–1969	Wolfgang Spann (*1921) o.
1970–1988	Balduin Forster (*1920) o.

Abt. Forensische Pathologie

(1970) 1975–1988	Balduin Forster (*1920) o.
1989–	Stefan Pollak (*1949) o.

Zahn-, Mund- und Kieferheilkunde

ca. 1870–1892	Georg Viktor von Langsdorff (1822–1921) inoff. Lehrauftrag
1892–1896	Carl Röse (1864–1947) PD 1892
1896–1904	Franz Karl Bartels (1860–1920) (komm.)
1904–1934	Wilhelm Herrenknecht (1863–1941) PD 1903, a.o. 1911, pers. o. 1922
1934–1945	Friedrich Faber (1887–1961) pers. o.
1946–1967	Hans Rehm (1903–1967) a.o. 1947, o. 1957
1967–1969	Josef Eschler (1908–1969) (komm.)

Abt. Kieferchirurgie und Kieferorthopädie

(1949) 1962–1969   Josef Eschler (1909–1969) o. 1965

Abt. Mund-, Kiefer- und Gesichtschirurgie

1970–   Wilfried Schilli (*1928) o.

Sektion Parodontale Chirurgie der Abteilung Zahnärztliche und Kieferchirurgie
1980–   Gisbert Krekeler (*1941)

Abt. Kieferorthopädie

1970–1972	Manfred Heideborn (*1934) (komm.)
1972–	Thomas Rakosi (*1924) o.

Abt. Zahnerhaltungskunde

(1970) 1975–1980	Siegfried Schreiber (*1913) o.
1980–	Wolfgang Götze (*1928) o.

Abt. Zahnersatzkunde

1969–1988	Werner Reither (*1919) o.
1988–	Jörg Strub (*1948) o.

Sektion Materialprüfkunde der Abteilung Zahnersatzkunde
1982–   Heinrich Kappert (*1939)

Sektion Röntgen der Klinik für Zahn-, Mund- und Kieferheilkunde
(1975) 1983–   Jürgen Düker (*1939)

Klinikumsverwaltung

vor 1820–1824	Johann Michael Huber Administration der Kranken-Spitalstiftungen, Verwalter; »Spitalschaffner«
1825–1841	Johann Baptist Huber
1842–1853	Heinrich Flaig
1853–1860	Heinrich Wetzel
1860–1896	Nicolaus Strauss
1896–1898	Franz Friedebach
1898–1933	Hermann Eitel (ab 1919/20: »Verwaltungsdirektor«)
1933–1945	Karl Lemke
1945–1948	Erwin Haas
1948–1957	Stefan Zürcher
1957–1964	Otto Falbisaner
1964–1982	Peter Amend
1982/83	Friedrich-Wilhelm Siburg
1983/84	Michael Machleidt
1984–	Torsten Hünke v. Podewils (*1940)

Zentrale Einrichtungen des Universitätsklinikums

TRANSFUSIONSMEDIZIN (bis 1983: Blutspendedienst)

1957–1979	Max Matthes
1979–1983	Norbert Kleine
1983–	Heinz Beeser (*1934)

ZENTRALLABOR

1952–1979	Eigene Laboratoriumsleiter in den einzelnen Kliniken
1979–1983	Bruno Deus
1984–	Heinrich Wieland (*1947)

KLINIKUMSAPOTHEKE

1958–1967	Cornelius Rauch
1967/68	Wolfgang Nessler
1968–1989	Winfried Dominka
1989–	Egid Strehl (*1949)

Klinikhygiene

1977–   Franz Daschner (* 1940)

Tumorzentrum

1984–1986   Michael Wannenmacher (* 1938)
1986–   Wilfried Schilli (* 1928)

IV. Dekane der Medizinischen Fakultät*

1558	Mühlhäuser	1670	Köfferlin
1558/59	Hohenstein	1672/73	Köfferlin
1559	Hohenstein	1684/85	Preiß, J. F.
1559/60	Streitstaimer	1685/86	Preiß, J. P.
1560	Streitstaimer	1697	Blau sen.
1560/61	Hohenstein	1722	Vicari, F. J.
1561	Hohenstein	1738	Strobel
1561/62	Hohenstein	1739	Strobel
1562	Streitstaimer	1744	Strobel
1562/63	Streitstaimer	1747/48	Strobel
1563	Holzapfel	1771/72	Bader (von jetzt ab
1563/64	Holzapfel		je ein Jahr)
1564	Hohenstein	1772/73	Rodecker
1564/65	Hohenstein	1773/74	Gebhard
1565	Hohenstein	1774/75	Staravasnig
1565/66	Streitstaimer	1775/76	Schill
1566	Streitstaimer	1776/77	Gebhard
1566/67	Holzapfel	1777/78	Staravasnig
1567	Holzapfel	1778/79	Menzinger
1567/68	Hohenstein	1779/80	Schill
1568	Hohenstein	1780/81	Gebhard
1568/69	Hohenstein	1781/82	Staravasnig
1569	Hohenstein	1782/83	Menzinger
1569/70	Hohenstein	1783/84	Schill
	vertreten durch	1784/85	Gebhard
	Streitstaimer	1785/86	Mederer
1570	Hohenstein	1786/87	Staravasnig
1570/71	Meyer	1787/88	Menzinger
1619	Walter	1788/89	Wülberz
1655/56	Helbling, J. C. jun.	1789/90	Schmiderer
1660	Brunck	1790/91	Morin
1661/62	Brunck	1791/92	Gebhard
1665	Helbling, J. C. jun.	1792/93	Mederer
1666	Brunck	1793/94	Menzinger
1669	Köfferlin	1794/95	Schmiderer

* In der Frühzeit unvollständig. Bis 1558 amtiert wahrscheinlich der jeweilige Professor primarius als Dekan. Vgl. Anhang I.

Dekane der Medizinischen Fakultät 519

1795/96	Morin	1838/39	Baumgärtner
1796/97	Gebhard	1839/40	Fromherz
	vertreten durch Morin	1840/41	Leuckart
1797/98	Menzinger	1841/42	Schwörer
1798/99	Schmiderer	1842/43	Werber
1799/1800	Morin	1843/44	Stromeyer
1800/01	Ecker, J. M. A.	1844/45	Baumgärtner
1801/02	Müller	1845/46	Fromherz
1802/03	Laumayer	1846/47	Werber
1803/04	Menzinger	1847/48	Stromeyer
1804/05	Schmiderer	1848/49	Siebold
1805/06	Ecker, J. M. A.	1849/50	Kobelt
1806/07	Ecker, J. M. A.	1850/51	Baumgärtner
1807/08	Schmiderer	1851/52	Fromherz
1808/09	Müller, dann	1852/53	Schwörer
	Schmiderer	1853/54	Werber
1809/10	Laumayer	1854/55	Ecker, A.
1810/11	Schaffroth	1855/56	Hecker
1811/12	Menzinger	1856/57	Baumgärtner
1812/13	Schmiderer	1857/58	Schwörer
1813/14	Ecker, J. M. A.	1858/59	Werber
1814/15	Laumayer, dann	1859/60	Ecker, A.
	Ecker, J. M. A.	1860/61	Hecker
1815/16	Schaffroth	1861/62	Babo
1816/17	Menzinger	1862/63	de Bary
1817/18	Ecker, J. M. A. (?)	1863/64	Funke
1818/19	Ecker, J. M. A.	1864/65	Spiegelberg
1819/20	Schaffroth	1865/66	Maier
1820/21	Schütz	1866/67	Kussmaul
1821/22	Menzinger	1867/68	Hegar
1822/23	Schmiderer	1868/69	Werber
1823/24	Ecker, J. M. A.	1869/70	Ecker, A.
1824/25	Schütz	1870/71	Hecker
1825/26	Beck	1871/72	Babo
1826/27	Schultze	1872/73	Kussmaul
1827/28	Baumgärtner	1873/74	Maier
1828/29	Schmiderer	1874/75	Hegar
1829/30	Ecker, J. M. A.	1875/76	Funke
1830/31	Beck	1876/77	Hildebrand
1831/32	Beck (?)	1877/78	Bäumler
1832/33	Fromherz	1878/79	Manz
1833/34	Buchegger	1879/80	Thomas
1834/35	Leuckart	1880/81	Maas
1835/36	Schwörer	1881/82	Ecker, A.
1836/37	Werber	1882/83	Maier
1837/38	Beck	1883/84	Manz

Dekane der Medizinischen Fakultät

1884/85	Hegar	1930/31	v. Möllendorff
1885/86	Bäumler	1931/32	Hoffmann
1886/87	Thomas	1932/33	Rehn
1887/88	Wiedersheim	1933/34	Löhlein
1888/89	Kries	1934/35	v. Möllendorff/
1889/90	Kraske		Kapfhammer
1890/91	Baumann	1935/36	Wegner
1891/92	Emminghaus	1936/37	Wegner
1892/93	Schottelius	1937/38	Stühmer
1893/94	Ziegler	1938/39	Stühmer
1894/95	Hegar	1939/Dez.40	Stühmer
1895/96	Manz	1941/42	Nauck
1896/97	Bäumler	1942/43	Nauck
1897/98	Thomas	1943/44	Dold
1898/99	Wiedersheim	1944/45	Dold
1899/1900	Kries	1945/46	Beringer
1900/01	Schottelius	1946/47	Beringer
1901/02	Kraske	1947/48	Janssen
1902/03	Ziegler	1948/49	Heilmeyer
1903/04	Kiliani	1949/50	Sarre
1904/05	Axenfeld	1950/51	Goerttler
1905/06	Hoche	1951/52	Wolf
1906/07	Krönig	1952/53	Stühmer
1907/08	Aschoff	1953/54	Zöllner
1908/09	Straub	1954/55	Jung
1909/10	de la Camp	1955/56	Riechert
1910/11	Kries	1956/57	Goerttler
1911/12	Kraske	1957/58	Goerttler
1912/13	Axenfeld	1958/59	Büchner
1913/14	Hoche	1959/60	Ruffin
1914/15	Aschoff	1960/61	Haas
1915/16	Krönig	1961/62	Krauß
1916/17	Straub	1962/63	Fleckenstein
1917/18	de la Camp	1963/64	Wimhöfer
1918/19	Kries	1964/65	Holzer
1919/20	Hahn	1965/66	Kalkoff
1920/21	Opitz	1966/67	Zollinger
1921/22	Fischer	1967/68	Künzer
1922/23	Lexer	1968/69	Spann
1923/24	Kahler	1969/70	Spann
1924/25	Noeggerath	1970	I Decker II Gerok
1925/26	Knoop	1970/71	I Decker II Gerok
1926/27	Uhlenhuth	1971/72	I Mecke II Beck
1927/28	Rost	1972/73	I Sandritter II Mackensen
1928/29	Ziegler	1973/74	I Kreutz II Schilli
1929/30	Pankow	1974	Schilli

1974/75	Gerok	1983/84	Just
1975/76	Mackensen	1984/85	Antoni
1976/77	Wenz	1985/86	Rakosi
1977/78	Staubesand	1986/87	Starke
1978/79	Steim	1987/88	Farthmann
1979/80	Sasse	1988/89	Sabine v. Kleist
1980/81	Seidler	1989/90	Beck
1981/82	Wannenmacher	1990/91	Volk
1982/83	Bredt	1991/92	Pfleiderer

V. Rektoren der Albert-Ludwigs-Universität Freiburg aus der Medizinischen Fakultät 1460–1991 *

1460	Hummel	1632	Helbling, J. C.
1463	Hummel	1632/33	Helbling, J. C.
1467	Hummel	1633	Walther
1472/73	Hummel	1633/34	Walther
1490/91	Knoll	1634	Fautsch
1527/28	Krämer	1636/37	Helbling, J. C.
1533/34	Götz	1637	Helbling, J. C.
1535	Mänlin	1638/39	Walther
1537/38	Götz	1639	Fautsch
1571/72	Streitstaimer	1639/40	Fautsch
1574/75	Streitstaimer	1640	Helbling, J. C.
1577/78	Meyer	1640/41	Helbling, J. C.
1579	Streitstaimer	1641/42	Fautsch
1580/81	Meyer	1642	Fautsch
1584	Meyer	1643/44	Fautsch
1585	Streitstaimer	1644	Fautsch
1586/87	Meyer	1644/45	Fautsch
1588	Streitstaimer	1646/47	Fautsch
1589/90	Meyer	1649/50	Fautsch
1592/93	Meyer	1652/53	Helbling, J. C. jun.
1596	Meyer	1654	Helbling, J. C. jun.
1601	Meyer	1657	Helbling, J. C. jun.
1603	Mock	1658/59	Brunckh
1606	Meyer	1660	Helbling, J. C. jun.
1613	Mock	1661	Brunck
1615	Fautsch	1662/63	Helbling, J. C. jun.
1619	Fautsch	1663/64	Brunckh
1620/21	Helbling, J. C.	1664/65	Helbling, J. C. jun.
1622/23	Fautsch	1666	Brunck
1623	Fautsch	1667	Helbling, J. C. jun.
1623/24	Fautsch	1669/70	Köfferlin
1624/25	Fautsch	1671/72	Köfferlin
1625/26	Helbling, J. C.	1672	Köfferlin
1628/29	Walter	1675	Egermaier, M. H.
1630	Fautsch	1677/78	Köfferlin

* 1461–1764 wird der Rektor nur auf ein halbes Jahr gewählt. 1796–1918 trägt der Rektor den Titel Prorektor; Rector perpetuus ist der jeweilige Landesherr.

1678	Köfferlin	1748/49	Strobel
1687/88	Köfferlin (Konstanz)	1750	Strobel
1689/90	Köfferlin (Konstanz)	1752	Strobel
1692	Blau, M. (Konstanz)	1753/54	Bader
1693/94	Vicari, J. (Konstanz)	1754	Strobel
1695	Blau, M. (Konstanz)	1756	Bader
1696/97	Vicari, J. (Konstanz)	1956/57	Strobel
1698	Blau, M. (Konstanz)	1758/59	Bader
1700	Vicari, J.	1759	Strobel
1700/01	Blau, M.	1761	Bader
1702/03	Vicari, J.	1761/62	Strobel
1704	Blau, M.	1763/64	Bader
1705	Vicari, J.	1764	Strobel
1706/07	Blau, M.	1769	Strobel
1707/08	Vicari, J.	1770/71	Rodecker, F. C.
1709	Blau, M.	1772/73	Bader
1710	Vicari, J.	1774/75	Schill
1712	Vicari, J.	1778/79	Staravasnig
1715/16	Vicari, J.	1782/83	Gebhard
1717/18	Vicari, F. J.	1786/87	Mederer
1719/20	Blau, J. F.	1790/91	Menzinger
1720	Vicari, F. J.	1794/95	Morin
1721	Blau, J. F.	1798/99	Menzinger
1721/22	Vicari, F. J.	1802/03	Morin
1723	Blau, J. F.	1806/08	Ecker, J. M. A.
1723/24	Vicari, F. J.	1812/13	Laumayer
1725/26	Blau, J. F.	1815/17	Schaffroth
1726	Vicari, F. J.	1820/21	Ecker, J. M. A.
1728	Blau, J. F.	1824/25	Ecker, J. M. A.
1728/29	Vicari, F. J.	1828/29	Beck
1730/31	Blau, J. F.	1832/34	Beck
1731	Vicari, F. J.	1837/38	Fromherz
1732/33	Blau, J. F.	1841/42	Leuckart
1733	Vicari, F. J.	1845/46	Schwörer
1735	Blau, J. F.	1849/50	Braun
1736/37	Blau, J. F.	1853/54	Ecker, A.
1737	Strobel	1857/58	Baumgärtner
1738	Blau, J. F.	1861/62	Hecker
1738/39	Strobel	1865/66	Babo
1740/41	Blau, J. F.	1869/70	Kussmaul
1741	Strobel	1873/75	Fuunke
1743	Blau, J. F.	1878/79	Maier
1743/44	Strobel	1882/83	Hegar
1745/46	Blau, J. F.	1886/87	Manz
1746	Strobel	1888/89	Bäumler
1748	Blau, J. F.	1892/93	Ziegler

1894/95	Wiedersheim	1928/29	Uhlenhuth
1898/99	v. Kries	April 1933	v. Möllendorff
1900/01	Kraske	Mai –	
1905/06	Axenfeld	Dez. 1945	Janssen
1910/11	Hoche	1952/53	Janssen
1915/16	Aschoff	1961/62	Ruffin
1921/22	de la Camp	1966/68	Baitsch

VI. Ehrenpromotionen

Nach der gegenwärtig gültigen Promotionsordnung von 1984 ist eine Ehrenpromotion eine »seltene Auszeichnung«, die von der Fakultät »für besonders hervorragende Verdienste um die theoretische und praktische Medizin« verliehen werden kann. Werdegang und Wirken des zu Ehrenden sollen außerdem einen »deutlichen Bezug zu Freiburg und seiner Universität« erkennen lassen; er soll in der Regel einer anderen Fakultät entstammen.

Die ersten nachweisbaren Ehrenpromotionen beziehen sich zum Teil auf eine nachträgliche Verleihung eines fehlenden Titels:

1796   Matthaeus von Mederer und Wuthwehr (1739–1805), von 1773–1796 o. Prof. der Chirurgie und der Hebarzneikunst an der Medizinischen Fakultät Freiburg i.Br., Doktor der Chirurgie der Universität Wien. Promotion zum Dr. med. h.c. aus Anlaß seiner Rückberufung nach Wien.
1817   Aloys Nueffer (ca. 1757–1822), Wundarzt, 1790–1806 Prosector anatomicus, 1814 o. Prof. der Anatomie; Promotion zum Dr. chir. h.c.
1833   Medizinalrat Herrmann aus Rastatt; Promotion zum Dr. med. h.c.
1853   Wilhelm Carl Nägeli, o. Prof. der Botanik an der Medizinischen Fakultät, Promotion zum Dr. med. h.c.

Unter den Ehrenpromotionen anläßlich der 400-Jahr-Feier der Universität wurden von der Medizinischen Fakultät am 5.8.1857 promoviert:

»– zu Doktoren der Medizin, Chirurgie und Geburtshilfe:
   Geh. Hofrath Buchegger
   Physicus Hergt in Illenau
   Physicus Sauerbeck in Lörrach
   Amtschirurg Lederle in Staufen
   Medizinalrath Schweig in Karlsruhe
 – zu Doktoren der Medizin:
   Prof. Schönbein in Basel
   Hofrath Bunsen in Heidelberg
   Prof. Eisenlohr in Karlsruhe
   Philosoph Dr. Strumpf aus Berlin« (UAF II/1–20, Fakultätsbeschluss vom 22.6. und 20.7.1857).

Im Jahre 1858 teilt die Fakultät auf Anfrage der Universität Berlin ihre Promotionsgepflogenheiten mit; danach können Ehrenpromotionen an Ärzte verliehen werden, »die bei besonders freundschaftlichen Beziehungen zu unserer Hochschule sich durch wissenschaftliche und practische Thätigkeit in der inneren, chirurgischen und geburtshilflichen Heilkunde oder deren Hilfswissenschaften ausgezeichnet haben, und sofort der Facultät bei irgend einem Anlasse honoris causa promoviert zu werden als besonders würdig erscheinen« (Zit. nach Nauck 1958a, 76). Seither beinhalten alle Fassungen der Promotionsordnung die Möglichkeit, »die Doctorwürde ehrenhalber« durch die feierliche Überreichung eines Ehrendiploms zu verleihen.

Die Ehrenpromotionen des 19. und beginnenden 20. Jahrhunderts sind noch nicht systematisch erarbeitet; unter ihnen befinden sich:

1878   Carl Rudolf Thiry, Freiburg (Ohrenheilkunde)
1879   Georg Eschbacher, Freiburg (Kreisarzt)
1883   August Lydtin, Bühl (Medizinalreferent für das Veterinärwesen)

Nach 1918 wurden die Ehrendoktorate inoffiziell eingeteilt (UAF XVIII/3-1) in rein wissenschaftliche, mittelbare (Förderung des Kulturlebens), wirtschaftliche (finanzielle Förderung der Universität) und politische (Förderung der Universitätsbelange aufgrund der politischen Stellung). Dadurch wurde die ursprüngliche Idee für längere Zeit verwässert und erst nach 1935 durch die Schaffung des Titels eines *Ehrensenators* für vornehmlich außerwissenschaftliche Verdienste um die Universität wieder ausgeglichen.

In der Zeit des Nationalsozialismus bedurfte die Verleihung der Ehrendoktorwürde der Genehmigung des Reichsministers für Wissenschaft, Erziehung und Volksbildung; es wurde jeder Hochschule nur eine Ehrenpromotion innerhalb von zwei Jahren zugestanden (UAF II/2-78). Auf fernmündliche Weisung des Badischen Kultusministers Wacker wurde seinem Vorgänger Adam Remmele die ihm 1926 verliehene Ehrendoktorwürde der Freiburger Medizinischen Fakultät am 11.4.1935 wieder entzogen (Schreiben von Dekan Kapfhammer an Kultusminister a.D. Remmele vom 11.4.1935, UAF XVIII/3-1). Gleiches betraf offenbar den 1934 im Konzentrationslager Kislau ermordeten Staatsrat Ludwig Marum (aktenkundig erst 1938, UAF l.c.).

Die nachfolgende Liste ist von 1917 bis 1930 und ab 1939 mit ausreichender Wahrscheinlichkeit vollständig; für die früheren Vorgänge, wie auch für die Zeit von 1930-1939, fehlen vorläufig ausreichende Unterlagen. Die Angabe eines Fachgebietes in der Klammer bedeutet eine Ehrenpromotion für ausschließlich wissenschaftliche Leistungen. (Zusammenstellung nach UAF XVIII/3-1 sowie Akte Ehrenpromotionen Med. Dekanat)

1917   Luise Großherzogin von Baden   (Rotes Kreuz)
1918   Erich Ludendorff   (preuß. General)
1918   Viktor Schwoerer, Karlsruhe   (Hochschulreferent
                                              im Kultusministerium)
1920   Wilhelm Herrenknecht, Freiburg   (Zahnheilkunde)
1920   Heinrich Kiliani, Freiburg   (Chemie)
1920   Josef Meister, Freiburg   (Medizinalrat)

1920	Emil Demuth, Freiburg	(Altstadtrat)
1920	Lorenz Werthmann, Freiburg	(Caritas-Präsident)
1920	Hermann Schelenz, Kempen	(Pharmaziegeschichte)
1920	Hermann Eitel, Freiburg	(Verwaltungsdirektor der Kliniken)
1921	Alfred Körbitz	(Zahnarzt)
1921	Ferdinand Kaufmann	(Bankdirektor)
1921	Gustav Vetter	(Medizinalrat)
1922	Hermann Burkhard, Davos	(Deutsche Heilstätten Davos und Agra)
1922	Otto Gageur	(Arzt)
1923	Fritz Hellige, Freiburg	(Fabrikant)
1923	Hermann Voß, Leipzig	(Förderer)
1923	Karl Bergmann, Wernigerode	(Förderer)
1923	Fritz Kohl, Chemnitz	(Strahlenheilkunde)
1924	Karl Schuler	(Oberstleutnant)
1925	Hugo Obermaier, Madrid	(Anthropologie)
1926	Heinrich Wieland, Freiburg	(Chemie)
1926	Adam Remmele, Karlsruhe (11.4.1935 entzogen, Wiederverleihung 27.4.1946)	(Kultusminister)
1926	Ludwig Marum, Karlsruhe († 1934 im KZ Kislau; Entzug 1938 aktenkundig)	(Staatsrat)
1926	Karl Bender, Freiburg	(Oberbürgermeister)
1926	Eugen Baumgartner, Karlsruhe	(Landtagspräsident)
1926	Georg Kerner	(Medizinalrat)
1926	T. Irisawa, Tokio	(Innere Medizin)
1929	Ludwig Gütermann, Waldkirch	(Fabrikant)
1930	Herbert M. Evans, Berkeley	(Anatomie und Entwicklungsgeschichte)
1930	Heinrich Stalling, Oldenburg	(Verleger)
1939	Eugen Fischer, Freiburg	(Anatomie und Anthropologie)
1942	Francesco Pentimalli, Rom	(Pathologie)
1947	Franz Volhard, Frankfurt a. M.	(Innere Medizin)
1947	Emil Frh. v. Dungern, Hamburg	(Serologie)
1949	Hans Schmidt, Wuppertal-Elberfeld	(Chemotherapie)
1950	Cécile Vogt, Neustadt i. Schw.	(Hirnforschung)
1954	Oskar Vogt, Neustadt i. Schw.	(Hirnforschung)
1954	Paul Diepgen, Mainz	(Geschichte der Medizin)
1954	Abraham Esau, Aachen	(Physik)
1954	Karl Thomas, Göttingen	(Biochemie)
1955	Siegfried Thannhauser, Boston	(Innere Medizin)

1955	Hans Adolf Krebs, Oxford	(Innere Medizin und Biochemie)
1956	Ludo van Bogart, Antwerpen	(Neuropathologie und Neurologie)
1956	Erich Rominger, Freiburg	(Kinderheilkunde)
1957	Friedrich Pauwels, Aachen	(Orthopädie)
1957	Konrad Adenauer, Bonn	(Bundeskanzler)
1957	Lord Edgar Douglas Adrian, Cambridge	(Neurophysiologie)
1957	Kawelioshi Akazaki, Sendai	(Pathologie)
1957	Gilbert Dalldorf, Albany	(Virologie)
1957	Wilhelm Ehrich, Philadelphia	(Pathologie)
1957	Karl Frank, Stuttgart	(Finanzminister Baden-Württemberg)
1957	Giovanni di Guglielmo, Rom	(Innere Medizin)
1957	Seizo Katsunuma, Nagoya	(Innere Medizin)
1957	Otto Krayer, West Newton	(Pharmakologie)
1957	Horst Linde, Stuttgart	(Oberbaudirektor)
1957	Wilhelm Simpfendörfer, Stuttgart	(Kultusminister Baden-Württemberg)
1957	Robert Schröder, Leipzig	(Frauenheilkunde)
1957	Henry M. Stratton, New York	(Verleger)
1958	Ernst Witebski, Buffalo	(Bakteriologie und Immunologie)
1958	Karl Häupl, Düsseldorf	(Kieferheilkunde)
1958	Karl Kleist, Frankfurt a. M.	(Neurologie)
1958	Georg von Hevesy, Stockholm	(Chemie)
1959	Arthur Weber, Bad Nauheim	(Balneologie)
1959	Ludwig Binswanger, Kreuzlingen	(Psychiatrie und Psychotherapie)
1959	Walter Rudolf Hess, Zürich	(Physiologie)
1960	Feodor Lynen, München	(Biochemie)
1961	Wilhelm Feldberg, London	(Physiologie)
1965	Fritz Verzar, Basel	(Physiologie)
1967	George E. Shambaugh, Chicago	(Hals-Nasen-Ohrenheilkunde)
1968	Max Furter, Basel	(Pharma-Forschung)
1968	Thomas Francis, Michigan	(Virologie)
1968	Jan-Friedrich Tönnies, Freiburg	(Elektro-Physiologie)
1970	Karl Wezler, Frankfurt a. M.	(Physiologie)
1971	Haldane Keffer Hartline, Cambridge Mass.	(Biophysik)
1979	Jan Gösta Waldenström, Malmö	(Innere Medizin)
1983	Rolf Hassler, Frankfurg	(Hirnforschung)
1984	Hans Popper, New York	(Innere Medizin)
1988	Hans Dierck Waller, Tübingen	(Innere Medizin)
1990	Hermann K. F. Blaschko, Oxford	(Pharmakologie)
1990	Wolfgang Spann, München	(Rechtsmedizin)

VII. Ehrenbürger der Stadt Freiburg i. Br. aus der Medizinischen Fakultät*

Johann Peter Frank (1745–1821)
: kaiserl. russischer Staatsrat und erster kaiserlicher Leibarzt; Verfasser des »Systems einer vollständigen medizinischen Polizey« (1779–1819) als Grundlage der Staatsarzneikunde. Ehrenbürger 1809, »wie auch für seine Nachkömmlinge« anläßlich seiner Niederlassung in Freiburg.

Johann Matthias Alexander Ecker (1766–1829)
: 1797–1829 Ordinarius für Chirurgie und Hebarzneykunst (Geburtshilfe). Ehrenbürger am 13.4.1810, »wegen seiner Verdienste um die Stadt, insbesondere um die kranken Armen«.

Franz Ignaz Menzinger (1745–1830)
: 1775–1820 Ordinarius für Chemie und Botanik. Ehrenbürger 1826 »wegen seiner Verdienste um das hiesige Gemeinwesen«

Georg Jakob Pfost (1787–1840)
: Chirurg, Lehrbeauftragter für Physiologie. Ehrenbürger 1828 (Nauck 1956b: 1839) »wegen kostenloser Hilfe für arme Kranke und Stiftungen«.

Karl Heinrich Baumgärtner (1798–1886)
: 1824–1862 Ordinarius für Nosologie und Therapie (Innere Medizin). Ehrenbürger am 19.6.1834 »wegen seiner hohen Verdienste um die hiesige Hochschule und unsere Vaterstadt«.

Alfred Hegar (1830–1914)
: 1864–1904 Ordinarius für Geburtshilfe und Gynäkologie. Ehrenbürger am 18.4.1904 »wegen der Verdienste um die Medizin, im Dienste der leidenden Menschheit, als gefeierter Lehrer«.

Christian Bäumler (1836–1933)
: 1876–1909 Ordinarius für Innere Medizin. Ehrenbürger am 12.7.1909 »als Arzt im Dienste der leidenden Menschheit und als gefeierter Lehrer«.

Paul Uhlenhuth (1870–1957)
: 1923–1936 Ordinarius für Bakteriologie und Hygiene. Ehrenbürger am 7.1.1950 »für hervorragende Verdienste um die Menschheit«.

Carl Temmerman Noeggerath (1876–1952)
: 1913–1949 Ordinarius für Kinderheilkunde. Ehrenbürger am 4.6.1951 »für hervorragende Leistungen auf dem Gebiet der Kinderpflege im Interesse der Stadt Freiburg«.

Franz Büchner (1895–1991)
: 1936–1963 Ordinarius für Pathologie, Ehrenbürger im Juli 1985 »zur Würdigung der besonderen Verdienste, die er sich als Wissenschafter und Bürger der Stadt erworben hat«.

---

* Zusammenstellung im Stadtarchiv; vgl. auch Späth 1957

Anmerkungen

Die Angaben beziehen sich auf den Quellen- und Literaturteil.
Abkürzungen s. S. 563

Erster Teil

Kapitel 1: Heilkunde im mittelalterlichen Freiburg (S. 3–20)

1 Zusammenfassende Einzeldarstellungen bei Schmid (1986), Schadek und Schmid (1986). Vgl. auch Schlesinger (1954), (1970); Jankuhn (1975); Ueberdick (1985); Vetter (1986); Kalchthaler (1990).
2 Vgl. hierzu H. Keller, in Schmid (1986), 17–29; Blattmann und Treffeisen in Schadek/Schmid (1986), 224; Beyer, l.c. 231.
3 Blattmann in Schadek/Schmid (1986), 234; ausführlicher (1984).
4 H. Keller in Schmid (1986), 26. Vgl. auch Blattmann in Schadek/Schmid (1986), 258.
5 Schuler (1979); höhere Zahlen bei Flamm (1912).
6 Vgl. hierzu Jetter (1973). S. auch Gruber (1926).
7 Seidler (1980).
8 d'Irsay (1933).
9 zum folgenden vgl. Baas (1905), (1910); Baas/Hils 1986; Schleer (1957); Nauck (1962), (1965); Ricker (1966); ausführlich Knefelkamp (1981). Vgl. auch Hils (1985), (1986).
10 Blattmann in Schadek/Schmid (1986), 235.
11 Kästle (1868), 307.
12 Vgl. l.c. 312; Knefelkamp (1981), 25.
13 Beyer in Schadek/Schmid (1986), 231.
14 Knefelkamp (1981), 25.
15 Jetter (1966), 22; (1986), 90.
16 Poisignon (1890); Kuhn (1914); Ueberdick (1974).
17 Seidler (1980), 77.
18 Poisignon (1890), Nr. 338.
19 Schleer (1957), 35.
20 Steinitz (1970), 143.
21 Knefelkamp (1981), 48.
22 Vgl. zum folgenden Krebs (1951/52); Kürmann (1980).
23 Seidler (1980), 92–97.
24 Knefelkamp (1981), 50.
25 Roecken/Brauckmann (1989).
26 Ricker (1966), 37–42; Knefelkamp (1981), 49–53.
27 Bauer (1973).
28 Seidler (1983b).
29 Baas (1905), 77.
30 Lincke (1967).
31 Mayer (1901).
32 Krämer (1987), 392–397. Vgl. auch Biraben (1975), 61.
33 Schenck von Grafenberg in seinen »Observationes« (1597), zit. nach Krämer (1987), 38.
34 Lewin (1890); Baas (1905), 17; Ricker (1966), 33; Knefelkamp (1981), 89; Krämer (1987), Anm. 106.
35 Krämer (1987), 346.
36 Pestordnung von 1585, zit. nach Krämer l.c. 249.

Anmerkungen   531

37 l.c. 258.
38 l.c. 255; vgl. auch Knefelkamp (1981), 97.
39 Knefelkamp (1981), 147.
40 l.c. 149.
41 Sturzenhecker (1968), 69.
42 Baas (1905), 18.
43 Seidler (1966).
44 Nauck (1965), 9.
45 Nauck (1965), 7; Baas (1905), 14.
46 Baas (1905).
47 Vgl. zum folgenden Nauck (1965); Warlo (1970); Knefelkamp (1981); Roecken/Brauckmann (1989).
48 Warlo (1970), 11.
49 Freiburger Blutgerichtsordnung von 1407/17, abgedruckt bei Warlo (1970), 72-74.
50 Schererordnung von 1509, abgedruckt bei Nauck (1965), 95-98.
51 Abgedruckt bei Nauck (1965), 99-101.
52 Warlo (1970), 14, 59; Knefelkamp (1981), 130.
53 Roecken/Brauckmann (1989), 135.
54 Knefelkamp l.c. 143.
55 Roecken/Brauckmann (1989), 132.
56 Baas (1905); Baas/Hils (1986).
57 Die Liste bei Nauck (1965), 64-78 erweist deutlich die Schwierigkeit der Zuordnung.
58 Seidler (1965).
59 Baas (1905), 37; Baas/Hils (1986).
60 Baas (1906).
61 vgl. hierzu Menge (1976), Koch (1982), Wachinger (1985).
62 Knefelkamp (1981), 109-114; Baas/Hils (1986).
63 Lewin (1890), 59.
64 Warlo (1970), 15.
65 Vertrag zwischen der Stadt und Meister Heinrich, abgedruckt bei Nauck (1965), 79.
66 Knefelkamp (1981), 117.
67 Baas (1905), 55.

Kapitel 2: Die Gründung der Universität Freiburg und ihrer Medizinischen Fakultät (S. 21-32)

1 Vgl. hierzu Denifle (1885); d'Irsay (1933); Prahl (1978); Jilek (1984).
2 Zum folgenden vgl. Schreiber (1833), (1857); Albert (1911), (1923); Gerber (1957); Ott (1972); Köhler (1980); Mertens (1983).
3 Stiftungsbrief bei Gerber (1957) II, 27-35.
4 Ott (1972); Gerber (1957); Zwölfer (1957).
5 Gerber (1957) II, 32.
6 Vgl. hierzu Seidler (1967).
7 Diepgen und Nauck (1957), 20.
8 z.B. l.c. 18, Schumacher (1957), 10.
9 Vgl. zum folgenden Schreiber (1833), (1857), auf dem immer noch alle Angaben zu Hummel basieren.
10 Hautz (1862) I, 161; Stübler (1926).
11 Riegger (1772), 385; dort irrtümlich »Mechtildis« genannt.
12 Schreiber (1833).
13 Nelson (1923).
14 Schreiber (1833), 34; vgl. auch Ott (1965).
15 Riegger (1772), 398. Der Zusatz: »Er hat sich auch der Lectur unterwunden und ein Zit gelesen, dann aber wieder gäntzlich ufgehört« findet sich bei Riegger nicht in dieser Form. Vgl. Schumacher (1957).

16 Riegger (1774), 114.
17 Schreiber (1833), 27.
18 Zit. nach Schreiber (1857), I, 214. Vgl. auch Riegger (1772), 404, Anm. a).
19 Schreiber (1857), 214.
20 UAF
21 Ott (1965).
22 Nauck (1952).
23 Vgl. zum folgenden Schipperges (1964); Seidler (1967), 44.
24 Diepgen u. Nauck (1957), 130.
25 Seidler (1967), 20.
26 Statutenbuch der Medizinischen Fakultät; auch abgedruckt bei Diepgen und Nauck (1957), 135.
27 Dieser ist – als »Juramentum Hippokratis« – auf dem Vorsatzblatt des Statutenbuches von späterer Hand eingetragen.
28 Nauck (1955b), 36.
29 Knefelkamp (1981), 117; Nauck (1967), 237.

Kapitel 3: Die Fakultät bis zur Reform des Jahres 1748 (S. 33–49)

1 Nauck (1952), 19.
2 Schreiber (1857), 223. Die Literatur zu Mölfeld bei Nauck (1967), 235. Datierungen differieren gegenüber Nauck (1955b), 36.
3 Kraemer (1987), 36.
4 Neuland (1941), 32.
5 Vgl. hierzu Ricker (1966), 58.
6 Zeeden (1972).
7 Vgl. Schadek/Ecker (1988).
8 Ott (1972).
8a Vgl. hierzu Seidler (1976c).
9 Zeeden (1972).
10 Zit. nach Schumacher (1957).
11. l.c. 18.
12 Abgedruckt bei Nauck (1952), 82–85.
13 Vgl. hierzu Schreiber (1857), 384; Maier (1878); Diepgen (1911). Alle Gutachten abgedruckt bei Nauck (1952).
14 Nauck (1956a); vgl. aber auch Keil/Peilz (1987).
15 Diepgen und Nauck (1957), 67.
16 Nauck (1952), 27 und 98; vgl. auch Nauck (1965), 41.
17 Neuland (1941), 36–43; teilweise unkorrekt.
18 UAF, abgedruckt bei Nauck (1952), 105.
19 Seidler (1967).
20 Vgl. hierzu Perleb (1829); Schreiber (1857), 147; Neuland (1941), 42.
21 Nauck (1954), 39.
22 StadtAF B5 XIIIa, Nr. 6.
23 Mayer (1901), 24; Knefelkamp (1981), 97.
24 Eulenburg (1904), 310; Nauck (1955b), Tab. V, S. 44.
25 Diepgen (1911); Diepgen und Nauck (1957).
26 l.c. 123.
27 Reisch, (Ed. Geldsetzer) (1973); Becker (1976).
28 Schiller (1531), Albert (1905).
29 Austrius (1528), Rückseite des Titelblattes. Abgedruckt bei Diepgen und Nauck (1957), 54.
30 Vgl. Sudhoff (1925).
31 Abgebildet bei Sudhoff (1912), Tafel V/VI.

32 Vgl. Baas (1910); Klein (1910); Schneck (1977).
33 R. Maier (1878); vgl. auch Diepgen und Nauck (1957), 60.
34 Vgl. hierzu Diepgen und Menn (1956); Diepgen und Nauck (1957), 69. Neuerdings Lindgren und Moëll (1987).
35 Genauere Einzelheiten bei Nauck (1958a).
36 l.c. 27.
37 Zum folgenden Diepgen und Nauck (1957).
38 l.c. 104.

Kapitel 4: Die Freiburger Medizin im Zeitalter der Aufklärung (S. 50–74)

1 Vgl. zum folgenden Schönbauer (1947); Lesky (1965), (1973); Mann (1966).
2 Frank (1779ff).
3 Schreiber (1829), 23; Seidler (1991).
4 Vgl. zum folgenden ausführlich Lesky (1973).
5 l.c. 24.
6 Säger (1952), Zeeden (1972).
7 Kopf (1974).
8 Vgl. Clemens Bauer (1972).
9 Sautier (1798), 245; vgl. auch Thoma (1890), 5.
10 l.c. 246; vgl. auch Klein (1989).
11 Nauck (1952), 37; allerdings nicht belegt.
12 Schaub (1955), 516.
13 Lesky (1973), 25.
14 Vgl. zum folgenden Kürmann (1980).
15 Nauck (1952), 37.
16 Thoma (1890), 5.
17 Vgl. Schönbauer (1947); Lesky (1973).
18 UAF Med. Fak. II/7–3 Nr. 11.
19 Siebert (1927), 13.
20 UAF Med. Fak. II/7–3 Nr. 8.
21 StadtAF C$_1$ Stiftungen, 23 Krankenspital 1767–1871.
22 Krebs (1951/52), 82; Krummer-Schroth (1987), 17.
23 Zitiert nach Thoma (1890), 9.
24 Totenbuch der Dompfarrei; zit. nach Krummer-Schroth (1987), 95, Anm. 36.
25 l.c. 268, Archivalien 33.
26 Sautier (1798), 248; Krebs (1951/52), 83.
27 Vgl. Seidler (1980), 128. S. auch Murken (1988).
28 Zit. nach Thoma (1890), 5.
29 Neuland (1941), 252.
30 Neuland (1941). 63.
31 Bandel (1755), 61.
32 Nauck (1952), 33.
33 Bandel (1755), 64.
34 Nauck (1955b), 45.
35 Schaub (1955), 765.
36. Perleb (1829), XIV; vgl. auch Nauck (1954).
37 Vgl. Nauck (1954), 15; Lüttringhaus/Baumfelder (1957), 28; Wolz (1960).
38 Perleb (1838), 2.
39 Nauck (1954), 27.
40 Vgl. Diepgen und Nauck (1957), 42; Federer (1942).
41 Kürmann (1980), 19.
42 StadtAF C$_1$ Stiftungen, 23 Krankenspital 1767–1871.
43 Staravasnig (1790); Krebs (1951/52), 83; Kürmann (1980).

534 Anmerkungen

44 Staravasnig l.c. 226.
45 l.c. 228.
46 Thoma (1890), 6.
47 Zit. nach Neuland (1941), 74.
48 Vgl. hierzu Lesky (1973).
49 In der Reihe Sudhoffs Klassiker der Medizin (Band 37) von E. Th. Nauck 1961 neu herausgegeben.
50 l.c. 38.
51 Kürz (1929), 28.
52 Vgl. Schreiber III (1860), 218.
53 Staravasnig (1790), 230.
54 Flamm (1903), 135.
55 Karle (1811).
56 Vgl. Nauck (1960a), 174; Nauck (unveröffentlicht).
57 Jetter (1966), 175; Murken (1988), 61, 78 (ungenau).
58 Zit. nach Schreiber III (1860), 208.
59 Staravasnig (1780), (1782).
60 Berichtet von Ecker (1886), 20.
61 Vgl. Nauck (1952), 42, Anm. 186; s. auch Kürz (1929), 25.
62 Schumacher (1957), 37.
63 Kürz (1929), 26.
64 Abgedruckt bei Nauck (1952), 44.
65 Nauck (1955b), 45.
66 Medicinisch-Chirurgische Zeitung (1790) I, 382; II, 232.
67 Neuland (1941), 260.
68 Nauck (1958a), 68.
69 Vgl. hierzu Kopf (1972), Laubenberger (1980).
70 Krebs (1951/52), 84; Vogeleis (1922).
71 Kopf (1974), 55.
72 Kopf (1972), 102.

Zweiter Teil

Kapitel 1: Die Fakultät in den Zeitströmungen des frühen 19. Jahrhunderts (S. 77–92)

1 Vgl. hierzu Lothar Gall (1979).
2 Mayer (1892).
3 Stübler (1926), 196; Seidler (1979), 51.
4 UAF Prot. Med. Fak. III/42 Nr. 7.
5 UAF Univ. Akten V, 47; vgl. auch Ecker (1806).
6 Zit. nach Lesky (1965), 12.
7 Morgenblatt für gebildete Stände Nr. 6, 7.1.1807, s. 24 (Mündl. Mittlg. Prof. Mann, Mainz). Vgl. auch Mann (1984). S. aber Andlau (1862), 3.
8 Im Allg. Intelligenzblatt 1807, Nr. 63, nachgedruckt aus Allg. Zeitung 10 (1807), Nr. 21, S. 81–83: Dr. Gall über Irrenanstalten.
9 Ecker (1886), 34.
10 Lesky (1965), 24.
11 Ecker (1798).
12 l.c., Vorrede.
13 Kürz (1929), 38.
14 Oken, zit. nach Ecker (1886), 30.
15 Iris (1803–1813); vgl. auch Manthey-Zorn (1905).
16 Vgl. hierzu Kürz (1929), 37.

17 Lesky (1965), 30.
18 Ecker (1801).
19 Ecker (1802).
20 Ecker (1803), (1814a).
21 Ecker (1814b).
22 Ecker (1815).
23 Beck (1830), 12.
24 Schinzinger (1829); Deuber (1829); Ecker (1886), 37; Mayer (1893), 45.
25 Vgl. zum folgenden Nauck (1952), 48.
26 UAF Prot. Med. Fak. III, 44.
27 UAF Prot. Med. Fak. III, 54.
28 UAF Prot. Med. Fak. IVc 6; Schreiber (1846).
29 Nauck (1956b), 25.
30 UAF Prot. Med. Fak. III, 51; abgedruckt bei Nauck (1952), 53, Anm. 246.
31 UAF Prot. Med. Fak. III, 53.
32 Ecker (1808), 7.
33 Zit. nach Nauck (1952), 54.
34 UAF Prot. Med. Fak. III, 58; abgedruckt bei Nauck l.c..
35 Nauck l.c..
36 Vgl. hierzu Kürz (1929).
37 Nauck (1957).
38 UAF Prot. Med. Fak. III, 46.
39 Kürz (1929), 43 Anm. 3.
40 l.c. 50.
41 Schaffroth (1819), 36.
42 Kürz (1929).
43 Münch (1836), zit. nach Kürz (1929), 52.
44 Vgl. Lüttringhaus/Baumfelder (1957), Wolz (1960).
45 Seidler (1966).
46 UAF Prot. Med. Fak. III, 54
47 Vgl. hierzu Ecker (1880); ausführlich Pfannenstiel (Hrsg.) (1951).
48 Ausführlich dokumentiert bei Nauck (1951b).
49 Mayer (1893).
50 Nauck (1951b), 46.
51 Kürz (1929), 56, 86.
52 Vgl. hierzu Bleker (1981).

Kapitel 2: Das Klinische Hospital (1826–1829). (S. 93–108)

1 Ecker (1808), 10.
2 l.c. 13.
3 Nauck (1955b), 45.
4 Zit. nach Mayer (1892), 162.
5 Laubenberger (1972), 119.
6 Pfister (1889), 181; Mayer (1893), 151; Neuland (1961) 264.
7 Hefele (1929), 22.
8 Vgl. hierzu Schreiber (1838).
9 Laubenberger (1972), 120.
10 Hefele (1929); Kneile (1978).
11 Zit. nach Hefele (1929), 27.
12 Zum folgenden vgl. Kürmann (1980); StadtAF C_1 Stiftungen, 23 Krankenspital 1767–1871.
13 StadtAF C_1 Stiftungen, 23 Krankenspital 1767–1871. Gedruckter Handzettel vom 15. Mai 1826.

14 Arnold (1832), 5.
15 Hefele (1929), 28.
16 Thompson, Goldin (1975), 95; Jetter (1966), 175.
17 Hefele (1929), 29.
18 Mayer (1893), 153.
19 Jetter (1986).
20 Krebs (1951/52), 85.
21 Schreiber (1938), 396.
22 Arnold (1832), 6.
23 Kürmann (1980), 58.
24 Arnold (1832), 6.
25 StadtAF C₁ Stiftungen, 21 Krankenspital 1478–1868.
26 Hägelin (1843), 8.
27 StadtAF C₁ Stiftungen, 26 Krankenspital 1826–1878, Verwaltung.
28 Kürmann (1980), 66.
29 Schreiber (1838), 391–400.
30 Modifiziert nach Kürmann (1980), 75.
31 l.c. 87.
32 StadtAF C₁ Stiftungen, 21 Krankenspital 1478–1868.
33 Kuhn (1915), 60; vgl. auch Retzbach (1918).
34 Kuhn (1915), 63; Klein (1990).
35 Retzbach (1918), 105.
36 Flamm (1903); Schreiber (1857), 156.

Kapitel 3: Das Poliklinikum (S. 109–113)

1 Jetter (1966), 139.
2 Kürz (1929), 514; Nauck (1951c), 218.
3 Großherzoglich Badisches privilegiertes Freiburger Wochenblatt Nr. 54, 8.7.1818.
4 Seidler (1982b), (1989b).
5 Freiburger Wochenblatt Nr. 86, 28.10.1818.
6 UAF Prot. Med. Fak. III, 54.
7 l.c.
8 Freiburger Wochenblatt Nr. 13, 14.2.1818.
9 Nauck (1951c), 224.
10 Freiburger Wochenblatt Nr. 86, 28.10.1818.
11 l.c.
12 Sarre (1951).
13 Flamm (1903), 170; Retzbach (1918).
14 Schreiben des Magistrats an die Fakultät vom 29.1.1825, zit. nach Nauck (1951c), 226.
15 Schreiber (1838), 399.
16 Freiburger Zeitung 27.6.1834, Nr. 178 aus Anlaß der Verleihung der Ehrenbürgerrechte an Baumgärtner.
17 Vgl. Fehrenbach (1982), 27.

Kapitel 4: Die Fakultät im Übergang zur naturwissenschaftlichen Medizin (S. 114–140)

1 Vgl. Schumacher (1957), 41.
2 Zit. nach Herzig (1982), 40.
3 l.c.
4 Westphalen (o.J.), 26; Bauer (1957), 148; Gall (1979).
5 Zum folgenden ausführlich Wegner (1989).

6 l.c. 57.
7 Siefert (1967).
8 Schlang (1907), 3.
9 Chronik (1885), IV.
10 Gruber (1890), Neumann (1921).
11 Vgl. hierzu Hesse (1978).
12 l.c. 28; Kaufmann (1897); Zimmermann (1927).
13 Kaufmann (1897), 6.
14 Schreiber (1840), III.
15 Tagblatt (1838), Leuckart (1839).
16 Vgl. Schumacher (1957), 43.
17 Vgl. Nauck (1950a), (1963a).
18 Schultze (1828), zit. nach Kürz (1929), 59.
19 Nauck (1963), 337.
20 Münch (1836–38), II, 134.
21 Aschoff (1921).
22 Münch, l.c. 135.
23 Nauck (1963), 338.
24 Schwörer (1838); Kürz (1929), 60.
25 Vgl. Nauck (1952), 55.
26 Beck (1829), 9.
27 Bleker (1981).
28 Baumgärtner (1839a).
29 Beck (1829), 12.
30 Habilitationsschrift 1822, zit. nach Kürz (1929), 64.
31 Baumgärtner (1855), 6.
32 l.c. 21.
33 Lüttringhaus/Baumfelder (1957), 37–39, 62–63.
34 Zit. nach Kürz (1929), 87.
35 Werber (1845); Kürz (1929), 86; Nauck (1954), 31, (1960a), 177; Koehler (1957), 130.
36 Neuland (1941), 112, 125–130.
37 Vgl. hierzu Körner (1967).
38 Vgl. Koehler (1957), 131.
39 Weber (1985).
40 Stromeyer (1875), 198. Sein Assistent Seramin soll darüber einen populären Aufsatz in der Freiburger Zeitung veröffentlicht haben (nicht belegbar).
41 l.c. 187
42 l.c. 221.
43 l.c. 182
44 Leuckart (1841); Kürz (1929), 62.
45 Jäger (1839); Ruppius (1833).
46 Kürz (1929), 90.
47 Nauck (1956b), 80, 117; Kürz l.c. 68
48 Verfaßt von Joseph Abbt, Medizinstudent aus Hermetschwyl, Stadtarchiv.
49 l.c.
50 Ruppius (1833).
51 Jäger (1839), 66; Nauck (1956b), 82. Vgl. auch Weber (1985).
52 Nauck (1956b), 82.
53 l.c. Schüle (1911), 69.
54 Schwörer (1857), 19.
55 Zit. nach Hecker (1862), 7. Vgl. auch Weech (1875).
56 Schwörer (1831); vgl. auch Seidler (1989c); Jagella (o.J.).
57 Schwörer (1846).
58 Schwörer (1857), 3.
59 Kürz (1929), 70.

60 Vgl. hierzu Steck (1957).
61 l.c. 3.
62 Kürz (1929), 71.
63 Werber (1836), 355.
64 Zit. nach Steck (1957), 69 Anm. 58.
65 Werber (1840).
66 Schriftenverzeichnis bei Steck (1957).
67 Vgl. hierzu Seidler (1976a), 14-18.
68 Schüle (1911), 67.
69 Zu Baumgärtner vgl. Kürz (1929); Nauck (1961a); Wöste (1963); Wettke (1971).
70 Schreiben an den Großherzog vom 9.11.1867; abgedruckt bei Nauck (1961a), 108.
71 Baumgärtner (1832).
72 Vgl. den Dokumentenanhang bei Nauck (1961a).
73 Einzelheiten bei Wöste (1964), 9-22.
74 Baumgärtner (1830), 17; (1835), 564.
75 Baumgärtner (1845).
76 l.c. 190.
77 Vgl. hierzu Baumgärtner (1859), 114.
78 Baumgärtner (1856), 243.
79 Gesamtbibliographie Baumgärtners bei Nauck (1961a), 62-64.
80 Baumgärtner (1835), Vorrede.
81 Vorrede. Vgl. hierzu auch die umfangreiche Rezension von Wucherer (1854).
82 Baumgärtner (1839b), (1842). Nachdruck 1929 durch die Firma Madaus Dresden.
83 Baumgärtner (1839b), 23.
84 Zu Sandhaas vgl. Schmider (1984).
85 Viele der Originalaquarelle auch für die zweite Auflage befinden sich in der Sammlung des Instituts für Geschichte der Medizin der Universität Freiburg.
86 Schüle (1911), 67.
87 Vgl. hierzu jedoch Hertl (1962, 1990), der in Baumgärtner einen »Ausdruckssomatologen« zu erkennen glaubt.
88 Eich (1986).
89 Vgl. hierzu Beck (1983), 55.
90 Baumgärtner (1859), 317.
91 Zit. nach Nauck (1961a), 45.
92 Der ganze Vorgang dokumentiert bei Nauck (1961a), Anlage VII-XXVIII.
93 Schüle (1911), 66.
94 Stromeyer (1875), 182.

DRITTER TEIL

Kapitel 1: Die Konsolidierung der Fakultätsstruktur (S. 143-195)

1 Schüle (1911), 69.
2 Zum folgenden vgl. Ehrler (1912); Albert (1920); Ricker (1966); Laubenberger (1972); Vetter (1986).
3 Müller (1916), 15.
3a Einzelheiten bei Seidler/Elsässer (1990).
4 Laubenberger (1972), 128.
5 Vgl. hierzu Mann und Winau (1977).
6 Weber (1960).
7 Vgl. Seidler (1977).
8 Vgl. zum folgenden Stengel (1898); Hirsch (1957); Kürmann (1980).
9 Ecker (1857), 7; vgl. auch Neuland (1941), 267.

10 Schüle (1911), 66.
11 Kürmann (1980), 94.
12 Hirsch (1957), 87.
13 StadtAF C$_1$ Stiftungen, 25 Krankenspital 1850–1888.
14 l.c.
15 Vgl. hierzu Neuland (1941), 265–273.
16 Ecker (1886), 125.
17 Hirsch (1957), 86.
18 Eulner (1970), 105.
19 Vgl. Ecker (1867); Nauck (1956b), 84; Meeßen (1975).
20 Vgl. hierzu Behaghel (1881).
21 Ecker (1867).
22 l.c. 48.
23 UAF Med. Fak. III, 77–1867.
24 Ecker (1872).
25 Hegar (1881), 40–43.
26 UAF Med. Fak. III, 77–1866.
27 Hegar (1881), 42.
28 Schüle (1911), 68.
29 Manz (1881), 44–47; Preuger-Berninghoff (1965).
30 Hirsch (1957), 88.
31 Ehrler (1912), 7.
32 Vgl. zum folgenden Nauck (1954), 24; Oehlkers (1957).
33 Hildebrand (1881), 48–51.
34 Meeßen (1975), 9.
35 Stengel (1898), 510.
36 Aschoff (1926), 1.
37 Vgl. zum folgenden Babo (1881); Stengel (1898); Nauck (1954); Lüttringhaus/ Baumfelder (1957).
38 Babo (1881), 55.
39 Nauck (1954), 47.
40 Eulner (1970), 86.
41 Vgl. hierzu Nauck (1954); Koehler (1957).
42 Vgl. Sander (1985a, b).
43 UAF Med. Fak. III, 77–1872.
44 Koehler (1957), 134; vgl. auch Körner (1984).
45 Vgl. zum folgenden Kangro (1957).
46 v. Kries (1881).
47 Frost (1981), 47.
48 Vgl. hierzu Kraske (1889), 11.
49 Mäder (1988), 35.
50 Kraske (1889), 19f.
51 Vgl. zum folgenden Bilger (1986).
52 Mayer (1896).
53 Vgl. hierzu Dornreich (1979).
54 Stromeyer (1875), 185.
55 Schinzinger (1875).
56 Bilger (1986).
57 Vgl. hierzu Simmer (1969); s. auch Bilger (1986), 37.
58 Vgl. zum folgenden Kronschnabl (1984).
59 Zit. nach l.c. 15.
60 l.c. 106.
61 Stengel (1898), 523.
62 Vgl. hierzu Kronschnabl (1984), 129–135; Schlegel (1932).
63 Vgl. hierzu Pfannenstiel (1957).

64 Stengel (1898), 520.
65 Vgl. hierzu Jetter (1966), (1977); Murken (1988).
66 Nauck (1961a), Dokumentenanhang S. 72.
67 Welzer (1844), 50.
68 Kaiser (1911), 131.
69 Vgl. hierzu Nauck (1951c); Sturzenhecker (1968).
70 UAF Gen. XVI/3–56.
71 Schüle (1911), 67.
72 Nauck (1951c), 237.
73 Einzelheiten bei Sturzenhecker (1968); Seidler (1988c).
74 Vgl. hierzu Gillmann (1926), Schwall-Düren (1980).
75 Flamm (1903), 170; Retzbach (1918).
76 Albert und Wingenroth (1922), 173.
77 Nauck (1951c).
78 GLA 235/7651.
79 Vgl. hierzu Seidler (1982b).
80 Nauck (1951c); Sturzenhecker (1968).
81 Kaltenbach (1870); s. auch Brunnmüller (1987).
82 Seidler (1983a), 25.
83 l.c. 30.
84 Nauck (1951c), 241.
85 Vgl. hierzu Seidler (1960).
86 Einzelheiten bei Sturzenhecker (1968).
87 Vgl. hierzu Stengel (1898).
88 Fak. Sitzung vom 13. Nov. 1896.
89 UAF Prot. Med. Fak. III/87; vgl. auch Back (1986).
90 Vgl. hierzu Jetter (1971).
91 l.c. 150.
92 l.c. 159, vgl. auch Beck (1983).
93 zu Emmendingen vgl. Birlinger-Tögel (1986).
94 Vorgang bei UAF Prot. Med. Fak. III (1868).
95 Griesinger (1868/69).
96 Vgl. hierzu Kluge (1985).
97 Vgl. hierzu Wilmans (1929).
98 Zum folgenden Birlinger-Tögel (1986).
99 Vgl. hierzu Leininger (1988).
100 l.c.; außerdem Ploch (1898); Vetter (1986), 150.
101 Birlinger-Tögel (1986), 53.
102 UAF Gen. XVI/3–60.
103 Nauck (1956b), 87; (1956d), 73.
104 Vgl. hierzu Kindt (1971); Miltenberger (1982); Degkwitz (1987).
105 Badische Landeszeitung vom 24.5.1864.
106 Hartung (1898).
107 Stengel (1898), 527.
108 Jahresbericht der Psychiatrischen Klinik Freiburg 1903, S. 12–14. Vgl. auch Degkwitz (1987), 169–172.
109 Miltenberger (1982), 56.
110 Birlinger-Tögel (1986).
111 Zit. nach Miltenberger (1982), 63.
112 Vgl. Schade (1978).
113 Bauer (1898).
114 Kreuter (1913).
115 Nauck (1956b), 95; Seidler (1976a).
116 Vgl. zum folgenden Nauck (1955a); K. Weiers (1982).
117 UAF Prot. Med. Fak. 30.7.1897.

117a Vgl. Leven (1990).
118 Vgl. zum folgenden Keffer (1968); s. auch Hoffmann-Axthelm (1985).
119 UAF Prot. Med. Fak. 2.6.1892.
120 Vgl. hierzu Nauck (1955a); G. Weiers (1983).
121 Nauck (1956c).
122 Adreßbuch der Stadt Freiburg 1894, S. 113.
123 Bloch (1900).
124 Diepgen (1960), 191.
125 Vgl. zum folgenden Nauck (1955a); Killian (1958).
126 Killian (1898).
127 Killian (1901); vgl. hierzu Kluge und Seidler (1987).
128 UAF Prot. Med. Fak. VI c/20, 1911.
129 Schwörer (1838). Vgl. zum folgenden Weber (1985); Nitzschke (1990).
130 Vgl. hierzu Feja (1976), Seidler (1988b).
131 Weber (1985), 83.
132 l.c.; vgl. auch Nauck (1956c), 93.
133 Vgl. hierzu Nauck (1960b).
134 Vgl. zum folgenden Seidler (1976a).
135 Diepgen (1953), Hils (1985).
136 Seidler (1976a).
137 Vgl. zum folgenden Wenz, Glatt, Seidler (1980).
138 Freiburger Zeitung 11.1.1896, 18.2.1896.
139 Zehnder (1933), (1935).
140 Sehrwald (1896).
141 UAF Freiburg. Gen. XVI/3-41 Chir. Klinik 1820-1937.
142 Zum folgenden Einzelheiten bei Wenz, Glatt, Seidler (1980), 24.
143 Lohs (1969).
144 Nauck (1956c), 96.
145 Vgl. hierzu Nauck (1954); Lüttringhaus/Baumfelder (1957).
146 Merz (1957).
147 Kronschnabl (1984), 45.

Kapitel 2: Lehrer an der Fakultät vor dem Ersten Weltkrieg (S. 196-229)

1 Ecker (1886).
2 Zum folgenden vgl. l.c.; Foerster (1963); Neuland (1941); Nauck (1960a); Kürz (1929); Fischer (1942).
3 Vgl. Ecker (1883).
4 Ecker (1886), 51.
5 Ecker (1881), 67.
6 Fischer (1942), 299.
7 Ecker (1886).
8 Maier (1887).
9 Hausen (1987), 159-161.
10 Zum folgenden vgl. Wiedersheim (1919); Fischer (1923).
11 Wiedersheim (1908), Einleitung.
12 Boruttau (1905); Müller (1935).
13 Frost (1981).
14 Wiedersheim (1919), 55.
15 Siefert und Stöckl (1983).
16 Reden (1873), 21-35.
17 Zum folgenden vgl. Kries (1925); Rothschuh (1953); Oser (1983).
18 Rothschuh (1953), 121.
19 Kries (1925).

20 Weizsäcker (1929).
21 Kries (1925), 165; (1924), 26.
22 Rothschuh (1953), 129.
23 Weizsäcker (1929).
24 Weizsäcker (1955), 10.
25 Oser (1983).
26 Büchner (1961), 60.
27 Kußmaul/Maier (1860).
28 Ziegler (1881).
29 l.c., 11. Aufl. (1905/6), Vorwort.
30 Vgl. Meeßen (1975).
31 Ziegler (1882).
32 Büchner (1957), 18.
33 Büchner (1943); vgl. Seidler (1976b), 15.
34 l.c. 16.
35 Einzelheiten bei Büchner (1957).
36 Meeßen (1975), 28.
37 Mitamura (1922).
38 Büchner (1943), vgl. Seidler (1976b), 17.
39 l.c. 18; vgl. auch Heinemann (1955).
40 Buscher (1980).
41 Aschoff (1936c).
42 Aschoff (1910).
43 Kußmaul (1899), Vorwort.
44 Vgl. zum folgenden Kußmaul (1899); Koelbing (1973); Seidler (1985); Kluge (1985); (1989).
45 l.c.
46 Schwabe (1974).
47 Vgl. hierzu Treupel (1901); Bäumler (1928); Müller (1930); Wettke (1971).
48 Bäumler (1928), 32.
49 l.c.
50 Vgl. Romberg (1931); Slauck (1931); Sturzenhecker (1968), 201.
51 Küpferle (1925); Nauck (1951c); Sturzenhecker (1968), 203.
52 Vgl. hierzu Seidler (1983a).
53 Sturzenhecker (1968).
54 UAF Prot. Med. Fak. 23. 7. 1909.
55 de la Camp (1921).
56 de la Camp (1918).
57 Zit. nach Nauck (1951c). Offenbar unveröffentlicht; vgl. Morawitz (ca. 1937).
58 Morawitz (1913).
59 UAF Prot. Med. Fak. zit. nach Nauck (1951c), 249.
60 Sturzenhecker (1968), 213–228.
61 lc.; vgl. auch Struwe (1988b).
62 Vgl. zum folgenden u.a. Sellheim (1914); Sonntag (1930); Diepgen (1930); Pankow (1930); Kneer (1957); A. Mayer (1961).
63 Hegar (1881).
64 Fritsch (1893).
65 l.c.
66 Pankow (1930), 2.
67 Vgl. hierzu Hegar (1911), (1914).
68 Karl Hegar (1930).
69 Hegar (1904).
70 Zit. nach Eulner (1970), 424.
71 Krönig (1916).
72 Vgl. hierzu Menge (1917), Gauss (1919), Stroomann (1960), 35.

73 Zum folgenden Mäder (1988).
74 Zit. nach Schipperges (1967), 87.
75 Mackensen (1980).
76 Seidler und Ackermann (1986), 38.
77 Eulner (1970), 124.
78 Back (1986).
79 Nauck (1954), 26.
80 Vgl. Oehlkers (1957), 127.
81 Zit. nach Back (1986), 24.
82 Stroomann (1960), 34.
83 l.c. 36.
84 Einzelheiten bei Back (1986).
85 Stroomann (1960), 38.
86 Vgl. zum folgenden Kronschnabl (1984), 36–46.
87 Hahn (1912).
88 Brief an Dekan Lexer vom 15.9.1922. Zit. nach Kronschnabl (1984), 39.
89 Kronschnabl l.c. 45; 165–175.
90 UAF Pers. Akte; Kronschnabl (1984), 174.
91 Vgl. zum folgenden Seidler (1986), (1988a); Kircher (1987).
92 Hoche (1934), 119.
93 Hoche (1912).
94 Vgl. hierzu Beringer (1943), 705; de Boor (1954), 31, 33, 50; Janzarik (1974), 24.
95 Hoche (1931).
96 Bibliographie bei Kircher (1987).

Kapitel 3: Studienreformen, Öffentlichkeitsarbeit und Zukunftsplanung (S. 230–242)

1 Vgl. zum folgenden Puschmann (1889); Nauck (1952); O'Malley (1970).
2 Prüfungsordnungen (1882), 104.
3 l.c. 87.
4 Vgl. Nauck (1958a).
5 l.c. Anhang XV.
6 l.c. Anhang XVII.
7 Puschmann (1889), 506.
8 Vgl. Seidler (1978).
9 Prüfungsordnung (1902).
10 Wiedersheim (1894).
11 Du Bois-Reymond (1877); Billroth (1876).
12 Vgl. hierzu Kirchhoff (1897).
13 Virchow (1865).
14 Seidler (1980); Bischoff (1984); Hummel (1986).
15 Vgl. zum folgenden Nauck (1953).
16 l.c. 30, Anlage X.
17 l.c. Anlage II.
18 l.c. 14, 18.
19 Thomas in Kirchhoff (1897), 93.
20 Wiedersheim (1919), 111.
21 Hoeber (1912); Nauck (1953), 40.
22 Zimmermann (1927), 34.
23 Gruber (1890), 30.
24 Kußmaul (1869), 456.
25 Kaufmann (1897), 7.
26 Neumann (1921), 28.
27 Vgl. zum folgenden Kaufmann (1897); Zimmermann (1927); Hesse (1978).

28 Hesse l.c. 60.
29 Zimmermann (1927), 30; Heinze (1918). Vgl. insbesondere Leininger (1988), 48.
30 Kaufmann (1897), 15.
31 l.c. 29.
32 StadtAF C_2, 94, 1/I.
33 Denkschrift (1912).
34 Vgl. hierzu Festblatt (1911); Hartmann (1985).
35 Denkschrift (1912), 4-5.
36 UAF III/2-15.
37 Freiburger Zeitung 1.12.1931, Nr. 328, Sonderbeilage: Freiburgs Neue Kliniken.
38 UAF III/2-15.
39 Nachlaß Lorenz, Inst. f. Geschichte der Med. der Univ. Freiburg; Ostendorf (1922), 16-18.
40 Vgl. Gruber (1926).
41 UAF III/2-15.

Vierter Teil

Kapitel 1: Die Fakultät im Ersten Weltkrieg (1914-1918). (S. 245-255)

1 Freiburger Zeitung 14.6.1913.
2 Wiedersheim (1919), 146.
3 Vgl. hierzu Kellermann (1915); Böhme (1975).
4 Zit. nach Böhme (1975), 49.
5 Wiedersheim (1919), 148.
6 Vgl. hierzu Haffner (1924/25).
7 Aschoff (1916b).
8 Kronschnabl (1984), 37.
9 Haffner (1924/25), 8; Werthmann (1915).
10 Noeggerath (1951), 22.
11 Schneider (1957), 30.
12 Nißle (1922), 3.
13 Aschoff (1915b), 32.
14 Prot. Med. Fak. 1.3., 8.3.1918; Universität Freiburg: Festschrift (1918).
15 l.c.; vgl. auch Wiedersheim (1919), 157; Haffner (1926/27).
16 v. Jaschke (1926).
17 Aschoff (1915c).
18 Vgl. zum folgenden Pfister (1957); Niemand (1971); K. Weiers (1982).
19 Prot. Med. Fak. Sitzung vom 3.7.1917.
20 Vgl. zum folgenden Seidler (1983a), 54.
21 Zit. nach G. Weiers (1983), 46.
22 Vgl. hierzu Keffer (1968), Hoffmann-Axthelm (1985).
23 Prot. Med. Fak. 21.3.1919.
24 Keffer (1968), 63-65.
25 Finke (1918).
26 Aschoff (1925).
27 Vgl. Seidler (1986); Kircher (1987).
28 Vgl. Fichtner (1976); Klee (1983).
29 Singer (1984); Seidler (1989a).

Kapitel 2: Fortschritt und Restauration in der Weimarer Republik (S. 256-292)

1 Staudinger (1974), 46.
2 Lüttringhaus/Baumfelder (1957), 51; Nauck (1954), 52.
3 Staudinger (1974); Gerok (1986); Priesner (1987).
4 Vgl. hierzu Sander (1985b).
5 Staudinger (1974).
6 Prot. Med. Fak. 5.7.1918.
7 E. Fischer (1926).
8 Schaeuble (1967), 215; vgl. auch Nauck (1944); Verschuer (1955). Ausführlich Weingart/Kroll/Bayertz (1988).
9 E. Fischer (1910).
10 Aschoff (1915b).
11 Schaeuble (1967), 216.
12 l.c.
13 Verschuer (1955).
14 Weingart/Kroll/Bayertz (1988).
15 Zit. nach l.c. 408.
16 Ernst Rüdin, zit. nach l.c. 407.
17 Zit. nach l.c. 410.
18 E. Fischer (1933), 22.
19 Müller-Hill (1984).
20 Zit. nach Weingart/Kroll/Bayertz (1988), 385.
21 Zit. nach Nauck (1944).
22 Nauck (1937).
23 Nauck (1939); vgl. auch E. Fischer (1916); Diepgen (1938), 1415.
24 Nauck (1940).
25 Waninger (1985).
26 Vgl. zum folgenden Kohn (1987).
27 Schreiben der Med. Fak. an den Senat vom 1.6.1919 GLA Freiburg A 5, Nr. 48.
28 l.c.; Lexer an Ministerium für Kultus und Unterricht 20.6.1919.
29 SAF C 3/9/3: Sitzungsprotokoll der Baukommission Juni 1919.
30 Vgl. zum folgenden Weber (1985); Kohn (1987).
31 GLA Freiburg 235/7552: Lexer als Dekan an das Ministerium Nov. 22.
32 l.c.: Med. Fakultät an das Ministerium 3.3.24.
33 Weber (1985), 85.
34 Nissen (1969), 53; vgl. auch Killian (1957), 23.
35 Nötzel (1938), 66.
36 Vgl. zum folgenden Back (1986), 73.
37 Straub (1931), 375.
38 Brief im Privatbesitz von Prof. U. Trendelenburg (Würzburg); vgl. Back (1986), 80.
39 l.c. S. 78.
40 Straub (1931), 376.
41 UAF V/1-105.
42 v. Kries (1925).
43 Vgl. Oser (1983), 31.
44 Rothschuh (1953), 129; Jung (1954).
45 Jung l.c.
46 Prot. Med. Fak. Sitzung vom 6.3.1923.
47 Thomas (1948), Lüttringhaus/Baumfelder (1957), 75.
48 Prot. Med. Fak. Sitzung vom 20.1.1928.
49 Vgl. zum folgenden Kronschnabl (1984).
50 Prot. Med. Fak. Sitzung vom 2.3.1923.
51 UAF Freiburg, Pers. Akte Uhlenhuth, Bericht vom 16.1.1935; vgl. auch Uhlenhuth (1939), Kronschnabl (1984).

51a Nitzschke (1990), 13.
52 Prot. Med. Fak. Sitzungen vom 13.10., 24.10. und 20.11.1925.
53 Deutsch (1966), 674.
54 UAF Gen. 15 III/2, Klinische Anstalten, Bausachen.
55 Vgl. hierzu u.a. Deutsch (1966), Thielicke (1984), 73.
56 Gerok (1971).
57 Spiro (1984).
58 Vgl. hierzu Mitscherlich/Mielke (1949), 296.
59 Deutsch (1966), 675.
60 Killian (1957), 21.
61 Nissen (1969), 50.
62 Zit. nach Büchner (1943), 13.
63 Aschoff (1924).
64 Vgl. hierzu Buscher (1980).
65 Aschoff (1922b), 935.
66 Büchner (1943), 15.
67 Vgl. hierzu Seidler/Ackermann (1986).
68 Büchner (1957), 17-20.
69 Aschoff (1927), 130.
70 Nissen (1969), 50.
71 Vgl. hierzu Buscher (1980).
72 Aschoff (1929), 447; vgl. zum folgenden auch Kreutzberger (1972), Buscher (1980).
73 Aschoff (1929), 447.
74 Aschoff (1930).
75 Vgl. hierzu Bleuel (1968).
76 Aschoff (1931).
77 Zit. nach Bräunche et al. (1983), 50.
78 Manuskript. Pers. Mittlg. Eva Opitz, Freiburg.
79 Volkswacht (Freiburg) Nr. 17 vom 21. Januar 1929.
80 l.c.
81 Bestimmungen (1928), 6.
82 Flexner (1927), 111.
83 Aschoff (1935).
84 Vgl. hierzu Aschoff (1932), (1935).
85 Vgl. hierzu Hesse (1978), 129-144; Steinhoff (1974); Deneke (1973); Friedländer (1926), (1929).
86 GLA 235/7533; Frost (1981), 104.
87 GLA 235/7610; Kalkoff (1972), 12; K. Weiers (1982), 32.
88 Pfister (1957), 134.
89 Aschoff (1922a); Meeßen (1975), 28.
90 Einzelheiten bei Sturzenhecker (1968), 248, 260. Vgl. auch Struwe (1988a), 54.
91 UAF III/2-15, Schreiben des Ministeriums vom 22. Mai 1918.
92 l.c.
93 Gruber (1926).
94 Vgl. hierzu UAF III/2-15; Lorenz (1931a), (1931b).
95 Zum folgenden vgl. Lorenz (1931a).
96 Vgl. hierzu Rösiger (1957), 27 u. 36; Haas (1963) 19. Dagegen: Nachlaß Lorenz, Inst. f. Geschichte der Medizin d. Univ. Freiburg.
97 Lorenz (1931a, b).
98 UAF III/2-15.
99 l.c.
100 l.c.
101 l.c.; Lorenz (1931a, b).
102 Sitzung der Klinikbaukommission vom 10.5.1927, UAF III/2-15.
103 l.c. 9.12.1929.

104 Lorenz (1931 a).
105 Schreiben des Oberbürgermeisters vom 25.6.1931 und 24.6.1932, UAF III/2-15.
106 l.c.
107 Kongregationsbericht (o.J.).
108 Göhring (1941), 38, Sellheim (1934), 320.
109 UAF III/2-15.
110 Zum folgenden vgl. Bargmann (1943/44).
111 l.c. 177
112 UAF II kf 36.
113 Bargmann (1943/44), 168.
114 Prot. Med. Fak. Sitzung vom 12.12.1932.
115 l.c. Sitzung vom 29.2.1928.
116 Vgl. zum folgenden Killian (1973), (1980), 176-178.
117 l.c. (1980), 178.
118 Vgl. hierzu Holzer (1968), Holldorf (1977).
119 Prot. Med. Fak., Sitzung vom 21.5.1930; UAF V/1-126.

Kapitel 3: Die Fakultät im Dritten Reich (S. 293-383)

1 Für die Zeit bis 1935: Hellmich (1989).
2 Aschoff (1966), 417.
3 Vorl. Verz. WS 1932/33. S. auch Martin (1988), 477.
4 Vincke (1957b), 117.
5 Teilweise veröffentlicht bei Vincke l.c.; Einsicht in den unveröffentlichten Teil verdanken wir Hugo Ott.
6 Vgl. hierzu Kreutzberger (1972); Kater (1975); Peuckert (1979); Schnabel (1983); Bräunche (1983).
7 Köhler (1983), 50.
8 »Studentenschaft« als Organisation. Freiburger Universitätsführer Sommersemester 1933, S. 1.
9 Vgl. hierzu v. Olenhusen (1964); Kreuzberger (1972).
10 Briefl. Mittlg. Herbert Trautermann 25.3.89.
11 Peuckert (1979), 23, 53; Zahlen unvollständig, s.u.
12 Zit. nach Martin (1988), 452.
13 Freiburger Universitätsführer Sommersemester 1933, S. VII.
14 UAF XVIII/1-6.
15 Tagebuch Sauer 12.12.1932.
16 Ott (1983), (1984a, b), (1988a, b); Martin (1988); Farias (1989).
17 Tagebuch Sauer 6.3.33; vergl. auch Schnabel (1983).
18 Zit. nach Ott (1983), 124.
19 Prot. Med. Fak. 1933. Eingeklebtes Blatt auf fol. 416.
20 Alle Quellen sprechen von drei Vertretern der Bürgerschaft. Irrtum wahrscheinlich, da Schuster Präsident der Handelskammer war.
21 Ott (1983), 125.
22 Prot. Med. Fak. 1933, fol. 416.
23 Mdl. Mittlg. Günter Mackensen.
24 Tagebuch Sauer 16.4.1933.
25 Vgl. hierzu Ott (1988b), 141.
26 Tagebuch Sauer 27.7.45.
27 Mdl. Mitteilung Karl-Heinz Jäger, Luzern.
28 Ott (1983), 126; (1988b), 142.
29 Tagebuch Sauer 16.4.1933; vgl. auch Hollerbach (1986); Ott (1988b), 140.
30 UAF Pers. Akte v. Möllendorff.
31 Freiburger Tagespost 19.4.1933.

32 Der ganze Vorgang bei Ott (1983), (1984a, b); (1988b). Vgl. auch Martin (1988); Farias (1989).
33 Ott (1988b), 142.
34 l.c. 138–145; vgl. Anm. 32.
35 Mdl. Mitteilung Hermann Heidegger. Vgl. auch Sauer, Tagebuch 11.12.1945.
36 Prot. Med. Fak. 1933. Eingeklebtes Blatt auf fol. 417.
37 Ott (1983), 132.
38 Ott (1988b), 143.
39 Vgl. Seidler (1986).
40 UAF Pers. Akte Hoche.
41 Vgl. Heidegger (1983), 21.
42 Ott (1988b), 171; 224–246.
43 UAF VIII/2–14.
44 Ott (1988b), 171.
45 Vgl. hierzu Peuckert (1979); Ott (1983).
46 »Der Alemanne«, 31.3./1.4.1933.
47 Tagebuch Sauer 1.4.1933; zum folgenden Vorgang l.c. und Ott (1983).
48 Zit. nach Peuckert (1979), 47; UAF XXI/3–17.
49 UAF XXI/3–17.
50 l.c.
51 Zit. nach Ott (1983), Anm. 36; GLA 235/5007.
52 Veröffentlicht bei Krebs (1980), 366.
53 UAF XXI/3–17.
54 Mündl. Mitteilung K. H. Jäger, Luzern.
55 Tagebuch Sauer 12.4.33.
56 Briefl. Mitteilung K. H. Jäger, Luzern.
57 Tagebuch Sauer 13.4.33.
58 Ott (1983), 133.
59 Einzelheiten u.a. bei Peuckert (1979), 43ff.
60 Erlaß Nr. A 7642 vom 6.4.33.
61 Vgl. hierzu UAF XXI/3–17; Peuckert (1979); Hellmich (1989), 118. Ergänzt durch mündl. Mitteilungen von K. H. Jäger (Luzern) und Josef Ströder (Würzburg).
62 Abgedruckt in Sauer (1966), Nr. 97.
63 Prot. Med. Fak. 24.4.33.
64 l.c. 1.6.33.
65 Kümmel (1985).
66 Krebs (1980).
67 Quellennachweise für die folgenden Vorgänge, soweit nicht anders vermerkt, bei Peuckert (1979) und ausführlich bei Hellmich (1989). Vgl. zu allen auch Strauß/Röder (1980–83). Einzelheiten durch mündl. Mitteilungen von K. H. Jaeger (Luzern) und Josef Ströder (Würzburg).
68 Aschoff (1966), 418.
69 Tagebuch Sauer 4.5.1934.
70 Hellmich (1989), 236, Anm. 209.
71 Brief Noeggerath an Dekan Sarre vom 17.1.1950. MDU (unbezeichnet).
72 Vgl. hierzu Martini (1955); Schmidt (1955); Zöller (1963); Gerok (1986).
73 Mdl. Mitteilung Josef Ströder (Würzburg).
74 Noeggerath l.c.
75 Brief vom 6.3.1946. MDU (Dekanat März 46).
76 Nissen (1969), 255.
77 Krebs (1980); (1981).
78 Gerok (1986), 5.
79 Krebs (1980), 377.
80 Staudinger (1974); vgl. auch Gerok (1986), 5. Neuerdings Klein/Berthold (im Druck).
81 UAF XXI/3–17.

81a Briefl. Mitteilung Peter D. Klein und Heiner Berthold, Houston.
82 Franz Büchner, mündliche Mitteilung.
83 Gerok (1986), 5.
84 Jung (1957).
85 Keller (1957), 144; vgl. auch Leven (1990).
86 Gahlen (1974).
87 Widmann (1973), 91, 279.
88 Gerok (1986), 7.
89 Peuckert (1979).
90 MDU (Nicht-Arier).
91 Schupp (1984).
92 Zit. nach l.c. 11.
93 Heidegger (1933a), 18.
94 Bundesarchiv-Militärarchiv Freiburg H 20/1074.
95 Brief des Rektors an Dekan Löhlein (Nr. 7730) vom 25.7.1933. Bundesarchiv-Militärarchiv Freiburg H 20/1074.
96 Heidegger (1933b), XV.
97 Vgl. hierzu Kreutzberger (1972), 166.
98 Aschoff (1916a), 28.
99 Kreutzberger (1972), 170.
100 UAF XXV/51.
101 Freiburger Studentenführer WS 33/34, S. 37.
102 UAF XIV/4-11.
103 Freiburger Universitätsführer WS 1935/36, V. 97.
104 Vgl. zum folgenden UAF XIV/1-34, XVIII/3-26; MDU (Fakultätsangelegenheiten), (Ärztliche Prüfung etc.).
105 v. Dietze (1960/61), 101.
106 UAF XVIII/2-16.
107 Ott (1984a, b), (1988b).
108 Martin (1988).
109 Ott (1984a), 113.
110 Ott (1988b), 224-246.
111 Erlaß A 1173, UAF XVIII/1-5.
112 l.c.
113 Freiburger Studentenführer WS 1936/37, S. 49.
114 Noeggerath (1950), 2.
115 UAF XVIII/2-16; Büchner, Institutstagebuch (Auszug) 24.5.1945 MDU (Dekanat April 1945)
116 v. Dietze (1960/61), 101.
117 Noeggerath (1950), 3; vgl. auch Büchner (1945b), 3.
118 Müller (1986), 28.
119 Broszat (1980), zit. nach Kudlien (1986), 366.
120 Müller (1986), 29.
121 Vgl. zum folgenden Kronschnabl (1984), 99. S. auch v.d. Bussche (1989a), 98.
122 Seiffert (1935), 42.
123 UAF XVI/3-13.
124 Erlaß des Kultusministeriums Nr. A 6375 vom 30.4.1937.
125 UAF XVI/3-13, Brief Schaeubles an das Rektorat vom 14.5.1945.
126 l.c.
127 l.c., Brief Günthers an das Rektorat vom 4.9.1944.
128 Tagebuch Sauer 28.6.33.
129 UAF XIV/4-11, Brief Buchgeister an das Rektorat vom 6.7.1934.
130 Mündliche Mitteilung Josef Ströder.
131 Tagebuch Sauer 22.5.1933.
132 Ott (1988b), 214-223.
133 v. Dietze (1960/61), 96.

550 Anmerkungen

134 Müller (1986), 21.
135 v. Dietze (1960/61), 99.
136 Protokoll der Senatssitzung vom 5. Mai 1945, UAF Freiburg.
137 Aschoff (1936a); vgl. auch Aschoff (1936b).
138 Tagebuch Sauer 10.1.1936.
139 Nissen (1969), 52.
140 Tagebuch Sauer 1.4.1935.
141 l.c. 16.9.1933.
142 UAF V/1-131. Vgl. zum folgenden Hellmich (1989), 122-144.
143 StadtAF A 5 UNI Nr. 74.
144 l.c.
145 l.c.
146 Vgl. hierzu Klee (1983), 397.
147 Vgl. zum folgenden Hermle (1980).
148 Ruffin (1950).
149 Vgl. hierzu Janzarik (1978), 105.
150 Nachlaß Beringer Inst. Gesch. Med. Freiburg.
151 Dekan v. Möllendorff an das Ministerium 26.11.1930, UAF 1/30.
152 Erlasse des Ministeriums vom 8.9.1932 und 24.3.1933, l.c.; StadtAF A 5 UNI Nr. 79.
153 Dekan v. Möllendorff an Ministerialrat Fehrle. Vgl. hierzu Hellmich (1989), 145-154. Dort auch die weiteren Quellen zum Vorgang. Vgl. auch Keffer (1968), 72.
154 Zit. nach Hellmich (1989), 146.
155 Tagebuch Sauer 16.1.1934.
156 UAF V/1-118; Hellmich (1989), 155-61.
156a Kater (1985), 83.
157 StadtAF A 5 UNI Nr. 55.
158 UAF V/1-113.
159 UAF V/1-126.
160 Vgl. hierzu Bericht Nr. A 18333 vom 23.9.1935, GLA 235/2584. Einzelheiten bei Hellmich (1989), 162-170.
161 l.c. 165.
162 Hochschulführer der Reichsuniversität Straßburg (1942), 108. Vgl. auch die Straßburger Vorlesungsverzeichnisse 1941-1944.
163 Vgl. u.a. Mitscherlich/Mielke (1978), 169; Kogon (1983), 190. S. auch Vorländer (1978); Ziegler (1986); Wetzler (o.J.).
164 Erlaß Nr. A 10805 vom 17.4.1934, UAF VI/1-126.
165 l.c.: Dekan Kapfhammer an das Ministerium 7.5.1934.
166 Aktennotiz Beringer vom 18.6.1934; Vereinbarung zwischen Dekan Kapfhammer, Beringer und Bohnenkamp vom 9.1.1935. Nachlaß Beringer. Inst. Gesch. Med. Freiburg.
166a Dermatologische Wochenschrift 46 (1933), 784. Briefl. Mitteilung Frau Cathrin Schmidt, Gera vom 20.12.1989.
167 Mündliche Mitteilung Franz Büchner. Vgl. auch Leven (1990).
167a Schmidt; s. Anm. 166a.
168 Stühmer (1938).
169 UAF Pers. Akte. Brief des Rektors an das Ministerium 19.2.1935.
170 l.c.: Pressemitteilung der Universität vom 30.3.1935.
171 UAF V/1-100.
172 Nauck (1969), 107. Vgl. auch Hellmich (1989), 183.
173 Büchner (1965), 60.
174 UAF V/1-100.
175 Büchner (1965), 61, Anm. 7.
176 Brief Wegners an das Ministerium vom 2.9.1936.
177 UAF V/1-102.
178 Vgl. hierzu Brief von Dold an das Ministerium vom 15.3.1940; UAF XVI/3-24.

179 UAF V/lc-102.
180 Vgl. hierzu Büchner (1945b); Noeggerath (1951); Sauer Tagebuch; v. Dietze (1960/61).
181 Büchner l.c., 4.
182 Vgl. zum folgenden UAF III/2-15.
183 Borkowski (1987).
184 UAF III/2-15; Sitzungsbericht Lorenz vom 21.6.1937.
185 l.c. Aktennotiz Lorenz 5.12.41.
186 l.c., Erlaß Nr. A 1212.
187 l.c., Erlaß Nr. A 15633.
188 l.c. Lorenz 17.10.1941.
189 Nauck (1969), 107.
190 UAF XVI/3-5.
191 Vgl. zum folgenden Frost (1981).
192 Back (1986).
193 Kronschnabl (1984).
194 Büchner (1965), 67.
195 Vgl. zum folgenden l.c. 78; vgl. auch Knoche (1974), Meeßen (1975). Mündliche Mitteilungen H.J. Staudinger u. H. A. Kühn.
196 Büchner (1965), 69.
197 Mitscherlich/Mielke (1947), 71; Büchner (1965), 81.
198 l.c. 83.
199 Mündliche Mitteilung Franz Büchner.
200 Mündliche Mitteilung H. A. Kühn.
201 Vgl. Wenz, Glatt, Seidler (1980); MDU (Radiologisches Institut).
202 MDU (Gerichtliche Medizin).
203 Nitzschke (1990), 96.
204 l.c. 101.
205 MDU (Sportärztliches Institut).
206 Nitzschke (1990).
207 Vgl. zum folgenden Seidler (1976a), 30-37.
208 l.c. 38-46.
209 UAF III/2-15.
210 l.c. Brief Noeggerath an das Kultusministerium 6.12.1938.
211 l.c. Schreiben des Oberbürgermeisters Kerber an den Rektor 10.10.1938.
212 Schumacher (1965).
213 Keffer (1968).
214 Beringer (1938), Hermle (1980).
215 Hermle (1980).
216 K. Weiers (1982). Vgl. auch Leven (1990).
217 Göhring (1941), Schieber (1972).
218 Killian (1980); vgl. auch Killian (1957).
219 Weber (1985); vgl. auch Nitzschke (1990).
220 Vgl. zum folgenden Noeggerath (1951), Schneider (1957), Sturzenhecker (1968), Seidler (1983a), Struwe (1988b).
221 Mdl. Mitteilung Frau Nitzschke.
222 Wegner (1965).
223 UAF III/2-15.
224 l.c.; vgl. auch BA-MA, RH 12-23/36.
225 MDU (Lehraufträge).
226 MDU (Dekanat April 1945), Brief Jenke an den Bad. Kultusminister 28.6.1945.
227 Vgl. hierzu Wenz, Glatt, Seidler (1980).
228 Oelkers, Rede vom 9.6.1951 zur Erweiterung der Poliklinik. UAF Pers. Akte Ziegler.
229 Erlaß vom 31.10.1936, UAF XVIII/3-26.
230 l.c. Erlaß v. 26. Juni 1937.

231 UAF III/2-13, Brief der Med. Fak. an den Rektor, Eingang 11.3.1939.
232 Vgl. zum folgenden Reichsministerialblatt vom 28.3.1936, S. 75; Bestallungsordnung (1959); ausführlich v.d. Bussche (1989a), 133.
232a MDU (unbezeichnet).
233 Hirsch (1910); vgl. zum folgenden auch Seidler (1981); Weingart/Kroll/Bayertz (1988); Hellmich (1989).
234 Hitler (1933), 447.
235 Winau (1982); vgl. auch Kudlien (1985); Weingart et al. (1988).
236 Erlaß des Bad. Innenministeriums Nr. 9091 vom 20.2.1934.
237 Freiburger Stadtanzeiger Juni 1938.
238 UAF V/1-131.
239 UAF V/1-126.
240 Vgl. hierzu Birlinger-Tögel (1986), 155-157.
241 Vgl. zum folgenden Winau (1982); Klee (1983), (1985); Kudlien (1985).
242 Klee (1983), 47.
243 Vgl. hierzu Schrömbgens (1976).
244 Bader (1948), 5. Vgl. auch Weik (1988).
245 Zum folgenden vgl. Urteil des Schwurgerichtes beim Landgericht Freiburg 16.11.1948. S. auch Wollasch (1978), 208-224.
246 Birlinger-Tögel (1986), 161.
247 Urteil (Anm. 245), S. 12; Leininger (1988).
248 Urteil (Anm. 245), S. 8.
249 l.c., dokumentiert auch bei Klee (1985), 111.
250 Wollasch (1978), 214.
251 Klee (1985), 219.
252 Hellmich (1989), 138.
253 Vgl. hierzu Noeggerath (1949b); Schenck (1986).
254 Schenck l.c. 8.
255 Hellmich (1989), 254, Anm. 458.
256 Schenck (1986), 6.
257 l.c. 8; vgl. auch Birlinger-Tögel (1986), 167.
258 Noeggerath (1951), 42, 59.
259 Vgl. Urteil Anm. 186, S. 41.
260 Klee (1985), 242.
261 Büchner (1945a).
262 Büchner (1965), 70-77.
263 l.c. 73.
264 Vgl. Freiburger Zeitung 18.11.1941.
265 Kluge (1988).
266 Schramm (1988).
267 Noeggerath (1949b), (1950).
268 Weinacht (1988).
269 Briefl. Mitteilung H. A. Kühn 28.4.1989.
270 Briefl. Mitteilung K. Hummel 25.4.1989.
271 Vgl. hierzu Petry (1968); Scholl (1982); Dumbach/Newborn (1988).
272 s. Anm. 270.
273 MDU (Zahnklinik).
274 UA III/2-15. Vgl. zum folgenden auch Ueberschär (1990).
275 F. Seidler (1977), 48; Fischer (1985), 3316; vgl. auch BA-MA, H 20/395.
276 Vorwort des Rektors Mangold im Vorlesungsverzeichnis zum 2. Trimester 1940.
277 Vgl. zum folgenden Ueberschär/Wette (1981); Schnabel (1989).
278 Killian (1957), 299-304.
279 Ueberschär/Wette (1981).
280 Schleer (1958), 134.
281 Vgl. hierzu auch Noeggerath (1951), 42.

Anmerkungen 553

282 Schleer (1958), 134-136; vgl. auch Clodius (o.J.).
283 l.c.
284 Noeggerath (1951), 41.
285 Prot. Med. Fak. 12.2.1942.
286 Vgl. hierzu v. Dietze (1960/61), 100.
287 Vgl. zum folgenden Knoche (1974); F. Seidler (1977); v.d. Bussche (1989a), 154. Vgl. auch Leven (1990).
288 Prot. Med. Fak. 1.5.1942.
289 l.c. 31.10.1944.
290 l.c. 12.6.1942.
291 l.c. 29.8.1942.
292 l.c. 30.4.1943.
293 l.c. 28.5.1943.
294 l.c. 3.4.1944 und folgende Sitzungen.
295 Vgl. Grote/Brauchle (1935).
296 Prot. Med. Fak.
297 Vgl. hierzu u.a. Vetter (1983/1984); Ricker/Laubenberger (1966), 169.
298 l.c.; s. auch Vedral (1985), 26.
299 Zusammenstellung nach: Prot. Med. Fak.; UAF II/1-24, II/1-25, II/1-26; vgl. auch Luftkriegsschäden: Städt. Hochbauamt vom 15.1.1945 (StadtAF B 1/32); Schadenskarte Städt. Tiefbauamt Mai 1945 (StadtAF C 5/5).
300 Abgedruckt bei Schleer (1958), 137-187, vgl. auch Vetter (1984).
301 Riecker (ca. 1948).
302 Kraske in Vetter (1984).
303 Zit. nach Nitzschke (1990), 148.
304 v. Brandis (ca. 1945), in Schleer (1958), 153.
305 Büchner (1965), 103.
306 Harnasch (ca. 1945), in Schleer (1958), 173.
307 Zusammengestellt nach Prot. Med. Fak.; UAF II/1-24; Amtl. Einwohnerbuch der Stadt Freiburg i.Br. 1946; Schleer (1958).
308 Einzelheiten bei Noeggerath (1951), 43; Schleer (1958), 168.
309 Städt. Hochbauamt (1945). Vgl. Anm. 299.
310 Prot. Med. Fak.
311 l.c. 6.1.1945.
312 l.c. 3.2.1945.
313 l.c. 17.3.1945.
314 l.c. 3.3.1945.
315 Vgl. hierzu Schnabel/Ueberschär (1985).
316 Prot. Med. Fak. 21.4.45.

FÜNFTER TEIL

Kapitel 1: Die Nachkriegszeit (S. 387-419)

1 Haumann, in: Arbeitskreis Regionalgeschichte Freiburg (1986), 21.
2 Böhme, l.c. 9.
3 Vgl. zum folgenden u.a. Köhler (1985); Grohnert (1986).
4 Sauer, Tagebuch.
5 Prot. Sen. 25.4.1945.
6 Noeggerath Totenrede; Brief an den Dekan vom 17. Januar 1950 zur Errichtung einer »Gedenktafel zur Wiederaufrichtung der Universität«. Nachlaß Beringer, Inst. Gesch. Med.
7 Nachlaß Beringer, l.c.

8 Vgl. hierzu Sauer, Tagebuch 27.4.45.
9 Einzelheiten bei Bruecher (1980), 136–141.
10 Vgl. hierzu Schwarzmaier (1980); Heinemann (1981); Henke (1981), (1983); Scharf/Schröder (1983); Ruge-Schatz (1977), (1983); Köhler (1985); Grohnert (1986).
11 Henke (1983), 54.
12 Vgl. hierzu Ruge-Schatz (1983).
13 Einzelheiten bei Grohnert (1986).
14 Vgl. hierzu Einspruch der Universität vom 13. Juni 1945 MDU (Dekanat April 1945). Teilweise bei Bruecher (1980), 146–148.
15 MDU (unbezeichnet).
16 Büchner, Institutstagebuch (Auszug), 19.5.1945 MDU (Dekanat April 1945).
17 MDU (Dekanat April 1945).
18 Prot. Med. Fak.; MDU (Dekanat April 1945).
19 Prot. Sen.
20 MDU (Dekanat April 1945).
21 Vgl. hierzu Köhler (1985); Grohnert (1986).
22 Tagebuch Sauer 19.9.45.
23 Nachlaß Beringer Inst. Gesch. Med.
24 MDU (Dekanat Juli 1946).
25 Grohnert (1986), 94.
26 Belege zum folgenden bei Hellmich (1989).
26a Vgl. hierzu BA-MA, RH 12–23/36: Kriegsärztliche Erfahrungsberichte Stabsarzt Prof. Bohnenkamp 1943ff.
27 UAF Pers. Akte.
28 Hellmich (1989).
29 13.5.1949, Nachlaß Beringer Inst. Gesch. Med.
30 Prot. Med. Fak. 12.5.1949.
31 Einzelheiten bei Ott (1988), 328–343.
32 Ruge-Schatz (1983), 102.
33 v. Dietze (1960/61), 103.
34 Prot. Med. Fak. 13.5.45.
35 Brücher (1980), 141.
36 l.c. 143; vgl. auch Sauer Tagebuch 11.5.45; Ergebnisbericht Beringer vom 17.5.45, UAF II/1–25.
37 Vgl. hierzu Eucken (1945).
38 Prot. Med. Fak. 23.6.45.
39 UAF II/1–25.
40 UAF II/1–26.
41 UAF II/1–25.
42 Vgl. zum folgenden u.a. Ruge-Schatz (1980); Meier/Weinacht (1969); Weinacht (1979).
43 André François-Poncet in Meier/Weinacht (1969), 148.
44 UAF II/1–24.
45 MDU (Dekanat März 1946).
46 Tagebuch Sauer 9.10.1945.
47 UAF II/1–24; auch bei Bruecher (1980), 148–153.
48 Vgl. hierzu Tagebuch Sauer 13.1.1945, 18.12., 21.1.1946.
49 l.c. 2.2.1946.
50 Mitteilung des Rektors an das Gouvernement Militaire de Bade vom 20.11.1945; Prot. Med. Fak. 24.11.1945.
51 UAF II/1–24. Schreiben des Rektors vom 25.12.1945 an den Rektor von Tübingen.
52 UAF II/1–24, Undatierte Liste der Anmeldungen; Bericht des Rektorates vom 31.12.1960.
53 MDU (Dekanat April 1945).

54 25.8.45; 8.10.45; Dezember 1945; Februar 1946; Sommer 1946; Einzelgutachten Noeggerath 6.12.46; Einzelgutachten Kapfhammer 4.2.47. StadtAF C 5/1462; Nachlaß Beringer.
55 Prot. Med. Fak. 4.8.1945.
56 Vgl. zum folgenden Bruecher (1980), 83-94; Rothenberger (1983); Köhler (1985), 20-27, 117-127; Held et al. (1986).
57 Held (1986), 28.
58 Medizinische Fakultät (1945), Nachlaß Beringer Inst. Gesch. Med.
59 l.c. 8.
60 Medizinische Fakultät (1946), Nachlaß Beringer Inst. Gesch. Med.
61 Wollasch (1976), 26; Flamm (1990).
62 l.c., ausführliche Dokumentation.
63 Zit. nach Koehler (1985), 127.
64 Prot. Med. Fak. 26.1.1946.
65 MDU (Aktennotizen, Berichte über Besprechungen).
66 Köhler (1985), 294.
67 MDU (unbezeichnet).
68 l.c.
69 Prot. Sen. 14.11.1945.
70 l.c. 23.1.1946.
71 Sauer Tagebuch 26.5.45.
72 Mitscherlich/Mielke (1947).
73 l.c. 42; vgl. auch 2. Aufl. (1949), 51, 282, 291; Büchner (1965); 81f.
74 Mitscherlich/Mielke (1947), 71.
75 Büchner (1965), 81.
76 Prot. Med. Fak. 29.4.1947.
77 Mitscherlich/Mielke (1960), 283, Anm. 12.
78 l.c. 14.
79 Mitscherlich/Mielke (1949), V.
80 Vgl. hierzu Bleker/Jachertz 1989.
81 MDU (Erklärungen zum Nürnberger Ärzteprozeß).
82 Prot. Med. Fak. 2.9.1947.
83 MDU (Erklärungen zum Nürnberger Ärzteprozeß).
84 l.c.
85 Prot. Med. Fak. 30.7.1945; 22.9.1945.
86 Beringer über Bergfeld, 29.3.1946, MDU (Dekanat März 1946).
87 Vgl. Schade (1978).
88 Einzelheiten in MDU (unbezeichnet), (Dekanat April 1945).
89 MDU (Dekanat April 1945).
90 Brief vom 6.3.1946, MD, Ehrenpromotionen. Abgedruckt bei Hellmich (1989), Dokumentenanhang Nr. 9, S. 296; vgl. auch Prot. Med. Fak. 11.4.1946.
91 Zit. nach Gerok (1985), 4; vgl. auch Zöllner (1963).
92 MD, Ehrenpromotionen.
93 MDU (unbezeichnet).
94 Heilmeyer (1971), 77.
95 Weisbecker (1969).
96 Vgl. hierzu Heilmeyer (1971).
97 Keffer (1968).
98 Prot. Med. Fak. 7.7.1945; Franken (1989), 33.
99 Mdl. Mitteilung Prof. Franz H. Franken.
100 MDU (unbezeichnet).
101 Vgl. hierzu Prot. Med. Fak.
102 SAF.
102a Mündl. Mitteilung H. Sarre.
103 UAF Pers. Akte.
104 Vgl. hierzu Prot. Med. Fak.

105 UAF Pers. Akte.
106 Vgl. zum folgenden Goerttler (1932), (1950), (1971); Staubesand (1973).
107 UAF Pers.-Akte.
108 l.c.
109 Prot. Med. Fak. 1.12.1947.
110 Löhr (1976).
111 Sarre (1961), 77. Vgl. auch Sarre (1951), (1976).
112 Noeggerath (1951). Vgl. auch Schneider (1957); Sturzenhecker (1968).
113 UAF Pers. Akte.
114 Prot. Med. Fak.
115 Vgl. Neumann/Seidler (1984).
116 Zum folgenden Ameskamp (1987).
117 Prot. Med. Fak.; Vorl. Verz.
118 Seeger (1980).
119 Keffer (1968), 91.

Kapitel 2: Wiederaufbau und Zukunftsplanung (S. 420–468)

1 Rösiger (1957), 14.
2 l.c. 25.
3 Zit. nach l.c. 20.
4 l.c.: Vorwort des Rektors Tellenbach.
5 Bad. Min. der Finanzen, Hochbauabteilung, Haushaltsplan 1949. Schreiben Nr. 1951, 20.7.1949. Bauakten Med. Dekanat.
6 Prot. Med. Fak. 17.4.1947.
7 Vorl. Verz. SS 1948.
8 Schreiben des Rektorates an das Kultusministerium Nr. 6729 vom 17.6.1949. Bauakten Med. Dekanat.
9 Prot. Med. Fak. 16.2.1950.
10 Schreiben vom 6.11.1950. Bauakten Med. Dekanat. Vgl. hierzu auch Denkschrift der Universität Freiburg zu ihrem Haushaltsvorschlag für das Rechnungsjahr 1950/51, Entwurf vom 1.3.1950; l.c.
11 Prot. Med. Fak. 12.7.1951.
12 Heilmeyer (1951), 5–35.
13 Vgl. Klinikbauprogramm vom 13.6.1952. Bauakten Med. Dekanat.
14 Badische Zeitung 22.12.1953.
15 Denkschrift zum Weiterbau der Freiburger Universitätskliniken vom April 1956. Zit. nach Rösiger (1957), 36.
16 l.c. 25.
17 Schreiben OB Keidel an Klinikverwaltung 1.10.1968. MD.
18 Zum folgenden vgl. Rösiger (1957); Müller (1982); Barkowski (1987); Bauakten Med. Dekanat.
19 Denkschrift Lorenz 22.4.1952, Bauakten Med. Dekanat.
20 Denkschrift Linde 1956, zit. nach Rösiger (1957), 36.
21 l.c. 41.
22 UBa.
23 Auflistung nach Barkowski (1987); vgl. auch Müller (1982).
24 Die Erweiterung der Albert-Ludwigs-Universität, Denkschrift 1963.
25 Heilmeyer (1971), 191.
26 l.c.
27 Vgl. Ruffin (1950).
28 Vorl. Verz.
29 Einzelheiten bei Enke (1967), Vorwort.
30 Heilmeyer (1971), 199.
31 Enke (1967), Vorwort.

32 Prot. Med. Fak. 24.4.1957.
33 Hau et al. (1972).
34 Enke (1967), Vorwort.
35 Hau et al. (1972).
36 Morgenstern (1990).
37 MD Akte Balneologie und Klimaphysiologie.
38 l.c., Schreiben Stühmer an die Med. Fakultät 20.11.1948.
39 Prot. Med. Fak. 12.5.1955.
40 s. Anm. 37, Schreiben Dekan Riechert 29.11.1955.
41 MD Akte Gerichtliche Medizin.
42 MD Akte Humangenetik.
43 Baumgartner (1987).
44 MD Akte Neurophysiologie, Schreiben Med. Fakultät an Kultusministerium 29.5. 1955.
45 Vgl. hierzu Degkwitz (1987), 216.
46 Wenz, Glatt, Seidler (1980), 51–60.
47 l.c. 61–70.
48 Vgl. hierzu Reindell (o.J.).
49 Dekan Kalkoff, Laudatio zum 60. Geb. von H. Sarre. MD.
50 MD Akte Pathologie.
51 Vgl. hierzu Memorandum Richard Haas/Walter Keller, MD Akte Medizinische Statistik.
52 Jesdinsky (1984).
53 Wiemers (1986), 167.
54 MD Akte Institut für Anaesthesiologie.
55 MD Akte Anatomie; vgl. auch Prot. Med. Fak. 16.1.1961.
56 Stellungnahme vom 1.9.1965, MD Akte Anatomie.
57 Antrag vom 10.4.1967, MD Akte Biochemie.
58 Hierzu ausführlich Nitzschke (1990).
59 Mündliche Mitteilung Frau Oberin Schacht; vgl. auch MD Akte Schule für Heilhilfsberufe.
60 MD, l.c.
61 Die folgenden Daten verdanke ich Aufzeichnungen von Friedrich Ernst Struwe.
62 Vgl. auch Roecken/Brauckmann (1989).
62a Seidler (1975).
62b s. hierzu Bömcke (1936), Eitel (1976/77).
63 Amtl. Bekanntmachungen der Albert-Ludwigs-Univ. Freiburg 2 (1971), 61–64.
64 Lepenies, in Eigen (1988), 42.
65 Vgl. hierzu die Beiträge in Eigen l.c.; s. zum folgenden auch Tellenbach (1963).
66 Zit. nach Eigen l.c. 83.
67 Vgl. hierzu Neuhaus (1961).
68 Oberaudorfer Besprechung 1952, in Neuhaus l.c. 386.
69 in Eigen (1988), 42.
70 Vgl. zu dieser Entwicklung Tellenbach (1963).
71 Vgl. hierzu Zimmermann (1982).
72 Raiser (1959), 3.
73 Vgl. hierzu Wissenschaftsrat Empfehlungen 1960, S. 24–36.
74 Med. Fak. Memorandum 9.3.1959, MD.
75 Wissenschaftsrat Empfehlungen 1960, S. 111.
76 l.c. 211.
77 Med. Fak. Stellungnahme Dez. 1960; vgl. auch Prot. Med. Fak. 26.11., 1.12.1960.
78 Tellenbach (1957), 21.
79 in Vincke (1961), 47–104.
80 Krauß, l.c. 47.
81 Tellenbach (1961), 47.

558 Anmerkungen

82 Tellenbach (1981), 131.
83 Empfehlungen 1960, S. 208; Jahresbericht Rektorat 1960/61, S. 23.
84 Vgl. zum folgenden Zimmermann (1982).
85 l.c. 81.
86 l.c. 80.
87 Wissenschaftsrat Empfehlungen 1963.
88 Roemer (1982), 28.
89 Zimmermann (1982), 81.
90 Vgl. hierzu Leussink (1968), 50.
91 Berensmann (1967).
92 Zit. nach Zimmermann (1982), 85.
93 Ruegg (1968), 59.
94 Prot. Med. Fak. 3.3.1958.
95 Med. Fak. Stellungnahme 1967.
96 Roemer (1982), 22.
97 UAF II/4-21.
98 l.c.; Mündl. Mittlg. Ruprecht Zwirner.
99 UAF II/4-21; vgl. auch Alsheimer (1968).
100 Ruffin (1950); Gaupp (1950); Jung (1949); Zutt (1949).
101 Manuskript. MDU (Tod und Nachfolge Prof. Beringer).
102 l.c.
103 l.c.
104 l.c. 19.11.1949.
105 Einzelne Stellungnahmen zum folgenden in l.c.
106 UAF Pers. Akte.
107 Zit. nach Degkwitz (1987), 81.
108 Einzelheiten zum folgenden bei Degkwitz l.c.
109 Prot. Med. Fak. 10.5.1951.
110 Koslowski zum 65. Geburtstag v. H. Krauß, Bad. Zeitg. 20.3.1964.
111 l.c. 21./22.3.1964.
112 Vgl. hierzu u.a. Kümmerle (1969); Kern (1971); Gropp (1969a).
113 Gropp u. Kern (1969b).
114 Weber (1985).
115 Prot. Med. Fak. 6.5.1954.
116 Vgl. z.B. Prot. Med. Fak. 4.11. und 2.12.1954.
117 Franz Büchner in der Gedenkstunde der Medizinischen Gesellschaft und der Fakultät für Max Kneer. Bad. Zeitg. 14.11.1967.
118 Vgl. die Kondolenzbriefe und Nachrufe in UAF, Pers. Akte und MD, Akte Frauenklinik.
119 Prot. Med. Fak. 4.11.1954, 16.1.1958.
120 Hillemanns (1970), 1194.
121 l.c.
122 Nobel (1970), 1133.
122a Schrömbgens (1976).
123 Vgl. hierzu Kronschnabl (1984).
123a Hummel (1989).
124 Einzelheiten bei Kronschnabl (1984), 157-164.
125 Rintelen (1980), 345.
126 z.B. Med. Fak. 11.2.1954.
127 MD, Akte Pathologie.
128 Prot. Med. Fak. 19.1.1955.
129 Einzelheiten hierzu bei Ameskamp (1987), 89.
130 l.c.; vgl. auch Betke in Struwe (1988b).
131 Keller/Künzer (1974).

132 Künzer in Struwe (1988b).
133 Hoffmann (1953).
134 Dodt (1987).
135 MD Akte Physiologie.
136 Prot. Med. Fak. 24.1.1956.
137 Einzelheiten bei Back (1986).
138 Schmutzler (1982).
139 Vgl. hierzu Seidler (1976).
140 Vgl. zum folgenden Pfister (1957); Kalkhoff (1972); K. Weiers (1982); Leven (1990).
141 Kalkhoff (1972), zit. nach Weiers (1982).
142 l.c.
143 l.c.
144 Büchner (1955), 1.
145 Einzelheiten bei Büchner (1965), 113-124.
146 l.c. 115.
147 FAZ 24.12.1959, S. 2; 28.12.1959, S. 2; 5.1.1960, S. 5.
148 Brief vom 15.4.1961 an die Fakultät; MD Akte Pathologie.
149 Brief Büchner an Walter Sandritter; mündl. Mittlg. Sandritter.
150 Forschungsbericht Pathologisches Institut 1972/73.
151 Sandritter/Lennert (1974), 321.
152 28.12.1959, S. 2.

Kapitel 3: Die verwaltete Fakultät (S. 469-484)

1 Schelsky (1970), 242.
2 Dahrendorf (1988), 3.
3 Vgl. hierzu Eigen (1988).
4 Einzelheiten bei Boesch (1970); Roemer (1982).
5 Freiburger Medizinische Fachschaftsinformation Nr. 3, WS 1968/69: Arbeitskreis Medizin und Gesellschaft. S. auch: Flugblatt »Krankheit der Medizin« zum 1. Mediziner-Teach-In am 5.12.1968. Inst. Gesch. Med.
6 Flugblatt Anti-Asta Nr. 1. Dokumentiert bei Münch (1969), S. 143.
7 Prot. Med. Fak. 27.1.1969.
8 Einzelheiten bei Münch (1969).
9 Prot. Med. Fak. 26.6.1969.
10 Hesse (1968).
11 Boesch (1970), 8.
12 Hesse (1968).
13 Vgl. hierzu Eigen et al. (1988); Dahrendorf (1988).
14 Freiburger Medizinische Fachschaftsinformationen Nr. 4, WS 1968/69: Arbeitskreise Kritische Medizin.
15 Freiburger Studentenzeitung, Heft 6, 1. Juli 1969.
16 Entwürfe einer Grundordnung für die Universität Freiburg. Modelle A, II 8, III 106.
17 Manuskript, MD.
18 Prot. Med. Fak. 13.11.1968.
19 MD
20 MD
21 Roemer (1982), 41.
22 Antrag des Gemeinsamen Ausschusses an den Großen Senat vom 2.1.1974. MD.
23 Handschr. Notiz Walter Sandritter, undatiert (WS 1973/74). MD (Zusammenlegung der Med. Fakultäten).
24 Prot. Gem. Ausschuß 20.6.1974.
25 Vgl. hierzu Brauer und Zickgraf 1977.

26 Wissenschaftsrat Empfehlungen 1968, 11.
27 Vgl. hierzu die Arbeit des Beratenden Ausschusses für die Medizinische Ausbildung bei der EG in Brüssel, Seidler (1979).
28 MD.
29 Sandritter (1979).
30 Steinlin (1971), 18.
31 Siburg (1971), 37.
32 Berensmann (1967).
33 Zum folgenden vgl. Schwaiger (1979).
34 Empfehlungen (1968), 35; (1976), 88.
35 Schwaiger (1979).
36 Universitätsgesetz (UG) vom 4.6.1982, Gesetzbl. Bad. Wttbg. 1982, 177. Verordnung des Ministeriums für Wissenschaft und Kunst über die Organisation der Universitätsklinika (Klinikumsverordnung – KLVO), l.c. 1986, 373.
37 Gesetz zur Änderung des Universitätsgesetzes vom 14.7.1986, § 29a. Gesetzbl. Bad. Wttbg. 1986, 238.
38 Forschungsbericht der Albert-Ludwigs-Universität Freiburg im Breisgau 1986/87.

Bildnachweis

Die Angaben beziehen sich auf den Quellen- und Literaturteil.
Abkürzungen s. S. 563.

Vorderes Vorsatzblatt: StadtAF M. 14.2.

1 Gruber (1976), 60
2 Inst. Gesch. Med.
3 Menge (1976), Anhang S. 588/89
4 UAF
5 UAF
6 Statuta (ed. 1957), 89
7 Statuta (ed. 1957), 101
8 AM D 25/594
9 Diepgen (1914), 166
10 AM D 71/4
11 Becker (1976), 19
12 UB Basel
13 UB Basel
14 UB Freiburg
15 UB Freiburg
16 Bibl. Nat. Strasbourg
17 AM D 44/18 d
18 ASt Inv. Nr. 1001
19 ASt Inv. Nr. 1002, Aufn. M. Rothe
20 ASt Inv. Nr. 1040/M 88/21, Aufnahme M. Rothe
21 ASt, Neg. Mr. 22/86−25
22 UB Freiburg
23 AM D 71/4
24 ASt Inv. Nr. 1046, Aufn. M. Rothe
25 Inst. Gesch. Med.
26 UB Freiburg
27 UAF
28 Seidler privat
29 Sauer (1928), 87
30 Hauserstiftung Inv. Nr. 14
31 UB Freiburg
32 UAF
33 AM D
34 Arnold (1832)
35 Arnold (1832)
36 StadtAF
37 AM D
38 Inst. Gesch. Med.
39 Festblatt (1911), 36
40 UB Freiburg
41 UAF
42 UAF
43 Inst. Gesch. Med.
44 Inst. Gesch. Med.

45 Inst. Gesch. Med.
46 Inst. Gesch. Med.
47 Freiburg im Breisgau (1898), 506
48 Die Universität (1881), 40
49 Die Universität (1881), 44
50 Freiburg im Breisgau (1898), 516
51 Freiburg im Breisgau (1898), 499
52 UAF
53 Archiv Friedrich Ernst Struwe
54 UAF
55 Freiburg im Breisgau (1898), 525
56 UB Freiburg
57 Inst. Gesch. Med.
58 UAF
59 UAF
60 Privatbesitz
61 UAF
62 Medizinisches Dekanat
63 Inst. Gesch. Med.
64 Archiv Friedrich Kluge
65 UB Freiburg
66 UAF
67 UAF
68 UAF
69 Pharmakol. Inst. Freiburg
70 UBa
71 Gruber (1926), 372
72 Inst. Gesch. Med.
73 Medizinisches Dekanat
74 Inst. Gesch. Med.
75 Inst. Gesch. Med.
76 Inst. Gesch. Med.
77 UBa
78 UBa
79 UBa, Photoalbum »Klinikneubauten Freiburg i.B.« Bild Nr. 139.
80 Lehrer der Heilkunde (1933).
81 Inst. Gesch. Med.
82 Inst. Gesch. Med.
83 UAF
84 Krebs (1981), 69
85 Privataufnahme Kurt Lekisch, Austin, Texas.
86 UAF
87 Inst. Gesch. Med.
88 Inst. Gesch. Med.
89 UAF II/2-69. Photo dort nicht mehr vorhanden. Reproduktion aus Ott/Schadek (1982), 45.
90 Inst. Gesch. Med. Nachlaß Beringer.
91 Inst. Gesch. Med. Nachlaß Beringer.
92 Inst. Gesch. Med. Nachlaß Beringer.
93 UBa
94 Inst. Gesch. Med.
95 Inst. Gesch. Med.
96 Lehrer der Heilkunde (1957).
97 Archiv Eugen Kuner.
98 Privatbesitz.
Hinteres Vorsatzblatt: Pressestelle der Albert-Ludwigs-Universität Freiburg i.Br.

Abkürzungen

AM D	Augustinermuseum Freiburg-Denkmälerarchiv
ASt	Archiv der Allgemeinen Stiftungsverwaltung Freiburg i.Br.
BA-MA	Bundesarchiv-Militärarchiv Freiburg i.Br.
BF WU	Beiträge zur Freiburger Wissenschafts- und Universitätsgeschichte
GLA	Generallandesarchiv Karlsruhe
Inst. Gesch. Med.	Quellenbestände und Nachlässe im Institut für Geschichte der Medizin der Universität Freiburg i.Br.
MD	Laufende Akten des Medizinischen Dekanates
MDU	Zum Zeitpunkt der Erstellung der Arbeit noch nicht endgültig archivierte Altbestände des Medizinischen Dekanates.
Naturf. Ges.	Berichte der Naturforschenden Gesellschaft zu Freiburg i.Br.
Prot. Med. Fak.	Protokollbücher der Medizinischen Fakultät
SAF	Staatsarchiv Freiburg i.Br.
Schauinsland	Zeitschrift des Breisgau-Geschichtsvereins (»Schau-ins-Land«) Freiburg im Breisgau. 1873ff.
StadtAF	Stadtarchiv Freiburg i.Br.
UAF	Universitätsarchiv Freiburg i.Br.
UBa	Archiv des Universitätsbauamtes Freiburg i.Br.
ZGG Freib.	Zeitschrift der Gesellschaft für Beförderung der Geschichts-, Altertums- und Volkskunde von Freiburg, dem Breisgau und den angrenzenden Landschaften. 1867/69ff.
ZGO	Zeitschrift für die Geschichte des Oberrheins. 1850ff.

Quellen und Literatur

Aerztliche Topographie des Großherzogthums Baden. Karlsruhe 1874.
Albert, Peter Paul: Die Schiller von Herdern. Freiburg i.Br. 1905.
Albert, Peter Paul: Zur Geschichte der Gründung der Universität Freiburg. ZGG Freib. 27 (1911), 105–118.
Albert, Peter Paul: Zähringen, die Burg und ihre Besitzer. ZGG Freib. 28 (1912), 1–88.
Albert, Peter Paul: Achthundert Jahre Freiburg im Breisgau. Bilder aus der Geschichte der Stadt. Freiburg i.Br. 1920.
Albert, Peter Paul u. Max Wingenroth: Bürgerhäuser aus vier Jahrhunderten. Stuttgart 1922.
Albert, Peter Paul: Gründung und Gründer der Universität Freiburg. ZGG Freib. 37 (1923), 19–62.
Albrecht, Renate: Die Entwicklung der ärztlichen Niederlassung in Freiburg i.Br. Med. Diss. (in Vorb.).
Alsheimer, Georg, W.: Vietnamesische Lehrjahre. Sechs Jahre als deutscher Arzt in Vietnam 1961–1967. Frankfurt a.M. 1968.
Annalen der Albert-Ludwigs-Universität Freiburg im Breisgau. Freiburg i.Br. 1952–1970.
Ameskamp, Sabine: Walter Keller (1894–1967). Bio-Bibliographie. Med. Diss. Freiburg i.Br. 1987.
Andlaw, Franz Freiherr v.: Mein Tagebuch (1811–1861). Frankfurt a.M. 1862.
Arbeitskreis Regionalgeschichte Freiburg (Hrsg.): Alltagsnot und politischer Wiederaufbau. Zur Geschichte Freiburgs und Südbadens in den ersten Jahren nach dem 2. Weltkrieg. Stadt und Geschichte. NR Stadtarchiv Freiburg i.Br. Heft 9. Freiburg i.Br. 1986.
Arnold, Christoph: Practische Anleitung zur bürgerlichen Baukunst. Heft 2. Carlsruhe und Freiburg i.Br. 1832.
Arnold, Friedrich: Handbuch der Anatomie des Menschen mit besonderer Rücksicht auf Physiologie und praktische Medizin. 3 Bde. Freiburg i.Br. 1843–1851.
Aschoff, Ludwig: Nachruf auf Ernst Ziegler. Verhdlg. Dtsch. Pathol. Ges. X (1906), 284–289.
Aschoff, Ludwig: Über den Krankheitsbegriff und verwandte Begriffe. Dtsch. Med. Wschr. 35 (1909), 1417–1423.
Aschoff, Ludwig: Pathos und Nosos. Dtsch. Med. Wschr. 36 (1910), 201–204.
Aschoff, Ludwig: Bismarck. Rede bei der Bismarckfeier der Stadt und Universität. Freiburg i.Br. 1915a.
Aschoff, Ludwig: Krankheit und Krieg. Eine akademische Rede. Freiburg i.Br. 1915b.
Aschoff, Ludwig: Nachruf Eduard Jacobi. Akademische Mitteilungen. Organ für die gesamten Interessen der Studentenschaft an der Albert-Ludwigs-Universität Freiburg i.Br. XVII. Sem. Nr. 10 (1915c), 41–42.
Aschoff, Ludwig: Die Bedeutung des deutschen Turnens. Leipzig 1916a.
Aschoff, Ludwig: Kaisers Geburtstag. Rede auf dem Vaterländischen Abend im Freiburger Stadttheater 27.6.1916. Freiburg i.Br. 1916b.
Aschoff, Ludwig: Carl August Sigismund Schulze. Quellen und Darstellungen zur Geschichte der Burschenschaft und der deutschen Einheitsbewegung Bd. 7. Heidelberg 1921, S. 17–24.
Aschoff, Ludwig: Einweihung der Anbauten des Pathologischen Institutes zu Freiburg im Breisgau am 28. August 1922. Freiburg i.Br. 1922a.

Aschoff, Ludwig: Über Entzündungsbegriffe und Entzündungstheorien. Münchn. Med. Wschr. 69 (1922b), 935–936.
Aschoff, Ludwig: Das reticulo-endotheliale System. Ergebn. Inn. Med. u. Kinderhk. 26 (1924), 1–117.
Aschoff, Ludwig: Der Sinn des Völkischen. Waffenschmiede 13 (1925). Sonderdruck 16 S.
Aschoff, Ludwig: Über die Bedeutung der Leichenöffnungen und des Tierexperiments für die Volksgesundheit und soziale Wohlfahrtspflege. In: Medizinische Wissenschaft und werktätiges Volk. Hrsg. Notgemeinschaft der Deutschen Wissenschaft. Berlin o.J. (1925/26), 150–185.
Aschoff, Ludwig: Begrüßungsansprache bei der 21. Verhandlung der deutschen Gesellschaft für Pathologie. Verhandlungsbericht Jena 1926.
Aschoff, Ludwig: Über die Stellung der Naturwissenschaften zur Religion. Zeitwende 3 (1927), 114–131.
Aschoff, Ludwig: Gedanken am Verfassungstag. Von einem Akademiker. Die Hilfe Nr. 18 (1929), 446–448.
Aschoff, Ludwig: Drei Staatsparteien. Ein Brief an Friedrich Meinicke. Kölnische Zeitung. August 1930.
Aschoff, Ludwig: Gefahren, die den deutschen Universitäten drohen. Kölnische Zeitung. Kulturspiegel. Nr. 267 vom 16.11.1931.
Aschoff, Ludwig: Zur neuen Studien- und Prüfungsordnung der Mediziner. Praemedicus (Beiblatt der Dtsch. Med. Wschr.) Nr. 11 (1932).
Aschoff, Ludwig: Der medizinische Unterricht in Deutschland. Neuzeitliche Betrachtung. Orvosképzés (1935), 9–14.
Aschoff, Ludwig: Der 70. Geburtstag von Ludwig Aschoff am 10. Januar 1936. Freiburg i.Br. 1936a.
Aschoff, Ludwig: Akademische Ehre, akademische Freiheit, akademische Wissenschaft. Abschiedsansprache an die Kommilitonen. 26. Juni 1936. Freiburg i.Br. 1936b.
Aschoff, Ludwig: Pathologie und Biologie. Klin. Wochenschr. 15 (1936c), 1465–1469.
Aschoff, Ludwig: Ludwig Aschoff: ein Gelehrtenleben in Briefen an die Familie. Freiburg i.Br. 1966.
Asimov, Isaac: Biographische Enzyklopädie der Naturwissenschaften und Technik. Freiburg, Basel, Wien 1973.
Aurich, Ernst: Geschichte der deutschen Universität Straßburg. Straßburg 1942.
Baas, Johann Hermann: Die geschichtliche Entwicklung des ärztlichen Standes und der medicinischen Wissenschaften. Berlin 1869.
Baas, Karl: Heinrich Louffenberg von Freiburg und sein Gesundheitsregiment (1429). ZGO. N.F. XXI (1906), 361–389.
Baas, Karl: Eucharius Rösslins Lebensgang. Arch. Gesch. Med. 1 (1908), 429–441.
Baas, Karl: Gesundheitspflege im mittelalterlichen Freiburg im Breisgau. Eine kulturgeschichtliche Studie. Freiburg i.Br. 1905.
Baas, Karl: Gesundheitspflege im mittelalterlichen Freiburg im Breisgau. Ein Nachtrag. ZGG Freib. 26 (1910), 307–326.
Baas, Karl: Gesundheitspflege im mittelalterlichen Freiburg im Breisgau (Vorgesehen für Sudhoffs Archiv 36 (1943). Mit neuen Anm. herausgegeben von H. P. Hils (1986a).
Babo, Lambert von: Das chemische Laboratorium. In: Universität Freiburg 1881, S. 52–56.
Back, Marie-Luise: Die Entwicklung des Freiburger Pharmakologischen Institutes 1907–1972. Med. Diss. Freiburg 1986.
Bader, Karl Siegfried: Strafsache gegen Dr. Schreck... und Dr. Sprauer wegen Verbrechens gegen die Menschlichkeit u.a. Plädoyer des Generalstaatsanwaltes vom 12.11.1948. Manuskript Landgericht Freiburg i.Br. KS 5/48.
Bader, Josef: Geschichte der Stadt Freiburg i.Br. 2 Bde. Freiburg i.Br. 1882, 1883.
Badische Geschichte. Vom Großherzogtum bis zur Gegenwart. Hrsg. Landeszentrale für politische Bildung Baden-Württemberg. Stuttgart 1979.
Badische Medicinalordnung. Carlsruhe 1807.
Bäumler, Christian: Christian G. H. Bäumler. In: L. R. Grote (Hrsg.), Die Medizin der Gegenwart in Selbstdarstellungen. Bd. 7 (1928), 1–50.

Baitsch, Helmut: Das Institut für Humangenetik und Anthropologie in Freiburg i.Br. Freiburger Universitätsblätter 5 (1966), H. 12, 33-42.

Bandel, Joseph Anton v.: Stummer Advocat auf das Jahr 1755. 6. Jahrgang.

Bargmann, Wolfgang: Wilhelm v. Möllendorf.† Zschr. Zellforsch. u. mikrosk. Anat. 33 (1943/44), 167-186.

Bauer, Clemens: Fünfhundert Jahre Freiburger Universität. In: Universität Freiburg (Hrsg.), Die Festvorträge bei der Jubiläumsfeier. Freiburg i.Br. 1957a, S. 125-152.

Bauer, Clemens, Ernst Walter Zeeden, Hans-Guenter Zmarzlik: Beiträge zur Geschichte der Freiburger Philosophischen Fakultät. Freiburg i.Br. 1957b.

Bauer, Clemens: Freiburgs Wirtschaft im 17. und 18. Jahrhundert. In: Müller (1972), 69-93.

Bauer, Friedrich: Das Diakonissen- und Krankenhaus. In: Freiburg i.Br. Die Stadt und ihre Bauten. Freiburg i.Br. 1898.

Bauer, Veit Harold: Das Antonius-Feuer in Kunst und Medizin. Berlin, Heidelberg, New York 1973.

Baumeister, Anton: Freiburg, so wie es war. Düsseldorf 1978.

Baumgärtner, Karl Heinrich: Beobachtungen über die Nerven und das Blut in ihrem gesunden und im krankhaften Zustande. Freiburg i.Br. 1830.

Baumgärtner, Karl Heinrich: Anleitung für Nichtärzte zur Behandlung der Cholera, eine Darstellung einer neuen und einfachen Heilmethode dieser Krankheit. Freiburg i.Br. 1832.

Baumgärtner, Karl Heinrich: Beiträge zur Entwicklungsgeschichte. Archiv für Anatomie, Physiologie und wissenschaftliche Medicin. 2 (1835).

Baumgärtner, Karl Heinrich: Gedächtnisrede auf Karl Joseph Beck bei dessen akademischer Totenfeier... Freiburg i.Br. 1839a.

Baumgärtner, Karl Heinrich: Kranken-Physiognomik. Nebest einem Atlas von 72 nach der Natur gemalten Krankenbildern. Stuttgart und Leipzig 1839b.

Baumgärtner, Karl Heinrich: Kranken-Physiognomik. Mit 80 nach der Natur gemalten Krankenbildern. 2. verm. u. verb. Aufl. Stuttgart 1842.

Baumgärtner, Karl Heinrich: Kranken-Physiognomik. Mit 70 nach der Natur gemalten Krankenbildern in erheblich verb. Wiedergabe. Neuausg. 3. Aufl. Radeburg Bez. Dresden 1929.

Baumgärtner, Karl Heinrich: Neue Untersuchungen in den Gebieten der Physiologie und der praktischen Heilkunde. Freiburg i.Br. 1845.

Baumgärtner, Karl Heinrich: Handbuch der speciellen Krankheits- und Heilungslehre. 2 Bde. Stuttgart 1835-1847.

Baumgärtner, Karl Heinrich: Nähere Begründung der Lehre von den Embryonalanlagen durch Keimspaltungen und den Polarisationen organischer Körper. Zugleich Ergänzung des Lehrbuches der Physiologie Stuttgart 1854.

Baumgärtner, Karl Heinrich: Gedächtnisrede auf Carl Fromherz... bei dessen academischer Todtenfeier... Freiburg i.Br. 1855.

Baumgärtner, Karl Heinrich: Schöpfungsgedanken. Physiologische Studien für Gebildete. 1. Theil: Der Mensch. Lebensprozesse, Schöpfung und Bestimmung. Freiburg i.Br. 1856.

Baumgärtner, Karl Heinrich: Schöpfungsgedanken. Physiologische Studien für Gebildete. 2. Theil: Blicke in das All. Freiburg i.Br. 1859.

Baumgärtner, Karl Heinrich: Vermächtnisse eines Klinikers zur Feststellung zweckmäßiger Kurmethoden. Nebst physiologischen Schriften. Freiburg i.Br. 1862.

Baumgärtner, Karl Heinrich: Die Naturreligion oder Die allgemeine Kirche. Leipzig 1865, 2. Aufl. 1868.

Baumgarten, Fritz: Freiburg im Breisgau. In: Theodor Kappstein (Hrsg.), Die deutschen Hochschulen. Illustrierte Monographien Bd. 1, Berlin 1907.

Baumgartner, Günter: In memoriam Richard Jung. Der Nervenarzt 58 (1987), 129-130.

Beck, Clemens: Die Geschichte der »Heil- und Pflegeanstalt Illenau« unter Ch. Fr. W. Roller (1802-1878). Med. Diss. Freiburg i.Br. 1983.

Beck, Carl Joseph: Rede bei der academischen Feier des fünfzigjährigen Amts-Jubiläums des Herrn Joseph Ignaz Schmiderer... Freiburg i.Br. 1829.

Beck, Carl Joseph: Gedächtnisrede auf Herrn Matthias Alex. Ecker... ein Jahr nach seinem Hintritte. Freiburg 1830.
Becker, Udo (Hrsg.): Die erste Enzyklopädie aus Freiburg um 1495. Die Bilder der »Margarita Philosophica« des Gregorius Reich, Prior der Kartause. Freiburg i. Br. 1976.
Behaghel, Wilhelm: Die Frequenz der Universität. In: Universität Freiburg 1881, 3-6, Tabellen.
Bender, Helmut: Freiburgs »Französische Universität«. Freiburger Universitätsblätter 15/16 (1977), H. 55, 41-44.
Berensmann, Rolf-Detlev: Auch Sorgen in Freiburg. Zur Lage der Medizinischen Fakultät. Ärzteblatt Baden-Württemberg. 22 (1967), 227-234.
Beringer, Kurt: Der Meskalinrausch, seine Geschichte und Erscheinungsweise. Monogr. Gesamtgeb. Neur. Psychiatrie. Bd. 49, Berlin 1927.
Beringer, Kurt: Die deutsch-russische Syphilisexpedition in der Burjato-Mongolei und ihre Bedeutung für die Frage der Metaluespathogenese. Der Nervenarzt 7 (1934), 217-225.
Beringer, Kurt: Die Bedeutung der Beschäftigung (Arbeitstherapie) für die Behandlung psychisch Kranker. Zschr. psych. Hygiene 11 (1938a), 183-192.
Beringer, Kurt: Formen des Aberglaubens im Schwarzwald. Arch. Psychiat. Nervenkr. 108 (1938b), 228-254.
Beringer, Kurt: Alfred Erich Hoche†. Dtsch. Med. Wschr. 69 (1943), 705.
Bertram, Edzard und Walter Sandritter: So lernt der Medizinstudent. Dargestellt am Beispiel des Faches Pathologie. Stuttgart, New York 1979.
Betke, Klaus: Erinnerungen aus der Zeit Walter Kellers. In: Struwe (1988), 47-53.
Beyer, Immo: Turmhaus (Salzstraße 20) in Freiburg i.Br. In: Schadek und Schmid (1986), 231-232.
Bilger, Robert: Die Beziehungen des Mutterhauses der Barmherzigen Schwestern vom Hl. Vinzenz v. Paul zur Medizinischen Fakultät der Universität Freiburg und die Geschichte des St. Josefshauses Freiburg im Breisgau: In: 100 Jahre St. Josefskrankenhaus Freiburg im Breisgau. Freiburg i.Br. 1986.
Billroth, Theodor: Über das Lehren und Lernen der medicinischen Wissenschaften an den Universitäten der deutschen Nation nebst allgemeinen Bemerkungen über Universitäten. Eine kulturhistorische Studie. Wien 1876.
Binding, Karl und Alfred Erich Hoche: Die Freigabe der Vernichtung lebensunwerten Lebens. Ihr Maß und ihre Form. Leipzig 1920.
Biraben, Jean-Noel: Les hommes et la peste en France et dans les pays européens et mediterranées. 2. Bde. Paris 1975/76.
Birlinger-Nagel, Dorothea: Schemann und Gobineau. Ein Beitrag zur Geschichte von Rassismus und Sozialdarwinismus. Med. Diss. Freiburg i.Br. 1979.
Birlinger-Tögel, Martina: Die Heil- und Pflegeanstalt Emmendingen. Die Geschichte ihrer Planung, ihres Baues und ihrer Entwicklung bis zum Jahr 1945. Med. Diss. Freiburg i.Br. 1986.
Bischoff, Claudia: Frauen in der Krankenpflege. Zur Entwicklung von Frauenrolle und Frauenberufstätigkeit im 19. und 20. Jahrhundert. Frankfurt, New York 1984.
Blattmann, Marita: Die Freiburger Stadtrechte unter der Stadtherrschaft der Zähringer. Versuch einer Rekonstruktion der verlorenen Rechtstexte und der Rechtsentwicklung im 12. und im frühen 13. Jhdt. Zul.arb. (masch.) Freiburg 1984.
Blattmann, Marita: »Tennenbacher Text«. Überarbeitete Fassung der Freiburger Gründungsurkunde im Güterbuch des Klosters Tennenbach. In: Schadek und Schmid (1986), 232-234.
Blattmann, Marita: Bericht vom Aufenthalt Bernhards von Clairvaux in Freiburg 1146. In: Schadek und Schmid (1986), 235.
Blattmann, Marita: Freiburger Stadtrodel: Bürgerliche Rechtszusammenstellung aus Freiburg i.Br. von ca. 1218. In: Schadek und Schmid (1986), 258f.
Blattmann, Marita und Jürgen Treffeisen: Die Anfänge: Freiburg im Breisgau. In: Schadek und Schmid (1986), 224.

Bleker, Johanna: Die naturhistorische Schule 1825–1845. Ein Beitrag zur Geschichte der klinischen Medizin in Deutschland. Stuttgart 1981.
Bleker, Johanna und Norbert Jachertz (Hrsg.): Medizin im Dritten Reich. Köln 1986.
Bleker, Johanna und Heinz Peter Schmiedebach (Hrsg.): Medizin und Krieg: vom Dilemma der Heilberufe 1865–1985. Frankfurt a.M. 1987.
Bleuel, Hans Peter und Ernst Klinnert: Deutsche Studenten auf dem Weg ins Dritte Reich. Ideologien – Programme – Aktionen 1918–1935. Gütersloh 1967.
Bleuel, Hans Peter: Deutschlands Bekenner. Professoren zwischen Kaiserreich und Diktatur. Bern, München, Wien 1968.
Bloch, Emil: Die Ohrenheilkunde im Kreise der medicinischen Wissenschaften. Akademische Antrittsrede gehalten am 26. Juli 1819, zugleich Programm und Eröffnung der Universitäts-Ohrenklinik. Jena 1900.
Blume, Rudolf: Die Zeichen und Siegel der Albert-Ludwigs-Universität in Freiburg i.Br. Schauinsland 39 (1912), 1–24.
Böhme, Klaus (Hrsg.): Aufrufe und Reden deutscher Professoren im Ersten Weltkrieg. Stuttgart 1975.
Bömcke, Gustav: Das badische Hebammenwesen. Med. Diss. Freiburg i.Br., Wiesenberg 1936.
Boesch, Bruno: Jahresbericht über die Rektoratszeit 1968–1970. Annalen der Albert-Ludwigs-Universität Freiburg im Breisgau. Heft 12. Freiburg 1970.
de Boor, Wolfgang: Psychiatrische Systematik. Ihre Entwicklung in Deutschland seit Kahlbaum. Berlin, Göttingen, Heidelberg, New York 1954.
Borkowski, Ulrich: Zur baulichen Entwicklung des Freiburger Universitätsklinikums. Manuskript 1987. Inst. Gesch. Med.
Born, Willi und H.W. Rösch: Die Moulagensammlung der Universitäts-Hautklinik in Freiburg i.Br. Zbl. Haut-Geschl.Krh. 135 (1974), 1–13.
Borst, Otto (Hrsg.): Das Dritte Reich in Baden und Württemberg. Stuttgart 1988.
Boruttau, Heinrich: Zum Andenken an Georg Meissner. Pflügers Arch. f. d. ges. Physiol. 110 (1905), 351–399.
Bräunche, Ernst Otto, Werner Köhler, Hans-Peter Lux, Thomas Schnabel: 1933: Machtergreifung in Freiburg und Südbaden. In: Stadt und Geschichte. Neue Reihe des Stadtarchivs Freiburg i.Br. Heft 4, 1983.
von Brandis, Hans Joachim: Die chirurgische Universitäts-Klinik am 27.11.1944 (Ausführlicher Bericht ca. 1945). In: Schleer (1958), 153–158.
Brauer, Heinz-Peter und Thomas Zickgraf: Approbationsordnung für Ärzte vom 28.10.1970. Mit Kommentaren. Köln-Lövenich 1977.
Bruecher, Max: Freiburg im Breisgau 1945. Eine Dokumentation. Freiburg 1980.
Brunnmüller, Ulrike: Die Entwicklung der Säuglingsfürsorge in Freiburg im Breisgau und ihre allgemeinen Voraussetzungen. Med. Diss. Freiburg 1987.
Büchner, Franz: Gedenkrede auf Ludwig Aschoff. Gehalten bei der Gedenkfeier der Universität Freiburg am 5.12.1943. Feldpostbrief der Medizinischen Fakultät der Universität Freiburg i.Br. Nr. 4 (Masch. Schr.).
Büchner, Franz: Der Mensch in der Ordnung des Lebendigen. Freiburg i.Br. 1939.
Büchner, Franz: Der Eid des Hippokrates. Die Grundgesetze der ärztlichen Ethik. Vortrag gehalten in der Univ. Freiburg am 18. Nov. 1941. Freiburg i.Br. 1945a; nachgedruckt in: Büchner (1985), 131–151.
Büchner, Franz: Gedanken der akademischen Selbstbesinnung. Manuskript 1945 b. MD.
Büchner, Franz: Spezielle Pathologie. 1. Aufl. München, Berlin 1955.
Büchner, Franz: Die moderne Medizin im Spannungsfeld der Fakultäten. Mittlg. Ges. Dtsch. Naturf. u. Ärzte 1955, S. 6–11.
Büchner, Franz: Ludwig Aschoff. In: Vincke (1957a), 11–20.
Büchner, Franz: Bedrängnisse der Freiburger Universität. Frankf. Allg. Ztg. 5.1.1960.
Büchner, Franz: Allgemeine Pathologie und Pathologische Anatomie. In: Vincke (1961), 59–62.

Büchner, Franz: Pläne und Fügungen. Lebenserinnerungen eines deutschen Hochschullehrers. München, Berlin 1965.
Büchner, Franz: Ludwig Aschoff zum Gedenken an seinem 100. Geburtstag. Verhdlg. der Deutschen Gesellschaft für Pathologie. 50. Tagung Stuttgart 1966, 475–489. (Mit ausführlichem Schrifttumsverzeichnis von Ludwig Aschoff; Ergänzungen bei Buscher 1980).
Büchner, Franz: Der Mensch in der Sicht moderner Medizin. Freiburg i.Br. 1985.
Burkart, Walter (Hrsg.): Der Verlag Herder und die Universität Freiburg im Breisgau. Anläßlich der 500-Jahrfeier der Universität Freiburg. Freiburg i.Br. 1957.
Buscher, Dorothea: Die wissenschaftstheoretischen, medizinhistorischen und zeitkritischen Arbeiten von Ludwig Aschoff. Med. Diss. Freiburg i.Br. 1980.
Buß, Franz Joseph Ritter von: Die Idee der anthropologischen Medizin, dogmatisch und geschichtlich dargestellt. Diss. Basel 1831.
Buß, Franz Joseph Ritter von: Die Systeme der Medizin in ihrer geschichtlichen Entwicklung und das Verhältnis ihrer neuesten Entwicklung zur Medicinal-Polizei. Karlsruhe 1839.
Buß, Franz Joseph Ritter von: Das Bad Freyersbach im Renchtal auf dem badischen Schwarzwald. Freiburg i.Br. 1856, 2. Aufl. 1862.
van den Bussche, Hendrik: Im Dienste der »Volksgemeinschaft«. Studienreform im Nationalsozialismus am Beispiel der ärztlichen Ausbildung. Hamburger Beiträge zur Wissenschaftsgeschichte. Bd. 4. Berlin, Hamburg 1989 a.
van den Bussche, Hendrik: Medizinische Wissenschaft im »Dritten Reich«. Kontinuität, Anpassung und Opposition an der Hamburger Medizinischen Fakultät. Hamburger Beiträge zur Wissenschaftsgeschichte Bd. 5, Berlin, Hamburg 1989 b.
de la Camp, Oskar: Freiburger Helferinnenausbildung im Kriege. Universität Freiburg, Festschrift Großherzogin Luise zum 80. Geburtstag. Freiburg i.Br. 1918.
de la Camp, Oskar: Das Übungsbedürfnis des menschlichen Herzens. Rektoratsrede 7. Mai 1921. Jahreshefte der Universität Freiburg i.Br. 1920/21, S. 3–19.
Chronik der Harmoniegesellschaft zu Freiburg. Adressbuch der Stadt Freiburg für das Jahr 1885, S. I–XXV.
Clodius, Mathias: Reservelazarette im deutschen Südwesten. Med. Diss. Freiburg (in Vorb.).
Dahrendorf, Ralf: Die Revolution, die nie stattfand. DIE ZEIT 13.5.1988.
Degkwitz, Rudolf: Chronik der Psychiatrischen Universitätsklinik Freiburg i.Br. 1886–1986. Neuss 1987.
Deneke, J. F. Volrad und Richard E. Sperber: Einhundert Jahre Deutsches Ärzteblatt, Ärztliche Mitteilungen. Köln 1973.
Denifle, Heinrich: Die Entstehung der Universitäten des Mittelalters bis 1400. Berlin 1885.
Denkschrift über die künftige bauliche Entwicklung der badischen Hochschulen. Karlsruhe 1912.
Deuber, Franz Anselm: Zur Leichenfeier des am 5. August plötzlich verstorbenen Herrn Johann Alexander Ecker... Freiburg i.Br. 1829.
Deutsch, Erwin: Professor Hans Eppinger zum Gedenken. Wiener Klin. Wschr. 78 (1966), 674–675.
Diakonissenhaus: Festschrift zur Feier des 25jährigen Bestehens des Freiburger Diakonissenhauses 1898–1923. Freiburg i.Br. 1923.
Diel, Josef: Die Tiefkeller im Bereich Oberlinden. Zeugnisse der baulichen Entwicklung Freiburgs im 12. und 13. Jahrhundert. Stadt und Geschichte. Neue Reihe des Stadtarchivs Freiburg i.Br. Heft 2, 1981.
Diepgen, Paul: Von der alten medizinischen Fakultät. Festblatt zur Einweihung des neuen Kollegienhauses 1911. Freiburg i.Br. 1911, S. 35–38.
Diepgen, Paul: Über die alten Siegel der medizinischen Fakultät der Albert-Ludwigs-Universität in Freiburg i.Br. Ein Beitrag zur Geschichte der Harnschau. Arch. Gesch. Med. VIII (1914), 165–174.
Diepgen, Paul: Die deutsche Medizin und Gynäkologie im Zeitalter der wissenschaftlichen Anfänge von Alfred Hegar (1852–1864). Dtsch. Med. Wschr. 56 (1930), 63–65, 108–110.

Diepgen, Paul: Die Freiburger Medizinische Fakultät am Anfang unseres Jahrhunderts. Dtsch. Med. Wschr. 64 (1938), 1415.

Diepgen, Paul: Johann Hermann Baas. Neue Deutsche Biographie 1 (1953), 478.

Diepgen, Paul: Unvollendete. Vom Leben und Wirken früh verstorbener Forscher und Ärzte aus anderthalb Jahrhunderten. Stuttgart 1960.

Diepgen, Paul und Ernst Theodor Nauck: Die Freiburger Medizinische Fakultät in der österreichischen Zeit. BFWU, Heft 16. Freiburg i.Br. 1957.

Diepgen, Paul und Walter Menn: Universalmedizin und Goldmacherkunst im 17. Jahrhundert. Dtsch. Med. Wschr. 81 (1956), 1616-1619.

Dietze, Constantin von: Die Universität Freiburg i.Br. im Dritten Reich. Mitteilungen der List-Gesellschaft, Fasc. 3 (1960/61), 95-105.

Dodt, Eberhard: Paul Hoffmann – Physiologist at Freiburg (1924-1955). Club Hoffmann. Workshop Freiburg 1987. Manuskript. Inst. Gesch. Med.

Dorneich, Julius: Franz Josef Buss und die katholische Bewegung in Baden. Freiburg 1979.

Du Bois-Reymond, Emil: Culturgeschichte und Naturwissenschaft (1877). In: Reden, Leipzig 1886, 240-282.

Dumbach, Annette E. und Jud Newborn: Wir sind Euer Gewissen. Die Geschichte der Weißen Rose. Stuttgart 1988.

Ecker, Alexander: Untersuchungen zur Ichthyologie, angestellt an der physiologischen und vergleichenden anatomischen Anstalt der Universität Freiburg i.Br., nebst einer Geschichte und Beschreibung dieser Institute. Freiburg i.Br. 1857.

Ecker, Alexander: Das neue Anatomiegebäude der Univ. Freiburg. Beschreibung und Geschichte. Freiburg i.Br. 1867.

Ecker, Alexander: Für unsere Universität. Ein Mahnwort eines Freiburger Bürgers an seine Mitbürger bei Gelegenheit und Eröffnung der neuen deutschen Reichsuniversität Straßburg. Freiburg i.Br. 1872.

Ecker, Alexander: Lorenz Oken. Eine biographische Skizze. Stuttgart 1880.

Ecker, Alexander: Anthropologische Sammlung. In: Universität Freiburg 1881, S. 67-69.

Ecker, Alexander: Verzeichnis der Publikationen von Alexander Ecker 1839-1883. Freiburg i.Br. 1883.

Ecker, Alexander: Hundert Jahre einer Freiburger Professoren-Familie. Freiburg i.Br. 1886.

Ecker, J. M. Alexander: Geist Hippokrat's. Nach dem Lateinischen des Burnets aus dem griechischen Urtext. Wien 1791.

Ecker, J. M. Alexander: Welche Ursachen können eine geringe, durch scharfe oder stumpfe Werkzeuge verursachte Wunde gefährlich oder tödtlich machen? Wien 1794.

Ecker, J. M. Alexander: Tabelle der chirurgischen Krankheitslehre zum Leitfaden der öffentlichen Vorlesungen. Freiburg i.Br. 1798.

Ecker, J.M. Alexander: Ueber die Kuhpocken und deren Einimpfung, ein mehr als wahrscheinliches, leichtes und gefahrloses Mittel gegen die Kinderblattern; für Freyburgs und Breisgaus Eltern. Herausgegeben und auf seine Kosten ausgetheilt von D[or] J.A. Ecker, Prof. etc. Freyburg i.Br. 1801.

Ecker, J. M. Alexander: Beytrag zur Geschichte der Kuh- oder Schutzpocken-Impfung im Breisgau als Nachtrag zu der kleinen Schrift über die Kuhpocken und deren Einimpfung für Freyburgs und Breisgaus Eltern. Herausgegeben und unentgeltlich vertheilt von D[or] J. A. Ecker, Freyburg i.Br. 1802.

Ecker, J. M. Alexander: Gesundheits-Polizey. Bemerkungen über die Geburts- und Sterbelisten von Freiburg im Jahr 1802. Allg. Intelligenz- oder Wochen-Blatt für das Land Breisgau. 1803, 133, 148, 153.

Ecker, J. M. Alexander: Grund-Linien zur Geschichte der Albertinischen hohen Schule in Freyburg im Breisgau. Freyburg i.Br. 1806.

Ecker, J. M. Alexander: Nachricht von der Einrichtung und den Gesetzen des klinischen Hospitals an der hohen Schule zu Freyburg. Freyburg i.Br. 1808.

Ecker, J. M. Alexander: Einige Worte über die Verwahrungsmittel gegen das ansteckende Nervenfieber. Freiburg i.Br. 1814 a.

Ecker, J. M. Alexander: Einige Worte, gesprochen beym Festesmahle am 19ten des Weinmonats 1814. Freyburg 1814 b.

Ecker, J. M. Alexander (Hrsg.): Gesetze des Vereins deutscher Frauen zu Freyburg im Breisgau. Freyburg i.Br. 1815.
Ehrenfried, Adalbert: Franz Joseph Ritter von Buss. Zell a.H. 1977.
Ehrler, Joseph: Die wirtschaftliche Entwicklung der Stadt Freiburg in den letzten Jahrzehnten. Adressbuch der Hauptstadt Freiburg 1912, S. 1–20.
Ehrler, Joseph: Die weltlichen Ortsstiftungen der Stadt Freiburg i.Br. Freiburg i.Br. 1913.
Ehrler, Joseph: Freiburg im Völkerkrieg 1914/18. Adressbuch der Hauptstadt Freiburg 1920, S. 1–13.
Eich, Wolfgang: Medizinische Semiotik. Freiburger Forschungen zur Medizingeschichte. NF Bd. 13. Freiburg i.Br. 1986.
Eichrodt, Ludwig: Biedermaiers Liederlust. Lyrische Karrikaturen. Eine Anthologie. Lahr 1869.
Eigen, Manfred: Die deutsche Universität – Vielfalt der Formen, Einheit der Reformen. In: Eigen (1988), 73–112.
Eigen, Manfred et al. (Hrsg.): Die Idee der Universität. Versuch einer Standortbestimmung. Berlin, Heidelberg, New York 1988.
Eitel, Lutz: Zur Geschichte der Geburtshilfe in Freiburg i.Br. Schauinsland 94/95 (1976/77), 239–251.
Enke, Helmut (Hrsg.): 10 Jahre Psychosomatische Abteilung der Medizinischen Universitätsklinik Freiburg i.Br. im Landhaus Umkirch. Eine Dokumentation. Freiburg i.Br. 1967.
Eleutheria oder Freiburger literarische Blätter. In Gemeinschaft mit mehreren Gelehrten herausgegeben von Simon Erhardt, Professor. Freiburg i.Br. 1818–1820, 3. Bde.
Entwürfe einer Grundordnung für die Universität Freiburg, zusammengestellt für die erste Lesung der Grundordnungsversammlung. Freiburg o.J. (1968).
Entwürfe einer Grundordnung für die Universität Freiburg. Teilentwürfe einer Grundordnung nach den Beratungen der Kommissionen 1, 2, 3. Freiburg o.J. (1969).
Die Erweiterung der Albert-Ludwigs-Universität. Denkschrift des Wiederaufbaubüros und des Klinikbaubüros der Universität. Freiburg i.Br. 1963.
Eschenburg, Theodor (Anonymus): Baden von 1945–1951 – was nicht in der Zeitung steht! 1951. o.O. Nachdruck Freiburg i.Br. 1979.
Eucken, Walter: Die Stadt Freiburg und die Universität Anfang Juni 1945. In: Bruecher (1980), 153–157.
Eulenburg, Franz: Die Frequenz der deutschen Universitäten von ihrer Gründung bis zur Gegenwart. Leipzig 1904.
Eulner, Hans-Heinz: Die Entwicklung der medizinischen Spezialfächer an den Universitäten des deutschen Sprachgebietes. Stuttgart 1970.
Eulner, Hans-Heinz: Ernst Thoedor Nauck†. Nachrichtenbl. Dtsch. Ges. Gesch. Med. Natw. Techn. 21 (1971), H. 1, S. 34.
Farias, Victor: Heidegger und der Nationalsozialismus. Frankfurt 1989.
Federer, Karl Elmar: Die Tierheilkunde an der Universität Freiburg i.Br. Vet. med. Diss. Leipzig 1942.
Fehrenbach, Philipp und G. Reinhardt-Fehrenbach: Bauten der Universität. In: Hugo Ott und Hans Schadek (1982), 13–28.
Feja, Marianne: Das Krüppelkind. Ein Beitrag zur Geschichte der Körperbehindertenfürsorge. Med. Diss. Freiburg i.Br. 1976.
Festblatt zur Einweihung des neuen Kollegienhauses der Albert-Ludwigs-Universität Freiburg. Akademische Mitteilungen. Sonderausgabe. Freiburg i.Br. 1911.
Fichtner, Gerhard: Euthanasiediskussion in der Zeit der Weimarer Republik. In: Albin Eser (Hrsg.): Suizid und Euthanasie als human- und sozialwissenschaftliches Problem. Medizin und Recht. Bd. 1. Stuttgart 1976, 24–40.
Ficke, Hugo: Die Harmonie-Gesellschaft. Freiburg i.Br. 1886.
Finke, Heinrich: Immatrikulations-Rede zum Kriegsschluß. Gehalten am 20. Dezember 1918. Freiburg i.Br. 1918.
Finke, Heinrich: Universität und Stadt Freiburg in ihren wechselseitigen Beziehungen. Rede bei der Feier des Stadtjubiläums, im Auftrage des Senats gehalten. Freiburg i.Br. 1920.

Fisch, Konrad: Stadterweiterung und Sozialstruktur Freiburgs. Magisterarbeit Phil. Fak. Freiburg o.J. (ca. 1989).
Fischer, Alfons: Geschichte des deutschen Gesundheitswesens. 2 Bde. München 1933.
Fischer, Eugen: Sozialanthropologie und ihre Bedeutung für den Staat. Freiburg i.Br. 1910.
Fischer, Eugen: Ernst Gaupp†. Anat. Anzeiger 49 (1916).
Fischer, Eugen: Robert Wiedersheim, Deutsches Biogr. Jahrbuch 5 (1923).
Fischer, Eugen: Die Anfänge der Anthropologie an der Universität Freiburg. Anthropol. Anzeiger 3 (1926), 98–105.
Fischer, Eugen: Der Begriff des völkischen Staates, biologisch betrachtet. Berlin 1933.
Fischer, Eugen: Alexander Ecker. In: Mein Heimatland Heft 3/1942, 295–301.
Fischer, Hubert: Der deutsche Sanitätsdienst 1921–1945. Band 4, Teil C: Der Sanitätsdienst der Wehrmacht im 2. Weltkrieg (1939–1945). Osnabrück 1985.
Flamm, Franz: Die Armen der Stadt Freiburg und die ärztliche Wissenschaft. Schauinsland 75 (1957), 111–121.
Flamm, Franz: Freiburger Erinnerungen an die amerikanischen Quäker 1920–1953. Mit Beiträgen von Delbert Barley und Gertrud Hausrath. Freiburg (Stadtarchiv) 1990.
Flamm, Hermann: Geschichtliche Ortsbeschreibung der Stadt Freiburg i.Br. 2. Band: Häuserstand 1400–1806. Freiburg i.Br. 1903.
Flamm, Hermann: Der wirtschaftliche Niedergang Freiburgs i.Br. und die Lage des städtischen Grundeigentums im 14. u. 15. Jahrhundert. Karlsruhe 1905.
Flamm, Hermann: Die Einwohnerzahl Freiburgs im Jahre 1450. Schauinsland 39 (1912), 37–39.
Fleiner, Wilhelm: Ein Rückblick auf die literarischen Arbeiten Adolf Kussmaul's. Dtsch. Arch. Klin. Med. Festschrift Kussmaul zum 80. Geb. 73. Bd., Leipzig 1902.
Flexner, Abraham: Die Ausbildung des Mediziners. Eine vergleichende Untersuchung. Dtsch. Ausgabe Berlin 1927.
Foerster, Wolf-Dietrich: Alexander Ecker, sein Leben und Wirken. Freiburg i.Br. 1963.
Frank, Johann Peter: System einer vollständigen medicinischen Polizey. 6. Bde. Mannheim 1779 – Wien 1817/19.
Franken, Franz Hermann: Auf schmalem Grat. Bern, Wien, München 1990.
Freiburgs Neue Kliniken. Sonderbeilage der Freiburger Zeitung Nr. 328, 1.12.1931.
Freiburger Universitätsführer. Herausgegeben von der Freiburger Studentenschaft. Freiburg i.Br. 1932–1938.
Freiburger Universitätsreden: Hochschule und Wiederaufbau. Ansprachen zur Wiedereröffnung der Universität 1945/46. Neue Folge Heft 1, Freiburg i.Br. 1946.
Freiburg im Breisgau, die Stadt und ihre Bauten. Hrsg. v. Badischen Architecten- und Ingenieur-Verein. Freiburg i.Br. 1898.
Freiburg und seine Universität. Festschrift der Stadt Freiburg im Breisgau zur Fünfhundertjahrfeier der Albert-Ludwigs-Universität. Hrsg. von der Stadtverwaltung Freiburg i.Br. 1957 auch: SchauinsLand 75 (1957).
Freiburg in Zahlen mit Jahresrückblick 1948. Hrsg. Statistisches Amt der Stadt Freiburg i.Br. 1949.
Friedländer, Adolf Albrecht: Kurierfreiheit (Medizin und Okkultismus). Eine Mahnung an Laien und Ärzte. München 1926.
Friedländer, Adolf Albrecht: Medizin und Politik. Stuttgart 1929.
Friedrich, Walter: Gedächtniskolloquium anläßlich des 1. Todestages von Prof. Dr. Dr. h.c. Walter Friedrich. studia biophysica Sonderheft 1969.
Fritsch, Heinrich: Nachruf auf Kaltenbach. Zentralbl. f. Gynäkologie 17 (1893), 1180.
Fromme, W.: Paul Uhlenhuth zum Gedächtnis. Zentralbl. Bakt. Abt. I. Orig. 1958.
Frost, Eva-Maria: Materialien zur Entwicklung der vorklinischen Fächer Anatomie, Physiologie, Physiologische Chemie (Biochemie) an der medizinischen Fakultät der Universität Freiburg i.Br. Med. Diss. Freiburg i.Br. 1981.
Funke, Otto: Rede bei der öffentlichen Feier der Uebergabe des Prorectorats der Universität Freiburg in der Aula am 12. Mai 1873. Freiburg 1873.
Gahlen, Walter: Philipp Keller 1891–1973. Der Hautarzt 25 (1974), 361–362.

Gall, Lothar: Gründung und politische Entwicklung des Großherzogtums bis 1848. In: Badische Geschichte 1979, S. 11–36.
Gaupp, Robert jr.: Nachruf auf Prof. Dr. Kurt Beringer, Freiburg i.Br. Dtsch. Med. Wschr. 75 (1950), 274.
Gauss, Carl Josef: Dem Andenken B. Krönigs. Strahlentherapie 9 (1919), 1–9.
Gerhardt, Kurt: Alexander Ecker und der urgeschichtliche Mensch. Eine Skizze. Bad. Fundberichte 23 (1961), 205–221.
Gerber, Hans: Wandel der Rechtsgestalt der Albert-Ludwigs-Universität zu Freiburg i.Br. seit dem Ende der vorderösterreichischen Zeit. 2 Bde. Freiburg i.Br. 1957.
Gerok, Wolfgang (Hrsg.): Alkohol und Leber. Internationales Symposium 2.–4. Oktober 1970 in Freiburg i.Br. Stuttgart, New York 1971.
Gerok, Wolfgang: Eröffnungsansprache bei der 40. Jahrestagung der Deutschen Gesellschaft für Verdauungs- und Stoffwechselkrankheiten Freiburg, 19.–21. September 1985. Erg. Gastroenterol. 21 (1986), 1–7.
Gethmann-Siefert, Annemarie und Kurt Rainer Meist (Hrsg.): Philosophie und Poesie. Spekulation und Erfahrung. Festschrift Otto Pöggeler. Stuttgart 1988.
Gillessen, Günther: Eine Universität voll Kraft und Leben. Frankf. Allg. Ztg. 24.12.1959(a).
Gillessen, Günther: Bedrängnisse einer aufstrebenden Universität. Frankf. Allg. Ztg. 28.12.1959(b).
Gillmann, Joseph: Die Entwicklung der Waisen- und Armenkindererziehung in Baden. Phil. Diss. Freiburg 1926.
Göhring, Hermann: Die geschichtliche Entwicklung des Lehrstuhls für Geburtshilfe und Gynäkologie an der Universität Freiburg i.Br. Med. Diss. Freiburg i.Br. 1941.
Goerke, Heinz: Georg Alexander Rost 85 Jahre alt. Nachrichtenbl. Dt. Ges. Gesch. Med. Natur. Techn. 20 (1963), 37–38.
Goerttler, Kurt: Die organische Gliederung und Lehre vom Zellenstaat (im Lichte anatomischer Forschungsergebnisse). Schweiz. Med. Wschr. 62 (1932), 1049–1055.
Goerttler, Kurt: Entwicklungsgeschichte des Menschen. Ein Grundriß. Berlin, Göttingen, Heidelberg 1950.
Goerttler, Kurt: Der unbegrenzte Horizont. Essay über Lesen, Bildung, Wissenschaft. Mannheim 1971.
Goerttler, Kurt: Stimme und Sprache. Berlin, Göttingen, Heidelberg 1972.
Griesinger, Wilhelm: Über Irrenanstalten und deren Weiterentwicklung in Deutschland. Arch. Psychiat. Nervenhk. 1 (1868/1869), 8–43.
Grohnert, Reinhard: Zur Entnazifizierung in der französischen Besatzungszone: Die »Épuration« in Baden 1945–1950. Phil. Mag. Freiburg 1986.
Gropp, Hans: Geschichte der Chirurgie an der Albert-Ludwigs-Universität in Freiburg im Breisgau. Med. Welt NF 20 (1969a), 825–829, 984–992.
Gropp, Hans und Ernst Kern: Entwicklung der operativen Chirurgie an der Chirurgischen Universitätsklinik Freiburg 1952–1968. Dtsch. Med. Wschr. 24 (1969b), 1290–1293.
Grote, Louis R. und Alfred Brauchle: Gespräche über Schulmedizin und Naturheilkunde. Leipzig 1935.
Gruber, August: Die Naturforschende Gesellschaft zu Freiburg i.Br. in den 70 Jahren ihres Bestehens. Naturf. Ges. 5 (1890), H. 2, S. 1–76.
Gruber, Karl: Die Entwürfe für die klinischen Neubauten in Freiburg i.Br. Deutsche Bauzeitung 60 (1926), 369–373.
Gruber, Karl: Die Gestalt der deutschen Stadt. Ihr Wandel aus der geistigen Ordnung der Zeiten. 2. Aufl. München 1976.
Haas, Albrecht: Die bauliche Entwicklung der Freiburger Universitätskliniken. Freiburger Universitätsblätter 2 (1963) H. 4, 19–23.
Hägelin, Karl: Urkundliche Nachweise über die Kranken-Hospital-Stiftungen der Stadt Freiburg und deren Verwaltung oder Erörterung der Frage: Wem die Verwaltungsbefugnis und das Recht einen Verwalter zu ernennen zustehe? Freiburg i.Br. 1843.
Hägelin, Karl: Erwiderung auf den Nachtrag zur Darlegung der dem Verwaltungsrathe des klinischen Hospitals zustehenden Rechte... Freiburg, den 27. October 1843.

Haffner, Oskar: Von den Anfängen des öffentlichen politischen Lebens in Freiburg i.Br. 1818–1840. Überlingen 1920.

Haffner, Oskar: Kriegschronik der Stadt Freiburg 1914–1919. In: Einwohnerbuch der Hauptstadt Freiburg i.Br. 1924/25, S. 1–15; 1925/26, S. 1–18.

Haffner, Oskar: Flieger über Freiburg 1914–1918. Amtl. Einwohnerbuch der Stadt Freiburg im Breisgau. 1926/27, S. 1–36.

Hahn, Martin: Grenzen und Ziele der Sozialhygiene. Öffentliche Antrittsrede, gehalten am 18. Juli 1912. Freiburg i.Br. und Leipzig 1912.

Hahn, Martin: Arbeits- und Gesundheitsverhältnisse der deutschen Krankenpflegerinnen. Zschr. Krankenpfl. u. klin. Therapie Nr. 4–5, Apr.–Mai 1914.

Hansen, Monika: Zum Roten Bären in Freiburg. Freiburg i.Br. 1987.

Harnasch, Hans: Erlebnisbericht aus der Medizinischen Klinik über den Fliegerangriff auf Freiburg am 27.11.1944 und die folgende Zeit (ca. 1945). In: Schleer (1978), 170–176.

Hartmann, Andreas: Freiburg 1900. Zum städtischen Selbstbewußtsein der Jahrhundertwende. Waldkirch 1985.

Hartung, P.: Militärische Gebäude. In: Freiburg im Breisgau, die Stadt und ihre Bauten. Freiburg i.Br. 1898, S. 585–588.

Hau, Theodor F., K. Messner, P. Strasser: Fünf Jahre klinische Psychotherapie und Psychosomatik. Psychosomatische Abteilung Umkirch der Medizinischen Universitätsklinik Freiburg i.Br. Mai 1967–April 1972. Freiburg 1972.

Hausen, Bjoern M.: Paul Langerhans – Life and Work. The American Journal of Dermatopathology 9 (1987), 151–156, 157–162, 264–269, 270–275.

Hautz, Johann Friedrich: Geschichte der Universität Heidelberg. 2 Bde. Mannheim 1862.

Hecker, Carl: Gedächtnisrede auf Ignaz Schwörer. Freiburg i.Br. 1862.

Hefele, Friedrich: Aus Freiburgs Baugeschichte. Die ehemalige Zähringer Vorstadt und Kreisbaumeister Christoph Arnold. Karlsruhe 1929.

Hegar, Alfred: Die Entbindungs-Anstalt und Gynäkologische Klinik. In: Universität Freiburg 1881, S. 40–43.

Hegar, Alfred: Spezialismus und allgemeine Bildung. Rede. Freiburg i.Br. und Tübingen 1882.

Hegar, Alfred: Theorie und Behandlung des Krebses. Münchn. Med. Wschr. 51 (1904), 641–644.

Hegar, Alfred: Die Wiederkehr des Gleichen und die Vervollkommnung des Menschengeschlechts. Archiv f. Rassen- und Gesellschaftsbiologie 8 (1911), 72–85.

Hegar, Alfred: Zur chinesischen, deutschen und amerikanischen Kriminalistik. Wiesbaden 1914.

Hegar, Karl: Alfred Hegar, seine Abstammung und seine Familie. Dt. Med. Wschr. 56 (1930), 62.

Heidegger, Martin: Die Selbstbehauptung der deutschen Universität. Rede, gehalten bei der feierlichen Übernahme des Rektorats der Universität Freiburg i.Br. am 27.5.1933. Breslau 1933a.

Heidegger, Martin: Deutsche Studenten! Vorwort zum Freiburger Universitätsführer WS 1933/34. Freiburg i.Br. 1933b, S. XV.

Heidegger, Martin: Die Selbstbehauptung der deutschen Universität. Das Rektorat 1933/34 – Tatsachen und Gedanken. Hrsg. Hermann Heidegger. Frankfurt a.M. 1983.

Heilmeyer, Ludwig: Tradition und Zielsetzung der medizinischen Universitätsklinik in Freiburg i.Br. Freiburger Universitätsreden. Neue Folge Heft 10. Stuttgart 1951.

Heilmeyer, Ludwig: Siegfried Thannhauser. Freiburger Universitätsblätter 2 (1963), H. 3, 19–21.

Heilmeyer, Ludwig: Lebenserinnerungen. Hrsg. v. Ingeborg Heilmeyer. Stuttgart, New York 1971.

Heinemann, Käthe: Ludwig Aschoff. Ein Wegbereiter der funktionellen Pathologie. In: Schwerte, H. und W. Spengler (Hrsg.), Gestalter unserer Zeit. Bd. 4 Oldenburg 1955, S. 60–67.

Heinemann, Manfred (Hrsg.): Umerziehung und Wiederaufbau. Die Bildungspolitik der Besatzungsmächte in Deutschland und Österreich. Stuttgart 1981.

Heinze, Oskar: Der Deutsche Ärztevereinsbund und ärztliche Standesvertretungen in Deutschland 1890–1912. Leipzig 1918.
Heischkel, Edith: Die deutsche Medizingeschichtsschreibung in der ersten Hälfte des 19. Jahrhunderts. Klin. Wschr. 12 (1933), 714–717.
Held, Thomas, Regina Riegger, Ursula Zeraschi: Hunger und Hamsterwesen. Die Ernährungssituation Freiburgs 1945–1948. In: Arbeitskreis Regionalgeschichte Freiburg (1986), 23–33.
Hellmich, Hermann-Josef: Die Medizinische Fakultät der Universität Freiburg i. Br. 1933–1935. Eingriffe und Folgen nationalsozialistischer Personalpolitik. Med. Diss. Freiburg i. Br. 1989.
Henke, Klaus-Dietmar: Politische Säuberung unter französischer Besatzung. Entnazifizierung in Südwürttemberg-Hohenzollern. Stuttgart 1981.
Henke, Klaus-Dietmar: Politik der Widersprüche. Zur Charakteristik der französischen Militärregierung in Deutschland nach dem Zweiten Weltkrieg. In: Scharf/Schröder 1983.
Henschel, A. W. E. Th.: Ein Blick auf das Ganze der Medizin. Janus 2 (1848), 1–28.
Hermle, Leo: Biobibliographie Kurt Beringer. Med. Diss. Freiburg 1980.
Hertl, Michael: Das Gesicht des kranken Kindes. Berlin 1962.
Hertl, Michael: Medizinische Ausdruckskunde: Kranke Kinder und Jugendliche in einer Kranken-Physiognomik von 1842. München 1990.
Herzig, Thomas: Die Universität im 19. Jahrhundert: Drohende Schließung – Zentralitätsverlust für Freiburg. In: Ott/Schadek (1982), S. 37–40.
Hesse, Ariane: Ärztliche Vereine und Standesorganisationen in Freiburg i. Br. Entwicklung und Struktur. Freiburger Forschungen zur Medizingeschichte NF Band 8, Freiburg i. Br. 1978.
Hesse, Konrad: Eine Chance vertan. Badische Zeitung 18.12.1968; abgedruckt bei Boesch (1970), 30.
Hildebrand, Friedrich: Der neue botanische Garten. In: Universität Freiburg 1881, S. 48–51.
Hillemanns, Hans-Günther: Heinrich Wimhöfer. Zentr.bl. Gynäkologie 92 (1970), 1193–1194.
Hirsch, Gustav: Die Universität in der Baugeschichte der Stadt Freiburg von der Französischen Revolution bis zum Ersten Weltkrieg. Schauinsland 75 (1957), 80–99.
Hils, Hans-Peter: Karl Baas, Gesundheitspflege im mittelalterlichen Südwestdeutschland. Eine Bio-Bibliographie. Med. Hist. Journ. 20 (1985), 287–300.
Hils, Hans-Peter (Hrsg.): Gesundheitspflege im mittelalterlichen Freiburg i. Br. Von Prof. Dr. med. K. Baas, Freiburg i. Br. Mit neuen Anmerkungen herausgegeben von Hans-Peter Hils. Sudhoffs Archiv 70 (1986a), 64–76.
Hils, Hans-Peter: Cůnrat Muntzmeister, artzat. Zum Leben eines mittelalterlichen Stadtarztes. Med. Hist. Journal 21 (1986b), 92–103.
Hillern, Wilhelmine von: Arzt der Seele. 4 Bde., Berlin 1869.
Hirsch, Max: Der künstliche Abortus. Arch. Krim. 39 (1910), 39.
Hitler, Adolf: Mein Kampf. 33. Aufl., München 1933.
Hoche, Alfred Erich: Die Bedeutung des Symptomenkomplexes in der Psychiatrie. Zschr. Ges. Neur. u. Psychiatrie XII (1912), 540–551.
Hoche, Alfred Erich: Die psychoanalytische Bewegung im Rahmen der Geistesgeschichte. Süddeutsche Monatshefte, August 1931. Auch in: Aus der Werkstatt. München 1935. S. 77–87.
Hoche, Alfred Erich: Jahresringe. Innenansicht eines Menschenlebens. München 1934.
Hoche, Alfred Erich: Aus der Werkstatt. München 1935.
Hochschulführer der Reichsuniversität Straßburg. Straßburg 1942.
Hochschulgesamtplan Baden-Württemberg. Empfehlungen zur Reform von Struktur und Organisation. Schriftenreihe des Kultusminist. zur Bildungsforschung, Bildungsplanung, Bildungspolitik Reihe A Nr. 5, Konstanz 1967.
Hochschulgesamtplan I der Landesregierung Baden-Württemberg. Schriftenreihe l.c. Reihe A Nr. 18. Stuttgart-Zuffenhausen 1969.

Hochschulreform in Baden-Württemberg. Schriftenreihe des Kultusminist., Inf. über das Bildungswesen. Reihe B, Nr. 15, Stuttgart-Zuffenhausen 1973.
Hoeber, Karl: Das deutsche Universitäts- und Hochschulwesen. Kempten und München 1912.
Hoffmann-Axthelm, Walter: Die Geschichte der Zahnheilkunde. 2. Aufl. Berlin 1985.
Hoffmann, Paul: Moderne Vorstellungen über Reflexe und alte Lehre. Der Nervenarzt 24 (1953), 19–24.
Hoffmann, Paul: Reflex und Wille. Freiburger Universitätsreden NF H. 24, Freiburg i.Br. 1956.
Holldorf, August W.: Josef Kapfhammer. Neue Dtsch. Biogr. 11 (1977), 132.
Hollerbach, Alexander: Zur Geschichte der Vertretung des Kirchenrechts an der Universität Freiburg im Breisgau im 19. Jahrhundert. Zschr. der Savigny-Stiftung für Rechtsgeschichte Bd. 90, Kanonist. Abtlg. 59 (1973), 343–382.
Hollerbach, Alexander: Im Schatten des Jahres 1933. Erik Wolf und Martin Heidegger. Freiburger Universitätsblätter 25 (1986), H. 92, S. 33–48.
Holzer, Helmut: Prof. Dr. Joseph Kapfhammer†. Freiburger Universitätsblätter 7 (1968), H. 20, S. 9–10.
Hummel, Eva: Krankenpflege im Umbruch (1876–1914). Ein Beitrag zum Problem der Berufsfindung »Krankenpflege«. Freiburger Forschungen zur Medizingeschichte NF Bd. 14, Freiburg i.Br. 1986.
Hummel, Konrad: 50 Jahre »Blutgruppenserologie« am Hygiene-Institut der Universität Freiburg i.Br. (1938–1988). Haima-Immunreport 1989, Supplement.
d'Irsay, Stephen: Histoire des universités françaises et étrangères 2 Bde. Paris 1933.
Iris. Ein Taschenbuch von Johann Georg Jacobi und seinen Freunden. Zürich 1803–1813.
Jagella, Eva Caroline: Ignaz Schwörer (1800–1860). Med. Diss. Freiburg i.Br. (in Vorb.)
Jankuhn, Herbert, Walter Schlesinger, Heiko Steuer (Hrsg.): Vor- und Frühformen der europäischen Stadt im Mittelalter. Göttingen 2. Aufl. 1975.
Janzarik, Werner: 100 Jahre Heidelberger Psychiatrie. Heidelberger Jahrbücher XXII (1978), 93–113.
Jäger, Kajetan: Literärisches Freiburg i.Br. oder Verzeichniß der gegenwärtig zu Freiburg i.Br. lebenden Schriftsteller, mit Angabe der Hauptzüge ihrer Laufbahn und der von ihnen im Druck erschienenen Schriften. Freiburg i.Br. 1839.
Jaschke, Rudolf Theodor von: Erich Opitz†. Zentralbl. Gynäkologie (1926), 2674–2687.
Jaspers, Karl: Die Idee der Universität. Schriften der Univ. Heidelberg Heft 1, Berlin 1945.
Jesdinsky, Hans Joachim: Edward Walter 1925–1984. Biometrics. Journal of the Biometric Society 40 (1984), 1169–1170.
Jetter, Dieter: Geschichte des Hospitals Band 1: Westdeutschland von den Anfängen bis 1850. Wiesbaden 1966.
Jetter, Dieter: Zur Typologie des Irrenhauses in Frankreich und Deutschland. Geschichte des Hospitals Bd. 2. Wiesbaden 1971.
Jetter, Dieter: Grundzüge der Hospitalgeschichte. Darmstadt 1973.
Jetter, Dieter: Grundzüge der Krankenhausgeschichte. Darmstadt 1977.
Jetter, Dieter: Das europäische Hospital: von der Spätantike bis 1800. Köln 1986.
Jilek, Lubor (Hrsg.): Historical Compendium of European Universities. Genève 1984.
100 Jahre St. Josefskrankenhaus Freiburg im Breisgau. Festschrift o.J. [1986].
John, J. D.: Lexikon der Kaiserlich-Königlichen Medizinalgesetze. Teil 1–5. Prag 1790–1796.
Jung, Richard: Kurt Beringer†. Arch. Psych. u. Zschr. Neur. 183 (1949), 293–301.
Jung, Richard: Zum 70. Geburtstag von Paul Hoffmann. Dtsch. Med. Wschr. 79 (1954), 1089–1099.
Jung, Richard: Robert Wartenberg. Der Nervenarzt 28 (1957), 333–334.
Kästle, Ludwig: Des heiligen Bernhard von Clairvaux Reise und Aufenthalt in der Diöcese Konstanz. Freiburger Diöcesan-Archiv 3 (1868), 275–315.
Kageneck, Alfred Graf v.: Das Ende der vorderösterreichischen Herrschaft im Breisgau. Der Breisgau von 1740 bis 1815. Freiburg i.Br. 1981.

Kaiser, Eduard: Aus alten Tagen. Lebenserinnerungen eines Markgräflers 1815–1875. Lörrach 1911.
Kalchthaler, Peter: Freiburg und seine Bauten. Ein kunsthistorischer Stadtrundgang. Freiburg i.Br. 1990.
Kalkoff, Karl Wilhelm: Vom großherzoglich-badischen Lazarett zur Universitäts-Hautklinik. Ansprache am 24.3.1972 anläßlich des Abschlusses mehrjähriger Umbau-Arbeiten. Manuskript Inst. Gesch. Med.
Kalkoff, Karl Wilhelm: Die Dermatologie in Freiburg. Einladungsprogramm zum 10. Fortbildungsseminar 15.–19.3.1977 in der Univ.-Hautklinik Freiburg. S. 8–17.
Kaltenbach, Rudolph: Über die Nothwendigkeit eines Säuglingsasyles. Freiburg i.Br. 1870.
Kangro, Hans: Zur Geschichte der Physik an der Universität Freiburg i.Br. Ungedruckte Staatsexamensarbeit. Freiburg 1953. Kurzfassung in Zentgraf (1957), S. 9–22.
Karle, Veit: Eine neue Geburts-Zange erfunden und der Prüfung der Sachverständigen vorgelegt. Freiburg i.Br. 1811.
Kater, Michael H.: Studentenschaft und Rechtsradikalismus in Deutschland 1918–1933. Hamburg 1975.
Kater, Michael H.: Medizinische Fakultäten und Medizinstudenten: eine Skizze. In: Kudlien (1985), S. 82–104.
Kaufmann, M.: Chronik des Vereins Freiburger Aerzte über die ersten 25 Jahre seines Bestehens. München 1897.
Keffer, Bärbel: Geschichte des zahnärztlichen Universitätsinstitutes in Freiburg. Med. Diss. Freiburg i.Br. 1968.
Keiderling, Walter: Laudatio anläßlich des 65. Geburtstages von Ludwig Heilmeyer. Beiträge zur Inneren Medizin. Ludwig Heilmeyer zum 65. Geburtstag. Hrsg. W. Keiderling. Stuttgart 1964.
Keil, Gundolf (Hrsg.): Fachprosastudien. Beiträge zur mittelalterlichen Wissenschafts- und Geistesgeschichte. Berlin 1982.
Keil, Gundolf und Rudolf Peitz: »Decem questiones de medicorum statu«. Beobachtungen zum Fakultätenstreit und zum mittelalterlichen Unterrichtsplan Ingolstadts. In: G. Keil, B. Moeller, W. Trusen (Hrsg.): Der Humanismus und die oberen Fakultäten. Weinheim 1987, S. 215–238.
Keller, Hagen: Die Entwicklung Freiburgs zur Stadt. In: Schmid (1986), S. 17–29.
Keller, Philipp: Georg A. Rost zum 80. Geburtstag. (Beim Betrachten alter Bilder). Der Hautarzt 8 (1957), 142–144.
Keller, Walter und Wilhelm Künzer: Zwei Vorlesungen zur Einweihung des neuen Hörsaales der Universitäts-Kinderklinik Freiburg i.Br. am 8. Nov. 1963. Stuttgart 1964.
Kellermann, Hermann: Der Krieg der Geister. Eine Auslese deutscher und ausländischer Stimmen zum Weltkriege 1914. Dresden 1915.
Kern, Ernst: Hermann Krauß. Dtsch. Med. Wschr. 96 (1971), 1286–1287.
Kiefer, Rolf: Der Kultusminister Leo Wohleb. In: Maier/Weinacht 1976.
Killian, Gustav: Ueber directe Bronchoskopie. Münchn. Med. Wschr. 45 (1898), 844–847.
Killian, Gustav: Zur Geschichte der Ösophago- und Gastroskopie. Dtsch. Zschr. Chir. 58 (1901), 499–512.
Killian, Hans: Hinter uns steht nur der Herrgott. Sub umbra Dei. Aufzeichnungen eines Chirurgen. München 1957.
Killian, Hans: Gustav Killian – sein Leben – sein Werk. Zugleich ein Beitrag zur Geschichte der Bronchologie und Laryngologie. Remscheid-Lennep 1958.
Killian, Hans: Eduard Rehn zum Gedächtnis. Anaesthesist 22 (1973), 39–40.
Killian, Hans: Meister der Chirurgie und die Chirurgenschulen im gesamten deutschen Sprachraum. 2. Aufl. Stuttgart 1980.
Kindt, Hildburg: Vorstufen der Entwicklung zur Kinderpsychiatrie im 19. Jahrhundert. Zur Wertung von Hermann Emminghaus und seiner »Psychischen Störungen des Kindesalters« (1887). Freiburger Forschungen zur Med. Gesch. NF, Bd. 1, 1971.
Kircher, Bettine: Alfred Erich Hoche (1865–1943); Versuch einer Analyse seiner psychiatrischen Krankheitslehre. Med. Diss. Freiburg i.Br. 1987.

Kirchhoff, Artur (Hrsg.): Die akademische Frau. Gutachten hervorragender Universitätsprofessoren, Frauenlehrer und Schriftsteller über die Befähigung der Frau zum wissenschaftlichen Studium und Berufe. Berlin 1897.
Klee, Ernst: »Euthanasie« im NS-Staat. Die »Vernichtung lebensunwerten Lebens«. Frankfurt a.M. 1983.
Klee, Ernst (Hrsg.): Dokumente zur »Euthanasie«. Frankfurt a.M. 1985.
Klein, Alexander: Armenfürsorge und Bettelbekämpfung in Vorderösterreich 1753–1806. Unter besonderer Berücksichtigung der Städte Freiburg i.Br. und Konstanz. Phil. Diss. Freiburg i.Br. 1989.
Klein, Gustav: Zur Bio- und Bibliographie Rösslins und seines Rosengartens. Arch. Gesch. Med. 3 (1910), 304–334.
Klein, Peter D. und Heiner Berthold: Within sight of the prize (Arbeitstitel). (Houston, im Druck).
Klüpfel, Engelbert: Necrologium sodalium et amicorum litterariorum qui auctore superstite diem suum obierunt. Freiburg i.Br. und Konstanz 1809.
Kluge, Friedrich (Hrsg.): Adolf Kußmaul. Seine aktuelle Bedeutung für Innere Medizin und Neurologie. Stuttgart 1985.
Kluge, Friedrich und Eduard Seidler: Zur Erstanwendung der Ösophago- und Gastroskopie: Briefe von Adolf Kußmaul und seinen Mitarbeitern. Med. Hist. Journ. 21 (1986), 288–307.
Kluge, Friedrich: Der Arzt Adolf Kußmaul (1822–1902), seine Freiburger Jahre 1863–1876 und das Jahr 1909. Schauinsland 108 (1989), 195–249.
Kluge, Ulrich: Der »Freiburger Kreis« 1938–1945. Personen, Strukturen und Ziele kirchlich-akademischen Widerstandsverhaltens gegen den Nationalsozialismus. Freiburger Universitätsblätter 27 (1988), H. 102, 19–40.
Kneer, Max: Die allgemeine Gynäkologie in der 2. Hälfte des XIX. Jahrhunderts und ihre Förderung durch Alfred Hegar. Gebh. u. Frauenhk. 17 (1957), 493–501.
Knefelkamp, Ulrich: Das Gesundheits- und Fürsorgewesen der Stadt Freiburg im Breisgau im Mittelalter. Phil. Diss. Freiburg i.Br. 1980. Veröff. aus dem Archiv der Stadt Freiburg i.Br. Band 17, Freiburg i.Br. 1981.
Kneile, Heinz: Stadterweiterungen und Stadtplanung im 19. Jahrhundert. Auswirkungen des ökonomischen und sozialen Strukturwandels auf die Stadtphysiognomie im Großherzogtum Baden. Freiburg i.Br. 1978.
Knoche, Heinrich: Die Entwicklung und Organisation des Sanitätswesens der deutschen Luftwaffe 1935–1945. Med. Diss. Düsseldorf 1974.
Koch, Manfred Peter: Zur Quellenanalyse von Laufenbergs »Versehung des Leibs«. In: Keil (Hrsg.) 1982.
Kocka, Jürgen: 1945: Neubeginn oder Restauration. In: Stern/Winkler (1979), 141–168.
Köhler, Joachim: Die Universität zwischen Landesherr und Bischof. Recht, Anspruch und Praxis an der vorderösterreichischen Landesuniversität Freiburg (1550–1752). Wiesbaden 1980.
Koehler, Otto: Die Zoologie an der Universität Freiburg i.Br. In: Zentgraf (1957), 129–144.
Köhler, Werner: Die Machtergreifung an der Universität Freiburg. In: Bräunche (1983), 49–53.
Köhler, Werner: Freiburg i.Br. 1945–1949. Politisches Leben und Erfahrungen in der Nachkriegszeit. Phil. Diss. Freiburg i.Br. 1985.
Koelbing, Huldrych: Adolf Kußmaul (1822–1902), ein forschender Kliniker. Praxis 62 (1973), 265–271.
Körner, Hans: Die Würzburger Siebold. Eine Gelehrtenfamilie des 18. und 19. Jahrhunderts. Lebensdarstellungen deutscher Naturforscher Nr. 13. Leipzig 1967.
Körner, Helge: Zur Geschichte der Zoologie an der Albert-Ludwigs-Universität Freiburg. Freiburger Universitätsblätter 24 (1984), H. 86, S. 59–67.
Kogon, Eugen: Der SS-Staat. 11. Aufl. München 1983.
Kohn, Sophia: Erich Lexer (1867–1937). Med. Diss. Freiburg i.Br. 1988.

Kollofrath, Maximilian u. Franz Schneller (Hrsg.): Freiburg und seine Universität. Festschrift der Stadt Freiburg im Breisgau zur Fünfhundertjahrfeier der Albert-Ludwigs-Universität. Freiburg i.Br. 1957. auch: Schauinsland Bd. 75 (1957).

Kongregation der Schwestern vom hl. Josef: Das Lorettokrankenhaus in Freiburg. Bericht o.J. (ca. 1929).

Kopf, Hermann: Die Stadt Freiburg unter der Herrschaft des Herzogs von Modena. In: Müller (1972), S. 94–109.

Kopf, Hermann: Greiffenegg. Aufstieg und Ausklang einer Familie. Freiburg i.Br. 1974.

Krämer, Fritz: Pestbekämpfung und -abwehr in Freiburg im Breisgau von 1550–1750. Med. Diss. Freiburg i.Br. 1987.

Kraske, Paul: Der Unterricht in der chirurgischen Klinik und die antiseptische Wundbehandlung... nebst einer Beschreibung der neu erbauten Anstalt. Freiburg i.Br. 1889.

Kraske, Hans: Zerstörung einer Klinik. In: Vetter (1984), S. 160–161.

Krauß, Hermann: Situation und Aufgaben der Medizinischen Fakultät. In: Vincke 1961, S. 47–104 [Selbstdarstellung der einzelenen Disziplinen].

Krebs, Engelbert: Das Freiburger Spital und Klinikum. Schauinsland 70 (1951/52), 77–87.

Krebs, Hans: Wie ich aus Deutschland vertrieben wurde. Dokumente mit Kommentaren. Med. Hist. Journ. 15 (1980), 357–377.

Krebs, Hans: Reminiscences and Reflections. In collaboration with Anne Martin. Oxford 1981.

Kreuter (Erlangen): Edwin A. Goldmann. Ein Nachruf. Münchn. Med. Wschr. 60 (1913), 27.

Kreutzberger, Wolfgang: Studentenschaft und Politik 1918–1933. Der Fall Freiburg i.Br. Göttingen 1972.

Krieg, Inge: Das Freiburger Adreßbuch von 1798 bis 1871. Seine Geschichte und sein Anteil an lokaler Kommunikation. Dipl. Arbeit PH Freiburg i.Br. 1986.

Kries, Johannes von: Das Physiologische Institut. In: Universität Freiburg 1881, S. 97–99.

Kries, Johannes von: Kants Lehre, Zeit und Raum in ihrer Beziehung zur modernen Physik. Die Naturwissenschaften 17 (1924), 318–331.

Kries, Johannes von: Johannes von Kries. In: L.R. Grote (Hrsg.), Die Medizin in Selbstdarstellungen Bd. 4 (1925), S. 125–187.

Krönig, Bernhard: Grenzverschiebungen zwischen operativer und nicht operativer Therapie in der Gynäkologie und Geburtshilfe. Monatsschr. Gebh. und Gyn. 43 (1916), 289.

Kronschnabl, Christoph: Entwicklung und Geschichte der Hygiene als Lehrfach an der Universität Freiburg. Med. Diss. Freiburg i.Br. 1984.

Krummer-Schroth, Ingeborg: Von den alten Gebäuden der Universität. Schauinsland 75 (1957), 39–50.

Krummer-Schroth, Ingeborg: Bilder aus der Geschichte Freiburgs. Freiburg i.Br. 1970.

Krummer-Schroth, Ingeborg: Johann Christian Wentzinger. Bildhauer, Maler, Architekt 1710–1797. Freiburg i.Br. 1987.

Kudlien, Fridolf (Hrsg.): Ärzte im Nationalsozialismus. Köln 1985.

Kudlien, Fridolf: Werner Leibbrand als Zeitzeuge. Ein ärztlicher Gegner des Nationalsozialismus im Dritten Reich. Med. Hist. Journ. 21 (1986), 332–352.

Kühnl, Reinhard: Die Weimarer Republik. Reinbek 1985.

Kümmel, Werner Friedrich: Die Ausschaltung rassisch und politisch mißliebiger Ärzte. In: Kudlien (1985), 56–81, 252–261.

Kümmerle, Fritz: Hermann Krauß zum 70. Geburtstag. Dtsch. Med. Wschr. 94 (1969), 621–623.

Künzer, Wilhelm: Aktuelle Probleme des Kinderkrankenhauses. In: Struwe (1988), 17–29.

Küpferle, L.: Oskar de la Camp†. Klin. Wochenschr. 4 (1925), 1943.

Kürmann, Hans-Ulrich: Das klinische Hospital der Stadt Freiburg i.Br. Vorläufer, Entwicklung und erste Jahrzehnte des Bestehens. Med. Diss. Freiburg i.Br. 1980.

Kürz, Ernst Georg: Die Freiburger Medizinische Fakultät und die Romantik. Münchn. Beitr. zur Gesch. u. Lit. d. Naturw. u. Med. Heft 17, München 1929.

Kuhlo, Barbro: Zur Entwicklung der Anatomie als Lehrfach an der Universität Freiburg im Breisgau. Naturf. Ges. Freiburg 59 (1969), 35–61.
Kuhn, Julius: Aus der Geschichte des Heiliggeistspitals zu Freiburg im Breisgau. Phil. Diss. Freiburg i.Br. 1913, Hildesheim 1915.
Kultusministerkonferenz: Die Hochschulzulassung ab Wintersemester 1986/87, insbesondere zu den medizinischen Studiengängen. Informationsbroschüre. Bonn 1986.
Kurrus, Theodor: Eine medizinische Hausbibliothek in der Barockzeit. Medizinische Literatur in der Bibliothek des Jesuitenkollegiums in Freiburg i.Br. (1920–1773). In: Vincke 1966, S. 115–118.
Kußmaul, Adolf: Über eine bisher nicht beschriebene, eigentümliche Arterienerkrankung (Periarteriitis nodosa), die mit Morbus Brightii und rapid fortschreitender allgemeiner Muskellähmung einhergeht (Gemeinsam mit Prof. R. Maier). Dtsch. Arch. klin. Med. 1 (1866), 484.
Kußmaul, Adolf: Über die Behandlung der Magenerweiterung durch eine neue Methode mittelst der Magenpumpe. Dtsch. Arch. klin. Med. 6 (1869), 455–500.
Kußmaul, Adolf: Jugenderinnerungen eines alten Arztes. Stuttgart 1899.
Lange, Rudolf: Franz Joseph Ritter von Buss und die soziale Frage seiner Zeit. Freiburg i.Br. 1955.
Langendorff, Hanns und H. J. Melching: 50 Jahre Radiologisches Institut der Universität Freiburg i.Br. Freiburger Universitätsblätter 3 (1964), H. 5, S. 39–45.
Langsdorff, Theodor von: Die Gesetze und Verordnungen über das Medicinalwesen im Großherzogtum Baden. Emmendingen 1882.
Laubenberger, Franz: Freiburg im 19. und 20. Jahrhundert. In: W. Müller 1972, S. 110–131.
Laubenberger, Franz: Breisgau-Archivalien im Staatsarchiv Modena (1797–1807). Freiburg i.Br. 1980.
Lautenschlager, Friedrich: Bibliographie der badischen Geschichte Bd. 1–9. Karlsruhe/Stuttgart 1929–1984.
Lehrer der Heilkunde und ihre Wirkungsstätten. Festbeigabe der Münchner Medizinischen Wochenschrift anläßlich ihres 80jährigen Bestehens. 1853–1933. München 1933.
Lehrer der Heilkunde 1957: Albert-Ludwigs-Universität Freiburg im Breisgau. München. Med. Wschr. 18 (1957), Beilage.
Leibfried, Stephan und Florian Tennstedt: Berufsverbote und Sozialpolitik 1933. 2. Aufl. Bremen 1980.
Leininger, Gerlind: Die Kreispflegeanstalt Freiburg im Breisgau 1877–1940. Med. Diss. Freiburg i.Br. 1988.
Lemke, Karl: Die neuen Klinikbauten in Freiburg i.Br. Zschr. für das ges. Krankenhauswesen 32 (1936), 298–301.
Lepenies, Wolf: Die Idee der deutschen Universität – ein Blick von außen. In: Eigen (188), S. 41–71.
Lesky, Erna: Österreichisches Gesundheitswesen im Zeitalter des aufgeklärten Absolutismus. Arch. f. österreich. Gesch. 122 (1959), Heft 1.
Lesky, Erna: Die Wiener Medizinische Schule im 19. Jahrhundert. Graz-Köln 1965.
Lesky, Erna und Adam Wandruzka: Gerard van Swieten und seine Zeit. Wien, Köln, Graz 1973.
Leven, Karl-Heinz: Quellen zur Geschichte des Sanitätswesens der deutschen Wehrmacht im Bundesarchiv-Militärarchiv Freiburg. In: Ekkehart Guth (Hrsg.): Sanitätswesen im Zweiten Weltkrieg. Vorträge zur Militärgeschichte Bd. 11. Herford, Bonn (1990), S. 25–33.
Leven, Karl-Heinz: 100 Jahre klinische Dermatologie in Freiburg i.Br. Freiburg i.Br. 1990.
Leuckart, Friedrich Sigismund: Andeutungen über den Gang bei der Bearbeitung der Naturgeschichte besonders der Zoologie, der von ihrem Beginne bis auf unsere Zeiten gewonnen ist. Heidelberg 1826.
Leuckart, Friedrich Sigismund: Bericht über die Versammlung deutscher Naturforscher und Aerzte, abgehalten zu Freiburg im Sept. 1838, unter Geschäftsführung der Professoren Wucherer und Leuckart. Freiburg i.Br. 1839.

Leuckart, Friedrich Sigismund: Gedächtnisrede auf Franz Anton Buchegger. Freiburg i.Br. 1841.
Leussink, Hans: Ansprache 16.11.1967. In: Wissenschaftsrat 1957-1967, S. 41-55. Bonn 1968.
Lewin, Adolf: Juden in Freiburg i.Br. Trier 1890.
Lilienthal, Georg: Rassenhygiene im Dritten Reich. Krise und Wende. Med. Hist. Journ. 14 (1979), 114-134.
Lincke, Ingrid: Die Gutleuthäuser in Südbaden mit besonderer Berücksichtigung der Freiburger Verhältnisse. Med. Diss. Freiburg i.Br. 1967.
Linde, Horst und Willi Wolf: Wiederaufbau der Universität. Frauenklinik Freiburg im Breisgau. Freiburg i.Br. 1953.
Lindgren, Gunnar und Hans Moëll: Universalmedicinen av Johann Wolfgang Dienheim. Sydsvenska medicinhistoriska sällskapets årsskrift. Suppl. 7, Lund 1987.
Löhr, Georg Wilhelm: Laudatio zum 70. Geburtstag von H.J. Sarre. Manuskript 1976, MD.
Lohs, Karlheinz: Gedächtniskolloquium anläßlich des 1. Todestages von Prof. Dr. Dr. h.c. Walter Friedrich, studia biophysica. Sonderheft Berlin 1969.
Lorenz, Adolf: Die neuen Klinikbauten in Freiburg i.Br. Deutsche Bauten Heft 12 (1931a).
Lorenz, Adolf: Die neuen Freiburger Kliniken. Sonderausgabe der »Freiburger Tagespost«. Nr. 277, 28.11.1931b.
Lorenz, Adolf: Wiederaufbau der Medizinischen Universitätsklinik Freiburg im Breisgau. Zum 24. Juni 1950. Freiburg i.Br. o.J. [1950].
Lorenz, Paul (Hrsg.): Das medizinische Freiburg. Ein praktischer Wegweiser für Ärzte, Kandidaten und Studierende der Medizin... Freiburg i.Br. 1911.
Lüttringhaus, Arthur und Christamaria Baumfelder: Die Chemie an der Universität Freiburg i.Br. von den Anfängen bis 1920. In: Zentgraf (1957), 23-76.
Mackensen, Günter: Augenheilkunde in Freiburg 1876-1976. In: Univ. Augenklinik Freiburg i.Br., Mitteilungen aus der Klinik 6/76, S. 9-17.
Mackensen, Günter: Theodor Axenfeld – Gedanken zur 50. Wiederkehr seines Todestages. Klin. Mbl. Augenheilk. 177 (1980), 137-140.
Mäder, Jürgen: Paul Kraske (1851-1930). Leben und Werk. Med. Diss. Freiburg i.Br. 1988.
Maier, Hans und P.L. Weinacht (Hrsg.): Humanist und Politiker. Leo Wohleb, der letzte Staatspräsident des Landes Baden. Heidelberg 1969.
Maier, Rudolf: Johannes Schenck von Grafenberg, seine Zeit, sein Leben, seine Werke. Freiburg i.Br. 1878.
Maier, Rudolf: Nachruf auf Ecker. Karlsruher Zeitung Nr. 140/141 (1887), Beilage.
O'Malley, Charles D.: The history of medical education. Berkeley 1970.
Mann, Gunter: Medizin der Aufklärung: Begriff und Abgrenzung. Med. Hist. Journ. 1 (1966), 64-74.
Mann, Gunter: Franz Joseph Galls kranioskopische Reise durch Europa (1805-1807). Fundierung und Rechtfertigung neuer Wissenschaft. Nachr. Blatt Dtsch. Ges. Gesch. Med. Naturw. u. Techn. 34 (1984), 86-115.
Mann, Gunter und Rolf Winau (Hrsg.): Medizin, Naturwissenschaft und Technik und das Zweite Kaiserreich. Studien zur Medizingeschichte des 19. Jahrhunderts Band 8. Göttingen 1977.
Manthey-Zorn, Otto: Johann Georg Jacobis Iris. Leipzig 1905.
Manz, Wilhelm: Die ophthalmologische Klinik. In: Universität Freiburg 1881, S. 44-47.
Manz, Wilhelm: Der Werth der Augenheilkunde für das medicinische Studium. Aerztliche Mitteilungen aus und für Baden 48 (1894), 58-63.
Martin, Bernd: Heidegger und die Reform der deutschen Universität 1933. Freiburger Univ. Blätter 25 (1986), H. 92, S. 49-69.
Martin, Bernd: Die Universität Freiburg im Breisgau im Jahre 1933. Eine Nachlese zu Heideggers Rektorat. ZGO 136 (1988), 445-447.
Martini, Paul: Professor S. Thannhauser zum 70. Geburtstag. Dtsch. Med. Wschr. 80 (1955), 987-988.
Mayer, August: Alfred Hegar und der Gestaltwandel der Gynäkologie seit Hegar. Freiburg i.Br. 1961.

Mayer, Hermann: Die Universität zu Freiburg in den Jahren 1806–1818. Alemannia 20 (1892), 7–61, 138–181.
Mayer, Hermann: Die Universität zu Freiburg in den Jahren 1818–1852. Alemannia 21 (1893), 17–70, 148–185; 22 (1894) 181–193.
Mayer, Hermann: Geschichte der Universität Freiburg in Baden in der ersten Hälfte des 19. Jahrhunderts. 3 Teile. Bonn 1892–1894.
Mayer, Hermann: Zur Geschichte der Pest im 15. u. 16. Jahrhundert. Schauinsland 28 (1901), S. 13–32.
Mayer, Hermann: Die Matrikel der Universität Freiburg i.Br. von 1460–1656. 2 Bde. Freiburg i.Br. 1907, 1910.
Mayer, Karl: Der Orden der Barmherzigen Schwestern vom Hl. Vinzenz v. Paul in der Erzdiözese Freiburg 1846–1896. Freiburg i.Br. 1896.
Mederer von Mederer und Wuthwehr, Matthäus: Zwo Reden von der Nothwendigkeit, beide Medicinen, die Chirurgische und die Clinicksche, wieder zu vereinigen. Freiburg i.Br. 1782. auch: Sudhoffs Klassiker der Medizin Bd. 37, Leipzig 1961.
Medicinisch-chirurgische Zeitung. Hrsg. von D.J.J. Hartenkeil und D. Fr. X. Mezler. 2 Bde. Salzburg 1790.
Medizinische Fakultät: Die Gesundheits- und Ernährungslage in Freiburg. Denkschrift vom Monat Dezember 1945. Manuskr. Nachlaß Beringer. Inst. Gesch. Med.
Medizinische Fakultät: Über die Verfassung der Kranken im Sommer 1946. Denkschrift der Medizinischen Fakultät Freiburg i.Br. Manuskr. Nachlaß Beringer. Inst. Gesch. Med.
Medizinische Fakultät: Memorandum der Freiburger Medizinischen Fakultät über die Grundsätze und Ziele ihrer Ausbaupläne und die Begründung der wichtigsten Vorschläge zu deren Verwirklichung. Manuskript 9.3.1959. MD.
Medizinische Fakultät: Möglichkeiten und Grenzen zentraler Wissenschaftsplanung. Stellungnahme der Freiburger Medizinischen Fakultät zu den Empfehlungen des Wissenschaftsrates Teil I, Wissenschaftliche Hochschulen. Entwurf, Manuskr. o.J. [ca. Dez. 1960], MD.
Medizinische Fakultät: (Selbstdarstellung der einzelnen Disziplinen durch die Lehrstuhlinhaber). In: Vincke 1961, S. 47–104.
Medizinische Fakultät: Stellungnahme der Medizinischen Fakultät der Albert-Ludwigs-Universität Freiburg i.Br. zu den Empfehlungen des Wissenschaftsrates zur Neuordnung des Studiums. Manuskr. 27.1.1967. MD.
Medizinische Gesellschaft: Sitzungsberichte der Freiburger Medizinischen Gesellschaft. Hrsg. vom Schriftführer der Gesellschaft. (Sonderabdr. aus der Dtsch. Med. Wschr.) Jg. 1–9, 3 Bde. Leipzig 1911–1920.
Meeßen, Rudolf: Die Freiburger Pathologie. Ihre Entstehung und Fortentwicklung. Med. Diss. Freiburg i.Br. 1975.
Meigen, Wilhelm: Die Naturwissenschaften an der Universität Freiburg. In: Festblatt 1911.
Menge, Heinz H. (Hrsg.): Das »Regimen« Heinrich (von) Laufenbergs. Textologische Untersuchungen und Edition. Göppingen 1976.
Menge, Carl: Bernhard Krönig†. Zentralbl. f. Gyn. 41 (1917), 1129–1135.
Mertens, Dieter: Die Anfänge der Universität Freiburg. ZGO 131 (1983), 287–308.
Merz, K. W.: Die Entwicklung der Pharmazie an der Universität Freiburg i.Br. In: Zentgraf (1957), 107–119.
Merz, P.: Freiburg 1848/49. Ein Medizinstudent als Revolutionsführer. In: Ott/Schadek (1982), S. 41–42.
Miltenberger, Gerhard: Psychiatrie in Freiburg. Med. Diss. Freiburg i.Br. 1982.
Mitamura, Tokushiro: Ansprache; Festschrift zur Einweihung der Anbauten des Pathologischen Institutes Freiburg i.Br. 28.8.1922. Freiburg i.Br. 1922.
Mitscherlich, Alexander und Fred Mielke: Das Diktat der Menschenverachtung. Heidelberg 1947.
Mitscherlich, Alexander und Fred Mielke: Wissenschaft ohne Menschlichkeit. Medizinische und eugenische Irrwege unter Diktatur, Bürokratie und Krieg. Heidelberg 1949.

Mitscherlich, Alexander und Fred Mielke: Medizin ohne Menschlichkeit. Dokumente des Nürnberger Ärzteprozesses. Frankfurt a.M. 1960, Neuausgabe 1978.

Möllendorff, Wilhelm von: Geleitwort zum Freiburger Universitätsführer SS 1933. S. VII.

Möllendorff, Wilhelm von: Lebenskraft und Wachstum innerhalb und außerhalb des Körpers. Freiburger Universitätsreden 4 (1930).

Morawitz, Paul: Paul Morawitz, Nachruf und Veröffentlichungen. o.O., o.J. [ca. 1937].

Morawitz, Paul: Über Vorgänge der Selbstvergiftung und Entgiftung im Organismus. Öffentliche Antrittsrede, gehalten am 22. November 1912. Freiburg i.Br. und Leipzig 1913.

Morgenstern, Hans: Zur Entstehung und Geschichte des PSE (= Psychoanalytisches Seminar Freiburg). Manuskr. (Masch. Schr.) Freiburg i.Br. 1990.

Müller, Heinrich: Oberbürgermeister Dr. Otto Winterer. Ein Vierteljahrhundert Entwicklungsgeschichte der Stadt Freiburg. Freiburg i.Br. 1916.

Müller, Gottfried: Georg Meissner. Sein Leben und seine Werke. Med. Diss. Düsseldorf 1935.

Müller, L. R.: Christian Bäumler (zum 70jährigen Doktorjubiläum). Münchn. Med. Wschr. (1930), Nr. 10, S. 405.

Müller, Max: Ein Gespräch mit Max Müller (Bernd Martin und Gottfried Schramm). Freiburger Universitätsblätter 25 (1986), H. 92, 13–31.

Müller, Ortwin: Der Ausbau der Universität Freiburg 1957–1982. In: Universität Freiburg 1982, S. 53–75.

Müller, Wolfgang (Hrsg.): Freiburg im Mittelalter. Vorträge zum Stadtjubiläum 1970. Veröffentlichungen des Alemannischen Institutes Nr. 29. Bühl 1970.

Müller, Wolfgang (Hrsg.): Freiburg in der Neuzeit. Veröffentlichung des Alemannischen Instituts Nr. 31. Bühl 1972.

Müller-Hill, Benno: Tödliche Wissenschaft. Die Aussonderung von Juden, Zigeunern und Geisteskranken 1933–1945. Reinbek 1984.

Münch, Ernst: Erinnerungen eines deutschen Gelehrten. Karlsruhe 1836–1838.

Münch, Werner: Die politische Entwicklung an der Universität Freiburg im Sommersemester 1969. In: Nolte (1970), 79–153.

Murken, Axel Hinrich: Vom Armenspital zum Großklinikum. Die Geschichte des Krankenhauses vom 18. Jahrhundert bis zur Gegenwart. Köln 1988.

Nauck, Ernst Theodor: Gesamtbibliographie in Johannes Vincke (Hrsg.): Zur Geschichte der Universität Freiburg i.Br. BFWU, Heft 33, Freiburg i.Br. 1966, S. 9–16.

Nauck, Ernst Theodor: Franz Keibel. Zugleich eine Untersuchung über das Problem des Wissenschaftlichen Nachwuchses. Jena 1937.

Nauck, Ernst Theodor: Hans Böker zum Gedächtnis. Morph. Jb. 84 (1940), 1–16.

Nauck, Ernst Theodor: Eugen Fischer. Laufbahn und wissenschaftliche Zielsetzung. Feldpostbrief der Medizinischen Fakultät der Universität Freiburg i.Br. Nr. 6. Freiburg i.Br. 1944.

Nauck, Ernst Theodor: Bemerkungen zur Geschichte des physiologischen Institutes Freiburg i.Br. Paul Hoffmann zum 65. Geburtstag. Naturf. Ges. 40 (1950), 147–159.

Nauck, Ernst Theodor: Pastoralmedizin an der Universität Freiburg i.Br. 1812/13–1887. Freiburger Diözesan-Archiv (Bd. 71), NF 3, Bd. 3 (1951a), 67–86.

Nauck, Ernst Theodor: Lorenz Oken und die Medizinische Fakultät Freiburg i.Br. Naturf. Ges. 41 (1951b), 21–74.

Nauck, Ernst Theodor: Der Freiburger Lehrstuhl für Poliklinik (1845–1913). Naturf. Ges. 41 (1951c), 217–252.

Nauck, Ernst Theodor: Zur Geschichte des medizinischen Lehrplanes und Unterrichts der Universität Freiburg i.Br. BFWU, Heft 2, Freiburg i.Br. 1952.

Nauck, Ernst Theodor: Die Anfänge des Zahnheilkunde-Unterrichts an der Universität Freiburg i.Br. Naturf. Ges. 43 (1953)a), 47–83.

Nauck, Ernst Theodor: Das Frauenstudium an der Universität Freiburg i.Br. BFWU, Heft 3, Freiburg i.Br. 1953b.

Nauck, Ernst Theodor: Mitteilungen zur Geschichte der vergleichenden Anatomie in Freiburg i.Br. ZGO (102) NF 63 (1954a), 390–406.

Nauck, Ernst Theodor: Zur Vorgeschichte der naturwissenschaftlich-mathematischen Fakultät der Albert-Ludwigs-Universität Freiburg i. Br. Die Vertretung der Naturwissenschaften durch Freiburger Medizinprofessoren. BFWU, Heft 4, Freiburg i. Br. 1954 b.

Nauck, Ernst Theodor: Daten zur Geschichte der Verselbständigung einiger medizinischer Lehrfächer in Freiburg i. Br. (Ophthalmologie, Dermato-Venerologie, Otologie, Laryngo-Rhinologie). Naturf. Ges. 45 (1955 a), 95–122.

Nauck, Ernst Theodor: Studenten und Assistenten der Freiburger Medizinischen Fakultät. Ein geschichtlicher Rückblick. BFWU, Heft 5, Freiburg i. Br. 1955 b.

Nauck, Ernst Theodor: Der Ingolstädter medizinische Lehrplan aus der Mitte des 16. Jahrhunderts. Sudhoffs Archiv 40 (1956 a), 1–15.

Nauck, Ernst Theodor: Die Privatdozenten der Universität Freiburg 1818–1955. BFWU, Heft 9, Freiburg i. Br. 1956 b.

Nauck, Ernst Theodor: Ein Beitrag zur Geschichte der Anfänge des otiatrischen Universitätsunterrichts. Dr. med. h. c. Carl Rudolf Thiry (14. 1. 1831–24. 3. 1892). Dtsch. Med. Wschr. 81 (1956 c), 1966–1968.

Nauck, Ernst Theodor: Die ersten Jahrzehnte des psychiatrischen und neurologischen Unterrichts in Freiburg i. Br. Naturf. Ges. 46 (1956 d), 63–84.

Nauck, Ernst Theodor: Johann Adam Gottlieb Schaffroth (1770–1824). In: J. Vincke (Hrsg.): Freiburger Professoren des 19. u. 20. Jhdts. BFWU, Heft 13, Freiburg i. Br. 1957, S. 141–158.

Nauck, Ernst Theodor: Die Doktorpromotionen der Medizinischen Fakultät Freiburg i. Br. BFWU, Heft 20, Freiburg i. Br. 1958 a.

Nauck, Ernst Theodor: Veit Karle (1752–1822), Versuch einer Biographie. Sudhoffs Archiv 42 (1958 b), 350–362.

Nauck, Ernst Theodor: Wien – Freiburg (Daten zur Geschichte der Mediziner). Naturf. Ges. 48 (1958 c), 279–298.

Nauck, Ernst Theodor: Die Freiburger Anatomen und Physiologen bis zur Mitte des 19. Jahrhunderts. BFWU, Heft 22, Freiburg i. Br. 1960 a, S. 169–182.

Nauck, Ernst Theodor: Über gerichtsmedizinischen Unterricht in Freiburg i. Br. Th. Zwölfer zum 65. Geburtstag. Naturf. Ges. 50 (1960 b), 5–56.

Nauck, Ernst Theodor: Karl Heinrich Baumgärtner, 1798–1886. BFWU, Heft 26, Freiburg i. Br. 1961 a.

Nauck, Ernst Theodor: Matthaeus Mederer von Mederer und Wuthwehr: Zwo Reden von der Notwendigkeit beide Medicinen die Chirurgische und die Clinicksche wieder zu vereinen. Sudhoffs Klassiker der Medizin Band 37, Leipzig 1961 b.

Nauck, Ernst Theodor: Aus der Geschichte des Freiburger Gesundheitswesens bis zum Dreißigjährigen Krieg. Dtsch. Med. Wschr. 87 (1962), 2641–2651.

Nauck, Ernst Theodor: Carl August Sigmund Schultze in Freiburg i. Br. und sein Brief aus Greifswald vom 12. 3. 1833. Sudhoffs Archiv 47 (1963), 334–342.

Nauck, Ernst Theodor: Johann Michael Haarstrick (Bemerkungen zum Leben des ersten Freiburger Prosector anatomicus). Anat. Anz. 115 (1964), 205–211.

Nauck, Ernst Theodor: Die Freiburger Lehrer der Medizin in der zweiten Hälfte des achtzehnten Jahrhunderts. Naturf. Ges. 55 (1965 a), 251–262.

Nauck, Ernst Theodor: Aus der Geschichte der Freiburger Wundärzte und artverwandter Berufe. Veröff. aus dem Archiv der Stadt Freiburg i. Br. Bd. 8, Freiburg i. Br. 1965.

Nauck, Ernst Theodor: Augustin Jacob Schütz und die Freiburger Medizinlehrer seiner Zeit. Naturf. Ges. 57 (1967), 217–229.

Nauck, Ernst Theodor: Die Anfänge der Freiburger Medizinischen Fakultät. Naturf. Ges. 57 (1967), 231–244; Nachtrag 59 (1969), 63–67.

Nauck, Ernst Theodor: Zur Lebensgeschichte von Eucharius Rösslin senior u. junior... Naturf. Ges. 59 (1969 a), 179–182.

Nauck, Ernst Theodor: Franciscus Carolus Antonius Gebhard. Naturf. Ges. 59 (1969 b), 69–91.

Nauck, Ernst Theodor: Es war einmal. Lebenserinnerungen aus den ersten Jahrzehnten. Manuskript Masch. Schr. 1969 c, Inst. Gesch. Med.

Nauck, Ernst Theodor: Georg Karl Staravasnig (2.4.1748–27.3.1792). Professor der Physiologie und Materia medica, dann des doppelten klinischen Lehramts in Freiburg i.Br. Unveröff. Manuskript, Inst. Gesch. Med.

Nelson, Axel: Richard de Burys Philobiblon und die Festreden Matthaeus Hummels, des ersten Rektors der Albert-Ludwigs-Universität zu Freiburg. Zentralbl. f. Bibliothekswesen 49 (1923), 269–278.

Neuhaus, Rolf (Hrsg.): Dokumente zur Hochschulreform 1945–1959. Wiesbaden 1961.

Neuland, Werner: Geschichte des anatomischen Instituts und des anatomischen Unterrichts an der Universität Freiburg i.Br. Geschichte der Medizin in Freiburg i.Br. Bd. 1, Freiburg i.Br. 1941.

Neumann, Josef und Eduard Seidler: Kinderheilkunde in Tübingen. Lübeck 1984.

Neumann, Ludwig: Die Naturforschende Gesellschaft zu Freiburg i.Br. in den 100 Jahren ihres Bestehens 1821–1920. Freiburg i.Br. 1921.

Niemand, Ingeborg: In memoriam Georg Alexander Rost. Hautarzt 22 (1971), 229.

Nissen, Rudolf: Helle Blätter, dunkle Blätter. Erinnerungen eines Chirurgen. Stuttgart 1969.

Nissle, Alfred: Richtlinien und Vorschläge für einen Neuaufbau der Kräfte und Leistungen unseres Volkes. Freiburg i.Br. 1922.

Nitzschke, Reinhold: Die Geschichte der Freiburger Krankengymnastikschule. Ihre Entstehung aus der Sportmedizin und der Heilgymnastik. Med. Diss. Freiburg i.Br. 1990.

Nobel, Jürgen: Prof. Dr. med. Heinrich Wimhöfer. Dtsch. Med. Wschr. 95 (1970), 1133–1134.

Noeggerath, Carl T.: Bericht über Entstehung, Entwicklung und Kriegsschicksale der Freiburger Kinderklinik sowie Maßnahmen und Pläne zu ihrem Wiederaufbau. Manuskript, im März 1949(a). Inst. Gesch. Med.

Noeggerath, Carl T.: Totenrede auf Kurt Beringer als Vertreter der Medizinischen Fakultät am 15.8.1949 (b). Manuskript. Nachlaß Beringer, Inst. Gesch. Med.

Noeggerath, Carl T.: Brief an den Dekan Sarre vom 17. Januar 1950. Nachlaß Beringer, Inst. Gesch. Med.

Noeggerath, Carl T.: Lebenserinnerungen eines Freiburger Kinderklinikers im Deutschen Trümmerfeld. MS. Masch. Schr. Freiburg 1951. Inst. Gesch. Med.

Noeggerath, Carl T.: Von der geistigen Wurzel der Medizin. Ein Bekenntnis zur universitas artium et litterarum. Freiburg i.Br. 1947.

Noetzel, W.Th.: Erich Lexer†. Zentralbl. Chir. 65 (1938), 65–67.

Nolte, Ernst (Hrsg.): Deutsche Universitäten 1969. Berichte und Analysen. 3. erw. Aufl. Marburg 1970.

Obes, Alfred: Materialien zur Entwicklung des Faches Medizingeschichte an der Universität Freiburg im Breisgau. Med. Diss. Freiburg i.Br. 1976.

Oehlkers, Friedrich: Die Botanik an der Universität Freiburg i.Br. In: Zentgraf (1957), 125–128.

Oken, Lorenz: Für die Erhaltung der Universität Freiburg. Freiburg i.Br. 1817.

Oldendorf, Karl-Heinrich: Die Errichtung des vorderösterreichischen Regiments in Freiburg nach dem Dreißigjährigen Krieg. In: Müller (1972), 24.–47.

Olenhusen, Albrecht Götz von: Die nationalsozialistische Rassenpolitik und die jüdischen Studenten an der Universität Freiburg i.Br. Freiburger Universitätsblätter 3, (1964), H. 6, 71–80.

Oser, Bertil: Leben und Werk des Physiologen Johannes von Kries. Sinnesphysiologie und Erkenntniskritik. Med. Diss. Freiburg i.Br. 1983.

Ostendorf, Friedrich: Sechs Bücher vom Bauen. 2. Band, 3. Aufl. Berlin 1922.

Ott, Hugo: Die frühen Statuten der Artistenfakultät der Universität Freiburg i.Br. Freiburger Universitätsblätter 4 (1965), H. 8, 65–70.

Ott, Hugo: Aus der Frühzeit der Freiburger Universität. In: Müller (1972), 7–23.

Ott, Hugo und Hans Schadek (Hrsg.): Freiburg im Breisgau, Universität und Stadt 1457–1982. Stadt und Geschichte. Neue Reihe des Stadtarchivs Freiburg i.Br. Heft 3, Freiburg i.Br. 1982.

Ott, Hugo: Martin Heidegger als Rektor der Universität Freiburg i.Br. 1933/34. I. Die Übernahme des Rektorats der Universität Freiburg i.Br. durch Martin Heidegger im April 1933. Schauinsland 102 (1983), 121–136.

Ott, Hugo: Martin Heidegger als Rektor der Universität Freiburg i.Br. 1933/34. II. Die Zeit des Rektorates von Martin Heidegger (23. April 1933 bis 23. April 1934). Schauinsland 103 (1984a), 107–130.

Ott, Hugo: Martin Heidegger als Rektor der Universität Freiburg i.Br. 1933/34. ZGO 132 (1984b), 343–358.

Ott, Hugo: Martin Heidegger und die Universität Freiburg nach 1945. Ein Beispiel für die Auseinandersetzung mit der politischen Vergangenheit. Historisches Jahrbuch 105 (1985), 95–128.

Ott, Hugo: Martin Heidegger und der Nationalsozialismus. In: Gethmann-Siefert/Meist (1988a), S. 64ff.

Ott, Hugo: Martin Heidegger. Unterwegs zu seiner Biographie. Frankfurt, New York 1988 (b).

Pankow, Otto (Hrsg.): Alfred Hegar zum Gedächtnis. Feier des 100. Geburtstages von Alfred Hegar. Freiburg i.Br. 1930.

Perleb, Karl Julius: De horto botanico Friburgensi. Freiburg i.Br. 1829.

Perleb, Karl Julius: Das Naturalienkabinett der Universität Freiburg. Freiburg i.Br. 1838.

Petry, Christian: Studenten aufs Schafott. Die Weiße Rose und ihr Scheitern. München 1968.

Peuckert, Gerlinde: Die Universität Freiburg im Dritten Reich. Staatsexamensarbeit für Wirtschafts- und Sozialgeschichte. Freiburg i.Br. 1979.

Pfannenstiel, Max (Hrsg.): Berichte der Naturforschenden Gesellschaft zu Freiburg i.Br. 41. Band, Heft 1: Oken-Heft. Freiburg i.Br. 1951.

Pfannenstiel, Max: Zur Geschichte der Geologisch-Mineralogischen Sammlungen der Universität Freiburg i.Br. In: Zentgraf (1957), 77–96.

Pfister, Ernst: die finanziellen Verhältnisse der Universität Freiburg von der Zeit ihrer Gründung bis zur Mitte des 19. Jahrhunderts. Freiburg i.Br. 1889.

Pfister, Rudolf: 500 Jahre Universität Freiburg. Die Entwicklung der Dermatologie an der Medizinischen Fakultät. Hautarzt 8 (1957), 132–136.

Pfister, Rudolf: Die geschichtliche Entwicklung der medizinischen Moulagenbildnerei. Fortschr. Med. 85 (1967), 589–592.

Ploch, Friedrich: Die Kreispflege-Anstalt. In: Freiburg im Breisgau. Die Stadt und ihre Bauten. Freiburg i.Br. 1898, S. 567–569.

Poinsignon, Adolf: Die alten Friedhöfe der Stadt Freiburg i.Br. Freiburg i.Br. o.J.

Poinsignon, Adolf: Die Urkunden des Heiliggeistspitals zu Freiburg i.Br. I. Bd. 1255–1400. Veröff. aus dem Archiv der Stadt Freiburg i.Br. Freiburg i.Br. 1890.

Prahl, Hans-Werner: Sozialgeschichte des Hochschulwesens. München 1978.

Preuger-Berninghoff, Aloys: Die Geschichte der Augenheilkunde und der Augenklinik der Universität zu Freiburg i.Br. Med. Diss. Freiburg i.Br. 1965.

Priesner, Claus: Hermann Staudinger und die makromolekulare Chemie in Freiburg. Chemie in unserer Zeit 21 (1987), 151–166.

Prüfungsordnungen: Die im Großherzogtum Baden geltenden Prüfungsordnungen für die einzelnen Berufsarten im Civildienste... Karlsruhe 1882.

Prüfungsordnung: Die neue Prüfungsordnung für Ärzte vom 28. Mai 1901. Freiburg i.Br. und Leipzig 1902.

Puschmann, Theodor: Geschichte des medizinischen Unterrichts von den ältesten Zeiten bis zur Gegenwart. Leipzig 1889.

Raiser, Ludwig: Die Hochschulen drohen vor ihrer Bildungsaufgabe zu versagen. In: Unter der Sturzflug der Studierenden. Sonderdruck aus der Stuttgarter Zeitung mit Aufsätzen vom Nov. und Dez. 1959. o.J.

Rehn, Eduard: Aufgaben und Ziele in der Chirurgischen Universitätsklinik zu Freiburg im Breisgau zur Sicherung und Erweiterung der chirurgischen Heilerfolge. Akad. Rede zur Einweihung der neuen Chirurg. Univ.-Klinik am 1. Dez. 1931. Freiburg i.Br. 1932.

Reichsgründungsfeier der Freiburger Studentenschaft. Volkswacht (Freiburg) Nr. 17, 21.1.1929.

Reisch, Gregor: Margarita Philosophica. Ed. Lutz Geldsetzer. Düsseldorf 1973.
Rest, Josef: Beiträge zur Geschichte der Universität Freiburg. Freiburger Zeitschrift 28 (1912), 125.
Retzbach, Anton: Die Freiburger Armenpflege vom 17. bis zum 19. Jahrhundert. ZGG Freib. 34 (1918), 59–116.
Ricker, Leo Alexander und Franz Laubenberger: Freiburg, aus der Geschichte einer Stadt. 2. Aufl. Karlsruhe 1966.
Riecker, Otto Erich: Zur Chronik der Universitäts-Klinik für Hals-Nasen-Ohrenkranke in Freiburg i.Br. Bericht über die Zerstörung am 27. November 1944. Manuskript, ca. 1948. Inst. Gesch. Med. Teilweise in Schleer (1958).
Riegger, Joseph Anton: Opuscula ad historiam et jurisprudentiam, praecipue ecclesiasticam, pertinentia. Friburgi Brisgaviae 1772.
Riegger, Joseph Anton: De origine et institutione Academiae Albertinae. In: Opuscula (1772), 381–422.
Riegger, Joseph Anton: Analecta academiae Friburgensis. Ulm 1774.
Rintelen, Friedrich: Geschichte der Medizinischen Fakultät in Basel. Basel/Stuttgart 1980.
Ritter, Gerhard: Der deutsche Professor im »Dritten Reich«. Die Gegenwart 1 (1945/46), 23–26.
Rodecker, Joseph Anton: Verzeichnis derjenigen Stücke, welche in dem anatomischen Cabinet der hohen Schule zu Freyburg in Breyßgau zu sehen sind. Theil 1. Freiburg i.Br. 1768.
Roecken, Sully und Caroline Brauckmann: Margaretha Jedefrau. Freiburg i.Br. 1989.
Röhrs, Hermann (Hrsg.): Tradition und Reform der Universität unter internationalem Aspekt. Studien zur Erziehungswissenschaft Bd. 20. Frankfurt a.M. 1987.
Roemer, Hans Robert: Die hochschul- und bildungspolitische Entwicklung der Universität Freiburg. In: Universität Freiburg 1982, S. 21–43.
Rösiger, Hans Detlef: Der Wiederaufbau seit 1945. Die Albert-Ludwigs-Universität Freiburg 1457–1957. Bd. 1. Freiburg i.Br. 1957.
Romberg, Ernst von: Carl Hirsch†. Dtsch. Arch. Klin. Med. 170 (1931) I–VI.
Rothenberger, Karl-Heinz: Ernährung und Landwirtschaft in der französischen Besatzungszone 1945–1950. In: Scharf/Schröder (1983), 185–199.
Rothschuh, Karl Eduard: Geschichte der Physiologie. Berlin, Göttingen, Heidelberg 1953.
Rothschuh, Karl Eduard: Carl August Sigismund Schultze (1795–1877) und seine Vorlesung über Experimentalphysiologie in Freiburg. Sudhoffs Archiv 47 (1963), 347–359.
Rüegg, Walter: Ansprache 16.11.1967. In: Wissenschaftsrat 1957–1967, S. 59–62. Bonn 1968.
Ruffin, Hanns: Kurt Beringer 1893–1949. Dtsch. Zschr. Nervenhk. 164 (1950), 199–208.
Ruffin, Hanns: Rückblick auf die Geschichte der Wanderversammlung Südwestdeutscher Neurologen und Psychiater. Dtsch. Zschr. Nervenhk. 172 (1954), 111–127.
Ruge-Schatz, Angelika: Umerziehung und Schulpolitik in der französischen Besatzungszone 1945–1949. Frankfurt a.M. 1977.
Ruge-Schatz, Angelika: Die Anfänge der Schulverwaltung in der französischen Besatzungszone nach 1945. In: Schwarzmaier (1980), S. 355–366.
Ruge-Schatz, Angelika: Grundprobleme der Kulturpolitik in der französischen Besatzungszone. In: Scharf/Schröder 1983, S. 91–110.
Ruppius, Johann Karl: Nachricht über Freiburg im Breisgau mit besonderer Berücksichtigung der medizinischen Fakultät. Allgemeine medizinische Zeitung auf das Jahr 1833. Nr. 3–5. Altenburg.
Säger, Eugen: Die Vertretung der Kirchengeschichte in Freiburg i.Br. von den Anfängen bis zur Mitte des 19. Jahrhunderts. Ein Beitrag zur Schulgeschichte der Aufklärung. BFWU Heft 1. Freiburg i.Br. 1952.
Sander, Klaus (Hrsg.): August Weismann (1834–1914) und die theoretische Biologie des 19. Jahrhunderts. Freiburger Universitätsblätter 24 (1985a), H. 87/88, 23–203.

Sander, Klaus: Hans Spermann (1869–1941). Entwicklungsbiologe von Weltruf. Biologie in unserer Zeit 15 (1985b), Nr. 4, 112–119.
Sandritter, Walter und K. Lennert: Die Situation der Pathologie in Deutschland. Versuch einer Analyse. Int. Journ. Path. 152/3 (1974), 320.
Sandritter, Walter und Edzard Bertram: So lernt der Medizinstudent. Stuttgart 1979.
Sarre, Hans J.: Ansprache zur Einweihung der wiederhergestellten Med. Poliklinik am 9.6.51. Manuskript Inst. Gesch. Med.
Sarre, Hans J.: Medizinische Poliklinik. In: Vincke 1961, S. 76–78.
Sarre, Hans J.: Die Medizinische Poliklinik vor 25 Jahren und heute. In: R. Kluthe und Th. Rippich (Hrsg.): Poliklinik der Nieren- und Hochdruckkrankheiten. Stuttgart 1976, S. 1–11.
Sauer, Josef: Tagebuch (unveröffentlicht). Vgl. Vincke (1957a).
Sauer, Josef: Alt-Freiburg. Augsburg 1928.
Sauer, Paul: Dokumente über die Verfolgung der jüdischen Bürger in Baden-Württemberg durch das nationalsozialistische System 1933–1945. 2 Bde. Stuttgart 1966.
Sautier, Heinrich: Die Philanthropen von Freyburg; oder die Stifter und Wohlthäter der Hauptstadt Freyburg im Breisgau, und der Albertinischen Hochschule. Freyburg im Breisgau 1798.
Schade, Rolf (Hrsg.): 80 Jahre Freiburger Diakonissenhaus 1898–1978. Freiburg i.Br. 1978.
Schade, Rolf (Hrsg.): Vom Diakonissenhaus zum Diakoniekrankenhaus – Im Wandel der Zeiten – Umzug von Herdern nach Landwasser. Freiburger Almanach 1981.
Schadek, Hans und Karl Schmid: Die Zähringer. Anstoß und Wirkung. Sigmaringen 1986.
Schadek, Hans und Ulrich Ecker (Hrsg.): Stadt und Festung Freiburg. Freiburg i.Br. 1988.
Schaeuble, Johann: Eugen Fischer 1874–1967. Zschr. Morph. Anthrop. 59 (1967), 214–217.
Schaffroth, J. A. G.: Grundzüge seiner Lehrvorträge über spezielle Pathologie und Therapie, Systematik der Nosologie und über Klinik, dargelegt und mit einer Einleitung in das Studium der Arzneikunst versehen. Freiburg i.Br. 1809. (2. Aufl. 1813, 3. Aufl. Aarau 1819).
Schaffroth, J. A. G.: Die Ausführbarkeit einer Vereinigung des ärztlichen Standes mit dem des Priesters. Eleutheria oder Freiburger litterarische Blätter. Bd. 1 Freiburg i.Br. 1818, S. 17–79.
Scharf, Claus und Hans-Jürgen Schröder (Hrsg.): Die Deutschlandpolitik Frankreichs und die französische Zone 1945–1949. Wiesbaden 1983.
Schaub, Friedrich: Die Siegel der Universität Freiburg im Breisgau und ihre Fakultäten. Freiburg i.Br. 1932.
Schaub, Friedrich: Die Matrikel der Universität Freiburg i.Br. von 1656–1806. Band I Freiburg i.Br. 1955.
Schaufler, Hans-Helmut: Die Schlacht bei Freiburg im Breisgau 1644. Freiburg i.Br. 1979.
Schelsky, Helmut: Einsamkeit und Freiheit. Idee und Gestalt der deutschen Universität und ihrer Reformen. 2. Aufl. mit Nachtrag 1970. Düsseldorf 1971.
Schenck, Eduard: Die [psychiatrische] Klinik [Freiburg i.Br.] während der Herrschaft des Nationalsozialismus. Ermordung psychiatrischer Patienten. Manuskript (1986) Inst. Gesch. Med.
Schrenk, Martin: Die Mediziner-Gutachten zu Humboldt's Universitätsreform. Habilitationsvortrag Freiburg i.Br. 1968. Manuskript Inst. Gesch. Med.
Schieber, Ursula: Friedrich Siegert. Kritische Würdigung der eigenen Arbeiten und der seiner wissenschaftlichen Mitarbeiter aus der Universitäts-Frauenklinik Freiburg i.Br. von 1934–1945. Med. Diss. Freiburg i.Br. 1973.
Schiller, Joachim: Joachim Schilleri Herderensis, physici, pestis britannicae commentariolum Basileae excudebat Henricus Petrus anno Augusto Anno MDXXXI.
Schilling, Carl: Die Röntgenabteilung der neuen Medizinischen Universitätsklinik in Freiburg i.Br. Röntgenpraxis 4 (1932), 788–797.
Schinzinger, Albert: Bericht über die Chirurgische Privatklinik in dem Mutterhause der Barmherzigen Schwestern von Freiburg. Freiburg i.Br. 1875.
Schinzinger, Joseph: Elegia ad Ioannem Alexandrum Equitem de Ecker... Freiburg i.Br. 1829.

Schipperges, Heinrich: Die Assimilation der arabischen Medizin durch das lateinische Mittelalter. Sudhoffs Archiv, Beiheft 3. Wiesbaden 1964.
Schipperges, Heinrich: 5000 Jahre Chirurgie. Magie, Handwerk, Wissenschaft. Stuttgart 1967.
Schirner, Vera: Die Geschichte der Chirurgie an der Albert-Ludwigs-Universität Freiburg i.Br. Med. Diss. Freiburg i.Br. 1978.
Schlang, Wilhelm: Die Museumsgesellschaft zu Freiburg i.Br. 1807–1907. Freiburg i.Br. 1907.
Schleer, Josef: Chronik über das Spitalwesen und die kulturelle Entwicklung der Universitätskliniken in Freiburg i.Br. Masch. Schr. Freiburg i.Br. 1957. Erw. u. verb. Ausgabe Freiburg i.Br. 1958.
Schlegel, Matthias: Das neue tierhygienische Institut der Universität Freiburg i.Br. Berl. tierärztl. Wschr. 38 (1932), 583.
Schlesinger, Walter: Zur Gründungsgeschichte der Stadt Freiburg. In: Müller (1970), 24–49.
Schlesinger, Walter: Das älteste Freiburger Stadtrecht. Überlieferung und Inhalt. In: Ausgew. Aufsätze von Walter Schlesinger. Sigmaringen 1987, S. 431–472.
Schmid, Karl (Hrsg.): Die Zähringer. Eine Tradition und ihre Erforschung. Sigmaringen 1986.
Schmider, Franz (Hrsg.): Der Maler Karl Sandhaas. Haslach, 2. Aufl. 1984.
Schmidt, Gerhard: Über Thannhausers wissenschaftliche Arbeit seit 1935. Dtsch. Med. Wschr. 80 (1955), 988–989.
Schmutzler, Wolfgang: Nachruf auf Fritz Hahn. Int. Arch. Allergy appl. Immun. 69 (1982), 285.
Schnabel, Thomas: Von der Splittergruppe zur Staatspartei: Voraussetzungen und Bedingungen des nationalsozialistischen Aufstieges in Freiburg i.Br. SchauinsLand 102 (1983), 91–120.
Schnabel, Thomas: Südbaden in der Weimarer Republik. In: Horst Buszello (Hrsg.): Der Oberrhein in Geschichte und Gegenwart. Freiburg i.Br. 1988, S. 162–178.
Schnabel, Thomas: Südbaden im Dritten Reich. l.c. 179–200.
Schnabel, Thomas: Freiburg im totalen Krieg 1943–1945. In: B. Kirchgässner u. G. Scholz (Hrsg.), Stadt und Krieg. Sigmaringen 1989.
Schnabel, Thomas und Gerd R. Ueberschär: Endlich Frieden! Das Kriegsende in Freiburg 1945. Stadt und Geschichte. Neue Reihe des Stadtarchivs Freiburg i.Br. Heft 7. Freiburg i.Br. 1985.
Schneeberger, Guido: Nachlese zu Heidegger. Dokumente zu seinem Leben und Denken. Bern 1962.
Schneck, Peter: Eucharius Rösslin und die Kinderheilkunde. Kinderärztl. Praxis 45 (1977), 138–140.
Schneider, Erika: Carl T. Noeggerath. Leben und Werk. Med. Diss. Freiburg i.Br. 1957.
Schönbauer, Leopold: Das medizinische Wien. Geschichte, Werden, Würdigung. Wien 1947.
Scholl, Inge: Die weiße Rose. Erw. Neuausg. Frankfurt 1982.
Schottelius, Max: Denkschrift zur Einweihung des Hygienischen Institutes der Universität Freiburg i.Br. Freiburg i.Br. und Leipzig 1897.
Schramm, Gottfried (Hrsg.): Martin Heidegger. Ein Philosoph und die Politik. Freiburger Universitätsblätter 25 (1986), Heft 92.
Schramm, Gottfried (Hrsg.): Ein Gespräch mit Max Müller. Freiburger Universitätsblätter 25 (1986), Heft 92, 13–31.
Schramm, Gottfried (Hrsg.): Wiederhergestellte Ordnungen: Zukunftsentwürfe Freiburger Professoren 1942–1948. Freiburger Universitätsblätter 27 (1988), H. 102.
Schreiber, Heinrich (Hrsg.): Jos. Albr. v. Ittner's Schriften. Bd. 4, Freiburg i.Br. 1829.
Schreiber, Heinrich: Matthaeus Hummel im Bach, Bevollmächtigter zur Stiftung der Universität und erster Rector derselben. Freiburg i.Br. 1833.
Schreiber, Heinrich: Freiburg im Breisgau mit seinen Umgebungen. 2. Aufl. Freiburg i.Br. 1838 (Nachdruck der 3. Aufl. [1840] 1970).
Schreiber, Heinrich: Dem Andenken an Carl Julius Perleb. Freiburg i.Br. 1846.

Schreiber, Heinrich: Geschichte der Albert-Ludwigs-Universität zu Freiburg im Breisgau. Band 1–3, Freiburg i.Br. 1857–1860.
Schreiber, Heinrich: Chronik der Albert-Ludwigs-Universität zu Freiburg i.Br. S.S. 1824–S.S. 1832. 2 Bde. Freiburg i.Br. 1829–1832.
Schrömbgens, Hans-Heinz: Laudatio auf Herrn Professor Dr. med. Hans Sarre anläßlich der Verleihung der Hippokrates-Medaille 1975. Zschr. Allgemeinmed. 52 (1976), 435–436.
Schrömbgens, Gerhard E.: Die Fruchtschadensindikation zum Schwangerschaftsabbruch. Jur. Diss. Heidelberg 1976.
Schroth, Ingeborg: Von den alten Gebäuden der Universität. In: Freiburg und seine Universität (1957), S. 39–49.
Schüle, Heinrich: Universitäts-Erinnerungen eines Freiburger Mediziners aus den Jahren 1858–1863. In: Festblatt 1911, 66–70.
Schuler, Peter Johannes: Die Bevölkerungsstruktur der Stadt Freiburg im Spätmittelalter. Möglichkeiten und Grenzen einer quantitativen Quellenanalyse. In: W. Ehbrecht (Hrsg.), Voraussetzungen und Methoden geschichtlicher Quellenforschung. Freiburg i.Br. 1979.
Schumacher, Joseph: Die Geschichte der Freiburger Medizinischen Fakultät im Wandel der Zeiten und Anschauungen. Südwestdeutsches Ärzteblatt 7 (1952), Heft 5–7.
Schumacher, Joseph: 500 Jahre Universität Freiburg. Med. Klinik 52 (1957), 1089–1094.
Schumacher, Joseph: Zur Geschichte der Medizinischen Fakultät Freiburg/Br. Stuttgart 1957.
Schumacher, Joseph: Geschichte der Medizinischen Fakultät der Universität Freiburg i.Br. Studium generale 16 (1963), 91–112.
Schumacher, Joseph: Nachruf für Rudolf Schilling. Folia Phoniatrica 17 (1965), 71–73.
Schupp, Volker: Zur Aberkennung der akademischen Grade an der Universität Freiburg. Freiburger Universitätsblätter 23 (1984), H. 86, 9–19.
Schwabe, H.: Adolf Kußmaul und die Entstehung der Epochenbezeichnung »Biedermeier«. Med. Diss. Köln 1974.
Schwaiger, Max: Organisation und Struktur des Freiburger Klinikum. Vortrag vor der Medizinischen Gesellschaft vom 18.12.1979. Manuskript. Inst. Gesch. Med.
Schwall-Düren, Angelika: Kinder- und Jugendfürsorge im Großherzogtum Baden in der Epoche der Industrialisierung. Phil. Diss. Freiburg i.Br. 1980.
Schwarzmaier, Hansmartin (Hrsg.): Landesgeschichte und Zeitgeschichte: Kriegsende 1945 und demokratischer Neubeginn am Oberrhein. Karlsruhe 1980.
Schweier, Paul und Eduard Seidler (Hrsg.): Lebendige Pädiatrie. München 1983.
Schwineköper, Berent: Zu Fragen der Freiburger Stadtgründung. Eine Stellungnahme. Schauinsland 91 (1973), 31–41.
Schwörer, Ignaz: Grundsätze der Geburtskunde im ganzen Umfange. 1. Lieferung. Freiburg i.Br. 1831.
Schwörer, Ignaz: Bericht über die Einrichtung und die Ergebnisse der chirurgischen-ophthalmologischen Clinik zu Freiburg während der letztverflossenen neun Jahre unter der Leitung des verstorbenen Geh. Hofrathes Dr. Beck. Nebst dessen Lebensbeschreibung. Freiburg i.Br. 1838.
Schwörer, Ignaz: Statistische Übersicht der in den Amtsbezirken des Großherzoglichen Oberrheinkreises während der Jahre 1843 und 1844 vorgekommenen Geburtsfälle, der stattgehabten geburtshilflichen Operationen und ihres Erfolges. Freiburg i.Br. 1846.
Schwörer, Ignaz: Statistische Übersicht der verschiedenen Geburten, ihres Verlaufes, und der angewandten Hülfen in der Gesamtzahl von 40000. Freiburg i.Br. 1857.
Seeger, Wolfgang: [Laudatio auf Traugott Riechert]. Brief an das Med. Dekanat 19.5.1980. MD.
Sehrwald, E.: Dermatitis nach Durchleuchtung mit Röntgenstrahlen. Dtsch. Med. Wschr. 43 (1896), 665–667.
Seidler, Eduard: Pädiatrie in Heidelberg. Frankfurt a.M. 1960.
Seidler, Eduard: Entwicklung naturwissenschaftlichen Denkens in der Medizin zur Zeit der Heidelberger Romantik. Sudhoffs Archiv 47 (1963), 43–58.

Seidler, Eduard: Die nicht-venerischen Genitalerkrankungen als historisches Problem. Der Hautarzt 17 (1966), 123–125.
Seidler, Eduard: Die Heilkunde des ausgehenden Mittelalters in Paris. Studien zur Struktur der spätscholastischen Medizin. Sudhoffs Archiv, Beiheft 8. Wiesbaden 1967.
Seidler, Eduard: Lebensplan und Gesundheitsführung. Franz Anton Mai und die medizinische Aufklärung in Mannheim. Mannheim 1975, 2. Aufl. 1979.
Seidler, Eduard: Medizingeschichte in Freiburg i.Br. 1926–1976. Freiburg i.Br. 1976a.
Seidler, Eduard: Pathologie in Freiburg. Beitr. Path. 158 (1976b), 9–22.
Seidler, Eduard: Notwendigkeiten und Grenzen der Spezialisierung: Das Modell Augenheilkunde. In: Günter Mackensen (1976), S. 1–8. (1976c).
Seidler, Eduard: Der politische Standort des Arztes im Zweiten Kaiserreich. In: Mann/Winau (1977), S. 87–101.
Seidler, Eduard: Abendländische Neuzeit. In: Heinrich Schipperges, Paul U. Unschuld und Eduard Seidler (Hrsg.): Krankheit, Heilkunst, Heilung. Freiburg i.Br. 1968, S. 303–341.
Seidler, Eduard: Europäische Tendenzen in der medizinischen Grundausbildung. Bericht aus dem »Beratenden Ausschuß für die Ärztliche Ausbildung« bei der EG-Kommission. Deutsches Ärzteblatt 76 (1979), 1257–1263.
Seidler, Eduard: Geschichte der Pflege des kranken Menschen. 6. Aufl. Stuttgart 1991.
Seidler, Eduard: Historische Elemente des Indikationenproblems. In: P. Boland et al. (Hrsg.): Kindliche Indikation zum Schwangerschaftsabbruch. Friedrichsdorf 1981, S. 65–76.
Seidler, Eduard: Die Medizinischen Fakultäten zwischen 1957 und 1982. In: Universität Freiburg (1982), S. 142–157. (1982a).
Seidler, Eduard: Zur historischen Typologie des Kinderkrankenhauses. In: H. Olbing et al. (Hrsg.): Kinderkrankenhäuser für die Zukunft. München, Wien, Baltimore 1982b.
Seidler, Eduard: Die Kinderheilkunde in Deutschland. In: Schweier/Seidler (1983), S. 13–85. (1983a).
Seidler, Eduard: Seuche und Sucht. Vom Umgang des Menschen mit der Herausforderung durch die Natur. In: Hubert Markl (Hrsg.), Natur und Geschichte. München, Wien 1983b, S. 189–208.
Seidler, Eduard: Adolf Kußmaul als Arzt seiner Zeit. In: Kluge 1985, S. 47–56.
Seidler, Eduard: Alfred Erich Hoche (1865–1943). Versuch einer Standortbestimmung. Freiburger Universitätsblätter 25 (1986), H. 94, S. 65–75.
Seidler, Eduard: Alfred Erich Hoche (1865–1943). Psychiatrie und Weltanschauung. Manuskript (1988a).
Seidler, Eduard: Historische Elemente des Umganges mit Behinderung. In: U. Koch, G. Lucius-Hoene, R. Stegie (Hrsg.): Handbuch der Rehabilitationspsychologie. Berlin 1988 (b), S. 3–19.
Seidler, Eduard: Pädiatrie in Freiburg – Grundzüge ihrer frühen Entwicklung. In: Struwe (1988c), S. 30–40.
Seidler, Eduard: Ethische Konsequenzen aus der Medizin im Nationalsozialismus. Manuskript (1989a).
Seidler, Eduard: An historical survey of children's hospitals. In: Lindsay Granshaw and Roy Porter (ed.): The Hospital in History. London, New York 1989 (b), S. 181–197.
Seidler, Eduard: Historische Aspekte des Frauenbildes bei Frauenärzten. In: Psychosomatische Probleme in der Gynäkologie und Geburtshilfe. Im Druck.
Seidler, Eduard: Johann Peter Frank (1745–1821). In: F. Hartmann u. D. v. Engelhardt (Hrsg.): Klassiker der Medizin. München 1991.
Seidler, Eduard und Peter Ackermann: Freiburg und die Japanische Medizin. Reiseberichte von Ludwig Aschoff, Theodor Axenfeld, Franz Büchner. Freiburg i.Br. 1986.
Seidler, Eduard und Juliane Elsässer: Die Entwicklung des Gesundheitswesens der Stadt Freiburg nach 1806. In: H. Haumann (Hrsg.): Geschichte der Stadt Freiburg, Bd. 3 (im Druck).

Seidler, Franz: Prostitution, Homosexualität, Selbstverstümmelung. Probleme der deutschen Sanitätsführung 1939-1945. Neckargemünd 1977.
Seiffert, Walter: Die Erbgeschichte des Menschen. Stuttgart 1935.
Sellheim, Hugo: Alfred Hegar†. Zentralbl. f. Gynäkologie 38 (1914), Nr. 36.
Sellheim, Hugo: Otto Pankow†. Arch. Gyn. 155 (1934), 320-326.
Siburg, Friedrich-Wilhelm: Numerus clausus an der Universität Freiburg. Freiburger Universitätsblätter 10 (1971), H. 31, 35-38.
Siebert, Karl: Die ersten hundert Jahre der Freiburger Universitätsklinik. Zeitschrift für Krankenanstalten 18 (1922), Nr. 4.
Siebert, Karl: Die historische Entwicklung der Heilkunde in Freiburg i.Br. Verein Freiburger Ärzte. Festschrift zur Feier seines 80jährigen Bestehens. Freiburg i.Br. 1927.
Siefert, Helmut: Das naturwissenschaftliche und medizinische Vereinswesen im deutschen Sprachgebiet 1750-1850. Idee und Gestalt. Med. Diss. Marburg 1967.
Siefert, Gerhard und Thomas Stöckl: Die Entdeckung der Mastzellen durch den Freiburger Medizinstudenten Paul Ehrlich. Med. Hist. Journ. 18 (1983), 227-237.
Simmer, Hans H.: Oophorectomy for breast cancer patients: its proposal first performance and first explanation as an endocrine ablation. Clio Medica 4 (1969), 227-249.
Singer, Peter: Praktische Ethik. Stuttgart 1984.
Slauck, Artur: Carl Hirsch, dem Bonner Kliniker zum Gedächtnis. Münch. Med. Wschr. 78 (1931), 158.
de Snoo, Klaas: Das Problem der Menschwerdung im Lichte der vergleichenden Geburtshilfe. Aus d. Holl. übers. von W. Wolf. Jena 1942.
Sonntag, Ernst: Alfred Hegar. Erinnerungen an seine Person und seine Arbeitsstätte. Dtsch. Med. Wschr. 56 (1930), 57-62.
Späth, Fritz: Berühmte Wissenschaftler - berühmte Bürger. Die Verleihung des Ehrenbürgerrechts an Professoren der Albert-Ludwigs-Universität im 19. und 20. Jahrhundert. In: Kollofrath (1957), S. 58-67.
Spann, Wolfgang: An die Studierenden der Medizinischen Fakultät der Universität Freiburg. Manuskript, Freiburg i.Br. 30.6.1969. MD.
Spann, Wolfgang: Referat des Dekans der Medizinischen Fakultät der Universität Freiburg i.Br. vor der Grundordnungsversammlung am Samstag, den 30.11.1968. Manuskript. MD.
Spiro, Howard M.: Eppinger of Vienna: Scientist or Villain? Journ. Clin. Gastroenterol. 6 (1984), 493-497.
Staravasnig, Georg Karl: Abhandlungen von dem außerordentlichen Fasten der Maria Monika Mutschler. Freyburg i.Br. 1780-1782.
Staravasnig, Georg Karl: Nachricht von dem klinischen Institute zu Freyburg im Breisgau. In: Med. Chir. Zeitung Bd. 2, Beilage zu Nr. 38, Salzburg 1790, S. 225-231.
Stark, Edwin: Bibliographie zur Universitätsgeschichte (1945-1971). BFWU 1 (1974).
Statuta Collegii Sapientiae 1497. Faksimile-Ausgabe, Hrsg. Josef Hermann Beckmann. Lindau und Konstanz 1957.
Staubesand, Jochen: (Laudatio zum 75. Geburtstag von Kurt Goerttler). Manuskript, 19.5.1973. MD.
Staudinger, Hansjürgen: Zum Gedächtnis von Rudolf Schönheimer. Freiburger Universitätsblätter 13 (1974), H. 44, 33-46.
Steck, Arthur Heinrich: W.J.A. Werber. Persönlichkeit und Werk. Med. Diss. Freiburg i.Br. 1957.
Stegner, Ralf (Hrsg.): Der Weg der Freiburger Uni ins 3. Reich. Anti-Festschrift zur 525 Jahr-Feier der Universität Freiburg. Freiburg i.Br. 1983.
Steinhoff, Hagen: Die Einwirkung der Deutschen Ärztetage seit ihrem Beginn 1873 auf die Entstehung, das Werden und Wachsen des ärztlichen Berufsrechts, insbesondere der ärztlichen Berufsordnungen. Med. Diss. Düsseldorf 1974.
Steinitz, Jesko von: Mittelalterliche Hospitäler der Orden und Städte als Einrichtungen der sozialen Sicherung. Sozialpolitische Schriften 26. Berlin 1970.

Steinlin, Hansjürg: Erklärung des Rektors zum Numerus clausus für Medizin anläßlich der Pressekonferenz vom 16.6.1971. Freiburger Universitätsblätter 10 (1971), H. 33, 15–18.

Stengel, Leopold von: Gebäude der Universität. In: Freiburg im Breisgau, die Stadt und ihre Bauten. Freiburg 1898, S. 498–528.

Stern, Carola und Heinrich A. Winkler (Hrsg.): Wendepunkte deutscher Geschichte 1848–1945. Frankfurt a.M. 1979.

Straub, Walther: Gift und Organismus. Freiburg, Leipzig 1908.

Straub, Walther: Paul Trendelenburg. Dtsch. Med. Wschr. 9 (1931), 374–376.

Strauß, A. und W. Roeder: Biographisches Handbuch der deutschsprachigen Emigration nach 1933/International Biographical Dictionary of Central European Emigrés 1933–1945. Bd. 1–2, München, New York, London 1980–83.

Stromeyer, Georg Friedrich Louis: Erinnerungen eines deutschen Arztes. 2 Bde. Hannover 1875.

Stroomann, Gerhard: Aus meinem roten Notizbuch. Ein Leben auf der Bühlerhöhe. 2. Aufl. Frankfurt a.M. 1960.

Struwe, Friedrich Ernst (Hrsg.): 100 Jahre Hilda-Kinderhospital. Vorträge in der Universitäts-Kinderklinik in Freiburg i.Br. Freiburg i.Br. 1988 (a).

Struwe, Friedrich Ernst: Das »Haus zur Sonne« in Vergangenheit und Gegenwart. In: Struwe (Hrsg.) (1988b), S. 53–61.

Stübler, Eberhard: Geschichte der Medizinischen Fakultät der Universität Heidelberg 1386–1925. Heidelberg 1926.

Stühmer, Alfred: Vom Werden und Wesen des deutschen Akademikers. Freiburger Universitätsreden H. 27, Freiburg i.Br. 1938.

Sturzenhecker, Karlheinz: Materiale Beiträge zur Geschichte der Kinderklinik in Freiburg i.Br. Med. Diss. Freiburg i.Br. 1968.

Sturzenhecker, Karlheinz: Bildband zu: Materiale Beiträge zur Geschichte der Kinderklinik in Freiburg i.Br. Freiburg i.Br. 1968.

Sudhoff, Karl: Graphische und typographische Erstlinge der Syphilisliteratur aus den Jahren 1495 bis 1496. München 1912.

Sudhoff, Karl: Erstlinge der pädiatrischen Literatur. München 1925.

Tageblatt für die XVI^{te} Versammlung der Naturforscher und Aerzte Teutschlands. Freiburg i.Br. 1838.

Tellenbach, Gerd: Tradition und Neugestaltung der Universität. In: ders. (Hrsg.): Die Albert-Ludwigs-Universität 1457–1957. Die Festvorträge bei der Jubiläumsfeier. Freiburg i.Br. 1957, S. 7–21.

Tellenbach, Gerd (Hrsg.): Die Albert-Ludwigs-Universität Freiburg 1457–1957. Die Ansprachen, Glückwünsche und Ehrungen bei der Jubiläumsfeier. Freiburg i.Br. 1961.

Tellenbach, Gerd: Der sibyllinische Preis. Schriften und Reden zur Hochschulpolitik 1946–1963. Hrsg. R. Mielitz. Freiburg i.Br. 1963.

Tellenbach, Gerd: Aus erinnerter Zeitgeschichte. Freiburg i.Br. 1981.

Tenbruck, Friedrich H.: Bericht über die Lage: Studentenunruhen. Deutsches Ärzteblatt 66 (1969), 1026–1032.

Thannhauser, Siegfried: Die Bedeutung der Tradition für die Erziehung zum Arzte. Akademische Rede zur Einweihung der neuen Med. Univ. Klinik am 1. Dez. 1931. Freiburg i.Br. 1932. auch in Dtsch. Med. Wschr. 58 (1932).

Thielicke, Helmut: Zu Gast auf einem schönen Stern. Erinnerungen. Hamburg 1984.

Thoma, Emil: Das Krankenspital zu Freiburg i.Br. und dessen Verwaltung. Freiburg i.Br. 1890.

Thomas, Karl: Franz Knoop. Hoppe-Seylers Zschr. physiol. Chemie. 283 (1948), 1–8.

Thompson, John D. and Grace Goldin: The Hospital: a social and architectural history. New Haven and London 1975.

Treupel, Gustav: Christian Bäumler. Münchn. Med. Wschr. 39 (1901), Beilage.

Ueberdick, Marga: Die Heiliggeistspitalstiftung zu Freiburg im Breisgau. Lebensbilder deutscher Stiftungen 3. Tübingen 1974.

Ueberdick, Theo und Christine: Freiburg wächst weiter. Bilder, Daten und Ereignisse. Freiburger Stadthefte, hrsg. v. Städt. Presseamt Bd. 17, Freiburg i.Br. o.J. [ca. 1970], S. 1-48.

Ueberdick, Theo: Wie Freiburg Freiburg wurde. Freiburg i.Br. 1985.

Ueberschär, Gerd R. und Wolfram Wette: Bomben und Legenden. Die schrittweise Aufklärung des Luftangriffs auf Freiburg am 10. Mai 1940. Freiburg i.Br. 1981.

Ueberschär, Gerd R.: Freiburg im Luftkrieg 1939-1945. Mit einer Photodokumentation zur Zerstörung der Altstadt am 27. November 1944 von Hans Schadek. Freiburg/Würzburg 1990.

Uhlenhuth, Paul: Erinnerungsblatt zum 70. Geburtstag. Zschr. f. Immunitätsforschung 97 (1939), I-III.

Uhlenhuth, Paul: Zusammenstellung der Veröffentlichungen und Vorträge von Paul Uhlenhuth. Zschr. f. Immunitätsforschung 97 (1939), IV-XLIV.

Ullrich, Alexander: Nißle und die Dysbakterie (Arbeitstitel). Med. Diss. Mainz (in Vorb.).

Universität Freiburg (Hrsg.): Die Universität Freiburg seit dem Regierungsantritt Seiner Königlichen Hoheit des Großherzogs Friedrich von Baden. Freiburg i.Br. und Tübingen 1881.

Universität Freiburg (Hrsg.): Die Universität Freiburg ihrem Doktor med. h.c. Ihrer Königlichen Hoheit Luise Großherzogin-Witwe von Baden, Prinzessin von Preussen, zum 80. Geburtstage, 3. Dez. 1918. Freiburg i.Br. 1918.

Universität Freiburg (Hrsg.): Die wichtigsten Bestimmungen über die Verfassung und Verwaltung der Universität Freiburg im Breisgau. Für den Gebrauch der Universitätslehrer zusammengestellt. Freiburg i.Br. 1928.

Universität Freiburg (Hrsg.): Die Albert-Ludwigs-Universität Freiburg 1457-1957. Die Festvorträge bei der Jubiläumsfeier. Freiburg i.Br. 1957.

Universität Freiburg (Hrsg.): Die Ansprachen, Glückwünsche und Ehrungen bei der Jubiläumsfeier. Freiburg i.Br. 1961.

Universität Freiburg (Hrsg.): Entwürfe einer Grundordnung für die Universität Freiburg, zusammengestellt für die erste Lesung in der Grundordnungsversammlung. (WS 1968/69). Masch. Schr. o.J.

Universität Freiburg (Hrsg.): 525 Jahre Albert-Ludwigs-Universität Freiburg im Breisgau. Freiburg i.Br. 1982.

Vedral, Bernhard: Altstadtsanierung und Wiederaufbauplanung in Freiburg i.Br. 1925-1951. Stadt und Geschichte. Neue Reihe des Stadtarchivs Freiburg i.Br. Heft 8. Freiburg i.Br. 1985.

Verschuer, Otmar Frhr. von: Eugen Fischer. In: H. Schwerte und W. Spengler: Gestalter unserer Zeit. Forscher und Wissenschaftler im heutigen Europa. Bd. 2.: Erforscher des Lebens. Oldenburg 1955, S. 272-287.

Verschuer, Otmar Frhr. von: Eugen Fischer zum 80. Geburtstag am 5. Juni 1954. Zschr. f. Morph. u. Anthropologie 46 (1954), 111-112.

Vetter, Walter: Freiburg in Trümmern 1944-1952. Eine Bild- und Textdokumentation. 2 Bde. Freiburg i.Br. 2. Aufl. 1983, 1984.

Vetter, Walter: Freiburg - ein Führer zu Kunst und Geschichte. Freiburg i.Br. 1986.

Vielhaber, Klaus (Hrsg.): Gewalt und Gewissen - Willi Graf und »Die weiße Rose«. Basel, Wien 1964.

Vincke, Johannes (Hrsg.): Freiburger Professoren des 19. und 20. Jahrhunderts. BFWU Band 13, Freiburg i.Br. 1957 (a).

Vincke, Johannes: Joseph Sauer (1872-1949). In: l.c. 109-140. (1957b).

Vincke, Johannes (Hrsg.): Festschrift der Universität Freiburg zur Eröffnung des zweiten Kollegiengebäudes. BFWU Band 25, Freiburg i.Br. 1961.

Vincke, Johannes (Hrsg.): Zur Geschichte der Universität Freiburg. Freiburg i.Br. 1966.

Virchow, Rudolf: Über die Erziehung des Weibes für seinen Beruf. Eine Vorlesung. Berlin 1865.

Vogeleis, M.: Erlebnisse der elsässischen Barmherzigen Schwester Maria Anna Farenbiehler während der großen Revolution. Colmar 1922.

Volk, Peter und Hans-Jürgen Warlo: Gerichtliche Medizin in Freiburg 1407–1970. Arb. a.d. Inst. Gerichtl. Vers. Med. Univ. Freiburg o.J. [ca. 1970], S. 3–19.
Vorländer, Herwart (Hrsg.): Nationalsozialistische Konzentrationslager im Dienste der totalen Kriegsführung. Stuttgart 1978.
Wachinger, Burghart: Heinrich Laufenberg. Verfasserlexikon 2. Aufl., Bd. 5 (1985), Sp. 614–625.
Waninger, J.: Kraske als Chirurg seiner Zeit. Vortrag auf dem Symposium Chirurgie des Rektumkarzinoms 29./30.11.1985. Freiburg i.Br. Manuskript Inst. Gesch. Med.
Warlo, Hans-Jürgen: Medizinische Sachverständige im mittelalterlichen Gerichtswesen der Stadt Freiburg im Breisgau. Med. Diss. Freiburg i.Br. 1970.
Weber, Alfred: Kulturgeschichte als Kultursoziologie. München 1960.
Weber, Michael: Die Geschichte der Orthopädie in Freiburg. Zschr. f. Orthopädie und ihre Grenzgebiete 123 (1985), 79–88.
Wechsler, Patrick: La Faculté de Médecine de »l'Université du Reich« 1941–1945. Med. Diss. Strasbourg 1991
Weech, Friedrich von: Ignaz Schwörer. Badische Biographien. Bd. II. Heidelberg 1875, S. 293–294.
Wegner, Wilhelm: Geschichte der Augenheilkunde in Freiburg. Vortragsmanuskript 28.5.1965. Inst. Gesch. Med.
Wegner, Gunda: Georg von Langsdorff (1822–1921). Med. Diss. Freiburg i.Br. 1989.
Weiers, Gabriele: Entwicklung von Lehrstuhl und Klinik der Hals-Nasen-Ohrenheilkunde an der Universität Freiburg i.Br. Med. Diss. Freiburg i.Br. 1983.
Weiers, Klaus: Geschichte von Lehrstuhl und Klinik im Fach »Haut- und Geschlechtskrankheiten« an der Universität Freiburg im Breisgau. Med. Diss. Freiburg i.Br. 1982.
Weik, Beate: Der Freiburger Rechtslehrer Karl Siegfried Bader. Jur. Seminararbeit SS 1988. Manuskript Inst. Gesch. Med.
Weinacht, Paul-Ludwig: Die politische Nachkriegsentwicklung und die Auseinandersetzungen um den Südweststaat, I: Land Baden. In: Badische Geschichte 1979, S. 208–231.
Weinacht, Paul-Ludwig: Die christliche Arbeitsgemeinschaft in Freiburg i.Br. Freiburger Universitätsblätter 27 (1988), H. 102, S. 53–68.
Weingart, Peter, Jürgen Kroll, Kurt Bayertz: Rasse, Blut und Gene. Geschichte der Eugenik und Rassehygiene in Deutschland. Frankfurt a.M. 1988.
Weisbecker, Ludwig: Ludwig Heilmeyer in momoriam. Improvisationen anläßlich der akademischen Trauerfeier am 10.9.1969. Dtsch. Med. Wschr. 94 (1969), 2657–2658.
Weizsäcker, Viktor von: Johannes von Kries. Frankfurter Zeitung 7.8.1929.
Weizsäcker, Viktor von: Natur und Geist. Erinnerungen eines Arztes. 2. Aufl. Göttingen 1955.
Wenz, Werner, Elisabeth Glatt, Eduard Seidler: Radiologie in Freiburg 1855–1980. Konstanz 1980.
Werber, Wilhelm: Entwicklungsgeschichte der Physiologie und Medizin. 1. Teil. Über Gegensatz, Wendepunkt und Ziel der heutigen Physiologie und Medizin, zur Vermittlung der Extremen, besonders der Allopathie und Homöopathie. Stuttgart und Leipzig 1836.
Werber, Wilhelm: Zeitbewegungen in der Medicin. In: Der Freihafen III. Jg. Altona 1840, S. 176–194, 135–175.
Werber, Wilhelm: Gedächtnisrede auf Friedr. Sigism. Leuckart. Freiburg i.Br. 1845.
Werthmann, Lorenz (Hrsg.): Die Freiburger Lazarette im Völkerkrieg 1914–1915. Im Auftrage des Ortsausschusses vom Roten Kreuz. Freiburg i.Br. 1915.
Westphalen, Raban Graf von: Geschichte der Albert-Ludwigs-Universität Freiburg im Breisgau. Hrsg. v. Rektorat der Albert-Ludwigs-Universität o.J. (ca. 1980).
Wettke, Franz: Arbeitsschwerpunkte der wissenschaftlichen Veröffentlichungen der Medizinischen Klinik zu Freiburg i.Br. in der Zeit von 1824–1909. Med. Diss. Freiburg 1971.
Wetzer, Heinrich Joseph: Die Universität Freiburg nach ihrem Ursprung, ihrem Zwecke, ihren Mitteln und Studienfonds... Freiburg i.Br. 1844.
Weyrich, Günther: Gerichtliche Medizin. In: Vincke 1961, S. 66–68.

Widmann, Horst: Exil und Bildungshilfe. Die deutschsprachige akademische Emigration in die Türkei nach 1933. Bern, Frankfurt a. M. 1973.
Wiedersheim, Robert: Über die Vorbildung unserer akademischen Jugend an den humanistischen Gymnasien. Freiburg i. Br. 1894.
Wiedersheim, Robert: Der Bau des Menschen als Zeugnis für seine Vergangenheit. 4. Aufl. Tübingen 1908.
Wiedersheim, Robert: Heitere Erinnerungen eines Anatomen. In: Festblatt 1911, S. 25–26, 53–55.
Wiedersheim, Robert: Lebenserinnerungen. Tübingen 1919.
Wiedersheim, Robert: Selbstdarstellung. In: L. Grote (Hrsg.), Die Medizin der Gegenwart in Selbstdarstellungen. Bd. 1, Leipzig 1923, S. 207–227.
Wiemers, Kurt: Entwicklung und Aufgabe des Instituts für Anaesthesiologie an der Universität Freiburg i. Br. Freiburger Univ. Blätter 6 (1967), H. 16, S. 33–40.
Wiemers, Kurt: Anaesthesist und Intensivtherapie. Abschiedsvorlesung 14.11.1985. Anaesthesiologie und Intensivmedizin 27 (1986), 166–170.
Wiest, Margarete: Der Schularzt. Ein Beitrag zur Entwicklung der öffentlichen Gesundheitspflege im 19. Jahrhundert. Med. Diss. Freiburg i. Br. 1976.
Wilmans, Karl: Die Entwicklung der badischen Irrenfürsorge mit besonderer Berücksichtigung der Universitäten. Arch. f. Psychiatrie 87 (1929), 15.
Wild, Albert: Die Vereinigten klinischen Universitätsanstalten, ein Gemeinschaftswerk von Land und Stadt. In: Freiburg und seine Universität (1957), S. 100–110.
Winau, Rolf: Euthanasie und Sterilisation. In: Medizin im Nationalsozialismus. Ev. Akademie Bad Boll. Protokolldienst. 23/1982, S. 62–76.
Wissenschaftsrat: Empfehlungen des Wissenschaftsrates zum Ausbau der wissenschaftlichen Einrichtungen. Teil I: Wissenschaftliche Hochschulen. Tübingen 1960.
Wissenschaftsrat: Empfehlungen zur Entlastung der Medizinischen Fakultäten. Dok. 571/63, 2.2.1963, Manuskript. MD.
Wissenschaftsrat: Empfehlungen des Wissenschaftsrates zur Neuordnung des Studiums an den wissenschaftlichen Hochschulen. Bonn 1966.
Wissenschaftsrat: Empfehlungen zur Struktur und zum Ausbau der medizinischen Forschungs- und Ausbildungsstätten. Bonn 1968 (a).
Wissenschaftsrat: Wissenschaftsrat 1957–1967. Bonn 1968 (b).
Wissenschaftsrat: Empfehlungen zur Struktur und Verwaltungsorganisation der Universitäten. Bonn 1968 (c).
Wissenschaftsrat: Empfehlungen zur Struktur und zum Ausbau des Bildungswesens im Hochschulbereich nach 1970. Bonn 1970.
Wissenschaftsrat: Empfehlungen zu Aufgaben Organisation und Ausbau der medizinischen Forschungs- und Ausbildungsstätten. Köln 1976.
Wissenschaftsrat: Empfehlungen zur Verbesserung der Ausbildungsqualität in der Medizin. Köln 1988.
Wöste, Anna-Elisabeth: Arbeiten Karl-Heinrich Baumgärtners im Spiegel seiner Zeit. Med. Diss. Freiburg i. Br. 1964.
Wolgast, Eike: Die Universität Heidelberg in der Zeit des Nationalsozialismus. ZGO 135 (1987), 359–406.
Wollasch, Hans-Josef: Humanitäre Auslandshilfe für Deutschland nach dem Zweiten Weltkrieg. Freiburg i. Br. 1976.
Wollasch, Hans-Josef: Beiträge zur Geschichte der Deutschen Caritas in der Zeit der Weltkriege. Zum 100. Geburtstag von Benedict Kreutz (1879–1949). Freiburg i. Br. 1978.
Wolz, Willi: Aus der Vorgeschichte des Pharmazeutischen Lehrstuhls an der Albert-Ludwigs-Universität Freiburg i. Br. Dtsch. Apotheker-Zeitung 94 (1954), 1147–1148.
Wolz, Willi: Pharmazeutische Ausbildung an der Universität Freiburg im Breisgau und im Oberrheingebiet. BFWU, H. 24, Freiburg i. Br. 1960.
Wolz, Willi: Beiträge zur Geschichte des Pharmaziestudiums an der Universität Freiburg i. Br. Pharmazeutische Zeitung 1954, Nr. 13, 326–332.

Wolz, Willi: Das ehemalige pharmazeutisch-medizinisch-chemische Laboratorium der Universität Freiburg i.Br. Pharmazeutische Zeitung 1954, Nr. 44, 1189–1192.

Wucherer, Guido: Die Heilkunde der Gegenwart und der Zukunft, nebst dem Verhältnisse der Physiologie von K. H. Baumgärtner zu derselben. Stuttgart 1854.

Wuttke, Walter: Medizin, Ärzte, Gesundheitspolitik. In: Borst (1988), S. 211–235.

Zeeden, Ernst Walter: Die Freiburger Universität von der theresianischen Zeit bis zum Übergang an Baden. In: Müller (1972), S. 48–68.

Zehnder, Ludwig: Persönliche Erinnerungen an W. C. Röntgen und über die Entwicklung der Röntgenröhren. Helvetica Physica Acta 6 (1933), 608–632.

Zehnder, Ludwig: W. C. Röntgen. Briefe an L. Jehnder. Zürich 1935.

Zentgraf, Eduard (Hrsg.): Aus der Geschichte der Naturwissenschaften an der Universität Freiburg i.Br. BFWU, H. 18, Freiburg i.Br. 1957.

Ziegler, Ernst: Lehrbuch der Allgemeinen und speziellen pathologischen Anatomie und Pathogenese... Jena 1881.

Ziegler, Ernst: Ueber Myomalacia cordis. Virchow's Archiv 90 (1882), 211–212.

Ziegler, Jürgen: Mitten unter uns. Natzweiler-Struthof: Spuren eines Konzentrationslagers. Hamburg 1986.

Zimmermann, Bruno: Die Entwicklung der Studentenzahlen 1957–1982. In: Univ. Freiburg 1982, S. 76–99.

Zimmermann, Leo: Die Geschichte des Vereins Freiburger Ärzte. In: Verein Freiburger Ärzte. Festschrift zur Feier seines achtzigjährigen Bestehens. Freiburg i.Br. 1927.

Zöllner, Nepomuk: Siegfried J. Thannhauser 1885–1962. Dtsch. Med. Wschr. 88 (1963), 337–340.

Zwölfer, Theodor: Der Vorbehalt der Stadt im Stiftungsbrief Erzherzog Albrechts. Schauinsland 75 (1957), 68–79.

Zutt, Jürgen: Kurt Beringer 1893–1949. Der Nervenarzt 20 (1949), 529–531.

Personenregister

Adami, George 208
Adams, Alfred 431, 455
Adenauer, Konrad 445, 528
Adler, Claus-Peter 508
Adrian, Lord Edgar Douglas 528
Akazaki, Kawelioshi 528
Albers-Schönberg, Heinrich 221
Albrecht VI., Erzherzog von Österreich 21, 23
Altmann, Hans-Werner 350, 465
Aly, Wolfgang 297
Amend, Peter 516
Andlau, Sophie von 82
Anselmino, Karl-Julius 414
Antoni, Hermann 463, 509, 521
Aristoteles 158
Armstrong, Georges 110
Arnold, Christoph 95, 98
Arnold, Friedrich 124, 135, 492
Aschoff, Ludwig 155, 191, 207, 225, 226, 236, 245, 246, 248, 252, 259, 264, 268, 270, 273, 275, 277, 290, 296, 303, 305, 308, 309, 312, 314, 325, 333, 352, 499, 508, 520, 524
Auchter, Wolfgang 431
Austrius, Sebastianus 43, 487
Autenrieth, Wilhelm 195
Avicenna 29
Axenfeld, Theodor 223, 270, 290, 494, 520, 524
Azzo, Arzt 17

Baas, Karl 191
Babo, Lambert von 123, 156, 495, 519, 523
Bacmeister, Adolf 431
Baden, Freiherr von 81
Bader, Franz Josef Lambert 52, 54, 59, 73, 502, 518, 558
Bader, Karl Siegfried 363
Baer, Carl Ernst von 124
Baeyer, Walter von 337
Baeyer, Adolf von 289
Baitsch, Helmut 433, 501, 524
Bär, Ludwig 13

Bargmann, Wolfgang 415
Bartels, Franz Karl 184, 515
Bassenge, Eberhard 509
Bassermann, Friedrich 115
Bätzner, Karl 457, 498
Bauer, Helmut 369
Bauer, Hellmut 512
Baumann, Hans 313
Baumann, Eugen 495, 520
Baumeister, Ludger 503, 512
Baumgartner, Eugen 527
Baumgärtner, Karl Heinrich 92, 96, 112, 114, 119, 127, 133, 166, 171, 176, 190, 502, 504, 510, 519, 523, 529
Bäumler, Christian 168, 186, 211, 212, 236, 497, 502, 504, 519, 520, 523, 529
Beck, Bernhard 167
Beck, Carl Joseph 83, 86, 92, 120, 185, 188, 190, 494, 500, 519, 523
Beck, Chlodwig 500, 520, 521
Becker, Peter Emil 355, 430
Beckmann, Robert 505
Beeser, Heinz 516
Behring, Hans von 310
Beiglböck, Wilhelm 269
Bender, Karl 279, 281, 283, 299, 527
Beneke, Friedrich Wilhelm 163
Benninghoff, Alfred 415
Berger, Mathias 510
Bergfeld, Walther 401, 410
Bergleiter, Rudolf 455
Bergmann, Karl 527
Beringer, Kurt 315, 327, 333, 335, 344, 354, 361, 365, 369, 388, 391, 392, 393, 395, 401, 405, 408, 430, 433, 453, 454, 510, 520
Bernhard von Clairvaux 7
Bernier 389
Bertold II. von Zähringen 3
Bertold V. von Zähringen 6
Betke, Klaus 462
Bickenbach, Otto 340
Bielschowsky, Franz 289, 298, 310, 321
Bilharz, Theodor 149
Billroth, Theodor 159, 174
Binding, Karl 253, 360

Personenregister

Binswanger, Ludwig 528
Bisinger, Georg Heinrich 48
Bismarck, Otto von 245
Bister, Wolfgang 431, 455
Blankenburg, Wolfgang 431, 455
Blaschko, Hermann K. F. 528
Blau, Johann Friedrich 488, 523
Blau, Matthaeus 488, 518, 523
Blechschmidt, Erich 347
Bloch, Emil 185, 187, 251, 500
Bloch, Hubert 461
Blumenbach, Johann Friedrich 124, 198
Bock, Hieronymus 37
Bockenheimer, Stefan 507, 512
Boehm, Rudolf 225
Boerhaave, Herman 51, 61, 292
Boesch, Bruno 471
Bogart, Ludo van 528
Böhm, Franz 391
Böhm, Gundo 310
Böhm, Norbert 508
Bohnenkamp, Helmut 340, 357, 362, 382, 392, 393, 394, 405, 409, 502
Böker, Hans 201, 261, 287, 296, 342
Boll, Franz Christian 202
Bollinger, Heinz 369
Born, Willi 465
Brandis, Hans Joachim von 355
Brandis, Matthias 505
Brauchle, Alfred 375
Braun, Ignaz 509, 523
Braunbehrens, Hans von 357, 366, 512
Breckwoldt, Meinert 460, 499
Bredt, Wolfgang 462, 506, 521
Breymann, Margaretha 234
Brockmann, August Wilhelm 329, 347
Brown, John 80
Brunck, Johann Christoph 47, 487, 488, 518, 522
Brunner, Johann Baptist 9, 53
Buchegger, Franz Anton 126, 492, 519
Buchgeister, Heinrich 326
Buchner, Hans 226
Büchner, Franz 206, 208, 237, 271, 296, 344, 352, 367, 369, 380, 391, 393, 395, 404, 407, 409, 436, 453, 456, 465, 467, 508, 520, 529
Bumke, Oswald 236
Buochheim, Wernher von 17
Burdach, Karl Friedrich 88
Bürger-Prinz, Hans 337
Burkhard, Hermann 527
Buß, Franz Joseph 161

Callixtus III. 21
Carus, Carl Gustav 132, 136, 139
Chaquin, Agatha 169
Chiari, Ottokar 251
Christ, Bodo 493
Churchill, Winston 376
Claus, Adolf 156
Clauser, Günter 430, 510
Colin, Oswald 47
Conradi, Johann Wilhelm 139
Constantinus Africanus 28
Cremerius, Johannes 431, 510
Cuvier, George 124
Czerny, Vinzenz 159, 189, 236, 497

Dalldorf, Gilbert 528
Darwin, Charles 114, 138, 146, 201
Daschner, Franz 517
de Bary, Heinrich Anton 155, 519
de Bury, Richard 24
de Haen, Anton 56
de l'Escaille, Claude 49, 488
de la Camp, Oskar 173, 215, 236, 248, 268, 273, 274, 281, 423, 502, 504, 505, 520, 524
Decker, Karl 439, 495, 520
Degkwitz, Rudolf 455, 510
Deimling, Otto von 508
Demeter, Ignatius 161
Demuth, Emil 527
Derwort, Albert 455
Deus, Bruno 516
di Guglielmo, Giovanni 528
Dienheim, Johann Wolfgang von 45, 487
Dieggen, Paul 191, 220, 290, 499, 527
Dietz, Werner 459, 512
Dietze, Constantin von 368, 390, 395
Diez, Karl Augustin 127, 138, 176, 190, 510
Discher, Raimund 451
Döderlein, Gustav 414
Dold, Hermann 268, 343, 348, 381, 393, 460, 506, 520
Dominka, Winfried 516
Drevermann, Ernst Paul 263
Druckrey, Hermann 501
Düker, Jürgen 515
Dulle, Ernst-Heinrich 414, 459
Dungern, Emil Frh. von 527
Duras, Fritz 268, 310, 351
Dürer, Albrecht 44
Dusch, Theodor von 172, 228

Ecker, Alexander 79, 116, 143, 149, 196, 236, 258, 332, 492, 501, 509, 519, 529
Ecker, Johann Matthias Alexander 73, 77, 78, 85, 86, 89, 91, 93, 96, 99, 110, 117, 133, 197, 497, 519, 523, 529

Personenregister

Eckstein, Albert 356
Eden, Rudolf 263
Egeno III., Graf von Urach 16
Egeno IV., Graf von Urach 6
Egermaier, Johann Ignaz 47, 488
Egermaier, Maximilian Heinrich 488, 522
Egg (Eck), Katharina 57, 64, 104
Ehrich, Wilhelm 528
Ehrlich, Paul 267
Ehrmann, Klara 235
Eichholtz, Fritz 264
Eichler, Walter 347
Eichrodt, Ludwig 212
Eitel, Hermann 284, 307, 516, 527
Elbel, Herbert 351, 514
Elert, Reinhold 458, 499
Emig, Friedrich 354
Emminghaus, Hermann 178, 234, 510, 520
Enders, Alfred 348
Enke, Helmut 431, 510
Eppinger, Hans 268, 288, 423, 502
Ercole III. Rinaldo, Herzog von Modena 73
Esau, Abraham 527
Eschbacher, Georg 238, 526
Eschler, Josef 419, 515
Estienne, Charles 37, 38, 492
Eucken, Walter 368, 369, 388, 405
Evans, Herbert M. 527

Faber, Fritz 338, 354, 393, 394, 409, 515
Falbisaner, Otto 516
Falkenburger, Frédéric 416, 501
Falkenburger, Paul 389
Farthmann, Eduard H. 497, 521
Faust, Clemens 455
Fautsch, Johannes 47, 487, 522
Fehrenbach, Konstantin 276
Fehrle, Eugen 301, 304
Feldberg, Wilhelm 528
Ferdinand I., Erzherzog von Österreich 34
Ferdinand II., Erzherzog von Österreich 37
Ferdinand, Erzherzog von Österreich 74
Feuchtersleben, Ernst von 132
Fickler, Hugo 285
Finke, Heinrich 252
Fischer, Eugen 201, 257, 286, 330, 332, 360, 492, 501, 520, 527
Fischer, Hans 423
Flaig, Heinrich 516

Fleckenstein, Albrecht 432, 463, 509, 520
Flexner, Abraham 274
Fliess, Wilhelm 186
Föllinger, Elisabeth 234
Forster, Balduin 514
Francis, Thomas 528
Frank, Johann Peter 51, 110, 162, 529
Frank, Karl 528
Franken, Herman 413, 499
Franz II., Kaiser von Österreich 78
Frauenfeld, Gregorius 487
Freud, Sigmund 186, 229
Freyburger, Bernhardinus 487
Friedebach, Franz 516
Friedrich I., Großherzog von Baden 144
Friedrich II. von Hohenstaufen 16
Friedrich II. von Preußen 373
Friedrich III. Römisch-Deutscher Kaiser 24
Friedrich, Walter 193, 221, 249, 496
Fritschi (Fritsche), Johann Baptist 128
Fromherz, Carl 92, 123, 495, 519, 523
Frommhold, Hermann 513
Frotscher, Michael 493
Fuchs, Leonhart 37
Führer, Hermann Georg 264
Fuld, Heinz 313
Funke, Otto 143, 202, 509, 519, 523
Fürstner, Karl 228
Furtler, Max 528

Gabler, Johann Christian 47
Gaca, Adalbert 457
Gädecke, Roland 462
Gageur, Otto 527
Galenos 28, 38
Galen, Clemens Graf von 367
Gall, Franz Josef 78, 136, 174
Gaupp jr., Robert 352, 355
Gaupp, Ernst 201, 236, 261
Gauß, Carl Josef 193, 221, 226, 512
Gebhard, Franz Karl Anton 52, 62, 492, 497, 509, 518, 519, 523
Gebsattel, Viktor-Emil Frhr. von 430
Geiger, Klaus 491
Gelderblom, Constance 234
Gerhardt, Carl 215
Gerhardt, Kurt 433, 501
Gerlach, Eckehart 432
Gerok, Wolfgang 502, 520, 521
Gerriets, Hans 421
Gerschler, Woldemar 435
Gesner, Conrad 45
Gilie, Peter 19
Gleiß, Maria 234

Gloterer, Paulus 19
Goebbels, Joseph 339
Goeppert, Sebastian 511
Goerdeler, Carl 369
Goerttler, Kurt 415, 438, 439, 445, 467, 492, 520
Goethe, Johann Wolfgang von 89, 136, 265
Goette, Kurt 394
Goldmann, Edwin Allan 181
Göpfert, Herbert 432, 509
Göppert, Hans 430, 431, 455, 510
Gottstein, Adolf 356
Gottstein, Werner 356
Götz, Paulus 487, 522
Götze, Wolfgang 515
Grab, Werner 348
Graefe, Albrecht von 153, 290
Graf, Willi 369
Greger, Rainer 463, 509
Greiffenegg, Hermann von 52, 74
Griesinger, Wilhelm 149, 176
Gröber, Conrad 315, 365
Grote, Louis R. 375
Gruber, Karl 241, 278, 280
Gruhle, Hans W. 337
Grumbrecht, Paul 355
Grundmann, Ekkehard 465
Grupp, Günter 463
Grützner, Peter 494
Günther, Hans F. K. 332
Guotleben, Peter 18
Gütermann, Ludwig 527

Haal, Josef 305, 331
Haarstrick, Johann Michael 62, 492, 497
Haas, Erwin 396, 516
Haas, Richard 461, 506, 520
Hachberg, Heinrich von 19
Hack, Wilhelm 182, 186, 500, 501
Hahn, Fritz 463, 508
Hahn, Martin 164, 226, 246, 460, 506, 520
Haller, Otto 506
Hammer, Wilhelm von 496
Hartline, Haldane Keffer 528
Harvey, William 48
Hasse, Joachim 498
Hassler, Rolf 355, 528
Hattingberg, Immo von 394, 430
Hau, Theodor F. 431, 510
Häupl, Karl 528
Hauptstein, Peter 355, 394
Hausen, Harald zur 462, 506
Häussler, Siegfried 460

Hebel, Johann Peter 199
Hecker, Carl Friedrich 115, 118, 128, 159, 188, 497, 519, 523
Hegar, Alfred 162, 174, 185, 193, 218, 236, 286, 393, 414, 499, 519, 520, 523, 529
Hegar, Karl 162, 393, 394, 413
Heideborn, Manfred 515
Heidegger, Martin 296, 303, 314, 323, 328, 333, 336, 357, 395
Heidenreich, Otto 463
Heilmeyer, Ludwig 394, 411, 421, 423, 428, 430, 453, 456, 467, 502, 520
Heinemann, Käthe 352
Heinrich (Löwe?), Arzt 16
Heiß, Robert 431
Heister, Lorenz 61
Heite, Hans-Joachim 465
Helbling, Honoratus 47
Helbling, Johann Caspar 38, 487, 492, 497, 522
Helbling, Johann Caspar jun. 488, 518, 522
Hellige, Fritz 527
Hellpach, Willi 280
Helmholtz, Hermann von 203
Helmling, Georg Ulrich 47
Helmont, Johann Baptist van 47
Hemmerlin, Peter 19
Henckel, Karl 330
Henrich, Ernst 38
Herr, Aloys 126
Herrenknecht, Wilhelm 184, 251, 270, 296, 303, 315, 515, 526
Hertting, Georg 463, 508
Hess, Walter Rudolf 528
Heubner, Otto 172
Hevesy, Georg Karl von 257, 316, 528
Heyers, G. R. 430
Heymann, Walter 310, 321, 357
Hilda, Großherzogin von Baden 172, 217, 315
Hildebrand, Friedrich Hermann 155, 519
Hillemanns, Hans-Günther 460, 499
Hillern, Wilhelmine von 202
Hindenburg, Paul von 274
Hippke, Erich 349, 367
Hippokrates 24, 27, 28, 82, 292
Hirsch, Carl 170, 215, 504, 505
Hirsch, Max 359
Hitler, Adolf 299, 326, 334, 360, 363, 365, 372
Hoche, Alfred Erich 180, 225, 228, 248, 253, 270, 273, 296, 299, 303, 304, 319, 321, 330, 335, 360, 430, 510, 520, 524
Hoepke, Hermann 408

Hoffmann, Erich 249
Hoffmann, Günter 513
Hoffmann, Hermann 336
Hoffmann, Paul 265, 296, 303, 319, 326, 347, 388, 393, 395, 462, 509, 520
Hohage, Roderich 510
Hohenstein, Georg 487, 518
Hollander, Alfred 342
Holm, Claus 500
Holsboer, Florian 510
Hölterscheidt, Hans 451
Holzapfel, Albertus 518
Holzer, Helmut 438, 495, 520
Holzlöhner, Ernst 407
Homburger, August 337
Honold, Guido 369
Hooke, Robert 134
Hosemann, Gerhard 223
Huber, Bernhard 40
Huber, Johann Baptist 516
Huber, Johann Michael 94, 516
Huber, Richard 459
Hufeland, Christoph Wilhelm 86, 109
Hug, Leonhard 81
Humboldt, Wilhelm von 86
Hummel, Konrad 369, 460
Hummel, Matthaeus 23, 32, 487, 522
Hungerland, Heinz 357
Husemann, Friedrich 285

Ihlenfeld, Günter 458, 498
Illig, Leonhard 465
Irisawa, T. 527
Ittner, Joseph Albrecht von 81, 83, 90
Ittner, Franz von 88

Jacobi, Eduard 182, 249, 501
Jacobi, Johann Georg 77, 81
Jahn, Dietrich 357
Jahn, Friedrich Ludwig 325
Janssen, Sigurd 264, 296, 327, 348, 388, 393, 399, 408, 463, 508, 520, 524
Jantz, Hubert 355, 382
Jaspers, Karl 442, 453
Jenke, Martin 289, 357
Jenner, Edward 82
Johannitius 28
John, Ferdinand 329, 355, 394
Jonas, Ottomar 354, 413
Joseph II., Deutscher Kaiser 51, 52, 64, 67, 79, 84
Jung, Richard 265, 355, 418, 434, 453, 454, 507, 510, 520
Jungermann, Kurt 501
Just, Hanjörg 502, 521

Kageneck, Gräfin von 82
Kahlden, Clemens von 190, 514
Kahler, Otto 188, 251, 270, 296, 305, 315, 322, 353, 393, 416, 500, 520
Kalkoff, Karl Wilhelm 464, 501, 520
Kaltenbach, Rudolf 171, 219, 220
Kant, Immanuel 121, 204, 265
Kapfhammer, Josef 267, 288, 296, 303, 314, 327, 348, 352, 393, 401, 495, 520
Kapp-Schwoerer, Hermann 512
Kappert, Heinrich 515
Kappes, Johanna 234
Karitzky, Bruno 355
Karl, Großherzog von Baden 91
Karl Friedrich, Großherzog von Baden 74
Karl V., Römisch-Deutscher Kaiser 16
Karle, Veit 69, 497
Kast, Alfred 215
Katsunuma, Seizo 528
Kaufmann, Ferdinand 527
Kaufmann, Raimund 451
Kehr, Käthe 234
Keibel, Franz 201, 245, 260
Keiderling, Walter 429, 513
Keller, Friedrich 512
Keller, Ludwig 414, 492
Keller, Max 389
Keller, Philipp 310, 319, 320
Keller, Walter 418, 461, 467, 505
Kerber, Franz 301
Kern, Eduard 314
Kerner, Georg 527
Kerp, Lothar 503
Keul, Josef 503
Kiliani, Heinrich 194, 495, 520, 526
Killian, Gustav 181, 187, 236, 500
Killian, Hans 356, 371
Kindt, Hildburg 510
Kirn, Ludwig 177, 190, 510
Kitzing, Peter Olaf 500
Kiyono, K. 270
Klar, Rüdiger 437, 496
Kleihues, Paul 508
Kleine, Norbert 516
Kleist, Karl 528
Kleist, Sabine von 496, 501, 521
Kluthe, Reinhold 503
Kneer, Max 220, 458, 499
Knoll, Konrad 33, 487, 522
Knoop, Georg Franz 194, 256, 266, 495, 520
Kobelt, Georg Ludwig 198, 492, 519
Koch, Robert 222, 423
Koelliker, Albert von 201
Koenigsfeld, Harry 310, 318, 358, 433

Köfferlin, Johann Heinrich 488, 518, 522, 523
Kohl, Fritz 527
Kohler, Albert 512
Kohlrausch, Wolfgang 351
Kommerell, Guntram 494
Könn, Günter 465
Konstantin der Große 4
Körbitz, Alfred 527
Korinthenberg, Rudolf 505
Kownatzki, Eckhard 501
Kraepelin, Emil 336
Krainick, Horst Günther 451, 462
Krämer, David 487, 522
Kraske, Paul 159, 189, 222, 235, 245, 261, 497, 520, 524
Kraus, Friedrich 215
Krause, Franz 313
Krauß, Erich 289, 296
Krauß, Hermann 263, 437, 456, 467, 497, 520
Kräuter, Richard 285
Krayer, Otto 528
Krebs, Adolf 397
Krebs, Engelbert 309
Krebs, Hans Adolf 257, 289, 298, 310, 313, 315, 528
Krekeler, Gisbert 515
Kreutz, Werner 435, 496, 520
Kries, Johannes von 158, 203, 245, 248, 265, 509, 520, 524
Krönig, Bernhard 193, 221, 225, 226, 249, 286, 459, 499, 520
Kröpelin, Traute 503, 512
Kuenzer, Michael 95
Kuhn, A. 366
Kühn, Hans Adolf 350
Kulm, Johann Adam 61
Kuner, Eugen H. 497
Künzer, Wilhelm 462, 505, 520
Küpferle, Leopold 193, 512
Küppers, Egon 305
Kußmaul, Adolf 139, 143, 152, 175, 176, 187, 206, 210, 231, 236, 240, 502, 510, 519, 523
Küster, Ernst 223

Lacant, Jacques 389, 400, 413, 414
Ladner, Hans-Adolf 512, 513
Laënnec, René Th. L. 133
Lampe, Adolf 368
Landau, Max 270
Langendorff, Hanns 350, 435, 496
Langerhans, Paul 200
Langsdorff, Georg Viktor von 184, 515

Lanz, Titus von 415
Latschenberger, Johann 156
Laufenberg, Heinrich 17
Laumayer, Anton 492, 509, 519, 523
Lavater, Johann Caspar 136
Lemke, Karl 396, 516
Leonardo da Vinci 41
Leopold, Großherzog von Baden 114
Leube, Hede 351
Leuckart, Friedrich Sigismund 119, 124, 190, 198, 492, 509, 519, 523
Lexer, Erich 189, 261, 353, 497, 520
Liebegott, Gerhard 350, 433
Liebermeister, Gustav 193
Liebig, Justus von 123, 156
Linde, Horst 420, 424, 426, 528
Linné, Carl 61
Lipp, Franz Joseph 52, 62, 73, 495
Lister, Joseph 159
Loeser, Arnold 348
Löhle, Erwin 500
Löhlein, Walter 290, 296, 301, 303, 308, 324, 494, 520
Löhr, Georg Wilhelm 502
Lorenz, Adolf 279, 282, 346, 421, 424, 426
Loßnitzer, Heinz 432
Louis XIV 6, 35
Lücking, Carl Hermann 434, 507
Ludendorff, Erich 248, 526
Ludwig, Carl 203
Ludwig I., Großherzog von Baden 91, 95
Ludwig II., Großherzog von Baden 174
Luise, Großherzogin von Baden 144, 248, 526
Lydtin, August 163, 526
Lynen, Feodor 528

Maas, Dieter 503
Maas, Hermann 159, 497, 519
Macher, Egon 465
Machleidt, Michael 516
Mackensen, Günter 224, 399, 467, 494, 520, 521
Mac Master, Gilbert 278
Mai, Franz Anton 77
Maier, Rudolf 45, 143, 149, 155, 162, 190, 236, 506, 508, 523
Manasse, Otto 321
Mänlin, Fridolin 487, 522
Manz, Wilhelm 153, 236, 494, 519, 520, 523
Marchionini, Alfred 298, 303, 319, 321
Marget, Walter 462
Maria Theresia, Kaiserin von Österreich 50, 57, 67

Marquardt, Peter 419
Marschall von Bieberstein, Fritz Frhr. v. 300, 309
Marum, Ludwig 282, 323, 526, 527
Mathilde von der Pfalz 23
Matthes, Max 516
Matthys, Heinrich 503
Mattioli, Petro Andrea 37
Maximilian I., Römisch-Deutscher Kaiser 34
Maximov, Alexander 207
Mayer, August 220, 414, 458
Mayer von Mayern, Franz Ferdinand 61, 492
Mayer-Groß, Willy 337
Mayr, Julius Karl 341
Mecke, Dieter 520
Meckel d. J., Johann Friedrich 119, 124
Mederer und Wuthwehr, Matthaeus von 62, 67, 73, 197, 497, 518, 523, 525
Meeßen, Hubert 350
Meinecke, Friedrich 273
Meissner, Georg 201, 509
Meister, Josef 526
Melnikow-Raswedenkow, Nikolai Fedorovich 207
Mendel, Gregor 359
Menzinger, Franz Ignaz 63, 495, 518, 519, 523, 529
Mercy, Franz von 34
Merian, Philipp 170
Meroth, Oscar 413
Mertelsmann, Roland 502
Mesmer, Franz Anton 89, 131
Metschnikoff, Elie 208
Metz, Friedrich 331
Meyer, Georg 37, 487, 518, 522
Mielke, Fred 406
Mikulicz-Radecki, Felix von 414
Milne-Edwards, Henry 135
Mitamura, Tokushiro 278
Mitscherlich, Alexander 406
Mittermaier, Richard 353
Mobitz, Woldemar 340
Mocellin, Rolf 505
Mock, Jakob 37, 38, 487, 522
Mölfeld, Leopold Johannes 33, 487
Möllendorff, Milie von 286
Möllendorff, Wilhelm von 286, 296, 297, 298, 299, 303, 305, 314, 315, 340, 342, 524
Morawitz, Paul 217, 504
Morell, Theodor 227
Morgagni, Giovanni Battista 80
Morin, Ferdinand 518, 519, 523
Morton, William 126

Moser, Ernst 513
Moser, Karl Augustin 71, 88, 509
Moser, Rosel 439
Mühlhäuser, Melchior 487, 518
Müller, Anton 502, 519
Müller, Friedrich von 289, 423
Müller, Hans 348
Müller, Johannes 92, 132, 135, 507
Müller, Johannes 506
Müller, Max 329
Mundinger, Fritz 507
Münzmeister, Conrad 17
Musshof, Karl 513
Mutschler, Hans-Heinz 352, 356, 458, 498
Mutschler, Maria Monika 69

Nagel, Willibald A. 206
Nägeli, Otto 423
Nägeli, Wilhelm Carl 525
Napoléon Ier 74, 94, 161
Nauck, Ernst Theodor 260, 329, 342, 352, 359, 392, 393, 395, 409, 492, 520
Naumann, Friedrich 334
Neisser, Albert 183
Nessler, Wolfgang 516
Neumann-Häfelin, Dieter 506
Neutard, Erich 503, 512
Nissen, Rudolf 263, 315
Nissl, Franz 336
Nißle, Alfred 195, 227, 267, 330
Nitschke, Alfred 357, 418
Noeggerath, Carl Temmermann 156, 174, 218, 247, 250, 270, 278, 296, 303, 314, 344, 356, 366, 369, 393, 401, 416, 417, 505, 520, 529
Nothnagel, Carl Wilhelm Hermann 167, 186, 292, 504
Nötzel, Hugo 465, 508
Nueffer, Aloys 88, 492, 525

Obermaier, Hugo 527
Oberst, Adolf 512
Oberst, Maximilian 223
Oehler, Georg 194, 223
Oehlert, Wolfgang 465
Oettgen, Herbert F. 501
Oken, Lorenz 87, 89, 118, 134, 197, 199
Oltmanns, Johann Friedrich 224
Opitz, Erich 249, 270, 273, 274, 282, 286, 459, 499, 520
Orth, Johannes 208
Ostendorf, Friedrich 241, 280
Ostertag, Christoph B. 507
Östricher, Sebastian 43, 487
Ottenstein, Berta 235, 310, 319, 320

Paal, Hermann 393, 394
Pakheiser, Theodor 331
Pankow, Otto 226, 285, 296, 299, 303, 459, 499, 520
Pannewitz, Günther von 512
Paracelsus 38, 292
Paulos von Aigina 43
Pauwels, Friedrich 528
Pein, Karl-Heinrich von 358
Pentimalli, Francesco 527
Perleb, Karl Julius 84
Pertz, Arthur 193, 512
Peter, Hans-Hartmut 503
Peters, Gerd 350
Pettenkofer, Max von 162
Pfaundler, Meinhard von 217
Pfeilschifter, Georg 245
Pfister, Rudolf 464, 501
Pfleiderer, Albrecht 460, 499, 521
Pfost, Georg Jacob 88, 509, 529
Pfunder, Alfred 401
Pichotka, Josef 350, 462
Pick, Ludwig 343
Pinel, Philippe 81
Planck, Max 259
Podewils, Torsten Hünke von 516
Poeck, Klaus 455
Politzer, Adam 185
Pollak, Stefan 514
Popper, Hans 528
Preiß, Johann Franz 49, 488, 518
Preiß, Johann Paul 488, 518
Priebe, Hans-Joachim 491
Provençal, Henri de 488
Purkinje, Johannes Evangelista 135
Puff, Alexander 439
Putz, Reinhard 199, 434, 493

Raiser, Ludwig 443
Rakosi, Thomas 515, 521
Rauch, Cornelius 516
Rautmann, Hermann 268, 351
Rebel, Hans Hermann 337
Recklinghausen, Friedrich von 207
Reerink, Hendrik 194, 223, 512
Rehm, Hans 252, 413, 467, 515
Rehn, Eduard 263, 287, 292, 296, 300, 305, 307, 315, 327, 355, 382, 391, 393, 497, 520
Reichelt, Achim 498
Reil, Johann Christian 86
Rein, Hermann 266, 408
Reindell, Herbert 358, 428, 435, 502, 503, 512
Reinwein, Helmuth 505, 512

Reisch, Gregorius 41
Reissner, Ildefons 437
Reither, Werner 515
Remmele, Adam 279, 280, 323, 526, 527
Remy, Eduard 348
Rhazes 29
Ribbert, Hugo 207
Richter, Hermann Eberhard 237
Ricker, Gustav 210, 270
Riechert, Traugott 418, 454, 507, 520
Riecker, Otto Erich 353, 416
Riotte, Georg 348
Risse, Otto 333, 496, 512
Ritschl, Georg Wilhelm Alexander 189, 262, 297, 498
Ritter, Gerhard 365, 368, 390
Rodecker, Franz Carl Anton 62, 74, 492, 518, 523
Rodecker, Joseph Anton Lambert 492
Roelans von Mecheln, Cornelius 43
Roller, Christian Friedrich 174
Roller, Johann Christian 174
Romberg, Ernst 423
Rominger, Erich 226, 247, 356, 528
Röntgen, Wilhelm Conrad 192
Roos, Ernst 215, 225
Röschlaub, Andreas 88
Röse, Carl 184, 515
Rösslin, Eucharius 44
Rost, Georg Alexander 249, 270, 276, 296, 303, 310, 319, 501, 520
Rotteck, Carl von 74, 91, 115, 117
Rotteck, Julius von 118, 128, 167
Rotter, Wolfgang 350, 382
Rüde, Erwin 501
Rüdin, Ernst 335
Ruffin, Hanns 354, 430, 431, 433, 454, 467, 510, 520, 524
Ruppius, Johann Carl 126

Sachs, Julius 155
Salge, Bruno 174, 217, 247, 505
Sandhaas, Carl 136
Sandritter, Walter 466, 479, 508, 520
Sarre, Hans J. 417, 436, 460, 503, 504, 520
Sasse, Dieter 493, 521
Sauer, Joseph 296, 300, 304, 307
Sauerbruch, Ferdinand 263, 382
Schacht, Renate 439
Schadewaldt, Wolfgang 302, 304
Schaefer, Hans-Eckart 508
Schaeuble, Johann 331, 347, 416, 433, 501
Schaffroth, Johann August Gottlieb 87, 110, 112, 190, 502, 519, 523

Schauwecker, Frank 451
Scheel, Gustav Adolf 333
Scheiner, Christoph 36
Schelenz, Hermann 527
Schelling, Friedrich Wilhelm 87, 121, 124
Schelsky, Helmut 469
Schemann, Ludwig 330
Schenck, Eduard 455
Schenck von Grafenberg, Johann 38, 45
Schill, Joseph Markus 63, 65, 502, 518, 523
Schiller, Bernhard 41, 487
Schiller, Joachim 41, 181
Schilli, Wilfried 515, 517, 520
Schilling, Karl 512
Schilling, Rudolf 353, 500
Schinzinger, Albert 153, 161, 182, 494
Schlegel, Matthias 164
Schleiden, Matthias 135
Schlippe, Josef 396
Schlosser, Volker 497
Schloßmann, Arthur 173
Schmiderer, Josef Ignaz 63, 88, 502, 518, 519
Schmidt, Hans 527
Schmidt, Paul Wilhelm 355
Schmidt, Rolf 329, 357
Schmiedeberg, Oswald 224
Schmorell, Alexander 369
Schmutzler, Wolfgang 463
Schneider, Carl 336
Scholler, Karl-Ludwig 491
Schollmeyer, Peter 503, 504
Schönheimer, Rudolf 256, 310, 317
Schönholz, Ludwig 310, 321, 512
Schönlein, Johann Lukas 91, 139, 198, 292
Schöpf, Erwin 465, 501
Schottelius, Max 163, 236, 460, 506, 520
Schreiber, Siegfried 382, 515
Schridde, Hermann 236
Schröder, Robert 338, 528
Schroeder, Carl 228
Schrömbgens, Hans Heinz 460
Schubothe, Helmut 350, 429, 503
Schüle, Adolf 182, 189, 351, 499, 514
Schüle, Heinrich 176
Schüle, Wilhelm 143
Schuler, Karl 527
Schüller, Joseph 264
Schultze, Carl August Sigmund 92, 117, 119, 134, 492, 509, 519
Schulze, Werner 464
Schumacher, Joseph 352, 393, 394, 467, 499
Schumacher, Martin 437, 496, 507, 512

Schütz, August Jakob 109, 112, 171, 190, 504, 519
Schwaiger, Max 497
Schwann, Theodor 125, 135
Schwartz, Philipp 320
Schwörer, Ignaz 92, 121, 128, 152, 161, 190, 441, 499, 519, 523
Schwoerer, Viktor 526
Seeger, Wolfgang 507
Seidler, Eduard 464, 499, 521
Seiffert, Walter 331
Seitz, Ludwig, 249
Sellheim, Hugo 220, 236
Shambaugh, George E. 528
Siburg, Friedrich-Wilhelm 480, 516
Siebold, Carl Theodor Ernst von 124, 198, 509, 519
Siegemundin, Justine 441
Siegert, Friedrich 339, 393, 394, 409, 413, 499
Sigmund, Erzherzog von Österreich 25
Simon 334
Simon, Hermann 354
Simpfendörfer, Wilhelm 528
Simpson, James Young 159
Snewlin, Johannes 8
Soetbeer, Mathilde 321
Sommer, Johannes 347
Sommerkamp, Horst 498
Spann, Wolfgang 433, 474, 514, 520, 528
Spemann, Hans 256
Spiegelberg, Otto 152, 218, 499, 519
Spillner, Gerhard 498
Staehle, Anna 440
Stalling, Heinrich 527
Staravasnig, Georg Karl 63, 69, 502, 509, 518, 523
Starke, Klaus 463, 508, 521
Staubesand, Jochen 438, 493, 521
Staudinger, Hansjürgen 257, 350
Staudinger, Hermann 256
Steim, Hugo 521
Steinlin, Hansjürg 480
Stratton, Henry M. 528
Straub, Walther 174, 224, 247, 248, 263, 508, 520
Strauss, Nicolaus 516
Strehl, Egid 516
Streitstaimer, Gallus 37, 487, 518, 522
Strobel, Philipp Josef 54, 488, 518, 523
Ströder, Josef 315
Stromeyer, Georg Friedrich Louis 116, 125, 161, 188, 497, 519
Stroomann, Gerhard 225
Strub, Jörg 515
Strunk, Peter 455, 510

Struve, Gustav 115
Struwe, Friedrich Ernst 462, 505, 512
Stühmer, Alfred 341, 344, 355, 393, 432, 464, 501, 520
Stutz, Ernst 435, 457, 512
Sudhoff, Karl 191
Süss, Wilhelm 367
Sutor, Anton 505
Swederus, Johannes 17
Swieten, Gerard van 51, 56, 61
Szent-Györgi, Albert von 316

Taege, Karl 249
Tawara, Sunao 208
Tecklenborg, Erwin 369, 439
Teirich-Leube, Hede 439
Tellenbach, Gerd 445
Thannhauser, Siegfried 257, 288, 292, 296, 298, 310, 313, 357, 410, 423, 502, 527
Thiessen, Peter 413
Thiessenhausen 302
Thiry, Carl Rudolf 185, 500, 526
Thoden, Uwe 507
Thomas, Karl 527
Thomas, Ludwig 168, 215, 224, 234, 440, 504, 505, 519, 520
Tiedemann, Friedrich 197
Tönnies, Jan-Friedrich 528
Trendelenburg, Friedrich 264
Trendelenburg, Paul 264, 508
Trendelenburg, Wilhelm 206
Troschke, Jürgen von 511
Trunk, Gustav 280
Turenne, Henri de la Tour d'Auvergne 34
Türing von Hallwil 23

Uhlenhuth, Paul 267, 273, 274, 296, 303, 307, 343, 423, 460, 506, 520, 524, 529
Uhlmann, Erich 310, 319, 320
Ulsen, Dietrich 43, 487
Urach, Grafen von 6, 9

Vauban, Sebastien le Prestre de 9, 35
Veil, Wolfgang 412, 423, 430
Verzar, Fritz 528
Vesal, Andreas 37, 38, 41, 150, 492
Vetter, Gustav 527
Vicari, Franz Joseph 488, 518, 523
Vicari, Hermann von 161
Vicari, Johann Jacob Franz 48, 488, 523
Viethen, Albert 357
Virchow, Rudolf 114, 118, 124, 145

Vivell, Oskar 462
Vogel, Julius 139
Vogel, Wolfgang 491
Vogt, Arnold 506
Vogt, Cécile 527
Vogt, Oskar 527
Voigt, Karsten 507, 512
Volhard, Franz 411, 417, 423, 527
Volk, Benedikt 508, 521
Volkmann, Richard von 222
Volz, Robert 118
Voß, Hermann 527

Wacker, Otto 313, 347
Wagner, Gerhard 338
Wagner, Mathilde 235
Wagner, Robert 301
Waldenström, Jan Gösta 528
Waller, Hans Dierck 528
Walter, Edward 437, 496
Walter, Jacobus 487, 518, 522
Walther, Arzt 17
Wänker, Anton von 111
Wannenmacher, Michael 513, 517, 521
Warburg, Emil 192
Warburg, Otto 316
Wartenberg, Robert 298, 310, 318
Wasielewski, Eberhard von 369
Watzka, Max 415
Weber, Arthur 528
Wegner, Wilhelm 290, 329, 339, 341, 343, 344, 357, 393, 467, 494, 520
Weil, Rudolf 451
Weinbrenner, Friedrich 95
Weisbecker, Ludwig 411
Weismann, August 157, 201
Weiß, Ferdinand 95, 108, 110
Weissegger, Johann Maria 77
Weizsäcker, Viktor von 204, 205, 226, 336, 453
Welcker, Carl Theodor 115
Wentzinger, Johann Christian 58, 64
Wenz, Werner 435, 512, 521
Werber, Anton 167
Werber, Wilhelm 127, 130, 138, 167, 176, 190, 504, 510, 519
Werthmann, Lorenz 527
Wetzel, Heinrich 516
Wetzel, Carl Theodor 117
Weyrich, Günther 433, 467, 514
Wezler, Karl 463, 528
Widmann, Johann 487
Wiedow, Wilhelm 162
Wiedersheim, Robert 200, 232, 235, 236, 245, 248, 492, 520, 524

Wieland, Heinrich 256, 503, 516, 527
Wieland, Hermann 264
Wiemers, Kurt 437, 491
Wilbrand, Johann Bernhard 88
Wilhelm II., Deutscher Kaiser 245
Wilhelm, Rudolf 356, 458, 498
Wilmanns, Karl 336
Wimhöfer, Heinrich 459, 499, 520
Windaus, Adolf 236, 256
Winslow, Jakob 61
Winterer, Otto 105, 144, 217
Wirsching, Heiner 369
Wirsching, Michael 510
Wirth, Joseph 276
Witebski, Ernst 528
Witschel, Heinrich 494
Wittekind, Dietrich 438, 493
Wohleb, Leo 398, 423
Wolf, Nikolaus 369
Wolf, Ulrich 501

Wolf, Willi 220, 414, 424, 459, 499, 520
Wolfart, Wilhelm 457, 498
Wolff, Caspar Friedrich 134
Wucherer, Gustav 119
Wülberz, Joseph Benedikt 63, 518
Wulff, Erich 451
Wunderlich, Karl Reinhold August 169

Zähringen, Herzöge von 3
Zehnder, Ludwig 192, 236
Zengerle, Caspar 60, 73
Ziegler, Ernst 206, 508, 520, 523
Ziegler, Kurt 217, 270, 296, 303, 358, 393, 416, 504, 520
Zinck, Johannes 487
Zollinger, Hans Ulrich 466, 508, 520
Zöllner, Fritz 416, 500, 520
Zürcher, Stefan 516
Zweifel, Paul 221
Zwirner, Ruprecht 451

Sachregister

Abteilungen der Fakultät 418
Abteilungen im Klinikum 482
Aktion T4 363
Allgemeinmedizin 460
American Friends Service 403
Anaesthesiologie 437, 457, 491
–, Experimentelle 491
– und Intensivtherapie 491
–, Sektionen 491
Anatomie 37, 39, 60, 62, 94, 124, 126, 145, 147, 149, 197, 198, 200, 257, 286, 342, 347, 414, 489, 492
Anatomie II 438
Anatomie III 493
Anatomie, Leichenbeschaffung 347
–, Sektionen 37, 38, 39
–, Theatrum (Auditorium) anatomicum 39, 40, 60, 120, 492
–, vergleichende 120, 124, 125, 157, 198, 261, 287
Anatomisches Institut, Albertstraße 149, 166, 239, 248, 276, 287, 330, 425
– –, Franziskanerplatz 94, 125, 147
Anthropologie 131, 198, 201, 258, 415, 433
–, philosophische 453
Anthropologische Abteilung 330, 331, 347
– Schädelsammlung, s. Ecker-Sammlung
Anthropologisches Institut 425, 433, 434
Anthropometrie 199
Antisemitismus 296, 312
Antisepsis 146, 159, 222
Antoniter 10
Apotheken, Lehrvisitationen 40
Apotheker 16, 22
Approbation 237
Approbationsordnung für Ärzte 1970: 475, 477, 478
Arbeitsdienst 325
Arbeitsphysiologie und Sportmedizin 435
Arierparagraph 297, 309
Armenarzt 144
Armenbehandlung 109, 111
Armenfürsorge 8, 10, 13, 53, 65, 95, 108, 111
Armenspital (minderes Spital), Neuburg 6, 9

–, Gauchstraße 167
–, Gerberau 53, 65, 108
Armutszeugnis 65, 107
Artes liberales 24, 26
Articella 28
Artistenfakultät 24, 158
Arzneimittellehre (Materia medica), s. Pharmakologie
Ärzte, niedergelassene 111, 118
Ärztekammer 238
Ärztekammern, Arbeitsgemeinschaft der Westdeutschen 407
Ärztetag, Deutscher 1873: 238
–, Deutscher 1924: 276
–, Deutscher 1926: 276
–, Deutscher 1948: 407
–, Oberrheinischer 238
Ärztevereine 117, 235
Ärztevereinsbund, Deutscher 237
Ärztinnen 16, 234
Ärztlicher Bezirksverein 118, 237
Ärztlicher Verein des Großherzogthums Baden 118
Asepsis 146
Aufklärung 50, 56
Augenheilkunde 121, 125, 153, 223, 357, 494
–, Allgemeine mit Poliklinik 494
Augenklinik, Albertstraße 105, 112, 152, 166, 339, 345, 353, 357, 380, 397, 403
–, Killianstraße 426
Augustiner 10
Ausbildung, medizinische, s. Approbationsordnung, Bestallungsordnung, Lehrpläne, Promotionen, Prüfungsordnung, Unterricht am Krankenbett, Zulassung
Ausbildungsqualität 327
Auskultation 133
Aussatz 11
Aussätzigenschau 13, 15
Außenklinikum Herdern 178, 181, 428
Außerparlamentarische Opposition 469
Autonomie, Fakultät 52, 84, 328, 444
–, Universität 21, 52, 84, 328, 387, 473

Sachregister

Bächle 14, 99
Bad Krozingen 432
Bader 15
Badestuben 6, 13, 40
Bakteriologie 146, 163, 224
Balneologie und Klimaphysiologie 431, 432
Barmherzige Schwestern 74, 160, 161
Basel, Universität 152
Basisgruppen 471
Bauernkrieg 34
Beginen 10
Besatzungspolitik 387
Bestallungsordnung 1936/1939: 359
– 1953: 359, 448
Bevölkerungspolitik, s. Eugenik
Biedermeier 212
Bildungsnotstand 442
Biochemie, s. Physiologische Chemie
Biochemisches Institut, s. Physiologisch-Chemisches Institut
Biologismus 196, 360
Biomathematik 437
Biometrie und Statistik 437, 496
Biophysik und Strahlenbiologie 350, 435, 496
Blatternhaus 6, 13, 40
Blindenheim 181
Blutgruppenserologie 460
Blutspendedienst 516
Bologna, Universität 5, 21
Botanik 62, 63, 154, 224, 489
Botanischer Garten 39, 40, 60, 62, 154, 166, 225
Botanisches Institut 155, 166, 174, 256
Bronchoskopie 187
Brownianismus 80
Bücherverbrennung 308

Cambridge, Universität 21
Carepakete 404
Caritasverband, Freiburg 404
–, Schweizerischer 404
Chemie 39, 62, 63, 89, 123, 155, 489
–, Klinische 503
Chemisches Institut 156, 166, 239, 256, 426
Chemisches Laboratorium 40, 63, 95, 155
Chirurgie 6, 39, 61, 62, 66, 80, 95, 121, 125, 128, 146, 159, 194, 222, 261, 287, 355, 455, 489, 497
–, Allgemeine und Poliklinik 497
Chirurgische Klinik, Albertstraße 101, 105, 112, 121, 159, 166, 193, 223, 261
– –, Hugstetterstraße 283, 291, 372, 380, 397, 403, 420

– –, –, Planung 240, 280
– –, Sapienz 64
Cholera 134, 144
Collegium Borromäum 372
Collegium clinicum 109
Collegium Sapientiae, s. Sapienz
Corpus Toletanum 29

Darwinismus 201
Dekane der Medizinischen Fakultät 518
Department-System 438
Dermatologie, s. Haut- und Geschlechtskrankheiten
–, Experimentelle 501
– und Venerologie und Poliklinik 501
Dermatologische Klinik, s. Hautklinik
Deutsche Forschungsgemeinschaft 268, 429, 442, 484
Deutsches Rotes Kreuz 288
Diakonissenkrankenhaus (Diakoniekrankenhaus) 160, 181, 361, 381, 410
Dialyse 436
Dissertationen, s. auch Promotionsordnungen 45, 84, 231
Doktoreid 30
Doktorgrad, Entziehung 323
Dominikaner 10
Dreißigjähriger Krieg 34
Drittmittel 429
Duplizitätstheorie 204

Ecker-Sammlung 199, 433
EG-Länder, Niederlassungsmöglichkeit 477
Ehrenbürger 529
Ehrenpromotionen 231, 248, 525
Elektrophysiologie, s. Sinnesphysiologie
Elendenherberge 6, 13
Embryologie 135, 257, 260, 415
Emmendingen, Heil- und Pflegeanstalt 175, 177, 179
–, – –, Euthanasieaktion 364
–, – –, Sterilisationen 362
Endokrinologie, Klinische 503
Englischer Schweiß 12, 42
Entbindungs- und Hebammeninstitut, Großherzogliches 441
Entbindungsanstalt, Planung; s. auch Frauenklinik 94
Entbindungsanstalten, private 285
Entlassungen und Beurlaubungen 1933 305

– – 1945: 392
Entnazifizierung 399, 401, 404, 409
–, Reinigungsausschüsse 390
–, Spruchkammern 394
Enzyklopädie und Methodologie, s. Geschichte der Medizin
Épuration s. auch Entnazifizierung 389
Erb- und Rassebiologie, Abteilung 332
Erbbiologie 330, 415
Erbgesundheitsgericht 361
Erbgesundheitsgesetze, s. auch Nürnberger Gesetze 335, 355, 360
Ergotismus 11
Ermächtigungsgesetz 1933: 305
Ernährungsmedizin und Diätetik, Sektion 503
Ethik, ärztliche 407
Eugenik 248, 253, 330, 360
Europäische Gemeinschaft 477
Euthanasie 229, 362
Euthanasie-Prozesse, Freiburger 363
Euthanasieaktion, Erwachsene 363
–, Kinder 363
–, Kinderfachabteilungen 366
Euthanasiediskussion, Weimarer Republik 253, 255
Experiment 46
Experimentelle Therapie 419
Extraordinarien 33, 296

Fachschaft 327
Fakultätskonferenz 475
Famulatur 359
Findelhaus 6, 13
Fleckfieber 12
Fortbildung 276
Franziskaner 10
Frauenhaus 6, 13
Frauenheilkunde, s. Geburtshilfe und Gynäkologie
– und Geburtshilfe I 499
– – II 499
– – III 499
Frauenklinik, Albertstraße 98, 101, 105, 152, 165, 166, 193, 219, 249, 284, 285, 338, 353, 355, 361, 362, 380, 394, 397, 413
–, Hugstetterstraße 345, 424, 458
–, –, Planung 280
Frauenklöster 10
Frauenstudium 233
Freiburg, Einwohnerzahl 4, 34, 143, 170, 239, 247
–, Gesundheitswesen 19, 53, 144, 238

–, Stadtentwicklung 34, 53, 94, 95, 143, 239, 420
–, Stadtgründung 3
–, Versorgungskrise 1945/48: 401
–, Wasserversorgung 14
Freiburger Kreis 368, 388
Frontbetreuung für Studierende 375
Führerprinzip 324

Garnisonslazarett, s. Lazarette
Gastroskopie 212
Geburtshilfe, s. auch Hebammen 15, 61, 62, 69, 80, 93, 121, 129, 220, 440, 489
– und Gynäkologie 152, 218, 249, 338, 355, 413, 499
– –, Oberrheinische Gesellschaft 221
–, vergleichende 414
Geburtshilfliche Klinik 101, 152, 166, 219
– Poliklinik 152, 166
Gefäßchirurgie, Sektion 498
Gegenstandskataloge 479
Geisteswissenschaften 453
Gemeinsamer Ausschuß 474
Gerberau, s. Armenspital, Allgemeines Krankenhaus
Gerichtliche Medizin 15, 62, 150, 155, 162, 182, 189, 207, 351, 432, 514
Gerichtsmedizinisches Institut 425, 433
Geschichte der Medizin 82, 130, 132, 150, 182, 189, 190, 290, 352, 463, 499
Gesellschaft zur Beförderung der Naturwissenschaften 117, 235
Gesetz zur Vereinheitlichung des Gesundheitswesens 356
– zur Verhütung erbkranken Nachwuchses, s. Erbgesundheitsgesetze
– zur Wiederherstellung des Berufsbeamtentums 305
Gestapo 391
Gesundheitsamt, Staatliches 356, 381
–, Städtisches 144, 149
Gewerbefreiheit 143, 237
Gewerbeordnung 1869: 237
Gleichschaltung 302, 323
Grafeneck, Vernichtungsanstalt 363
Großklinikum 427, 449
Grundgesetz 418
Grundordnungsversammlung, s. Universität Freiburg
Gruppenuniversität 445, 473
Gutleuthaus 6, 11, 65
Gynäkologie 130, 152, 218, 220, 249, 355
Gynäkologische Klinik 152, 166, 219

Habilitationen 85, 358, 382
Habilitationsordnung 1818: 85

Hadamar, Vernichtungsanstalt 364
Hals-Nasen-Ohrenheilkunde, s. auch
 Otologie, Rhino-Laryngologie 162, 185,
 251, 500
Hals-Nasen-Ohrenklinik, Albertstraße
 284, 345, 353, 372, 379, 380
-, Hugstetterstraße, Planung 240, 280
-, Killianstraße 426
Hämatologie 412
- und Hämostasiologie, Sektion 505
Harmoniegesellschaft 117
Harnstoffsynthese 315
Haut- und Geschlechtskrankheiten 182,
 223, 235, 249, 341, 501
Hautklinik 179, 182, 240, 276, 319, 341,
 355, 381, 403, 426, 464
Hebammen 6, 15, 44, 130, 227
Hebammenschule 106, 129, 440
Heidelberg, Medizinische Fakultät 77,
 175, 312
-, Universität 77, 78
Heilig-Geist-Spital 6, 7, 8, 9, 13, 53, 55,
 107, 108, 112, 117
Heilig-Geist-Stiftung, s. Stiftungen
Herdern, s. Außenklinikum
Herz- und Gefäßchirurgie 497
Herz-Jesu-Kloster 380
Herzchirurgie 457
Hilda-Kinderhospital 172, 216, 217, 278
Hilfskrankenhäuser 1940, 1945: 372, 380,
 398, 421
Hilfsmaßnahmen, ausländische 1946: 403
Hippokratischer Eid 27, 31, 367, 408
Hirnforschung 355
Histologie 286
Höchenschwand, Augenheilstätte 339, 357
Hochschulgesetz Baden-Württemberg
 1968: 450, 470, 474
Hochschulreform 1948: 442
Hochschulverband 442
Höhenstation der Kliniken 432
Homöopathie 131, 132
Hospital-Stiftungen, s. Stiftungen
Hospitäler, s. Armenspital, Heilig-Geist-
 Spital, Elendenherberge, Findelhaus,
 Blatternhaus, Gutleuthaus
Hospitalgarten 148
Hospitaliter 9
Hué, Universitätspartnerschaft 451
Humangenetik und Anthropologie 434,
 501
Hungerkommission 401
Hygiene, s. auch Staatsarzneikunde, Medi-
 zinische Polizei 146, 162, 195, 226, 267,
 343, 348, 460
-, Allgemeine und Bakteriologie 462

Hygiene-Institut 163, 166, 330, 349, 397,
 425, 461
Hypoxieforschung 349

Iatrochemie 46
Iatrophysik 46
Idealismus, Deutsche 81
Illenau, Heil- und Pflegeanstalt 138, 175
Immunbiologie 501
Immunologie 460, 506
Immunpathologie, klinische, Abtei-
 lung 429
Inflation 1923: 279
Informatik 437, 496
Ingolstadt, Universität 38
Innere Medizin, s. auch Medizinische
 Klinik, Poliklinik 62, 63, 69, 87, 127,
 128, 130, 133, 168, 195, 210, 212, 216,
 268, 288, 313, 318, 340, 357, 403, 410,
 429, 489, 502, 510
- - I (Hämatologie, Onkologie) 502
- - II (Gastro-Enterologie,
 Hepatologie) 502
- - III (Kardiologie) 502
- - IV (Nephrologie) 503
Institut für Gerichtliche Medizin 351,
 425, 433
- für Geschichte der Medizin 426
- für Leibesübungen 326
- für Luftfahrtmedizinische Patholo-
 gie 349
- für medizinische Prüfungsfragen,
 Mainz 478
- für Medizinische Dokumentation 426
- für Rassenkunde und Bauerntums-
 forschung 332
Institute Albertstraße 147, 166
- -, Zerstörungen 376
- -, Verlagerungen 1945: 398
- -, Verteilung 1948: 421
Institutsviertel, Gesamtplanung 425, 428
-, Neubauten 1946-1962: 425
Intensivmedizin 437
Internierungslager Mooswald 392
Isenheim 11
Isotopenmarkierung 317

Japan, wissenschaftliche Kontakte 207,
 209, 224, 226, 271, 277
Jesuiten 36
Johanniter 10
Josephinum, Wien 79
Judenboykott 305
Judenerlasse, badische 305, 309

Judenplakat 308
Judenschlag 1349: 12
Jüdische Fakultätsmitglieder 297
– –, Beurlaubung und Entlassung 301, 305, 309
– Studenten 297

Kapazitätsberechnungen 449
Kapazitätsverordnungen 480
Kardiologie 358, 457
–, Pädiatrische 505
Kieferchirurgie 419
– und Kieferorthopädie 515
Kieferorthopädie 419, 515
Kinder- und Jugendpsychiatrie 455, 510
Kinderheilkunde 43, 88, 110, 128, 168, 169, 170, 173, 215, 216, 217, 250, 356, 417, 462, 505
–, Allgemeine, mit Poliklinik 505
Kinderklinik, s. auch Hilda-Kinderhospital 110, 170, 353, 356, 366, 372, 380, 397, 403
Kinderkraninstitut 170
Kinderkrankenpflegeschule 440
Kinderpathologie, Sektion 508
Klinikablösungsvertrag 424
Klinikbaubüro 1914: 241
– 1926: 282
– 1947, s. auch Universitätsbauamt 421
Kliniken, Verlagerungen 1940: 372
–, Verlagerungen 1944: 380
–, Verlagerungen 1945: 399
–, Verteilung 1948: 422
Klinikgemeinschaft, s. auch Vereinigte klinische Anstalten 279, 344
Klinikhygiene 517
Klinikum Albertstraße 93, 147, 148, 166, 353
– –, Baukosten 96, 104
– –, Konzeption 99
– –, Krankenzimmer 103
– –, laufende Kosten 97
– –, Patientenzahlen 106
– –, Planung 96
– –, Raumbilanz 100
– –, Verwaltung 104, 106, 149, 162, 196, 239, 279
– –, Zerstörungen 376
Klinikum Hugstetterstraße 239
– –, Baukosten 282, 345
– –, Eröffnung 283, 291
– –, Gesamtplanung 426, 428
– –, Neubauten 427
– –, Planung 239, 278, 346
– –, Verwaltung 345, 397, 424, 481
– –, Wirtschaftslage 1945: 396

– –, Zentrale Einrichtungen 516
– –, Zerstörungen 376
Klinikum Sapienz 69
– –, Verwaltung 94, 98
Klinikumsapotheke 516
Klinikumsverordnung 1974: 482
– 1986: 483
Klostermedizin 10
Kneipp-Sanatorium St. Urban, s. Sanatorium St. Urban
Konfessionelle Krankenhäuser 160, 181, 284
Konstanz 488
–, Universität 36, 49
Konzentrationslager Dachau 269
– Gurs 318
– Kislau 323
– Natzweiler-Struthof 340
Konzile, Aachen 5
– Lyon 11
–, Nikaea 4
–, Orléans 11
Krankenbesuche, Studenten 40, 54, 109, 112, 167, 417
Krankengymnastikschule 351, 439
Krankenhaus, Akademisches 106
–, Allgemeines (Gerberau) 53, 56, 60
–, – (Sapienz) 64, 68
Krankenhäuser, konfessionelle 160, 181, 284
Krankenpflege 9, 227, 233, 439
Krankenpflegeorden 10, 439
Krankenpflegeschule 427, 439
Krankenphysiognomik 135
Krankenstatistik 93, 130, 146, 437
Krankenversicherung 98, 107, 146
Kreislaufforschung und Leistungsmedizin 429, 436
Kreispflegeanstalt 176, 362, 364, 380, 397, 423
Kriegsbeginn 1914: 246
– 1939: 370
Kriegseinsatz der Professoren, Weltkrieg 1914–1918: 247
– –, –, 1939–1945: 370
Kriegsforschung 349, 357, 375
Kriegspathologie 350
Kriegsverbrechen 406
Kühler Krug, Günterstal 380
Kulturanthropologie 259
Kultusministerkonferenz 442, 480
Kurpfuscherei 237
Kyburg, Günterstal 380, 422

Laryngoskopie 187
Lazarette, Garnison 179

–, Deutsch-Französischer Krieg 1870/71: 159
–, Weltkrieg 1914–1918: 246
–, Weltkrieg 1939–1945: 346, 372
Lebenswertdiskussion 253, 360, 362
Lehrkörper 1471: 33
– 1805: 74
– 1913/14: 194
– 1949/69: 452
Lehrkrankenhäuser, Akademische 449, 478, 481
Lehrpläne, s. auch Approbationsordnung, Bestallungsordnung, Prüfungsordnungen
– 1471: 26
– 1573: 37
– 1671: 39
– 1755: 61
– 1814: 85
– 1822: 86
– 1849: 158
– 1883: 231
– Weimarer Republik 275
Lehrstühle, Verdoppelung 438
Leibesübungen, s. Sportmedizin, Turnen, Wehrsport
Lepra 11
Leprosorium, s. Gutleuthaus
Liberalismus, Badischer 114
Lorettokrankenhaus 160, 284
Luftangriffe 1917/1918: 248
Luftangriff 10.5.1940: 371
– 27.11.1944: 376
Luftfahrtmedizin 357
Luftfahrtmedizinische Pathologie, Institut 349
Luftschutzmaßnahmen 375
Luftschutzrichtlinien 358, 370
Luftschutzsanitätsdienst 358
Luftwaffen-Sanitätsinspektion 349, 407
Lungenchirurgie 498

Magnetismus, tierischer 89, 131
Malteser 10, 81
Marineärztliche Akademie 373
Medizinalassistentenzeit 359, 448
Medizinaluntersuchungsamt 144, 164, 166, 227, 267, 425, 461
Medizingeschichtliches Institut, s. Geschichte der Medizin
Medizinisch-Technische Assistentinnen 288, 439
Medizinische Akademien 445
– Gesellschaft 236, 404
Medizinische Klinik, s. auch Innere Medizin, Poliklinik

– –, Albertstraße 105, 112, 166, 193, 278
– –, Eschholzstraße 380, 397
– –, Hugstetterstraße 283, 288, 291, 340, 362, 372, 410, 423, 429
– –, Hugstetterstraße, Planung 240, 280
– –, Sapienz 64
Medizinische Poliklinik, s. Poliklinik
Medizinische Polizei 51, 146, 162
Medizinstudentinnen 235, 375
–, Luftschutzsanitätsdienst 358
Menschenversuche 269, 340, 350, 406, 408
Mesothorium 221
Mikrobiologie und Hygiene 460, 506
Militärärztliche Akademie Berlin (Pépinière) 373
Mitbestimmung, Fakultätskonferenz 473
Montpellier, Universität 5, 37
Morphologie 198, 209
Moulagensammlung, Hautklinik 183
Multiple-Choice-Prüfung 478
Mund-, Kiefer- und Gesichtschirurgie 515
Museumsgesellschaft 117
Mutaflortherapie 227
Mykologie, Sektion 506

Narkose 159
Nationalsozialismus 255, 259, 273, 292, 293, 299, 393
Naturalienkabinett 62, 63
Naturforschende Gesellschaft 117, 235
Naturforscherversammlung 105, 118, 170
Naturgeschichte 63, 89, 124, 489
Naturheilkunde 359, 375, 464
Naturhistorische Schule 122
Naturphilosophie 80, 87, 91, 92, 122, 124
Naturwissenschaften 122, 145, 256, 271, 453
Naturwissenschaftliche Fakultät 156
Nephrologie 417, 436
Neuro-Opthalmologie und Schielbehandlung 494
Neurochirurgie 418, 426, 454, 507
Neurochirurgie, Allgemeine, mit Poliklinik 507
Neurochirurgische Klinik 419, 427
Neurologie 180, 228, 319, 337, 341, 355, 426, 434, 453, 454, 507, 510
– und Neurophysiologie 507
Neuropädiatrie und Muskelerkrankungen 505
Neuropathologie 228, 318, 508
Neuropathophysiologie 418
Neurophysiologie 266, 355, 418, 426, 434, 454, 507
Neuroradiologie, Sektion 507, 512

Sachregister

Neurozentrum 427, 434
Nobelpreisträger 256, 313, 317, 318
Nosocomium Practicum (Gerberau), s. Krankenhaus, Allgemeines
Notgemeinschaft der Deutschen Wissenschaft 268, 351, 442
– Deutscher Wissenschaftler im Ausland 320
Notstandsverordnungen 282, 293, 312
NS-Deutscher Ärztebund 227, 305, 331
– Dozentenbund 329, 391
– Studentenbund 296, 302, 329
NS-Schwesternschaft 439
NS-Studentenführung, Freiburg 320, 323
NS-Studentenschaft, Freiburg 342
NSDAP, Parteiorganisationen 330, 390
–, Parteizugehörigkeit 330, 332
Nuklearmedizin 513
–, klinische 429
Numerus-clausus-Maßnahmen 449
Nürnberger Ärzteprozeß 269, 406
Nürnberger Gesetze 318, 322

Oesophago- und Gastroskopie 212
Ophthalmologie, s. Augenheilkunde
Ophthalmologische Klinik, s. Augenklinik
Ordinarien 33, 196
Ornithinzyklus 316
Orthopädie 126, 128, 188, 223, 262, 356, 498
Orthopädisches Institut 182, 262
Oto-Rhino-Laryngologie 500
Otologie (Otiatrie) 121, 186, 500
Oxford, Universität 5, 21

Pädiatrie, s. Kinderheilkunde
Pädiatrische Radiologie, Sektion 512
Padua, Universität 21, 37
Parodontale Chirurgie, Sektion 515
Paris, Universität 5, 21
Pastoralmedizin 88, 131
Pathobiochemie 256
Pathologie (Pathologische Anatomie) 33, 120, 145, 149, 155, 163, 168, 199, 206, 343, 348, 381
–, Allgemeine und Pathologische Anatomie 508
–, Chemische 508
–, Forensische 514
–, Leichenöffnungen 277
Pathologische Physiologie 206, 209, 268
Pathologisches Institut 155, 163, 166, 190, 209, 239, 270, 276, 277, 317, 348, 397, 425, 436, 465, 514

Pavia, Universität 23, 37
Pépinière 373
Personalwohnheime 427
Pest 12, 40
Pesthaus 12
Pflegeorden 9, 74, 161
Pharmakologie 39, 63, 110, 126, 132, 169, 174, 215, 224, 263, 348, 463, 489, 508
– II 463
Pharmakologisches Institut 174, 226, 248, 256, 425, 436
Pharmazeutisches Institut 426
Pharmazie 63, 225
Philosophie 122, 204, 453
Philosophikum 121, 230, 404
Phoniatrie 353
Phoniatrie und Pädaudiologie, Sektion 500
Phrenologie 78
Physik 158, 192
Physikalisch-Chemisches Institut 426
Physikalisches Institut 158, 166
Physikum 230, 448
Physiologie 33, 39, 62, 63, 90, 119, 124, 145, 157, 198, 201, 265, 347, 462, 489, 509
–, Angewandte und Balneologie 509
– II 463
Physiologisches Institut 95, 119, 158, 166, 425, 432
Physiologisch-chemisches Institut (Biochemisches Institut) 256, 266, 425
Physiologische Chemie 123, 156, 194, 256, 266, 288, 315, 318, 347, 438, 495
Pneumologie 503
Pocken 12, 82
Pockenschutzimpfung 82, 87
Poliklinik (Medizinische Poliklinik) 109, 132, 144, 166, 169, 170, 215, 216, 217, 318, 358, 380, 417, 436, 504, 508, 514
Poliomyelitisschutzimpfung 461
Positivismus 145, 196
Praktisches Jahr 478
Privatdozenten 85, 88, 296
Privatfrauenklinik Hegar 285, 361
Privatkliniken 285
Promotionsordnungen, s. auch Dissertationen 30, 52, 71, 84, 231, 275
Prorektorat 83
Prüfungsordnungen, s. auch Approbationsordnung, Bestallungsordnung 30, 52, 71, 84, 230, 275, 478
Psychiatrie 127, 138, 174, 228, 318, 335, 354, 430, 431, 453, 454, 510, 514
– Allgemeine mit Poliklinik 510

Psychiatrische Klinik 178, 228, 354, 361, 362, 381, 382
− −, Euthanasie-Aktion 365
Psychoanalyse 229, 430, 431
Psychoanalytisches Seminar 431
Psychologie, Medizinische 511
Psychopathologie 337, 455
Psychosomatische Medizin 336, 429, 430, 510
Psychotherapie 429, 431, 455, 510
− und Psychosomatische Medizin 510

Quadrivium 24
Quäker 278, 404, 417

Radiologie, s. auch Röntgenabteilungen 191, 221, 350, 435, 512
−, Gynäkologische 513
−, Pädiatrische, Sektion 505
Radiologisches Institut 193, 221, 350, 425, 434
Radium 221
Rassenforschung 331, 415
Rassenhygiene 248, 253, 259, 330, 359, 360
Rassenkunde 258, 330, 332
Rebhaus, s. Wonnhalde
Rechtsmedizin, s. Gerichtliche Medizin
Reflexlehre 265, 319, 462
Reichsärzteordnung 1926: 275
Reichsleistungsgesetz 1939: 371
Reichstagsbrand 298
Reichsversicherungsordnung 238
Reinigungskommissionen 390
Reizleitungssystem 208
Rektoratsrede de la Camp 216
− Funke 203
− Hegar 220
− Heidegger 324, 326
Rektoren, Mediziner 522
Rektorenkonferenz 308, 442, 480
Reservelazarett Freiburg, s. Lazarette
Reticulo-endotheliales System 209, 270
Revolution, Badische 115
Rheumatologie und Klinische Immunologie 503
Rhino-Laryngologie 182, 185, 186, 251
Rockefeller Foundation 355
Romantik 80, 87, 122
Röntgenabteilungen 193, 512
Röntgendermatitis 192
Röntgendiagnostik 192, 223, 512
−, Sektionen 512
Röntgenologie und Strahlenheilkunde 357

Röntgenröhren 192
Röntgenstrahlen 192, 221
Röntgentherapie 250
Rotes Kreuz, Internationales Komitee 404
Ruhr 12, 94
Rußland, wissenschaftliche Kontakte 207

Salerno 5, 28
Sanatorium Glotterbad 380
− Hoven 376, 434, 439
− Riedberg 285, 380
− St. Urban 285, 372, 380, 413, 423, 439, 441
− Wiesneck 380
Sanitäts-Commission, Karlsruhe 84
Sapienz 28, 29, 64, 66, 68, 108, 161
Säuglingsfürsorge 170, 216, 218
Säuglingssterblichkeit 170, 216, 403
Scherer (Wundärzte) 6, 15, 22
Scholastik 30
Schule für Krankengymnastik und Massage, s. Krankengymnastikschule 351, 439
− für Medizinisch-Technische Assistentinnen 288, 439
− für nichtärztliche medizinische Berufe 441
Schulzahnklinik, Städtische 381
Schwangerschaftsabbruch 359, 363
Schweizer-Spende 403
Seelhaus 13
Semiotik 138
Serologie 460
Sicherheitsdienst (SD) 329, 342, 391
Sinnesphysiologie 204, 265
Sonderforschungsbereiche 484
Sozialdarwinismus 227, 253, 330, 360
Soziale Medizin 146
Sozialhygiene 227
Sozialistischer Deutscher Studentenbund (SDS) 469
Soziologie, Medizinische 511
Spezialisierung 146, 182, 428
Sport- und Leistungsmedizin 503
Sportärztliches Institut 268, 351
Sportmedizin 216, 268, 351, 358, 435
Sprach- und Stimmheilkunde 353
St. Hedwigs-Kinderkrankenhaus 381
St. Josefs-Anstalt Herten 363
St. Josefs-Krankenhaus 160, 166, 372, 381, 413
Staatsarzneikunde 146, 150, 162, 190, 460
Staatsexamen 84, 230, 448
Stadtärzte 15, 18, 22, 54, 59
Stahlbad Littenweiler 380, 414, 432
Statistik 93, 130, 146, 437

Stereotaxie 419, 507
Sterilisationen 355, 360
- Univ. Frauenklinik 362
Stiftungen 8, 13, 55, 64, 77, 96, 98, 104, 107, 169, 178, 239, 262, 277, 278, 279
Stiftungsverwaltung 55, 66, 94, 104, 239
Stoffwechselforschung 257, 266, 289
Strahlenbiologie 350
Strahlenheilkunde 357
Strahlenkunde, Klinische 435
Strahlentherapie 221, 249, 513
Straßburg, Universität 151, 203, 340, 375
Straßennamen 291
Student aufs Land 449
Studentenkompanien 374
Studentenunruhen 1968: 469
Studentenverbindungen 297
Studentenzahlen 16./17. Jahrhundert: 41
- 1757/58: 62
- 1806: 77
- 1808: 93
- 1856/57: 148
- 1870/71: 150
- 1910: 239
- 1918/19: 275
- 1940: 371
- 1942: 373
- 1954/55: 443
- 1959/60: 448
- 1963: 450
- aktuelle 481
Studentinnenverein, Freiburger 235
Studiendekane 475
Studienpläne, s. Lehrpläne
Studium gallicum 39, 49, 488
Studium Generale 21, 415
Syphilis 13, 40

Tertiarinnen 10
Thoraxchirurgie 457
Tiefenpsychologie 431
Tierarzneikunde 489
Tierhygiene, s. auch Veterinärmedizin 163
Tierhygienisches Institut 164, 166, 426
Transfusionsmedizin 516
Trivium 24
Trümmerbeseitigung 1944/1945: 382, 397
Tuberkuloseklinik (Robert-Koch-Klinik) 427, 456
Tübingen, Universität 37
Tumorzentrum 517
Turn- und Fechthalle, Akademische 166
Turnen, s. auch Sportmedizin, Wehrsport 272, 325
Turnerschaft, Freiburger 116
Typhus 82, 94

Umkirch, s. Psychosomatische Medizin
Unfallchirurgie 194, 457, 497
Universität Freiburg, Bauplanung 1947: 420
- -, Eröffnung 23
- -, Fakultäten 24
- -, Fakultätenverfassung 1934: 328
- -, 500-Jahr-Feier 445
- -, Grundordnung 1969: 470, 474
- -, Gründung 21
- -, Haushalt 91, 94
- -, Stiftungsbrief 16, 21
- -, Verfassung 1919: 387
- -, Verfassung 1933: 328
- -, Verwaltung 52, 77, 115
- -, Wiedereröffnung 1945: 398
Universitätsbauamt, s. auch Klinikbaubüro 421
Unterricht am Krankenbett 30, 52, 55, 93, 112, 417
- -, s. auch Krankenbesuche 71
Unterrichtsgebäude 31, 147, 398
Urologie 194, 223, 457, 498

Vatikan-Spende 404
Venia legendi 85
Verein Freiburger Ärzte, s. auch Ärztevereine 118, 235, 237
Vereinigte klinische Anstalten 279, 344
Verpflichtung der Freiburger Hochschullehrer 406
Versammlung der Deutschen Naturforscher und Ärzte, s. Naturforscherversammlung
Versicherungsmedizin 318
Veterinärmedizin 63, 124, 164
Vietnam-Krieg 451
Vinzentius-Krankenhaus 381
Virologie 418, 461, 506
Vormärz 114
Vorphysikum 230, 448

Währungsreform 1924: 279
- 1948: 403, 418, 421
Waisenhaus Günterstal 380, 416
- Löwengasse 110, 112
- Münsterplatz 169
Waisenhort Händelstraße 423
Waldhof 373, 381
Wehrmedizin 349, 359
Wehrsport 325, 332
Wehrsportlager 326
Weiße Rose 369
Wentzinger-Stiftung, s. auch Stiftungen 58

Wentzingerspital, s. Sapienz
Westfälischer Friede 34
Wiederaufbau, Planung 1945: 396
–, Baukosten 1948: 421
Wien, Medizinalreform 50
–, Medizinische Fakultät 51
–, Universität 21
Wiesloch, Heil- und Plegeanstalt 367
Wissenschaftliche Gesellschaft 397
Wissenschaftslager, Todtnauberg 333
Wissenschaftsrat 442
–, Empfehlungen 1960: 443, 452
–, Empfehlungen 1963: 449
–, Empfehlungen 1966: 450, 477
–, Empfehlungen 1967: 450
–, Empfehlungen 1968: 450, 477, 482
–, Empfehlungen 1976: 482
Wöchnerinnenheim St. Elisabeth 285
Wonnhalde, Rebhaus 372, 380, 436
Wundärzte, s. Scherer

Xenodocheion 4

Zahn-, Mund- und Kieferheilkunde 515
–, – –, Sektion Röntgen 515
Zahnerhaltungskunde 515
Zahnersatzkunde, Sektion Materialprüfkunde 515
Zahnheilkunde 116, 184, 251, 337, 354, 403, 413
–, Kieferchirurgie 354, 419
–, Kieferorthopädie 419
–, konservierende Abteilung 354
–, Orthodontie 354
–, Promotion 251
–, Prothetik 354
–, Zulassung 251
Zahnklinik „Kühler Krug", Günterstal 380, 413
– Albertstraße 252, 354
– Hugstetterstraße 427
– Rheinstraße 184
Zellularpathologie 134, 145
Zentralisierung der Dienstleistungen 436
Zentrallabor 516
Zentralstelle für die Vergabe von Studienplätzen 480
Zitronensäurezyklus 317
Zoologie 63, 124, 125, 157, 201
Zoologisches Institut 157, 166, 426
Zulassung jüdischer Studenten 322
– zum Medizinstudium 26, 84, 232, 275, 400, 449, 480

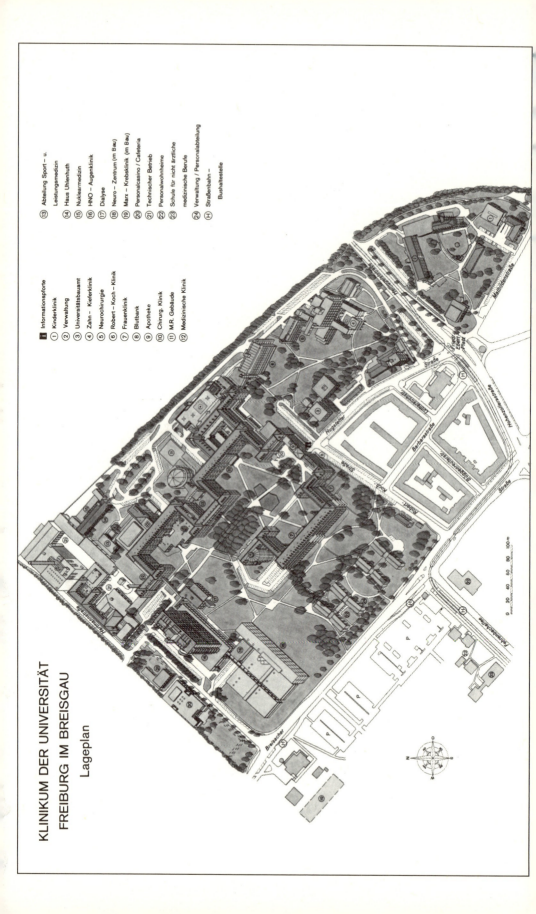